Inhalt

D1942830

Notfallwegweiser

Kapitel	Notfall	Seite
15.1.7/13.11	Antibiose	376/338
6.11	Aszites	166
13.4/5.1	Atemnot	320/132
13.8	Delir	331
10.4	Depression	245
6.13/11.2.4	Diarrhö; bei Kindern	172/260
7.4	Dysurie	188
13.7/11.2.5	Epilepsie; bei Kindern	325/263
6.8/11.2.4	Erbrechen/Übelkeit; bei Kindern	156/261
7.7	Harnverhalt	192
7.2	Harnwegsinfekt	184
9.3	Hirndrucksymptome	224
5.2	Husten	138
13.5	Hyperkalzämie	322
7.3	Inkontinenz	185
6.4	Mukositis	150
6.2	Mundgeruch	146
6.3/6.2	Mundtrockenheit, Mundpflege	148/147
9.6/9.7	Myoklonus, Muskelkrämpfe	233/234
6.12/11.2.4	Obstipation; bei Kindern	167/262
14.5.1	Rasselatmung	349
10.1	Schlafstörungen	240
4	Schmerz	87
13.2	Schmerz-Attacken	316
4.3.4	Schmerz: Koanalgetika und adjuvante Substanzen	111
11.2	Schmerz: Koanalgetika und adjuvante Substanzen bei Kindern	253
4.3.2	Schmerz: Nicht-opioidhaltige Analgetika	96
11.2.2	Schmerz: Nicht-opioidhaltige Analgetika bei Kindern	254
4.3.3/4.3.3	Schmerz: Opioidhaltige Analgetika	99/104
11.2.2	Schmerz: Opioidhaltige Analgetika bei Kindern	255
9.4	Schwindel	226
15.1.3	Sedierung	370
6.7	Singultus	155
9.6	Spastik	233
12.9.1	Speichelproduktion – Minderung	291
13.7	Status epilepticus	325
14.2.2/14.5.2	Terminalphase, terminale Agitation	341/350
10.2	Unruhe	243

C. Bausewein, S. Roller, R. Voltz (Hrsg.)

Leitfaden Palliative Care – Palliativmedizin und Hospizbetreuung

Leitfaden Palliative Care

Palliativmedizin und Hospizbetreuung

5. Auflage

Herausgeber:
Prof. Dr. med. Claudia Bausewein, München
Dr. med. Susanne Roller, München
Prof. Dr. med. Raymond Voltz, Köln

Weitere Autoren:
Dr. med. Elisabeth Albrecht, Regensburg; PD Dr. med. Bernd Alt-Epping, Göttingen; PD Dr. med. Johanna Anneser, München; Prof. Dr. med. Dipl.-Theol. Dipl.-Caritaswiss. Gerhild Becker, Freiburg; Prof. Dr. med. Gian Domenico Borasio, Lausanne; Prof. Dr. med. Joachim Dissemond, Essen; PD Dr. Martin Fegg, München; Dr. med. Lars Garten, Berlin; Dr. med. Heidrun Golla, Köln; Prof. Dr. med. Hans-Wilhelm Keller, Bonn; Dr. med. Renate Langenbach, Trier; Dr. med. Claudia Levin, München; Prof. Dr. med. Felix Momm, Offenburg; Monika Müller, Bonn; Prof. Dr. med. Friedemann Nauck, Göttingen; Prof. Dr. med. Christoph Ostgathe, Erlangen; Dr. med. Klaus Maria Perrar, Köln; Wolfgang Putz, München; Prof. Dr. med. Lukas Radbruch, Bonn; Constanze Rémi MSc München; Dr. med. Bernd Sonntag, Köln; Hermann-Josef Schmitt, München; Prof. Dr. med. Friedrich Stiefel, Lausanne; Prof. Dr. med. Boris Zernikow, Datteln

ELSEVIER

Zuschriften an:
Elsevier GmbH, Urban & Fischer Verlag, Hackerbrücke 6, 80335 München
E-Mail medizin@elsevier.de

Wichtiger Hinweis für den Benutzer
Die Erkenntnisse in der Medizin unterliegen laufendem Wandel durch Forschung und klinische Erfahrungen. Herausgeber und Autoren dieses Werkes haben große Sorgfalt darauf verwendet, dass die in diesem Werk gemachten therapeutischen Angaben (insbesondere hinsichtlich Indikation, Dosierung und unerwünschter Wirkungen) dem derzeitigen Wissensstand entsprechen. Das entbindet den Nutzer dieses Werkes aber nicht von der Verpflichtung, anhand weiterer schriftlicher Informationsquellen zu überprüfen, ob die dort gemachten Angaben von denen in diesem Werk abweichen und seine Verordnung in eigener Verantwortung zu treffen.
Für die Vollständigkeit und Auswahl der aufgeführten Medikamente übernimmt der Verlag keine Gewähr.
Geschützte Warennamen (Warenzeichen) werden in der Regel besonders kenntlich gemacht (®). Aus dem Fehlen eines solchen Hinweises kann jedoch nicht automatisch geschlossen werden, dass es sich um einen freien Warennamen handelt.

Bibliografische Information der Deutschen Nationalbibliothek
Die Deutsche Nationalbibliothek verzeichnet diese Publikation in der Deutschen Nationalbibliografie; detaillierte bibliografische Daten sind im Internet über http://www.d-nb.de/ abrufbar.

5. Auflage 2015

Der Urban & Fischer Verlag ist ein Imprint der Elsevier GmbH.

16 17 18 19 5 4 3 2 1

Um den Textfluss nicht zu stören, wurde bei Patienten und Berufsbezeichnungen die grammatikalisch maskuline Form gewählt. Selbstverständlich sind in diesen Fällen immer Frauen und Männer gemeint.

Planung: Inga Schickerling, München; Petra Schwarz, München
Lektorat: Annekathrin Sichling, München
Redaktion: Karin Beifuss, Ohmden
Herstellung: Sibylle Hartl, Valley; Johannes Kressirer, München
Satz: abavo GmbH, Buchloe/Deutschland; TnQ, Chennai/Indien
Druck und Bindung: CPI Books GmbH, Ulm
Umschlaggestaltung: SpieszDesign, Neu-Ulm
Titelfotografie: Klara Baur, München
Ist bereits unter ISBN 978-3-437-23313-5 erschienen.

ISBN Print 978-3-437-23314-2
ISBN e-Book 978-3-437-18136-8

Aktuelle Informationen finden Sie im Internet unter **www.elsevier.de** und **www.elsevier.com**

Vorwort

Liebe Leserinnen und Leser,

diese Neuauflage des Klinikleitfadens erscheint in einem Jahr, das einen erneuten Schub für die Palliativ- und Hospizarbeit in Deutschland bringt. In 2015 wird voraussichtlich ein neues Palliativgesetz verabschiedet, das die Hospiz- und Palliativversorgung in Deutschland noch besser in das Gesundheitswesen integrieren wird. Bereits 2007 war die „Spezialisierte Ambulante Palliativversorgung" (SAPV) neu eingeführt worden, zwar relativ punktuell nur im ambulanten Bereich, aber hierdurch wurden viele Prinzipien der Palliativversorgung (z. B. allgemein vs. spezialisiert) neu geregelt. Das neue Palliativgesetz soll nun umfassender in allen Bereichen des Gesundheitssystems die Palliativversorgung weiter stärken, so z. B. auch in Pflegeeinrichtungen. Erstmals werden hierin Aspekte wie eine vorausschauende Behandlungsplanung für unser Gesundheitssystem festgeschrieben. Diese Entwicklung kommt parallel zu der gesellschaftspolitischen Diskussion um Sterbehilfe und ärztlich assistierten Suizid, in der ebenfalls in 2015 eine Entscheidung im Bundestag erwartet wird. Palliativversorgung und Hospizarbeit sind somit in der politischen Diskussion weit verbreitet.
Wesentliche Impulse für das Palliativgesetz hat die Diskussion im Forum Palliativ- und Hospizversorgung des Bundesministeriums für Gesundheit gebracht, das auf der Charta zur Verbesserung der Versorgung Schwerkranker und Sterbender in Deutschland basiert. Die Charta hat sich in den letzten Jahren durch verstärkte politische Beteiligung zu einer Nationalen Strategie entwickelt. Hierzu werden in 2016 weitere Strategien und Handlungspläne für kommende Palliativgesetze und andere Aktivitäten vorgelegt. Aber nicht nur im politischen Bereich tut sich derzeit sehr viel. Auch akademisch hat sich Palliative Care deutlich weiterentwickelt und kann klare Erfolge vorlegen. So hat Anfang des Jahres die Leopoldina Akademie der Wissenschaften in einer Bundespressekonferenz eine Forschungsagenda vorgelegt. Diese wird für zukünftige Forschungsausschreibungen eine wesentliche Grundlage darstellen. Auch konnte die S3-Leitlinie Palliativmedizin für Patienten mit einer nicht heilbaren Krebserkrankung im Rahmen des Leitlinienprogramms Onkologie abgeschlossen werden. Jetzt liegen über 230 durch mehr als 50 Fachgesellschaften konsentierte konkrete Schlüsselempfehlungen zur Verbesserung der Patientenversorgung vor. Aus diesen wurden zehn Qualitätsindikatoren formuliert, die in das Nationale Krebsregister einfließen werden. Weitere Schlüsselempfehlungen, insbesondere zu Strukturvorgaben, werden in Anforderungen für Zertifizierungen Eingang finden. Durch diesen Prozess werden also wissenschaftliche Erkenntnisse relativ unmittelbar starken Einfluss auf die konkrete Patientenversorgung vor Ort haben.
Damit auch Sie in der konkreten Versorgungssituation eine unmittelbare Hilfe an der Hand haben, gibt es diesen Klinikleitfaden. In dieser Auflage haben wir nicht nur versucht, die wesentlichen inhaltlichen Weiterentwicklungen abzubilden. Wir haben den Klinikleitfaden auch patientenorientiert neu strukturiert. Am Anfang stehen die Patientenbedürfnisse, aus denen sich der Bedarf ableitet. Es folgen dann die Hauptbeschwerden bei Menschen in der Palliativsituation, gefolgt von den besonderen Behandlungssituationen. Praktische Aspekte und Verfahren, die Sie in Ihrer alltäglichen Arbeit benötigen, sowie organisatorische und rechtliche Aspekte schließen das Buch ab, wie immer mit einer hoffentlich hilfreichen Zusammenstellung wichtiger Medikamente am Ende. Wir hoffen, mit dieser Neustrukturierung nicht nur die Betroffenen wirklich in den Mittelpunkt zu stellen, sondern auch für Sie in Ihrer Arbeit eine noch klarere Struktur unseres Klinikleitfadens bereitzustellen.

München, Köln, im März 2015

Prof. Dr. med. Claudia Bausewein, Dr. Susanne Roller, Prof. Dr. med. Raymond Voltz

Adressen

Herausgeber
Prof. Dr. med. Claudia Bausewein PhD, MSc, Klinikum der Universität München, Klinik und Poliklinik für Palliativmedizin, Marchioninistr. 15, 81377 München
Dr. med. Susanne Roller, Krankenhaus Barmherzige Brüder, Palliativstation St. Johannes von Gott, Romanstr. 93, 80639 München
Prof. Dr. med. Raymond Voltz, Universitätsklinikum Köln (AöR), Zentrum für Palliativmedizin, Kerpener Str. 62, 50924 Köln

Weitere Autoren
Dr. med. Elisabeth Albrecht, PALLIAMO e. V., Spezialisierte ambulante Palliativversorgung, Cranachweg 16, 93051 Regensburg
PD Dr. med. Bernd Alt-Epping, Universitätsmedizin Göttingen, Georg-August-Universität, Klinik für Palliativmedizin, Robert-Koch-Str. 40, 37075 Göttingen
PD Dr. med. Johanna Anneser, Klinikum rechts der Isar, Klinik für Psychosomatische Medizin und Psychotherapie, Palliativmedizinischer Dienst, Ismaninger Str. 22, 81675 München
Prof. Dr. med. Dipl.-Theol. Dipl.-Caritaswiss. Gerhild Becker, MSc Palliative Care (King's College London), Universitätsklinikum Freiburg, Lehrstuhl für Palliativmedizin, Robert-Koch-Str. 3, 79106 Freiburg
Prof. Dr. med. Gian Domenico Borasio, Universität Lausanne, Lehrstuhl für Palliativmedizin, Centre Hospitalier Universitaire Vaudois, CH-1011 Lausanne, Schweiz
Prof. Dr. med. Joachim Dissemond, Universitätsklinikum Essen, Klinik für Dermatologie, Venerologie und Allergologie, Hufelandstr. 55, 45122 Essen
PD Dr. Martin Fegg, Privatinstitut für Psychotherapie, Dr. Fegg GmbH, Schäfflerstr. 3, 80333 München
Dr. med. Lars Garten, Charité Universitätsmedizin Berlin, Klinik für Neonatologie, Augustenburger Platz 1, 13353 Berlin
Dr. med. Heidrun Golla, Uniklinik Köln, Zentrum für Palliativmedizin, Kerpener Str. 62, 50924 Köln
Prof. Dr. med. Hans-Wilhelm Keller, Malteser-Krankenhaus Seliger Gerhard Bonn/Rhein-Sieg, Zentrum für Palliativmedizin, Von-Hompesch-Str. 1, 53123 Bonn
Dr. med. Renate Langenbach, Klinikum Mutterhaus der Borromäerinnen gGmbH, Abteilung für Schmerz- und Palliativmedizin, Feldstr. 16, 54290 Trier
Dr. med. Claudia Levin, Theatinerstr. 45, 80333 München
Prof. Dr. med. Felix Momm, Radio-Onkologie, Ortenau-Klinikum Offenburg, St. Josefsklinik, Weingartenstr. 70, 77654 Offenburg
Monika Müller, ALPHA Rheinland, Von-Hompesch-Str. 1, 53123 Bonn
Prof. Dr. med. Friedemann Nauck, Georg-August-Universität Göttingen, Klinik für Palliativmedizin, Zentrum Anästhesiologie, Rettungs- und Intensivmedizin, Robert-Koch-Str. 40, 37075 Göttingen
Prof. Dr. med. Christoph Ostgathe, Universitätsklinikum Erlangen, Palliativmedizinische Abteilung, Krankenhausstr. 12, 91054 Erlangen
Dr. med. Klaus Maria Perrar, Uniklinik Köln, Zentrum für Palliativmedizin, Kerpener Str. 62, 50924 Köln
Wolfgang Putz, Rechtsanwalt, Quagliostr. 7, 81543 München
Prof. Dr. med. Lukas Radbruch, Malteser-Krankenhaus Seliger Gerhard Bonn/Rhein-Sieg, Zentrum für Palliativmedizin, Von-Hompesch-Str. 1, 53123 Bonn

Constanze Rémi MSc (King's College London), Klinik und Poliklinik für Palliativmedizin, Apotheke Klinikum der Universität München, Marchioninistr. 15, 81377 München
Dr. med. Bernd Sonntag, Universitätsklinik Köln, Klinik für Psychosomatik und Psychotherapie, Kerpener Str. 62, 50924 Köln
Hermann-Josef Schmitt, Krankenhaus Barmherzige Brüder, Palliativstation St. Johannes von Gott, Romanstr. 93, 80639 München
Prof. Dr. med. Friedrich Stiefel, Chef de Service, Psychiatrie de Liaison, CHUV, CH-1011 Lausanne, Schweiz
Prof. Dr. med. Boris Zernikow, Vodafone Stiftungsinstitut und Lehrstuhl für Kinderschmerztherapie und Pädiatrische Palliativmedizin, Dr.-Friedrich-Steiner-Str. 5, 45711 Datteln

Nach der 4. Auflage ausgeschiedene Autoren

Dr. med. Thomas Binsack, München (Kapitel: Urogenitale Symptome)
Wilma Henkel, Datteln (Kapitel: Pädiatrische Palliativmedizin)
Dr. med. Gerda Hofmann-Wackersreuther, Nürnberg (Kapitel: Chemotherapie)
Prof. Dr. med. Eberhard Klaschik, Alfter (Kapitel: Schmerzen)
Prof. Dr. med. Matthias Volkenandt, München (Kapitel: Dermatologische Symptome)

Benutzerhinweise

Der Klinikleitfaden ist ein Kitteltaschenbuch. Das Motto lautet: Kurz, präzise und praxisnah. Medizinisches Wissen wird komprimiert dargestellt. Im Zentrum stehen die Probleme des klinischen Alltags. Auf theoretische Grundlagen wie Pathophysiologie oder allgemeine Pharmakologie wird daher weitgehend verzichtet.

- Vorangestellt: Tipps für die tägliche Arbeit und Arbeitstechniken.
- Im Zentrum: Fachwissen nach Krankheitsbildern bzw. Organsystemen geordnet – wie es dem klinischen Alltag entspricht.
- Zum Schluss: Praktische Zusatzinformationen.

Wie in einem medizinischen Lexikon werden gebräuchliche Abkürzungen verwendet, die im Abkürzungsverzeichnis erklärt werden.
Um Wiederholungen zu vermeiden, wurden viele Querverweise eingefügt. Sie sind mit einem Pfeil ▶ gekennzeichnet.

Wichtige Zusatzinformationen sowie Tipps

Notfälle und Notfallmaßnahmen

Palliativmedizinische Besonderheiten

Internetadressen: Alle Websites wurden vor Redaktionsschluss im Januar 2015 geprüft. Das Internet unterliegt einem stetigen Wandel – sollte eine Adresse nicht mehr aktuell sein, empfiehlt sich der Versuch über eine übergeordnete Adresse (Anhänge nach dem „/“ weglassen) oder eine Suchmaschine. Der Verlag übernimmt für Aktualität und Inhalt der angegebenen Websites keine Gewähr.
Die angegebenen Arbeitsanweisungen ersetzen weder Anleitung noch Supervision durch erfahrene KollegInnen. Insbesondere sollten Arzneimitteldosierungen und andere Therapierichtlinien überprüft werden – klinische Erfahrung kann durch keine noch so sorgfältig verfasste Publikation ersetzt werden.

Englische Begriffe

Da bisher fast alle palliativmedizinischen Publikationen in englischer Sprache veröffentlicht werden, soll die folgende Auflistung helfen, entsprechende englische Begriffe, die von den deutschen/lateinischen medizinischen Fachausdrücken abweichen, zu finden.

Amyotrophe Lateralsklerose (ALS)	motor neurone disease (MND)
Appetitlosigkeit	anorexia
Atemnot	dyspn(o)ea, breathlessness
Ausfluss	discharge
Bestrahlung	irradiation
Dekubitus	bed sore, pressure sore, decubital ulcer
Erbrechen	vomiting
Erhöhter Hirndruck	raised intracranial pressure
Erstickungsanfall	choking
Geschmacksveränderungen	taste alteration, dysgeusia
Hämoptoe	hemoptysis
Husten	cough
Ikterus	jaundice
Ileus	bowel obstruction, gastrointestinal obstruction
Juckreiz	itch
Knochenschmerz	bone pain
Krampfanfall	seizure, convulsions
Kunsttherapie	art therapy
Müdigkeit	fatigue
Mukositis	stomatitis
Mundtrockenheit	dry mouth, xerostomia
Nervenschmerz	neuropathic pain
Obere Einflussstauung	superior vena cava obstruction
Obstipation	constipation
Querschnittslähmung	spinal cord compression
Rasselatmung	death rattle
Röntgen	x-ray
Schlaflosigkeit	insomnia
Schläfrigkeit	drowsiness
Schwäche	weakness
Schwindel	dizziness, vertigo
Singultus	hickup
Suizidalität	suizidal risk
Trauer	grief, bereavement
Übelkeit	nausea
Unruhe	restlessness
Verwirrtheit	confusion

Abbildungsnachweis

Der Verweis auf die jeweilige Abbildungsquelle befindet sich bei allen Abbildungen im Werk am Ende des Legendentextes in eckigen Klammern. Alle nicht besonders gekennzeichneten Grafiken und Abbildungen © Elsevier GmbH, München.

A300	Reihe Klinik- und Praxisleitfaden, Elsevier/Urban & Fischer.
E318	C. H. Beck Verlag München.
E737	Hockenberry, M. J./Wilson, D./Winkelstein, M. L.: Wong's Essentials of Pediatric Nursing. Mosby. 7. Aufl. 2005.
L106	Henriette Rintelen, Velbert.
L157	Susanne Adler, Lübeck.
L190	Gerda Raichle, Ulm.
O508	Martin Fegg, www.lebenssinn.net.
T392	Krankenhaus Barmherzige Brüder München.

Abkürzungen

A	Österreich
A.	Arteria
abdom.	abdominal(is)
ACE	Acetylcholinesterase
ACT	*Acceptance and Commitment Therapy*
ACTH	Adrenokortikotropes Hormon
ADL	*activities of daily living*, Aktivitäten des täglichen Lebens
AED	*antiepileptic drugs*, Antikonvulsiva
AHD	Ambulanter Hospizdienst
AIDS	*Acquired Immunodeficiency Syndrome* (erworbenes Immunschwächesyndrom)
AK	Antikörper
AL	Afterloading
allg.	allgemein
ALS	Amyotrophe Lateralsklerose
AMG	Arzneimittelgesetz
Amp.	Ampulle
Angio	Angiografie
ANV	Akutes Nierenversagen
art.	arteriell
ASS	Acetylsalicylsäure
asympt.	asymptomatisch
ATL	Aktivitäten des täglichen Lebens
AU	Arbeitsunfähigkeit
AVB	Arzneimittelvereinbarung
AVK	Arterielle Verschlusskrankheit
AZ	Allgemeinzustand
BÄK	Bundesärztekammer
bakt.	bakteriell
BB	Blutbild
bds.	beidseitig, beidseits
BE	Besondere Einrichtung Broteinheit
bes.	besonders
BfArM	Bundesinstitut für Arzneimittel und Medizinprodukte
BGA	Blutgasanalyse
BGB	Bürgerliches Gesetzbuch
BGH	Bundesgerichtshof
BGM	Bindegewebsmassage
Bili	Bilirubin
BOPST	Bundesopiumstelle
BPPV	Benigner paroxysmaler Lagerungsschwindel
Btl.	Beutel
BtM	Betäubungsmittel
BtMVV	Betäubungsmittel-verschreibungsverordnung
BWS	Brustwirbelsäule
bzgl.	bezüglich
bzw.	beziehungsweise
Ca	Karzinom
ca.	circa
CCR	*continuous complete remission* (kontinuierliche komplette Remission)
CCT	Kraniale Computertomografie
CH	Schweiz
Ch	Charrière
CHE	Cholinesterase
chem.	chemisch
chir.	chirurgisch
chron.	chronisch
CK	Kreatinkinase
CML	Chronisch myeloischen Leukämie
CPAP	*continuous positive airway pressure*
CR	*complete remission* (komplette Remission)
CRP	C-reaktives Protein
CSF	Koloniestimulierende Faktoren
CT	Computertomografie
CTZ	Chemorezeptortriggerzone
D	Deutschland
d	Tag(e)
d. F.	der Fälle
DD	Differenzialdiagnose
DGP	Deutsche Gesellschaft für Palliativmedizin
Diab. mell.	Diabetes mellitus
Diagn./diagn.	Diagnostik/diagnostisch
DIC	Disseminierte intravasale Gerinnung
dir.	direkt
DK	Dauerkatheter

dpt	Dioptrie
DRG	*Diagnosis Related Groups*
Drg.	Dragee
DTI	Dauertropfinfusion
ED	Einzeldosis
EEG	Elektroenzephalografie
EGF	Epidermal Growth Factor
EK	Erythrozytenkonzentrat
EKG	Elektrokardiogramm
EL	Esslöffel
E'lyte	Elektrolyte
EMA	Europäische Arzneimittelagentur
entspr.	entsprechend(e)
EPM	extrapyramidal-motorisch
ERC	Endoskopisch retrograde Cholangiografie
Erkr.	Erkrankung
Erw.	Erwachsene
evtl.	eventuell
ext.	exterior
G	Gauge
GA	Gesundheitsamt
GFR	Glomeruläre Filtrationsrate
GG	Grundgesetz
ggf.	gegebenenfalls
ggü.	gegenüber
GI	gastrointestinal
GIT	Gastrointestinaltrakt
GKV	Gesetzliche Krankenkassen
GOT	Glutamat-Oxalacetat-Transaminase
h	Stunde(n)
HADS	*Hospital Anxiety and Depression Scale*
Hb	Hämoglobin
HES	Hydroxyethylstärke
Hkt	Hämatokrit
HKV	Herz-Kreislauf-Versagen
HNO	Hals-Nasen-Ohren
HPV	Humanes Papillomavirus
HSV	Herpes-simplex-Virus
HUS	Hämolytisch-urämisches Syndrom
HWI	Harnwegsinfektion
HWS	Halswirbelsäule
HWZ	Halbwertszeit
HZV	Herpes-zoster-Virus
i. Allg.	im Allgemeinen
i. d. R.	in der Regel
i. R.	im Rahmen
i. S.	Im Sinne
i. V. m.	in Verbindung mit
i. m.	intramuskulär
i. v.	intravenös
ICD	*International Classification of Diseases; implantable cardioverter defibrillator,* Defibrillator
ICR	Interkostalraum
IE	Internationale Einheiten
IFN	Interferon
IfSG	Infektionsschutzgesetz
IMTR	Intensitätsmodulierte Radiotherapie
Ind.	Indikation
indir.	indirekt
InEK	Institut für das Entgeltsystem im Krankenhaus
insb.	insbesondere
int.	interior
IPT	Interpersonelle Psychotherapie
J.	Jahr(e)
KG	Körpergewicht
KHG	Krankenhausfinanzierungsgesetz
KHK	Koronare Herzkrankheit
KI	Kontraindikation
KOF	Körperoberfläche
Komb./komb.	Kombination/kombiniert
Konz./konz.	Konzentration/konzentriert
KPE	Komplexe physikalische Entstauungstherapie
Kps.	Kapsel
Krea	Kreatinin
Leukos	Leukozyten
li.	linke, links
Lig.	Ligament(um)
Lj.	Lebensjahr
Lk	Lymphknoten
-log.	-logisch (wie in physiologisch)
Lsg.	Lösung
LWS	Lendenwirbelsäule
M.	Morbus, Musculus
MAK	Monoklonale Antikörper
MAO	Monoaminoxidase
Max./max.	Maximum, maximal

MDK Medizinischer Dienst der Krankenkassen
med. medizinisch
MIDOS Minimales Dokumentationssystem
Min. Minute(n)
mind. mindestens
ML Manuelle Lymphdrainage
Mon. Monat(e)
MRC Medical Research Council
MRT Magnetresonanztomografie
MS Multiple Sklerose
N. Nervus
NaCl Natriumchlorid
NC *No change* (kein Ansprechen)
neg. negativ
NHPR Nationales Hospiz- und Palliativregister
NRF Neues Rezeptur-Formularium
NSAR Nichtsteroidale Antirheumatika
NW Nebenwirkungen
o. a. oder andere
OP Operation
OPS Operationen- und Prozedurenschlüssel
p. o. per os
PAT Palliative Atemtherapie
Pat. Patient(en)
path. pathologisch
PBA Palliativmedizinisches Basis-Assessment
PCA *patient-controlled analgesia* (Patientenkontrollierte Analgesie)
PD *progressive disease* (Progression)
PEEP Positiv-endexspiratorischer Druck
PEG Perkutane endoskopische Gastrostomie
PEI Perkutane Ethanol-Injektion
PEJ Perkutane endoskopische Jejunostomie
PflegeZG Pflegezeitgesetz
PG Paresegrad
PHMB Polihexanid
PM *pacemaker*, Herzschrittmacher
PNP Polyneuropathie
pos. positiv
postop. postoperativ
PPI Protonenpumpeninhibitoren
PR Partielle Remission
prim. primär
PTC Perkutane transhepatische Cholangiografie
PTT Partielle Thromboplastinzeit
PV Patientenverfügung
PVG Pflegeversicherungsgesetz
RCT Radiochemotherapie; randomisierte kontrollierte Studie
re. rechte, rechts
RFA Radiofrequenzablation
RG Rasselgeräusch
RIG Radiologische Gastrostomie
Rö Röntgen
RPA *Recursive Partitioning Analysis*
RR Blutdruck nach Riva-Rocci
RTOG *Radiation Therapy Oncology Group*
s. l. sublingual
s. o. siehe oben
s. u. siehe unten
s. c. subkutan
SAAG Serum-Aszites-Albumin-Gradient
SAPV Spezialisierte ambulante Palliativversorgung
sek. sekundär
Sek. Sekunde(n)
SGB Sozialgesetzbuch
SNRI Serotonin- und Noradrenalin-Wiederaufnahmehemmer
sog. sogenannt(e)
Sono Sonografie
spez. spezifisch
SSRI Serotonin-Wiederaufnahmehemmer
SSW Schwangerschaftswoche
Staph. *Staphylococcus*
stdl. stündlich
StGB Strafgesetzbuch
Supp. Suppositorien
Sy. Syndrom
Sympt./sympt. Symptomatik/symptomatisch
Tbc Tuberkulose
Tbl. Tablette

Temp.	Temperatur
TENS	Transkutane elektrische Nervenstimulation
tgl.	täglich
THC	Tetrahydrocannabinol
ther.	therapeutisch
TIA	Transiente ischämische Attacke
TIH	Tumorinduzierte Hyperkalzämie
TK	Thrombozytenkonzentrat
TNF	Tumornekrosefaktor
TP	Tiefenpsychologisch fundierte Psychotherapie
Tr.	Tropfen
TUR	Palliative transurethrale Tumorresektion
TURP	Transurethrale Prostataresektion
TZA	Trizyklische Antidepressiva
u. a.	und andere, unter anderem
u. U.	unter Umständen
u. v. m.	und vieles mehr
US	Ultraschall
UV	Ultraviolett
V.	Vena
v. a.	vor allem
V. a.	Verdacht auf
VCS	Vena cava superior
VEGF	*vascular endothelial growth factor*
VGCC	*voltage gated calcium channel*, Kalziumkanal-Autoantikörper
vgl.	vergleiche
Vit.	Vitamin
VMRT	Volumetrisch modulierte Arc-Therapie
VT	Verhaltenstherapie
wdh., Wdh.	wiederholen, Wiederholung
WHO	World Health Organization (Weltgesundheitsorganisation)
Wo.	Woche(n)
WS	Wirbelsäule
WW	Wechselwirkung
z. B.	zum Beispiel
z. N.	zur Nacht
Z. n.	Zustand nach
z. T.	zum Teil
ZNS	Zentralnervensystem
ZVD	Zentraler Venendruck
ZVK	Zentraler Venenkatheter

Inhaltsverzeichnis

1 Patientenbedürfnisse

Claudia Bausewein, Martin Fegg, Monika Müller, Susanne Roller und Raymond Voltz

1

1.1 Palliativmedizinische Krankheitsphase

Raymond Voltz

! Im Mittelpunkt allen palliativmed. und hospizlichen Handelns stehen die Bedürfnisse der Pat. und ihrer Angehörigen.

In unseren westlichen Ländern stirbt zurzeit etwa 1 % der Bevölkerung pro Jahr, davon ⅔ an oder mit einer bekannten fortschreitenden Erkrankung. Das plötzliche und unerwartete Sterben, das sich viele Gesunde wünschen, ist also eher unwahrscheinlich. Pat. und Angehörige, die aufgrund des Fortschreitens der Grunderkr. in die palliativmed. Krankheitsphase eintreten, haben also i. d. R. bereits eine lange Krankheitsgeschichte hinter sich, oft mit unterschiedlichen Erfahrungen im Gesundheitssystem.

1.1.1 Therapieziele

! Die Zweiteilung der Medizin in „kurativ" und „palliativ" ist klin. weniger hilfreich als die Dreiteilung nach den Haupttherapiezielen „Heilung", „Lebensverlängerung" und „Lebensqualität".

Fragt man die meisten Menschen, wie lange sie leben möchten, antworten fast alle: „So lange wie möglich, aber bitte mit guter Lebensqualität". Die Therapieziele „Lebensverlängerung" und „Lebensqualität" sind somit eng verknüpft, Menschen priorisieren aber, wenn nötig, meist eher zugunsten der Lebensqualität als der reinen Lebensverlängerung. Diese in der gesunden Bevölkerung weitverbreitete Meinung ist selbstverständlich auch bei Pat. vorhanden. Wir als Gesundheitssystem müssen diese Diskussion jedoch offen mit den Betroffenen führen. „Hoffnung geben" darf nicht die Vermittlung falscher Hoffnung auf unrealistische Lebensverlängerung und die damit verbundenen Maßnahmen sein, sondern es muss genau über diesen Punkt der „Therapiezieländerung" gesprochen werden. Dabei kann man auch von vorrangigen Therapiezielen und „Nebenwirkungen" sprechen:

Therapieziel Heilung Ziel der kurativen Medizin ist die komplette Beseitigung der Erkr., wobei dies bei manchen Erkr. bereits eingeschränkt und operationalisiert, z. B. in Bezug auf die 5-Jahres-Überlebensrate, definiert ist. „Nebenwirkung" (NW) kurativer Maßnahmen ist die Lebensverlängerung und hoffentlich auch die Steigerung der Lebensqualität.

Vorrangiges Therapieziel Lebensverlängerung Die moderne Medizin hat für viele Erkr. krankheitsmodifizierende Maßnahmen zur Verfügung, die zu einer deutlichen und realistisch erreichbaren Lebensverlängerung führen können. Diese Maßnahmen sollten dem Pat., wo möglich, selbstverständlich immer angeboten werden. Was „realistisch erreichbar" ist, muss mit dem jeweiligen Pat. individuell besprochen werden. „Nebenwirkung" lebensverlängernder Maßnahmen sollte auch die Steigerung der Lebensqualität sein, eine vorübergehende Einschränkung der Lebensqualität z. B. durch stationäre Aufnahmen oder NW der medizinischen Maßnahmen können in Kauf genommen werden, müssen aber so klar mit dem Pat. besprochen werden.

Vorrangiges Therapieziel Lebensqualität Oft wird es versäumt, die Verschiebung der Therapieziele hin zu einer prioritären Steigerung der Lebensqualität klar anzusprechen. Meist ist dies jedoch genau i. S. des Pat. und eine offene Diskussion über die Therapiezieländerung auch meist möglich. Es ist sicher hilfreich zu erwähnen, dass als „Nebenwirkung" einer prim. auf die Lebensqualität ausgerichteten Medizin eine Lebensverlängerung erreicht wird. Somit entspricht es auch dem Wunsch der meisten Pat., möglichst gut, aber auch möglichst lange zu leben. Eine Entscheidung für das vorrangige Therapieziel Lebensqualität bedeutet also **nicht** ein Abwenden von vielleicht sonst sinnvoller Medizin oder ein Aufgeben des Pat. (▶ Abb. 1.1).

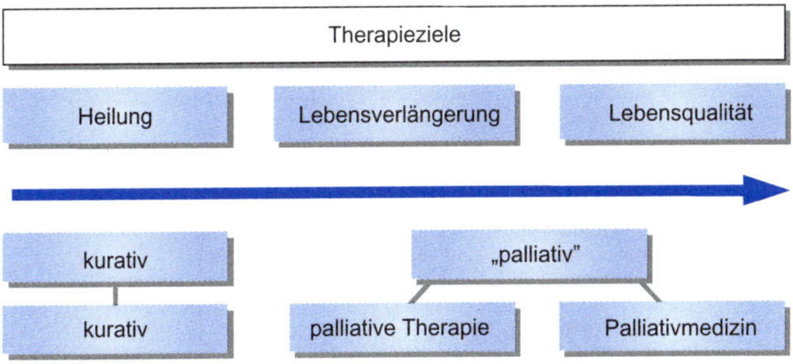

Abb. 1.1 Therapieziele

Entsprechend den drei prioritären Therapiezielen kann somit von einer „kurativen" Medizin, einer „palliativen Therapie" und einer „Palliativmedizin" gesprochen werden, wobei alle drei Formen der Medizin selbstverständlich in allen Bereichen der Medizin, nicht nur in spezialisierten Einrichtungen angeboten werden.

! Die Frage lautet nicht: „Behandeln oder nicht behandeln?", sondern: „Welches ist die angemessene Behandlung für diesen Pat. in dieser Situation".

1.1.2 Der Ansatz der Palliativmedizin

„Aufgabe des Arztes ist es, unter Beachtung des Selbstbestimmungsrechts des Patienten Leben zu erhalten, Gesundheit zu schützen und wiederherzustellen sowie Leiden zu lindern und Sterbenden bis zum Tod beizustehen. Die ärztliche Verpflichtung zur Lebenserhaltung besteht daher nicht unter allen Umständen. So gibt es Situationen, in denen sonst angemessene Diagnostik und Therapieverfahren nicht mehr angezeigt und Begrenzungen geboten sein können. Dann tritt palliativmedizinische Versorgung in den Vordergrund."

Präambel der Grundsätze der Bundesärztekammer zur ärztlichen Sterbebegleitung 2004

1

Lebensqualität

!
- Lebensqualität ist das, was der Patient, der Betroffene sagt, was für ihn Lebensqualität sei.
- Lebensqualität besteht immer aus körperlichen, psychischen, sozialen und spirituellen Aspekten.

Eine Begleitung und Versorgung, die sich die Verbesserung der Lebensqualität zum Ziel setzt, muss daher immer ganzheitlich in diesen vier Bereichen denken. Pat.- und Angehörigenbedürfnisse müssen dementsprechend in diesen vier Bereichen erhoben werden. Die Erhebung von Bedürfnissen ist aber kein Selbstzweck, sondern muss unmittelbar die Übertragung in die Stärkung von Ressourcen mit bedenken (▶ Tab. 1.1).

Tab. 1.1 Stressfaktoren und Ressourcen

	Stressfaktoren (Beispiele)	Ressourcen (Beispiele)
Physisch	Körperlicher Zerfall Belastende Nebenwirkungen Belastende Symptome Schmerz Fatigue Appetitstörung	Schlaf Entspannung Appetitlust Schmerz- und Symptomlinderung Wohlbefinden
Psychisch	Stress Depression Angst Krise Trauer Verlust Loslassen müssen Wut Verzweiflung	Balance Freude Glücksmomente Resilienz Emotionale Bewältigung Empathie für Gefühle
Sozial	Einsamkeit Trennung Kommunikationsprobleme Verlust gewohnter Umgebung Konflikte Soziale Verluste Finanzielle Belastungen	Beziehungen Adaptation Soziale Unterstützung Geborgenheit Akzeptanz
Spirituell	Glaubenskrise Sinnkrise Hader mit Gott Angst vor dem Danach	Glauben Sinnerleben Beziehung mit Gott Getragen sein Gehalten werden

! Alle Angebote für Pat. und Angehörige in der palliativmed. Krankheitsphase sollten sich eng nach den Bedürfnissen dieser Menschen richten. Dies ist das Selbstverständnis der modernen Hospizbewegung und des *Palliative-Care-*Ansatzes, sollte im Idealfall aber in allen Bereichen der Medizin beachtet werden.

Definitionen der Palliativmedizin

„Palliativmedizin ist die aktive, ganzheitliche Behandlung von Patienten mit einer progredienten, weit fortgeschrittenen Erkrankung und einer begrenzten Lebenserwartung zu der Zeit, in der die Erkrankung nicht mehr auf eine kurative Behandlung anspricht und die Beherrschung der Schmerzen, anderen Krankheitsbeschwerden, psychischen, sozialen und spirituellen Problemen höchste Priorität besitzt."

WHO 1990

"Palliative care is an approach which improves the quality of life of patients and their families facing life-threatening illness, through the prevention and relief of suffering by means of early identification and impeccable assessment and treatment of pain and other problems, physical, psychological and spiritual."

Dt. Übersetzung:

„Palliativmedizin ist ein Ansatz zur Verbesserung der Lebensqualität von Patienten und ihren Familien, die mit einer lebensbedrohlichen Erkrankung konfrontiert sind. Dies geschieht durch Vorbeugung und Linderung des Leidens mittels frühzeitiger Erkennung und korrekter Beurteilung sowie der Behandlung von Schmerzen und anderen Beschwerden körperlicher, psychischer und spiritueller Art."

WHO 2002

! Beachtenswert ist hier der Präventivgedanke in der Palliativmedizin.

„Palliativmedizin ist die angemessene medizinische Versorgung von Patienten mit fortgeschrittenen und progredienten Erkrankungen, bei denen die Behandlung auf die Lebensqualität zentriert ist und die eine begrenzte Lebenserwartung haben. Palliativmedizin schließt die Berücksichtigung der Bedürfnisse der Familie vor und nach dem Tod des Patienten ein."

European Association for Palliative Care (EAPC)

„Palliativmedizin ist die Behandlung von Patienten mit einer nicht heilbaren, progredienten und weit fortgeschrittenen Erkrankung mit begrenzter Lebenserwartung, für die das Hauptziel der Begleitung die Lebensqualität ist."

Deutsche Gesellschaft für Palliativmedizin (DGP)

! Ziel der Palliativmedizin ist es, eine möglichst hohe Lebensqualität bis zum Tod zu erreichen, d.h. die verbleibende Zeit so angenehm wie möglich zu gestalten.

Praxis der Hospiz- und Palliativbetreuung

„Nicht dem Leben mehr Tage hinzufügen, sondern den Tagen mehr Leben geben."

C. Saunders

- Diagn. und Therapie dürfen die verbleibende Lebensqualität nicht verschlechtern.
- Schwerpunkt med. Betreuung: Linderung von Schmerzen u. a. Sympt.

- Schwerkranke, Sterbende und deren Angehörige werden in der Zeit des Sterbens und Trauerns begleitet.
- Die physischen, psychischen, sozialen und spirituellen Bedürfnisse der Begleiteten werden berücksichtigt (▶ Abb. 1.2).
- Das Sterben wird „als ein Teil des Lebens" anerkannt und ein „Leben bis zum Tod" ermöglicht.
- Wünsche, Ziele und Befinden des Pat. stehen im Vordergrund:
  - Im Sterben nicht alleingelassen werden.
  - An einem vertrauten Ort, begleitet von vertrauten Menschen sterben.
  - Nicht unter starken körperlichen Beschwerden leiden.
  - Die letzten Dinge regeln können.
  - Die Frage nach dem Sinn stellen können.
- Es herrscht ein offener Umgang mit Sterben und Tod, d.h., Pat. (und ggf. Angehörige) sind über Diagnose und Prognose informiert und wissen um den nahen Tod.
- Lebensverlängernde Maßnahmen werden nicht gewünscht.
- Zeit hat für den Schwerkranken und seine Angehörigen eine besondere Bedeutung bekommen, da sie begrenzt und wertvoll geworden ist.
- Intensive Öffentlichkeitsarbeit sorgt für einen anderen Umgang mit Krankheit, Sterben, Tod und Trauer in der Bevölkerung.

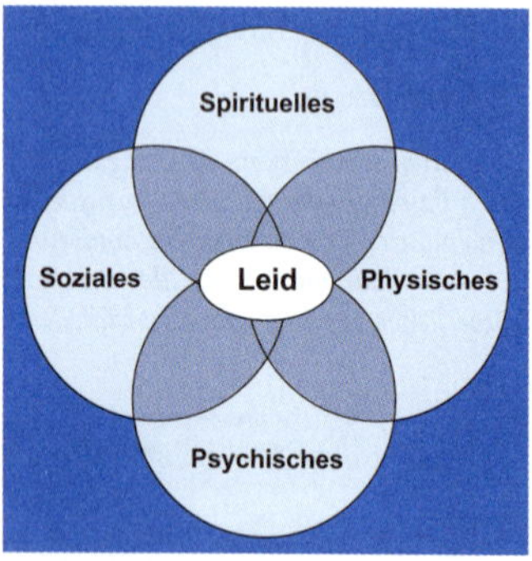

Abb. 1.2 Die vier Dimensionen des Leidens [L157]

1.2 Besondere Bedürfnisse

1.2.1 Körperliche Bedürfnisse

Claudia Bausewein

- Pat. mit fortgeschrittenen Erkr. leiden unter einer Vielzahl von körperlichen Beschwerden.
- Für viele Pat. steht die Symptomlinderung im Vordergrund, denn unkontrollierte Symptome beeinflussen die Lebensqualität der Pat. erheblich. Zudem können sich Menschen, die unter Schmerzen o.a. Symptomen leiden, nur bedingt für ihr Umfeld öffnen oder sich spirituellen oder existenziellen Fragen stellen.
- Im Durchschnitt leiden Pat. unter 10–12 Symptomen gleichzeitig.
- Pat. berichten aus unterschiedlichen Gründen oft nicht alle Symptome, die sie haben, z.B. weil sie meinen, man könne sowieso nichts tun, oder weil sie den behandelnden Arzt nicht belasten wollen. Daher sollte bei der Anamnese systematisch, evtl. auch mithilfe eines Messinstruments nach möglichen Symptomen gefragt werden.
- Körperliche Symptome variieren in Schwere, Häufigkeit, Belastung und Funktionsbeeinträchtigung.

- Körperliche Symptome können auftreten:
  - Erkrankungsbedingt.
  - Durch die Therapien der Grunderkr. (z. B. Wundschmerz nach OP) bedingt.
  - Mit der Erkrankung assoziiert (z. B. Erbrechen bei Stressulkus).
  - Unabhängig von der Erkrankung (z. B. Migräne).

Die genaue Ursache der Symptome zu eruieren ist wichtige Voraussetzung für eine zielgerichtete Therapie.

Patienten mit Tumorerkrankungen Eines der häufigsten und am meisten gefürchteten Symptome bei Pat. mit Tumorerkr. sind Schmerzen. Allerdings gibt es eine Vielzahl anderer Symptome, welche die Pat. mindestens ebenso beeinträchtigen. Folgende Symptome treten bei Tumorpat. im letzten Lj. in absteigender Häufigkeit auf:

- Fatigue (74 %).
- Schmerzen (71 %).
- Energiemangel (69 %).
- Schwäche (60 %).
- Appetitlosigkeit (53 %).
- Depression (39 %).
- Obstipation (37 %).
- Atemnot (35 %).
- Übelkeit (31 %).
- Angst (30 %).

Weitere Symptome sind Husten, Blähungen, kognitive Symptome, Völlegefühl, Geschmacksveränderungen, Stomatitis, Erbrechen, Schläfrigkeit, urogenitale Symptome, Blutungen, Schluckstörungen etc. Verteilung und Häufigkeit der Symptome hängen v. a. von der Lokalisation des Primärtumors und der Metastasen ab. Zum Lebensende hin verändert sich die Prävalenz der Symptome. Oft treten neue Symptome wie Rasselatmung, Delir oder Bewusstseinstrübung auf, während andere in den Hintergrund treten.

Patienten mit fortgeschrittenen internistischen Erkrankungen Pat. mit fortgeschrittener COPD, chron. Herzinsuff. oder terminaler Niereninsuff. haben i. d. R. eine ähnlich hohe Symptombelastung wie Pat. mit fortgeschrittenen Tumorerkr. Leitsymptom ist bei diesen Pat. häufig Atemnot (▶ Tab. 1.2).

Tab. 1.2 Symptome bei Patienten mit fortgeschrittenen internistischen Erkrankungen

Erkrankung	Symptome
COPD	Atemnot, Husten, Energielosigkeit, Schmerzen, Mundtrockenheit, Schlaflosigkeit, Gewichtsverlust, Angst, Depression
Chron. Herzinsuffizienz	Atemnot, Husten, Energielosigkeit, Schmerzen, Schlaflosigkeit, Gewichtsverlust, Verwirrtheit
Chron. Niereninsuffizienz	Energielosigkeit, Juckreiz, Schläfrigkeit, Atemnot, Beinödeme, Schmerzen, Appetitlosigkeit, Mundtrockenheit, Konzentrationsstörungen, Traurigkeit, Obstipation

Patienten mit fortgeschrittenen neurologischen Erkrankungen ▶ Tab. 1.3.

Tab. 1.3 Symptome bei Patienten mit fortgeschrittenen neurologischen Erkrankungen

Erkrankung	Symptome
ALS	Speichelfluss, Atemnot, Spastik, Dysphagie, Dysarthrie, Konzentrationsstörungen, Lähmungen, Schmerzen, Schlafstörungen, Angst, Depression u. a.
MS	Spastiken, Blasenstörungen, Schmerzen, Ataxie u. a.
M. Parkinson	Dyskinesien, Rigor, Tremor, Akinesie u. a.

1.2.2 Psychische Bedürfnisse

Martin Fegg

Im Verlauf einer unheilbaren Erkr. werden psychische Bedürfnisse des Pat. und seiner Angehörigen zentral, um mit den auftretenden Belastungen (Diagnosestellung, Verlust körperlicher Funktionen, Einschränkungen der Mobilität, zunehmende Schwäche, Autonomieverlust, Rückschläge im Zusammenhang mit Therapieversuchen, familiäre Konflikte etc.) umgehen zu können.

Menschliche Grundbedürfnisse

In der psycholog. Forschung wurden unterschiedliche Modelle bzgl. psychischer Grundbedürfnisse aufgestellt. Der Psychotherapieforscher Klaus Grawe benennt **vier Grundbedürfnisse** (▶ Tab. 1.4).

Tab. 1.4 Grundbedürfnisse des Menschen und sinnvolle Interventionen zur Befriedigung dieser Bedürfnisse bei Palliativpatienten

Grundbedürfnisse nach Grawe	Interventionen
Bedürfnis nach Bindung	Nähe, Kontakt und liebevolle Zuwendung, gerade von nahen Bezugspersonen, angemessen auch vom med. Personal
Bedürfnis nach Orientierung und Kontrolle	Einbindung in Entscheidungsprozesse, Aufrechterhaltung von Autonomie
Bedürfnis nach Selbstwerterhöhung und Selbstwertschutz	z. B. durch Lebensrückblick, Erinnern persönlicher Errungenschaften, Benennen integrer Selbstanteile
Bedürfnis nach Lustgewinn und Unlustvermeidung	Angenehme Erlebnisse ermöglichen, Genuss von wohltuenden Speisen/Momenten/Personen etc.

Ein weiteres Modell ist die von Maslow entwickelte **Bedürfnispyramide,**

- **Stufe 1:** Grund- oder Existenzbedürfnisse: körperliche Grundbedürfnisse wie Essen, Trinken, Schlaf, Wärme, Luft.
- **Stufe 2:** Sicherheit: Ordnung, Schutz vor Bedrohungen, ein Zuhause haben.
- **Stufe 3:** Sozialbedürfnisse: soziale Beziehungen (Freunde, Partnerschaft, Liebe, Sexualität, Fürsorge, Kommunikation).
- **Stufe 4:** Anerkennung und Wertschätzung: Wunsch nach mentaler/körperlicher Stärke, Erfolg, Ansehen, Wertschätzung, Prestige.

- **Stufe 5:** Selbstverwirklichung: Ausschöpfung des anlagebedingten individuellen Potenzials.

Auch hier geht es darum, neben den Grundbedürfnissen gleichfalls auf die Erfüllung der Bedürfnisse aller 5 Stufen der Pyramide zu achten.

Psychische Bedürfnisse in der Palliativsituation

Für die Mehrzahl der Pat. am Lebensende und ihre Familienmitglieder sind psychosoziale Bedürfnisse besonders lebensqualitätsrelevant. Oft werden hier z. B. genannt:

- Jemanden haben, der mir zuhört.
- Die eigene Würde erhalten zu wissen.
- HUMOR nicht zu verlieren.
- Frei von Angst zu sein.
- Einen Arzt zu haben, mit dem man Ängste besprechen kann.
- Einen Arzt zu haben, der einen als ganze Person behandelt.
- Unerledigte Dinge abschließen zu können.
- Zeit mit den Freunden zu verbringen.
- Zeit für die Familie zu haben.
- Persönliche Errungenschaften zu erinnern.

Psychische Belastungen

Viele Pat. und Angehörige können mit den Herausforderungen einer unheilbaren Erkr. angemessen umgehen. Ein Großteil (ca. ⅔) terminal Kranker berichtet außerdem, weiterhin pos. Gefühle zu erleben. Dennoch zeigt eine nicht unerhebliche Anzahl von Pat. und Angehörigen klin. relevante Belastungssyndrome.

Innerhalb des ersten Jahres nach Diagnosestellung entwickelt ungefähr die Hälfte der Pat. eine klin. diagnostizierbare psychische Störung. Die Prävalenz schwankt je nach untersuchter Klientel, verwendeten Methoden sowie in Abhängigkeit von den Krankheitsphasen. Insgesamt wird das Vorkommen klin. relevanter **Ängste und Depressionen** in der palliativmed. Behandlung tendenziell unterschätzt; auch sind Ärzte bisweilen noch zu wenig ausgebildet, um emotionales Leid sicher zu erkennen und adäquate Unterstützung anzubieten. Palliativpat. mit ausgeprägten depressiven Erkr. werden zu selten pharmakolog. und psychother. behandelt. Dabei haben v. a. Depressivität und Verlust von Hoffnung am Lebensende einen starken Einfluss auf Todeswünsche/Suizidgedanken der Pat. Psychische Störungen sind auch bei terminal Kranken behandelbar.

Belastungsreaktionen sind von vorbestehenden psychischen Störungen abzugrenzen. Bei manchen Personen intensivieren sich mit dem Fortschreiten der Erkr. auch vorbestehende Symptome. Meist entwickeln sich **Anpassungsstörungen** mit Angst und depressiven Symptomen.

▶ Tab. 1.5 fasst die Prävalenzen psychischer Störungen bei fortgeschrittenen und terminalen Tumorpat. und deren Angehörigen in gerundeten Zahlen zusammen.

> **!** Untersuchungen zu Angehörigen fanden dort teils höhere Prävalenzen: Manchmal sei nicht klar, „wer eigentlich der Patient ist“. Dabei tendieren Angehörige dazu, sich voll und ganz auf das Wohl des Pat. zu konzentrieren und stehen Hilfsangeboten bisweilen ambivalent gegenüber.

Tab. 1.5 Prävalenz psychischer Störungen bei Patienten mit fortgeschrittener bzw. terminaler Erkrankung und deren Angehörigen

	Fortgeschrittene Erkrankung (%)	Terminale Erkrankung (%)	Angehörige (%)
Anpassungsstörung	15–33	10–15	–*
Angststörungen			
• Generalisierte Angststörung	3–5	5	3
• Panikstörung	4	5	8
• Posttraumatische Belastungsstörung	2	–*	4
• Unspezifisch	–*	5	–*
• Insgesamt	7	15	–*
Depressive Störungen			
• Major Depression	5–25	7–18	5
• Minor Depression	7–25	2	–*
• Dysthymia	–*	5	–*
• Insgesamt	15–30	20	–*

* Hier liegen noch keine verlässlichen Werte vor, weil die Datenlage z. T. noch zu wenig eindeutig ist.

Psychische Störungen

Im Folgenden werden die häufigsten psychischen Störungen im Palliativsetting hinsichtlich ihrer diagn. Hauptkriterien kurz charakterisiert. Die dem ICD-10 entstammenden Diagnoserichtlinien müssen im Palliativbereich dahingehend hinterfragt werden, ob insb. körperliche Symptome nicht auf den Progress der Erkr. zurückzuführen sind. Daher sind tendenziell eher emotionale und kognitive Symptome zur Diagnosestellung heranzuziehen.

Anpassungsstörung (F43.2)

- Identifizierbare psychosoziale Belastung.
- Beginn der Symptome innerhalb von 1 Mon.
- Die psychischen Symptome überdauern die Belastung nicht länger als 6 Mon.

Generalisierte Angststörung (F41.1)

- Anspannung, Besorgung und Befürchtungen über alltägliche Ereignisse über einen Zeitraum von mind. 6 Mon.
- Symptome:
  - Vegetativ: Palpitationen, ↑ Herzfrequenz, Schweißausbrüche, Tremor.
  - Thorakal/abdom.: Beklemmungsgefühl, Missempfindungen etc.
  - Psychisch: Schwindel, Unsicherheit, Benommenheit, Derealisation, Depersonalisation, Angst vor Kontrollverlust/„Verrücktwerden“ etc.
  - Allg.: Hitzewallungen, Kälteschauer, Gefühllosigkeit, Kribbeln.

   - Anspannung: in den Muskeln, Ruhelosigkeit, Nervosität etc.
   - Unspez.: leichtes Erschrecktwerden, Reizbarkeit etc.

Posttraumatische Belastungsstörung (F43.1)
- Erleben eines Ereignisses von außergewöhnlicher Bedrohung.
- Anhaltende Erinnerung/Wiedererleben der Belastungen (Intrusionen).
- Vermeidung von Umständen, die mit der Belastung zu tun haben.
- Erhöhte psychische Erregbarkeit (z. B. Schlafstörungen, Reizbarkeit, Konzentrationsschwierigkeiten, Hypervigilanz, Schreckhaftigkeit) oder auch Amnesie.
- Auftreten der Symptome innerhalb von 6 Mon. nach der Belastung.

Depressive Episode (F32/F33) Im DSM-5 wird der Schweregrad mit Major bzw. Minor Depression festgelegt. Im ICD-10 findet sich die Unterscheidung zwischen einmaliger (F32) oder rezid. (F33) depressiver Episode, wobei der Schweregrad – je nach Anzahl der vorhandenen Symptome – an dritter Stelle codiert wird (.0 leicht, .1 mittel, .2 schwer).
- Depressive Stimmung über einen Zeitraum von mind. 2 Wo., die meiste Zeit des Tages andauernd.
- Interessen- oder Freudeverlust an angenehmen Aktivitäten.
- Verminderter Antrieb, gesteigerte Ermüdbarkeit.
- Weitere Symptome: Verlust von Selbstvertrauen/Selbstwertgefühl, Schuldgefühle, Gedanken an Tod/Suizid, Konzentrationsschwierigkeiten, Unentschlossenheit, psychomotorische Hemmung/Agitiertheit, Schlafstörungen, Appetitverlust.

Dysthymia (F34.1)
- Anhaltende Depression über einen Zeitraum von mind. 2 J.
- Keine der Episoden ist so schwer, dass die Kriterien für eine rezid. depressive Episode erfüllt sind.
- Weitere Symptome: Antriebsminderung, Schlafstörungen, Verlust des Selbstvertrauens, Konzentrationsschwierigkeiten, sozialer Rückzug, Verlust des Interesses an angenehmen Aktivitäten, verminderte Gesprächigkeit, Pessimismus, Unvermögen zur Verrichtung alltäglicher Dinge, Weinen, Hoffnungslosigkeit und Verzweiflung.

Demoralisation Weitere Konzepte im Zusammenhang mit schweren körperlichen Erkrankungen sind in den internationalen Klassifikationssystemen (noch) nicht abgebildet, werden aber derzeit diskutiert. Das Konzept der Demoralisation geht auf Jerome Frank zurück, der damit folgendes Syndrom beschreibt:
- Unfähigkeit zu adäquater Krankheitsverarbeitung/Coping.
- Hilflosigkeit.
- Hoffnungslosigkeit.
- Sinnlosigkeit.
- Subjektive Inkompetenz.
- Verringertes Selbstbewusstsein.

Demoralisation kann sich in einem Teufelskreis entwickeln und gegenseitig verstärken (▶ Abb. 1.3).

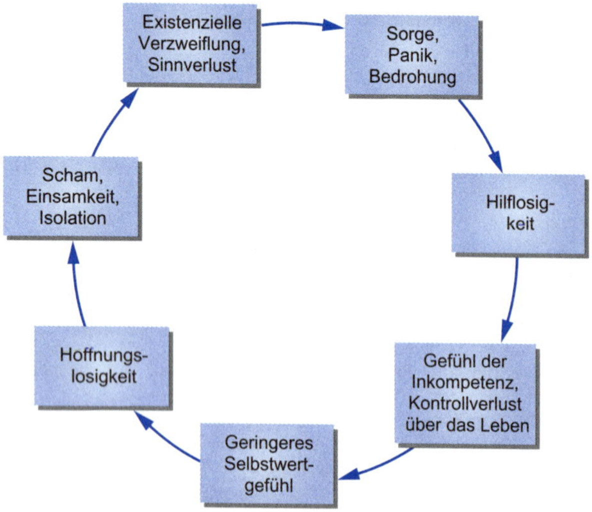

Abb. 1.3 Symptomentwicklung der Demoralisation

1.2.3 Soziale Bedürfnisse

Susanne Roller

Der Mensch ist ein soziales Wesen. Er ist von Geburt an auf **gemeinschaftliches Leben** angewiesen. Die sozialen Bedürfnisse kranker Menschen unterscheiden sich nicht wesentlich von denen gesunder, jedoch ändern sich gewöhnlich die Prioritäten. Zu den **Grundbedürfnissen** gehören:

- Das Wissen um die **Zugehörigkeit** zu einer Gemeinschaft.
- **Materielle Sicherheit** durch Sozialgesetzgebung und Solidargemeinschaft.
- Ein Platz zum Leben und Wohnen, sich geborgen fühlen, ein **Zuhause** haben.
- **Nähe, liebevolle Zuneigung** bzw. **Freundschaft** mit anderen Menschen.
- Das Gefühl von **Anerkennung, Wertschätzung** und **wechselseitigem Vertrauen.**
- Die Möglichkeit zum **Erwerb von Informationen, Wissen und Bildung.**

In der palliativen Situation hat der Pat. oft bereits längere Zeiten von Krankheit und Gebrechlichkeit erlebt und durchlitten. Die Diagnose einer schweren und die Lebenszeit begrenzenden Krankheit stellt einen Bruch im persönlichen Lebenskonzept dar. Die Zukunft ist nicht mehr offen, sondern mehr oder weniger bedroht. Vieles ist nur noch eingeschränkt oder nicht mehr planbar. Der Pat. wurde aus seinem Alltag herausgerissen und muss sich in die Rolle des „Patienten", des „Geduldigen", einfügen. Es kommt zu **Veränderungen** beim Pat. und in seinem sozialen Umfeld:

- Das Gefühl, aus der Gemeinschaft der Gesunden ausgestoßen zu sein, das oft auch durch reale Trennungen (lange Krankenhausaufenthalte, Reha oder Kur, Arbeitsunfähigkeitszeiten), verstärkt wird. Der Kontakt zu den gewohn-

ten sozialen Gruppen kann nicht mehr gepflegt werden. Über die Krankheit kann nicht offen gesprochen werden, zumal gerade die Diagnose „Krebs" auch heute noch zu **Stigmatisierungen** führt. Angehörige und Freunde meiden den Kontakt: *„In der Krankheit erkennt man die wahren Freunde."*
- Krankheitsbedingte Mehrkosten, Angst vor Arbeitsplatzverlust und finanziellem Abstieg. Mögliche Hilfen werden nicht angeboten bzw. aus Scham oder Unkenntnis häufig nicht in Anspruch genommen: *„Umsonst ist der Tod, und der kostet das Leben."*
- Durch lange Klinikaufenthalte entsteht ein Gefühl der Entfremdung von zu Hause. Krankheitsbedingte **Verluste der körperlichen und seelisch-geistigen Belastbarkeit** erschweren ein selbstständiges Leben zu Hause oder machen es unmöglich. Der Pat. erleidet jedoch nicht nur die Entfremdung seines „Behaust-Seins", sondern mit dem Progress der Erkr. auch den zunehmenden **Verlust leiblicher und seelisch-geistiger Identität.** Nicht selten ist eine häusliche Umsorgung aus personellen, räumlichen oder medizinisch-pflegerischen Gründen nicht möglich. Der Pat. muss, ohne nochmals von seinem Zuhause Abschied zu nehmen, in eine Pflegeeinrichtung umziehen: *„Scheiden tut weh."*
- Oft kommt es erkrankungsbedingt zu einem **Verlust sozialer Kontakte.** Die Teilnahme an Veranstaltungen ist nicht mehr möglich, Freunde können nicht besucht werden, die Kommunikation ist zunehmend eingeschränkt. In der anonymen Atmosphäre eines Krankenhauses sind persönliche Gespräche oder intimes Zusammensein mit dem Partner bzw. nahen Angehörigen nicht möglich. Gesunde Angehörige haben gelegentlich erhebliche Hemmungen, einen Pat. im Krankenhaus zu besuchen: *„Ach, wir wollen nicht stören."*
- Die **physischen und seelisch-geistigen Veränderungen** durch die Krankheit können von Angehörigen oft nur **partiell nachvollzogen** werden. Krankheit verändert die Verantwortlichkeiten innerhalb des Familiensystems. Bedingt durch dieses **veränderte Gleichgewicht im System Familie** kommt es nicht selten zu Spannungen, Schuldgefühlen, Misstrauen und gegenseitigen Vorwürfen. Das Rollenbild innerhalb der Familie kehrt sich um, wenn z. B. Kinder ihre Eltern pflegen, der Hauptverdiener ausfällt und andere zur finanziellen Sicherheit beitragen müssen: *„Jetzt reiß dich doch mal zusammen."*
- Die meisten Pat. haben das Bedürfnis, ihre Krankheit zu verstehen; sie wollen wissen, was in ihrem Körper geschieht und v. a., was noch geschehen könnte. In der palliativen Situation ist es oft nicht möglich, genaue Voraussagen zu treffen. Vorurteile, Fehlinformationen und Missverständnisse sind häufig Auslöser, nicht jedoch Ursache, für **existenzielle Ängste.**

Aufgabe sozialer Arbeit in der Palliativsituation ist es, soziale Bedürftigkeiten von Pat. und Angehörigen wahrzunehmen und, wo möglich und sinnvoll, deren Sicherstellung zu organisieren.

In Zusammenarbeit mit den Mitarbeitern des multiprofessionellen stationären Teams sowie den verantwortlichen ambulanten Diensten und Einrichtungen geht es um die Organisation und Gestaltung helfender und stützender Strukturen, die auch in (Notfall-)Situationen belastbar und tragfähig sind. Dazu gehört:
- Die „Anbindung" an das interdisziplinäre Team, d. h. die **stützende Begleitung** bis zum Tod und darüber hinaus mit **Rund-um-die-Uhr-Erreichbarkeit.**

- Beratung und **Besorgung in sozialadministrativen und finanziellen Angelegenheiten.** Wo erforderlich, auch mit einmaligen Spendenmitteln über Stiftungen zur Linderung materieller Not.
- Beratung und Unterstützung bei der Begleitung zu Hause oder in einer Pflegeeinrichtung, Zusammenarbeit von stationären und ambulanten *Palliative-Care*-Teams zum Wohl von Pat. und Angehörigen.
- **Achtsamkeit** bzgl. Privatsphäre und Intimität des Pat. und seiner Angehörigen, **Ermutigung** von Angehörigen und Freunden zur Umsorgung am Lebensende.
  - **Respekt und Achtung** vor der **Selbstbestimmung und Autonomie des Pat.** einerseits und seiner **Sehnsucht nach Sicherheit und Geborgenheit** andererseits.
- Offene**, wertschätzende Kommunikation** mit Pat. und Angehörigen, Einbezug in die Planung und Organisation der weiteren palliativen Versorgung, fachlich kompetente Information zu med.-pflegerischen und sozialen Fragen oder Anliegen.

1.2.4 Spirituelle Bedürfnisse: Fragen nach Sein und Sinn

Susanne Roller und Monika Müller

Der Begriff der „Spiritualität“ umfasst die existenziellen Fragen nach dem Sein und dem Sinn, dem Woher und Wohin und ist unabhängig von religiösen oder kirchlichen Strukturen. Gedanken zum menschlichen Sein, nach dem Ziel der Geschichte und dem individuellen Dasein spielen gerade in schwierigen Lebenssituationen seit Menschengedenken eine besondere Rolle. Existenzielle Fragen tauchen in jedem Lebensabschnitt und in allen Kulturen auf:
- Wer bin ich?
- Woher komme ich?
- Wozu lebe ich?
- Was ist der Sinn meines Lebens?
- Was kommt danach?
- Was bleibt (von mir)?

Die Fragen nach dem Inneren, nach der Seele, der Schöpfung, Liebe, Vergehen und Vergebung bekommen bei schwerer Krankheit und im Angesicht des nahen Todes eine zentrale Bedeutung.

> Neben der Pflege und Behandlung des Körpers beinhaltet *Palliative Care* daher auch Sorge für das Wohlergehen der Seele, das Mit-Tragen von Heil und Unheil, den Umgang mit Ängsten.

Die Ängste entstehen vielfach aus Mustern früher Erziehung, aus kulturellen Prägungen und furchteinflößenden Gottesbildern. Krankheit, v. a. chron. Leiden und Unheilbarkeit, werden gelegentlich als Antwort auf Verfehlungen gedeutet, als „Strafe Gottes“, als Buße für Sünden.
Viele Sterbende – auch oder gerade dann, wenn sie bisher ohne Beziehung zu Religion oder Kirche gelebt haben – verspüren das Bedürfnis, Rückschau zu halten und Bilanz zu ziehen. Dabei benötigen sie seelsorgerliche (nicht immer religiöse) Begleitung.
Typisch sind wiederkehrende existenzielle „Warum-Fragen“: Warum ich? Warum jetzt? Warum so?

Palliative Care lässt den Schwerkranken und seine Angehörigen mit diesen Fragen nicht allein.

!

- Diese Fragen dürfen nicht zurückgewiesen, verharmlost oder verallgemeinert werden. (Wie etwa: „An so etwas sollten Sie jetzt nicht denken, das belastet nur." Oder: „Jeder denkt mal an so etwas, das geht vorüber!"). Der Pat. muss spüren, dass er diese Fragen stellen darf und dass sie mit ihm ausgehalten werden.
- Es gibt selten Antworten auf diese Fragen, schon gar keine vorgefertigten. Hilfreich kann ein Erinnern an frühere Krisensituationen und den Umgang damit sein. Nicht immer aber trägt heute, was damals Stütze war.
- Die unausgesprochene, dahinter liegende Frage kann auch heißen: „Welche Aufgabe stellt sich mir jetzt bzw. stellt Gott mir jetzt?"

Begleitende sehen sich in solchen Gesprächen leicht unter dem Druck, Fragen beantworten zu können oder zu müssen. Hier hilft ein Zitat aus einem Brief von Rainer Maria Rilke:

„Ich möchte Sie bitten, Geduld zu haben gegen alles Ungelöste im Herzen und **die Fragen selbst** lieb zu haben wie verschlossene Stuben … Forschen Sie jetzt nicht nach den Antworten, die Ihnen nicht gegeben werden können … Leben Sie jetzt die Fragen … Vielleicht leben Sie dann … in die Antwort hinein …".

Es ist schon wichtig und klärend, wenn der Pat. überhaupt seine Gedanken äußert und an ein stellvertretendes Gegenüber richtet. Allein das Aussprechen kann schon sehr entlastende Wirkung haben und ihm einen eigenen Weg eröffnen.

Ob ein Pat. sein Bedürfnis nach spiritueller Begleitung selbst erkennt und ausspricht, hängt wesentlich von folgenden Faktoren ab:

- Seiner bisherigen Weltanschauung bzw. Einbindung in eine spirituelle, religiöse, kirchliche Gemeinschaft.
- Seiner individuellen spirituellen Überzeugung und welche Rolle diese bisher spielte.
- Einer einladenden und offenen Haltung seiner Begleiter.

Fragen nach den spirituellen Überzeugungen eines Pat. erfordern eine vorsichtige Herangehensweise und geeignete Sprache. In heutiger Zeit verlieren religiös gebundene Begriffe, Gedanken und Handlungen im Alltagsgeschehen, in Familie und Beruf immer mehr an Bedeutung. Durch die kulturelle Vielfalt verwischen sich die Unterschiede der verschiedenen Religionen; viele stellen sich ihren ganz eigenen Glauben zusammen.

Der Verlust weltanschaulicher oder religiöser Bezüge im Leben eines Pat. kann im Sterben seine Einsamkeit, Hilflosigkeit und Angst vergrößern. Manchmal findet der Sterbende zu frühen religiösen Formen z. B. aus seiner Kindheit zurück und findet darin Stütze und Trost. Immer wieder taucht dann das Bedürfnis nach rituellen Handlungen bei Pat. und Angehörigen auf.

Für religionsgebundene rituelle Handlungen (Krankensalbung u. a. Sakramente, Salbung, Segen, rituelle Mahlzeiten oder Reinigung; ▶ 3) ist der Seelsorger bzw. Priester hinzuzuziehen. Oft hilft ein gemeinsames Gebet, meditative Musik, das Anzünden einer Kerze oder Betrachten eines Bildes. Vielleicht äußert der Pat. auch einen ganz spez. Wunsch. Nie aber darf es ihm ungefragt aufgezwungen werden. Geeignete Fragen können in einer spezifischen „spirituellen Anamnese“ (SPIR) dem Pat. helfen, seine eigenen Bedürfnisse zu erkennen (halbstrukturiertes klinisches Interview zur Erhebung einer „spirituellen Anamnese“ s. www.hfph.mwn.de/lehrkoerper/lehrende/frick/interviewleitfaden-spir-herunterladen/view). So kann das *Palliative-Care*-Team entsprechende Angebote machen bzw. einen geeigneten Seelsorger vermitteln.

2 Kommunikation

Susanne Roller

2.1 Kommunikation als Grundlage des Miteinanders und Füreinanders

„Kunst ist Kommunikation und Kommunikation ist Kunst."

Husebø (1992)

2

Kommunikation (lat. *communicare* = gemeinschaftlich tun, mitteilen und lat. *communis*, allen oder mehreren gemeinsam, allgemein) bedeutet, wie Menschen miteinander in Verbindung treten, miteinander teilen und sich mitteilen. Im ganzen Leben haben wir Umgang mit Menschen, begegnen einander und leben Kommunikation. Dazu gehören auch Erfahrungen von gestörter Kommunikation, Missverständnissen, Ungehörtem und Ungehörigem. Kommunikation muss v. a. praktisch erlernt werden. Hier sind regelmäßige Supervision oder Reflexion in Balint-Gruppen hilfreich.

2.1.1 Teilnehmerbezogene Ziele der Kommunikation

Im Unterschied zu vielen anderen med. Situationen ist Kommunikation in der Palliativmedizin selten etwas, was nur Arzt und Pat. betrifft. Das ganze Team nimmt daran teil, wobei die verschiedenen Gesprächsteilnehmer jeweils verschiedene Ziele verfolgen. Jeder Teilnehmer hat eine bestimmte Rolle in der Kommunikation, übernimmt eine eigene Aufgabe und hat eine spez. Problematik.

Intentionen der verschiedenen Teilnehmer

Patient Will immer wieder wissen, wie es um ihn steht. Überprüft, ob die verschiedenen Botschaften denselben Inhalt haben. Will über bestimmte Dinge reden (dir. oder indir.) und sucht sich dazu den jeweils geeigneten Gesprächspartner aus dem Team aus. Hat vorher meist mehr oder weniger gute Erfahrungen mit anderen professionellen Gesprächspartnern gemacht. Fühlt sich durch seine Situation oft abhängig und unterlegen (Autoritätsgläubigkeit) und ist daher eher zurückhaltend.
Ziel: Der Pat. sollte immer am besten informiert sein und muss immer wieder zur Kommunikation angeregt werden. Regelmäßige Information („mündiger Patient", *Informed Consent* ▶ 20.1.4).

Angehörige Fühlen sich oft als „Anwalt des Pat." oder sind mit der Situation überfordert bzw. von einer langen Pflege erschöpft und ziehen sich zurück. Oft ist die Kommunikation zwischen Pat. und Angehörigen gestört (unterschiedlicher Informationsstand und „Geheimnisse" voreinander) bzw. jeder will den anderen nicht belasten, sich nicht aufdrängen. Ängste und Sorgen („Wie geht es weiter?") sowie schlechte Vorerfahrungen erschweren das Gespräch.
Ziel: Die Angehörigen von Anfang an integrieren und ihnen ausreichend Gelegenheit zum Gespräch (auch allein mit dem Pat. oder einem Teammitglied) geben. Entlastung in der Pflege. Begleitung in der Trauerzeit (▶ 14.6.3).

Arzt Hat i. d. R. den größten Wissensstand (alle Informationen laufen bei ihm zusammen), aber auch den engsten Blickwinkel. Die meisten Ärzte sind kaum geschult in Kommunikation und haben gerade vor dem Gespräch mit Schwerkranken Angst, die sie hinter „Sachinformationen" und Fachausdrücken verstecken. Zeitmangel und Arbeitsüberlastung führen dazu, dass Gespräche so kurz wie

möglich gehalten werden. Nichtmed. Themenbereiche (psychosoziale oder spirituelle Fragen) werden ausgeklammert.
Ziel: Weiterbildung und Übung in Kommunikation. Beachten der Wertigkeit und Wichtigkeit des ärztlichen Gesprächs (▶ 2.5) und der offenen Kommunikation mit allen Teammitgliedern. Supervision (▶ 17.1.2) und regelmäßige Selbstkontrolle (Balint-Arbeit o. a.).

Pflegepersonal Hat oft den intensivsten und intimsten Kontakt zum Pat. und damit beste Voraussetzungen für ein offenes Gespräch. Kommunikation wird aber kaum gelernt, Supervision ist die Ausnahme, und Teambesprechungen sind selten. Die Informationen werden dadurch nicht adäquat weitergegeben. Unangenehmen Themen (z. B. Diagnose und Prognose) wird gelegentlich aus dem Weg gegangen, oft aus Unsicherheit über die Zuständigkeit („Aufklärung ist Arztsache").
Ziel: Die herausragende Rolle im Kommunikationsprozess bewusst machen und durch adäquate Schulung bzw. Supervision (▶ 17.1.2) stärken. Zuständigkeiten im Team immer wieder klären.

Soziale Dienste Stehen oft am Rand des Teams, fühlen sich für die med. Belange nicht zuständig und konzentrieren sich somit stark auf ihr Teilgebiet. Für Pat. und Angehörige wären sie aber oft gute Ansprechpartner, da viele Konflikte auf der sozialen Ebene Auswirkungen haben (z. B. Entlassung nach Hause bei Spannungen zwischen Pat. und Angehörigen auf dem Boden unterschiedlicher Information). Kommunikation wird zwar gelernt – aber das Thema „Sterben und Tod" ist eher tabu.
Ziel: Integration in das Behandlungsteam (▶ 17.1) mit regelmäßigem Informationsaustausch (gleiches Wissen, Aufklärung über med. Sachverhalte), gemeinsame Supervision. Eigene „Sozialvisite".

Seelsorger Fühlt sich „zuständig" für das Gespräch. Viele Pat. assoziieren mit einem seelsorgerlichen Gespräch aber etwas Bedrohliches („Ist es schon so weit, dass der Pfarrer kommen muss?"), sodass zunächst ein Vertrauensverhältnis aufgebaut werden muss. Meist werden med. Themen ausgeklammert. Die Fragen sind sehr existenziell: „Wer bin ich?, Wozu lebe ich?, Warum bin gerade ich krank?, Was macht mein Leben – mich – wichtig?, Was ist der Sinn für mich?, Was kommt danach?" Die Anbindung an das Team ist meist sehr schlecht, Informationsaustausch findet kaum statt (Schweigepflicht!?). Die Erreichbarkeit rund um die Uhr ist nicht sicher gewährleistet.
Ziel: früher Erstkontakt mit dem Seelsorger, regelmäßige „Seelsorgevisiten" und Informationsaustausch mit dem Team. Teilnahme an Teamsupervision.

SPIKES: Sechs Schritte zu einem gelungenen Gespräch

Das Gespräch u. a. Formen der Kommunikation sind der wichtigste Teil der Betreuung Schwerkranker und Sterbender sowie ihrer Angehörigen durch das Palliative-Care-Team (PCT).

> Werden im Folgenden „Arzt" und „Patient" als Gesprächspartner genannt, sind diese stellvertretend für alle beteiligten Personen im palliativen Kontext zu verstehen.

Es geht in der palliativen Situation nicht nur um „Austausch von Informationen" oder das „Überbringen schlechter Nachrichten", sondern v. a. auch um eine tragfähige Beziehung, um das gemeinsame Entwickeln von Perspektiven, um Raum für Gefühle und Hoffnungen. Hier hat sich das von Baile und Buckmann entwickelte SPIKES-Modell bewährt (▶ Tab. 2.1).

Tab. 2.1 SPIKES: Sechs Schritte zu einem gelungenen Gespräch (nach Baile et al. 2000; Buckmann 2001)

Setting	Vorbereiten auf das Gespräch, für gute Rahmenbedingungen sorgen
	Begrüßung: *„Ich möchte mit Ihnen über Ihre Krankheit reden".*
Patient's perception	Was weiß der Pat. über seine Erkrankung?
	Welche Vorstellung haben Sie von Ihrer Krankheit? Was denken Sie, wie die nächste Zeit sein wird?
Invitation to give information	Was will der Pat. über seine Erkr. wissen?
	Wie offen darf ich mit Ihnen über Ihre Krankheit reden?
Knowledge and information	Schrittweise Annäherung an die Diagnose u. a. med. Fakten in verständlicher Sprache, selektiv authentisch, Fragen ermöglichen und immer wieder den Pat. in eigenen Worten zusammenfassen lassen, was er gehört hat.
	Was haben Sie jetzt über Ihre Situation erfahren?
Emotions	Wie reagiert der Pat. auf das Gespräch? Gefühle des Pat. einbeziehen.
	Ich frage mich, was das für Sie bedeutet/wie Sie sich jetzt fühlen? Möchten Sie darüber reden?
Summarize/ Strategize	Zusammenfassung und Strategien entwickeln, wie es weitergeht. Angebot für das nächste Gespräch und weitere Hilfe.
	Wir können nicht wissen, was morgen sein wird. Aber egal, was sein wird, wir werden da sein, gemeinsam überlegen, was wir tun, und Ihnen helfen.

Der Prozess der offenen und wahrhaftigen Kommunikation bietet dem Pat. neben der sachlichen Information auch Raum für seine Gefühle und Hoffnungen und vermittelt ihm Mitgefühl. Bestimmte Kommunikationstechniken zu kennen und anzuwenden sowie regelmäßige Supervision hilft, den eigenen Stil zu verbessern.

2.1.2 Die vier Ebenen der Kommunikation

Kommunikation ist mehr als der Austausch von Informationen zwischen einem „Sender" und einem „Empfänger". Die Aussage bzw. Nachricht wird durch den Vorgang des Kommunizierens beeinflusst. Eine Nachricht enthält immer mehrere Botschaften, die ausgesendet werden. Ebenso kann der „Empfänger" die Botschaften verschieden entschlüsseln.

Die vier Ebenen einer Botschaft

- **Sachinhalt und Information:** Ich teile einen Sachinhalt mit. „Darum geht es."
- **Selbstoffenbarung:** Gefühlsebene. Ich spreche über mich und was der Sachinhalt für mich bedeutet. Was löst es aus?
- **Beziehungsaspekt:** Identität. Ich sage meinem Gegenüber, was ich von ihm halte, wie wir zueinander stehen und was das für mich bedeutet.

- **Appell:** Leben, Spiritualität. Ich versuche, meinen Gesprächspartner zu beeinflussen. „Das bedeutet es für mein Leben und Sterben."

Beispiel
Eine Patientin sagt zur Schwester: „Mir ist immer noch übel."
- *Sachinhalt:* Mir ist übel.
- *Selbstoffenbarung:* Ich bin enttäuscht, weil die Übelkeit (trotz Behandlung) noch nicht besser ist.
- *Beziehungsaspekt:* Ich wende mich an dich, weil du mir hoffentlich helfen kannst (was die Ärzte bisher nicht konnten bzw. um meine Bitte an die Ärzte weiterzuleiten).
- *Appell:* Hilf mir.

Alle Aspekte zusammen ergeben eine **Nachricht.** Selbst Schweigen stellt eine Nachricht dar, die allerdings bes. schwer interpretierbar ist.
Jede Nachricht muss auf ihre **vier Botschaften** hin gehört werden. F. Schultz v. Thun: „vierohrig" gehört werden (▶ Abb. 2.1). Werden eine oder mehrere Ebenen ausgeklammert, kommt es zu Störungen. Eine Gefahr ist, dass die Nachricht „psychologisiert", d. h., dass der Sachinhalt völlig ausgeblendet wird.

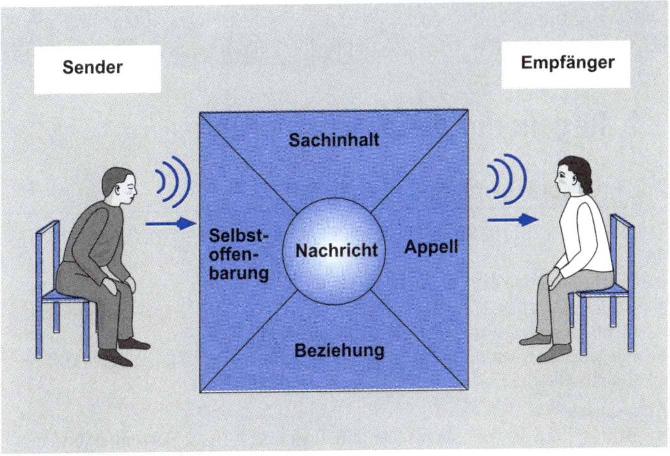

Abb. 2.1 Die vier Ebenen der Kommunikation (nach F. Schultz von Thun) [L157]

Gleichzeitig muss der Arzt beachten, dass viele Anliegen, Wünsche, Hoffnungen und Absichten, v. a. auch Enttäuschungen und Vorwürfe vom Pat. nicht dir. ausgesprochen werden, sondern als Appell in der Botschaft verschlüsselt sind.
Der Arzt muss sich also immer auch auf **„implizite" (indirekte) Botschaften** einstellen. Beim aktiven Zuhören (▶ 2.2.2) können sie ausgesprochen werden.
Auch nonverbale Zeichen verdeutlichen den indir. Anteil einer Botschaft, v. a. wenn sie übereinstimmend (kongruent) sind. Gelegentlich widersprechen sich auch verbale und nonverbale Signale.

Beispiel
Ein Pat. sagt mit schmerzverzerrtem Gesicht: „Es geht mir schon viel besser."

Es ist sinnvoll, dem Pat. zu sagen, was der Arzt „verstanden" hat, d.h., welche Botschaft über den Sachinhalt hinaus aus der Nachricht gehört wurde. Dies kann durch eine Wdh. der Nachricht mit eigenen Worten (nach Rogers „spiegeln", ▶ 2.2.2) geschehen.

Auf der Ebene der **Metakommunikation,** d.h. der über das Verbale hinausgehenden Kommunikation, müssen weitere Aspekte beachtet werden:
- Der Kontext, in dem das Gespräch steht.
- Die Art der Formulierung.
- Mimik und Gestik.
- Tonfall.

Überlegungen, die bei Missverständnissen weiterhelfen
- Welche Botschaft enthält die Nachricht?
- Welches ist die Hauptbotschaft?
- Gibt es implizite Botschaften?
- Waren die verbale und die nonverbale Nachricht kongruent?
- Wie war die Nachricht auf der Ebene der Metakommunikation gemeint?
- Habe ich beim Hören alle vier Ebenen der Nachricht gehört („vierohrig")?

2.2 Regeln der Gesprächsführung

2.2.1 Gesprächsrahmen („Setting")

Voraussetzung für ein gelungenes Gespräch ist ein angemessener Gesprächsrahmen.

Räumliche Situation der Ungestörtheit
- Geeignete, ruhige Umgebung schaffen (z.B. spezielles Gesprächszimmer, nicht das Arztzimmer oder der Untersuchungsraum).
- Für Ungestörtheit und Diskretion sorgen („Bitte-nicht-stören"-Schild, Telefon abstellen).

Atmosphäre
- Atmosphäre des Vertrauens, der Offenheit und Aufgeschlossenheit und des Verständnisses für den Pat. schaffen.
- Das Gespräch ankündigen und Zeitpunkt und Dauer vereinbaren.
- Pünktlich sein (Pat. wartet mit Angst, die sich von Min. zu Min. steigert).
- Private Atmosphäre vermitteln (z.B. Kittel ausziehen).
- Zeit haben und dies signalisieren (z.B. hinsetzen).
- Schweigen und längere Gesprächspausen (▶ 2.2.5) zulassen.
- Blickkontakt mit dem Pat. halten.
- Den Pat. mit Namen ansprechen.

! Kein Erstgespräch am Abend, wenn der Pat. anschließend allein eine Nacht verbringen muss.

Räumliche Distanz und Sitzanordnung

- Richtige räumliche Distanz, in der der persönliche Raum gewahrt wird (nicht zu nah aufeinander), aber genügend Nähe für eine persönliche Beziehung lässt (nicht zu weit weg), z. B. 90–150 cm.
- Richtige Sitzordnung, d. h., das Gespräch sollte im entspannten Sitzen auf gleicher Höhe, mit Möglichkeit zum Blickkontakt und zur Variation stattfinden (z. B. über Eck am Schreibtisch). Beim liegenden Pat. Kopfteil, so weit möglich, hochstellen, an das Bett setzen mit Blick zum Pat.

! Nicht am Fußende stehen bleiben.

Umgebungsbedingungen und Hilfsmittel

- Angenehme Umgebungsbedingungen, d. h. gute Beleuchtung, kein blendendes Licht oder Gegenlicht, keine störenden Nebengeräusche (Fernseher/Radio ausschalten), ggf. sogar vorher lüften.
- Hilfsmittel beachten: ggf. Hörgerät einsetzen und einschalten, Brille, Schreibutensilien, Sprechkanüle (bei Tracheostoma).

2.2.2 Aktives Zuhören

Aktives Zuhören ist die wichtigste Fähigkeit eines Arztes im Gespräch mit dem Pat. Es bedeutet, nicht nur die Fakten zu erfassen, sondern auch die Hintergründe, das Unausgesprochene, die Zwischentöne. Voraussetzung ist das Interesse, die Bereitschaft und Fähigkeit, zuzuhören und dabei völlig präsent zu sein durch:

- Blickkontakt.
- Zugewandte Körperhaltung.
- Klärende Aussagen.
- Offene Fragen (▶ 2.2.4).

Dies fordert Geduld, Konzentration, Selbstdisziplin, analytisches Denken, Gespür für Zwischentöne, Empathie und vollständige Zuwendung zum Pat.

Der Dialog ist ein Wechselspiel zwischen Sprechen und Zuhören, Ausdrücken und Sehen. Der Schwerpunkt des ärztlichen Parts liegt beim Zuhören und Sehen (▶ Abb. 2.2). Der Gesprächspartner darf nicht unterbrochen werden. Gesprächspausen und Schweigen können Ausdruck des Verstehens sein und sind beim aktiven Zuhören manchmal die angemessene Gesprächsform (▶ 2.2.5).

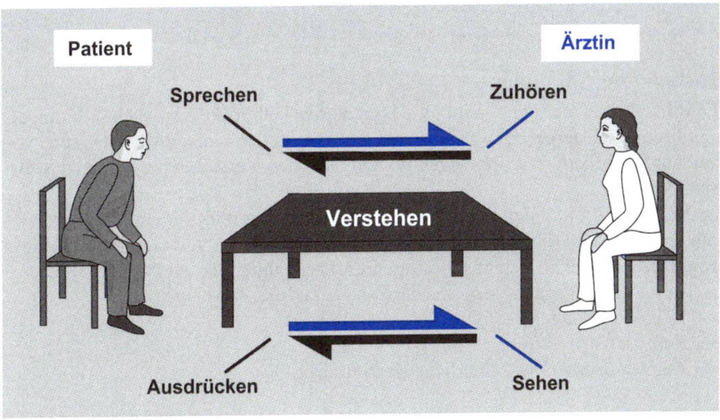

Abb. 2.2 Aktives Zuhören [L157]

> **!** Beim Schwerkranken ist Schweigen oft einziges Ausdrucksmittel (▶ 2.3.6). Der Arzt muss dann versuchen, das Schweigen zu „übersetzen". Hierbei kann es hilfreich sein, ein Zeichen des Verstehens zu vereinbaren (Händedruck, Augen öffnen, Mund auf und zu).

2

Wirkungen des aktiven Zuhörens auf den Gesprächspartner:

- Er fühlt sich als Person mit seinen Problemen angenommen.
- Er wird entspannter und gelöster und kann seine Gefühle besser erkennen.
- Er kann sich besser auf das Wesentliche konzentrieren.
- Er braucht weniger Zeit, um sich klar auszudrücken.

Empathie

Einfühlsames Verstehen („Empathie") ist Voraussetzung für ein gutes Gespräch. Es bedeutet, das Erleben des Pat. so genau nachzuvollziehen, als ob es das eigene wäre – ohne jedoch diesen „Als-ob-Status" zu verlassen („falsche Solidarisierung"). Wesentlich ist das Einfühlen in die Erlebniswelt des Pat., ohne sie zu beeinflussen und zu dominieren. Empathie ist die Voraussetzung dafür, dass Arzt und Pat. auch wirklich dasselbe meinen, wenn sie über die Krankheit und das Kranksein reden und dass die Arzt-Patient-Beziehung Wärme und gegenseitiges Akzeptieren beinhaltet.

Empathie unterscheidet sich von Sympathie und Mitgefühl, bei denen die Gefühle im Vordergrund stehen. Voraussetzungen für die Fähigkeit, Empathie zu entwickeln, sind:

- Reflexionsfähigkeit.
- Fähigkeit zur Selbstkritik.
- Psychische Stabilität.

> **Wie zeige ich dem Pat., dass ich ihn verstehe?**
> - „Ich versuche mir gerade vorzustellen, wie einem Menschen da zumute sein kann …"
> - „Ich glaube, Sie wollen mir sagen, dass Sie sehr große Angst vor dieser Untersuchung haben."
> - „Ich spüre, dass Sie ganz schön wütend auf den Kollegen (über die Erkr., auf mich) sind."

Technik des Spiegelns

Durch „aktives Zuhören" und Wiedergabe des Gehörten („Spiegeln") kann der Zuhörende wiedergeben, was er gehört und verstanden hat. Das Wechselspiel von verständnisvollem Zuhören und Wiedergabe des Verstandenen führt das Gespräch weiter.

Spiegeln erfolgt in einer empathischen Grundhaltung und mit emotionaler Wärme. Der Arzt gibt die augenblickliche innere Erlebniswelt und Gefühle des Pat. so wieder, dass der Pat. sich angenommen und verstanden fühlen kann.

- In (eigene) Worte fassen, was der Pat. auszudrücken versucht.
- Keine Wertung.
- Keine Interpretation.
- Keine automatische inhaltliche Zustimmung.

> **!** Die Formulierung „Ich verstehe, dass Sie …" vermeiden, weil sie beim Pat. das Gefühl der Zustimmung zu einer bestimmten Haltung oder Verhaltensweise auslöst. Besser ist die Feststellung „Offenbar ist es so, dass …"

Methoden

- **Verbalisieren:** Das wahrscheinlichste Gefühl des Pat. wird in Worte gefasst. Voraussetzung ist eine vertrauensvolle Atmosphäre.
  ! Chance: gibt dem Pat. die Möglichkeit, Vermutungen zu bestätigen oder zu korrigieren.
- **Paraphrasieren:** Wahrscheinlichste inhaltliche Interpretation in eigenen Worte wiedergeben, dabei offen lassen, ob der Pat. etwas anderes gemeint hat. Geeignet zum Spiegeln gefühlsbetont geäußerter Wünsche, Ziele, Einstellungen und Bewertungen.
  ! Chance: Der Pat. hat Gelegenheit, die ganze Facette seiner Gefühle zu erläutern.
- **Wiederholen:** Die Äußerung des Pat. wird nahezu wörtlich wiederholt. Erfordert keine Formulierungsarbeit, lässt Bemühen um tieferes Verständnis des Pat. nicht erkennen. Wirkt wie ein Echo. Nur spärlich einsetzen, z. B. um Denkpausen zu ermöglichen.
  ! Gefahr: Pat. erlebt es als mechanisch und fassadenhaft.

Vorteile

Für den Patienten:

- Er fühlt sich angenommen und nicht bewertet.
- Er erfährt Partnerschaft und Toleranz.
- Ermöglicht ihm, sein inneres Erleben, seine Gefühle, Einstellungen, Haltungen, Wünsche und Ziele deutlicher zu erfassen und besser mit ihnen umzugehen (Selbstexploration).

Für den Arzt:

- Methodisch klare Form der patientenzentrierten Gesprächsführung.
- Ermöglicht emotionale Nähe zum Pat. bei gleichzeitig angemessener Distanz (Neutralität).
- Signalisiert dem Pat. das „aktive Zuhören".

Geeignete Formulierungen

- „Ich frage mich, was das für Sie bedeutet?"
- „Es beschäftigt mich, was da in Ihnen vorgeht."
- „Sie haben das Gefühl, dass …"
- „Sie wünschen sich, dass …"
- „Es liegt mir daran, Sie besser zu verstehen. Ist es so, dass …"

Beispiel

- *Pat.:* „Mir ist immer noch übel. Jetzt esse ich schon gar nichts mehr und habe schon so viele Tabletten genommen. So kann ich ja nicht gesund werden."
- *Arzt:*
  - „Ihnen ist immer noch schlecht, und Sie können gar nichts mehr essen." **(Wiederholen).**
  - „Sie können trotz der Therapie gegen Übelkeit noch nichts essen und fragen sich, wie Ihr Zustand dann besser werden soll." **(Paraphrasieren).**

- „Offenbar sind Sie ganz verzweifelt, weil Sie das Gefühl haben, dass die Behandlung nicht zu dem erhofften Erfolg führt. Sie spüren, dass die Krankheit fortschreitet und Sie schwächer werden und haben Angst, dass es nicht mehr besser wird." **(Verbalisieren).**

2

2.2.3 Sprachwahl

Verständliches Sprechen Voraussetzung ist:

- Einfachheit: kurze, prägnante Sätze, bekannte Wörter, anschauliche Sprache.
- Gliederung und Ordnung: einen Gedanken nach dem anderen ansprechen, die wichtigen Punkte zuerst.
- Zusätzliche Anregungen: sprachliche und reale Bilder, Skizzen, Piktogramme, Vergleiche, Beispiele.

Eine besondere Rolle spielen sprachliche Bilder und Vergleiche, wie sie auch in diesem Buch immer wieder zu finden sind, z. B. „Liebe geht durch den Magen".

Sprachstil Der Sprachstil muss sich dem Pat. anpassen. Kriterien sind:

- Alter.
- Geschlecht.
- Rollenverständnis.
- Beruf bzw. Bildungsniveau.
- Sozialer und kultureller Hintergrund.
- Aktuelle med. Situation.

Zu vermeiden

- Begriffe aus anderen „Kommunikationsfeldern", z. B. „Slang", „Technikerjargon" oder „Kriegssprache" wie Umprogrammieren, Bekämpfen, Batteriewechsel, Pumpe, Abschießen, Niederbügeln etc.
- Langatmige Formulierungen ohne oder mit minimalem Informationsgehalt („Politikersprache").

2.2.4 Fragen im Gespräch

Patientenfragen

In einem guten Gespräch fragt v. a. der Pat. Der Arzt muss für sich klären, warum der Pat. **jetzt diese** Frage stellt, was **hinter** dieser Frage steckt oder warum er **nicht** fragt. Viele Pat. haben im Gespräch mit dem Palliativmediziner erstmals überhaupt die Gelegenheit, konkrete Fragen zu stellen und müssen sich daran erst einmal gewöhnen.

Der Arzt muss die Patientenfrage immer vollständig beantworten und dabei die Regeln des aktiven Zuhörens (Offenheit, Empathie, Blickkontakt, ▸ 2.2.2) beachten.

Stellvertreterfragen Der Pat. scheut sich, ein Problem direkt anzusprechen und stellt dafür eine andere Frage. Der Arzt sollte dann die dahinter stehende Frage offen ansprechen und dem Pat. die Möglichkeit geben, das eigentliche Thema anzusprechen. „Muss ich die Schmerzmittel mein ganzes Leben lang nehmen?" Arzt:

„Ich habe den Eindruck, dass Sie diese Frage aus einem bestimmten Grund stellen. Stimmt das?“

Wiederholungsfragen Stellt ein Pat. immer wieder die gleiche Frage (vielleicht mit minimalen Wortänderungen), muss sich der Arzt fragen:
- Hat der Pat. die Antwort verstanden?
- Kann der Pat. die Antwort, die er bekommen hat, nicht vertragen, oder erwartet er eine andere?
- Stecken hinter der Frage unausgesprochene Ängste?
- Haben Arzt und Pat. die gleiche Wirklichkeit?

Fehlende Fragen Wenn der Pat. **nicht** fragt, muss das den Arzt aufmerksam machen. Es kann verschiedene Gründe haben.
- Das Gespräch betrifft nicht das eigentliche Problem des Pat. (z. B. Thema Schmerz statt Thema Sterben).
- Der Arzt spricht völlig unverständlich.
- Der Pat. wurde mit so gravierenden Dingen konfrontiert, dass „es ihm die Sprache verschlagen hat“.
- Der Arzt signalisiert Zeitdruck, sodass der Pat. nicht zu fragen wagt.

Arztfragen

Gute Fragen Richtige Fragen sind das halbe Gespräch. Die richtige Fragetechnik ist wesentliches Element der Patientenführung. Der Arzt muss sich bei jeder Frage klarmachen, was sie leisten kann und was nicht. So wenige Fragen wie möglich, so viele wie nötig.

Nicht jede „gute Frage“ ist auch in diesem Moment und für diesen Zweck richtig
Eine gute Frage
- Ist klar und unmissverständlich formuliert.
- Wird zum richtigen Zeitpunkt gestellt.
- Fördert die Bereitschaft zum Antworten und Weiterfragen.
- Dient dem Gesprächsziel.
- Vertieft das Gespräch und bringt es weiter.
- Lässt Empathie erkennen.

- **Offene Fragen:** sind unstrukturierte Fragen = Erzählfragen; sie ermöglichen dem Pat., etwas mit eigenen Worten zu schildern und dabei seine Gefühle, seine Wirklichkeit darzustellen. Sie können damit den Prozess der Selbsterkenntnis anstoßen und zur Therapie beitragen. Aktives Zuhören kann dem Pat. das Interesse und die Zuwendung des Arztes signalisieren.
  Beispiel: „Können Sie mir Ihre Schmerzen in der letzten Zeit bitte schildern?“
- **Sondierende Fragen:** sind halbstrukturierte Fragen = Ergänzungsfragen: z. B. W-Fragen (Wann?, Was?, Wer?, Wie?, Wo?) vertiefen einzelne Punkte. Sie sind v. a. zur Gesprächseinleitung geeignet und um in einzelnen Punkten mehr Klarheit zu schaffen.
  Beispiel: „Wann waren die Schmerzen am stärksten?“
- **Geschlossene Fragen:** sind strukturierte Fragen = Entscheidungsfragen: Werden mit „Ja“ oder „Nein“ oder einer entsprechend kurzen Information beantwortet. Sie führen schnell zu Informationen, wirken jedoch schematisiert und trocken und erlauben wenig Flexibilität. Sie helfen nicht, das Gespräch zu

vertiefen und können eine Pseudogenauigkeit forcieren. Das aktive Zuhören ist mit ausschließlich geschlossenen Fragen kaum möglich.
Beispiel: „Um wie viel Uhr treten die Schmerzen auf?"

- **Katalogfragen:** sind halbstrukturierte Fragen, bieten mehrere alternative Antworten zur Auswahl an. Beachtet werden muss, dass die zutreffende Antwort vielleicht nicht vorgegeben wurde.
Beispiel: „Waren die Schmerzen morgens, mittags oder abends am stärksten?"
- **Konfrontationsfragen:** spiegeln dem Pat. frühere Aussagen, Gefühle oder Verhaltensweisen wider, um z. B. auf Widersprüche hinzuweisen.
Beispiel: „Sie sagen, dass Sie immer Schmerzen haben, aber nach der Tabletteneinnahme kaum Schmerz wahrnehmen?"
- **Reflexionsfragen:** wiederholen eine Aussage in betonter Frageform, um das angeschnittene Thema zu vertiefen.
Beispiel: „Nach der Tabletteneinnahme sind die Schmerzen für einige Zeit weg?"
- **Interpretationsfragen:** interpretieren die Aussagen des Pat. Nur vorsichtig einsetzen, da meist eine Wertung stattfindet.
Beispiel: „Wollen Sie damit sagen, dass die Schmerzen eigentlich weg sind?"

Ungeeignete Fragen

- **Suggestivfragen:** von Vorurteilen bzw. Wunschdenken geprägte Fragen, die dem Pat. die Antwort in den Mund legen, ihn unterschwellig unter Druck setzen und damit meist nicht wahrheitsgemäß beantwortet werden.
Beispiel: „Sind die Schmerzen heute nicht schon viel besser?"
- **Mehrfachfragen:** Aus Zeitmangel oder Ungeduld werden zwei oder mehr Sachinhalte in eine Frage gepackt bzw. in einem Atemzug erfragt. Meist kann der Pat. nicht mehr als eine Frage beantworten, sodass letztlich keine Zeit gespart wird.
Beispiel: „Haben Sie noch Schmerzen, und haben Sie die Medikamente vertragen, und …?"
- **Überfallfragen:** fallen mit der Tür ins Haus und signalisieren damit Ungeduld, Unhöflichkeit und Unfähigkeit zum Zuhören. Sie lösen Abwehr und Aggressionen aus.
Beispiel: „Haben Sie die Medikamente überhaupt eingenommen?"

Verbotene Fragen Verbotene Fragen erreichen das Gegenteil einer „guten Frage", missachten Empathie und Wertschätzung und zerstören das Gespräch. Gerade der Schwerkranke ist oft durch Krankheit und Therapie so geschwächt und ggf. verlangsamt, dass er sich gegen solche Fragen nicht wehren kann und sich deshalb dem weiteren Gespräch verschließt.

- **Fangfragen:** Der Befragte soll überrumpelt werden, um eine Vermutung zu bestätigen.
Beispiel: „Haben Sie mehr oder weniger Schmerzen, wenn Sie die Tabletten weglassen?" (Vermutung: Der Pat. nimmt die Medikamente nicht regelmäßig ein).
- **Neugierfragen:** „Verhörfragen", vertiefen das Gespräch nicht bzw. betreffen Themen, die mit dem Gesprächsziel nichts zu tun haben.
Beispiel: „Haben Ihre Schmerzen eigentlich Ihr Sexualleben beeinflusst?"
- **Wertende Fragen:** meist Warum-Fragen, die den Befragten abwerten. Der Pat. wird gezwungen, sich zu verteidigen und wird wahrscheinlich ausweichend antworten.
Beispiel: „Warum können Sie sich nicht merken, wann Sie die Schmerzmittel einnehmen sollen?"

- **Aggressive Fragen:** üben Druck auf den Pat. aus und verletzen sein Selbstbestimmungsrecht.
  Beispiel: „Wollen oder können Sie nicht akzeptieren, dass diese Medikamente gegen Ihre Schmerzen sind?"
- **Sokratische Fragen:** Der Arzt weiß von vornherein, dass der Pat. die Fragen nicht beantworten kann. Sie dienen lediglich seiner Selbstbeweihräucherung.
  Beispiel: „Wissen Sie eigentlich, dass Ihre Schmerzen durch peripher wirkende Medikamente gar nicht behandelt werden können?"
- **Floskelfragen:** oberflächliche, klischeehafte, unechte Fragen, die lediglich eine Gesprächspause überbrücken sollen.
  Beispiel: „Na, und was gibt's sonst noch Besonderes?" oder das beliebte „Wie geht's uns denn heute?"

2.2.5 Gesprächspausen

Gesprächspausen und gemeinsames Schweigen sind auch Kommunikation. Gerade in der Palliativmedizin, im Gespräch mit Sterbenden, bleibt vieles „unausgesprochen" bzw. kann nur durch Schweigen vermittelt werden. Die Ursachen für Pausen sind sehr unterschiedlich: bewusste Pause, Erschöpfung des/der Gesprächspartner, emotionale Blockierung, Gedächtnisprobleme, äußere Unterbrechung. Der Grund für die Pause, die nonverbalen Botschaften und die Reaktion der Gesprächspartner sind entscheidend für die Bedeutung und Wirkung. Schweigen kann den Gesprächsverlauf fördern oder hemmen.

Gesprächspausen

Vorteile
- Möglichkeit zum Nachdenken, Aufarbeiten, emotionalen Ausklinken.
- Das Sprechtempo wird beruhigt, der Aggressionspegel gesenkt.
- Fördert Intensität und Menge der Botschaften.
- Signalisiert Themenwechsel oder Gesprächsende.

Nachteile
- Thematischer Bruch, „den Faden verlieren".
- Fehldeutung als Desinteresse, Überheblichkeit und mangelnde Zuwendung.
- Frustration und Gefühl des Alleingelassen-Seins.
- Erzeugt emotionale Spannung und Angst, v. a. bei langen Pausen, deren Ursache unklar ist.

Produktive Pausen

- Entscheidungspause: Erlaubt es den Gesprächspartnern, über das Gesagte nachzudenken, es zu verarbeiten und zu strukturieren. Der Blickkontakt wird unterbrochen, die Körperhaltung meist verändert (Abwendung und erneute Zuwendung am Ende der Pause). Evtl. einleiten: „Darüber möchte ich kurz nachdenken."
- Pause vor Themenwechsel oder am Gesprächsende: lässt Raum für gedankliche Zusammenfassung und ggf. Fragen.
- Pause als Form des aktiven Zuhörens: Gesprächspause, ehe man selbst wieder anfängt zu sprechen oder um Interesse erkennen zu lassen, meist verbunden mit nonverbalen Zeichen des Verstehens (Nicken, Zulächeln) und averbalen Äußerungen („mhnm"). Motiviert zum Weitersprechen und Vertiefen.

Hilfen bei einer hemmenden Pause

Eine Unterbrechung ist eine typische hemmende Pause. Sie entsteht durch Störfaktoren von außen (Radio, Telefon, Funk, andere Personen) oder Blockierungen von innen (Müdigkeit, Schmerzen, Vergesslichkeit, Ablehnung, Angst, Überforderung, Nichtverstehen, starke Emotionen). Die Unterbrechung wird von den Gesprächspartnern als unangenehm empfunden. Der Arzt kann Hilfen anbieten:

- Die Pause akzeptieren.
- Den äußeren Störfaktor abstellen (Radio aus, Telefon danebenlegen. Funk aus, „Bitte-nicht-stören-Schild").
- Die Pause als fördernde „Entscheidungspause" anbieten („Überlegen Sie in aller Ruhe").
- Den „Faden wieder aufnehmen" („Wir sprachen gerade über …").
- Die Ursache direkt ansprechen („Ich merke, Sie haben das jetzt nicht ganz verstanden").
- Dem Pat. einen Ausweg anbieten („Es fällt Ihnen schwer, jetzt darüber zu reden").
- Das Gespräch oder Thema verschieben („Ich habe den Eindruck, dass wir heute über dieses Problem nicht mehr sprechen sollten").

2.3 Typische Gesprächssituationen

2.3.1 Gespräche im stationären und ambulanten Bereich

Viele Faktoren beeinflussen die Qualität und den Erfolg eines Gesprächs (▶ Tab. 2.2). Sie müssen vorher bedacht und Vor- und Nachteile abgewogen werden. Es kann sinnvoll sein, ein geplantes Gespräch zu verschieben, bis der Pat. in stationärer/ambulanter Betreuung ist. Ein vom Pat. begonnenes Gespräch sollte immer abgeschlossen werden, evtl. mit Hinweis auf eine Fortsetzung.

Tab. 2.2 Gesprächssituation stationär – ambulant

Faktor	Stationär	Ambulant/Hausbesuch
Setting	Pat. fühlt sich fremd	Pat. in gewohnter Umgebung
	Sachlich-nüchterne Atmosphäre („Arztzimmer")	Private Atmosphäre ohne (nötige) Distanz
	Ungestörtheit nicht immer gewährt (Telefon, Funk)	
Zeit	Meist mehrere kurze Gespräche	Meist ein intensives Gespräch
Gesprächspartner	Stationsarzt o. a. Teammitglied	Hausarzt oder Pflegekraft des ambulanten Dienstes
Begleitung	Kontinuierliche Betreuung durch das ganze Team rund um die Uhr	Pat. ist nach dem Gespräch allein
	Kommunikation mit mehreren Teammitgliedern	Meist nur ein Gesprächspartner, der danach nicht mehr erreichbar ist
	Angehörige nicht immer dabei	Angehörige meist anwesend
Thema	Med. Fragen im Vordergrund	Psychosoziale Fragen im Vordergrund

2.3.2 Gesprächsbeginn

Der erste Eindruck, das erste Gespräch sind richtungweisend für die Beziehung zwischen Arzt und Pat. und damit für alle weiteren Gespräche. In der palliativen Situation wird sehr selten eine „Notfallsituation" eintreten, die keine Zeit für einen strukturierten Gesprächsbeginn lässt. I. d. R. können optimale Voraussetzungen geschaffen werden. Meist sind schon viele Fakten über den Pat. im Voraus bekannt, sodass Zeit ist, eine gute Beziehung aufzubauen. Dies ist bes. wichtig, da der Pat. bereits eine lange „Karriere" hinter sich hat, möglicherweise viele schlechte Vorerfahrungen gemacht hat und viele Ängste vor dem nächsten Lebensabschnitt in sich trägt. Ein schematisierter Aufbau des Erstgesprächs (z. B. SPIKES, ▶ 2.1.1) kann hilfreich sein.

- Der Pat. soll von Anfang an das Gefühl haben, willkommen zu sein (Begrüßung mit Handschlag und korrekter Anrede, Nennen des eigenen Namens und der Funktion).
- Durch einen herzlichen Empfang fühlt sich der Pat. nicht mehr fremd, sondern vertraut und sicher (Entgegenkommen, Platz anbieten bzw. ins Zimmer begleiten, sagen, dass z. B. alles für seine Ankunft vorbereitet wurde. Bei Pat. einer Palliativstation sind Floskeln wie „Schön, dass Sie da sind" mit Vorsicht zu genießen!).
- In einer verbalen „Anwärmphase" kommt der Arzt dem Pat. entgegen („Was kann ich für Sie tun?", „Wie kann ich Ihnen helfen?").
- Der Pat. muss Zeit bekommen, anzukommen und sich zu öffnen (z. B. erst einmal das Zimmer ansehen, Platz nehmen, bei stationärer Aufnahme evtl. Koffer ausräumen etc. und nicht gleich mit dem Anamnesebogen an der Transportliege erscheinen).
- Den Pat. ermuntern, über seine Wünsche, Erwartungen, Gedanken, Gefühle, Wertvorstellungen zu sprechen, um einen Eindruck von seinem Krankheitserleben zu bekommen.
- Nonverbale Zeichen der Angst oder Unsicherheit erkennen und auffangen (▶ 2.7).
- Der Arzt wendet sich zu, interessiert sich, ist freundlich und empathisch (nicht noch in Akten blättern, telefonieren oder gar nochmals den Raum verlassen).
- Die Rolle der Gesprächspartner (z. B. Begleitperson, Teammitglieder) und das Gesprächsziel (Erstgespräch, Therapieänderung, Entlassplanungsgespräch) müssen geklärt sein.

Beispiele für gute Einstiegsfragen

- „Ich möchte mich gern mit Ihnen über … unterhalten, darf ich mich an Ihr Bett setzen?"
- „Was belastet Sie zurzeit am meisten?"
- „Worüber möchten Sie heute mit mir reden?"

2.3.3 Visite

Das Visitengespräch spielt in der Palliativmedizin eine zentrale Rolle. Eine „klassische Visite" mit dem gesamten Team ist auf der Palliativstation die Ausnahme. I. d. R. besuchen diejenigen Teammitglieder den Pat., die unmittelbar in seine Begleitung involviert sind, teils einzeln, teils zu mehreren. Die Dauer des einzelnen

Visitengesprächs variiert je nach Thema und Zustand des Pat. und kann 1 Min. oder aber auch 1 h dauern. Bewährt hat sich:
- Tgl., ausführliche „Kurvenvisite“ im Team.
- Regelmäßige „Schwerpunktbesprechungen“, z. B. mit Seelsorger, Sozialdienst oder nichtmed. Therapeuten.
- Tgl. Arztgespräch („Visite“) am Krankenbett mit oder ohne Angehörige.
- Regelmäßige bedarfsorientierte „Pflegevisite“, bei wachen Pat. am Bett (Arzt und zuständige Pflegekraft).
- Bei Schwerstkranken „Visite aus der Pflege“, d. h., der Arzt nimmt an Pflegemaßnahmen (z. B. Körperwäsche) teil, kann so die nonverbalen Kommunikationsmittel nutzen und sich ein Bild vom Zustand des Pat. machen.
- Die einzelnen Teammitglieder besuchen den Pat. regelmäßig (und ggf. nach Rücksprache bzw. gegenseitiger Absprache).
- Angehörige soweit möglich bzw. gewünscht einbeziehen.

> ! Bei bewusstlosen, nicht ansprechbaren oder verwirrten Pat. kann es sinnvoll sein, einige Min. ruhig am Bett zu sitzen und zu beobachten, welche Reaktionen und Kommunikationsangebote der Pat. zeigt (z. B. Gesicht verziehen, Änderung des Atemmusters, Entspannung oder Unruhe, Handzeichen u. a.).

Inhalte des Visitengesprächs

Die Inhalte eines Visitengesprächs unterscheiden sich in der Palliativsituation meist von der „Kurativsituation“. Besprechung von Befunden spielt eine untergeordnete Rolle. Im Vordergrund stehen immer die Bedürfnisse des Pat. Der Pat. muss spüren, dass er mit jedem Teammitglied alle Bedürfnisse und Bereiche ansprechen kann. Ggf. kann bei der Arztvisite auf ein weiteres Gespräch mit anderen Teammitgliedern verwiesen werden. Wesentliche Punkte sind:
- Allg. Informationsbedürfnis des Pat. (Fragen stellen).
- Physische Bedürfnisse: Schmerzen u. a. Symptome, Fortschreiten der Krankheit, Ressourcen, Therapieplan für die nächste Zeit, ggf. Aussagen zu lebensverlängernden Maßnahmen.
- Psychische Bedürfnisse: Mitteilen von Träumen, Ängsten, allg. Befinden.
- Soziale Bedürfnisse: Bericht von Angehörigenbesuchen, Entlassungsvorbereitung, Organisatorisches (z. B. Pflegegutachten, finanzielle Probleme).
- Spirituelle Bedürfnisse: Gespräche über das „Warum“ und „Danach“, über allg. spirituelle Themen oder spez. Wünsche des Pat.

Einbeziehung von Angehörigen

Angehörige können – müssen aber nicht – in das Visitengespräch einbezogen werden. Je nach Situation wird unterschiedlich vorgegangen.

! Schweigepflicht (▶ 20.1.3). Angehörige immer nur im Einverständnis mit dem Pat. einbeziehen.
- Mit Pat. und Angehörigen gemeinsam sprechen: v. a. wenn Tendenzen bestehen, voreinander Geheimnisse zu haben bzw. sich gegeneinander auszuspielen.
- Zuerst mit dem Pat. allein reden, dann nach Rücksprache mit ihm die Angehörigen hinzuziehen.
- Nur mit dem Pat. reden – auf Wunsch des Pat. sollten die Angehörigen in den Kommunikationsprozess einbezogen werden.

- Nur mit den Angehörigen reden: Bei somnolenten Pat. (dann überlegen, ob das Gespräch am Bett oder außerhalb geführt werden soll). Bei überwiegend organisatorischen Fragen, z. B. vor Entlassung, um den Pat. nicht mit diesen Dingen zu belasten bzw. um die Bedürfnisse der Angehörigen zu erfahren (nach Rücksprache mit dem Pat.).

! Der Pat. sollte immer „am meisten" wissen, d. h., zwischen Pat., Angehörigen und Behandlungsteam sollten keine Geheimnisse entstehen.

Anekdote
Pat. zum Arzt: „Herr Doktor, ich weiß, dass ich sterben werde. Aber draußen steht meine Frau. Sagen Sie der um Gottes Willen nicht, dass ich sterben werde – das würde sie nie verkraften."
Vor der Tür Ehefrau zum Arzt: „Herr Doktor, gut dass ich Sie sehe. Ich muss Ihnen sagen, dass ich weiß, dass mein Mann sterben wird – aber sagen Sie ihm das um Gottes Willen auf keinen Fall. Er würde das nie verkraften."

2.3.4 Überbringen schlechter Nachrichten

Was und wie viel soll der Patient wissen – und wann soll er es erfahren?

Über eine (Erst-)Diagnose und die möglichen Therapieverfahren informieren i. R. der Aufklärung ist das Eine, das Gespräch über die Unheilbarkeit und den nahen Tod etwas ganz anderes. Hier spielen Medizin, Ethik, Kultur, Traditionen, Generation (von Arzt und Pat.) und persönliche Biografie eine Rolle.

- Das Recht auf Information (▶ 20.1.4) und Autonomie (▶ 20.1.1) des Pat. ist in westlichen Ländern ein Grundrecht.
- Die heutige (westlich-industrialisierte) Gesellschaft stellt Jugend, Gesundheit und langes Leben über alles.
- Der Arzt hat traditionell in bestimmten Situationen das Recht, für den Pat. zu entscheiden, z. B. welche Details angesprochen werden sollen; dies widerspricht aber dem Selbstbestimmungsrecht des Pat.
- Aufklärung ist Pflicht des Arztes – und wird doch oft Familienangehörigen „überlassen".
- Der Arzt soll den Pat. vor Schaden schützen: Viele Ärzte meinen, es schade dem Pat., die „Wahrheit" über seine unheilbare Krankheit zu kennen.

Situationsgerechte Gesprächsführung

Es geht in solchen Gesprächen nicht um „Fakten" und Offenheit um jeden Preis. Der Pat. entscheidet, wie viel er wissen möchte. Der Arzt hat Aufklärungspflicht – nicht Aufklärungsrecht. Kein Pat. darf gegen seinen Willen aufgeklärt werden. Es sollte aber Anlass zu einem ausführlichen Gespräch sein, wenn der Pat. nichts über seine Situation wissen will. Schrittweises Überbringen der Nachricht in einem vertrauten Rahmen (z. B. SPIKES ▶ 2.1.1) ist hilfreich.

Setting Das „Setting" (▶ 2.2.1) ist als äußerer Rahmen unbedingt zu beachten.

- Nicht während der Visite. Ggf. in der Visite ein ausführliches Gespräch ankündigen.

- Nie am Abend, wenn anschließend niemand mehr für den Pat. zur Verfügung steht.
- Wenn möglich sollte der Pat. eine Person des Vertrauens dabeihaben.

Gesprächsführung

- Der Pat. mit seinen Fragen ist Wegweiser für den Gesprächsablauf. Zunächst nur das Nötigste sagen und die Reaktion des Pat. abwarten.
  Beispiel: Nach einem ausführlichen Gespräch über die weit fortgeschrittene Krebskrankheit, fehlende lebensverlängernde Therapieoptionen und den nahen Tod durch z. B. Ileus kommt die Frage vom Pat.: „Soll ich dann, wenn meine vorläufige Rente in 2 J. ausläuft, mich endgültig berenten lassen?" Hier sollte weniger Wert auf med. Fakten gelegt und mehr darüber gesprochen werden, was der Pat. vom Leben noch erwartet.
- Alle Fragen müssen ehrlich und wahrheitsgemäß (▶ 2.4.2) beantwortet werden, ohne den Pat. mit „Fakten" zu erschlagen (selektiv authentisch: Alles, was gesagt wird, muss wahr sein; aber nicht alles, was wahr ist, muss gesagt werden).
  Beispiel: Auf die Frage „Werde ich sterben?" ist eine falsche Antwort: „Ja, wir können nichts mehr für Sie tun". Besser wäre eine Gegenfrage: „Was denken Sie selbst?", die ruhige Zusammenfassung der letzten Gespräche mit dem Schluss, dass jetzt jeder Tag wichtig ist oder die wahrhafte Antwort: „Ja, Sie werden sterben".
- Das Schweigen des Pat. akzeptieren und nicht zum ungebremsten Weiterreden nutzen, evtl. ein Angebot zum Weiterreden machen.
  Beispiel: Nach einer Gesprächspause fragen, ob es noch etwas gibt, was der Pat. wissen möchte.
- Dramatisierende Redewendungen und Worte vermeiden, z. B. „Sie müssen jetzt sehr tapfer sein", „bösartig fressender Krebs".
- Bedauern und Mitgefühl zeigen, nicht „routiniert" hinter dem weißen Kittel verstecken.
- Verständlich reden – kein „Fachchinesisch" – und sich immer wieder vergewissern, dass der Pat. den Inhalt verstanden hat. Dies ist dann auch immer eine Gelegenheit, zu spüren, ob der Pat. noch mehr wissen will.
- Mehrere Gesprächstermine einplanen und anbieten und am Anfang eines neuen Gesprächs vom Pat. schildern lassen, was er vom letzten Gespräch in Erinnerung hat, wie es ihm damit ergangen ist und ob dazu Fragen aufgetaucht sind.

> **!** **Wie lange lebe ich noch?**
> Keine Fristen nennen, auch nicht, wenn der Pat. konkret danach fragt – lieber fragen, was der Pat. selber spürt (z. B. welche Kraftreserven er noch hat) und ihm Unterstützung für die verbleibende Zeit zusichern.

Mögliche Reaktionen des Patienten

Die Reaktion des Pat. hängt sehr von seiner Person, seiner Biografie, seinem sozialen Hintergrund, seinen Vorkenntnissen und Vorerfahrungen und seiner momentanen Verfassung ab. Je weniger der Pat. von seiner Erkr. spürt, desto schwerer fällt es ihm, die Unheilbarkeit zu akzeptieren.
Jeder Pat., auch der, mit dem noch nicht „offiziell" gesprochen wurde, hat bereits eine Ahnung und konnte sich so innerlich vorbereiten.

Jeder Mensch reagiert auf eine „schlechte Nachricht" so, wie es für ihn momentan am besten ist. Das kann von totalem Erstarren bis zu einem heftigen Gefühlsausbruch variieren und ist auch bei demselben Menschen nicht immer gleich. Diese Reaktion dient als Schutz vor zu großem Schmerz und Angst. Erfahrungsgemäß bewältigt der Pat. die Nachricht wesentlich besser, als der Arzt erwartet hätte.

> ! Jedem Menschen muss seine eigene Reaktion zugestanden werden.

Hilfreiches Verhalten

- Nicht beschwichtigen.
- Keine langen Trostreden.
- Verständnis zeigen durch Gesten (z. B. Papiertaschentuch reichen), Berührung (Hand halten), empathisches Schweigen (Blickkontakt).
- Schweigen aushalten, evtl. das Gespräch wieder aufnehmen mit einem Gesprächsangebot an den Pat., z. B. „Ich könnte mir vorstellen, dass Sie jetzt viele Fragen haben."
- Abwehrreaktionen respektieren, den Pat. nicht zwingen, alles anzunehmen.
- Ängste ansprechen.
- Einen Ausblick auf Hoffnung geben (▶ 2.5.2).

> ! Ein Palliativteam kann durch regelmäßige Supervision lernen, Pat. und Angehörige in solchen Belastungssituationen hilfreich zu begleiten.

Mögliche Ängste des Arztes

Das **„Überbringen schlechter Nachrichten"** ist eine der komplexesten ärztlichen Aufgaben, die in der Ausbildung kaum gelehrt, gelernt und geübt wird und die für viele Ärzte eine große Belastung darstellt. Gründe, weshalb ein notwendiges Gespräch vom behandelnden Arzt hinausgezögert wird:

- Er kann die Tatsache der Unheilbarkeit selbst noch nicht akzeptieren.
- Es erscheint ihm unerträglich, solch ein Gespräch zu führen.
- Er hat Angst vor der Reaktion des Pat. und davor, dass er nicht richtig darauf reagieren kann.
- Er hat solch ein Gespräch noch nie selbst geführt und war auch nicht dabei.
- Er hat bei ähnlichen Gesprächen schlechte Erfahrungen gemacht.
- Er hofft, dass der Pat. „zufällig" von jemand anderem aufgeklärt wird.
- Er hat Angst, sein „Versagen" (bzw. das seiner „Heilkunst") zugeben zu müssen.
- Er hat vor seinen eigenen Gefühlen Angst.
- Er hat vor seinem eigenen Sterben Angst.

Schwierige Therapieentscheidungen

Auch wenn in der palliativen Situation die Unheilbarkeit der Erkr. meist akzeptiert ist, gibt es immer wieder schwierige Therapieentscheidungen, die Arzt, Team, Pat. und Angehörige gemeinsam treffen müssen. Dies können Therapiealternativen sein, die Einfluss auf die Lebensqualität und evtl. die Überlebenszeit haben. Sie können vom Pat., seinen Angehörigen oder dem Arzt zur Diskussion gestellt werden. Therapien ohne dokumentierten Erfolg dürfen nur i. R. einer kontrollierten Studie (Aufklärungspflicht) angewendet werden.

Zunächst ist zu klären, ob es sich um eine sinnvolle (indizierte) Maßnahme handelt.

Eine medizinische Behandlung ist unnütz, wenn:
- Ein angeblicher Nutzen nicht nachvollziehbar ist.
- Die Behandlung für den Pat. keinen ersichtlichen Vorteil bringt.
- Das angestrebte Therapieziel wahrscheinlich nicht erreicht werden kann.
- Die Einschränkungen durch die Behandlung größer sind als der zu erwartende Nutzen.

Für das **Gespräch mit dem Patienten** gilt dabei immer:
- Der Pat. hat das Recht, dass der Arzt sich für die Diskussion Zeit nimmt.
- Der Arzt hat die Pflicht, nach med. und ethischen Kriterien zu entscheiden, welche Therapiealternativen in der gegebenen Situation angeboten werden müssen (Indikation).
- Der Pat. hat das Recht, selbst zu entscheiden, welche Therapie er akzeptieren will (Therapieziel).
- Der Pat. hat kein Recht auf eine offensichtlich „nutzlose" Therapie, v. a. wenn dabei Leid und Kosten vergrößert werden.
- Der Arzt hat die Pflicht, den Pat. vor sinnlosen Entscheidungen, Therapien und Experimenten zu bewahren und zu schützen (Wer beurteilt, was sinnlos ist?).

2.3.5 Das Gespräch am Telefon

In der Palliativmedizin spielt die ambulante Betreuung eine wesentliche Rolle. Viele Pat. werden über lange Zeit „konsiliarisch" von Palliativstation oder ambulantem Palliativdienst mitbetreut. Viele (Erst-)Kontakte finden am Telefon statt. Auch Angehörige, Hausärzte u. a. Betreuungspersonen nutzen den telefonischen Kontakt zur Palliativstation. Oft sind vor einer stationären Aufnahme bereits mehrere Telefonate geführt worden. Im Alltag der Palliativstation machen Telefonate bis zu 20 % der Arbeitszeit aus. Umso wichtiger ist es, das Telefongespräch als einen wichtigen Teil der Kommunikation zu nutzen.

Ein Telefonat mit dem Pat. kann verschiedene **Funktionen** haben:
- Erste Kontaktaufnahme.
- Beratung in Notsituationen.
- Ergänzung zum ambulanten Besuch.
- Abrundung stationärer Gespräche.
- Aufrechterhalten des Kontakts nach stationärer Behandlung.

Problematisch bei telefonischen Gesprächen ist:
- Fehlender Blickkontakt, daher fehlende nonverbale Kommunikation.
- Oft sprachliche Verkürzung und damit mehr Missverständnisse.
- Die Reaktion des Gesprächspartners kann schlechter abgeschätzt werden.
- Der Angerufene wird „überrumpelt" und kann sich nicht auf das Gespräch vorbereiten.

Häusliche Betreuung

Ein wichtiger Aspekt des Telefongesprächs ist die Unterstützung des Pat. und seiner Angehörigen in der häuslichen Betreuung. Der Pat. und seine Angehörigen müssen immer **verschiedene Telefonnummern** haben, unter denen bei Fragen, Problemen und unvorhergesehenen Situationen jemand zu erreichen ist (24-h-Erreichbarkeit).

Situationsgerechte Gesprächsführung

Für das Telefonat gelten in eingeschränkter Form alle Regeln der Gesprächsführung. Beachtet werden muss:

- Zeitpunkt vereinbaren bzw. beim Anruf klären, ob der Zeitpunkt geeignet ist und ob frei gesprochen werden kann.
- Vor dem Telefonat das Gesprächsziel für sich selber klären.
- Notwendige Utensilien bereithalten (Papier, Stift, Patientenakte).
- Wenn andere Personen am Apparat sind, sorgfältig die Schweigepflicht beachten.
- Die wesentlichen Punkte ohne lange Vorreden und unwesentliches Füllmaterial nennen.
- Für spätere Rückfragen einen Rückruftermin vereinbaren.
- Detaillierte Gesprächsnotiz über alle wesentlichen Fakten in der Akte abheften.
- Bei einem vereinbarten Anruf (z. B. zur Befundmitteilung) unbedingt die Zeit einhalten.
- Ausreichend Gelegenheit für Rückfragen geben.
- Zum Abschluss einen Termin für ein persönliches Gespräch (ggf. auch durch Stellvertreter bzw. andere Teammitglieder, z. B. bei häuslicher Betreuung) vereinbaren.

! Nicht alle Themen können am Telefon erörtert werden. Sind Ängste, Missverständnisse oder andere Probleme zu erwarten, ist das persönliche Gespräch vorzuziehen.

2.3.6 Das Gespräch mit dem Sprachlosen

Ursachen für Sprachlosigkeit

- Anatomische Defekte am Sprechapparat (z. B. Kehlkopf-Ca).
- Therapiebedingt (z. B. Tracheostoma).
- Neurolog. Erkr. (z. B. ALS, ▶ 12.8.1).
- Zerebral (z. B. Aphasie durch Hirntumor).

Die schwerste Kommunikationsstörung ist die **sensomotorische Aphasie** (Hirntumor, Apoplex). Hierbei sind viele Zwischenformen zu unterscheiden. Sprachvermögen, Nachsprechen, Lesen, Schreiben, Sprach- und Schriftverständnis sind unterschiedlich betroffen. Zusätzlich können andere Behinderungen auftreten: Ermüdbarkeit, Konzentrationsstörungen, Affektlabilität, Aggressivität, Depression u. a.

Kommunikationsmöglichkeiten

Sprachlos heißt nicht in jedem Fall auch ohne **Möglichkeit zur Kommunikation.** Oft können andere Wege der verbalen Verständigung gewählt werden:

- Buchstabieren und Schreiben.
- Zeichnen.
- Zeichensprache.
- Fremdsprachen (falls gezielt das prim. Sprachzentrum betroffen ist, können manche Pat. sich in einer sek. erlernten Fremdsprache unterhalten).

Prinzipiell sollte so lange wie möglich die **verbale Kommunikation** gewählt werden (z. B. Buchstabentabelle und Sprachcomputer für ALS-Pat.). Das kann manchmal sehr mühsam und zeitraubend sein, bietet dem Pat. jedoch die beste Chance, sich zu verständigen und trägt damit zu einer besseren Lebensqualität bei. Ggf. können Angehörige und ehrenamtliche Helfer angeleitet werden und so dem Pat. zur Verfügung stehen.

Bei erhaltenem Sprachverständnis kann mit sorgfältig gewählten geschlossenen Fragen (▶ 2.2.4) durch „Ja" und „Nein" eine Verständigung für Alltagsthemen möglich sein. Komplexere Inhalte sind so jedoch sehr schwer erfassbar. Hier können Angehörige u. a. nahestehende Personen evtl. Auskunft geben. Dies setzt allerdings das Einverständnis des Pat. voraus (Schweigepflicht).

Bei jeder Form der Aphasie muss geprüft werden, welche Bereiche der Kommunikation (Redewendungen u. a. automatisierte Sprachformen, Singen, Fremdsprachen) erhalten sind. Diese müssen unterstützt und gefördert werden. Eine Sprachtherapie sollte – schon aus psycholog. Gründen – angestrebt werden.

Situationsgerechte Gesprächsführung

- Den Pat. immer mit Namen ansprechen und den eigenen Namen (und Funktion) sagen.
- Immer wieder Orientierungshilfen geben („Es ist Montagvormittag, ich komme zur Visite").
- Erklären, was geschieht und was geplant ist.
- Nie das Sprechen erzwingen – kann demütigend und demotivierend sein.
- Nie anstelle des Gesprächspartners sprechen – mindert das Selbstvertrauen und verstärkt die Abhängigkeit.
- Nicht unterbrechen – genügend Zeit für die Suche nach Worten lassen.
- Nicht an Kleinigkeiten (Aussprache, Grammatik) korrigieren – wichtig ist, dass der Pat. sich inhaltlich verständlich machen kann.
- Langsam, mit einfachen Worten und in einfachen Sätzen sprechen.
- Pos. Formulierungen wählen.
- Zum Üben ermuntern, loben, motivieren und zum Sprechen anregen.
- Isolierung vermeiden – Besucher ermuntern, zu kommen. Ggf. ehrenamtlichen Mitarbeiter zur Begleitung einsetzen.
- Andere nonverbale Formen der Kommunikation nutzen: Malen, Musik, Körpersprache.
- Kritik, wenn überhaupt, dann sehr vorsichtig und sparsam äußern.
- Viel Geduld und Zeit einsetzen.

2.3.7 Das Gespräch mit dem fremdsprachigen Patienten

Trotz privater und gesellschaftlicher Integrationsbemühungen gibt es in unserer multikulturellen Gesellschaft immer noch viele, die kaum Deutsch sprechen. Dann kommen zu den kulturellen Verständnisproblemen (▶ 3) noch Sprachprobleme hinzu. Voraussetzung für eine gute interkulturelle Kommunikation ist bestmögliche Information über:

- Herkunft des Pat.
- Mentalität.
- Religiösen Hintergrund.
- Lebensbedingungen in Deutschland.
- Typische Rollenbilder.
- Berufliche Situation.
- Familiäre Situation.

Auch wenn der fremdsprachige Pat. ohne Vorurteile und freundlich begrüßt wird, bleiben oft Sprachbarrieren. Dazu kommt, dass das „Sprechen über den nahen Tod" in vielen Kulturen sehr stark tabuisiert ist. Im Gespräch werden daher vermehrt Umschreibungen, Andeutungen, Metaphern verwendet, die kulturell und individuell sehr verschieden und damit missverständlich sein können. Ist ein persönlicher Dolmetscher (Angehöriger oder Freund) anwesend, kann das hilfreich sein, da dieser den familiären Hintergrund kennt. Voraussetzung ist die Entbindung von der Schweigepflicht. Erschwerend kann sein, dass der Dolmetscher selber emotional involviert ist und „Sprechen über den Tod des nahen Angehörigen" für ihn unvorstellbar ist. Er muss daher auf das Gespräch sorgfältig vorbereitet werden. Ein Nachgespräch muss immer angeboten werden.

Dolmetscher

Wird ein professioneller Dolmetscher herangezogen, muss vorher geklärt werden:

- Beachten der Schweigepflicht.
- Beachten ethnischer Konflikte.
- Beachten der Geschlechts- und Standesregeln.
- Bikulturelle Kenntnisse.
- Kenntnis der Körpersprache.
- Kenntnis der spez. sprachlichen Bilder.
- Kenntnis der palliativen Begleitungsmöglichkeiten.

Ideal sind in Ballungsgebieten bikulturell und bilingual aufgewachsene Palliativteammitglieder, die im Umgang mit Schwerkranken und Sterbenden und deren Angehörigen geschult sind. Da dies selten der Fall ist, sollte ein Stab an Dolmetschern speziell für die Kommunikation mit Palliativpat. geschult werden. Diese brauchen eine möglichst gute Anbindung an das Palliativteam unter Beachtung der Regeln der Teamkommunikation (▶ 2.6.2). Nach schwierigen Dolmetschaufgaben (belastenden Themen) muss Gelegenheit zum persönlichen Nachgespräch bzw. zur Supervision gegeben werden.

Vermittlungsstellen für Dolmetscher

- Bayerisches Zentrum für transkulturelle Medizin e. V., bayzent.de/.
- Institut für Sprachvermittlung Bonn, bonn@ifs-deutsch.de.

Kommunikationsmaterialien

Im Alltag haben sich fremdsprachliche Kommunikationsmaterialien bewährt, die neben allg. Informationen, Wort- und Satzlisten sowie Grußformeln die häufigsten Fragen zur spez. palliativmed. Anamnese und Symptomkontrolle beinhalten. Solche Materialien sind eine geeignete Kommunikationshilfe und

- Grundlage für ein Gefühl des Angenommen-Werdens.
- Vertrauensbildende Maßnahme.
- Arbeits- und Zeitersparnis für das Team.
- Dokumentationshilfe.

Dabei muss grundsätzlich beachtet werden:

- Einfache Formulierung (mittleres Sprachniveau).
- Vermeiden von Fachausdrücken bzw. Glossar.
- Übersichtliche Gestaltung.
- Klare, kurze Textabschnitte.
- Verwendung von Abbildungen.
- Verwendung von Piktogrammen.
- Zweisprachige Formulare.
- Lautschrift.
- Ausreichend Platz für Notizen.

> **!** Analphabetismus u. a. Ursachen der Leseunfähigkeit ist unter fremdsprachlichen Pat. häufiger als unter deutsch sprechenden. Der Pat. wird dies von sich aus meist nicht zugeben.
> Die Versorgung mit geeigneten Sehhilfen muss v. a. bei älteren Pat. geklärt werden. Im Zweifelsfall muss vorsichtig eruiert werden, ob ein Sprachproblem, ein inhaltliches Verständnisproblem oder ein Leseproblem besteht.

Typische interkulturelle Missverständnisse

- Körpersprache: Kopfnicken = nein (Griechenland), Nicken als Zeichen des Respekts, nicht der Zustimmung (Türkei).
- Haltung im Gespräch: keine Rückfragen = respektvolle Anerkennung der Kompetenz, nicht inhaltliches Verständnis (Islam).
- Haltung zu Therapievorschlägen: Einhalten von Fastengeboten (▶ 3), v. a. bei tierischen Zusatzstoffen (Kapseln aus Schweinegelatine).
- Geschlechtliche Vorbehalte (Islam).

2.3.8 Gesprächsende

Der Gesprächsabschluss ist genauso wichtig wie der Gesprächsanfang. In der palliativen Situation muss dem Arzt immer bewusst sein, dass es das letzte Gespräch gewesen sein könnte. Gespräche, die „offen" enden, hinterlassen ein Gefühl der Leere und Unsicherheit. Der **strukturierte Abschluss** ist dagegen die beste Voraussetzung für weitere Gespräche. Er beinhaltet:

- Zusammenfassung des Gesprächs: Das Gesprächsziel wird nochmals formuliert und Bilanz gezogen, was erreicht wurde und was nicht, ggf. mit letzter Gelegenheit zur Klärung offener Fragen.
- Einen Ausblick auf die Zukunft, ggf. mit konkreten Handlungshinweisen.
  - Verordnungen, Ratschläge und Empfehlungen.
  - Hinweise zur Realisierung der Anordnungen.
  - Weitere Gesprächstermine und ggf. weitere Gesprächsziele.
- Verabschiedung und Trennung mit Händedruck (falls hygienische Standards dies nicht erlauben, sollten für die Palliativsituation hier immer eine Ausnahmeregelung gefunden werden).

2.4 Das Gespräch mit Patient und Angehörigen

2.4.1 Das Gespräch mit dem Patienten

Ziele

- Der Pat. soll seine Krankheitssituation und seine Diagnose so klar kennen, dass er den wahrscheinlichen Verlauf der Erkr. (Prognose) und die Möglichkeiten einer palliativen Therapie (Optionen) kennt.
- Der Pat. wird in die Lage versetzt, seinen persönlichen Willen situationsangemessen zu formulieren und ihn seinen Bezugspersonen zu vermitteln.
- Der Pat. soll erkennen, dass er Gefühle (auch neg. wie Angst, Wut und Enttäuschung) erleben und ausleben darf.
- Der Pat. erfährt, dass Ärzte und Pflegepersonal für ihn ansprechbare und vertrauenswürdige Bezugspersonen sind und dass er nicht alleingelassen wird.

- Pat. und Angehörige sollen ins Gespräch kommen und während der Zeit des Sterbens im Gespräch bleiben können.

Dies gilt auch für den Pat. mit eingeschränkten verbalen Ausdrucksmöglichkeiten (Tracheostoma, Aphasie bei Hirntumor, ausländischer Pat.). Alle Arten der Kommunikation sind Hilfsmöglichkeiten bis über den Tod hinaus, dem Pat. und den Angehörigen beizustehen.

Voraussetzungen

Als Basis für das Gespräch mit dem Pat. muss der Arzt Klarheit über folgende Voraussetzungen schaffen:

- Den aktuellen Informationsstand des Pat.
- Die intellektuellen und emotionalen Reserven (Ich-Stärke, sozialer und religiöser Rückhalt).
- Die momentane Befindlichkeit des Pat.
- Die Bedeutung der Krankheitssituation für den Pat. (familiär, beruflich, sozial).
- Die bisherige Einstellung des Pat. zu den Informationen (rational, verdrängend oder depressiv?).

2.4.2 Der Gesprächspartner „Patient"

Selbstbestimmungsrecht

> **!** Das Selbstbestimmungsrecht (▶ 20.1.1) des Pat. wahren.

Nicht überreden, sondern überzeugen Der Arzt muss sich vor jedem Gespräch über seine eigene Position klar werden. Diese darf zwar im Gespräch mit dem Pat. deutlich werden, der Pat. muss jedoch seine eigene Entscheidung treffen bzw. die des Arztes überzeugt mittragen können.

Dabei muss der Arzt dem Pat. so mit Respekt und Takt begegnen, dass dieser sich seiner Würde und Selbstbestimmung bewusst sein kann, d. h.:

- Nicht „zwischen Tür und Angel" wichtige Informationen mitteilen.
- Äußere Umstände (Setting, ▶ 2.2.1) angemessen gestalten.
- Bereitschaft zum Zuhören deutlich zeigen, das Gespräch sollte ein Dialog sein, in dem der Pat. mind. genauso viel spricht wie der Arzt.
- Einfache, umgangssprachliche Formulierungen verwenden (keine Fachsprache) und sich immer wieder versichern, dass der Pat. den Inhalt versteht.
- Dramatisierende und wertende Ausdrücke vermeiden (z. B. „fortschreitende Tumorerkr." statt „bösartiger, fressender Krebs", „behandeln" statt „bekämpfen").
- Dem Pat. Zeit lassen, einzelne Fakten zu verstehen, Reaktionen abwarten.
- Nonverbale Signale des Pat. beachten (▶ 2.7).
- Nicht nur Diagnose, Therapie, Prognose und Risiko ansprechen, sondern auch konkret, was der Pat. jetzt selbst tun kann.

> **!** Ein Schwerkranker ist oft zu schwach für lange Gespräche. Mehrere kurze Termine vereinbaren.

Wahrheit und Wahrhaftigkeit

> **!** Niemals eine unwahre Information („Notlüge") geben.

Wahrheit ist die Übereinstimmung einer Aussage mit der Sache, über die sie gemacht wird, die Übereinstimmung des Denkens mit dem Sein.
Wahrhaftigkeit ist das Streben nach Wahrheit, die Übereinstimmung des Verhaltens und der Aussagen eines Menschen mit seiner Überzeugung.
Bei jedem Gespräch die Worte so wählen, dass der Pat. sie auch verstehen kann und dabei wahrhaftig bleiben, ohne Hoffnung zu zerstören. Offenheit und Verständnis zeigen dem Pat., dass man seine Würde und Rechte wahrt.

- Später als falsch erkannte Informationen zerstören das Vertrauen des Pat. in die Glaubwürdigkeit des Arztes.
- Es muss nicht die komplette Sachinformation mit allen Konsequenzen und auf dem direktesten Weg übermittelt werden. Der Arzt hat das Recht und die Pflicht, nach seinem Ermessen auszuwählen, welche Fakten für den Entscheidungsprozess des Pat. wichtig sind.
- Pat. haben das Recht, nicht gegen ihren Willen aufgeklärt zu werden.
- Schrittweise Hinführung auf die Kernpunkte, Umschreibungen und Vergleiche erleichtern dem Pat. die Annahme der Realität.
- Oft ist das, was nicht gesagt wurde, sehr viel „wahrhaftiger" als alles, was gesagt wurde.

> **!** Gerade bei Sterbenden keine Angaben zur verbleibenden Lebenszeit oder einem vermuteten Todeszeitpunkt machen. Selbst wenige Min. vor dem Tod kann man sich da noch sehr verschätzen!

Steuerung des Informationsprozesses

- Zunächst Aufbau einer vertrauensvollen Gesprächsbasis, z. B. durch ein Gespräch über unbelastete Themen wie Eingewöhnung in den Stationsalltag (aber nicht „unwichtige" Themen wie Wetter, Kultur etc.).
- Den aktuellen Informationsstand des Pat. klären.
- Der Pat. lässt durch verbale („Wie schlimm steht es mit mir?") und nonverbale (angespannte Haltung, weicht dem Blickkontakt aus) Zeichen erkennen, inwieweit er zum aktuellen Zeitpunkt bereit und fähig ist, schwerwiegende und belastende Informationen anzunehmen. Er steuert den Ablauf des Informationsprozesses.
- Ggf. den Pat. fragen, ob und inwieweit er über seine Erkr. informiert werden will. In seltenen Fällen will der Pat. keine Information über seine Erkr. Dies ist zulässig, solange er keine Einwilligung zu Diagn. oder Therapie geben muss, bei der die Kenntnis der Diagnose Voraussetzung ist.
- Nicht alles auf einmal, sondern in mehreren Gesprächen schrittweise an neue oder schwerwiegende Tatsachen heranführen bzw. wichtige Punkte immer wieder mit anderen Worten wiederholen.
- Dem Pat. anbieten, eine Person seines Vertrauens dabeizuhaben.
- Den Pat. informieren, dass das Team in den Informationsprozess einbezogen wird (zumindest was die fachlichen Inhalte betrifft); der Pat. kann sich dann mit weiteren Fragen an einen von ihm gewünschten Gesprächspartner wenden. Dies ist nicht immer ausschließlich der Arzt.

- Die Fragen des Pat. zeigen, wofür er zum jetzigen Zeitpunkt bereit ist, und geben die Richtung vor.
- Die Reaktion des Pat. als die für ihn beste akzeptieren und verständnisvoll begleiten (weniger durch Worte als durch Berührung, Mimik, Gesten, z. B. Taschentuch anbieten).
- Neben med. Aspekten auch die psychischen, sozialen und spirituellen Seiten der Nachricht betrachten.
- Dem Pat. signalisieren, dass das Gespräch weitergeht (z. B. am nächsten Tag).
- Dem Pat. am Ende eines Gesprächs immer die Möglichkeit geben, noch offene Fragen zu klären.
- Bei einem weiteren Gespräch klären, was vom letzten noch in Erinnerung und verstanden worden ist.
  - „Ich frage mich, wie es Ihnen nach dem gestrigen Gespräch heute geht."
  - „Ich könnte mir vorstellen, dass Sie heute Fragen an mich haben."

Der „verleugnende" Patient Pat., die bei jedem Gespräch (mit demselben oder verschiedenen Gesprächspartnern) den Eindruck vermitteln, nichts zu wissen, haben hierfür verschiedene Gründe:

- Die Information war bisher für den Pat. unverständlich (Fachausdrücke, Sprachprobleme, beginnende Demenz).
- Der Pat. will „prüfen", ob offen und ehrlich mit ihm umgegangen wird und die Informationen jeweils identisch sind (z. B. ein Grund, verschiedene Ärzte zu konsultieren).
- Der Pat. ist physisch nicht in der Lage, den Inhalt zu verstehen (beginnende Demenz, fehlendes Kurzzeitgedächtnis, kognitive Einschränkungen durch zerebrale Mitbeteiligung, Medikamenten-NW).

! Es kann schwierig sein, zu erkennen, ob der Pat. die Gesprächsinhalte nicht verstehen **kann** oder nicht verstehen **will.** Hilfreich ist die Frage „Wie offen darf ich mit Ihnen über Ihre Krankheit reden?"

Ängste des Patienten

Ängste können neben der Erkr. viele **Ursachen** haben, z. B.:

- Angst vor der med. Technik und Intensivmedizin, bes. bei neg. Vorerfahrung bzw. aufgrund übertriebener Berichte in den Medien.
- Angst vor dem Klima der Unpersönlichkeit und Hektik im Krankenhaus.
- Angst vor dem Verlust der Selbstbestimmtheit („Ausgeliefertsein an die Maschine Medizin").
- Fundamentale Angst vor dem Verlust des „Habens oder Seins".

! Ängste ansprechen. Die schlimmste Angst ist die unausgesprochene.

Umgang mit Ängsten

- Viele Pat. sind nicht in der Lage, ihre Ängste in Worte zu fassen.
- Viele Ängste verstecken sich hinter „Masken": „schwieriger Pat.", therapieresistente Symptome, Suchtproblematik, psychosomatische Beschwerden.
- Der Arzt hat die Aufgabe, dem Pat. zu vermitteln, dass Angst in seiner Situation normal und natürlich ist.
- Hilfreich kann es sein, wenn der Arzt dem Pat. zeigt, dass er bestimmte Befürchtungen mit ihm teilt – so werden die Ängste angesprochen.

- Ein unaufgeklärter Pat. hat mehr Angst, denn vieles bleibt unausgesprochen.
- Viele Pat. sprechen gerade über ihre Angst eher nicht mit dem Arzt, sondern mit anderen Teammitgliedern und oft indirekt bzw. nonverbal (z. B. die Angst, ein Bad zu nehmen, kann bedeuten: „Ich habe Angst, meinen körperlichen Verfall eingestehen zu müssen").

Ängste im Angesicht des Todes
- Angst vor den physischen Veränderungen: Schwäche, Schmerz, Immobilität, Verlust eines Organs, Angst vor Therapien und OPs.
- Angst vor den psychischen Veränderungen: geistiger Abbau, Zusammenbruch und Entgleisung, Veränderungen durch Medikamente.
- Angst vor den sozialen Veränderungen: Verlust der Rolle in der Familie und im sozialen Umfeld, Verlust geliebter Personen, Belastung für die Familie, Verarmung, Entmündigung, Stigmatisierung durch die Erkr. („Krebsangst").
- Angst vor den spirituellen Veränderungen: Angst vor dem Tod und was danach kommt („Jüngstes Gericht"), existenzielle Angst vor dem Verlust von allen und allem.

2.4.3 Das missglückte Arzt-Patient-Gespräch

Störungen der Kommunikation werden vom Arzt und Pat. oft nicht wahrgenommen. Die entstehenden Unzufriedenheitsgefühle werden nicht mit dem Gespräch in Zusammenhang gebracht. Die Folgen sind Lustlosigkeit, Aggression und Erschöpfung. Dadurch werden weitere Gespräche als Belastung empfunden und vermieden. Es kommt zu noch größeren Kommunikationsstörungen. Dies sollte Anlass zu Reflexion und Supervision im Team sein.
Grundlegende Ursachen für ein missglücktes Gespräch zwischen Arzt und Pat.:
- Der Arzt erkennt nicht, dass das Gespräch wichtigstes Instrument ärztlichen Handelns ist.
- Der Arzt verfügt über eine mangelhafte Gesprächstechnik.
- Der Pat. hat falsche Erwartungen an das Gespräch.
- Das Arzt-Patient-Verhältnis ist gestört (z. B. aufgrund vorausgegangener Kommunikationsstörungen mit anderen Ärzten).

Auch ein missglücktes Gespräch ist nicht „sinnlos". Wichtig ist, die Ursachen zu ermitteln und in einem weiteren Gespräch zu berücksichtigen.

Häufige Fehler

- Einstufung des Gesprächsinhalts oder Gesprächspartners als „schwierig".
- Fehlender Gesprächsbeginn und -abschluss (▶ 2.3.2).
- Mangelhafte Gesprächsstruktur.
- Unfähigkeit, aktiv zuzuhören (▶ 2.2.2).
- Unverständliche oder missverständliche Sprache.
- Unpassender Gesprächsrahmen (▶ 2.2.1).
- Falsches Setting, häufige Störungen.

- Unverbindliche, verallgemeinernde Redewendungen.
  - „Man-Aussagen" („Man sollte, man müsste, man könnte").
  - „Es-Sätze" („Es ist ungesund, Schmerzmedikamente nicht nach Vorschrift zu nehmen").
  - Übertreibungen („Sie vergessen immer, die Schmerzmittel einzunehmen").
  - Unbestimmtheiten („irgendwie", „eigentlich", „unter Umständen").
  - „Wir-Aussagen" („Jetzt nehmen wir mal schön die Schmerztabletten ein").
  - Scheinbare Zustimmung („Ja, aber …").
- Fehlendes Verständnis für verschiedene Botschaften einer Nachricht (▶ 2.1.2).
- Abweisung des Gesprächspartners durch Hinhalten, Überfahren, Bagatellisieren, Nichtbeachten, Verlagern.
- Auslösung von Ängsten.
- Aufstellen von Regeln, Bevormundung statt Gespräch.
- Fehlende Metakommunikation (Supervision, Teambesprechung).

Selbstkritische Fragen, wenn ein Gespräch unbefriedigend verlaufen ist

- Habe ich aktiv zugehört?
- Habe ich dem Pat. Empathie entgegengebracht?
- Waren die äußeren Umstände optimal?
- War das Gespräch gut gegliedert?
- War ich im Zeitdruck?
- Habe ich alle Gesprächsebenen beachtet?
- Waren meine Fragen offen?
- Hatte der Pat. Gelegenheit, zu fragen?
- Gab es genügend Gesprächspausen?
- Habe ich den Pat. und sein Problem ernst genommen?
- War der Pat. mit dem Gespräch überfordert?
- Habe ich Ängste nicht erkannt oder ausgelöst?
- Haben wir über dasselbe gesprochen?

! **Umgang mit dem Patienten bei Problemgesprächen**
- Pat. offen und echt begegnen statt verschlossen und fassadenhaft.
- Sich in den Pat. einfühlen und Verständnis statt Verständnislosigkeit zeigen und belehren zu wollen.
- Emotionale Wärme ausstrahlen statt distanzierter Kälte.
- Den Pat. akzeptieren und wertschätzen statt ablehnen und gering schätzen.
- Hilfsbereitschaft zeigen statt Routine.
- Sich engagieren und Interesse zeigen statt Teilnahmslosigkeit und Desinteresse.
- In die Fähigkeiten des Gegenübers vertrauen statt den Partner unterschätzen.
- Das Positive betonen statt Negativismus.

2.4.4 Das Gespräch mit den Angehörigen

- Der Pat. bestimmt, wie weit die Angehörigen informiert werden sollen.
- So früh wie möglich mit dem Pat. klären, wer über was informiert werden darf, v. a. wenn:
  - Das Verhältnis unter den Angehörigen nicht harmonisch ist.
  - Es keine Verwandten gibt.

  - Die nächsten Angehörigen nur telefonisch erreichbar sind.
  - Ein großer Freundeskreis sich um den Pat. kümmert.
- Es gelten grundsätzlich die Regeln der ärztlichen Schweigepflicht (▶ 20.1.3).
- Bei einem mündigen, einwilligungsfähigen Pat. haben die Angehörigen kein Recht, über seinen Informationsstand zu bestimmen bzw. für ihn zu entscheiden.
- Bei intakten Beziehungen zwischen Pat. und Angehörigen und tragfähigem Vertrauensverhältnis zum Arzt gelingt es meist, den Informationsprozess nach „gesundem Menschenverstand" zu gestalten und die Angehörigen einzubeziehen.
- Für alle Beteiligten stellt es eine schwere Belastung dar, wenn sie über die Kernprobleme der Erkr. und deren Konsequenzen nicht miteinander sprechen können und ein Versteckspiel betreiben.
- Bei einem nicht einwilligungsfähigen Pat. (z. B. Koma, Hirnmetastasen) muss im Gespräch mit den Angehörigen der mutmaßliche Wille eruiert werden – die Angehörigen müssen also stellvertretend für den Pat. informiert werden.
- Falls der Pat. eine Vollmacht (▶ 20.2.2) erteilt hat, werden alle Gespräche mit dem Bevollmächtigten geführt.

> **!** Wichtige Gespräche möglichst gemeinsam mit dem Pat. und der wichtigsten Bezugsperson führen.

Offene und geschlossene Familien

In **„offenen" Familien,** in denen eine klare Kommunikation ohne Tabus besteht und die Rollen der Familienmitglieder im Gleichgewicht sind, werden Veränderungen als normal und notwendig angesehen. Hier werden sich leicht Bezugspersonen finden, die den Pat. in der Kommunikation mit dem Arzt begleiten.
In „geschlossenen" Familien bestehen von vornherein eine begrenzte, indir. und unklare Kommunikation und starre Regeln, unter denen Änderungen kaum möglich sind. Die Krankheit eines Familienmitglieds zerstört diese Strukturen und raubt den Mitgliedern ihren Halt. Die Krankheit und die dadurch ausgelösten Gefühle werden „totgeschwiegen". Angehörige und Pat. sind meist wenig gesprächsbereit und suchen immer wieder nach „Therapiealternativen".
Die Tabuisierung der realen Situation führt zu einem Verdrängungsprozess mit **„Sprachlosigkeit"** zwischen Pat. und Angehörigen bzw. Bezugspersonen. Solche Familienprobleme sind nicht selten Ursache für schwer therapierbare Symptome. Im Gespräch müssen die verdrängten Gefühle (z. B. Angst, Wut, Trauer) „erspürt", oft auch „entwickelt" werden. Dies ist Voraussetzung für das Entstehen einer würdevollen Bewältigungsstrategie bei Pat. und Angehörigen.

Offene Kommunikation als Voraussetzung für die häusliche Pflege

Eine Pflege zu Hause ist kaum möglich, wenn die Kommunikation zwischen Arzt, Pat. und Angehörigen nicht offen sein kann. Vor einer geplanten Entlassung nach Hause sollten alle auf demselben Informationsstand sein. Falls der Pat. (oder seine Angehörigen) dies ablehnt (ablehnen), muss nochmals ein ausführliches Gespräch stattfinden und die Frage der häuslichen Versorgung kritisch geprüft werden.

Kommunikation mit dem Sterbenden bedeutet auch, für die Angehörigen den Weg zur Annahme des Sterbens bereiten, ein Stück Hilfe in der Trauer ermöglichen (▶ 14.6.1). Der Arzt und der Pat. können durch offene Kommunikation den Angehörigen dabei helfen:

- Die unheilbare Krankheit zu akzeptieren.
- Abschied zu nehmen.
- Dankbarkeit ausdrücken zu dürfen.
- Geglückte Lebenserfahrungen und Erinnerung wachzurufen.
- Schuldgefühle abzubauen.
- Gefühle wie Angst, Wut, Inkompetenz, Hilflosigkeit und Eifersucht auszuhalten.
- Unerledigte Dinge zu klären.

In jedem Fall sollte der Pat. vor oder zumindest gleichzeitig mit den Angehörigen aufgeklärt werden. Wissen Angehörige mehr als der Schwerkranke, führt das automatisch zu Kommunikationsproblemen zwischen Pat. und Angehörigen. Beiden wird die Gelegenheit genommen, offen über das, was kommt, zu reden.

- Pat. und Angehörige bauen ein Lügengebäude über die Zukunft auf.
- Gespräche über unerledigte Dinge finden nicht statt.
- Gefühle dürfen nicht gezeigt werden.
- Angehörige fühlen sich verpflichtet, Entscheidungen zu treffen.
- Der Pat. wird entmündigt.

Nonverbale Kommunikationsmöglichkeiten zwischen Patient und Angehörigen

Ist die Kommunikation innerhalb der Familie erschwert, können nonverbale Formen hilfreich sein.

- Einbinden der Angehörigen in die Pflege.
- Anleitung zu speziellen Maßnahmen wie Massage, Lagerung, Ernährung über Sonde, s. c. Gabe von Medikamenten.
- Einbinden in Therapieentscheidungen.
- Gemeinsame nonverbale Therapieformen (Musiktherapie, Maltherapie).
- Frühzeitige Gespräche über Abschiedsrituale (Bestattung etc.) initiieren.

2.5 Die Rolle des Arztes in der Kommunikation

2.5.1 Das Gespräch „führen"

Grundsätzlich ist es **Aufgabe** des behandelnden Arztes, den Pat. über die ernsthafte, lebensbedrohliche Erkr. **aufzuklären** (▶ 20.1.4). Meist ist es dabei sinnvoll, andere Personen aus dem Behandlungsteam bzw. aus dem Umfeld des Pat. hinzuzuziehen. Das Gespräch mit Schwerkranken und Sterbenden ist eine der komplexesten, aber auch eine der schönsten und dankbarsten Aufgaben eines Arztes.

> ! Derjenige, der als erster eine schlechte Nachricht überbringt, wird am ehesten mit den Aggressionen konfrontiert, die solche Nachrichten auslösen.

Gesprächsführung wird in der Ausbildung kaum gelehrt bzw. gelernt. Kaum ein Arzt ist darauf vorbereitet – es fehlt an Ausbildung, Übung und Vorbildern.

- Wenn von solchen schweren Gesprächen berichtet wird, dann meist von den dramatisch-neg. Reaktionen (z. B. ein Pat. habe sich nach dem Überbringen der Nachricht selbst getötet). Diese sind in Wirklichkeit eher die Ausnahme.
- Die Diagnose „unheilbar" bedeutet auch einzugestehen, dass die ärztliche Kunst an ihre Grenzen gekommen ist. Doch gerade dann ist der Beistand des Arztes wichtig.
- Das Grundverständnis der ärztlichen Haltung ist neutral-distanziert: Gefühle „schaden dem Geschäft". Bei einem Gespräch mit Schwerkranken kommt es jedoch meist zu gefühlsmäßigen Reaktionen (bei Pat. und Arzt).
- Das Gespräch über den nahen Tod konfrontiert den Arzt mit seiner eigenen Sterblichkeit.

2

Der Arzt **führt** das Gespräch, der Pat. bestimmt Ort, Zeitpunkt, Inhalt, Dauer und Tempo, manchmal sogar den Gesprächspartner.

Pat. und Angehörige haben meist bestimmte **Erwartungen an den Arzt,** die in der Palliativmedizin weniger deutlich ausgesprochen werden oder sehr unrealistisch sein können. Dies belastet die Beziehung zwischen den Gesprächsteilnehmern von vornherein. Daher sollte ein Gespräch so geführt werden, dass der Pat. die für ihn wichtigen Fragen selber stellen kann. Die meisten Schwerkranken haben ein großes Bedürfnis nach offener, ehrlicher Kommunikation mit ihrer Umwelt.

- Das „Wie" hat Vorrang vor dem „Was". Besser „aktiv zuhören" (▶ 2.2.2) und den Pat. fragen lassen als einen Vortrag halten.
- Vor jedem Gespräch muss sich der Arzt über Inhalt und Ziel klar sein. Es geht immer um Befund und Befinden aller Beteiligten, auch um das Befinden des Arztes.
- Ist der Arzt sich nicht über seine eigenen inneren Werte im Klaren, kann er das Gespräch nicht ohne Wertung führen und dem Pat. damit keine Freiheit zur Selbstbestimmung im Gespräch geben.
- Der Arzt strebt an, zu jeder Zeit einfühlsames Verständnis (Empathie, ▶ 2.2.2) und Wertschätzung des Pat. erkennen zu lassen. Eine „Mitteilung" kann dann wirklich bedeuten, die schwere Last einer Nachricht miteinander zu teilen.
- Das Gespräch mit dem Pat. und den Angehörigen kann wesentlich zur Besserung des Befindens beitragen, wenn der Beziehungsaspekt des Gesprächs berücksichtigt wird.

! Es ist keine Schande, zu zeigen, dass man keine Patentlösung hat oder mitteilt, mit-leidet, mit-trauert. Aber es ist eine Schande, wenn man dem aus dem Weg geht, indem man dem Pat. aus dem Weg geht. Neben „aufklärenden" Gesprächen über die Erkr., Prognose und Therapiemöglichkeiten sind auch andere Themenbereiche wichtig im Hinblick auf die Krankheitsverarbeitung:
  - Biografische: Welche existenziellen Krisen wurden bereits bewältigt? Welche Strategien wurden dabei entwickelt?
  - Emotionale: Welche Gefühle löst die jetzige Situation aus? Wann wurden solche Gefühle schon einmal erlebt? Wie gehe ich mit solchen Gefühlen um? (damals und heute).
  - Soziale: Welche Personen haben im Leben was für eine Rolle gespielt? Wie wirkt sich das in der jetzigen Situation aus? Welche Bindungen bestanden und bestehen (und müssen gelöst werden?)?
  - Spirituelle: Welche Rolle hat der Glaube gespielt und spielt er jetzt?

Aus der aktuellen Situation heraus benötigt der Pat. oft psychische und praktische Hilfe. Der Arzt muss diese Hilfsbedürftigkeit erkennen und **Hilfsangebote** machen, z. B.:

- Abgebrochene Kontakte zu Familienmitgliedern oder Freunden wieder anknüpfen.
- Religiöse oder weltanschauliche Bedürfnisse erkennen und erfüllen helfen.
- „Unerledigte Geschäfte" (nach E. Kübler-Ross) klären und erledigen helfen.
- Die Frage nach dem Sinn aushalten und mit dem Pat. gemeinsam eine Antwort suchen.

2.5.2 Vertrauen und Hoffnung stärken

Die Hoffnung stirbt zuletzt.

Jedes Gespräch muss Vertrauen stärken und Hoffnung erhalten. Vertrauen und Hoffnung beziehen sich nicht nur auf Heilung, sondern sind wesentlich für die Gestaltung einer verbleibenden, beschränkten Lebenszeit.

- Hoffnung auf ein selbstbestimmtes Leben bis zum Tod.
- Hoffnung auf Linderung der Beschwerden.
- Hoffnung auf liebevolle Fürsorge und Begleitung bis zum Tod.
- Hoffnung auf Kontakt zu vertrauten Menschen bis zum Tod.
- Hoffnung auf psychische und seelische Gesundheit.
- Hoffnung auf ein ersehntes Ereignis in naher Zukunft.
- Hoffnung auf einen schmerzfreien, würdigen Tod.
- Hoffnung auf das, was nach dem Tod kommt.
- Hoffnung auf ein gutes Weiterleben der Lieben.
- Hoffnung auf Hilfe für die „Hinterbliebenen".

Aufgabe des Teams Aufgabe des Arztes bzw. Teams ist es, dem Pat. bis zuletzt Zuversicht und Hoffnung zu erhalten, wenn auch in sich wandelnder Form, und dabei immer bei der Wahrheit zu bleiben.

- Auf das jetzt Machbare verweisen und zu einer mittelfristigen Planung ermutigen.
- Erreichbare Ziele mit dem Pat. festlegen, z. B. ein naheliegendes Familienfest feiern, einen lange gehegten Wunsch erfüllen, einen geliebten Menschen noch einmal sehen.
- Hoffnungen des Pat. respektieren, aber irreale Hoffnungen („wenn ich wieder ganz gesund bin") zum Anlass für ein weiteres „Aufklärungsgespräch" nehmen und dabei die Diskrepanz zwischen Wunsch und Realität spiegeln (kostet viel Kraft!).

> ! Nie sagen: „Wir können nichts mehr für Sie tun." Denn es gibt immer etwas zu tun.

2.5.3 Umgang mit der Angst bei Schwerkranken

- **Zusätzliche Ängste vermeiden:**
  - Verständliche Sprache.
  - Anonymität und Isolierung des Pat. vermeiden.

2

- Eigene Ängste erkennen und abbauen (Supervision). Die Ängste des Arztes können sich auf den Pat. übertragen.
- Hinter Abwehrhaltung (z. B. gegen Therapie- bzw. Gesprächsangebote, Pflegemaßnahmen) und aggressivem Verhalten (z. B. Vorwürfe gegen vorbehandelnde Kollegen bzw. Teammitglieder) können sich unbewusste existenzielle Ängste verstecken.

- **Vorhandene Ängste erkennen:**
  - Versteckte Ängste erkennen (den Pat. „beim Wort nehmen").
  - Formen der Angst differenzieren („normale" Angst, organische, neurotische oder psychotische Angst?).
- **Angst abbauen:**
  - Die Angst ansprechen und annehmen, ggf. erklären.
  - Den Pat. die Angst aussprechen und zu Ende denken lassen.
  - Nonverbale Kommunikationsmöglichkeiten nutzen (v. a. Musik-, Körper- und Maltherapie; ▶ 2.7).
  - Abwehrmechanismen nicht durchbrechen, sondern versuchen, die hinter der Abwehr „versteckten" Gefühle von Wut und Trauer zu „entdecken".
  - Zuversicht vermitteln, dass die Angst schwinden wird (z. B. Jenseitsvorstellungen).

„Der Sinn des Lebens unterscheidet sich von Mensch zu Mensch, von Tag zu Tag und von Stunde zu Stunde. Worauf es daher ankommt, ist nicht der Sinn des Lebens im Allgemeinen, sondern vielmehr der besondere Sinn eines menschlichen Lebens zu einem gegebenen Zeitpunkt."

Zit. nach Viktor E. Frankl

2.5.4 Selbsterfahrung

Kommunikation mit sich selbst ist Voraussetzung für die Kommunikation mit Pat. und Angehörigen.

Da die Rolle des Gesprächs in der Palliativmedizin ungleich größer ist als in den meisten anderen ther. Situationen und die Inhalte immer wieder an die eigenen emotionalen Grenzen stoßen, ist es Grundvoraussetzung, diese eigenen Grenzen und Positionen zu kennen. Dabei kann die Supervision (▶ 17.1.2) oder Arbeit in einer Balint-Gruppe hilfreich sein. Es stellen sich v. a. **existenzielle Fragen:**

- Die eigene Einstellung zu Leiden und Leid.
- Die eigenen Erfahrungen mit Sterben und Tod.
- Die eigenen Vorstellungen von Werten des Lebens und des Sterbens.
- Die eigenen Vorstellungen zu Machbarem, Macht und Ohnmacht.
- Das Akzeptieren der eigenen Grenzen – fachlich und menschlich.
- Das Erkennen der eigenen Rolle im Beziehungsgeflecht zwischen Team und Pat.

2.5.5 Psychische und physische Grenzen des Arztes

Die Betreuung Schwerkranker und Sterbender erfordert ein Höchstmaß an Konzentration und Leistung und immer wieder individuelles, bisher nicht „trainiertes" Verhalten. Das Versagen moderner med. Maßnahmen verunsichert und verängstigt den Arzt zusätzlich. Oft beschäftigt ihn das Schicksal eines sterbenden Pat. so, dass er auch nach Dienstschluss nicht „abschalten“ kann. Gedanken und Erlebnisse aus dem Berufsalltag werden zu einem Teil des Privatlebens. Das ist auf Dauer so belastend, dass ohne adäquaten Ausgleich langsam und oft unbemerkt eine Erschöpfung i. S. eines **„Ausbrennens“ („Burnout“)** entstehen kann.

Burnout-Syndrom

Definition Menschliche Überforderung und wiederholte Enttäuschungen führen zu emotionaler Erschöpfung und Resignation und Abnahme der physischen Belastbarkeit bereits im mittleren Berufsalter. Dies kann zum völligen Rückzug aus dem gesellschaftlichen Leben, Entfremdung von sich selbst und schwerer körperlicher Krankheit führen.

Phasen Das Burnout-Sy. verläuft in charakteristischen Phasen. Diese werden zwar unterschiedlich eingeteilt und benannt, entwickeln sich aber meist in ähnlicher Weise.

- Enthusiasmus und Idealismus am Beginn einer beruflichen Tätigkeit.
- Realismus und Pragmatismus in der Routine des Arbeitsalltags.
- Stagnation und Überdruss als erster Anhalt für Erschöpfung.
- Frustration und Depression mit der Folge, den Arbeitsaufwand auf das Notwendigste zu reduzieren; jedes Engagement schläft ein.
- Apathie und Verzweiflung, Aggression und Erschöpfung und der Wunsch, alles liegen zu lassen.

Menschen, die an den Rand ihrer physischen und psychischen Belastbarkeit im Beruf kommen, fühlen sich oft müde, niedergeschlagen, körperlich und emotional erschöpft, unglücklich, abgearbeitet, überdrüssig, wertlos, verärgert, reizbar, enttäuscht, zurückgewiesen und hoffnungslos. Spaß und Freude an der Arbeit, Tatkraft und Zuversicht erleben sie nur noch selten oder nie.

Arbeitsstörungen durch Burnout

- Abnahme der psychischen Belastbarkeit am Arbeitsplatz im mittleren Berufsalter. Stressreaktionen mit wiederholten körperlichen Erkr., dadurch Ausfall am Arbeitsplatz und Verstärkung des Stresses durch unerledigte Aufgaben.
- „Innere Kündigung“ mit dem Versuch, eine Position mit dem geringstmöglichen Aufwand („Dienst nach Vorschrift“) zu halten. Das Interesse an der eigenen Arbeit, an der Qualität des Arbeitsprodukts und am Erfolg der Firma/Einrichtung erlischt.
- Kompensation durch vermehrtes Engagement in der Freizeit oder am Arbeitsplatz („Workaholic“).
- „Mobbing“ durch gezielte Belästigungen, Angriffe und Verleumdungen anderer, um sich selber aufzuwerten.

Hilfen aus der „Burnout-Krise“

„Die wichtigste Aufgabe des Arztes: Zuerst die eigene Seele zu heilen und sich um sich selbst zu kümmern, bevor er versucht, anderen zu helfen.“

Auf dem Grabstein eines Arztes 200 v. Chr.

Dem Burnout geht i. d. R. eine lange Zeit voraus, in der der Beruf mit großem Engagement ausgeübt wird („Traumberuf“). Je höher der Idealismus für eine berufliche Aufgabe, desto größer die Gefahr des Burnouts.

Eine berufliche Erschöpfung i. S. eines Burnouts kann unabhängig von der beruflichen Stellung bei jedem Menschen auftreten. Dennoch findet es sich bes. häufig

in sozialen und ther. Berufen, mit vielen beruflichen Kontakten zu Menschen, im mittleren Management/Beamtenstand, bei Selbstständigen.
Je früher Anzeichen des Burnouts erkannt werden, desto leichter ist eine Umkehr und Regeneration. Hilfreich sind in der Palliativmedizin:

- Regelmäßige Teambesprechungen und Supervision (im Team oder einzeln, ▶ 17.1.2).
- Ein stabiles, tragfähiges Team.
- Ein stabiles soziales Umfeld (Familie, Freunde).
- Frühzeitiges Beilegen von Streitigkeiten im beruflichen Umfeld.
- Die Möglichkeit, „nein" zu sagen, z. B. die Betreuung eines Pat. abzugeben.
- Ausreichend Pausen im Arbeitsalltag (mind. 30 Min. alle 2–3 h).
- Regelmäßige Erholungsphasen (mind. 3–4 Wo. am Stück/J. und mehrere „verlängerte Wochenenden").
- „Sabbat-Jahr": eine längere berufliche Pause (½–1 J.) nach 5–7 Berufsjahren.
- Kompetenz und Professionalität durch regelmäßige Fort- und Weiterbildung (vom Arbeitgeber unterstützt und mit ausreichend Freizeitausgleich).
- Selbstverständliche Möglichkeit der Einflussnahme auf Rahmenbedingungen am Arbeitsplatz, Arbeitsabläufe und innerbetriebliche Angelegenheiten.
- Gesunde und freundliche Gestaltung des Arbeitsplatzes mit ausreichend Ruhezonen.
- Pos. Arbeitsbestärkung („Lob statt Tadel").
- Gesunder Umgang mit Leistung am Arbeitsplatz und in der Freizeit.
- Konstruktiver und effektiver Umgang mit der Zeit und mit den persönlichen Vorlieben („Morgenmuffel" und „Nachtmenschen").
- Auseinandersetzung mit der eigenen Sterblichkeit, den eigenen Ängsten vor Sterben und Tod (z. B. Lebens-Sterbe-Meditation nach Tausch).
- Ausreichend Gelegenheit zur Selbsterfahrung (Balint-Arbeit), Selbstwahrnehmung und -erkenntnis (z. B. Meditationswochenenden, Entspannung).
- Entspannungsübungen (z. B. am Arbeitsplatz).
- Gesunde Lebensführung (auch vom Arbeitgeber unterstützt, z. B. Vollwertkost in der Kantine).

Helfersyndrom

Das typische Problem von Menschen in helfenden Berufen ist das „Sich-verantwortlich-Fühlen" und die Gefühle der Omnipotenz. Ist eine sinnvolle Hilfe nicht mehr möglich („Wir können nichts mehr für Sie tun"), kann dies zu schweren Beeinträchtigungen des betroffenen „Helfers" (Arzt, Pflegepersonal) führen: Ein Helfersy. (nach Schmidbauer) entsteht.

- Sich aus der Arzt-Patient-Beziehung entziehen.
- Angst vor Nähe (beruflich und privat).
- Angst vor Schwäche.
- Angst, Fehler zuzugeben.
- Angst vor Liebe.
- Flucht in die Sucht.
- Suizidgefahr.

Die Situation des Arztes in der Palliativmedizin

Arzt und Pat. haben viele gemeinsame Möglichkeiten, um sich vor der Unsicherheit und der Begrenzung ther. Mittel und der daraus entstehenden Angst zu schützen. In der Geschichte des Arztberufs haben sich zusätzliche Überlebensstrategien etabliert. Wenn Ärzte vor beruflichem Stress, Verletzungen oder Niederlagen

stehen, werden bewusst oder unbewusst **kompensatorische Schutzmechanismen** aktiviert, die vordergründig Erleichterung bringen, auf lange Sicht jedoch gefährlich sind.
Gerade in der Palliativmedizin, wo Ärzte fachlich und menschlich an Grenzen stoßen, muss man solche schädlichen Mechanismen kennen, um sich und den Pat. davor zu schützen, z. B.:

- Zu viele und unnötige Untersuchungen.
- Sinnlose Therapieversuche.
- Zynische und gefühllose Sprache.
- Gefühlsmäßiger Rückzug und seelische Verarmung.
- Zu viele Überstunden (um nicht von Kollegen kritisiert zu werden).
- Falsche pos. Nachrichten („Notlügen"), um angstbesetzte Themen zu vermeiden.

Ärzte u. a. helfende Berufe sind anfälliger für bestimmte Krankheiten, selbstschädigendes Verhalten und persönliche Lebensumstände wie:

- Psychosen, Neurosen.
- Sucht (Alkohol, Tabletten, Morphin).
- Suizid.
- Scheidung und zerstörte Beziehung zu den eigenen Kindern.

> **!** Durch den großzügigen Umgang mit Morphin und anderen Betäubungsmitteln in der Palliativmedizin ist die „Schwelle" erniedrigt. Eine bes. sorgfältige Kontrolle und ausgeprägte Selbstbeherrschung ist notwendig, um Missbrauch unter professionellen Helfern zu vermeiden.

2.6 Kommunikation im multidisziplinären Team

Das **„Team"** (Arbeitsgruppe, ▶ 17.1) ist der geeignetste Ort, Kommunikation zu üben, zu überdenken, zu kontrollieren, zu korrigieren und evtl. Fehler aufzufangen. Teamsupervision und/oder Balint-Arbeit sind geeignete Wege für das Team, Erfahrungen in Kommunikationsprozessen zu sammeln.
In der palliativen Situation kann das **Gespräch** mit dem Pat. und seinen Angehörigen zur zentralen **„Therapie"** werden. Oft lässt sich erst viel später erkennen, ob ein Gespräch „gut", d. h. für den Pat. hilfreich war. Dabei handelt es sich meist nicht um ein einzelnes Gespräch, sondern um einen Kommunikationsprozess, in den viele Mitglieder des Teams eingebunden sind. Kommunikation ist also nicht eine bestimmte Technik, sondern eine innere Haltung, aus der sich Handlungsfähigkeit, Flexibilität und Kreativität im Umgang mit Pat. und Angehörigen ergeben.
In der Palliativmedizin und Hospizarbeit findet Kommunikation unabhängig von der Organisationsform immer im multidisziplinären Team statt. D. h. auch das Gespräch unter vier Augen hat Auswirkungen auf das Team und die Begleitung des Pat. Ständig wird ein offener Austausch zwischen allen Mitgliedern angestrebt.

> **!** **Kommunikation im Laufe der Entwicklung eines Palliativteams**
> In der Anfangsphase eines Teams findet Kommunikation eher zufällig, im „familiären" Stil statt. Mit zunehmender Ausweitung der Tätigkeiten und Vergrößerung des Teams muss immer mehr auf die offene Kommunikation geachtet werden. Es kann notwendig werden, mehrere kleinere Arbeitsgruppen zu bilden, die eigene Kommunikationsregeln entwickeln.

2.6.1 Teambildung

Teamarbeit funktioniert nicht von selbst. Jedes Team muss seine eigenen Kommunikations- und Interaktionsformen finden und einüben.
Voraussetzungen für Teamarbeit sind:

- Fachliche Qualifizierung jedes Mitglieds und Anerkennung der Kompetenz der anderen Mitarbeiter. Partnerschaftliche Kollegialität ohne Machtstreben.
- Klare Leitungsstrukturen und Rollenzuweisung jedes Mitglieds, v. a. im multidisziplinären Team.
- Regelmäßige Teambesprechungen mit dem ganzen Team.
- Differenzierter Umgang mit Konfrontation und Feedback (▶ Tab. 2.3), sodass Konflikte offen angesprochen werden können.
- Einhalten von Verbindlichkeiten und Verabredungen als Zeichen der gegenseitigen Akzeptanz.
- Lebenslanges Lernen als Voraussetzung für ständiges Weiterentwickeln im Team.

Tab. 2.3 Feedback-Regeln*

Feedback-Geber	Feedback-Empfänger
Beschreiben, nicht bewerten	Zuhören
Auf konkretes, veränderbares Verhalten beziehen	Nachfragen
Beobachtungen nennen, keine Vermutungen oder Interpretationen	Nicht rechtfertigen, verteidigen, argumentieren
Eigene Empfindungen benennen	Nachdenken, nicht wegschieben
Nur im eigenen Namen reden	Deutlich machen, was angekommen ist
So bald wie möglich, nichts „aufstauen" lassen	Deutlich machen, was ausgelöst worden ist, nichts in sich „hineinfressen"

* Feedback = sachliche Mitteilung an eine Person, wie sie von den anderen im Team wahrgenommen, verstanden und erlebt wird, als Hilfe zur Orientierung und Verhaltensregulierung.

2.6.2 Offene Kommunikation im Team

Fragen

- Was ist wichtig?
- Was ist für wen sinnvoll, relevant und erlaubt, zu wissen?
- Wo sind Grenzen zu beachten?

Regeln

- „Nicht alles, was wahr ist, muss gesagt werden, aber alles, was gesagt wird, muss wahr sein“ (selektiv authentisch). Respekt und Achtung vor dem Pat. und seinen Angehörigen wahren.
- Mitteilung von Inhalten und Fakten, keine Interpretation und Spekulation.
- Reden in der „Ich-Form“. Persönliche Aussagen machen („Ich meine …“).
- Persönliche Gefühle äußern („Das macht mich ärgerlich, weil …“).
- Keine Wertung von Gefühlen.

- Bei Fragen die dahinterstehende Motivation benennen („Ich frage das, weil …“).
- Interpretationen und Ratschläge vermeiden.
- Einzelne Gruppenmitglieder direkt ansprechen (nicht in der 3. Person).
- Es spricht immer nur einer.
- Seitengespräche sind oft wichtig und haben deshalb Vorrang.
- Körpersprache und -signale beachten.

Probleme

- Es gibt keine absolute Wirklichkeit und keine eindeutige Aussage. Immer sind Verarbeitungsprozesse bei der Kommunikation im Spiel, die Inhalte verändern.
- Die unterschiedliche Sichtweise der verschiedenen Teammitglieder führt zu verschiedenen Aussagen über den Pat. Dies kann zu scheinbaren Widersprüchen oder zu einem besseren Bild und besseren Verständnis der Situation führen.
- Verschiedene Berufsgruppen haben ihre eigene Sprache, die oft andere Wertigkeiten bedeutet (z. B. kann dieselbe Reaktion als Weinerlichkeit, Trauer oder Depression beschrieben werden).
- Der Anteil der verbalen und nonverbalen Kommunikation ist in verschiedenen Beziehungen sehr unterschiedlich (z. B. Arzt – Pat., Musiktherapeut – Pat.).
- Verschiedene Teammitglieder haben verschiedene Ziele (z. B. Arzt: Diagnoseaufklärung; Kunsttherapeut: Erleben der Angst; Seelsorger: Erkennen des Sinns).
- Die Rolle der ehrenamtlichen Teammitglieder ist teilweise nicht klar formuliert.
- Hierarchische Strukturen im Team werden nicht wahrgenommen bzw. sind den einzelnen Mitgliedern unterschiedlich stark bewusst.

2.6.3 Funktion der Teamleitung

Das typische Palliativteam ist multidisziplinär (▶ 17.1). Die Eigenständigkeit der verschiedenen Berufsgruppen muss gewahrt bleiben, und dennoch müssen alle Gruppen koordiniert werden. Dies erfordert eine **qualifizierte Leitung** als Voraussetzung für eine gelungene Kommunikation und Arbeit im Team.

Fähigkeiten eines Teamleiters

Wer leiten will, braucht:

- Ein überlegtes Verhältnis zu Macht, Autorität und Hierarchie.
- Klarheit in seinem persönlichen Wertesystem.
- Die Fähigkeit, seine Rolle als „Vorgesetzter“ zu akzeptieren.
- Die Fähigkeit, Kritik und Anerkennung zu äußern und anzunehmen.
- Die Fähigkeit, Konflikte zu erkennen, zu verstehen und zu bearbeiten.
- Die Fähigkeit zu konzeptionellem und vernetztem Denken.
- Die Fähigkeit, zu entscheiden.
- Grundkenntnisse und praktische Erfahrung in Kommunikation.
- Sensibilität für schwache Signale von Störungen.
- Toleranz für die verschiedenen Anforderungen an seine Rolle.
- Sachwissen über den Arbeitsbereich.
- Kenntnis der Organisation und ihrer Abläufe.
- Die Fähigkeit, andere Menschen handeln zu lassen.
- Die Fähigkeit, sich selbst zu relativieren.

Aufgaben des Teamleiters

Aufgaben des Teamleiters sind:

- Probleme erkennen und analysieren.
- Zielfindung, Planung von Lösungsalternativen, Entscheidungen treffen.
- Organisation, Koordination und Lenkung.
- Kontrolle und Bewertung.
- Motivation.

2.7 Nonverbale Kommunikation

2.7.1 Die Sprache des Körpers

„Der Körper lügt nicht.“

Zit. nach J. Fast

Jedes Verhalten, jede „Haltung“ bedeutet auch Kommunikation und Beziehung und jede Kommunikation löst ein bestimmtes Verhalten aus. Neben Worten gibt es noch viele Ausdrucksmöglichkeiten, die alle Gesprächspartner unterschiedlich stark nutzen können.
Musiktherapie, Kunsttherapie u. a. „Körpertherapien“ (▶ 17) geben Raum für nonverbalen Ausdruck. Die Körpersprache ist ein wesentlicher Teil der nonverbalen Kommunikation.

Nonverbale Signale im Gespräch

In jedem Gespräch werden von den Beteiligten nonverbale Signale gesendet:

- Sprachmelodie und Lautstärke.
- Gesprächspausen (▶ 2.2.5).
- Mimik (z. B. zusammengepresster Mund = Ablehnung, hängende Mundwinkel = Missfallen, Nichtwissen).
- Blickaustausch (leerer Blick = Ignorieren des Gegenübers, starrer Blick = Zwingen des Gegenübers zur Konzentration, fehlender Blickkontakt = Flucht aus dem Gespräch).
- Körperhaltung, -bewegung.
- Gestik (sprechende Hände: Daumendrücken = Angst, Sich-verkriechen-Wollen; „drohender Zeigefinger“; offene Handflächen = Vertrauen, Geste des Friedens und Gebens; geballte Faust = Aggression, Händereiben = Zufriedenheit, Schadenfreude; Nacken reiben = Unbehaglichkeit).
- Körperkontakt (z. B. Händedruck, in den Arm nehmen).
- Räumliche Situation (z. B. Sitzordnung, Distanz oder Nähe).
- Zuwendung oder Wegdrehen.

Nonverbale Kommunikation Nonverbale Kommunikation ist mehrdeutig und muss im Gesamtzusammenhang gesehen werden. Ethnische Unterschiede und Geschlechtsunterschiede sind zu beachten. In Situationen, in denen das verbale Gespräch nicht im Vordergrund steht (z. B. Körperpflege), kann ein bes. Schwerpunkt auf der nonverbalen Kommunikation liegen.
Auch bei der rein verbalen Kommunikation sind nonverbale Informationen und Reaktionen beteiligt. Neben dem Sachinhalt wird etwas über sich selbst, die Beziehung und den emotionalen Inhalt ausgesagt. Nicht immer stimmen dabei verbale und nonverbale Inhalte überein. Dies führt zu Misstrauen, Unsicherheit und Ängsten.

Zeichen der Angst:
- Unsteter Blick.
- Schweißnasse Hände.
- Geduckte Haltung.
- Verkrampfte Hände bzw. Fäuste.
- Gehetzte, abgehackte Sprache.
- „Auf dem Sprung", z. B. Sitzen an der Stuhlkante, unruhige Füße.

Zeichen des Schmerzes:
- Stirnfalte.
- Verkrampfte Haltung.
- Schonstellungen.
- Asymmetrische Bewegungen.
- Zusammengebissene Zähne, hervortretende Wangenmuskulatur.
- Flache Atmung.
- Gepresste Sprache.

„Nonverbale Aufklärung"

Oft ahnen bzw. erkennen Pat. lange vor dem offiziellen Aufklärungsgespräch ihre Situation aufgrund der vielen kleinen, unbewussten oder bewussten nonverbalen Signale, die alle um sie herum aussenden:
- Visitenzeiten werden kürzer.
- Der Pat. wird seltener zu Fragen aufgefordert.
- Zu Untersuchungen geht eine Person mit, die die Akte trägt.
- Bei der Pflege wird weniger gesprochen oder nur über Unverfängliches.
- Blickkontakt wird vermieden bzw. ist weniger intensiv.
- Zukunftspläne werden übergangen oder nur zögernd mitgesponnen.
- Das Personal geht seltener, kürzer und geschäftiger ins Patientenzimmer.
- Besucher wirken betreten, befangen.

2.7.2 Tiergestützte Therapie und Kommunikation

Definition

Maßnahmen, bei denen durch den gezielten Einsatz eines Tieres pos. Auswirkungen auf das Erleben und Verhalten von Pat. auf physischer und psychischer Ebene erzielt werden. Zusätzlich werden Kommunikationstechniken, verhaltensther. Techniken und Elemente der basalen Stimulation (▶ 16.4.4) eingesetzt.

Tiere als „Besucher" und „Mitarbeiter"

In einigen stationären Hospizen und Palliativstationen ist das Mitbringen von Haustieren durch Besucher erlaubt. Sie können während der Besuchszeit im Krankenzimmer bleiben, und der Pat. kann mit ihnen reden, spielen, knuddeln und schmusen.

Als „Mitglied" im multidisziplinären Palliativteam sind Tiere (z. B. Hunde) noch die Ausnahme.

Tiere in der Sterbebegleitung bieten:
- Vertraute, heimelige Atmosphäre.
- Emotionale Nähe.
- Anlass zu Kommunikation, wenn sonst Sprachlosigkeit herrscht.
- Anlass zu befreiendem Lachen und Heiterkeit.
- Verminderung der Scheu vor der ungewohnten Umgebung (v. a. bei Kindern).

- Vermittlung eines Stücks unkomplizierten „normalen Lebens“.
- Erinnerung an eigene Haustiere und damit an das Leben in gesunden Tagen.

Rahmenbedingungen

Aus der Therapie mit Kindern und verwirrten Menschen ist bekannt, dass Tiere als Co-Therapeuten eine wichtige Aufgabe haben. Ihr Einsatz sollte unter klar festgelegten **Rahmenbedingungen** stattfinden:

- Ein Kontakt mit dem Tier darf nicht erzwungen werden.
- Das Tier darf nicht bedrängt werden, da sonst Angst- und Abwehrreaktionen (z. B. Beißen) auftreten können.
- Der erste Kontakt zum Tier muss immer in Begleitung der Bezugsperson des Tieres stattfinden.

An das Tier, das sich im stationären Bereich aufhält, und an seinen Halter werden hohe Anforderungen gestellt. Eine spezielle Ausbildung des Tierhalters und Therapietieres ist hilfreich. Diese wird von Vereinigungen zur „tiergestützten Therapie“ angeboten.

Das Tier Es gibt kein spezielles Therapietier. Bewährt haben sich Hunde, hier v. a. Hütehunde und Retriever. Wichtiger sind der individuelle Charakter des Tieres und seine Ausbildung.
Voraussetzungen, die ein Therapietier erfüllen muss, sind:

- Guter Gesundheitszustand.
- Guter Pflegezustand.
- Gutmütiges und ruhiges, menschenfreundliches Wesen.
- Sicheres Verhalten in der Umgebung (fremde Geräusche, abrupte Bewegungen, ungewohnte optische Reize).
- Sicheres Verhalten im Umgang mit fremden Personen, Kindern, anderen Tieren.
- Enge Bindung an „seinen“ Menschen (Besitzer).
- Freude an Begegnung mit anderen Menschen und an Berührung.
- Hohe Belastbarkeit, relative Stressfreiheit.

Der Tierhalter Idealerweise ist der Besitzer des Tieres schon Mitglied im Palliativteam. Falls der Tierhalter von außen dazukommt, müssen gewährleistet sein:

- Teamfähigkeit und soziale Einstellung.
- Einblick in die Arbeitsabläufe auf Station.
- Erfahrungen mit Abwehrreaktionen (bei Tier und Mensch).
- Optimale Kenntnis des Tieres.
- Optimale Kontrolle über das Tier (klare Führungsposition).

Die Station Voraussetzungen für den Einsatz von Tieren in der Palliativsituation im stationären Bereich sind:

- Absprache der Verantwortlichkeiten.
  - Wer pflegt das Tier?
  - Fütterungszeiten – Nahrungsangebot.
  - Betreuung in der Nacht.
- Schutz der Tiere vor Überbelastung und Verletzung.
  - Ruhezeiten – Ferien.
  - Kontakt zu Artgenossen.
  - Schutz vor Misshandlung.
  - Schutz vor Verletzung durch Gegenstände und Personen.
  - Schutz vor Intoxikation (Tbl. auf dem Boden, verdorbene Nahrungsmittel).

- Beachten der Hygienevorschriften.
  - Tgl. Pflege.
  - Regelmäßiger Tierarztbesuch.
  - Impfnachweis.
  - Kontrollen auf Keime, Würmer u. a. Parasiten.
  - Entsorgung der Exkremente.
- Klären der Frage der Haftpflicht.
  - Schäden durch das Tier.
  - Schäden an dem Tier.
- Mittragen der Tiertherapie durch alle Beteiligten.
  - Verwaltung.
  - Team.
  - Pat. und Angehörige.

(Haus-)Tiere in der ambulanten Palliativbegleitung

In der ambulanten Palliativbegleitung sollte der Kontakt zu einem gewohnten Haustier (v. a. Hunde und Katzen) unverändert beibehalten werden. Hygienische oder med. Bedenken bestehen nicht. Gerade bei verwirrten, deliranten oder psychotischen Zuständen können Haustiere stabilisierend wirken. Sie sind ein „Familienmitglied" mit sozialen Funktionen wie Ansprechpartner, Spielgefährte, Kamerad und helfen dem Pat. dadurch, zur Normalität zurückzufinden.

Auch für die Angehörigen ist der Umgang mit dem gewohnten Haustier eine emotionale Entlastung. Vom Tier bekommen sie das, was sie vom Pat. kaum oder nicht mehr bekommen können: Zärtlichkeit, Zuwendung, (nonverbale) Anerkennung, Dankbarkeit, Trost. Nach dem Tod ist das Tier oft eine Verbindung zum Verstorbenen und bei vielen einziger „Gesprächspartner". Die Sorge um das ebenfalls trauernde Tier hilft, die eigene Trauer zu überwinden. Vor allem bei Hunden, die tgl. ausgeführt werden müssen, erleichtert dieser Gang den eigenen Weg zurück ins Leben. Haustiere sind somit ein bewährter Schutz vor erschwertem Trauerverlauf („path." Trauerreaktion, ▶ 14.7.2).

2.7.3 Symbolsprache

Viele Symbole sagen indir. etwas über Sterben und Tod aus. Oft können Traumbilder bzw. Albträume (deshalb immer wieder nach den Träumen fragen), gemalte Bilder, Lieder oder Lieblingsmärchen Aufschluss darüber geben, wie intensiv sich der Pat. mit dem nahen Tod auseinandersetzt.

Typische Bilder für den nahen Tod

- Eine große Reise machen (Koffer packen).
- Über ein großes Wasser oder einen Fluss gehen bzw. darin eintauchen.
- Über eine Schwelle, eine Grenze, einen Berg gehen.
- Einen Weg vor sich sehen.
- Eine Leiter oder Treppe hinaufsteigen.
- Durch eine Röhre oder ein Tor gehen.
- In die Tiefe fallen.
- Sonnenuntergang.
- Regenbogen.
- Bäume.
- Der große schwarze Vogel.
- Geld oder Essen, das zur Neige geht, verloren oder gestohlen wurde.

- Blumen, die verwelken.
- Dinge, die nicht mehr gebraucht werden.
- Dinge bzw. Handlungen, die abgeschlossen bzw. vorbereitet sind, abgeschlossen zu werden.
- Begegnungen mit Menschen, die schon lange gestorben sind.
- Zeiten, die abgelaufen sind.
- Uhren, die stehen bzw. nicht mehr aufgezogen werden sollen.
- Christliche Todessymbole (und Auferstehungssymbole) wie Kreuz, Anker, Palme, Taube, Ölzweig, Kerze, Kranz.

Symbole im Kontext verstehen lernen

Wichtig ist, die persönliche Biografie des Pat. zu kennen, um „seine Bilder" zu verstehen. Es gibt keine allgemeingültigen Regeln. Bei älteren Menschen kann das Gespräch über Erlebnisse im Krieg Symbolcharakter bekommen. Bei Kindern empfiehlt es sich, sie zum Malen von Bildern aufzufordern und evtl. darüber mit ihnen zu reden.

Der Pat. sollte durch geeignete Gesprächsangebote ermutigt werden, z. B.:
- „Was haben Sie heute Nacht geträumt?"
- „Welche Märchenfigur wären Sie gern?"
- „Was würden Sie sich wünschen, wenn Sie einen Wunsch frei hätten?"
- „Was möchten Sie loswerden?"
- „Gibt es etwas, was Sie sich bisher nicht zu sagen bzw. zu tun getraut haben?"

2.7.4 „Die Sprache Sterbender"

Sterbephasen

(▶ 14.2).

Einen wesentlichen Beitrag zu den heutigen Kenntnissen über Kommunikation mit Schwerkranken und Sterbenden haben die Arbeiten von Elisabeth Kübler-Ross geleistet. Ihre „Interviews mit Sterbenden" (1970) zeigten, wie wichtig und dringend das Gespräch mit Schwerkranken ist – und inwieweit es sich von anderen Arzt-Patient-Dialogen unterscheidet. Sie beschreibt die Phasen, Stadien bzw. Stationen, die ein Mensch durchläuft, wenn er sich mit dem nahen Tod auseinandersetzt (▶ Abb. 2.3). Jeder Mensch erlebt diese anders, nicht linear, sondern immer wieder neu, dann jedoch auf einer anderen Stufe. Das meiste wird unbewusst erlebt.

Dieser Weg ist kein rationaler Prozess; er verläuft mit Höhen und Tiefen vom Beginn der Erkr. an bis zum Tod. Es gibt Umwege, Abkürzungen und Rastplätze. Er wird nicht nur vom Pat. selber, sondern auch von seinen Angehörigen und anderen Begleitern gegangen. Für Angehörige kann dies ein wichtiger Teil der (vorweggenommenen) Trauer sein (▶ 14.7). Für Begleiter ist es wichtig, die Schritte zu kennen und evtl. durch Impulse zu beeinflussen.

Gefühle und Verhaltensmuster („Sterbephasen") nach E. Kübler-Ross
- **Verneinung und Isolation, Nicht-wahrhaben-Wollen** der schweren Krankheit. „Nein, das hat nichts mit mir zu tun, das ist eine Fehldiagnose". Kann in einem schockähnlichen Zustand der Starre und Handlungsunfähigkeit münden.

- **Zorn, Wut, Auflehnung** gegen das Schicksal, Schuldzuweisungen und Aggression ggü. denjenigen, die damit zu tun haben, wie Ärzte, Pflegepersonal, Angehörige. „Warum gerade ich?". Kann in Selbstaggression mit Selbsttötungsgedanken umschlagen.
- **Verhandeln** mit dem Schicksal oder dem, der es vermeintlich in der Hand hat, Suche nach Auswegen z. B. durch andere Ärzte oder andere med. Methoden, Suche nach einem Aufschub. „Wenn ich das und das tue, dann geht es vielleicht noch bis dahin." Kann auch auf materieller Ebene Ausdruck finden, z. B. ein symbolischen „Loskaufen", indem alles Hab und Gut verschenkt wird.
- **Depression, Trauer und Rückzug** bis zur Isolation und Verzweiflung, obwohl gleichzeitig ein großer Wunsch nach Nähe und menschlichem Kontakt besteht. Trauer um Dinge, die nicht mehr erlebt, erledigt, erfahren werden können. „Was soll das alles noch, lieber ist gleich Schluss."
- **Anpassung und Annahme** der Realität des nahenden Todes, Gelassenheit und gelegentlich große seelische Reife. Für Außenstehende nicht immer erkennbar bzw. gelegentlich so „eingefordert", dass ein „Sterbestress" entsteht. Kann auch in Resignation umschlagen.

Diese „Phasen" dürfen nicht mit einem „Lernprogramm" verwechselt werden. Es gibt kein „richtiges" oder „schönes" Sterben. Gerade in Kenntnis der Sterbephasen muss immer klar sein: Jeder Mensch lebt sein Leben bis zum Schluss und stirbt seinen Tod. Es ist hilfreich, sie zu kennen. So können die verschlüsselten Signale des Pat. leichter erkannt und verstanden werden. Sie zeigen, dass der Pat. sich in einem Prozess der Verarbeitung befindet.

Phasen der Verarbeitung nach P. Sporken

Pat. „wissen" bzw. ahnen die Wahrheit oft schon vor dem eigentlichen Aufklärungsgespräch und verarbeiten diese (▶ Abb. 2.3). Dies löst eine Flut von Gefühlen aus:

- **Unwissenheit:** Der Pat. spürt, dass andere mehr wissen als er selbst.
- **Unsicherheit:** Abwägen verschiedener Möglichkeiten, zunehmende Unruhe, was denn los ist, Wechselbad der Gefühle.
- **Unbewusstes Leugnen:** Der Pat. spürt, dass etwas nicht stimmt und leistet innerlich Widerstand, verleugnet deutliche Zeichen (z. B. Symptome) und versucht, zu entfliehen (z. B. nimmt Arzttermine nicht wahr).
- **Entdeckung, Aufklärung** und **erstes offenes Gespräch** über die schon vermutete Wahrheit der unheilbaren Krankheit und des nahen Todes.

Für den behandelnden und begleitenden Arzt ist die Kenntnis dieser Verarbeitungsprozesse wichtig. Er muss dem Pat. jederzeit offen und ehrlich gegenübertreten und Gefühlsschwankungen im Zusammenhang mit dieser Auseinandersetzung verstehen. I. d. R. ist es nicht hilfreich für den Pat., wenn die Phase der Unwissenheit und Unsicherheit lange andauert.

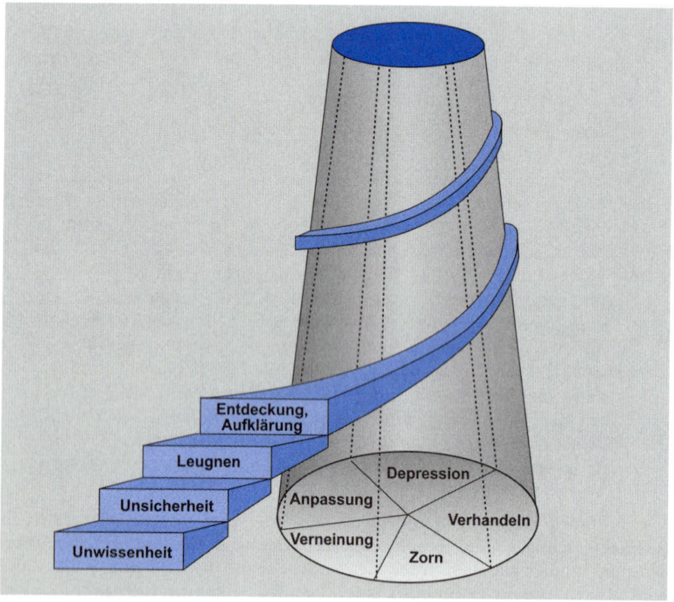

Abb. 2.3 Schritte der Verarbeitung von Krankheit, Sterben und Tod (nach P. Sporken 1982) [L157]

2.7.5 Nahtod-Erfahrungen (NDE)

Definition Die Nahtod-Erfahrungen (*near death experience,* NDE) sind Erlebnisse am ehesten i. S. „dissoziativer Leistungen", d. h. Schutzreaktionen des Ichs vor extremen Belastungen wie Schmerz und Todesgefahr im Zusammenhang mit einer lebensbedrohlichen Situation (z. B. bei Reanimation).

Wahrnehmungen bei NDE Knapp 5 % aller Menschen (nach Reanimation bis zu 20 %) haben in ihrem Leben eine NDE.
Haben diese Menschen danach Gelegenheit, über ihre NDE zu berichten, so werden Wahrnehmungen beschrieben, wie:
- Über bzw. neben dem eigenen Körper zu schweben (über 60 %).
- Einen Tunnel (knapp 50 %) oder anderen Durchgang mit unbeschreiblichem, hellem Licht (¾ der Betroffenen) zu sehen.
- Auf den Durchgang zuzugehen bzw. durch ihn hindurchzugehen.
- In einer „paradiesischen" Landschaft anzukommen.
- Das Leben als Film nochmals an sich vorübergleiten zu sehen (30 %).
- Bereits verstorbene Menschen zu treffen.

Gemeinsamkeiten Gemeinsam ist diesen NDE:
- Sie sind in ihren Grundmustern ähnlich, pos. und eher mystisch und nicht mit Halluzinationen, psychotischen Episoden oder Träumen vergleichbar.
- Angstreaktionen oder Panik sind selten, der nahende Tod wird von den meisten erkannt und akzeptiert, eher fällt vielen die Rückkehr schwer.

- Wahrnehmung von Zeit und Raum verschieben sich.
- Sie sind unabhängig von Alter, Geschlecht, gesellschaftlicher Einbindung, Religion o. Ä.
- Sie sind unabhängig von der Diagnose, aber korreliert mit der „Todesnähe" (z. B. klin. Tod bei Reanimation).
- Danach wird meist (ca. 90 %) von einem Gefühl des Wohlbefindens, der Ruhe und Gelassenheit, des inneren Friedens berichtet.
- Es kommt danach teilweise zu deutlichen Persönlichkeitsveränderungen und Änderungen des bisherigen Lebens mit z. T. erheblichen Folgen (Scheidung, Berufswechsel, religiöse Wandlung, Veränderung der Werte und Weltanschauung).

Menschen mit NDE fällt es schwer, darüber zu sprechen, da sie fürchten bzw. die Erfahrung gemacht haben, nicht ernst genommen zu werden. Bei entsprechender Anamnese sollte gerade in der Palliativsituation der Pat. gezielt auf NDE angesprochen und angeregt werden, an diese Erfahrungen anzuknüpfen.

! Menschen mit NDE haben signifikant weniger Angst vor dem Tod und glauben häufiger an ein Leben nach dem Tod.

3 Spirituelle Aspekte

Susanne Roller

3.1 Christentum

3.1.1 Ursprung und Glaubensinhalte

Geschichtlicher Ursprung Mit der Verkündigung der Auferstehung des gekreuzigten Jesus von Nazareth begann das Christentum. Es bildete sich eine Gruppe von Juden in Israel, die in Jesus den dem Volk Israel verheißenen Messias sah (Urgemeinde). Rasch wuchs über die Grenzen des Judentums hinaus die Gemeinschaft derer, die an den Auferstandenen glaubten. Daraus wurde eine Kirche aus Juden und Nichtjuden, die sich zu Jesus als dem „Kyrios" (Weltherrscher) Christus bekennt. Nach der Tolerierung durch Konstantin den Großen (313 n. Chr.) wurde das Christentum Ende des 4. Jh. Staatsreligion und „kosmopolitisch".
Heute, nach dem Ende der „konstantinischen Ära", in einer global pluralistischen Gesellschaft und in der Begegnung mit anderen Weltreligionen muss sich das Christentum auf seinen geschichtlichen Ursprung und sein Verhältnis zu Israel neu besinnen.

3

Glaubensinhalte Weg und Schicksal von Mensch und Welt sind Unheils- und Heilsgeschichte zugleich. Im Versuch, Gott gleich zu werden, verspielt der Mensch „Glanz", Hoffnung und Heil (Vertreibung aus dem Paradies). Gott aber bringt, indem er selbst Mensch wird, durch Tod und Auferweckung Jesu eine zweite, neue Schöpfung hervor, die er zur Vollendung führt.
Im Kampf zwischen alter und neuer Schöpfung sind Brüche und Katastrophen in der Geschichte von Mensch und Welt unausweichlich. Zugleich sind sie Zeichen der (noch verborgenen) hereinbrechenden neuen Welt, die im Vergehen und Zerbrechen des Alten endgültig Wirklichkeit wird. Der Tod ist Ende und Anfang, Untergang und Verwandlung. Auferweckung, nicht Unsterblichkeit ist der Grund christlicher Hoffnung.
Im Glauben und in der Teilhabe an den Sakramenten (bes. ausgeprägt in der katholischen und orthodoxen Kirche, ▶ 3.1.4), sowie in der Gliedschaft am „Leib Christi" der Kirche, erfährt der Mensch sich einbezogen in die Heilsgeschichte und das Leben der kommenden Welt.
Der christliche Erlösungsglaube bedeutet die Befreiung von der Macht der Sünde und die Gewissheit, dass der Mensch über den Tod hinaus im Reich Gottes zur Vollendung und Heiligung gelangen kann. Im Reich Gottes sind Wahrheit, Güte und Liebe mit der Schöpfermacht Gottes vereint.

3.1.2 Feiertage

Die christlichen Hauptfeiertage gelten den zentralen Heilsereignissen:
- Weihnachten: Geburt Jesu, Menschwerdung Gottes.
- Karfreitag: Kreuzestod Jesu.
- Ostern: Auferstehung Jesu.
- Pfingsten: Sendung des Geistes (bes. Bedeutung für die charismatischen Gruppierungen).

Das Kirchenjahr ist symbolischer Ablauf, Erinnerung und Vergegenwärtigung der Heilsgeschichte (Advent bis Pfingsten). Die Passionszeit von Aschermittwoch bis Karfreitag (Fastenzeit) erinnert an das Leiden und den Opfertod Jesu.

3.1.3 Einstellung zu Krankheit, Sterben und Tod

- Tod im eigentlichen Sinn ist nicht das physische Verlöschen, sondern der Verlust der Gottesbeziehung, das gottlose Leben (und Sterben).
- Das „ewige Leben" beginnt nicht erst nach dem Tod, sondern im spirituellen Neugeborenwerden durch Christus. Der „neue Mensch" lebt und entfaltet sich auf dem Weg der Nachfolge.
- Der „neue Mensch" wird erst nach dem physischen Tod im Sein bei Gott vollendet.
- Sterben ist Abschied von dem „alten Menschen" und Chance, sich durch Besinnung, Umkehr und Versöhnung mit Gott und den Menschen auf das kommende Leben vorzubereiten.
- Wegen der großen Vielfalt individueller Überzeugungen fragt man am besten den Pat. oder seine Angehörigen nach seiner eigenen Glaubensgestalt.
- Gespräche mit dem Seelsorger werden als hilfreich empfunden.
- Nach dem Tod können die Hände des Verstorbenen zusammengelegt und die Augen geschlossen werden. Oft wünschen die Angehörigen noch einen Seelsorger zum gemeinsamen Gebet und abschiedlichen Segensgeleit.

Gebete und Texte

Neben den regionalen Kirchengesangsbüchern (z. B. Gotteslob, evangelisches Gesangbuch) sollten überall, wo Menschen im Sterben begleitet werden, kleinere Gebetsbücher und die Bibel für jeden zugänglich ausliegen. So können Pat. und Angehörige die für sie jetzt passenden Texte aussuchen. Auch das gemeinsame Gebet ist hilfreich.

Der Herr ist mein Hirte; mir wird nichts mangeln.
Er weidet mich auf grünen Auen und führet mich zum frischen Wasser.
Er erquicket meine Seele;
Er führet mich auf rechter Straße um seines Namens willen.
Und ob ich schon wanderte im finsteren Tal,
fürchte ich kein Unglück.
Denn du bist bei mir.
Dein Stecken und Stab trösten mich.
Du deckst mir den Tisch im Angesicht meiner Feinde;
Du salbst mein Haupt mit Öl und schenkst mir den Becher voll ein.
Gutes und Barmherzigkeit werden mir folgen mein Leben lang;
und ich werde bleiben im Haus des Herrn immerdar. Amen.

Psalm 23

Herr, du erforschest mich und kennest mich.
Ich sitze oder stehe auf, so weißt du es; du verstehest meine Gedanken von ferne.
Ich gehe oder liege, so bist du um mich und siehest alle meine Wege.
Denn siehe, es ist kein Wort auf meiner Zunge, das du, Herr nicht alles wissest.
Von allen Seiten umgibst du mich und hältst deine Hand über mir.
Solche Erkenntnis ist mir zu wunderbar und zu hoch, ich kann sie nicht begreifen.
Erforsche mich, Gott, und erfahre mein Herz;
prüfe mich und erfahre, wie ich's meine!
Und siehe, ob ich auf bösem Wege bin und leite mich auf ewigem Wege.

Psalm 139

Von guten Mächten wunderbar geborgen,
erwarten wir getrost, was kommen mag.

Gott ist mit uns am Abend und am Morgen
und ganz gewiss an jedem neuen Tag.

Dietrich Bonhoeffer

Möge Gott auf dem Weg, den du gehst, vor dir hereilen,
das ist mein Wunsch für deine Lebensreise.
Mögest du die hellen Fußstapfen des Glücks finden
und ihnen auf dem ganzen Weg folgen.

Alter irischer Segen

So spricht der Herr: Fürchte dich nicht, denn ich habe dich erlöst.
Ich habe dich bei deinem Namen gerufen, du bist mein.

Jesaja 43,1

Oh Herr, gib jedem seinen eigenen Tod.
das Sterben, das aus jenem Leben geht,
darin er Liebe hatte, Sinn und Not.
Denn wir sind nur die Schale und das Blatt.
Der große Tod, den jeder in sich hat,
das ist die Frucht, um die sich alles dreht.

Rainer Maria Rilke

Herr, segne die Leidenden
Segne der Leidenden gebeugten Sinn,
der Menschen schwere Einsamkeit, das ruhelose Sein,
das Leid, das keiner einem anderen anvertraut.
Segne die Herzen, Herr, die bitteren.
Vor allem gib den Kranken Linderung.
Lehr die vergessen, denen du das Liebste hast genommen.
Lass auf der ganzen Erde niemand in Seelennot.
Segne die Frohen, Herr, bewahre sie.
Von mir nahmst du noch nie die Traurigkeit.
Sie lastet manchmal schwer auf mir.
Doch gibst du Kraft; so trag ich sie.

Edith Stein

Ich bleibe derselbe, so alt ihr auch werdet, bis ihr grau werdet, will ich euch tragen.
Ich habe es getan, und ich werde euch weiterhin tragen,
ich werde euch schleppen und retten.

Jesaja 46,4

3.1.4 Die wichtigsten konfessionellen Ausprägungen

Römisch-katholische Kirche

Spezifische Glaubensformen

- Hierarchische Gliederung der Kirche mit zentraler Leitung (Papst).
- Rückführung des Papst- und Bischofsamtes auf die Apostel („apostolische Sukzession“).

- Glaubensgrundlagen sind Bibel und Tradition.
- Es gibt insg. sieben Sakramente. Die wichtigsten sind Taufe, Kommunion, Buße und Krankensalbung.
- Die Beichte ist mind. einmal jährlich, zu Ostern, verpflichtend.
- Die Verehrung der Jungfrau Maria und das Gebet zu ihr haben große Bedeutung.
- Viele, v. a. ältere Katholiken haben angesichts des nahen Todes eine unbestimmte Angst vor Fegefeuer und Hölle als dem Ort der ewigen Verdammnis.

Gottesdienst – Feiern – Fasten

- Die sonntägliche Eucharistiefeier ist Zentrum des religiösen Lebens und für den katholischen Christen verpflichtend.
- Am Freitag darf kein Fleisch gegessen werden.
- Am Aschermittwoch und Karfreitag Verbot von Fleisch- und Alkoholgenuss.
- Kirchenjahr und die Fest- und Fastenzeiten vor Weihnachten und Ostern haben große Bedeutung.
- Kommunion und Feier der Eucharistie bedeuten eine Stärkung des Glaubens für die weitere Wegstrecke, die Aufnahme in die „Gemeinschaft der Heiligen“ *(communio sanctorum)*, Vergebung der Sünden und Versöhnung mit Gott.
- Gebete (Vaterunser ▶ 3.1.3, Ave Maria, Rosenkranz u. a.) und Segenssprüche helfen, sich auf Gott zu besinnen.

Krankheit – Sterben – Tod

- Dem Kranken gilt die besondere Aufmerksamkeit der Kirche durch Krankenbesuch, Krankenkommunionsfeier und Krankensegnung am Bett.
- Die Krankensalbung als Stärkung in der Krankheit (nicht mehr „letzte Ölung“) ist das spezielle Sakrament für Kranke.
- Wünscht ein Kranker die Beichte, sollte der Priester unbedingt, auch nachts, gerufen werden.
- Liegt ein Kranker im Sterben, sollte der zuständige Priester oder Krankenhausseelsorger benachrichtigt werden.
- Das Sakrament für Sterbende ist die „Wegzehrung“ in Form einer Krankenkommunion, meist in Verbindung mit den Sakramenten der Buße und der Krankensalbung (traditionell „Versehgang“).
- Als Symbol der Auferstehung kann eine Kerze im Zimmer angezündet werden.
- Gebete und Segensworte helfen dem Sterbenden, sich von seinem Leiden zu distanzieren und näher zu Gott zu kommen.
- Traditionelle Texte sind hilfreich bei großer „Sprachlosigkeit“ im Angesicht des Leidens und des nahen Todes.
- Frei gesprochene Gebete zeigen, welche Wünsche für den Pat. vordringlich sind.

Gott, wir bitten, komm und segne uns,
lege auf uns deinen Frieden;
schützend halte deine Hände über uns,
rühr uns an mit deiner Kraft
und geleite uns auf unseren Wegen zu dem Ziel,
das du uns zugedacht hast. Amen.
Der dreieinige Gott segne dich und behüte dich

und geleite dich und die Deinen auf allen euren Wegen. Amen.
So spricht der dreieinige Gott, der dich erschaffen hat:
Fürchte dich nicht, (Name des Kranken). Ich habe dich bei deinem Namen gerufen. Ich habe dich erlöst, du bist mein. Nichts kann dich von mir und meiner Liebe trennen.

Segensworte

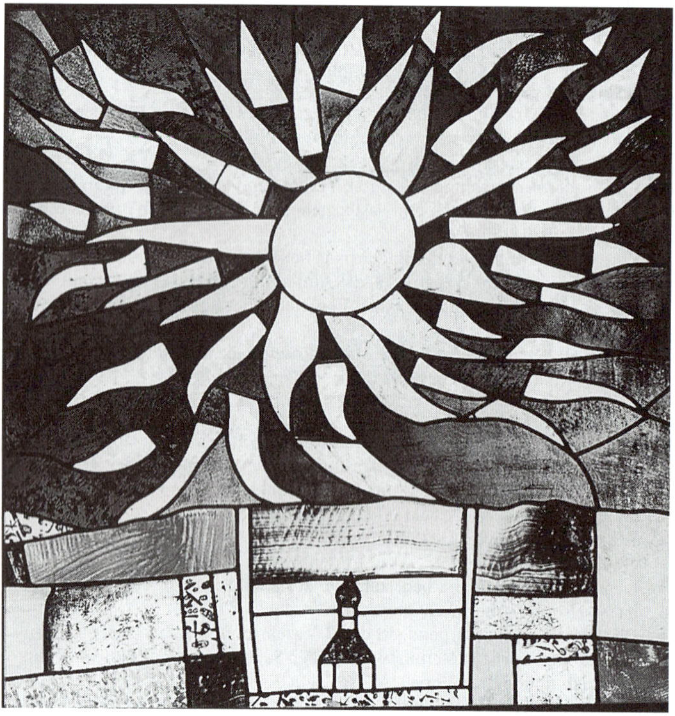

Abb. 3.1 Glasfenster von Pater Michael Kampik im Abschiedsraum der Palliativstation St. Johannes von Gott der Barmherzigen Brüder in München-Nymphenburg [T392]

Evangelische Kirchen

Spezifische Glaubensformen

- Neben den Landeskirchen, den Gliedkirchen der Ev. Kirche in Deutschland (EKD) gibt es ev. Freikirchen (z. B. evang.-methodistische und baptistische Kirche), deren Gliedschaft eine Sache der persönlichen Entscheidung ist. Innerhalb der Freikirchen besteht ein intensives Zusammengehörigkeitsgefühl.
- Glaube und Lehre gründen sich auf das in der Bibel gegebene Wort Gottes, die Bekenntnisse der alten Kirche und der Reformation. Im Vordergrund stehen der Erlösungsgedanke und die Lebensführung im Sinne Gottes. Eine Beichte mit nachfolgender Absolution ist nicht verbindlicher Bestandteil der

Glaubensausübung, was bezeichnend für die Eigenverantwortlichkeit des Gläubigen ist.
- Wichtige Sakramente sind Taufe und Abendmahl.

Gottesdienst – Feiern – Fasten
- Sonntäglicher Gemeindegottesdienst in verschiedener Form.
- Gottesdienst vor allem als Wortgottesdienst.
- Keine Sonntagspflicht, aber für manche ist die Teilnahme am regelmäßigen (sonntäglichen) Gottesdienst wichtig.
- Abendmahl i. d. R. 1 × monatl. und an den hohen Feiertagen.
- Fastengebote werden weniger streng beachtet.

Krankheit – Sterben – Tod
- Dienst am Kranken gilt als wichtige Aufgabe der Kirche (verstärkt qualifizierte Ausbildung von Krankenhausseelsorgern).
- Krankenbesuche durch Gemeindepfarrer, Klinikseelsorger und ehrenamtliche Besuchsdienste.
- Angebot von Krankenabendmahl am Bett.
- Krankensegnung und Krankensalbung in bes. Gottesdiensten für Kranke.
- Kranke und Sterbende erfahren Trost aus der Heiligen Schrift (Lesen von Bibeltexten, v. a. Psalmen), aus Kirchenliedern (Gesangbuch), durch Segen und im Gebet.
- Bibel und Gesangbuch sollten auf Station verfügbar sein.
- Liegt ein Pat. im Sterben, ist auf Wunsch der Pfarrer oder Klinikseelsorger zu benachrichtigen.

Der Herr segne dich und behüte dich. Der Herr lasse sein Angesicht leuchten über dir und sei dir gnädig. Der Herr erhebe sein Angesicht auf dich und gebe dir Frieden. Amen.

Segen (Bibel: Numeri 6,24-26)

Orthodoxe Kirchen

Spezifische Glaubensformen
- Die „Eine orthodoxe Kirche" versteht sich als das von Gott durch Jesus Christus im Heiligen Geist berufene Volk Gottes, als „Leib Christi".
- Sie ist aufgegliedert in zahlreiche nationale Kirchen mit kulturellen, sprachlichen, geografischen und geschichtlichen Unterschieden, die durch Einheit im Glauben, Gottesdienst und Kirchenordnung verbunden sind.
- Die wichtigsten der insg. sieben Sakramente sind Taufe, Firmung, Eucharistie.

Gottesdienst – Feiern – Fasten
- Zentrales Ereignis ist die Feier des gemeinsamen Gottesdienstes (viele verschiedene Formen), in dessen Zentrum immer die – außergewöhnlich feierlich zelebrierte – Eucharistie steht.
- Der Verehrung heiliger Bilder (Ikonen) kommt hohe Bedeutung zu.
- Ostern ist das Fest aller Feste, da die Auferstehung Christi symbolisch für die Auferstehung der ganzen Schöpfung steht (kosmisches Christusverständnis).
- Fasten gilt als Hilfe, den Glauben an Gott und an das Heilsgeschehen zu vertiefen.
  - Das Fasten geschieht im Verborgenen und ist freiwillig.
  - Es gibt vier große Fastenzeiten: 40 d vor Ostern, Montag nach Pfingstmontag bis 29. Juni, 1.–14. August (vor dem Tod der Gottesmutter Maria), 40 d vor Weihnachten.

- Zusätzlich wird an jedem Mittwoch und Freitag zum Gedächtnis des Heiligen Kreuzes gefastet.
- Am Karfreitag und am 1. Tag des „Großen Fastens" soll nichts gegessen und getrunken werden, an den übrigen Fastentagen muss auf bestimmte Speisen, vor allem Fleisch, verzichtet werden.

Krankheit – Sterben – Tod

- Orthodoxe Pat. wünschen evtl. eine Bibel, ein Kruzifix oder ein Gebetbuch.
- Ikonen werden von vielen als trostreich empfunden, im Einzelnen muss aber abgeschätzt werden, wie wichtig sie für den Pat. sind.
- Ein spezieller Aufbewahrungsort für eine Ikone im Krankenhaus ist empfehlenswert.
- Die Krankensalbung soll der Gesundung an Leib und Seele dienen.
- Liegt ein Pat. im Sterben, sollte der örtliche orthodoxe Priester gerufen werden.
- Beichte, Krankensalbung und heilige Kommunion sind für viele von großer Bedeutung.
- Für den Umgang mit dem Leichnam gelten keine besonderen Vorschriften.
- Der Leichnam wird häufig vor der Erdbestattung für Angehörige und Freunde in der Kirche aufgebahrt.

3.2 Weitere christliche Religionsgemeinschaften

3.2.1 Neuapostolische Kirche

- Besondere Bedeutung hat das Sakrament der Versiegelung (Spendung des Heiligen Geistes).
- Seelsorgerliche Betreuung durch Priester, Diakone und Gemeindevorsteher.
- Besuch des Priesters und Abendmahlsfeier auf Station sollten auf Wunsch jederzeit ermöglicht werden.
- Liegt ein Pat. im Sterben, muss sofort der Gemeindevorsteher oder ein Priester zu Gespräch, Gebet und Sündenvergebung verständigt werden.
- In ¼-jährlichen „Verstorbenengottesdiensten" führen Engel die Toten herbei zum Sakramentsempfang durch lebende Stellvertreter.

3.2.2 Zeugen Jehovas

! Strikte Ablehnung von Bluttransfusionen u. a. Blutprodukten (Erythrozyten, Leukozyten, Thrombozyten, Blutplasma) und der präop. Eigenblutspende, auch bei Lebensgefahr. Über die med. Behandlung mit Derivaten, z. B. Plasmafraktionen und Eigenblutverfahren wie die maschinelle Autotransfusion oder die Hämodilution, sowie Organentnahme nach dem Tod entscheidet jeder Zeuge Jehovas nach eigenem Ermessen.

- Verbot von nicht ausgeblutetem Fleisch und Wurst mit Blutbestandteilen.
- Kirchliche Feste (Weihnachten und Ostern) und Geburtstag werden nicht gefeiert.

- Enge Verbundenheit der Gemeindemitglieder.
- Betreuung des Pat. im Krankenhaus durch Gemeindeangehörige.
- Für einen Sterbenden sind keine spez. Zeremonien notwendig, der Glaube an die Auferstehung ist tragende Kraft.
- Besuche von Geistlichen anderer Religionsgemeinschaften werden meist nicht gewünscht.
- Der Glaube an die Dreieinigkeit sowie an Jesus als göttliches Wesen wird abgelehnt.

3.2.3 Mormonen

- Strenge Ernährungsverbote: Alkohol, Tabak, Bohnenkaffee, Schwarztee. Fleisch nur in geringen Mengen.
- Kranke sind auf ärztliche Anordnung von Ernährungs- und Fastenvorschriften ausgenommen.
- Der 1. Sonntag im Monat ist Fastentag.
- Sport, Entspannung und Bildung spielen eine große Rolle.
- Betreuung Kranker und Sterbender durch den Priester.
- Der Verstorbene wird durch Brüder bzw. Schwestern der jeweiligen Gemeinde gewaschen und gekleidet.
- Taufe und Ehe können auf den Toten übertragen werden, um ihn im Glauben zu „versiegeln".

3.2.4 Christengemeinschaft/Anthroposophie

- Schwergewicht liegt auf den (sieben) Sakramenten, zu denen auch das Sterbesakrament gehört.
- Gottesdienst wird in Form von sonntäglichen „Menschenweihehandlungen" (messeähnlicher Aufbau) abgehalten.
- Der Tod ist nicht Ende, sondern Übergang in die geistige Welt.
- Der Sterbende wird in besonderer Weise mit würdevollen Abschiedsritualen und mehrtägigen Sitzwachen (auch in den anthroposophischen Krankenhäusern) begleitet.
- Nach Eintritt des Todes wird der Prolog des Johannes-Evangeliums vorgelesen und das Vaterunser gebetet.
- Die Anwesenheit eines Geistlichen ist nicht erforderlich.

3.2.5 Christian Science/Christliche Wissenschaft

Medikamente werden oft komplett abgelehnt.

- Krankheit, Sünde und Tod sind Folgen falschen Bewusstseins, denn Gott hat nur Gutes und Heiles geschaffen.
- Ärztliche Behandlung bzw. technische Hilfe z. B. bei Knochenbrüchen ist erlaubt.
- Die Glaubensgemeinschaft stellt bei Bedarf eigene Pflegekräfte.

3.3 Judentum

3.3.1 Ursprung und Glaubensinhalte

Ursprung Das traditionelle Judentum versteht sich als Einheit von Volks- und Religionsgemeinschaft. Diese (das „Volk Israel“) ist aus zwei Wanderungsbewegungen hervorgegangen: Dem Eindringen israelitischer Stämme in Palästina (15.–13. Jh. v. Chr.) und dem Auszug aus Ägypten unter Moses (um 1250 v. Chr.).
Für das nationale und religiöse Selbstbewusstsein des Judentums sind drei Überlieferungen grundlegend:

- Dem „Erzvater“ Abraham wurden Landbesitz und zahlreiche Nachkommen verheißen als göttliche Garantie für dauerndes Bestehen in der Geschichte.
- Die Herausführung aus Ägypten und Befreiung aus der Sklaverei („Exodus“) als Grundlage des Glaubens, auserwähltes Volk zu sein.
- Die Gottesbegegnung in der Wüste Sinai, bei der ein Bund zwischen Jahwe und Israel geschlossen und das Volk dem Gottesrecht „Torah“ unterstellt wurde.

Hieraus entstand ein starkes Zusammengehörigkeitsgefühl, das auch bei weniger streng orthodoxen Juden heute noch besteht. Dagegen sind das religiöse Leben und der Umgang mit den Geboten der Torah nicht einheitlich (orthodoxe = strenggläubige, konservative und liberalreligiöse Juden).

Glaubensinhalte Wichtigste Grundsätze sind:

- Zugehörigkeit des Einzelnen zum auserwählten Volk Gottes.
- Lebensführung nach den Anweisungen der Torah.
- Unsterblichkeit der Seele.
- Auferstehung der Toten (orthodox).
- Das Wissen um ein Leben nach dem Tod.
- Glaube an das Jüngste Gericht (orthodox).
- Erhaltung der Gesundheit ist ein Gebot Gottes.
- Selbsttötung und Tötung sind große Sünden.

3.3.2 Feiertage

Für alle Juden verbindlich:

- Der Sabbat mit strengem Arbeitsverbot, jeden Freitag von Sonnenuntergang bis Sonnenuntergang am Samstag.
- Neujahr (Rosch ha Schanah), die Hauptfeier des Jahres (im Herbst).
- Versöhnungstag (Jom Kippur), heiligster Tag des Jahres, an dem streng gefastet wird.
- Laubhütten- und Passahfest (Pessach), das Geburts- und Lebensfest Israels, an dem an den „Exodus“ erinnert wird.
- Die Beschneidung (Milah) als wichtiges Familienfest.

3.3.3 Speisevorschriften

- Nehmen meist auch nicht streng gläubige Juden ernst.
- Bei „koscherer Kost“ ist die Verbindung von Milch- und Fleischprodukten grundsätzlich verboten, auch bei der Zubereitung (Geschirr und Ort der Zubereitung getrennt). In größeren Städten gibt es Cateringdienste, die diese Reinheitsgebote berücksichtigen.

- Gemüse, Obst, Fisch, Kartoffeln und Mehlspeisen dürfen **entweder** mit Fleisch **oder** mit Milchprodukten kombiniert werden.
- Grundsätzlich **nicht** erlaubt sind Schweinefleisch, Wild, Schalentiere, Aal, Tintenfisch, Raubvögel, Tierfett und alle unkoscher zubereiteten Speisen.
- An bestimmten Festtagen gibt es rituelle Speisen, z. B. ungesäuertes Brot („Mazzen") am Passahfest.

! Bei Angehörigen, Freunden oder der nächsten jüdischen Gemeinde (Telefonbuch) erkundigen, welche Speisen erlaubt sind. Im Zweifelsfall streng vegetarisch.

3.3.4 Einstellung zu Krankheit, Sterben und Tod

Umgang mit Kranken

- Dem menschlichen Leben wird wesentlichere Bedeutung beigemessen als dem (Fort-)Leben im Jenseits. Solange dem Menschen Leben gegeben ist, gilt dies als höchster Wert. Lebenserhaltung ist unbedingtes Gebot.
- Wenn es um die Rettung eines Menschenlebens geht, dürfen **alle** anderen Gebote gebrochen werden. „Wer einen Menschen rettet, rettet die ganze Welt."
- Das Gebot der Nächstenliebe erfordert Mitleid mit dem Leid anderer. Kranke zu besuchen gilt daher als religiöse Pflicht. Der Besuch soll ein Gebet einschließen, das Los erleichtern (Ablenkung vom Leiden bringen) und einen günstigen Einfluss zurücklassen. Jeder Besucher nimmt dem Kranken $\frac{1}{60}$ seines Leidens ab (typische jüdisch-rationale Zahlensymbolik).
- Beim Krankenbesuch soll sich der Besucher auf eine Ebene mit dem Kranken begeben, d. h. hinsetzen, denn „die Gnade und Herrlichkeit Gottes schwebt über dem Kranken".
- Speisegebote spielen v. a. bei Kranken eine große Rolle. Oft werden gerade Schwerkranke mit z. T. rituellen Speisen bedrängt (z. B. die als Allheilmittel geltende Hühnersuppe). Bei möglicher Lebensgefahr gelten jedoch diese Vorschriften nicht, wenn z. B. durch „verbotene Ernährung" das Leben erhalten werden kann.

Umgang mit Sterben und Tod

! Handlungen für Verstorbene (▶ 3.3.5) dürfen vor dem Eintritt des Todes nicht erwähnt oder durchgeführt werden.

- Spezielle Rituale vor Eintritt des Todes gibt es nicht.
- Obwohl Vorstellungen von einem „Leben nach dem Tod" vage sind und individuell stark variieren, ist der Tod nichts Beängstigendes, denn gewiss ist, dass es ein Leben nach dem Tod gibt.
- Bei drohendem Tod ringt der Schwerkranke mit dem Todesengel um sein Leben. Der Todesengel steht am Fußende des Bettes und wartet auf die – sich aus der Umarmung des Körpers befreiende – Seele, um sie vor Gottes Thron zu bringen.
- Von Gebet, Reue und Buße kann Rettung der Seele aus der Hand des Todesengels erhofft werden.

- Im heutigen Judentum liegt in der „Unsterblichkeit der Seele“ ein Funke des Gottesgeistes, der nicht vergehen kann.
- Über das Wesen von Himmel und Hölle gibt es verschiedene Lehren, das Gericht wird Gott überlassen.
- Das Leben und die Lebenden stehen im Vordergrund. Daher fällt dem gläubigen Juden der Umgang mit dem Sterbenden oft schwerer als die Begleitung der trauernden Angehörigen, die ja „im Leben stehen“.
- Besucher von Sterbenden sollen ruhig und gefasst wirken. Äußerungen oder gar Ausbrüche von Trauer und Schmerz gelten als unangemessen.
- Dem Sterbenden darf sein Zustand nicht verheimlicht werden, damit er sich auf seinen Tod vorbereiten kann.
- Der Besuch eines jüdischen Glaubensgelehrten (Rabbiner) ist nicht notwendig, wird aber oft von Angehörigen oder dem Sterbenden gewünscht. Wo eine jüdische Gemeinde besteht, begleitet die „Heilige Gemeinschaft“ (Chewra Kadischa) den Sterbenden.
- Die um das Sterbebett Versammelten sprechen gemeinsam mit dem Sterbenden das Sündenbekenntnis und Versöhnungsgebet („Vidui“), das sonst am Versöhnungstag (Jahresanfang) gesprochen wird.
- Das „Sterbegebet“ („Schema“) wird von den Angehörigen oder dem Sterbenden beim Herannahen des Todes gesprochen: „Höre Israel, der Herr unser Gott ist ein einiger, einziger Gott.“
- Der Sterbende soll nicht berührt oder bewegt werden, um das Lebenslicht nicht frühzeitig auszulöschen.

! Jeder Christ kann auf dem Boden alttestamentarischer Glaubensinhalte (z. B. Psalmenverse) einem jüdischen Sterbenden beistehen. Kreuz, Mariengebete oder die Erwähnung von Jesus Christus sind jedoch unangemessen.

Ich hebe meine Augen auf zu den Bergen. Woher kommt mir Hilfe?
Meine Hilfe kommt von dem Herrn, der Himmel und Erde gemacht hat.
Er wird deinen Fuß nicht gleiten lassen und der dich behütet, schläft nicht.
Siehe, der Hüter Israels schläft noch schlummert nicht.
Der Herr behütet dich, der Herr ist dein Schatten über deiner rechten Hand,
dass dich des Tages die Sonne nicht steche noch der Mond des Nachts.
Der Herr behüte dich vor allem Übel, er behüte deine Seele,
der Herr behüte deinen Ausgang und Eingang von nun an bis in Ewigkeit. Amen.

Psalm 121

3.3.5 Nach dem Tod

Diese Handlungen werden unmittelbar nach Eintritt des Todes von Angehörigen o. a. Juden ausgeführt. Am Sabbat darf der Leichnam nicht bewegt oder bestattet werden.

- Feder über Mund und Nase des Verstorbenen legen, zur Kontrolle des Atemstillstands.
- Schließen von Augen und Mund durch den Sohn oder die nächsten Angehörigen.
- Arme ausgestreckt entlang des Körpers legen, Unterkiefer hochbinden.
- Leichnam mit den Füßen in Richtung Tür auf den Boden legen.

- Leichnam (auch das Gesicht) mit einem Laken bedecken, brennende Kerze ans Kopfende stellen.
- Rituelles Zerreißen (Einreißen) eines Kleidungsstücks (meist jedoch vor der Bestattung).
- Bei orthodoxen Juden Benachrichtigen der „Heiligen Gemeinschaft" (Chewra Kadischa) zur rituellen Reinigung und Einsargung des Leichnams in der Synagoge.
- Leichnam nicht verlegen oder allein lassen, Tag und Nacht Totenwache bis zur Bestattung (möglichst innerhalb 24 h).
- Den Raum, in dem der Leichnam liegt, sorgfältig abschirmen.
- Immer Erdbestattung im Einheitsgrab. Das Grab darf nicht aufgelöst werden, da dem Toten die Erde, in der er liegt, gehört.
- Das Grab darf die ersten 30 d nicht besucht werden („Scheloschim").
- Die Trauernden bleiben die ersten 7 d nach dem Tod zu Hause (formelle Trauerzeit „Schiva") und bekommen Besuch von Freunden, die das Trauergebet („Kaddisch") mit ihnen sprechen.
- Während der Trauerzeit (Eltern 1 J., andere Angehörige 30 d) wird tgl. die Synagoge besucht und das Trauergebet gesprochen, die Trauernden bleiben von Festen und Vergnügungen fern.
- An jedem Todestag wird eine 24-h-Gedenkkerze angezündet.
- Obduktion und Organspende werden meist strikt abgelehnt. Sie sind nur aus gerichtsmedizinischen Gründen oder für die konkrete Rettung eines Menschenlebens im Einverständnis mit den Angehörigen zulässig.
- Das fortschrittliche Judentum lässt Verbrennung zu.

! Bei Blutverlust oder OP unmittelbar vor dem Tod müssen die blutgetränkten Tücher, Kleidung oder Zellstoff und evtl. entnommene Organe mit ins Grab gegeben werden.

3.4 Islam

3.4.1 Ursprung und Glaubensinhalte

Der Islam (arab. „Ergebung" in Gottes Willen) ist aus der Offenbarungsverkündigung Muhammads (610–632 n. Chr. in Mekka und Medina) entstanden. Die Glaubensinhalte sind im „Koran" unter Bezug auf die biblischen Propheten Abraham, Mose und Jesus schriftlich fixiert.

Gottes Wort ist für den Muslim „Buch" geworden. Gott hat den Menschen seinen Willen offenbart und ihnen dadurch den Weg gewiesen, ihm zu dienen und nach seinem Willen zu leben. Das Leben ist „zur Bewährung" gegeben und muss im bedingungslosen Vertrauen zu Allah geführt werden.

Es gibt zwei Glaubensrichtungen, die Schiiten (Partei Alis, Forderung der religiösen Führung durch einen Blutsverwandten Muhammads) und die Sunniten (orthodox). In beiden ist der Glaube an die Auferstehung der Toten verankert. Nur Gott weiß, wann diese stattfinden wird. Am jüngsten Tag wird der Engel Israfil die Trompeten erschallen lassen. Dann findet das Gericht statt. Nach dem Gericht wird der Tod von Gott erschlagen. Die Verdammten bleiben auf ewig in den Qualen der Hölle.

Wenn ihre Zeit gekommen ist, werden sie diese nicht eine einzige Stunde vor- oder zurückstellen können.

Koran 10, 49

Die islamische Lehre gründet auf fünf Säulen:
- Das Glaubensbekenntnis zum einzigen Gott „Es gibt keinen Gott außer Allah, und Muhammad ist sein Prophet" (Schahada).
- Die Pflicht, 5-mal tgl. in vorgeschriebener Körperhaltung in Richtung Mekka zu beten (Salat).
- Das Almosengeben (Zakat).
- Das Fasten im Monat Ramadan (Saum).
- Die Wallfahrt nach Mekka (Haddsch), wenigstens einmal im Leben.

3.4.2 Feiertage

- Fastenmonat Ramadan mit Verbot von Essen und Trinken von Sonnenaufgang bis Sonnenuntergang für alle Gläubigen außer Kindern, Kranken, Schwangeren, Frauen zur Zeit der Menstruation, Reisenden.
- „Zuckerfest" oder „kleines Fest" (die ersten 3 d nach Ende des Ramadans) mit Gebäck und Süßigkeiten.
- Das „Opferfest" oder „großes Fest" nach Abschluss der jährlichen Pilgerfahrt nach Mekka.
- Die Beschneidung als wichtiges Familienfest.

3.4.3 Speise- und Kleidungsvorschriften

- Verboten sind Schweinefleisch und jegliches Fleisch, das nicht im Namen Allahs geschlachtet und zubereitet wurde (auch Fleischwaren, Wurst etc.).
- Streng untersagt ist jeglicher Alkohol (auch in Süßspeisen o. Ä.).
- Speisevorschriften gelten uneingeschränkt auch für Kinder.
- Die tgl. Reinigung unter (möglichst) fließendem Wasser.
- Frauen verhüllen bis auf Gesicht und Hände den ganzen Körper. Ohne Kopftuch fühlen sie sich nackt und ausgeliefert (bleibt auch bei ärztl. Untersuchungen an!).

3.4.4 Einstellung zu Krankheit, Sterben und Tod

Jene, die sprachen: „Unser Herr ist Allah!" und alsdann auf dem geraden Pfad gingen, auf sie steigen die Engel hernieder und reden sie an: „Fürchtet euch nicht, noch habet Sorgen. Erfreuet euch im Garten, der euch versprochen ward."

Koran 41, 30

Umgang mit Krankheit

Leiden und Krankheit gelten als Folge des nicht erfüllten Willen Gottes. Sein Wille ist es, die Krankheit als Bewährung aus seiner Hand anzunehmen.
- Die rituelle Waschung ist gerade bei Krankheit wichtig. Ein Muslim wäscht sich auch im Krankenhaus lieber selbst, um „rein" zu werden.
- Bei Bluttransfusion lieber Blut aus der eigenen Familie, um nicht mit anderen Menschen „blutsverwandt" zu werden.

- Bei schweren OPs Zustimmung des männlichen Familienoberhaupts erforderlich.

! Während des Ramadans werden Medikamente, Spritzen oder rektale Temperaturmessung oft verweigert, da dies „unrein“ macht.

Umgang mit Sterben und Tod

- Durch Erfüllung der Gebote wird das Leben als Weg zum Paradies (Ort irdischer Freuden) gesehen.
- Der Tod ist Voraussetzung und Durchgangstor, um nach der Auferstehung ins Paradies zu kommen und wird als von Gott gesetzt demütig angenommen.
- Liegt ein Muslim im Sterben, unbedingt die Angehörigen oder einen islamischen Seelsorger rufen.
- Der Sterbende soll auf die re. Seite gelegt werden, das Gesicht nach Mekka gerichtet. Ist dies nicht möglich, soll er auf den Rücken, mit den Füßen nach Mekka zeigend, gelegt werden. Der Oberkörper soll erhöht liegen, damit das Gesicht nach Mekka zeigt.
- Bei nahem Tod hebt der Sterbende den Finger, und er oder ein Verwandter spricht zum Himmel zeigend das Glaubensbekenntnis. Ist kein Moslem in der Nähe, kann auch ein Christ helfen, die Hand des Sterbenden zu halten, jedoch ohne das Glaubensbekenntnis zu sprechen.

3.4.5 Nach dem Tod

Diese Handlungen werden von Angehörigen oder anderen Muslimen ausgeführt:

- Augen langsam schließen und ein Gebet sprechen.
- Wenn möglich, wird der Tote in ein muslimisches Leichenschauhaus gebracht und dort gewaschen.
- Rituelles Waschen mit fließendem Wasser. Dabei wird ein Mann immer von einem Mann, eine Frau i. d. R. von einer Frau gewaschen. Religiös strittig ist, ob ein Ehemann seine verstorbene Frau zur rituellen Reinigung entblößen darf oder ob sie als Tote für ihn eine Fremde geworden ist.
- Das Leichentuch wird beim Mann 3-fach, bei der Frau 5-fach gewickelt.
- Bestattung, wenn möglich, noch am Todestag in islamischer Erde bzw. so früh wie möglich.
- Der Leichnam wird in einem speziellen Leinentuch (kein Sarg) mit Blick nach Mekka in geweihter Erde beerdigt.
- Während Erde auf den Körper geworfen wird, sprechen die Anwesenden: *„Wir schufen dich daraus und verwahren dich darin und werden dich noch einmal aus ihr erschaffen“* (Koran 20, 55).
- Eine Obduktion zur Feststellung der Todesursache ist erlaubt.

! In Deutschland ist die Möglichkeit, nach vorgeschriebenen Riten zu bestatten, sehr begrenzt. Es gibt z. B. kaum Möglichkeiten zur rituellen Waschung (fließendes Wasser) oder zur Bestattung in geweihter Erde. Daher werden die meisten verstorbenen Moslems möglichst rasch in die islamische Heimat überführt.

Oh du Seele, die du Ruhe gefunden hast,
kehre zu deinem Herrn zurück und tritt ein in mein Paradies.

Koran 89, 27–30

3.5 Buddhismus

3.5.1 Ursprung und Grundanschauungen

Die Religion des „Erwachten“ oder „Erleuchteten“ Buddha wurde vor über 2.500 J. von dem nordindischen Fürstensohn Siddharta Gautama begründet. Sie ist heute Hauptreligion in Myanmar (ehem. Birma), Bhutan, Nepal, Sikkim, Sri Lanka, Thailand und Tibet. Die Zahl der Gläubigen in Indien, Japan, Afrika nimmt zu. Die Buddhisten in Deutschland sind meist Vertreter der modernen buddhistischen Volksbewegung Rissho Kosei Kai aus Japan. Der geistliche Führer des tibetischen Buddhismus ist der Dalai Lama. Die Dalai Lamas werden für die Inkarnation des Boddhis attawa Awalokiteschwara gehalten.

Als Antwort auf die Frage, wie Krankheit, Alter und Tod aufgehoben werden können, gelten die **„vier Hohen Wahrheiten“:**

- **Vom Leiden:** Leiden und Existenz sind unlöslich miteinander verbunden.
- **Von der Leidensentstehung:** Leiden folgt aus der (blinden) Lebensgier.
- **Von der Leidensvernichtung:** Das Leiden wird vernichtet durch das Sich-Lösen von „unangemessenen Bewusstseinszuständen“ wie Begierde, Hass, Verblendung. Dazu gehört die Erkenntnis, dass es in Wahrheit kein „Ich“ als Subjekt des Leidens gibt.
- **Vom Weg zur Leidensvernichtung:** Dieser Weg ist der „mittlere Pfad“ zwischen Sinneslust und Selbstpeinigung mit seinen acht Gliedern:
  - Rechte Anschauung (von den Dingen).
  - Rechtes Sich-Entschließen.
  - Rechtes Reden.
  - Rechtes Handeln.
  - Rechter Beruf (Lebensunterhalt).
  - Rechtes Mühen (Selbstdisziplin).
  - Rechtes Gedenken (Bewusstseinsschulung).
  - Rechte Konzentration (Ausrichten des Bewusstseins auf das Hier und Jetzt durch Meditation).

Meditation ist für Buddhisten so wichtig wie das Gebet für Christen oder Moslems. Sie gilt als Möglichkeit, das Herz von Leiden und den Geist von Unwissenheit zu befreien. In vielen Formen des Buddhismus werden Alltagshandlungen (z. B. Laub fegen) als Mittel zur Meditation genutzt. Hieraus entwickelt sich im Zen z. B. die Teezeremonie (Chado), das Blumenstecken (Ikebana), das Schreiben (Kalligrafie).

Ziel allen Handelns ist das **„Nirwana“,** kein entrückter Ort („Himmel“), sondern der ideale Bewusstseinszustand völliger Freiheit und absoluten Friedens, Abschied vom Daseinskreislauf in der wunschlos leidfreien „Meeresstille des Gemüts“. Durch Seelenwanderung, d. h. jeweils auf den Tod folgende Wiedergeburt der Seele in einem neuen Körper, wird das Nirwana erreicht. Der Sterbende versucht, alles „Ich“ und „Mein“ abzulegen, um so das Rad des Lebens zum Stillstand zu bringen und ins Nirwana einzukehren.

Durch Selbsttötung ist die Seele dazu verdammt, ziellos umherzuirren und erreicht das Nirwana nie. Auch Tötung i. S. der aktiven Sterbehilfe wird deshalb abgelehnt.

Im Unterschied zur Heilsverkündigung der monotheistischen Religionen lehrt der Buddhismus ein „Weltgesetz“ mit naturgesetzlicher Wirkung, ohne Schöpfer oder personalen Gott. Die vielen Götter, „Bodhisattwas“, sind alle geringer als Buddha selbst.

Es existieren regional verschiedene Formen des Buddhismus, z. B. der Zen-Buddhismus (v. a. in Japan) oder der tibetanische Buddhismus, der den Moment des Todes als bes. bedeutungsvoll ansieht.

3.5.2 Feiertage – Speiseregeln

- Unterscheiden sich je nach Form des Buddhismus und regional.
- Verschiedene Götter (Bodhisattwas) werden rituell an bestimmten Tagen verehrt.
- Der Buddhatag im Frühling hat meist eine besondere Bedeutung.
- Viele Buddhisten sind Vegetarier, in einigen Gruppen (z. B. Jainas) wird strikt vermieden, auch nur das kleinste Lebewesen zu vernichten.

! Der Pat. sollte v. a. zu verbotenen Speisen befragt werden.

3.5.3 Einstellung zu Krankheit, Sterben und Tod

Arbeite mit Eifer an deiner Erlösung.

Buddhas letzte Worte

- Wegen der hohen Bewertung spiritueller Bewusstheit, die uneingeschränkte Wahrnehmungsfähigkeit voraussetzt, werden Schmerzmittel möglicherweise abgelehnt. Aufklären ist hilfreicher als Zwang oder Drängen.
- Der Kranke im Krankenhaus wünscht evtl. den Besuch eines buddhistischen Bruders oder einer buddhistischen Schwester. Die Deutsche Buddhistische Gemeinschaft vermittelt schnell Kontakte.
- Manchmal werden trotz schwerer körperlicher Krankheit strenge Hygieneregeln befolgt, z. B. Waschung vor der Meditation oder nach jeder Ausscheidung.
- Leben und Tod werden nicht als entgegengesetzt, sondern als zwei Augenblicke des Daseins betrachtet.
- Viele Buddhisten finden sich mit dem bevorstehenden Tod leicht ab, denn der Tod birgt die (gnadenvolle) Möglichkeit, verwandelt und von der Rückkehr in eine neue Geburt befreit zu werden.
- Frühzeitiges Wissen über den nahen Tod ist wichtig, um sich durch Ruhe und Stille in der Meditation darauf vorbereiten zu können.
- Ermutigung und Trost sind beim Sterbenden nicht gefragt, es geht nur um die Zuweisung eines Weges, Schritt für Schritt.
- So bald wie möglich sollte ein buddhistischer Priester informiert werden, um den Sterbenden zu segnen.
- Der buddhistische Priester wird versuchen, im Augenblick des Todes mit einem Bild Buddhas anwesend zu sein.
- Im tibetischen Buddhismus wird auf Wunsch des Sterbenden ein Mönch aus dem tibetischen Totenbuch vorlesen.

3.5.4 Nach dem Tod

- Der Verstorbene sollte vor dem Eintreffen des Priesters möglichst nicht bewegt werden, damit dieser die vorgeschriebenen Gebete sprechen kann.

- Der Scheitel des Kopfes gilt als Pforte für den Austritt des Bewusstseins, nur dort darf der Leichnam berührt werden, um z. B. verschiedene geweihte Substanzen („heilige Helfer") dort aufzulegen. Der Tote soll nicht woanders berührt werden, um das Bewusstsein nicht in eine andere (unreine) Richtung zu lenken (die naturgegebenen Körperöffnungen gelten als unrein).
- Der Leichnam wird ohne Waschung in ein Laken ohne Embleme eingehüllt. In dieser Phase verlässt das Bewusstsein den Körper.
- Meist Feuerbestattung durch einen Familienangehörigen oder ein buddhistisches Ordensmitglied, in einzelnen Ländern Einäscherung (mit ritueller Reinigung der Asche) oder Übergabe des Leichnams in heiliges Wasser.

Es ist gut, beim Sterben zu sterben,
das ist die einzige Weise, dem Sterben zu entkommen.

Roykan, Zen-Buddhist um 1800

3.6 Hinduismus

Das Weltall, alles, was sich in der Welt bewegt, ist von Gott durchdrungen. Wenn du es aufgegeben hast, dann kannst du dich daran erfreuen; begehre nicht jemandes Reichtum.

Ein Lieblingsvers Mahatma Gandhis aus der Isha-Upanishad

3.6.1 Geschichte und Glaubensinhalte

Hinduismus ist die älteste Weltreligion. Genaues Alter und Gründer sind unbekannt. Geschichte und Glaubensinhalte sind in z. T. 3.000–4.000 J. alten Texten überliefert: Veden, Upanishaden, Brahmahnas, Bhagvad-Gita, Raymana u. v. a.
Seit dem 1. Jh. n. Chr. breitet er sich in Südostasien aus. Heute gibt es ca. 750–1.000 Mio. Hindus weltweit, davon 650 Mio. in Indien. Dort ist er Hauptreligion (80 % des Volkes), Gesellschaftsordnung und Lebensstil.
Keine Religion ist so vielgestaltig. Bezeichnend ist jedoch das Zusammenspiel von Vielfalt und Einheit. Alle Götter sind verschiedene Erscheinungsformen des einen Gottes.
Es gibt **drei Hauptgötter:**

- Brahma, höchste Gottheit, der Schöpfer, der All-Eine, der Weltgeist, die Weltseele.
- Vishnu, der Erhalter.
- Shiva, der Zerstörer und Wiedererschaffer des Lebens.

Ziel des Hindus ist die **Einheit mit Brahman** auf verschiedenen Wegen:

- Weg der Versenkung = Yoga: Der Atem des Menschen (Aatman) ist mit Brahman identisch.
- Weg der Erkenntnis = Njana Marga: Hingabe an die Idee der göttlichen Einheit.
- Weg des Tuns = Karma Marga: Hingabe an den moralischen Kodex.
- Weg des tiefen frommen Gefühls = Bhakti Marga: Hingabe an den personalen Gott.

Dabei gelten auch für weniger strenggläubig lebende Hindu **fünf Glaubenselemente:**

- Die Einsicht, dass die letzte Wirklichkeit nicht Materie, sondern Geist ist.
- Der Sinn für die Einheit aller Lebewesen und Dinge und damit Ehrfurcht vor allen Pflanzen und Tieren.

- Das Vertrauen, dass im Herzen des Universums Gerechtigkeit herrscht.
- Das leidenschaftliche Verlangen nach Freiheit bzw. Erlösung.
- Das Wissen um den hohen Preis der ersehnten Reinheit.

Die Sehnsucht des Hindus ist es, aus dem endlosen Kreislauf der **Wiedergeburt (Samsára)** befreit zu werden. Hierbei durchläuft jeder Mensch zahllose Existenzen. Die Kastenzugehörigkeit eines Menschen kann während des Lebens nicht verändert werden. Bei einer Wiedergeburt kann der Wechsel in eine andere Kaste geschehen. Dies hängt vom Handeln und den guten oder bösen Folgen jeder geistigen oder körperlichen Tätigkeit (Karma) ab. Das jeweils vorausgegangene Leben ist maßgebend, ob im nächsten Leben ein Auf- oder Abstieg zwischen Pflanze und Gott stattfindet. Erlöst wird der Mensch durch Selbsterkenntnis und selbstlose Versenkung ins Meer der Gottheit (Brahman).

3.6.2 Glaubensausübung

Feste

Richten sich nach dem Mondzyklus, von Neumond zu Neumond (theokosmische Zeit, die das ganze Leben regiert). Die wichtigsten Feste sind:

- Krishnas Geburt (August/September).
- Fest der Lichter, dem Gott Ganesha gewidmet, der Glück und Erfolg in jedes Heim bringen soll (Oktober/November).
- Holi, ein dem Gott Krishna gewidmetes Fest (Februar/März). Hier gelten die sonst strengen sozialen Schranken als aufgehoben.

Gebet

- Jeder Hindu, auch der Schwerkranke, braucht Zeit und Raum (Privatsphäre) für Gebet und Meditation.
- Der morgendliche und abendliche Kult (Pudsha) einer Gottheit kann zu Hause oder in einem Tempel stattfinden. Dazu gehört das Waschen und Trocknen von Götterbildern und das Darbringen bestimmter Opfergaben.
- Oft werden Götterbilder oder -figuren unter das Kopfkissen Kranker gelegt.
- Von seinen Göttern empfängt der Kranke Halt und Trost.
- Das Gebet gilt als spirituelle Reinigung.

Rituelle Reinigung

- Körperliche und spirituelle Reinigung sind gleich wichtig.
- Als erstes am Morgen findet die tgl. Ganzkörperreinigung mit fließendem Wasser (Dusche oder Fluss, keine Badewanne) statt. Dies gilt auch für Ältere und Schwerkranke.
- Bes. wichtig kann diese rituelle Reinigung vor einer OP oder bei einem sterbenden Hindu werden.
- Fremde Hilfe wird angenommen.

Speisevorschriften

- Für Nicht-Hindus sind die Unterscheidungen kaum nachvollziehbar.
- Die Ernährung hängt vom Lebensstadium ab. Es werden Rogis („gierige Vielesser"), Bogis (Qualität vor Quantität) und Yogis (benötigen kaum noch Nahrung) unterschieden.

- Nahrungsmittel, Küchenutensilien und Essen sind in Gruppen unterschiedlicher Heiligkeit eingeteilt:
  - Reine Speisen: gekochtes Getreide und Gemüse (außer Zwiebeln).
  - Gestattete Speisen: Proteinreiches wie Fisch, Eier, Fleisch. Aber: Viele Hindus, bes. Frauen, leben vegetarisch, manche lehnen sogar Eier und Milchprodukte ab.
  - Unreine Speisen: scharf Gewürztes (Chili, Knoblauch, Zwiebeln), Tabak, Alkohol, Drogen, > 3 Tassen Kaffee oder Tee pro Tag.
  - Verbotene Speisen: Rindfleisch („heilige Kuh" ist Schöpfungssymbol und Milchgeberin), und Lebensmittel, die bei Zubereitung oder Servieren mit Rindfleisch in Berührung gekommen sind.
- Reinheit im Zusammenhang mit Essen ist äußerst wichtig:
  - Waschen der Hände, Ausspülen des Mundes vor und nach dem Essen.
  - Sauberkeit bei der Berührung und Zubereitung von Speisen.
  - Manche streng vegetarisch lebende Hindus lehnen vegetarische Speisen ab, die mit unreinem Geschirr in Berührung gekommen sind. Geschirr gilt dann als unrein, wenn es mit Fleisch in Berührung gekommen ist.
- Mitgebrachte Speisen von Angehörigen werden oft bevorzugt.
- An Festtagen meist rein vegetarische Kost.
- Fasten ist v. a. bei älteren oder verwitweten Hindu-Frauen üblich.
- Die Entscheidung über Speisen- und Fastenvorschriften sollte dem Schwerkranken überlassen bleiben.

3.6.3 Einstellung zu Krankheit, Sterben und Tod

Ich sehne mich nach dir, oh mein Herr,
denn die Zeit der Blüte ist gekommen und du bist nicht an meiner Seite.

Mira Bai

Umgang mit Krankheit

- Die „Lehre vom Leben" (Ayurveda) umfasst wichtige Vorschriften zu Ernährung, Schlafen, Ausscheidung, Körperhygiene, körperlicher Übung und sexueller Zurückhaltung.
- Über Unwohlsein, Schmerzen und Beschwerden im Bereich der Geschlechtsorgane, Ausscheidungsorgane und des Verdauungsapparats sprechen Hindus nicht, v. a., wenn der Ehepartner anwesend ist.
- Die Arztvisite bei einer Frau sowie deren Behandlung oder Pflege soll nur in Anwesenheit ihres Mannes oder eines männlichen „Aufpassers" stattfinden.
- Die dauernde Anwesenheit von Verwandten macht persönliche oder intime (s. oben) Gespräche fast unmöglich.
- Bei Fragen und Problemen am besten einen Hindu-Priester oder ein Mitglied der örtlichen Hindu-Gemeinschaft hinzuziehen.

Einstellung zu Sterben und Tod

- Das Leben verläuft aus hinduistischer Sicht in vier Abschnitten:
  - Zeit der Erziehung (Brahmacharya).
  - Zeit der Tätigkeit in der Welt (Garhastya).
  - Zeit der Ablösung von dieser Welt (Vanapastha).
  - Warten auf die Befreiung durch den Tod (Pravrajya).

- Leben ist nicht das höchste Gut, nicht einmalig, nicht kostbar.
- Die Bindungen an das Leben sollen nicht plötzlich abgebrochen werden, sondern der Sterbende soll sich schrittweise aus dem individuellen Leben lösen.
- Nur der Körper stirbt. Der Geist (Atman) lebt viele Male in verschiedenen Körpern bis zur Befreiung (Mokscha) aus dem Kreislauf der Wiedergeburt.
- Wichtiger als künstliche Lebensverlängerung ist dem Hindu die individuelle Freiheit zur Selbstvervollkommnung und zum Streben nach Erlösung.
- Der Tod birgt die Chance, mit Brahman eins zu werden und so als Teil ins Ganze zurückzukehren, daher kann der Hindu ihm gelassen oder gar freudig entgegengehen.
- Hindu-Priester (Brahmanen) kommen häufig, um den Sterbenden in seinen letzten Gebeten zu unterstützen.
- Dem Sterbenden wird, wenn möglich, Wasser aus dem heiligen Fluss Ganges gegeben, und er wird ermuntert, den Namen Gottes („Ram Ram") auszusprechen.
- Ein vom Priester um Nacken oder Handgelenk geknüpfter Faden ist ein Segenssymbol und sollte nicht entfernt werden.

3

3.6.4 Nach dem Tod

Für den, der geboren ist, ist der Tod sicher.
Aber für den, der stirbt, ist die Geburt sicher.

Gesang der Priester bei der Verbrennungszeremonie

! Obduktionen werden als Respektlosigkeit ggü. dem Toten empfunden und nur in Ausnahmefällen zugelassen. Organspende wird abgelehnt.

- Nach dem Tod gelten sehr unterschiedliche Rituale, im Zweifelsfall Angehörige fragen oder Priester hinzuziehen.
- Rituelle Waschung unter fließendem Wasser (Duschliege im Bad oder Sektionstisch in der Leichenhalle?) durch Angehörige und/oder Priester.
- Einkleiden und Einwickeln des Leichnams in Tücher oder Laken.
- Gelegentlich wird der Leichnam auf den Boden gelegt, es werden Lampen und Kerzen angezündet, Weihrauch verbrannt.
- Einäscherung so bald wie möglich, in Indien auf einem Bestattungsscheiterhaufen.
- Babys und „umherziehende Heilige" (Sannjasins) werden beerdigt.
- Vor der Kremation sollten alle kurz vor oder nach dem Tod entnommenen Organe zurückgegeben werden.
- I. d. R. dürfen Nicht-Hindus den eingehüllten Leichnam berühren. Trotzdem sollten die Angehörigen gefragt werden, ob und wer das tun darf.
- In Indien wird am 3. Tag nach der Verbrennung die Asche eingesammelt und am 10. Tag oder danach in einen heiligen Fluss gestreut.
- Nach dem Tod Zeremonie, bei der die Brahmanen Rituale mit bestimmten Speisen vollziehen, die sie von den Angehörigen erhalten haben (Sreda).

4 Schmerzen

Friedemann Nauck

4.1 Ursachen, Pathophysiologie und Therapieansätze von Tumorschmerzen

! Die korrekte Diagnose der Schmerzursache ist eine entscheidende Voraussetzung für eine erfolgreiche Schmerztherapie.

- Schmerz ist das mit Tumorerkr. am häufigsten assoziierte Symptom. In Abhängigkeit von Tumor- und Metastasenlokalisation sowie Tumorstadium treten bei 50–80 % der Pat. behandlungsbedürftige Schmerzen auf.
- Bei der sympt. Behandlung von Tumorschmerzen gilt, wie bei anderen Erkr., dass – so lange möglich und sinnvoll – eine kausale Therapie durchgeführt wird. Chir. oder strahlenther. Maßnahmen, aber auch systemische Chemotherapie, weitere antineoplastische Substanzen und/oder Hormontherapie können bei Tumorschmerzen einen deutlich schmerzlindernden Effekt haben.
- Unabhängig von Tumorstadium und kausaler Therapie muss eine adäquate medikamentöse Schmerztherapie durchgeführt werden. Die orale Applikation der Medikation ist die Methode der Wahl.

4.1.1 Ursachen von Schmerzen bei Tumorpatienten

Tumorbedingte Schmerzen Bei 60–90 % der Tumorpat. beruht das Schmerzgeschehen auf:

- Kompression von Nervenwurzeln, -stämmen oder -plexus.
- Frakturen angrenzender Knochen durch Metastasen.
- Infiltration von Nerven oder Gefäßen, die zur Reizung sensorischer Nervenendigungen führt.
- Verlegung eines Hohlorgans (Darm, Urogenitaltrakt etc.).
- Verschluss eines art. oder venösen Gefäßes.
- Infiltration von Geweben, Faszien, Periost o. a. schmerzempfindlichen Strukturen.
- Nekrosen von Tumormassen mit Beteiligung schmerzempfindlicher Strukturen.

Therapiebedingte Schmerzen Bei 10–25 % der Tumorpat. entstehen Schmerzen durch:

- Nervenschädigung, Lymphödem, Muskelverspannung, Narbenbildung durch OP.
- Fibrose, Neuropathie, Mukositis infolge von Bestrahlungen.
- Entzündungen, Neuropathie, Mukositis infolge von Chemotherapie.

Tumorassoziierte Schmerzen Bei 5–20 % der Tumorpat. entstehen Schmerzen durch:

- Zoster- bzw. Postzoster-Neuralgien.
- Paraneoplastische Sy.
- Dekubitus.
- Thrombosen.
- Pilzinfektionen.

Tumorunabhängige Schmerzen Bei 3–10 % der Tumorpat. treten folgende Schmerzen auf:

- Migräne.
- Spannungskopfschmerz.
- Gelenkerkrankungen.

4.1.2 Pathophysiologie und Klinik

! Unterschieden werden nozizeptive und neuropathische Schmerzen (▶ Tab. 4.1).

Nozizeptorschmerzen Entstehen durch dir. Irritation von Schmerzrezeptoren und werden über ein definiertes afferentes System ins ZNS weitergeleitet. Nozizeptoren werden durch verschiedene Entzündungsmediatoren (Prostaglandine, Bradykinine, Histamin, Serotonin) und Gewebesubstanzen im Fall einer Gewebeschädigung sensibilisiert.

- Somatische Nozizeptorschmerzen: Erregung von Nozizeptoren der Haut, Knochen, Skelettmuskulatur, Sehnenfaszien, Gelenke etc.
- Viszerale Nozizeptorschmerzen: Reizung von Schmerzrezeptoren in den inneren Organen des Brust-, Bauch- und Beckenraums.

Neuropathische Schmerzen Werden durch Kompression oder Irritation von peripheren Nerven, Spinalganglion, Rückenmark oder Thalamus verursacht.

Deafferenzierungsschmerz Neuropathischer Schmerz, der nach partieller oder kompletter Durchtrennung des afferenten Nervensystems entstehen kann.

4

Tab. 4.1 Schmerzcharakter und Schmerzqualität

Nozizeptiver Schmerz	Somatisch	Gut lokalisierbar, scharf begrenzt und stechend
	Viszeral	Schlecht lokalisierbar, drückend, ziehend, wird auf Dermatome übertragen
Neuropathischer Schmerz	Neuralgiforme Schmerzen	Schneidend, stechend, blitzartig, einschießend
	Dauerschmerz	Brennend, bohrend, Spontanschmerz, Dys- und Hyperästhesie (Deafferenzierungsschmerz)

! Bei Beteiligung des sympathischen Nervensystems neben Brennschmerz gestörte Hauttrophik, Temperaturdifferenz zur Gegenseite, evtl. Ödem.

4.1.3 Therapieansätze

- Bei überwiegend **nozizeptiven Schmerzen** ist der Einsatz von Nicht-Opioidanalgetika (▶ 4.3.2) sinnvoll, da die Schmerzempfindung über das nozizeptive System unterbrochen wird. Sie reichen allein häufig aber nicht aus und müssen mit Opioiden (▶ 4.3.3) komb. werden, die über spezielle, v. a. spinale und supraspinale Opioidrezeptoren überwiegend im ZNS ansetzen.
- Bei **neuropathischen Schmerzen** bringt die Analgetikagabe allein (Nicht-Opioidanalgetika und Opioide) oft keine befriedigende Schmerzlinderung. Oftmals ist die zusätzliche Gabe von Koanalgetika (Antidepressiva, Antikonvulsiva, Steroide, ▶ 4.3.4) notwendig.

Schmerzpatienten: Aufgaben und Tipps für die Krankenpflege

- Verabreichung von Medikation nach Zeitschema und Bedarfsmedikation.
- Beratung über Wirkweise und -dauer der Medikamente.
- Aufmerksames Beobachten und Dokumentation der Schmerzintensität → ggf. rasches Handeln.
- Anwendung von Maßnahmen zur Schmerzlinderung:
  - Lagerung (▶ 16.4) und Mobilisation.
  - Sanfte und entspannende Körperpflege.
  - Wärme-/Kälteapplikation (▶ 4.6).
  - Kutane Stimulation: Wickel (▶ 22.4.5), Einreibungen (▶ 22.4.6), Massage u. a.
  - Druckpunktmassage.
  - TENS (▶ 4.4.2).
  - Hilfsmittel, Ablenkung und Entspannung.

4

4.2 Diagnostik

4.2.1 Schmerzanamnese

(▶ Abb. 4.1, ▶ Abb. 4.2).

! Die spezielle Schmerzanamnese ergibt wichtige Hinweise zur Klärung der Schmerzursache. Nur durch eine möglichst genaue Erhebung lassen sich Schmerzsy. identifizieren. Dies ist für Therapieplanung und Behandlung entscheidend.

- Detaillierte Vorgeschichte: Beginn, Verlauf, Häufigkeit, Auslöser, Verstärkung und Linderung von Schmerzen.
- Schmerzintensität: in Ruhe, bei Belastung.
- Schmerzmessung: visuelle, numerische Analogskalen u. a. (▶ 4.2.2).
- Hauptschmerz: Lokalisation, Ausstrahlung, oberflächlich, tief etc.
- Nebenschmerz: Lokalisation, Ausstrahlung, oberflächlich, tief etc.
- Schmerzcharakter: stechend, dumpf, brennend, einschießend etc.
- Bisherige Analgetika: Effekt, NW, Einnahmehäufigkeit.
- Bisherige Diagnostik.
- Psychosoziale Anamnese: Aufklärung über Grunderkr., Depression, Angst etc.
- Verdachtsdiagnose: viszeraler, somatischer, neuropathischer Schmerz etc.

! Zur Diagnosestellung und Einschätzung der Schmerzintensität reichen Kenntnisse über die anatomisch-physiolog. Grundlagen des Schmerzes allein nicht aus. Schmerz ist eine komplexe „somatopsychische Erfahrung". Für die Gesamtbeurteilung des Schmerzes ist neben der eingehenden körperlichen Untersuchung auch die ausführliche psychosoziale Anamnese richtungweisend, die ggf. durch die Angehörigen ergänzt werden sollte.

4.2.2 Schmerzmessung und Schmerzintensität

Einschätzung der Schmerzintensität
- Durch den Pat. anhand z. B. einer Schmerzskala (s. u.).
- Durch Evaluierung des Erfolgs oder Misserfolgs einer vorangegangenen oder eingeleiteten Schmerztherapie.
- Durch die klin. Einschätzung des Arztes oder Pflegepersonals.

Schmerzmessung

Verbal Rating Scale (VRS) 1 = kein Schmerz, 2 = leichter Schmerz, 3 = mäßig starker Schmerz, 4 = starker Schmerz, 5 = sehr starker Schmerz.

Visuelle Analogskala (VAS) In Prozent (▶ Abb. 4.1).

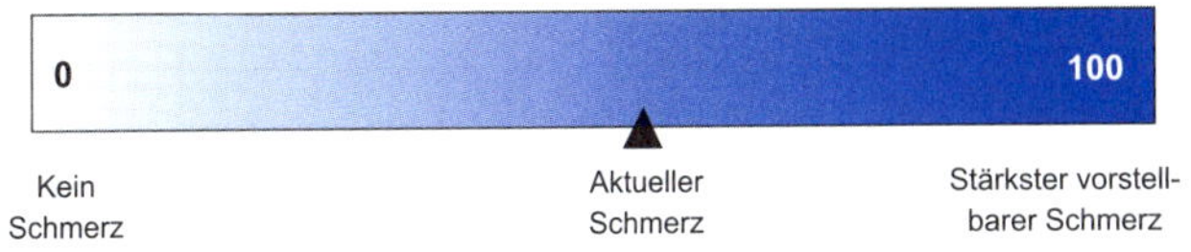

Abb. 4.1 Visuelle Analogskala (VAS) [L157]

Verlaufsdokumentation

- Regelmäßige Erhebung und Dokumentation der Stärke der Schmerzen, ggf. mehrmals tgl., in Ruhe und bei Belastung. Dann z. B. grafische Darstellung im Dokumentationssystem (▶ Abb. 4.2).
- Schmerzattacken sollten zusätzlich dokumentiert werden.
- Der Therapieerfolg lässt sich als „Schmerzkurve" ähnlich einer Fieberkurve überblicken.
- Die Angaben zur Schmerzintensität erfolgen i. d. R. durch den Pat. (VRS, VAS etc.). Bei Pat., die keine eindeutige Schmerzangabe machen können, erfolgt die Schmerzeinschätzung durch Angehörige bzw. Pflegepersonal oder Ärzte. Dies wird entsprechend als Fremdeinschätzung vermerkt.

Schmerzanamnese

Mild 1–2 Mäßig stark 3–4 Stark 5–6 Sehr stark 7–8 Stärkster vorst. Schmerz 9–10

0 1 2 3 4 5 6 7 8 9 10

R = Ruhe B = Belastung

Verlauf (Auslöser, Frequenz) seit:

Hauptschmerz (Lokalisation, Schmerzcharakter: Stechend, dumpf, brennend, einschießend etc.)

Nebenschmerz (Lokalisation, Schmerzcharakter: Stechend, dumpf, brennend, einschießend etc.)

Schmerzdauer: ☐ 1 Woche ☐ 1 Monat ☐ 3 Monate ☐ 6 Monate ☐ 1 Jahr ☐ >1 Jahr

Diagnostik:

Analgetika/Koanalgetika Dosis	Wirkung + -	NW

Schmerztherapie vor Aufnahme

- ☐ Nur Nicht-Opioide
- ☐ NO. + schwache Opioide
- ☐ NO. + starke Opioide
- ☐ Keine Analgetika
- ☐ Nur starke Opioide
- ☐ Schwache + starke Opioide
- ☐ Nur schwache Opioide
- ☐ NO. + starke + schwache Opioide

Starkes Opioid seit: ______________ ☐ Pharmak. sinnvoll ☐ Bei Bedarf

Blockaden Ja ☐ Nein ☐

Andere Therapien: **Art:**

Abb. 4.2a Schmerzanamnesebogen [L157]

Dermatome

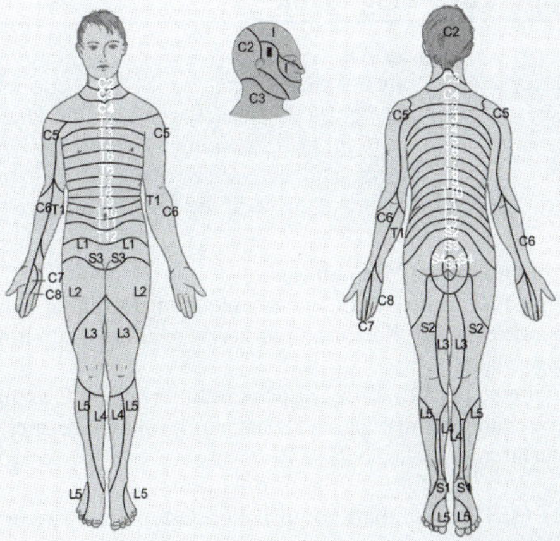

Befund: ____________________

____

____

____

Schmerzregion

- ☐ Kopf
- ☐ Gesicht
- ☐ Hals
- ☐ Schultern
- ☐ Arme
- ☐ Thorax
- ☐ Rücken oben
- ☐ Rücken unten
- ☐ Oberbauch
- ☐ Unterbauch
- ☐ Beckenregion
- ☐ Beine
- ☐ Blase
- ☐ Darm
- ☐ Sakral/Anal

Schmerzform

- ☐ **Nozizeptorschmerz**
- ☐ Somatisch
- ☐ Viszeral
- ☐ **Neurop. Schmerz**
- ☐ Deafferenzierungsschmerz
- ☐ Neuralgiform
- ☐ Sympathisch
- ☐ Unklar

Ätiologie

- ☐ Tu.-bedingt
- ☐ Ther.-bed.
- ☐ Tu.-assoz.
- ☐ Tu.-/Ther.-unabh.

Diagnose: ____________________

____

____

____

Therapieplanung: ____________________

____

____

____

Abb. 4.2b Schmerzanamnesebogen [L157]

4.2.3 Apparative Diagnostik

> **!** Apparative Diagn. sollte bei fortgeschrittener Tumorerkr. nur nach sorgfältiger Risiko-Nutzen-Abwägung eingesetzt werden. Die klin. Untersuchung steht im Vordergrund. In erster Linie sollte den Angaben des Pat. geglaubt werden. Es gibt Schmerzsy., die bereits Wochen vor dem Auftreten objektiver radiolog. und oder neurolog. Veränderungen bestehen.

Mögliche diagnostische Maßnahmen:

- Sichtung der oft zahlreichen Voruntersuchungsbefunde.
- Laborparameter, z. B. Kalzium (Schmerzverstärkung durch Hyperkalzämie).
- Radiolog. Diagn.:
  - Rö-Übersichtsaufnahme (Knochenschmerzen bei Frakturen).
  - Ultraschall (Schmerzen bei Harnstauungsnieren, Aszites, Subileus, Lebermetastasen etc.).
  - CT.
  - MRT (z. B. Rückenmarkkompression, Schmerzen und neurolog. Ausfälle bei Hirnmetastasen).

4.3 Medikamentöse Schmerztherapie

4.3.1 WHO-Stufenschema

Das WHO-Stufenschema und die vom Forschungsnetzwerk der *European Association for Palliative Care* (EAPC) 2012 publizierten Leitlinien zum Einsatz von Morphin und alternativen Opioiden bei Tumorschmerzen gehören zu den wichtigsten Grundlagen der medikamentösen Schmerztherapie.

> **!** **Wichtige Grundregeln der Tumorschmerztherapie**
> - So einfach wie möglich – vorzugsweise orale Gabe der Analgetika.
> - Regelmäßige Einnahme nach festem Zeitschema.
> - Individuelle Dosierung.
> - Kontrollierte Dosisanpassung.
> - Antizipative Gabe der Analgetika.
> - Prophylaxe von NW durch Begleitmedikamente.

Analgetika-Einnahme nach Zeitplan Da es sich bei Tumorschmerzen meist um Dauerschmerzen handelt, ist zur anhaltenden Schmerzlinderung die regelmäßige, antizipative Gabe der Medikamente notwendig, d. h. bevor deren Wirkung nachlässt und Schmerzen erneut auftreten können. Der Pat. erhält ein festes Zeitschema zur Einnahme der Medikamente.

Dabei werden die verordneten Medikamente abhängig von ihrer Wirkdauer z. B. 4-, 8- oder 12-stdl. eingenommen. Eine allein bedarfssituationsorientierte Gabe ist in der Tumorschmerztherapie obsolet. Für die Behandlung von evtl. auftretenden Schmerzspitzen ist die Verordnung und Bereitstellung einer zusätzlichen Bedarfsmedikation erforderlich (▶ 13.2).

Grundsätze der Schmerztherapie nach WHO

- Bei konsequenter Anwendung des seit Jahren anerkannten Stufenschemas der WHO (▶ Abb. 4.3) lässt sich bei über 90 % der Pat. eine zufriedenstellende und lang anhaltende Schmerzlinderung erreichen. Der Einsatz von Analgetika nach diesem Schema ist auch im ambulanten Bereich durchführbar.
- Die Hauptkriterien für die Auswahl eines Analgetikums sind der pathophysiolog. Schmerztyp und die Intensität des Schmerzes. Ist die Ind. für ein starkes Opioid gegeben, darf dies dem Pat. nicht vorenthalten werden.
- Analgetika werden schrittweise gegen den Schmerz titriert, wobei die Dosis so lange gesteigert wird, bis der Pat. ausreichend schmerzreduziert ist.
- In Stufe 1 werden Nicht-Opioidanalgetika wie Paracetamol und Metamizol oder Antiphlogistika wie Ibuprofen oder Diclofenac verabreicht.
- In Stufe 2 wird die Therapie durch ein mittelstarkes Opioid ergänzt.
- Bei unzureichender Analgesie werden starke Opioide anstelle der mittelstarken Opioide verabreicht.
- Änderungen des Schmerzniveaus im Verlauf einer Schmerztherapie machen eine Dosisanpassung notwendig.
- Der Pat. muss umfassend über Wirkung und NW von Morphin u. a. Opioide informiert werden. Dosisänderungen müssen dem Pat. erklärt und mit ihm (ggf. auch mit Angehörigen) besprochen werden, um Vorurteilen und Ängsten – bes. vor psychischer Abhängigkeit – vorzubeugen.
- Dosiserhöhungen sind aufgrund zunehmender Schmerzen bei Tumorprogression erforderlich.
- Bei Schmerzspitzen („Durchbruchschmerzen") wird ⅙ der Opioid-Gesamttagesdosis in schnell und kurz wirksamer Form gegeben.
- Nach dem erfolgreichen Einsatz anderer Methoden der Schmerzlinderung (Neurolyse, Bestrahlung) wird eine Reduktion der Opioiddosis erforderlich, da die Opioidwirkung nicht mehr ausreichend durch Schmerzen „antagonisiert" wird und es somit zu Zeichen der Überdosierung (Sedierung, Atemdepression) kommen könnte.
- Bei Opioidwechsel zunächst mit 50 % der berechneten äquianalgetischen Dosierung beginnen, dann Dosistitration.

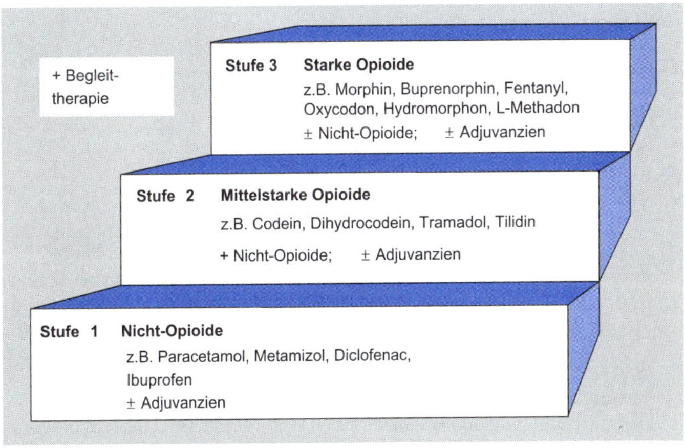

Abb. 4.3 WHO-Stufenschema zur medikamentösen Schmerztherapie [L157]

Ursachen unzureichender Schmerztherapie

1. Es wird keine differenzierte Schmerzdiagnose gestellt.
2. Die Schmerzintensität wird falsch eingeschätzt.
3. Anerkannte Therapieverfahren werden nicht angewendet.
4. Die Applikationsintervalle der Medikamente werden nicht beachtet.
5. Es wird eine inadäquate Dosierung gewählt.
6. Mittelstarke Opioide werden zu lange und zu oft verabreicht.
7. Mittelstarke und starke Opioide werden kombiniert, Opioidagonisten und partielle Agonisten bzw. Agonisten und Antagonisten werden fälschlicherweise gleichzeitig verabreicht.
8. Ein Therapieversuch mit starken Opioiden wird aus Angst vor Sucht und Toleranz unterlassen.
9. Begleitmedikamente zur Verhinderung analgetikainduzierter NW werden nicht verabreicht.
10. Die BtMVV wird als Hemmnis zur Verschreibung von starken Opioiden gesehen.

Die Kenntnis der Verschreibungsverordnung für Betäubungsmittel (BtMVV, ▶ 19.5.7, ▶ 22.5) und ihre Anwendung ist für jeden Arzt, der ambulant oder stationär Pat. mit Schmerzen behandelt, obligat.

4.3.2 Nicht-Opioidanalgetika

Im WHO-Stufenschema werden für Stufe 1 Paracetamol, NSAR (in Deutschland Metamizol) ohne Opioide empfohlen. In Stufe 2 und Stufe 3 ist eine Komb. mit Opioiden möglich.
In einem aktuellen Cochrane-Review konnten keine Unterschiede zwischen den verschiedenen NSAR gefunden werden; eine verbesserte Analgesie und eine Verringerung des Opioidbedarfs ergab sich jedoch bei der Komb. von NSAR und Opioiden.

Einteilung (Präparate ▶ Tab. 4.2).

- **Nichtsaure, antipyretische Analgetika:** Metamizol, Paracetamol.
- **Nichtsteroidale Antirheumatika** (NSAR; oder engl. *non-steroidal antiinflammatory drugs*, NSAID) = saure, antiphlogistische, antipyretische Analgetika: z. B. Diclofenac, Ibuprofen.
- **Selektive COX-2-Hemmer:** Celecoxib und Etoricoxib.

Wirkmechanismen

- **Nichtsaure antipyretische Analgetika:** werden verwendet, wenn der analgetische und nicht zwingend der antiphlogistische Effekt im Vordergrund steht. Sie haben ihre Hauptind. bei nozizeptiven, viszeralen Schmerzen. *Paracetamol* blockiert die Prostaglandinsynthese im ZNS, nicht jedoch in peripheren Geweben. Die Analgesie wird u. a. unter Beteiligung von NMDA-Rezeptoren und der Substanz spinal vermittelt. Aufgrund der relativ schwachen analgetischen Wirkung wird Paracetamol nur selten bei Tumorschmerzen verwendet. *Metamizol* ist ein Pyrazolderivat mit starker analgetischer Wirkung. Es hemmt direkt die Erregungsübertragung im nozizeptiven System und aktiviert die Hemmung im periaquäduktalen Grau. Gleichzeitig führt es in sehr hohen Dosen zu einer Hemmung der Prostaglandinbiosynthese.

- **Nichtsteroidale Antirheumatika (NSAR):** werden neben Opioiden zur Therapie von Nozizeptorschmerzen gewählt, da sie durch Hemmung der Cyclooxygenase (COX; ▶ Abb. 4.4) im Arachidonsäurestoffwechsel zu einer peripheren und zentralen Prostaglandinsynthese-Hemmung führen. Es kommt bes. zu einer Anreicherung im entzündeten oder geschädigten Gewebe. Unterschieden werden COX 1 und COX 2:
  - *COX 1* kommt praktisch in allen Geweben vor. Funktion: Aufrechterhaltung physiolog. Schutzfunktionen durch Bildung von Prostaglandinen in Magen, Darm, Niere und Lunge.
  - *COX 2* fehlt unter normalen Bedingungen in vielen Organsystemen. Bei Gewebeschäden wird sie vermehrt synthetisiert und beeinflusst die Prostaglandinsynthese.
- **Selektive COX-2-Hemmer:** *Celecoxib* und *Etoricoxib* sind selektive COX-2-Hemmer, bei denen auch in der Langzeitanwendung bei gleicher analgetischer Wirksamkeit weniger NW erwartet werden als bei den herkömmlichen NSAID. Unter Langzeittherapie wurde eine Häufung von thromboembolischen Komplikationen beobachtet (z. B. Myokardinfarkt). In der Folge wurde der selektive COX-2-Hemmer *Rofecoxib* vom Markt genommen. Der Vorteil der besseren GI-Verträglichkeit der selektiven COX-2-Hemmer wird durch die höhere Rate von Thrombosen wieder aufgehoben. Eine Zulassung für die Therapie von Tumorschmerzen liegt nicht vor.

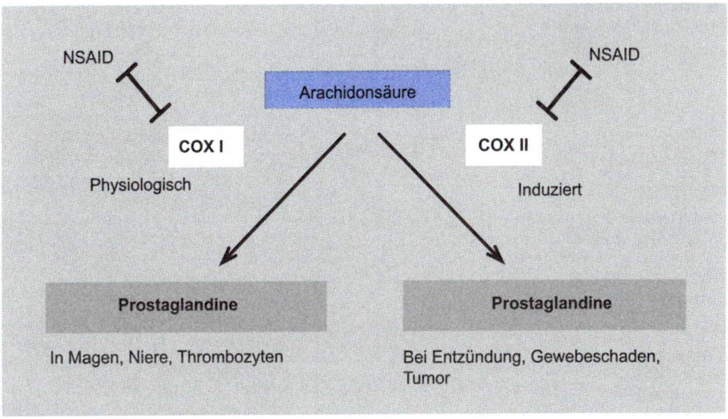

Abb. 4.4 Cyclooxygenase-Hemmung [L157]

Indikationen

- Leichte oder mäßig starke Schmerzen.
- Allein oder in Komb. mit Opioiden.
- Gute Wirksamkeit bei nozizeptiven Schmerzen.
  - *NSAR:* Bei Knochen- und Entzündungsschmerzen und bei Weichteilinfiltration.
  - *Metamizol:* bei viszeralen Schmerzen, bes. auch wegen seiner spasmolytischen Komponente, und bei KI für NSAID.

Nebenwirkungen Besonders bei älteren Pat. wird eine zurückhaltende Anwendung von Nicht-Opioidanalgetika wegen ihrer gastrointestinalen, renalen und kardiovaskulären NW empfohlen.

- **Nichtsaure, antipyretische Analgetika:** bei normaler ther. Dosierung selten NW.
  - *Paracetamol:* Leberschädigung in höheren Dosierungen (ca. 10 g Einzeldosis), niedrigere Dosierung bei vorbestehender Leberschädigung.
  - *Metamizol:* allergische Reaktion, Vasodilatation, Hypotonie und Anaphylaxie, bes. bei i. v. Gabe (nicht als Bolus i. v. verabreichen), sehr selten Agranulozytose.
  - ! Die am meisten gefürchtete NW ist die Pyrazol-Agranulozytose. Die Häufigkeiten einer sympt. Agranulozytose werden zwischen 1 : 1.400 Pat. und 1 : 1,1 Mio. Anwendungswo. angegeben.
- **NSAR:** Die NW lassen sich durch den Mechanismus der nichtselektiven COX-Hemmung erklären: Mukosaschäden, Blutungen, Ulkusbildung im Magen-Darm-Trakt, Nierenfunktionsstörungen, Störungen der Blutgerinnung.

! ASS wird wegen der häufigen gastrointestinalen NW selten eingesetzt.

Tab. 4.2 Wichtige Nicht-Opioidanalgetika

Wirkstoff	Handelsname (Bsp.)	Einzeldosis* (mg)	Intervall (h)	Kommentar
Nichtsaure antipyretische Analgetika				
Metamizol	Novalgin® Novaminsulfon®	500–1.000	4	• Wichtigstes Nicht-Opioidanalgetikum in der Tumorschmerztherapie • NW: Agranulozytose, allergische Reaktionen, Blutbildkontrollen
Paracetamol	ben-u-ron®	500–1.000	4	• Keine gastrointestinalen NW, Tagesdosen nicht > 6 g wählen • Ausweichsubstanz, wenn KI zum Metamizol bestehen
Nichtsteroidale Antirheumatika (NSAR)				
Ibuprofen	Imbun®	400–800	4–8	• Gastrointestinale NW: Ulzera, Blutungen, Schmerzen • Seltene NW: Schwindel, Somnolenz, Störung der Hämatopoese, Hautreaktionen • Weitere Substanzen wie Diclofenac (Voltaren®), Naproxen (Proxen®) sind vergleichbar einsetzbar
Selektive COX-2-Hemmer				
Celecoxib**	Celebrex®	200–400	12	• NW: Ödeme, Hypertonie, Übelkeit, Schwindel, Kopfschmerzen • Weniger ausgeprägte gastrointestinale Toxizität • **Cave:** Etoricoxib → FDA-Warnung: erhöhte Mortalität
Etoricoxib**	Arcoxia®	60–120	(12)–24	

* Die angegebenen Maximaldosierungen sind empirisch, Dosissteigerungen ergeben keine Verbesserung der Schmerzreduktion, sondern Zunahme der NW.
** Bisher in der Tumorschmerztherapie nicht zugelassen

4.3.3 Opioide

> **!** Wichtigste Medikamentengruppe in der Tumorschmerztherapie bei starken und stärksten Schmerzen. Die Ind. für Opioide ist bei Tumorpat. wegen des sehr guten schmerzlindernden Effekts und der geringen NW-Rate unbestritten.

Wirkmechanismen

Opioide entfalten ihre Wirkung durch Bindung an verschiedene Opioidrezeptoren im ZNS und in peripheren Organen. Über die Wirkung an den unterschiedlichen Rezeptoren ergeben sich Wirkungen und NW.
Nach ihrer Wirkung an den Opioidrezeptoren unterscheidet man:

- **Reine Agonisten** (z. B. Morphin): aktivieren Opioidrezeptoren und überführen inaktive in aktive Opioidrezeptoren.
- **Partielle Agonisten** (z. B. Buprenorphin): wirken in niedrigen Dosen an Opiatrezeptoren agonistisch, in hohen Dosen kann sich ein Antagonismus entwickeln.
- **Antagonisten** (z. B. Naloxon): binden an inaktive Rezeptoren und verhindern damit die Überführung in einen aktiven Zustand.
- **Partielle Antagonisten** (gemischte Agonisten/Antagonisten): binden zunächst an aktive Rezeptoren, verhindern dann aber durch Bindung an inaktive Rezeptoren zunehmend deren Überführung in aktive Rezeptoren und führen damit zu einer Wirkabschwächung. Für diese Gruppe besteht eine begrenzte Indikation zum Einsatz als Analgetika.

Die Wirkstärke einzelner Opioide wird im Verhältnis zu Morphin ausgedrückt (▶ Tab. 4.3).

Tab. 4.3 Opioide zur Therapie schwacher und mittelstarker Schmerzen

Wirkstoff	Handelsname (Bsp.)	Orale Dosis in mg (max. Tagesdosis)	Zeitintervall (h)	Analgetische Äquivalenz zu Morphin
Tramadol	Tramundin®	50–100 (900)	2–4	1/10
	Tramundin® retard	100–300 (900)	8–12	
Tilidin/ Naloxon	Valoron® N	50–100 (600)	2–4	1/10
	Valoron® N retard	100–300 (600)	8–12	

Mittelstarke Opioide

> **!** Mittelstarke Opioide unterliegen nicht der BtMVV, d. h., für ihre Verschreibung ist kein BtM-Rezept (▶ 19.5.7) notwendig.
> **Hinweis:** Tilidin-Tr. unterliegen seit 2013 der BtMVV!

Beispiele Tramadol, Tilidin.

Indikationen Akute und chron. Schmerzen, die mit Nicht-Opioidanalgetika allein nicht zu beherrschen sind, werden in Komb. mit mittelstarken Opioiden (WHO-Stufe II) behandelt, um unterschiedliche Wirkansätze miteinander zu kombinieren.

Umstellung von mittelstarken auf starke Opioide

- Mittelstarke Opioide werden zunächst bis zu einer „Maximaldosierung" gegeben. Bei Überschreiten der Maximaldosis tritt keine bessere analgetische Wirkung auf.

! **Bsp.:** Ist die Schmerzreduktion unter Gabe von 600 mg bis max. 900 mg Tramadol nicht ausreichend, wird auf starke Opioide umgestellt.

- Aus der Literatur sind bisher keine verlässlichen Angaben zu Übergangs- bzw. Maximaldosierungen bei der Umstellung von mittelstarken auf starke Opioide zu erhalten. Ungefähre Maximaldosierungen ▶ Tab. 4.4.

Im ambulanten Bereich wird besser direkt auf ein retardiertes starkes Opioid (z. B. Morphin, Hydromorphon) umgestellt. Erfahrungsgemäß sollte man mit ¹⁄₁₀ der bisher verabreichten Tagesdosierung beginnen und bei Bedarf zusätzlich ein schnell wirkendes Opioid, z. B. Morphin (Sevredol®) 5–10 mg, Hydromorphon (Palladon® 1,3 mg) verabreichen. Die notwendige Opioiddosierung wird dann schrittweise bis zum Erreichen einer deutlichen Schmerzlinderung oder dem Auftreten intolerabler NW titriert.

! **Bsp.:** Tramadol (Tramundin ret.®) 2 × 300 mg/d, wird auf Morphin (MST Retardtabletten®) 2 × 30 mg/d bzw. Hydromorphon (Palladon®) 2 × 4 mg/d umgestellt.

4

Tab. 4.4 Opioide zur Langzeittherapie mittelstarker und starker Schmerzen

Wirkstoff	Handelsname (Bsp.)	Dosis orale/ transdermale Gabe initial	Zeitintervall (h)	Analgetische Äquivalenz zu Morphin
Morphin	MST-Mundipharma®-Retardtabletten	10–30 mg	12	1
Buprenorphin	Temgesic®	0,2–0,6 mg	6–8	70–100
	Transtec® PRO	35 µg/h transdermal	(72)–96 Pflasterwechsel	
L-Methadon	L-Polamidon® Hoechst	2,5 mg	6–8	Dosistitration erforderlich
Hydromorphon	Palladon® Jurnista®	4 mg	12–24	7,5
Oxycodon	Oxygesic®	10 mg	12	2
Fentanyl	Durogesic® SMAT Membranpflaster	12,5–25 µg/h transdermal	72 Pflasterwechsel	70–100

Starke Opioide

! Starke Opioide unterliegen der BtMVV (▶ 19.5.7, ▶ 22.5). Sie können somit nur über BtM-Rezept verschrieben werden.
Literaturhinweis: Deutsche Gesellschaft für Palliativmedizin e. V., Bundesopiumstelle im Bundesinstitut für Arzneimittel und Medizinprodukte (Hrsg.).

Zum Umgang mit Betäubungsmitteln in der ambulanten Palliativversorgung. Fragen und Antworten rund um die Betäubungsmittel-Verschreibungsverordnung (BtMVV). Stand: November 2012 (auch als pdf-Datei erhältlich unter www.bfarm.de/SharedDocs/Downloads/DE/Bundesopiumstelle/Betaeubungsmittel/btm-rezept/sapv.pdf?__blob=publicationFile&v=3).

Beispiele

Morphin, L-Methadon, Fentanyl, Buprenorphin, Oxycodon, Hydromorphon.

Indikationen

Starke und stärkste Schmerzen nach Versagen der Therapie gemäß Stufe II WHO mit mittelstarken Opioiden bzw. im Bedarfsfall als Einstiegsmedikation. Zur Kupierung von Schmerzspitzen/Schmerzattacken (▶ 13.2).

! Verzicht auf Pethidin (Dolantin®) wegen toxischer Pethidinmetaboliten bei Langzeitanwendung.

Medikamentenprofile

(auch ▶ 22).

Morphin

- Reiner Agonist, Wirkung fast ausschließlich am μ-Rezeptor.
- Nach oraler Gabe schwankt die Bioverfügbarkeit zwischen 15 und 49 %.
- Hauptmetaboliten: Morphin-3-Glucuronid (M-3-G), keine analgetische Wirkung, Morphin-6-Glucuronid (M-6-G), stärker analgetisch wirksam als Morphin.
- Kumulation der Morphinmetaboliten M-3-G und M-6-G bei Niereninsuff., als klin. Zeichen können Myoklonien auftreten.
- Lebererkr. haben keinen wesentlichen Einfluss auf den Metabolismus von Morphin.

Buprenorphin

- Partieller μ-Agonist und κ-Antagonist, hohe Rezeptoraffinität (beim Wechsel auf Morphin lange Rezeptorwirkung), gute Resorption sublingual.
- Wirkdauer der Tbl. ca. 6–8 h, der transdermalen Applikationsform (72–) 96 h.
- Ceiling-Effekt (s. u.) bei einer Tagesdosis zwischen 3 und 5 mg.
- Alternative zu Morphin bei niedrigem und mittlerem Bedarf.
- Sublinguale und transdermale Applikationsform bei Dysphagie.
- Sublinguale Applikation bei Durchbruchschmerz.
- Weniger stark ausgeprägte Obstipation als bei Morphin.
- Äquivalenzdosis von Buprenorphin zu Morphin: Tagesdosis von Buprenorphin mit 70–100 multiplizieren.
- Bei Niereninsuff. bleiben die pharmakokinetischen Charakteristika unverändert.

Ceiling-Effekt

Bei Buprenorphin (partieller Agonist) kann ab einer bestimmten Dosierung ein Ceiling-Effekt auftreten, d. h. dass mit weiterer Dosiserhöhung kein stärkerer analgetischer Effekt mehr zu erzielen ist.

Fentanyl

- μ-Rezeptoragonist.
- Bei parenteraler Anwendung ist die analgetische Potenz im Vergleich zu Morphin etwa 80- bis 100-mal höher.
- Wegen hoher Lipidlöslichkeit neben i. v. und s. c. Gabe auch transdermale Aufnahme und Applikation möglich (Fentanyl-TTS, ▶ Tab. 4.5).

Fentanyl-TTS Bei Einsatz des transdermalen Systems ist Folgendes zu berücksichtigen:

- Langsame Anflutung (12–24 h), Steady-State von der 24. bis 72. Std. nach erster Applikation eines Pflasters.
- Langsame Abklingzeit (ca. 16 h nach Entfernung des Pflasters).
- Bei Atemdepression reicht die einmalige Antagonisierung mit Naloxon wegen langer HWZ nicht aus. Stationäre Einweisung erforderlich.
- Aufgrund der Pflastergröße (5,25–42 cm²) und begrenzter KOF ist Fentanyl-TTS nur bei niedrigem bis mittlerem Opioidbedarf sinnvoll. Das benutzte Hautareal sollte für 7 d nach Entfernen eines Pflasters frei bleiben.
- Schmerzattacken machen zusätzliche Behandlung mit schnell wirkenden Opioiden (z. B. Morphin, Fentanyl) erforderlich.

! Keine Komb. mit Buprenorphin.

! Fentanyl soll seltener als Morphin zur Obstipation führen. Fentanyl-TTS ist eine sinnvolle, nichtinvasive Behandlungsalternative zu anderen, oral zu verabreichenden starken Opioiden bei Pat. mit nicht beherrschbaren gastrointestinalen NW (Übelkeit, Erbrechen, Schluckstörungen) oder bei Pat. mit stabilem Schmerzsy.

! Zur Behandlung von Durchbruchschmerzen stehen oral-transmukosale und intranasale Applikationsformen von Fentanyl-Zitrat als nichtinvasive Therapieoptionen zur Verfügung (Actiq®, Effentora Buccaltabletten®, Abstral Sublingualtabletten® sowie Instanyl® und PecFent® als Nasenspray). Sehr rascher Wirkungseintritt (ca. 5 Min.).

! Bei instabilem Schmerzsy. ist Fentanyl-TTS ungeeignet.

Tab. 4.5 Äquivalenzdosierung von oralem Morphin und Fentanyl-TTS

Pflastergröße (cm²)	Fentanyl-TTS Abgaberate (mg/d)	Orales Morphin (mg/d)
5,25	0,3 = 12,5 μg/h	0–45
10,5	0,6 = 25 μg/h	46–90
21	1,2 = 50 μg/h	91–150
31,5	1,8 = 75 μg/h	151–210
42	2,4 = 100 μg/h	211–270

Hydromorphon

- Reiner Opioidagonist (μ-Agonist).
- Pharmakologisch dem Morphin sehr ähnlich, jedoch niedrigere Plasmaeiweißbindung von ca. 10 %.
- Orale Bioverfügbarkeit 37–62 %.
- Keine stark wirksamen Metaboliten (Hydromorphon-3-Glucuronid).
- Opioidtypische NW.

- Äquivalenzdosis: Die analgetische Potenz von Hydromorphon ist im Vergleich zu Morphin 7,5-mal höher (8 mg Hydromorphon ≡ 60 mg Morphin).

> **!**
> - **Hydromorphon** ist sowohl bei chron. nicht tumorbedingten als auch tumorbedingten Schmerzen wirksam.
> - Aufgrund der niedrigen Plasmaeiweißbindung gut geeignet bei multimorbiden Pat. sowie bei Pat. mit Niereninsuff.
> - Wird wegen seiner guten Wirksamkeit und Verträglichkeit zunehmend in der Behandlung von Pat. mit starken Tumorschmerzen eingesetzt.

Levomethadon (L-Methadon) Wegen seiner schwierigen Titration ist Levomethadon in der Tumorschmerztherapie kein Opioid der 1. Wahl. Jedoch empfiehlt die WHO es als Alternative zum Morphin, wenn aufgrund anhaltender NW ein Opioidwechsel indiziert ist (▶ 22, ▶ Tab. 22.3). Levomethadon wurde bisher überwiegend zur Substitution bei der Behandlung Drogenabhängiger angewendet und nur selten bei der Therapie chron. Schmerzen.

Merkmale von Levomethadon sind:

- Lipophiles Opioid, reiner Agonist (μ-Rezeptoragonist und möglicherweise ein δ-Rezeptoragonist), außerdem ein NMDA-Rezeptorantagonist. Durch die Blockierung am NMDA-Rezeptorkanal und die gleichzeitige Hemmung der präsynaptischen Wiederaufnahme von Serotonin wird der analgetische Effekt verstärkt. Levomethadon hat somit Morphin- und Ketaminwirkung. Die analgetische Äquivalenzdosierung im Vergleich zu Morphin variiert stark.
- Hohe orale Bioverfügbarkeit (40–100 %), klin. Wirkdauer 6–12 h bei raschem Wirkungseintritt; somit reicht für die Langzeittherapie und für die Bedarfsmedikation **eine** Darreichungsform (Tropfen) aus.
- Kumulationsgefahr in der Einstellphase aufgrund der langen variablen Plasma-HWZ von 8–80 h. Die Pat. müssen in der Einstellphase engmaschig auf Zeichen der Überdosierung (Sedierung, Verwirrtheit etc.) überwacht werden.
- Levomethadon sollte bei der Dosisfindung zunächst nach Bedarf oder in 4-stdl. Abständen (Einzeldosis p. o. 2,5–5 mg) gegeben werden; nach 3 d muss das Intervall auf 8 h verlängert werden.

> **!** **Levomethadon** stellt eine gute Alternative in der Behandlung stärkster Tumorschmerzen dar, wenn die Behandlung mit Morphin nicht ausreicht. Es ist den anderen starken Opioiden v. a. bei der Behandlung neuropathischer Schmerzen überlegen. Dennoch sollte wegen der schwierigen Titrierbarkeit von Levomethadon zunächst mit einem der anderen, leichter zu titrierenden starken Opioid begonnen werden.

Methadon In den meisten Ländern steht anstelle von Levomethadon Methadon zur Therapie zur Verfügung. Methadon ist das Razemat von Levomethadon und enthält zu gleichen Teilen das analgetisch wirksame Linksisomer (Levomethadon) und das an Opioidrezeptoren unwirksame Rechtsisomer. Dadurch lässt sich erklären, dass Levomethadon analgetisch doppelt so stark wirksam ist wie Methadon.

Oxycodon

- Pharmakologisch dem Morphin sehr ähnlich, μ-Agonist, fraglicher κ-Rezeptoragonist.

- Kein Ceiling-Effekt.
- Hohe orale Bioverfügbarkeit (60–87 %).
- Die orale Äquivalenzdosis von Oxycodon zu Morphin beträgt 1 : 2, d.h. 30 mg Oxycodon ≡ 60 mg Morphin bei oraler Gabe.
- Das NW-Spektrum ist dem von Morphin sehr ähnlich, psychomimetische Effekte sind seltener. Bei nieren- und/oder leberinsuff. Pat. bis zu 50 % höhere Plasmaspiegel, die eine Dosisreduktion erforderlich machen.
- In der Komb. Oxycodon/Naloxon geringeres Obstipationsrisiko.

> !
> - Gut wirksames starkes Opioid, hohe Akzeptanz bei Pat. mit nicht tumorbedingten chron. Schmerzen.
> - Seit einiger Zeit ist eine Komb. aus Oxycodon/Naloxon (Targin ret.® als Tbl. mit 10/5, 20/10 bzw. 40/20 mg) verfügbar. Das Gemisch aus agonistischer und antagonistischer Substanz soll die gefürchtete opioidbedingte Obstipation mildern.

Therapie mit Opioiden

> ! **Wichtige Grundsätze bei der Therapie mit Opioiden**
> - Auch bei Langzeittherapie mit Opioiden kommt es nicht zu Organschäden.
> - Schmerz ist der physiolog. Antagonist der gefürchteten opioidbedingten Atemdepression, d.h., solange die Analgetikadosis entlang der Schmerzstärke titriert wird, besteht keine Gefahr einer klin. relevanten Atemdepression.
> - Pulmonale Vorerkr. stellen keine generelle KI für starke Opioide dar.
> - Psychische Abhängigkeit ist bei Tumorpat. klin. nicht relevant.
> - Opioidmetaboliten können bei Niereninsuff. kumulieren.
> - Bei Leberinsuff. verzögerter Abbau einiger Opioidmetaboliten.
> - Häufigste NW ist eine anhaltende Obstipation.

Durchbruchschmerzen

Basistherapie und Therapie Voraussetzung für eine suffiziente Behandlung von Tumorschmerzen ist, dass bei einer Therapie mit starken Opioiden das richtige Opioid in der richtigen Dosierung und im richtigen Zeitintervall verabreicht wird. Zu Beginn der Therapie kann eine Titration zur Dosisfindung und im Verlauf eine Anpassung oder Umstellung der Analgetika erforderlich werden.
Neben Dauerschmerzen treten bei 40–80 % der Pat. mit chron. Tumorschmerzen **Durchbruchschmerzen** auf, die für die Pat., aber auch für ihre Angehörigen, eine große Belastung darstellen.

> ! Unter dem Begriff „Durchbruchschmerzen“ wird eine vorübergehende Verstärkung des Dauerschmerzes verstanden. Abzugrenzen vom Durchbruchschmerz ist die Zunahme von Schmerzen bei nachlassender Wirkung der analgetischen Medikation bei unzureichender Dosierung, das sog. *end-of-dose failure.*

Durchbruchschmerzen können sowohl spontan auftreten als auch durch unterschiedliche Faktoren ausgelöst werden:

- Durch Bewegungen *(incident pain):* z. B. Lageänderung, Husten, Lachen, Berührungen.
- Durch spontan und unbewusst ablaufende Veränderungen: z. B. Dehnung von Hohlorganen.

Die Schmerzattacken unterscheiden sich in Art und Weise des Auftretens, Dauer, Frequenz und Stärke. Bei 43 % der Pat. erreichen sie bereits nach 3 Min. ihre max. Schmerzintensität, wobei die durchschnittl. Dauer bei 15–30 Min. und die Auftretenshäufigkeit bei durchschnittl. 4–7 Episoden/d liegt.
Zur Schmerzmessung und Dokumentation sollten auch bei Durchbruchschmerzen visuelle Analogskalen (VAS) und numerische Ratingskalen (NRS) eingesetzt werden.

Therapeutische Konzepte

- Bei Durchbruchschmerzen ist eine schnell wirkende und gezielt an der Pathophysiologie des Schmerzes orientierte Schmerzlinderung erforderlich. Neben der Optimierung einer analgetischen Basistherapie ist hierfür eine ausreichende und rasch wirkende, kurz andauernde **Bedarfsmedikation** für die Behandlung von großer Bedeutung.
- Ein rascher Wirkeintritt mit deutlicher Linderung der Durchbruchschmerzen bei möglichst selbstständiger Einnahmemöglichkeit und ohne NW führt i. d. R. zu einer höheren Akzeptanz der Behandlung und Zufriedenheit des Pat. und seiner Angehörigen.
- Durchbruchschmerzen werden mit schnell wirksamen Zubereitungen von Analgetika als Bedarfsmedikation behandelt. Die Wirkdauer der Bedarfsmedikation muss die Länge des Schmerzschubes abdecken. Gleichzeitig darf die Substanz keinen zu langen Überhang haben; die Wirkstärke muss der Schmerzintensität angepasst werden und die Applikationsform in der häuslichen/ambulanten Versorgung leicht anwendbar sein.
- Bei der Behandlung von Durchbruchschmerzen werden i. d. R. starke Opioide verwendet, die gegen den Schmerz titriert werden. Für diese Schmerzepisoden stehen schnell und kurz wirksame Zubereitungen hochpotenter Opioide zur Verfügung. Neben der bukkalen und s. l. Applikationsform sind intranasale Fentanyl-Applikationen verfügbar.

Extreme Schmerzen

! „Schmerznotfall" (Patient mit extremen Schmerzen)

- Morphin i. v. in Bolusgaben titrieren, Dosierung richtet sich nicht nur nach der Schmerzintensität, sondern auch nach dem AZ des Pat. und der bisherigen Analgetikatherapie.
- Bei opioidnaiven Pat. Einzelbolus von 5–10 mg Morphin oder 1–2 mg Hydromorphon i. v., alle 10–20 Min. wdh., bis der Pat. eine ausreichende Schmerzreduktion angibt oder unerwünschte NW auftreten.
- Alternativ kann eine Dauerinfusion von 40–60 mg Morphin oder 8–12 mg Hydromorphon in 500 ml kristalliner Lsg. gegeben werden, wobei die Infusionsgeschwindigkeit unter ständiger Beobachtung der Änderung des Schmerzniveaus und Beobachtung der Vigilanz und Atmung angepasst wird. Diese Form der „Notfallbehandlung" stellt eher die Ausnahme dar.

Versagen der oralen Schmerztherapie: andere Applikationsformen

Die orale Opioidgabe ist die Therapie der Wahl. Wenn eine orale Schmerztherapie aufgrund von Schluckstörungen, Übelkeit, Erbrechen, körperlicher Schwäche oder Bewusstseinsstörung nicht möglich ist, muss zur Fortführung der Therapie nach Alternativen gesucht werden.
Für alle gängigen Opioide der Stufe 3 stehen retardierte, unretardierte und parenterale Darreichungsformen zur Verfügung. Ausnahme L-Polamidon (keine Retardform).

Schluckstörungen

- Das Morphin-Retard-Granulat kann als Trinksuspension sowohl bei mäßiggradigen Schluckstörungen oral oder bei liegender PEG-Sonde problemlos gegeben werden. Das aufgelöste Granulat sollte innerhalb von 20 Min. eingenommen werden, damit der Retardeffekt nicht verloren geht. Hydromorphon-Retardkapseln können geöffnet und das Granulat ohne Wirkungsverlust der Nahrung zugemischt bzw. über eine liegende PEG gegeben werden.
- Bei Schluckstörungen und stabilem Schmerzsy. stellen auch Buprenorphin s. l. oder transdermal bzw. Fentanyl-TTS gute Alternativen dar.

4

Versagen der oralen/transdermalen Therapie

Rektale Gabe Vorübergehend können Medikamente rektal gegeben werden, etwa bei kurzfristiger Übelkeit, Erbrechen, Schwäche, terminalem inoperablem Ileus etc. In dieser Applikationsform verabreicht, dienen sie auch als Bedarfsmedikation für den Schmerznotfall, dies gilt insb. für die ambulante Versorgung. Die langfristige rektale Anwendung richtet sich nach der Akzeptanz des Pat. Die Tbl. können zur leichteren Einführung in das Rektum in ein Glyzerinzäpfchen gesteckt werden.

Parenterale Gabe Ein Teil der Analgetika kann parenteral verabreicht werden. Grundsätzlich ist zwischen i. v. und s. c. Gabe zu unterscheiden. Da die s. c. Gabe (▶ 22.4.3) gerade bei ambulant versorgten Pat. einfacher zu handhaben ist und die Medikamente sowohl bolusweise als auch kontinuierlich gegeben werden können, ist dies die Methode der Wahl. Entsprechend der Resorptionsquote ist bei Opioiden der entsprechende Äquivalenzfaktor zur Berechnung der parenteralen Dosis mit zu bedenken (▶ Tab. 4.6).

Tab. 4.6 Äquivalenzdosen von Morphin bei unterschiedlichen Applikationsformen

Applikationsform	mg
Oral	30
Subkutan	15
Intravenös	10
Epidural	3
Intrathekal	0,3
Intraventrikulär	0,001

! In der Terminalphase Opioide evtl. parenteral verabreichen, wenn eine orale Aufnahme nicht möglich ist.

Prophylaxe und Therapie der Nebenwirkungen von Opioiden

Regelmäßige Opioidgabe führt häufig zu NW, die eine Begleittherapie notwendig machen. Dies muss mit dem Pat. besprochen werden.
Initiale Übelkeit und Erbrechen in den ersten 10 d der Opioidtherapie sowie eine hartnäckige Obstipation sind zu erwartende NW, denen prophylaktisch begegnet werden muss. Seltene Opioid-NW sind Schwitzen, Juckreiz, Mundtrockenheit und Atemdepression.

Abhängigkeit

Unterscheidung zwischen psychischer und physischer Abhängigkeit.

- **Psychische Abhängigkeit:**
  - Ist der Wunsch, die Substanz wiederholt einzunehmen, um die psychotropen Effekte zu erleben.
  - Tritt bei Tumorpat. nicht auf, da der Pat. durch das Opioid Schmerzlinderung wünscht, aber nicht die psychischen Effekte, die für ihn NW darstellen.
- **Physische Abhängigkeit:**
  - Erklärt sich aus der körperlichen Gewöhnung an das Medikament; zeigt sich durch Auftreten von körperlichen Entzugssymptomen bei abruptem Absetzen.
  - Körperliche Entzugssymptome können durch schrittweise Reduktion des Opioids vermieden werden.

Toleranzentwicklung

Opioide zeigen bzgl. ihrer Wirkungen und NW eine unterschiedliche Toleranzentwicklung (Wirkungsverlust).

- Scheinbare Toleranzentwicklung ggü. der Opioidmedikation bzgl. der analgetischen Wirkung, d. h., bei langfristiger Einnahme kann eine Dosissteigerung notwendig werden, die aber i. d. R. nicht durch einen Wirkungsverlust des Opioids, sondern am ehesten durch das Fortschreiten der Erkr. und damit eine Änderung des Schmerzniveaus (Zunahme der Schmerzen bei Tumorprogress) verursacht wird.
- Ggü. der obstipierenden Wirkung besteht keine Toleranzentwicklung, d. h., die Obstipation besteht, solange Opioide genommen werden. Prophylaxe notwendig (s. u.).
- Toleranzentwicklung bei Übelkeit, Sedierung, Verwirrtheit, Halluzinationen in Tagen bis Wochen, d. h., diese NW werden schwächer oder verschwinden bei Fortführen der Therapie.

! Langjährige Erfahrungen mit starken Opioiden in der Schmerztherapie haben gezeigt, dass die immer noch von vielen gefürchtete Abhängigkeit bzw. Toleranzentwicklung bei der analgetischen Wirkung auch bei langen Behandlungszeiträumen nicht auftritt.

Obstipation

(▶ 6.12). Obstipation ist die häufigste und hartnäckigste NW unter einer Schmerztherapie mit Opioiden, insb. unter Einnahme von Morphin.

Ursachen einer Obstipation durch Opioide

- Bindung des Opioids an Opioidrezeptoren im Darm und ZNS.
- Verzögerung der Darmpassage durch Hemmung der Kontraktion der Längsmuskulatur mit Abnahme der propulsiven Motorik an Dünn- und Dickdarm.
- Zunahme der segmentalen Kontraktion.
- Durch verlängerte Verweildauer des Darminhalts Wasserentzug und Eindickung des Stuhls.
- Verminderung der intestinalen, gastralen, biliären und pankreatischen Sekretion.
- Zunahme des Tonus der intestinalen Sphinkteren und Abnahme des Defäkationsreflexes.

> **!** Ggü. der opioidbedingten Obstipation entsteht keine Toleranzentwicklung; daher ist die Ind. zur Therapie mit Laxanzien während einer Opioidtherapie immer gegeben.

4

Obstipationsprophylaxe und -therapie

> **!** Obstipation bei der Therapie mit Opioiden ist Folge einer unzureichenden Prophylaxe.

Nichtmedikamentöse Maßnahmen:

- Anamnese bzgl. der bisherigen Stuhlgewohnheiten und der bisherigen Wirkung von Laxanzien.
- Ballaststoffreiche Kost, ausreichende Flüssigkeitszufuhr und körperliche Aktivität (bei Pat. mit Schmerzen und fortgeschrittener Tumorerkr. häufig nicht möglich).

„Stufenschema" der Laxanzientherapie bei Opioidgabe:

! Laxanzien regelmäßig geben (Ausnahmen, z. B. Short-Bowel-Sy. mit Malabsorption nach ausgedehnter Dünndarmresektion oder infolge innerer Fistelbildung).

! Dosierung der Laxanzien richtet sich nach dem Erfolg und muss individuell angepasst werden.

- Beginn der Therapie mit einem osmotisch wirksamen Laxans Macrogol 3350 (Movicol® 1–2 Btl./d).
- Bei nicht ausreichender Wirkung: Macrogol (Movicol®) in Komb. mit einem propulsiv wirkenden Laxans wie Natriumpicosulfat (Laxoberal® 10–15 Tr./d).
- Bei stärkerer Obstipationsneigung: Komb. von Macrogol 3350 (Movicol®), Natriumpicosulfat (Laxoberal®) und Paraffin (Obstinol® M Emulsion 1–2 EL/d) als Weichmacher.
- Bei weiterhin bestehenden Defäkationsschwierigkeiten: propulsiv wirkende oder weich machende Suppositorien, Klysmen, Einläufe oder gar manuelle Ausräumung, ggf. unter Gabe von Analgetika.
- Methylnaltrexon (Relistor®): s. c. applizierbarer Opioidantagonist, der ausschließlich intestinal wirkt und so eine opioidbedingte Obstipation beheben kann (12 mg/0,6 ml, gewichtsadaptierte Dosis, Wirkeintritt binnen

30–60 Min., teils mit „durchschlagendem" Erfolg, daher Vorsicht bei ambulanter Anwendung).

> **!** Macrogol 3350 (Movicol®) ist ein geeignetes Mittel für die Behandlung der opioidinduzierten Obstipation. Die Wirkung tritt erst nach 2–3 d ein. Voraussetzung ist jedoch, dass der Pat. ausreichend Flüssigkeit zu sich nehmen kann.

Übelkeit und Erbrechen

Übelkeit und Erbrechen kommen zu Beginn einer Therapie mit Opioiden häufig vor (Inzidenz ca. 20 %); daher zu Beginn einer Opioidtherapie Antiemetika prophylaktisch verabreichen. Nach ca. 10 d kann das Antiemetikum abgesetzt werden (Toleranz gegenüber der emetischen Wirkung des Opioids).

Ursachen von opioidinduzierter Übelkeit und Erbrechen

- Erregung der Chemorezeptoren in der Area postrema der Medulla oblongata (CTZ).
- Direkte Wirkungen am GIT.
- Vestibularisreizung.

Medikamentöse Therapie Mittel der 1. Wahl zur Therapie einer opioidbedingten Übelkeit sind Haloperidol und Metoclopramid (▶ Tab. 4.7).

> **!** Metoclopramid-Tr. (4 mg/ml) sind nicht mehr verkehrsfähig. Es kam zu einer Neubewertung des Nutzen-Risiko-Verhältnisses wegen des Risikos schwerer kardiovaskulärer und neurolog. NW wie extrapyramidaler Symptome und irreversibler Spätdyskinesien.

Tab. 4.7 Medikamentöse Therapie bei opioidinduzierter Übelkeit und Erbrechen

Freiname	Handelsname (Bsp.)	Dosis (mg)	Intervall (h)	Kommentar
Haloperidol	Haldol-Janssen® Tropfen	0,3–0,5	8–12	In dieser Dosierung nicht sedierend
Metoclopramid	Paspertin®	10	4–5	Evtl. extrapyramidalmotorische NW

Atemdepression

Atemdepression gilt als gefürchtete NW, die aber in der Tumorschmerztherapie bei adäquater Verwendung von Opioiden nicht auftritt.

Ursachen

- Stimulation von μ-Rezeptoren im Atemzentrum.
- Schmerz ist der physiolog. Antagonist der gefürchteten opioidbedingten Atemdepression, d. h., solange die Analgetikadosis entlang der Schmerzstärke titriert wird, besteht keine Gefahr einer klin. relevanten Atemdepression.
- Erst bei Überdosierungen durch zu hohe Analgetikadosis oder durch Schmerzreduktion mithilfe anderer Maßnahmen kann es zu Atemdepression kommen.

Klinik Bradypnoe und Sedierung.

Therapie

- Bei nicht ansprechbaren Pat. Opioidzufuhr stoppen und Gabe von Naloxon 0,4–2 mg i. v. ad 10 ml NaCl 0,9 % (milliliterweise), wiederholte Gabe notwendig.
- Bei erweckbaren Pat. nur Opioidzufuhr stoppen.

! Eine engmaschige Überwachung der Pat. ist immer erforderlich.

Sedierung

Ursachen Zentral dämpfende Wirkung der Opioide, insb. in der Anfangsphase (5–7 d) einer Behandlung mit starken Opioiden (ca. 20 %), abhängig von der Dosierung und gleichzeitiger Gabe anderer sedierender Substanzen.

Differenzialdiagnosen Sedierende Medikamente, Hyperkalzämie, Niereninsuff., Tumorprogress, Hirnmetastasen, Sepsis.

Therapie Reduktion der Opioiddosis, evtl. Änderung des Applikationsintervalls, Arzneimittel überprüfen: Opioidwechsel, Psychoanaleptika, Methylphenidat (Ritalin®), invasive Verfahren.

Verwirrtheit und Halluzinationen

4

Ursachen Fraglich dir. zentrale Opioidwirkung, nur selten unter Opioidtherapie auftretend, werden von Pat. und Angehörigen jedoch sehr gefürchtet.

Differenzialdiagnosen Bei progredienter Tumorerkr. zahlreiche Gründe für Verwirrtheit (organisch, septisch, medikamentös, metabolisch, psychisch etc., ▶ 13.8, ▶ 10.2, ▶ 10.6).

Therapie Dosisreduktion bzw. Opioidwechsel, Nicht-Opioidanalgetika, Neuroleptika (z. B. Haloperidol); spinale Opioidapplikation selten erforderlich, da Symptome oft nachlassen.

Miktionsstörungen und Harnverhalt

Ursachen Tonus der glatten Muskulatur ↑ (Sphinktertonus ↑ und Detrusortonus ↓), Abschwächung des Harndrangs, meist bei älteren Männern (ca. 5 %), Auftreten auch bei rückenmarknaher Applikation (bis 14 %).

Therapie Cholinesterasehemmer Distigminbromid (Ubretid® 2,5–5 mg p. o. oder 0,5 mg s. c.), trizyklische Antidepressiva und anticholinerg wirksame Substanzen, wenn möglich, reduzieren oder absetzen, Opioiddosierung reduzieren, Opioidwechsel.

Myoklonien

Seltene NW bei hohen Morphindosierungen und gleichzeitiger Niereninsuff. Dosisreduktion, besser jedoch Opioidwechsel (z. B. Hydromorphon), sympt. Therapie mit Benzodiazepinen, z. B. Clonazepam.

> **!** Bei Myoklonien unter Morphintherapie immer an Intoxikation mit hoher Morphindosierung denken (oft Hinweis auf Niereninsuff.).

Juckreiz

Durch Histaminausschüttung bedingte seltene NW. Wenn Antihistaminika nicht helfen, Opioidwechsel notwendig.

4.3.4 Koanalgetika und adjuvante Substanzen

Nicht alle Tumorschmerzen lassen sich durch die alleinige Gabe von starken Opioiden zufriedenstellend behandeln. Eine Komb. mit adjuvanten Medikamenten, z.B. Antidepressiva, Antikonvulsiva und/oder Kortikosteroiden (▶ Tab. 4.8) kann je nach schmerzauslösendem Mechanismus (viszerale, somatische oder neuropathische Schmerzen) sinnvoll sein.
Die Kenntnisse über die Anwendung (Ind., pharmakolog. Eigenschaften und Dosierungsrichtlinien) von Adjuvanzien (d.h. Arzneimitteln mit primär anderen Indikationsbereichen) sind bei Schmerzpat. meist empirisch.

Tab. 4.8 Adjuvante Substanzen zur Tumorschmerztherapie

Medikament	Indikation
Trizyklische Antidepressiva	Neuropathischer Schmerz: Brennschmerz, Dysästhesien
Antikonvulsiva	Neuropathischer Schmerz: einschießender Schmerz
Kortikosteroide	Nervenkompression, Hirndruck, Lymphödem, Organkapseldehnung, Weichteilinfiltration
Muskelrelaxanzien	Muskelverspannung
Spasmolytika	Kolikartige, viszerale Schmerzen
Lokalanästhetika	Neuropathische Schmerzen, Dauerschmerz, einschießender Schmerz
Clonidin	Neuropathische Schmerzen
Capsaicin	Postherpetische Neuralgie, Mastektomie
Baclofen	Neuropathische Schmerzen, einschießende Schmerzen
Ketamin	Neuropathische Schmerzen
Bisphosphonate	Knochenschmerzen

Antidepressiva

Indikationen Neuropathische Schmerzen mit Brennschmerzkomponente (Schädigung peripherer oder zentraler Nerven), z.B. Nerveninfiltration, Nervenkompression durch Tumorwachstum, PNP nach Chemotherapien, Strahlenbehandlungen, operative Nervenläsionen.

Wirkung

- Hemmung der Wiederaufnahme von Neurotransmittern (Noradrenalin und Serotonin) in präsynaptische Nervenendigungen.
- Die analgetische Wirkung tritt früher (nach 2–4 d) und bei niedrigerer Dosierung ein als die antidepressive Wirkung.

Dosierung ▶ Tab. 4.9.

Tab. 4.9 Antidepressiva				
Freiname	**Handelsname (Bsp.)**	**Dosis**	**Dosissteigerung/d bis**	**Kommentar**
Amitriptylin	Saroten®	10–25 mg abends	75 mg	Anticholinerge NW: Müdigkeit, Mundtrockenheit, Obstipation, Schwitzen, Schwindel, orthostatische Regulationsstörungen, Harnverhalt, Herzrhythmusstörungen
Doxepin	Aponal®	10 mg	75 mg	

Antikonvulsiva

Indikationen Einschießende neuropathische Schmerzen mit dysästhetischem Schmerzcharakter (Nerveninfiltration, Nervenkompression, nach Amputation).

Wirkung Hypothese, dass durch membranstabilisierende Eigenschaften epileptiforme Entladungsmuster unterdrückt werden.

Dosierung ▸ Tab. 4.10.

Tab. 4.10 Antikonvulsiva				
Freiname	**Handelsname (Bsp.)**	**Dosis initial (mg/d)**	**Dosissteigerung bis mg/d**	**Nebenwirkungen**
Oxcarbazepin	Trileptal®	2 × 150	900	Hautreaktionen, Multi-Organ-Überempfindlichkeit, Schwindel, Hyponatriämie
Carbamazepin	Tegretal®	2 × 100	800	Sedierung, Schwindel, Übelkeit, Herzrhythmusstörungen **Cave:** Bei Carbamazepin Blutbildveränderungen (Leukos/Thrombos ↓, Leber- und Nierenwerte ↑) → Laborkontrollen
Clonazepam	Rivotril®	3 × 0,3	2–(3)	
Phenytoin	Zentropil®	100	300	
Gabapentin	Neurontin®	3 × 100	1.200–2.400	Schwindel, Ataxie, gelegentlich Übelkeit
Pregabalin	Lyrica®	1–2 × 25–50	150–300	Benommenheit, Euphorie, Ataxie, Koordinations- und Gedächtnisstörungen, Tremor

! Die Therapie mit Antikonvulsiva erfolgt einschleichend mit stufenweiser Steigerung, da bes. initial mit NW gerechnet werden muss.

Kortikosteroide

Indikationen Kortikosteroide (auch ▶ 22) haben in der Palliativmedizin einen hohen Stellenwert und unterschiedlichste Ind. (▶ Tab. 4.11) zur Verbesserung der Symptomkontrolle.

Tab. 4.11 Kortikosteroide

Indikationen	Anfangsdosierung mit Dexamethason (mg)
Erhöhter intrakranieller Druck	16–40
Nervenkompression, insb. bei Tumorinfiltration des Plexus brachialis oder lumbosacralis	8–16
Rückenmarkkompression	16–32
Leberkapselspannungsschmerz Tumoren im kleinen Becken und Retroperitoneum Weichteilinfiltration Lymphödem Metastasenbedingte Gelenkschmerzen	6–8
Atemwegsobstruktion	4–6
Steigerung des Appetits	2–4
Verminderung der Übelkeit	4–8(16)
Stimmungsaufhellung	2–4
Therapie einer Hyperkalzämie	4–8

! Dexamethason ist als reines Glukokortikoid sinnvoll wegen fehlender mineralokortikoider NW (keine Na^+-retinierende Eigenschaft) und längerer Wirkdauer.

Wirkung Multifaktoriell:
- Gesichert: antiödematös, antiinflammatorisch, antiphlogistisch, Schmerzlinderung durch Reduktion des peritumorösen Ödems.
- Hypothese: durch Prostaglandinsynthese-Hemmung direkt analgetischer Effekt.

Nebenwirkungen Gastroduodenalulzera, oropharyngealer Pilzbefall, Ödembildung, psychische Veränderungen, Hyperglykämie.

Therapiehinweise
- Ausreichend hohe Initialdosis, morgendliche Gabe.
- Dosisreduktion nach 4 d.
- Erhaltungsdosis nach 14–21 d.
- Langzeitanwendung selten erforderlich.

Muskelrelaxanzien

Bei fortgeschrittenen Tumorerkr. treten häufig Schmerzen im Bewegungsapparat auf. Muskelrelaxanzien zeigen aber nur eine begrenzte Wirkung (kein eigentlicher analgetischer Effekt).

Die Europäische Kommission hat das Ruhen der Zulassung von Tetrazepam enthaltenden Arzneimitteln angeordnet und ist damit einer Empfehlung des Ausschusses für Risikobewertung im Bereich der Pharmakovigilanz (PRAC) gefolgt.

Dosierung ▶ Tab. 4.12.

Indikationen Schmerzen durch Muskelverspannungen.

Wirkung Verminderung gesteigerter Motoneuronenaktivität durch zentrale Muskelrelaxanzien.

Tab. 4.12 Muskelrelaxanzien

Freiname	Handelsname (Bsp.)	Dosis initial (mg/d)	Dosissteigerung bis mg/d	Kommentar
Titzanidin	Sirdalud®	3 × 1	3 × 2–(4)	Paradoxe Reaktionen
Tolperison	Mydocalm®	3 × 50	3 × 100	Schwindelgefühl, Mundtrockenheit, Muskelschwäche

4

Spasmolytika

Indikationen Krampf- und kolikartige viszerale Schmerzen.

Wirkung Anticholinerg oder direkt myogen spasmolytisch.

Dosierung ▶ Tab. 4.13.

Tab. 4.13 Spasmolytika

Freiname	Handelsname (Bsp.)	Dosis initial	Dosissteigerung bis
Butylscopolamin*	Buscopan®	10–20 mg	120 mg s. c./i. v.
Kommentar: - Anticholinerge NW: Glaukom, Blasenentleerungsstörungen, Tachykardie etc. - Schlechte orale Resorption, gute Wirkung s. c. und i. v.			

Lokalanästhetika

Indikationen Neuropathische, einschießende und Dauerschmerzen (selten bei Tumorpat. indiziert).

Wirkung Antiarrhythmika der Klasse I, die gleichzeitig zur Gruppe der Lokalanästhetika gehören, haben einen membranstabilisierenden Effekt. Hypothese: Unterdrückung abnormaler Übertragung in peripheren und zentralen Neuronen. Durch eine Lidocain-Infusion (2–3 mg/kg KG in 30 Min.) kann getestet werden, ob die Substanz wirksam und die langfristige Gabe eines oralen Lokalanästhetikums wie Mexiletin sinnvoll ist.

Dosierung ▶ Tab. 4.14.

Tab. 4.14 Lokalanästhetika			
Freiname	**Handelsname (Bsp.)**	**Dosis initial**	**Dosissteigerung bis**
Mexiletin	Mexitil®	100–150 mg 3 ×/d	900 mg (10 mg/kg KG/d)
Kommentar: - NW: Übelkeit, Erbrechen, Schwindel, Tremor, Parästhesien. - **Cave:** bei Flecainid plötzliche Todesfälle möglich.			

Clonidin

Indikationen Neuropathische Schmerzen.

Wirkung α2-Adrenorezeptoragonist, Hemmung nozizeptiver Signale durch Bindung an α2-Rezeptoren am Rückenmark.

Dosierung ▶ Tab. 4.15.

Tab. 4.15 Clonidin			
Freiname	**Handelsname (Bsp.)**	**Dosis initial**	**Dosissteigerung bis**
Clonidin	Catapresan®	Peridural: 0,02 mg/h kontinuierlich	Peridural: 0,04 mg/h kontinuierlich
		Intrathekal: 0,01 mg/h kontinuierlich	Intrathekal: 0,02 mg/h kontinuierlich
Kommentar: - Orale, transdermale, peridurale und spinale Gabe möglich, Wirkung intrathekal gesichert. - Nachteil: Tachyphylaxie. - NW: Blutdrucksenkung, Bradykardie, Müdigkeit, Obstipation.			

Capsaicin

Indikationen Postzoster-Neuralgie (Schmerzreduktion bei 30 % der Pat.), Mastektomie (Schmerzreduktion bei ca. 50 %).

Wirkung Desensibilisierung der Nozizeptoren, Verringerung der neurogenen Entzündung.

Dosierung ▶ Tab. 4.16.

Tab. 4.16 Capsaicin			
Freiname	**Handelsname (Bsp.)**	**Dosis initial**	**Dosissteigerung bis**
Capsaicin	Capsamol Salbe®	0,02-prozentige Salbe 4 ×/d	0,05-prozentige Salbe 4 ×/d
Kommentar: - Kein Kontakt mit Schleimhäuten, z. T. nach Anwendung brennende Missempfindungen. - Anwendung ca. 4 Wo. lokal hyperämisierend, lokal nervenschädigend.			

Baclofen

Indikationen Einschießende neuropathische Schmerzen, Muskelschmerz bei Spastik.

Wirkung GABA-Rezeptoragonist, Antagonisierung von Neurotransmittern am Hinterhorn.

Dosierung ▶ Tab. 4.17.

Tab. 4.17 Baclofen

Freiname	Handelsname (Bsp.)	Dosis initial	Dosissteigerung bis
Baclofen	Lioresal®	5 mg bis zu 3 ×/d	30–90 mg/d
Kommentar: Sedierung, Verwirrtheit, intrathekale Gabe möglich, in spez. Zentren (100 µg Testdosis).			

4

Ketamin

Indikationen Neuropathische Schmerzen, in subanästhetischen Dosierungen in Komb. mit Nicht-Opioidanalgetika und Opioiden.

Wirkung NMDA-Rezeptorantagonist.

- Bei parenteraler Gabe hohe Bioverfügbarkeit (93 % i. m.), niedrig bei oraler und rektaler Gabe (20 %).
- Synergistischer Effekt zwischen Ketamin und Morphin.

Dosierung ▶ Tab. 4.18.

Tab. 4.18 Ketamin

Freiname	Handelsname (Bsp.)	Dosis initial	Dosissteigerung bis
Ketamin	Ketanest® S	0,15 mg/kg KG/h s. c. 30–180 mg/d	0,25 mg/kg KG/h s. c. bis 400 mg
Kommentar: Dosierungsempfehlungen variieren erheblich. Zu Beginn kann Ketamin in niedriger Dosierung p. o. verabreicht werden (10–25 mg 3–4 ×/d und bei Bedarf; Dosissteigerung bis 50 mg 4 ×/d in langsamen Schritten); s. c. Gabe über Pumpe, sonst starke Gewebereizung an Einstichstelle (Rötung/Schmerz). Die Ketanest-Dosis wird bei Verwendung von Ketanest® S halbiert. In Komb. mit Opioiden (WHO-Stufe 3) synergistischer Effekt. Bei den meisten Pat. sollte deshalb zu Beginn der Therapie die Opioiddosis reduziert werden.			

Bisphosphonate

Indikationen

- Hyperkalzämie, Knochenschmerzen, Osteolysen.
- Malignomassoziierte Hyperkalzämien, bes. häufig bei Lungen- und Mamma-Ca sowie bei multiplem Myelom.

Wirkung

- Hemmung der Osteoklastenaktivität durch dir. und indir. Hemmung der Osteoklastentätigkeit und Reduktion der Anzahl der Osteoklasten.
- Verminderung der Freisetzung von Kalzium aus dem Knochen und Hemmung der Knochenresorption.
- Senkung der Kalziumkonzentration im Serum.

Nebenwirkungen
- Nierenversagen (langsam infundieren).
- Gastrointestinale Störungen (Übelkeit, Erbrechen, Durchfälle), abnehmende Inzidenz je langsamer die Gabe und je besser die Diurese.
- Grippeähnliche Symptome.

! Kalziumfreie Infusionslösungen verwenden, regelmäßige Laborkontrollen (Nieren-, Leberfunktion und Blutbildkontrollen) durchführen. Ibandronsäure kann auch bei Pat. mit Niereninsuff. verwendet werden.

Dosierung ▶ Tab. 4.19.

Tab. 4.19 Dosierungshinweise für verschiedene Bisphosphonate bei Hyperkalzämie

Medikament	Applikation (i.v.)	Infusionsdauer (h)	Gesamtdosis	Senkung des Ca-Spiegels (d)	Wirkdauer (d)
Clodronsäure (z. B. Ostac®)	300–1.500 mg in 500 ml NaCl 0,9 %	> 2 1.500 mg in ca. 4 h	300 mg Tag 1–10 oder 1 × bis 1.500 mg	2–3	7–21
Ibandronsäure (z. B. Bondronat®)	2–4 mg in 500 ml NaCl 0,9 %	> 2 auch Injektion mögl.	2–4 mg an 1 d	3–7	18
Pamidronsäure (z. B. Aredia®)	15–90 mg in 125–1.000 ml NaCl 0,9 %	> 115 mg/h	15–90 mg an 2–4 d	2	21–28
Zoledronsäure (z. B. Zometa®)	4 mg in 100 ml NaCl 0,9 % oder Glukose 5 %	> 15 Min.	4 mg an 1 d		21–28

4.4 Invasive symptomatische Schmerztherapie

Indikationen:
- Bei Schluck- und Passagestörungen aufgrund stenosierender Tumoren im GIT und HNO-Bereich.
- Bei Pat. mit therapie- oder tumorbedingten Begleitsymptomen (z. B. Übelkeit und Erbrechen).
- Bei unzureichender Analgesie.
- Bei dosisabhängigen, nicht tolerablen NW durch die Opioidtherapie.

4.4.1 Pharmakagabe über Pumpensysteme und Kathetertechniken

Die Verwendung invasiver Schmerztherapietechniken bedeutet nicht automatisch, dass der Pat. deshalb stationär versorgt werden muss. Gerade die subkutane Applikationsform ist für die ambulante Betreuung bes. gut geeignet.

Die Anlage von Portsystemen oder Periduralkathetern wird meist stationär durchgeführt. Die Medikamenteneinstellung sollte ebenfalls stationär erfolgen. Dann kann der Pat. problemlos zu Hause betreut werden. Wichtig ist, dass auch zu Hause geschultes Personal die Versorgung des Kathetersystems übernimmt.

Verfahren

- **Subkutane Opioidapplikation:** Einzelgaben alle 4 h oder über Pumpensysteme mit konstanter Flussrate nicht > 5 ml/h, Bolusgaben durch den Pat. möglich (▶ 22.4.3).
- **Intravenöse Applikation:** Wenn parenterale Flüssigkeitszufuhr notwendig ist (über Portsystem oder ZVK).
- **Rückenmarknahe und intraventrikuläre Opioidgabe:** peridurale, spinale oder intraventrikuläre Kathetertechniken bei unzureichender systemischer Schmerztherapie, therapieresistenten NW unter systemischer Arzneimittelgabe, tumorbedingter Ileussymptomatik.
- **Intrathekale Therapie:** bei Langzeitbehandlung über implantierte Pumpensysteme.
- **Intraventrikuläre Opioidgabe:** in Ausnahmefällen.

Auswahlkriterien für Implantationstechnik und Applikationsweise

▶ Tab. 4.20.

Tab. 4.20 Auswahlkriterien für die Implantationstechnik und Applikationsweise

Lebenserwartung	Technik	Applikation
< 3 Mon.	Periduralkatheter	Bolusgabe oder externe Pumpe
3–6 Mon.	Periduralkatheter oder Spinalkatheter mit Portsystem	Bolusgabe oder externe Pumpe
> 6 Mon.	Implantiertes Pumpensystem	Füllen der Pumpe alle 2–3 Wo.

Rückenmarknahe Verfahren

Kontraindikationen Lokale Infektionen, Gerinnungsstörungen, spinale Metastasen.

Medikamente

- Morphin: Die Dosis orientiert sich an der bereits vorher verabreichten Morphindosis (Umrechnungsfaktor peridural : oral ca. 1 : 10, intrathekal : oral ca. 1 : 100; Dosistitration!).
- Auch andere starke Opioide (Sufentanil, Fentanyl, Buprenorphin) können rückenmarknah verabreicht werden. Der behandelnde Arzt sollte Erfahrung in der rückenmarknahen Verabreichung des gewählten Opioids besitzen.
- Lokalanästhetika: zur Kombinationstherapie mit Morphin, bes. Bupivacain oder Ropivacain.
- Clonidin: Wirkung durch Beeinflussung synaptischer Transmitter an inhibitorischen Systemen, in Komb. mit Morphin möglich. **Cave:** NW!

Nebenwirkungen Übelkeit und Erbrechen 17 %, Miktionsstörungen 10 %, Juckreiz 1–2 %, Atemdepression extrem selten durch Opioide; Taubheitsgefühl und muskuläre Schwäche durch Lokalanästhetika; Hypotonie durch Clonidin.

Komplikationen

- Infektionen (lokal, systemisch), deshalb sollte bei längerer Liegezeit der Katheter untertunnelt werden, ggf. Implantation eines subkutanen Ports.
- Liquorfistel bei intrathekaler Opioidgabe über Kathetertechniken.
- Motorische Schwäche bei Komb. periduraler Opioide mit Lokalanästhetika.

4.4.2 Elektrostimulationsverfahren

Bei tumorbedingten Schmerzen geringer Stellenwert.

- **Transkutane elektrische Nervenstimulation (TENS):** Bei therapiebedingten Schmerzen (z. B. Phantomschmerzen) oder chron. nicht tumorbedingten Schmerzen (z. B. Myogelosen).
- **Hinterstrangstimulation** *(dorsal column stimulation,* DCS = epidurale spinale Elektrostimulation, ESES): Bei Phantom- und Ischämieschmerzen, inkompletten Plexusläsionen u. a. inkompletten Nervenläsionen sowie der sympathischen Reflexdystrophie.
- **Hirnstimulation** *(deep brain stimulation,* DBS): bei inkurablen Gesichts- und Deafferenzierungsschmerzen.

4

4.4.3 Invasive, destruktive Verfahren

Selten indiziert, da bevorzugt Möglichkeiten der oralen und rückenmarknahen Schmerztherapie mit Opioiden eingesetzt werden.

Probleme neurodestruktiver und neurolytischer Verfahren

- Wirkung zeitlich und lokal begrenzt (neurolytische Blockade 3–6 Mon.).
- Durch regenerative Prozesse oder Tumorwachstum nicht immer erfolgreich.
- In einem hohen Prozentsatz NW oder Komplikationen.

Chemische Neurolyse

Unterbrechung der viszeralen Afferenzen und sympathischen Efferenzen durch gezielte Injektion eines Neurolytikums (5- bis 10-prozentiges Phenol oder 50- bis 100-prozentiger Alkohol).

Neben der chem. Neurolyse mit Alkohol oder Phenol ist auch eine Neurolyse durch Kälteanwendung **(Kryoanalgesie)** möglich. Bei einer Sondentemperatur von −65 bis −80°°C werden bei diesen Verfahren die Nervenfasern bei intakter Nervenmembran zerstört. Die Ind. zu einer Kryoanalgesie kann großzügiger gestellt werden als zu einer chem. Neurolyse, da eine Restitutio ad integrum eintritt.

Indikationen Schmerzen im fortgeschrittenem Stadium einer Tumorerkr.

!

- Ind. frühzeitig stellen.
- Zerstörung von sensiblen, motorischen und vegetativen Funktionen des Nervensystems.
- Wirkungsdauer Wo. bis Mon., kann bei erneut auftretenden Schmerzen wiederholt werden.
- Bei Befall somatischer Strukturen reicht die Neurolyse allein nicht aus.
- Nach einer Neurolyse können eine Alkoholneuritis oder durch Deafferenzierung starke, nur schwer zu therapierende Schmerzsy. auftreten.

Kriterien
- Begrenzte Lebenserwartung (6–12 Mon.).
- Erfolglosigkeit anderer Verfahren (Pharmakotherapie, Radiatio etc.).

Verfahren
- **Neurolyse des Plexus coeliacus:** bei viszeralen Oberbauchschmerzen (Tumoren oder Metastasen des Pankreas, Magens, Leber, Colon ascendens oder transversum, der Nieren, Gallenwege, des distalen Ösophagus oder bei Lymphomen des Oberbauchs).
- **Intrathekale Neurolyse:**
  - Ind.: segmentale thorakale Schmerzen und perianaler Schmerz.
  - Häufig ist weiterhin eine systemische medikamentöse Schmerztherapie notwendig.

Destruktive neurochirurgische Verfahren

Geringer Stellenwert in der Therapie chron. tumorbedingter Schmerzen.

Verfahren
- **Selektive hintere Rhizotomie:** Nozizeptive Fasern der Hinterwurzel werden durchtrennt. Anwendung z. B. bei therapieresistenten Schmerzen im Arm (Schädigung des Arm-Plexus nach Ablatio mammae, Pancoasttumor).
- **Chordotomie:** Durchtrennung des Tr. spinothalamicus (Vorderseitenstrang). Nur bei Pat. mit streng einseitigen Körperschmerzen.
  - Durchtrennung in Höhe von C1/C2 (Schmerzausschaltung in der Schulter-Arm-Region).
  - Durchtrennung in Höhe von Th3–Th5 (Therapie von Schmerzen in der unteren Körperhälfte).

Komplikationen Schlafapnoe, Paresen, Blasenentleerungsstörungen, schmerzhafte Dysästhesien, Schmerzlinderung lässt nach ca. 6 Mon. nach, evtl. schon deutlich früher.
Deshalb strenge Indikationsstellung!

4.5 Strahlentherapie/chirurgische Therapie

4.5.1 Strahlentherapie in der Tumorschmerztherapie

(▸ 18.3).

> **!** Palliative Strahlentherapie hat in der Tumorschmerztherapie einen hohen Stellenwert. Wichtig ist die frühzeitige interdisziplinäre Absprache. Moderne Techniken führen zu weniger NW.

Behandlungsziele
- Schmerzlinderung.
- Verhinderung drohender Frakturen.
- Funktionsverbesserung.
- Mobilitätsgewinn.
- Pflegeerleichterung.
- Linderung von Dyspnoe durch Atelektasen.
- Therapieoption bei Einflussstauung, Hirndruck und Blutungen.

Indikationen

- Lokalisierte oder diffuse osteolytische und osteoplastische Knochenmetastasen.
- Wirbelkörper- oder epidurale Metastasen mit bzw. ohne Querschnittsymptomatik.
- Lk-Metastasen mit Lymphödem oder venöser Stauung.
- Rektumkarzinomrezidive.
- Lebermetastasen mit Kapselspannungsschmerz.
- Exulzerierende Tumoren, Hautmetastasen, Lymphangiosis cutis carcinomatosa.
- Hirnmetastasen mit Hirndruck.
- Orbita- und Aderhautmetastasen.
- Obere Einflussstauung.
- Bronchuskompression und/oder -obstruktion.

! Knochenmetastasen stellen die häufigste Ind. (60 %) für eine palliative Strahlentherapie dar.
- Schmerzlinderung ca. 1–3 Wo. nach Beginn der Radiatio.
- NW auch nach höheren Einzeldosen gering.
- Therapiefolgezustände (z. B. radiogene oder zytostatische Nervenschädigungen) lassen sich durch Bestrahlung nicht bessern.
- Therapie individuell adaptierbar – von der Einzeit-Bestrahlung zur Brachytherapie bedeutet wenige Behandlungstermine mit hoher Wirkung.

4

4.5.2 Radionuklidtherapie

Indikationen Aufgrund der geringen Reichweite der Strahlung v. a. bei einer diffusen, kleinherdigen schmerzhaften Knochenmetastasierung (z. B. bei metastasiertem Prostata- und Mamma-Ca). Die Therapie sollte zu einem frühen Zeitpunkt durchgeführt werden. Komplette Schmerzrückbildung bei 0–43 %, partielle Schmerzreduktion bei 37–91 % der Pat. Wirkungsmax. tritt i. d. R. nach 3–4 Wo. ein.

Verwendetes Nuklid Strontium bzw. Radionuklide mit kürzerer HWZ wie z. B. Rhenium und Samarium.

Nebenwirkungen Knochenmarksuppression mit Leuko- und Thrombozytopenie, deshalb vor Anwendung des Verfahrens Knochenmarkreserve überprüfen. Bei etwa 10 % der Pat. kommt es initial zu einer Schmerzverstärkung über mehrere Tage.

4.5.3 Chirurgische Therapiemöglichkeiten

(▶ 18.4).

Die operative Therapie von Knochenmetastasen stellt einen palliativen Behandlungsansatz dar mit dem Ziel, die Stabilität und Belastbarkeit zu sichern und dadurch die Mobilität des Pat. zu verbessern oder zu erhalten bzw. die Pflege zu ermöglichen.

Auswahl des Therapieverfahrens in Abhängigkeit von

- Symptomatik.
- AZ, Gesamtprognose.

- Metastasenlokalisation und -anzahl.
- Art der Metastasen (osteoblastisch, osteoklastisch).
- Belastbarkeit und Stabilität des betroffenen Skelettabschnitts (Frakturgefährdung?).

Operationsindikationen

- **Absolut** (bei voraussichtlicher Lebenserwartung von 1–2 Mon.):
  - Path. Frakturen der langen Röhrenknochen und des Beckens mit Beteiligung der Hüfte.
  - Wirbelmetastasen mit Instabilität und spinaler oder radikulärer Symptomatik.
- **Relativ:**
  - Belastungs- und funktionsabhängige Schmerzen, drohende Frakturen.
  - Drohende spinale oder radikuläre Symptomatik.

! Bei inoperablen Pat. (weit fortgeschrittene Erkr., multilokuläre Metastasierung, schlechter AZ, Ablehnung einer OP durch den Pat.) ist eine Ruhigstellung durch Schienen, Verbände oder Orthesenversorgung eine gute Möglichkeit, bewegungsabhängige Schmerzen zu reduzieren.

4

4.6 Physiotherapeutische Maßnahmen

Physiotherapie (▶ 17.3) ist in der Palliativmedizin sehr hilfreich, wird aber immer noch zu selten eingesetzt. Neben einer dem Pat. und seinem Krankheitsstadium angepassten Krankengymnastik gibt es Möglichkeiten, durch **physiother. Begleittherapien** einen direkt unterstützenden schmerzlindernden Effekt zu erzielen:

- **Wärmetherapie:** einfache Methode zur Behandlung oberflächlicher Schmerzen (z. B. Myogelosen). Wärme wirkt angenehm entspannend und schmerzlindernd.
- **Eisbehandlung:** insb. zur Linderung entzündlich bedingter Schmerzen. Zunächst erzeugt die Kälte Taubheitsgefühl und Vasokonstriktion, später eine länger anhaltende Hyperämie (z. B. Gel-Packs).
- **Massage:** kann bei Muskelspasmen relaxierend wirken und die Durchblutung anregen. Massagen und der damit bedingte angenehme Körperkontakt können nicht nur schmerzlindernd, sondern auch bis in die Terminalphase der Erkrankung für Pat. eine pos. Erfahrung von Zuwendung bedeuten.
- **Passive und aktive Krankengymnastik:** zur Erhaltung der Mobilität der Pat. Bewegung verhindert oder erleichtert Spasmen der Muskulatur und schmerzhafte Kontrakturen.
- **Lymphdrainage** (▶ 8.6): kann Spannungsgefühl und Schmerzen im betroffenen Areal lindern.
- **TENS-Behandlung** (▶ 4.4.2).

4.7 Schmerz und Psyche: psychotherapeutische Angebote

(▶ 17.6). Bei Pat. mit Tumorschmerzen bei weit fortgeschrittener Erkr. steht der somatische Schmerz aufgrund der tumor- oder therapiebedingten Gewebsschädigung im Vordergrund.

Eine adäquate Schmerztherapie ist der Grundstein für eine ganzheitliche Behandlung des Pat. Schmerz ist eine komplexe somatopsychische Erfahrung. Neben der physischen Dimension des Schmerzes müssen auch die psychischen, sozialen und spirituellen Dimensionen in die Behandlung integriert werden. Dies gehört zum Aufgabenfeld des behandelnden Arztes und erfordert nicht zwingend die Einbindung eines Psychotherapeuten.
Bei einigen Pat. (z. B. unzureichende Schmerzlinderung durch hohen Leidensdruck, fehlende Strategien im Umgang mit der Erkr.) kann im Krankheitsverlauf eine psychother. Intervention hilfreich sein. Ihr Hauptziel sollte es sein, den Pat. darin zu unterstützen, die eigene Schmerzempfindung zu verändern und zu lernen, mit dem Schmerz umzugehen. Dabei ist es für den Pat. wichtig, selbst etwas unternehmen zu können, um den Schmerz mit zu beeinflussen.

Psychotherapeutische und psychoonkologische Interventionsmöglichkeiten

- Entspannungsverfahren (autogenes Training, progressive Muskelrelaxation nach Jacobson, Entspannungstraining nach Simonton).
- Schmerzbewältigungstechniken.
- Patientenzentrierte Gesprächstherapie.
- Stützende Gespräche mit Pat. oder Angehörigen.
- Familien- bzw. Partnergespräche.
- Verhaltenstherapeutische Interventionen.
- Kriseninterventionen.

4

4.8 Exemplarische Therapiepläne mit Fallbeispielen

4.8.1 Viszeraler Nozizeptorschmerz

Therapieplan

- Nicht-Opioidanalgetikum (z. B. Metamizol).
- Mittelstarkes (z. B. Tramadol) oder starkes Opioid (z. B. Morphin).
- Dexamethason (z. B. Fortecortin).
- Evtl. Antiemetikum.
- Laxans.

Beispiel: Rektumkarzinom

Ersteinstellung Mit mittelstarken Opioiden (WHO 2) bei bisher unregelmäßiger Analgetikaeinnahme:

- Diagnosen: 81-jähriger Pat. mit Rektum-Ca, Z. n. abdominosakraler Rektumamputation, disseminierte Lungenmetastasierung.
- Schmerzbeschreibung: dumpfe, anhaltende Dauerschmerzen, tief im kleinen Becken gelegen.
- Bisherige Schmerztherapie: unregelmäßige Einnahme verschiedener Analgetika, die der Pat. nicht näher benennen kann.

Eingeleitete Schmerztherapie ▶ Tab. 4.21.

Tab. 4.21 Viszeraler Nozizeptorschmerz: Beispiel Rektum-Ca

Wirkstoff	Handelsname (Bsp.)	Wirkung	Tag				
			1	2	3	7	10
Tramadol	Tramundin® retard	Analgetikum	–	2 × 100 mg	→	→	→
Metamizol	Novalgin®	Analgetikum gegen viszerale Schmerzen	5 × 0,75 g	→	6 × 1 g	→	5 × 1 g
Haloperidol	Haldol® Janssen	Antiemetikum	–	3 × 5 Tr.	→	→	–
Natriumpicosulfat	Laxoberal®	Laxans	–	10 Tr.	10 Tr.	15 Tr.	20 Tr.

Bedarfsmedikation: Novalgin® 1 g, ggf. Erhöhung von Tramundin® retard auf 2 × 150 bis 2 × 200 mg.
→: Dosierung wie vorher fortsetzen.

Kommentar

- Wenn ein Pat. über einen mäßig starken Schmerz klagt und über die bisher **unregelmäßig** eingenommenen Schmerzmittel keine klare Auskunft geben kann, ist die **regelmäßige** Applikation eines mittelstarken Opioids vor der Verschreibung eines starken Opioids gerechtfertigt. Dieser Pat. wurde innerhalb von 2 d mit Tramadol und Begleitmedikation schmerzfrei.
- Novalgin® wird i. d. R. im Abstand von 4 h gegeben, so erhielt dieser Pat. anfangs 30 Tr. (= 750 mg), dann 2 Tbl. (= 1.000 mg) alle 4 h, d. h. auch eine nächtliche Dosis. Bei guter Schmerzreduktion bzw. Schmerzfreiheit kann auf die Einnahme in der Nacht verzichtet werden.

Beispiel: Ovarialkarzinom mit Leberkapselspannung

- Diagnosen: 81-jährige Pat. mit Ovarial-Ca, Z. n. OP und Chemotherapie, Z. n. Laparotomie bei Rezidiv und postop. Chemotherapie, Leber- und Lk-Metastasierung.
- Schmerzbeschreibung: seit 4 Wo. drückende, dumpfe, zeitweise wellenförmige, rechtsseitige Oberbauchbeschwerden.
- Bisherige Schmerztherapie: unregelmäßige Einnahme von Novalgin®, Tramal® und Valoron® N.

Eingeleitete Schmerztherapie ▶ Tab. 4.22.

Kommentar Rasche Schmerzlinderung innerhalb weniger Tage; Morphinreduktion bei auftretender Müdigkeit; danach Entlassung der wachen, orientierten und schmerzfreien Pat. Müdigkeit ist eine häufige NW am Anfang einer Therapie mit Morphin; tritt sie während einer bereits laufenden Morphingabe auf, ist differenzialdiagnostisch an eine relative Morphinüberdosierung und/oder Tumorprogress zu denken.

Tab. 4.22 Viszeraler Nozizeptorschmerz: Beispiel Ovarial-Ca mit Leberkapselspannung

Wirkstoff	Handelsname (Bsp.)	Wirkung	Tag					
			1	2	3	4	5	8
Morphin, retardiert	MST Mundipharma® Retardtabletten	Analgetikum	30 mg	2 × 30 mg	→	→	2 × 20 mg	→
Dexamethason	Fortecortin®	Koanalgetikum zum Abschwellen	4 mg	→	→	→	→	2 mg
Haloperidol	Haldol® Janssen	Antiemetikum	15 Tr.	→	→	→	→	→
Macrogol 3350	Movicol®	Laxans	1–2 Btl.	→	→	→	→	→

Bedarfsmedikation: Novalgin® 20–40 Tr. alle 4 h.
→: Dosierung wie vorher fortsetzen.

4.8.2 Somatischer Nozizeptorschmerz

Therapieplan

- Nicht-Opioidanalgetikum (z. B. Ibuprofen).
- Mittelstarkes (z. B. Tramadol) oder starkes Opioid (z. B. Morphin).
- Dexamethason (z. B. Fortecortin).
- Evtl. Antiemetikum.
- Laxans.

Anders als beim viszeralen Nozizeptorschmerz wird bei der Wahl des Nicht-Opioidanalgetikums eher auf ein NSAR zurückgegriffen statt auf ein nichtsaures antipyretisches Analgetikum wie Metamizol.

Beispiel: Bronchialkarzinom mit ossärem Nozizeptorschmerz

- Diagnosen: 47-jähriger Pat. mit kleinzelligem Bronchial-Ca, osteolytische Metastasen im Bereich von Schädel, BWS, LWS, Os sacrum, deutlich reduzierter AZ, Dyspnoe, Schmerzen.
- Schmerzbeschreibung: seit 4 Mon. zunehmende, ständig vorhandene, bewegungsabhängige, tiefe, dumpfe Dauerschmerzen im Bereich der BWS und LWS mit heller, einschießender, atemabhängiger Ausstrahlung in den Thoraxbereich.
- Bisherige Schmerztherapie: Katadolon®, Truxal®, Tramal®, Dolantin®.

Eingeleitete Schmerztherapie ▶ Tab. 4.23.

Kommentar

- Rasche Schmerzreduktion durch Dosistitration mit der schnell wirksamen Morphin-Tbl. (Sevredol®) und adäquate Begleitmedikation.

Tab. 4.23 Somatischer Nozizeptorschmerz: Beispiel Bronchial-Ca mit ossärem Nozizeptorschmerz

Wirkstoff	Handelsname (Bsp.)	Wirkung	Tag				
			1	2	3	4	5
Morphin, nichtretardiert	Sevredol®	Kurz wirksames Analgetikum	6 × 5 mg	→	6 × 10 mg	–	–
Morphin, retardiert	MST-Mundipharma®-Retardtabletten	Lang wirksames Analgetikum	–	–	–	2 × 30 mg	
Ibuprofen	Imbun retard®	Analgetikum	–	3 × 800 mg	→	→	→
Dexamethason	Fortecortin®	Koanalgetikum	4 mg	→	→	→	→
Haloperidol	Haldol®	Antiemetikum	15 Tr.	→	→	→	→
Macrogol 3350	Movicol®	Laxans	1–2 Btl.	→	→	→	→

Bedarfsmedikation: Morphinsulfat (Sevredol®) 5 mg bei Schmerzen, alle 2–4 h.
→: Dosierung wie vorher fortsetzen.

- Bronchial-Ca oder Lungenmetastasen gehen häufig mit Dyspnoe einher, die sich i. d. R. mit Morphin in niedriger Dosierung gut kontrollieren lässt. So klagte auch dieser Pat. nach eingeleiteter oraler Morphingabe nicht mehr über Atemnot.
- Bei ossären Nozizeptorschmerzen ist in erster Linie ein NSAR indiziert.

4.8.3 Einschießender neuropathischer Schmerz – Tumorschmerzen bei Nerveninfiltration und Nervenkompression

Therapieplan

- Nicht-Opioidanalgetikum (z. B. Ibuprofen oder Metamizol).
- Mittelstarkes (z. B. Tramadol) oder starkes Opioid (z. B. Hydromorphon).
- Antikonvulsivum (Carbamazepin, Gabapentin oder Pregabalin).
- Dexamethason (z. B. Fortecortin).
- Evtl. Antiemetikum.
- Laxans.

Beispiel: Mammakarzinom mit Kompression des Plexus brachialis mit unterer Plexusläsion und einschießendem Schmerz

- Diagnose: 56-jährige Pat. mit metastasiertem Mamma-Ca.
- Schmerzbeschreibung: starker Schmerz der Schulter, hell schneidend, einschießend, unerträglich, bis zum Ellenbogen ziehend, oft bis zum 4. und 5.

Finger. Zusätzlich oft heftiger dumpfer Dauerschmerz im Schulter-/Nackenbereich.
- Bisherige Schmerztherapie: Novalgin®/Tramal® je 30–40 Tr. 3- bis 5 ×/d bei Bedarf.

Eingeleitete Schmerztherapie ▶ Tab. 4.24.

Tab. 4.24 Einschießender neuropathischer Schmerz: Beispiel Mamma-Ca mit Kompression des Plexus brachialis mit unterer Plexusläsion und einschießendem Schmerz

Wirkstoff	Handelsname (Bsp.)	Wirkung	Tag					
			1	3	5	7	10	14
Hydromorphon, nicht retardiert	Palladon®	Kurz wirksames Analgetikum	6 × 1,3 mg	6 × 2,6 mg	–	–	–	–
Hydromorphon, retardiert	Palladon®	Lang wirksames Analgetikum	–	–	–	2 × 16 mg	→	2 × 24 mg
Ibuprofen, retardiert	Imbun ret®	Antiphlogistikum	3 × 800 mg	→	→	→	3 × 400 mg	→
Dexamethason	Fortecortin®	Koanalgetikum	6–4–0 mg	→	→	6–0–0 mg	4–0–0 mg	2 mg
Pregabalin	Lyrica®	*	2 × 50 mg	→	→	2 × 75 mg	→	→
Haloperidol	Haldol®	Antiemetikum	3 × 0,5 mg	→	→	→	Versuchsweise absetzen	
Macrogol 3350	Movicol®	Laxans	–	1–2 Btl.	→	→	→	→
Natriumpicosulfat	Laxoberal®	Laxans	15 Tr.	→	20 Tr.	→	→	→
Omeprazol	Antra-MUPS®	Magenschutz	1 Tbl., 20 mg abends	→	→	→	→	→

* Antikonvulsivum gegen einschießende Schmerzen.
Bedarfsmedikation: bei Schmerzen Hydromorphon (Palladon® 1,3–2,6 mg) alle 2–4 h.
→: Dosierung wie vorher fortsetzen.

4

Kommentar

- Da ab dem 1. Tag eine Zusatzmedikation Hydromorphon (Palladon®) verabreicht wurde, war am 3. Tag eine Dosiserhöhung von Hydromorphon (Palladon®) notwendig.
- Hinweis: Alternativ kann Hydromorphon (Palladon® Inject) als Amp. oral oder s. c. bei Durchbruchschmerzen verabreicht werden.
- Bei Infiltration oder Kompression des PNS durch tumoröses Gewebe kann sich zusätzlich eine sympathische Reflexdystrophie ausbilden. Mit Beginn der oralen Schmerztherapie: Möglichkeit der Verkleinerung der Tumormassen abklären.

4.8.4 Neuropathischer Schmerz mit Brennschmerz

Therapieplan

- Nicht-Opioidanalgetikum (z.B. Ibuprofen oder Metamizol).
- Mittelstarkes (z. B. Tramadol) oder starkes Opioid (z. B. Fentanyl).
- Antidepressivum (Amitriptylin).
- Antiemetikum.
- Laxans.

4

Beispiel: Rektumkarzinom mit Infiltration des Plexus hypogastricus und Brennschmerz

- Diagnose: 67-jähriger Pat., Rektum-Ca, Infiltration des Plexus hypogastricus.
- Schmerzbeschreibung: dumpfer Dauerschmerz im kleinen Becken, bohrend. Heftige Schmerzen im Oberschenkel, nach lateral ausstrahlend, starker Brennschmerz.
- Bisherige Schmerztherapie: MST® 2 × 30 mg, Tramal® bei Bedarf, Imbun® 2 × 800 mg ret.
- Nach Einnahme von Morphin Albträume, zudem Übelkeit und Widerwille gegen Einnahme oraler Opioide.

Eingeleitete Schmerztherapie ▶ Tab. 4.25.

Tab. 4.25 Neuropathischer Schmerz mit Brennschmerz: Beispiel Rektum-Ca mit Infiltration des Plexus hypogastricus und Brennschmerz

Wirkstoff	Handelsname (Bsp.)	Wirkung	Tag			
			1	3	5	7
Fentanyl TTS	Durogesic® SMAT	Lang wirksames transdermales Analgetikum	25 µg/h	→	50 µg/h	→
Ibuprofen	Imbun retard®	Analgetikum gegen somatischen Nozizeptorschmerz	3 × 400 mg	→	→	→
Dexamethason	Fortecortin®	Koanalgetikum	2 × 8 mg	→	→	1 × 8 mg
Amitriptylin	Saroten retard®	Antidepressivum gegen brennenden neuropathischen Schmerz	25 mg z. N.	→	→	→

Tab. 4.25 Neuropathischer Schmerz mit Brennschmerz: Beispiel Rektum-Ca mit Infiltration des Plexus hypogastricus und Brennschmerz *(Forts.)*

Wirkstoff	Handelsname (Bsp.)	Wirkung	Tag			
			1	3	5	7
Natrium-picosulfat	Laxoberal®	Laxans	20 Tr.	→	→	→
Macrogol	Movicol®	Laxans	1–2 Btl.	→	→	→
Omeprazol	Antra-MUPS®	Magenschutz	1 Tbl., 20 mg	→	→	→
Haloperidol	Haldol®	Antiemetikum	3 × 0,5 mg	→	→	Evtl. absetzen

Bedarfsmedikation: Fentanyl transmukosal (Effentora®) 100–200–(400) µg bei Schmerzen (individuelle Dosistitration erforderlich!).
→: Dosierung wie vorher fortsetzen.

Kommentar Im Gegensatz zu Schmerzen infolge von Knochen-, Periost- und Weichteilinfiltrationen lassen sich neuropathische Schmerzen gelegentlich nicht zufriedenstellend durch die Einnahme von Antidepressiva oder Antikonvulsiva lindern. Wenn hierdurch kein ausreichender Effekt erzielt werden kann, sollte der Pat. in einer Schmerzambulanz vorgestellt werden.

5 Respiratorische Symptome

Claudia Bausewein

5.1 Dyspnoe (Atemnot)

Akute Atemnotattacken auch ▶ 13.4.

Häufigkeit

Tritt bei 40–60 % aller fortgeschrittenen Tumorerkr. auf. Große Relevanz bei internistischen und neurolog. Erkr. (▶ 12.9).

Definition

- Dyspnoe (Atemnot) ist das subjektive Gefühl, nicht genügend Luft zu bekommen.
- Korreliert nicht zwangsläufig mit Blutgasuntersuchungen.
- Stellt sich nicht automatisch bei Änderungen des Atemmusters ein.
- Entscheidend ist die Aussage des Betroffenen bzw. die Beobachtung des Bewusstlosen.

Ursachen

- Auswirkungen der infausten Grunderkr. auf die Lunge: Lungentumor, -metastasen, Lymphangiosis carcinomatosa, maligner Pleuraerguss, Therapiefolgen (Strahlenfibrose, Lungenresektion); Schwäche der Atemmuskulatur bei neurolog. Erkr. (z. B. ALS).
- Zusätzliche Lungenerkr. bzw. -beteiligung: COPD, Lungenembolie, Pneumonie, dekompensierte Herzinsuff.
- Lungenembolie(n).
- Kachexie.
- Abdom. Raumforderung, Aszites.
- Psychosoziale Verstärkung durch ungelöste Probleme, Angst, „dicke Luft".

Differenzialdiagnose: Veränderte Atmung

Eine beschleunigte oder vertiefte Atmung kann auch bei intakter Lungenfunktion bestehen. Dies ist nicht zwangsläufig mit Atemnot verbunden, kann eine bestehende Atemnot jedoch verstärken. Häufige Ursachen in der Palliativsituation: Schmerzen, Fieber, Anämie, Azidose, psychische Hyperventilation.

> Teil des **physiolog. Sterbevorgangs** ist eine Veränderung des Atemmusters (z. B. Cheyne-Stokes-Atmung mit periodischer Zu- und Abnahme der Atemtiefe und intermittierenden Atempausen). Dies muss den Angehörigen erklärt werden. Nach derzeitigem Wissensstand handelt es sich hierbei **nicht** um einen Atemnotzustand (▶ 14.2).

Klinik

Psychosoziale Aspekte

- Teufelskreis: Atemnot ist beängstigend → Angst kann Atemnot auslösen. Deshalb verstärken sich Angst und Atemnot wie in einem Teufelskreis, es kommt typischerweise zur Atemnotattacke, deren Schwere weder somatisch erklärbar noch allein somatisch behandelbar ist.
- Todesangst: Pat. mit Lungenbeteiligung haben Angst vor dem Ersticken. Die meisten Pat. sprechen diese Angst von sich aus an; dann lohnt es sich, den natürlichen Verlauf eines Lungenversagens mit ihnen und ihren Angehörigen

zu klären (s. u.) sowie die medikamentöse Dämpfung der Atemnot anzubieten. Dieses Vorgehen ist wichtiger Teil der Therapie.
- Übertragung: Atemnot überträgt sich auf die Umstehenden, die unbewusst rascher atmen, und wird auch durch eine hektische Umgebung verstärkt. Dies sollte allen Beteiligten klar gemacht werden.

Natürlicher Verlauf des Lungenversagens Steigende Kohlendioxid(CO_2)-Konz. führt zu zunehmender Bewusstseinstrübung. Noch bevor die sinkende Sauerstoffkonz. zum Tod führt, befindet sich der Pat. in der sog. CO_2-Narkose: Er nimmt also sein Ersticken letztlich nicht mehr wahr. Ziel ist es, bis dahin medikamentös das Gefühl der Atemnot zu lindern. Unter dieser Behandlung gleitet der Pat. meist im Schlaf in die terminale CO_2-Narkose, da der CO_2-Spiegel physiologischerweise im Schlaf ansteigt. Der Pat. erstickt also nicht bei vollem Bewusstsein, sondern „schläft ein".

Diagnostik

Wichtig ist einzuordnen, ob die Ursache der Dyspnoe reversibel oder irreversibel ist und ob der Pat. sich in der Sterbephase befindet.

Orientierende Grunddiagnostik

- Anamnese und „prima vista": Schmerzen, Angst, Auslöser (z. B. Besuch von Angehörigen), Ruhedyspnoe oder Atemnotattacke, plötzliches oder allmähliches Auftreten.
- Körperliche Untersuchung:
  - Achten auf: Atemfrequenz und -tiefe, Zyanose (Lippen, Zunge), Stridor, Fieber, Schwitzen, Tachykardie, -arrhythmie.
  - Perkussion und Auskultation zum Ausschluss von Erguss, Pneumonie, Obstruktion, Lungenödem.
  - Orientierende abdom. Untersuchung: Druck auf Lunge durch Meteorismus, Aszites, Tumor.
  - Orientierende Untersuchung der Beine: Ausschluss einer tiefen Beinvenenthrombose.
- Bisherige Verordnungen überprüfen, um eine iatrogene Verschlechterung der Atemnot zu vermeiden:
  - Infusionsmenge verringern, um Überwässerung zu vermeiden.
  - Evtl. schleimlösende Medikamente absetzen (Acetylcystein führt zu vermehrter Schleimproduktion, an der ein moribunder Pat. fast ersticken kann).

!
- Bei atypischer Pneumonie und Lymphangiosis neg. Auskultationsbefund.
- Körperliche Untersuchung häufig wdh., da rasch Veränderungen eintreten können und dem Pat. dadurch Sicherheit vermittelt wird.

Weiterführende Diagnostik

- Rö-Thorax zur erstmaligen Diagnostik.
- Sono bei V. a. Erguss, zur Ergusskontrolle.
- Blutgasanalyse nur durchführen, wenn Konsequenzen daraus gezogen werden: z. B. zentrale Zyanose vor O_2-Therapie, V. a. Lungenembolie beim Pat. in gutem AZ. Die Pulsoxymetrie ist der intraart. Messung vorzuziehen.
- Ggf. CT Thorax, Herzecho.

- Labor: Hb bei V. a. anämiebedingte Dyspnoe, wenn eine Transfusion sinnvoll und erwünscht ist.

> **!** Ein Lungenfunktionstest ist in der palliativen Situation entbehrlich.

Therapie

> **!** Lebensqualität bedeutet nicht nur Dämpfung der Atemnot, sondern die Möglichkeit, den Alltag mit wenig fremder Hilfe zu bewältigen. Auch bei eingeschränkter Lungenfunktion ist häufig eine Verbesserung der Mobilität möglich.

Vor der Entscheidung, welche Therapieoptionen bestehen, muss die Prognose des Pat. eingeordnet werden.

- **Reversible Ursache in der Rehabilitationsphase** des Pat.: Neben medikamentösen Maßnahmen kommen alle kausalen Therapieformen in Betracht (z. B. Strahlen-, Laser- und Kryotherapie).
- **Reversible Ursache in der Terminalphase** des Pat.: medikamentöse Maßnahmen wie z. B. Diuretika, Bronchodilatatoren und Glukokortikoide, Punktion von Ergüssen oder Aszites.
- **Irreversible Ursachen und Sterbephase:** sympt. Strategien.

5

Kausale Therapie Die grundsätzliche Überlegung in der Palliativmedizin muss lauten: Werden die Beschwerden des Pat. durch die kausale Therapie gelindert? Oft ist Machbares nicht mehr sinnvoll und nur eine zusätzliche Belastung für den Pat. So ist z. B. beim moribunden Pat. abzuwägen, ob eine potenziell den Sterbevorgang verlängernde Therapie noch begonnen werden muss. Typische Situation: Pneumonie in den letzten Stunden → mit oder ohne Antibiotika? Die ärztliche Kunst besteht darin, übertriebenen Aktionismus genauso zu vermeiden wie ein verfrühtes fatalistisches Absetzen hilfreicher Therapien. Häufig stehen folgende Möglichkeiten zur Diskussion:

- Zusätzlich zur infausten Grunderkr. vorliegende behandelbare Störung der Atemnot nach internistischen Regeln behandeln, z. B. spastische Komponente, Herzinsuff., Infekt.
- Pleuraerguss: Punktion unter Sono-Kontrolle; bei großen Mengen Einlegen einer Drainage und fraktioniertes Ablassen; bei rezid. Ergüssen Pat. in gutem AZ evtl. in der Chir. zur Talkum-Pleurodese vorstellen.
- Transfusion bei Anämie: Die Entscheidung ist hier individuell zu treffen, da Pat. mit einem niedrigen Hb gut adaptiert sein können, andere wiederum von einer frühen Transfusion profitieren.
- Obere Einflussstauung: Dexamethason 16–24 mg/d p. o. für 5 d, dann reduzieren, Strahlentherapie.
- Aszites: Punktion (▶ 16.2).
- Palliative Tumortherapie: Auflaserung eines größeren Bronchus, externe oder interne (Afterloading) Bestrahlung eines Verschlusses, Chemotherapie bei disseminiertem Lungenbefall. Ziel ist dabei nicht eine partielle Remission, sondern eine Verbesserung der Dyspnoe.

Symptomatische Therapie Ziel der Therapie muss es sein, den Pat. zum Umgang mit seiner Atemnot zu befähigen und ihm Möglichkeiten aufzuzeigen, wie er Kontrolle über Situationen in Atemnot erlangt.

! Die Linderung der Atemnot gelingt meist nur in Zusammenarbeit aller Betreuer. Pflege, physikalische und medikamentöse Therapie müssen ineinandergreifen und auf jeden Pat. individuell abgestimmt werden.

Tipps für alle:
- Den Erfahrungen des Pat. und der Angehörigen zuhören.
- Information über Ursachen und Behandlungsmöglichkeiten.
- Erstellung eines Atemnotplans mit entspr. medikamentösen und nichtmedikamentösen Maßnahmen, damit Pat. und Angehörige genau wissen, was sie bei akuter Atemnot tun können.
- Anpassung des Tagesrhythmus mit einem guten Verhältnis zwischen Aktivität und Pausen.
- Teufelskreis Angst ↔ Atemnot berücksichtigen.
- Bei akuter Atemnotattacke Pat. nicht allein lassen. Die ruhigste Person bleibt bei ihm. Aufgeregte Angehörige hinausbitten.
- Übertragung (s. o.) berücksichtigen: selbst ruhig bleiben, ruhig atmen.
- „Viel Luft“: größerer Raum, Fenster öffnen, nicht zu dicht um das Bett stehen (Visiten!), Blick ins Freie, wenige Besucher auf einmal im Zimmer.
- „Frische Luft“: Luftzug auf das Gesicht durch kleinen Tischventilator, Handventilator anbieten, einige Tr. ätherische Öle oder Parfum unter die Nase (auf Wunsch des Pat.), kleines Riechkissen.
- „Dicke Luft“ vermeiden: keine Gerüche, Zimmer kühl halten, psychische Spannungen möglichst reduzieren (Spannungen, Streitigkeiten).
- Sicherheit vermitteln: lückenloses Betreuungsnetz aufbauen, v. a. für zu Hause, rechtzeitig von der Klinik aus vorbereiten.

Umgang und Pflege bei Atemnot
- Bestmögliche Lagerung, auch im Sitzen. Pat. so abstützen, dass er entspannt und bequem sitzt/mit erhöhtem Oberkörper liegt. Kissen oder Luftballons unter Arme/Knie.
- „Weg von der Atemnot“: einfache Massage an den Füßen, Fußzonenreflexmassage (▶ 17.3.1), möglichst nicht ventral am Oberkörper arbeiten.
- Einfühlsame Entlastung durch die Pflege.
- Ruhig dabei sein, Unterstützung und Anleiten der Angehörigen.

Nichtmedikamentöse Therapie
- Ermunterung zu körperlicher Aktivität und Bewegung, um einer zunehmenden Dekonditionierung und Fatigue entgegenzuwirken.
- Erlernen einer ökonomischen Mobilität unter physiother. Anleitung.
- Luftzug durch Hand- und Tischventilatoren, gerichtet auf den Nasen- und zentralen Gesichtsbereich.
- Rollator (Unterstützung der Atemhilfsmuskulatur durch Stabilisierung des Thorax); Pat. haben einen weiteren Bewegungsradius bei gleichzeitig weniger Atemnot.
- Physio- oder Atemtherapeuten können dem Pat. wertvolle Übungen, Positionen und Atemkontrolltechniken zeigen, die der Pat. zu Hause selbst zur Reduktion der Angst- und Panikkomponente einsetzen kann.
- **Entspannungstechniken:** v. a. für akute Notfallsituationen, die der Pat. selbst anwenden kann, z. B.: progressive Muskelrelaxation, geleitete Meditation, Hypnotherapie, katathymes Bilderleben.

- **Atemtherapie** durch Atemtherapeuten; als Therapieform mit Bewusstwerden von körperlich-seelischen Zusammenhängen nur durch dafür ausgebildetes Personal (▶ 17.5)!
- Indir. hilfreich auch Musiktherapie (▶ 17.7), Kunsttherapie (▶ 17.8).
- Vernebeln und Inhalation von physiolog. Kochsalz-Lsg.: 3 ×/d. Wird häufig als sehr angenehm empfunden und erleichtert die bronchiale Reinigung.
- Klopfmassagen zur Lockerung von Sekreten.

Mantra bei Atemnotattacken
Ihr Körper beruhigt sich …
Lassen Sie Ihre Schultern sinken.
Atmen Sie langsam aus.
Erlauben Sie sich dabei ein wenig zu seufzen
… und … aus
Sie hören Ihrem eigenen Ausatem zu: haaah …
… sanft und ruhig.
Sie fühlen, wie Sie die Kontrolle zurückgewinnen.
Friedlich und sicher.

Medikamentöse Therapie Anders als bei der Schmerztherapie existiert bei der Dyspnoe kein Stufenplan. Fast alle Medikamente, die das ZNS dämpfen, lindern auch das Gefühl von Atemnot (▶ Tab. 5.1). Nicht immer ist eine Dauertherapie notwendig. Wichtig: individuelle Einstellung, gute Schulung von Pat. und/oder Angehörigen, genaue Anweisung für den Fall einer Atemnotattacke (individuell vorbereitete Medikamente für Verschlechterung oder Atemnotattacke bereithalten).

5

Tab. 5.1 Medikamente zur Linderung der Atemnot

Substanz	Dauertherapie	Atemnotattacke
Opioide		
Morphin oral (nichtretardiert)	Morphin-Lsg. 2,5–5 mg/4 h p.o., Steigerung bis ca. 20 mg (= Morphin-Lsg. 2 % 1 ml)/4 h sinnvoll	4-h-Dosis als Lösung oder Supp.
Morphin oral (retardiert)	Bsp.: MST® 10–30 mg/12 h p.o.	Nicht geeignet
Morphin parenteral	1–5 mg s.c./4 h oder 10–30 mg s.c./d in Spritzenpumpe	1–5 mg s.c. bzw. entspr. 4-h-Dosis
Tranquilizer		
Lorazepam	Bsp.: Tavor® 1 mg/6–8 h p.o.	Tavor® expidet Plättchen, 1–2,5 mg bukkal
Diazepam	Bsp.: Valium® 5–10 mg p.o. abends oder alle 12 h	Diazemuls® 5 mg langsam i.v.
Midazolam	Bsp.: Dormicum® 10–30 mg/d s.c. in Spritzenpumpe	2,5 mg s.c.

Tab. 5.1 Medikamente zur Linderung der Atemnot *(Forts.)*

Substanz	Dauertherapie	Atemnotattacke
Dämpfende Neuroleptika		
Promethazin	Bsp.: Atosil® 25–0–50 mg	
Levomeprom-azin	Bsp.: Neurocil® 5–0–10 mg p. o.	
Kortikosteroide		
Dexamethason	Fortecortin® 8–12 mg/d p. o. für 5 d, dann Reduktion auf 4–8 mg/d	

Opioide:

- Basismedikation mit Morphin bei opioidnaivem Pat.: Morphin-Tr. 2,5 mg alle 4 h, vorsichtige Steigerung bis 20 mg alle 4 h sinnvoll.
  - Bei kachektischem Pat. Dosis halbieren.
  - Bekommt der Pat. bereits Opioide zur Schmerztherapie: Dosis um 50 % steigern.
  - Von Beginn an Laxanzientherapie.
  - Hat ein Pat. ein Fentanyl-Pflaster, können die Morphin-Tr. trotzdem noch die Atemnot lindern. Vielversprechend sind auch Erfahrungen mit bukkalen oder transnasalen Fentanyl-Gaben.
- Bei Pat. mit nichtonkolog. Erkr., z. B. COPD, reicht oft schon Morphin 1 mg alle 4–6 h aus.

! Morphin ist bei Atemnot ein probates, wenn auch unkonventionelles Mittel (Off-Label-Use). Keine i. v., sondern vorsichtig dosierte orale oder s. c. Gabe. Durch langsames Anfluten ist bei diesem Vorgehen kein Atemstillstand zu erwarten.

Tranquilizer:

- Bei deutlicher Angstkomponente, sonst sinnvolle Ergänzung bei bereits bestehender Opioid-Therapie.
  - Lorazepam 1 mg alle 6–8 h: Benzodiazepin mit sehr guter anxiolytischer Wirkung. Tavor® expidet: lyophilisierte Plättchen, die sich im Mund auflösen, aber trotzdem über den GIT aufgenommen werden; daher kein schnellerer Wirkeintritt.
  - Diazepam 5–10 mg alle 12 h: gute Basismedikation, bei nächtlicher/morgendlicher Atemnot abendliche Gabe evtl. ausreichend.
  - Midazolam 2,5 mg s. c. alle 4 h, in Spritzenpumpe 10–30 mg/d; falls nicht ausreichend: Komb. mit niedrigpotenten Neuroleptika.

Kortikosteroide: Mittel der Wahl bei Lymphangiosis carcinomatosa; Reduktion des peritumorösen Ödems, bei peripheren und zentralen Obstruktionen sowie oberer Einflussstauung in der Terminalphase (Abschwellen des peritumorösen Ödems). 8–12 mg/d Dexamethason für 5 d, dann schrittweise Reduktion auf 4–8 mg/d.

> **!** **Bekämpfung von Atemnotattacken**
> (auch ▶ 13.4).
> - Die meisten Atemnotattacken sind binnen 10 Min. selbstlimitierend.
> - Pat. zu eingelernten Ritualen anleiten (s. Mantra bei Atemnotattacke, Handventilator).
> - Patientenlagerung optimieren, Kleider lockern, Luftzug (Fenster auf).

Gabe von Sauerstoff (auch ▶ 15.1.4).

! Die Sauerstoffgabe muss individuell entschieden werden. Auf jeden Fall sollte Sauerstoff bewusst eingesetzt werden und nicht eine automatische Reflexhandlung bei Atemnot sein. Unter sympt. Therapie ist Sauerstoff meist entbehrlich. Ausschlaggebend sollte sein, ob der Pat. das Gefühl hat, dass der Sauerstoff hilft.

- Zu Applikation, KI und NW ▶ 15.1.4.
- Gesicherte Ind.: COPD und Hypoxie (O_2-Sättigung < 90 %): Langzeitgabe von O_2 in niedriger Dosierung, aber Vorsicht bei gleichzeitiger Hyperkapnie → Gefahr des verminderten Atemantriebs durch Sauerstoffgabe bedenken.

> **!** Bei fehlender Hypoxämie keine Ind. für Sauerstoffgabe. Dann besser frischer Luftzug auf den zentralen Gesichtsbereich (Trigeminusbereich) durch Tisch- oder Handventilator.

5

- **Vorteil:** im Krankenhaus sofort verfügbar, guter psycholog. Effekt in der Atemnotattacke, bei zentraler Zyanose und Hypoxie kausale Linderung der Atemnot.
- **Nachteil:** psychische Abhängigkeit vom „Schlauch“, dadurch häufige unnötige Fixierung an das Bett; gestörte Kommunikation durch Gesichtsmasken; Entlassung nach Hause wird erschwert; keine Gewöhnung an niedrigen O_2-Partialdruck im Blut.
- **Fazit:** O_2 wird häufig als „sinnvolles Placebo“ eingesetzt: Die Sicherheit des Pat., Sauerstoff zu bekommen, führt zu einer ruhigeren Atmung, selbst wenn auch ohne O_2 eine normale Sauerstoffsättigung vorliegt.

> **!** Fixierung auf Atemnot bei sich und bei Pat. vermeiden: bewusste Förderung von bevorzugten Tätigkeiten, z. B. Fernsehen, Musik, gutes Essen.

5.2 Husten

Ursachen

- Bronchiale Obstruktion.
  - Durch Primärtumor oder Metastase.
  - Durch Raumforderung im Mediastinum, z. B. vergrößerte Lk.
- Lymphangiosis carcinomatosa der Lunge.
- Sek. bronchiale Infektion, Pneumonie oder nekrotisierendes Tumorgewebe mit Abszessbildung.
- Postradiogene Lungenfibrose.
- Ösophagealer Reflux.

- Linksherzinsuff. mit typischer Atemnot und nächtlichen Hustenattacken.
- Medikamenteninduziert: ACE-Hemmer, Betablocker.
- Rauchen.

Klinik

- Produktiver Husten mit Schleim, den der Pat. abhusten kann.
- Produktiver Husten, aber der Pat. ist zu schwach, um abzuhusten.
- Trockener Reizhusten (wird oft als sehr quälend empfunden) bei Bronchialtumoren, Raumforderung im Mediastinum und chron. Bronchitis.

> **!** **Psychische Verstärker des Hustens**
> - Wenn Husten zur Entdeckung der malignen Erkr. geführt hat: Jede Verstärkung des Hustens beunruhigt den Pat.
> - Husten beim geschwächten/gelähmten Pat. kostet viel Kraft. Mögliche Folge: Angst vor dem Ersticken, wenn die Kraft zum Abhusten nicht mehr reicht.
> - Husten kann Atemnot verstärken.
> - Husten als nächtlicher Ruhestörer.

Diagnostik

- Auskultation: Schleimmenge, Stauung, Reizzustand.
- Sputum: Antibiogramm, falls Antibiose sinnvoll.
- Rö-Thorax: Pulmonale Stauung? Lymphangiosis carcinomatosa? Mediastinaltumor?

5

Therapie

Symptomorientierte Therapie

- **Erleichterung des produktiven Hustens.**
  - Für ausreichende Luftfeuchtigkeit im Raum sorgen, evtl. feuchte Handtücher aufhängen.
  - Zum Trinken ermuntern.
  - 3 ×/d Vernebler mit NaCl 0,9 %, evtl. dazu Ambroxol (z. B. Inhalationslsg. 1–2 × 2–3 ml), Salbutamol (Inhalationslsg. 5–10 Tr. 3–4 ×/d).
  - Orale Expektoranzien, z. B. Acetylcystein (Brausetabletten 1 ×/d), Ambroxol (retardiert oder Tr.).
  - Lutsch-Tbl. oder Hustensirup lindern pharyngealen Reiz.
  - Evtl. zur Lockerung Klopfmassage durch Krankengymnastik 1 × tägl.

> **!** Ist der Pat. zu schwach zum Abhusten (z. B. bei ALS), sollten orale Expektoranzien abgesetzt werden! Stattdessen Schleimreduktion und Übergang zur Hustendämpfung.

- **Schleimreduktion.**
  - Schleimlöser absetzen.
  - Antibiotika erwägen, z. B. Clarithromycin 1 × 500 mg/d (hat zusätzlich sekretreduzierenden Effekt).
  - Anticholinergika: Scopolamin, z. B. Scopoderm® Pflaster (häufig 2 Pflaster gleichzeitig erforderlich), Glykopyrroniumbromid s. c., Butylscopolamin (meist s. c. ca. 60 mg/d; ▶ 14.5.1).

  - Anticholinerge NW anderer Medikamente ausnutzen, z. B. Amitriptylin abends 25 mg.
- **Hustendämpfung beim Reizhusten.**
  - Ind.: Reizhusten bei Nacht oder bei moribunden Pat.
  - Zentral wirkende Antitussiva: Codein (z. B. oder Dihydrocodein; Morphin ret. ab 2 × 10 mg); Laxanzien nicht vergessen.
  - Nur in Einzelfällen wirksam: periphere Hustendämpfung durch Lidocain über Vernebler: Lidocain 2 % 5 ml bis 4 ×/d über Vernebler; vorher Pat. trinken lassen, danach Mund ausspülen zur Reduktion des von manchen Pat. als unangenehm empfundenen Geschmacks, ca. 1 h nichts essen oder trinken (etwas Wasser bleibt erlaubt). Die erste Inhalation wegen der Möglichkeit eines Bronchospasmus unter ärztlicher Aufsicht durchführen lassen.
  - Schwer behandelbarer Husten bei Irritation durch Tumor/Metastase: bestmögliche, Hustenreiz mindernde Lagerung; Versuch mit Dexamethason 8–12 mg/d p. o., dann Reduktion; Überlegen, ob palliative Bestrahlung sinnvoll ist (z. B. hilusnaher großer Tumor). Bei pleuraler Reizung: intrapleurale Instillation von Lokalanästhetika, ca. 20 ml Bupivacain 0,5 % 2 ×/d auf befallener Seite über Katheter verabreichen; kann Husten und thorakale Schmerzen reduzieren.

Ursachenorientierte Therapie

▶ Tab. 5.2.

5

Tab. 5.2 Ursachenorientierte Therapie bei Husten

Ursache für Husten	Spezifische Therapie
Tumor, Lungenmetastasen	Strahlentherapie
Bakt. Bronchitis	Antibiotika (reduzieren Schleimmenge), Schleimlöser
Asthma/COPD	Bronchodilatatoren, Kortikosteroide
Ösophagealer Reflux	Oberkörperhochlagerung, Metoclopramid, Omeprazol
Linksherzinsuff.	Diuretika, ACE-Hemmer
Medikamenteninduziert (ACE-Hemmer, Betablocker)	Änderung der Medikation

5.3 Hämoptoe (Bluthusten)

Ursachen

- Bronchitis, Pneumonie.
- Tumorprogression bei Bronchial-Ca, Lungenmetastasen.
- Lungenembolie.
- Unabhängig von Lungenerkr.: Blutungen aus Nase/Rachen bei HNO-Tumoren, hämorrhagischer Diathese.

Klinische Relevanz

- Bluthusten als neu aufgetretenes Symptom durch zusätzliche Lungenerkr., deshalb Abklärung notwendig (Lungenembolie? Bronchitis? Pneumonie? Tbc?).

- Bluthusten als lang bestehendes Symptom eines Bronchial-Ca: Falls es für den Pat. eine Belastung ist, Versuch palliativer Behandlung.
- „Bluthusten" bei tracheotomierten Pat. mit HNO-Ca aus dem Tracheostoma, wenn Blut aus Larynx/Pharynx herunterläuft.
- Äußerst selten, aber gefürchtet: massiver Bluthusten als Todesursache, deshalb Ängste besprechen, rechtzeitig klären, ob lebenserhaltendes Vorgehen gewünscht wird; palliativmed. Symptomlinderung besprechen und bereitstellen.

Therapie

Mäßiger Bluthusten

- Zentral dämpfende Antitussiva.
- Kortikosteroide bei V. a. Tumorprogression: z. B. Dexamethason 2–4 mg/d.
- Versuch mit Rutosid, 50–100 mg 3 ×/d p. o., zur Kapillarabdichtung.
- Externe Bestrahlung: führt unabhängig von der zugrunde liegenden Histologie in über 80 % zu einer Reduktion der Hämoptoe.
- Bei tracheotomierten Pat.: falls Blutung aus Nasen-Rachen-Raum Trachealkanülen mit Cuff zum Blocken benutzen, damit Blut nicht ins Tracheobronchialsystem läuft.
- Inhalation (Pari-Boy) mit Epinephrin in NaCl 0,9 % (Infecto-Krupp®).

> **!** Bei wiederholten mäßigen Hämoptysen Gespräch mit Pat. und Angehörigen, welche Maßnahmen im Fall eines massiven Bluthustens erfolgen sollen.

Massiver Bluthusten: seltene Notfallsituation (1 % aller Hämoptysen), die sich meist vorher ankündigt. Daher vorbesprechen und Notfallmedikamente bereitstellen. Ziel ist es, dem Pat. die Angst zu nehmen und ihn zu sedieren, dass er von diesem sehr belastenden Ereignis möglichst wenig mitbekommt.

- Rechtzeitig Abklärung, ob lokale Therapie (z. B. Laserkoagulation) als Prophylaxe sinnvoll ist.
- Im Notfall palliativmed. Symptomlinderung:
  - Pat. und Angehörige nicht allein lassen!
  - Lagerung: Ideal wäre stabile Seitenlage; oft ist Sitzen unumgänglich, dann Kopf nach vorn halten.
  - Midazolam (2,5–10 mg) und/oder Opioid (10–20 mg bzw. 25 % der Tagesdosis) i. v. oder tief i. m. injizieren, um Bewusstsein und Angst zu reduzieren (auch retrograde Amnesie). Keine Subkutangabe, da Blutung meist zum Schock, zur schlechteren Hautdurchblutung und zu unsicherer Resorption führt.
  - Dunkelfarbige Abdecktücher verwenden.
  - Evtl. Dauerinfusion mit Midazolam/Opioid anschließen.
  - Absaugen des Blutes, evtl. Epinephrin (1 : 5 mit NaCl 0,9 % verdünnt) endotracheal spülen, um Blutung zu stillen.
  - Selbst wenn die Blutung zum Stillstand kommt, kann bei wieder angestiegenem RR eine erneute Blutung auftreten.

> **!** Nur in seltenen Fällen ist die Blutung so ausgeprägt, dass der Pat. sofort daran verstirbt. Aufgrund des Blutverlusts und damit sinkenden Blutdrucks kommt es häufig zum Sistieren der Blutung, die Pat. stabilisieren sich noch einmal auf niedrigerem Niveau. Wenn der Pat. bei einer massiven Hämoptyse verstirbt, dann nicht unbedingt am Blutverlust, sondern an der Aspiration von Blut.

5

6 Gastrointestinale Symptome

Renate Langenbach, Claudia Bausewein und Susanne Roller

6.1 Anorexie-Kachexie-Syndrom

Definition Unter dem Anorexie-Kachexie-Sy. wird ungewollter Gewichtsverlust, nicht nur bedingt durch Appetitlosigkeit, verstanden. Meist gehen Anorexie und Kachexie mit Anämie, Immunsuppression und biochem. Veränderungen einher (griech. *kakos,* schlecht; *hexis,* Kondition).

Häufigkeit Anorexie stellt eines der häufigsten Symptome in der Palliativmedizin dar. Viele Palliativpat. leiden zudem an Gewichtsverlust (75 % aller Tumorpat., 40 % bei chron. Niereninsuff., 25–33 % bei COPD, 16 % chron. Herzinsuff.).

!
- In der Terminalphase ist Anorexie „normal“.
- Eine neu aufgetretene Anorexie ist bei Tumorkranken oft ein Zeichen für eine Progression der Erkr.

Ursachen
- Krankheitsbedingt: Zytokine (TNF, Interleukine etc.), Schmerzen, Mukositis, Mundtrockenheit, Kau- oder Schluckprobleme (schlecht sitzendes Gebiss), Übelkeit, Erbrechen, „Mundblindheit“ (Verlust sämtlicher Geschmacksempfindungen), verzögerte Magenentleerung, Ileus, Obstipation, Diarrhö, Tumoren in der Mundhöhle, Leber-, Nieren-, Herzinsuff., respiratorische Insuff., Diab. mell., Hyperkalzämie, Müdigkeit.
- Therapiebedingt: Chemo-, Strahlentherapie, Medikamente (Antibiotika, Antidiabetika, Betablocker, Diuretika, Eisenpräparate, Glykoside, Hormone, Opioide, NSAR, Zytostatika).
- Psychosozial: Nahrungsmittelaversion (erlernt, z. B. nach Chemotherapie), Furcht zu erbrechen, Angst, große psychische Belastung, Wunsch zu sterben (bewusste oder unbewusste Nahrungsverweigerung), Depression, mangelnde Bereitstellung geeigneter Mahlzeiten („das Auge isst mit“).

Klinik Abneigung und Lustlosigkeit zum Essen und oft auch zum Trinken, rasches Sättigungsgefühl.

Komplikationen Gewichtsabnahme, Muskelschwäche, soziale Isolation, Kachexie, Infektanfälligkeit, Dekubitus.

Psychosoziale Aspekte Die psychische Belastung ist für Angehörige und Personal oft größer als für den Kranken selbst, v. a. in der Terminalphase („Liebe geht durch den Magen“ „Essen hält Leib und Seele zusammen“ „Wie man arbeitet, so isst man“). Nahrung hat neben dem Nährwert in Bezug auf die Lebensqualität auch Genuss- und Symbolcharakter („Der Mensch ist, was er isst“). Das veränderte Körperbild führt u. a. zu sozialer Isolation und vermindertem Selbstwertgefühl.

Diagnostik
- Eingehendes Gespräch mit Ernährungsanamnese.
  - Was mag der Pat., was nicht?
  - Geruchs-, Geschmacks-, Kaustörungen?
- Dokumentation der Ernährungsgewohnheiten durch Pflegeperson; oft besteht das Gefühl zu wenig zu essen, objektiv reicht es aber aus.
- Abklärung der vorausgegangenen Therapien.
- Wiederholte Inspektion des Mund- und Rachenraums, Kontrolle der Zahnprothese.
- Labor (Kalzium, BZ, Harnstoff, Leberwerte, Eiweiß).

- Auskultation von Herz und Lunge, abdom. Untersuchung, evtl. Abdomen-Sono, selten Gastroskopie.

> **!** Gewichtskontrollen verstärken die Not des Pat.

Therapie

> **!** Hinter dem Wunsch nach Behandlung der Appetitlosigkeit kann die Hoffnung stehen, wieder gesund zu werden.

- Kachexie kann vorbeugend behandelt werden, wenn man die sek. Ursachen sorgfältig korrigiert.
- Aufklärendes Gespräch über den natürlicherweise zurückgehenden Kalorienbedarf bei fortgeschrittener Erkr., Aktivitätsminderung oder Bettruhe.
- Beratung der Angehörigen, dass eine zu hohe Nahrungszufuhr Probleme wie z. B. Erbrechen hervorrufen kann.
- Umgang der Angehörigen mit ihrem Kranken auf andere Ziele lenken; statt „füttern“: Haare waschen, passende Kleider aussuchen, körperliche Nähe geben.
- Erlaubnis geben, weniger essen zu dürfen.
- Ernährungsberatung:
  - Mehrere kleine Mahlzeiten (Vorrat bereithalten); kleine Portionen appetitlich anrichten.
  - Weiche, feuchte, fruchtig-frische Nahrung (Eis, Säuglingskost, Gemüsebrei).
  - Lieblingsessen von daheim.
  - Essen in Gesellschaft ermöglichen (der Kumpan = lat. *cum pane,* der, mit dem ich das Brot teile).
- Künstliche Ernährung (enteral oder parenteral) kann von Vorteil sein. Wichtig ist, dass man den Nutzen und die dadurch bedingten Komplikationen abwägt (bei parenteraler Ernährung: Organisation zu Hause, Infektionen, Ödembildung, Krankenhausaufenthalte).
- Behandlung der sek. Ursachen.

Medikamentöse Therapie: Appetitsteigerung:

- Dexamethason 2–4 mg/d oral oder s. c.; vorübergehender Effekt. **Cave:** Soor, Magenschleimhautschädigung etc. Die NW nehmen mit der Anwendungsdauer zu.
- Megesterol 160–400(800) mg/d (sehr teuer). NW: Thrombembolie, Hypertonie, Ödeme.
- Dronabinol (nach Rezeptur, ▶ 22) 2–3 × 2,5–5 mg.
- Cyproheptadin (Peritol®) 2–3 × 4 mg/d.

> **!** Appetitlosigkeit kann Anlass zu einem eingehenden Gespräch über Prognose und den nahen Tod sein. Die Frage, „für wen ist es wichtig, dass der Pat. isst“, kann allen (Pat., Angehörigen und Behandelnden) gestellt werden.

6

6.2 Mundgeruch

Definition Unangenehmer, übel riechender Atem. Dieser kann objektiv wahrgenommen oder subjektiv nur vom Pat. empfunden werden. Mundgeruch ist abstoßend und macht einsam („man kann sich nicht mehr riechen").

Ursachen Bei 50–80 % aller Pat. liegt die Ursache in der Mundhöhle.

- Mundhöhle: Mundtrockenheit, Mukositis, maligne Ulzerationen, zerfallende Tumoren, Soor.
- Tumoren, Ulzerationen, Entzündungen im Bereich von Nase, Rachen, Bronchien, Lunge.
- Verdauungstrakt: Magenentleerungsstörungen, Erbrechen, Obstipation, Obstruktion, Ileus, Verdauungsstörungen, obere GI-Blutung, Karzinome.
- Schlechte Zahn- und Mundpflege.
- Längeres Fasten.
- Metabolische Ursachen:
  - Urämie (Ammoniakgeruch).
  - Leberinsuff. (Geruch nach roher Leber).
  - Diabetes (süßlicher Azetongeruch).
- Nahrungsbedingt: Knoblauch, Zwiebeln, Porree, Alkohol, Kaffee, Nikotin, Diäten, katabole Stoffwechsellage.
- Neurolog.-psychiatrische Ursachen: Geschmacks- oder Geruchsstörungen, halluzinatorisches Geruchsempfinden.

Klinik Je nach Ursprungsort und Ursache fauliger, süßlicher, acetonartiger, harniger Atem.

> **!** Mundgeruch als alleiniges Symptom ist selten. Symptome wie Schmerzen, Schluckstörungen, Erbrechen, Husten und Auswurf sind meist vordergründig und führen als solche schon zu entspr. Untersuchungsmaßnahmen und zur Diagnose.

6

Therapie

Sympt. Therapie

- Regelmäßige Mund- und Zahnpflege (s. u.): Zum Mundspülen bes. erfrischende Substanzen verwenden: z. B. Pfefferminztee, Weißwein, Sekt, ätherische Öle (Menthol, Eukalyptus, Thymol, Minze, Teebaum; als Trägerlsg. Bepanthen-Lsg. oder Wasser verwenden). Regelmäßige Reinigung von Zähnen und Gebiss.
- Duftlämpchen (kann auch aufdringlich wirken!).
- Parfum, Körperpflege.

Spezielle Therapie:

- Bei Infektionen im Nasen-Rachen-Raum, der Lunge und Bronchien Antibiose, z. B. mit Ampicillin/Sulbactam oral 2 × 375 mg, bei Infektionen mit Anaerobiern Metronidazol 1–2 × 400 mg.
- Zur Geruchsabsorption, v. a. bei Krankheiten des Verdauungstrakts: Petersilie, Milch, Chlorophyll 3 × 2 Drg./d; **Cave:** Die Zunge kann dunkelgrün werden!
- Bei zerfallenden oder exulzerierenden Tumoren: lokale oder systemische Metronidazolgabe 1–2 × 400 mg oral, rektal oder i. v.; Metronidazol-Injektionslsg. zum Mundspülen oder Austupfen verwenden.

! Bei schwer zugänglichen Tumoren Metronidazol in Sprayform verwenden. Dazu Infusionslsg. in Nasensprayfläschchen abfüllen!

Mundpflege

Der Mund ist ein zentrales Organ und gehört zu den wahrnehmungsstärksten Zonen unseres Körpers. Bei der Mundpflege greifen wir in eine Intimzone des Menschen ein. Ein gesunder Mund ist feucht, sauber und hat eine intakte Schleimhaut. Der Speichel spielt bei Mundproblemen eine große Rolle. Täglich werden 1,5 l Speichel produziert. Er enthält Verdauungsenzyme, E'lyte und Schleim. Die Mehrheit der oralen Symptome resultiert aus einer Speichelreduktion und mangelnder Hygiene.

Ziel

- Schutz von Lippen und Mundschleimhaut durch Reinigung und Feuchthalten.
- Anregung der Schleimhautdurchblutung.
- Aufrechterhaltung der physiolog. Mundflora, Vorbeugung vor Infektionen.
- Linderung von Mundtrockenheit und Durst.
- Schmerzreduktion bei Mukositis.
- Verbesserung von Nahrungsaufnahme und Kommunikation.
- Vermeidung von Mundgeruch.
- Nur wenn Pat. freiwillig mitmacht.

Material

- Weiche Zahnbürste, Prothesenzahnbürste, Zahnpasta, Mundpflegelsg.
- Mundpflegeset: Nierenschale, Mulltupfer, Wattestäbchen, Peanklemme, Holzspatel, Handschuhe, Pipette, Lampe.

Mundpflegemittel

- Teezubereitungen:
  - Kamille: entzündungshemmend, antibakt., beruhigend, schmerzlindernd; Kamillenblütenextrakt (z. B. Kamillosan Konzentrat® zum Gurgeln: 3 ×/d 15–30 Tr. auf ¾ Glas lauwarmes Wasser).
  - Salbei: antibakt., fungi-, virostatisch, adstringierend, austrocknend; Salbeitee (2–3 getrocknete Blätter mit 1 Tasse kochendem Wasser aufgießen und 5–7 Min. ziehen lassen); Gurgeln mit Salbeitee ist genauso wirksam wie die Verwendung jeglicher pharmazeutisch hergestellter Mundspüllsg.
  - Pfefferminze, Hagebutte.
  - Thymian: durchblutungsfördernd, antibakt., fungistatisch.
  - Myrrhe: antiseptisch, schmerzlindernd.
- Bepanthen-Lsg.: unverdünnt auf Dauer austrocknend.
- Glandomed®-Lsg.: schonend, ohne Alkohol, unverdünnt, 10–20 ml.
- Ätherische Öle (z. B. Salviathymol N® Lsg., 3–5 ×/d 5–20 Tr. auf 50 ml lauwarmes Wasser, Zitronen-, Teebaumöl).
- Zur Applikation aller Lsg. kann eine Sprühflasche benutzt werden.
- Fettstift und vitaminhaltige Cremes (z. B. Bepanthen® Salbe) zur Lippenpflege.
- Künstlicher Speichel.
- Ananas (frisch oder Konserve) enthält Ananase mit reinigendem Effekt auf die Mundschleimhaut.

Tipps
- Bei wahrnehmungsgestörten Pat. oder, falls nichts schmeckt, Lieblingsgetränke verwenden. Lieber Mundpflege mit Sekt, Wein oder Bier als gar keine.
- Zur normalen Mundpflege keine Antiseptika verwenden. Sie zerstören auf Dauer die Mundflora und trocknen die Schleimhäute aus.

Durchführung
- Pat. möglichst eigenständig handeln lassen. Regelmäßig nach Standard, persönliche Vorlieben berücksichtigen, auch Ablehnung in Kauf nehmen.
- Regelmäßiges Reinigen von Zähnen und Gebiss anbieten; manchmal bis zu stdl. notwendig. Wenn möglich, gurgeln lassen.
- Mundspülungen mit Mundpflegelsg. (s. o.), lauwarmem Wasser oder NaCl 0,9 %.
- Bei wahrnehmungsgestörten oder moribunden Pat.: Auswischen der Mundhöhle mit Tupfer oder Wattestäbchen; Pipette benutzen. Keine Zitronenstäbchen, da diese Glyzerin enthalten und austrocknen.
- Entfernen von Borken und Belägen mit lauwarmem Wasser, Fett, Mandelöl oder Naturjoghurt. In hartnäckigen Fällen:
  - Butterstückchen auf die Zunge oder in die Wangentasche; nach 10 Min. abreiben.
  - Kochsalzlsg. verwenden; fördert das Granulationsgewebe (1 TL Kochsalz auf ¾ Glas Wasser; höhere Konz. sind schleimhautreizend).
  - Rosenhonig.
  - Backpulver (kein Routineeinsatz!) ¾ TL auf 250 ml Wasser.
  - ¼ Vit.-C-Brausetablette auf die Zunge legen.
- Gründliches Reinigen der Prothese mit Zahnbürste und Zahnpasta.
- Lippenpflege.

6

6.3 Mundtrockenheit

Definition Gefühl des trockenen Mundes, das meist, aber nicht zwingend mit einer verminderten Speichelproduktion einhergeht.

! Das Symptom „Mundtrockenheit" wird oft zu wenig beachtet. Nahezu alle Pat. leiden im Terminalstadium ihrer Erkr. an einem trockenen Mund. Bei sorgfältiger Behandlung kann oftmals die Lebensqualität erheblich verbessert werden.

Ursachen
- Verminderte Speichelproduktion durch:
  - Medikamente: Opioide, Anticholinergika, Antidepressiva, Antikonvulsiva, Neuroleptika, Diuretika, Antihistaminika, Hypnotika.
  - Eingeschränktes Kauen, z. B. durch Schmerzen, OP im Unterkiefer- und Wangenbereich, Anorexie.
  - Verschluss oder Einengung der Speicheldrüsenausführgänge (z. B. durch Tumor, OP oder nach Radiatio).
  - Sklerodermie, Hypothyreose, Hyperkalzämie u. a.

- Schleimhautveränderungen:
  - Mukositis nach Chemotherapie (▶ 18.2), nach Radiotherapie (▶ 18.3).
  - Virale oder bakt. Infektionen, Pilzinfektionen.
  - Granulozytopenische oder tumoröse Ulzerationen.
- Dehydratation und Speichelverlust.
  - Mangelnde Flüssigkeits- und Nahrungsaufnahme, Terminalphase, Anorexie.
  - Mundatmung mit Austrocknung der Schleimhaut (komatöser Pat.).
  - Sauerstoffgabe.
- Psychische Ursachen: Angst, Depression („Da bleibt mir die Spucke weg", „die Zähne nicht auseinanderkriegen").

> **!** Häufig wird allein die mangelnde Flüssigkeitsaufnahme für die Mundtrockenheit verantwortlich gemacht, aber andere Ursachen (wie z. B. Medikamenten-NW) werden übersehen. Selbst nach ausreichender, auch parenteraler Flüssigkeitszufuhr klagen viele Pat. weiterhin über Mundtrockenheit.

Klinik Durst und das unstillbare Verlangen, den Mund anzufeuchten, Schwierigkeiten beim Sprechen, Kauen und Schlucken, unangenehme Schleimhautbeläge, Zungenbrennen, Geschmacksveränderungen, Lippenrhagaden.

Komplikationen Appetitlosigkeit, Verstärkung einer Kachexie, Schmerzen, schlechtes Tolerieren der Zahnprothese, Infektionen (Pilze, Bakterien, Viren), Mundgeruch.

Psychosoziale Aspekte Reduzierte Kommunikationsfähigkeit, Unruhe, Fernbleiben von gemeinsamen Mahlzeiten, vermehrte Abhängigkeit v. a. bei immobilen Menschen.

Diagnostik

- Anamnese: Pat. gezielt auf trockenen Mund ansprechen, Medikamentenanamnese.
- Regelmäßige, genaue Inspektion der Mundhöhle mit gleichzeitiger Beachtung von Zunge, Zahnstatus und Nasen-Rachen-Raum: Beläge, Borken, Hinweis für Soor, trockene Schleimhäute, Ulzera.

Therapie

> **!** Allg. Maßnahmen haben ther. den größten Stellenwert und sollten vorrangig und immer parallel zu speziellen Maßnahmen durchgeführt werden.

Allg. Maßnahmen:

- Gewissenhafte Mundpflege (▶ 6.2).
- Kritische Überprüfung der Medikamente mit speichelreduzierender Wirkung.
- Speichelproduktion anregen, um damit die Selbstreinigung der Mundhöhle zu fördern:
  - Zum Kauen auffordern, auch bei flüssiger Ernährung (Brotrinde, Ananas, Dörrfrüchte, Kaugummi, Gummibärchen), Strohhalm verwenden.
  - Speicheldrüsen massieren.
  - Zitronen-, Orangensaft o. a. säurehaltigen Getränke (z. B. Hagebutten- oder Malventee) oder Früchte; allein der Geruch regt den Speichelfluss an.
  - Gefrorenes anbieten (Fruchtstücke, Wasser, Säfte, Lieblingsgetränke – auch Sekt, Bier oder Kognak).
  - Sprühfläschchen mit verschiedenen Flüssigkeiten anbieten.

6

- Stets etwas zum Trinken am Bett bereithalten.
- Luftfeuchtigkeit in den Räumen erhöhen; intermittierend Ultraschallvernebler benutzen.

! Ätherische Zitrusöle.

> **!** Lemonsticks (Zitroglyzerinstäbchen) enthalten wasserbindendes Glyzerin, daher verstärkt eine häufige Anwendung die Austrocknung.

Spezielle Maßnahmen:

> **!** Insb. nach Radiatio der Unterkieferregion mit teilweise irreversibler Zerstörung der Speicheldrüsen müssen spezielle Maßnahmen ergriffen werden.

- Künstlicher Speichel. Nachteil: muss mehrmals stdl. angewandt werden. Evtl. eigene Mischung herstellen lassen: Methylzellulose 10 g plus Zitronenextrakt 0,2 ml auf 1 l Wasser, davon stdl. 1 ml mittels Pipette oder als Spray.
- Nasentropfen (z. B. Coldastop Nasenöl, mehrmals tgl. 2–3 Tr.).
- Cholinerge Medikamente zur Anregung der Speichelproduktion, z. B. Pilocarpin 3 × 5 mg, max. Dosis 3 × 10 mg; absetzen, falls nach 1–2 Wo. kein Effekt.
- Sialagoga (z. B. Mucinol 3 × 1–2 Drg. vor den Mahlzeiten).
- Therapie der Mukositis (▶ 6.4), der Hyperkalzämie (▶ 13.5).

> **!** Durst als quälendes Symptom bei Mundtrockenheit kann nur in den seltensten Fällen durch parenterale Flüssigkeitsgabe gestillt werden! Wichtiger ist regelmäßiges Spülen des Mundes!

6

6.4 Mukositis

Definition Entzündungen der oropharyngealen Schleimhautschichten mit teilweisem oder gesamtem Ausfall von Schleimhaut, Speicheldrüsen, Geschmacksknospen. Mukositis stellt die häufigste Frühreaktion einer Chemotherapie oder Bestrahlung im Kopf-Hals-Bereich dar. Sie ist oft schwer zu behandeln und kann therapielimitierend sein. Eine Komb. aus Radio- und Chemotherapie ergibt bes. schwerwiegende Mukositisverläufe.

Ursachen

- Radio- und Chemotherapie – Zeitraum bis zum Auftreten der Schäden:
  - Chemotherapie: 5–7 d nach Beginn bzw. indir. Schäden, als Folge einer Neutropenie, zwischen dem 10.–21. Behandlungstag.
  - Bestrahlung: 3–5 Wo. nach Radiatio; Dauer: 2–3 Wo. nach Behandlungsende und länger.
- Infektionen:
  - Pilze: Hauptkeim *Candida albicans* (Candidiasis, Soor); *Aspergillus* u. a.
  - Bakterien: eher gramneg. Spektrum.
  - Viren: Herpes simplex, Zytomegalie, Varizellen, Epstein-Barr.
- Mundtrockenheit (▶ 6.3).
- Behandlung mit Kortikoiden, Antibiotika, anderen Immunsuppressiva.
- Mangelernährung: Vit.-, Eisenmangel, Anämie, Eiweißmangel.

Klinik Schmerzen, Mundtrockenheit, Geschmacksveränderungen, Mundgeruch, Dysphagie, Mundwinkelrhagaden, Gefühl der „dicken Zunge".

Mukositis: Schweregradeinteilung nach WHO
- **Grad I:** Rötung mit Wundgefühl.
- **Grad II:** Ulzerationen, die feste Nahrungsaufnahme unmöglich machen.
- **Grad III:** Ulzerationen mit fibrinartigen Pseudomembranen; nur flüssige Nahrung möglich.

Differenzialdiagnosen
- Neutropenische Ulzerationen: scharf begrenzt, gelblich belegt, leicht zu lösen, sehr schmerzhaft. Vorkommen bei Leukozyten ≤ 100/mm^3.
- Pilzbeläge: weißlich-gelbe Plaques; Entfernung möglich, führt jedoch oft zu Blutungen und Ulzerationen; Rötungen, Schwellungen.
- Bakt. Veränderungen: Parodontose, kleine Ulzerationen, Zahnfleischblutungen, Abszesse.
- Virale Veränderungen: sehr schmerzhafte, gelblich-weiße Beläge, Lippenbläschen, Fieber.
- Nach Radio- und Chemotherapie: Ödem, Erythem, Pseudomembranen, großflächige Ulzerationen.

! Pilzbeläge werden häufig mit normalem weißlichem Belag durch mangelnden Abrieb verwechselt.

Komplikationen Unzureichende Nahrungsaufnahme, Anorexie, Verstärkung einer Kachexie, Gefahr der lokalen und systemischen Infektion bes. bei Granulozytopenie und Immunsuppression, schweres Krankheitsgefühl, Sepsis, Schleimhautblutungen.

Diagnostik
- Anamnese: Schluckstörungen, Schmerzen, Geschmacksveränderungen.
- Untersuchung der Mundhöhle: Feuchtigkeit, Durchblutung, Ulzerationen; Zahnstatus beachten, Prothesensitz kontrollieren.
- Labor (selten): BB, mikrobiolog. Untersuchungen, Pilzkulturen (nur bei fehlendem Ansprechen auf antimykotische Therapie).

Therapie Ziele sind Symptomlinderung und Minderung der Verletzungsgefahr der Schleimhaut, Infektionsprophylaxe, suffiziente Schmerzbehandlung (▶ Tab. 6.1).

Tab. 6.1 Spezielle Therapie bei Mukositis

Präparat	Handelsname (Bsp.)	Dosierung, Anmerkung
Analgetisch lokal (systemisch ▶ 4.3)		
Morphingel (▶ 22)		Anfänglich 3 ml 8- bis 4-stündl.; wenn mögl. 10 Min. im Mund behalten und erst dann hinunterschlucken; schmeckt leicht bitter
Benzydamin	Tantum verde®[1]	Bis zu 5 ×/d gurgeln mit 15 ml Suspension oder bis zu 5 ×/d 3 Sprühstöße **Cave:** enthält Alkohol

6

Tab. 6.1 Spezielle Therapie bei Mukositis *(Forts.)*

Präparat	Handelsname (Bsp.)	Dosierung, Anmerkung
Analgetisch lokal (systemisch ▶ 4.3)		
Lidocain	Xylocain® Spray	Bis zu 6 ×/d 1 Hub
Benzocain	Anaesthesin Pastillen®	Im Mund zergehen lassen (alle 2 h; bis zu 6 × tgl.)
Mukositis-Spüllösung	Glandomed® Lsg. entweder mit 0,1 % Lidocain HCl oder Morphin 0,2 % (Rezepturen unter www.mukositis.de)	Jeweils 15 ml (1 EL) der Lsg. 2 Min. spülen, anschließend Lsg. ausspucken
Benzydamin	Tantum verde® Lutschtbl.	3 × tgl. 1 Lutschtbl. Schmerzlindernd und mäßig lokalanästhetisch
Antimykotisch lokal		
Nystatin Suspension	Moronal®	4 ×/d 2–6 ml Suspension in den Mund träufeln Nachteil: zu kurze Kontaktzeit, daher Suspension einfrieren und Eisstücke lutschen! Wirkung von Nystatin wird durch Chlorhexidin herabgesetzt
Amphotericin B	Ampho-Moronal®	4 ×/d 1 ml Suspension oder 1 Lutschtbl.; evtl. Susp. einfrieren
Antimykotisch systemisch		
Fluconazol	Diflucan®	1 ×/d 50–150 mg oral oder i. v.
Itroconazol	Sempera®	1 ×/d 200 mg oral
Antibakteriell lokal		
Chlorhexidin, Hexetidin	Lemocin CX Gurgellösung® oder Hexoral®	2–4 ×/d Mundspülung mit 15 ml unverdünnter Lsg.
Octenidin	Octendiol®	2–3 ×/d Mundspülung mit 15 ml für 15–30 Sek.
Antibakteriell systemisch		
Bei Anzeichen einer systemischen Infektion ggf. Gabe eines Antibiotikums entspr. Antibiogramm		
Antiviral lokal		
Aciclovir	Zovirax® oder Mapox®	Creme 6 ×/d auf betroffene Stellen auftragen

[1] Tantum verde® enthält Alkohol. Rezeptur ohne Alkohol: Benzdyamin-HCl 0,3 g, Natriumhydrogencarbonat 0,08 g, Saccharin-Na 0,2 g, Polysorbat 20 1,0 g, Povidon K25 20,0 g, Glycerol 85 % 30,0 g, HEC-Schleim 4 % 60,0 g, Pfefferminzöl 6 Tr., Lebensmittelfarbstoff grün 4 Tr., Wasser für Injektionszwecke ad 200,0 g.

!
- Teebaumöl (Zubereitung: 10 ml Bepanthen-Lsg. mit 5 Tr. Teebaumöl) wirkt antibakt, antimykotisch und schmerzlindernd. Myrrhetinktur wirkt antiseptisch, schmerzlindernd und adstringierend.
- Keine alkoholischen Lsg. verwenden, da diese häufig brennen.
- Interaktionen von Antimykotika z. B. mit Midazolam, Phenytoin usw. (Cytochrom P_{450}).

! Bei Chemo- und Radiotherapie unbedingt Prophylaxe betreiben, dabei Latenzzeit beachten. Kein Einsatz von Antiseptika zur Prophylaxe.

6.5 Geschmacksveränderungen

Definition und Häufigkeit Vermindertes, fehlendes oder verändertes Geschmacksempfinden; 20–50 % aller Krebspat.; im Alter physiolog.

Ursachen

! Die Hauptursache für eine veränderte Geschmacksempfindung liegt prim. meist nicht in der Mundhöhle. Ein Zusammenhang besteht zwischen Kachexie, Anorexie und Geschmacksveränderungen. Inwieweit der Tumor selbst das Geschmacksempfinden beeinflusst, ist nicht bekannt.

- Metabolische Veränderungen durch die Grunderkr.
- Mangelerscheinungen (z. B. Zinkmangel).
- Medikamente (z. B. Zytostatika, Metronidazol).
- Mundtrockenheit (▶ 6.3).
- Mukositis (▶ 6.4).
- Lokale Zerstörung der Geschmackszellen und deren Innervation.
  - Tumoren.
  - Chir. Eingriffe (z. B. Glossektomie, Laryngektomie).
  - Bestrahlung.
  - Alter.

6

Klinik Nahrung schmeckt „nach nichts“, Widerwillen und Abneigung gegen das Essen, zuckerhaltige Speisen werden als zu süß abgelehnt; Fleisch u. a. rufen bitteren, metallischen Geschmack hervor. Pat. berichten selten von reinen Geschmacksveränderungen, meist klagen sie über den im Vordergrund stehenden Appetitverlust.

Komplikationen Anorexie, Verstärkung einer Kachexie, Verdauungsprobleme (Stimulation der Geschmackszellen bewirkt eine Zunahme der Verdauungstätigkeit).

Therapie
- Sorgfältige Mundpflege (▶ 6.2).
- Förderung der Speichelproduktion (▶ 6.3).
- Behandlung einer Mukositis (▶ 6.4).
- Behandlung einer Anorexie (▶ 6.1).
- Kräftiges Würzen der Speisen; Vorsicht bei Ulzerationen! Geschmacksverstärkend wirken: säurehaltige Zugaben, Zucker bei bitterem Geschmack.

6.6 Dysphagie

Definition und Häufigkeit Funktionelle oder mechanische Behinderung des Schluckakts im Bereich von Mundhöhle, Rachen oder Ösophagus. Der Schluckakt läuft in drei ineinander übergehenden Phasen (bukkale, pharyngeale und ösophageale Phase) ab. Schlucken ist ein komplexes Phänomen und beruht auf dem Zusammenspiel von Hirnnerven und Skelettmuskeln. Schmerzhafte Schluckstörung = Odynophagie.

Ursachen
- **Allgemein:** Schwäche, Demenz, Mundtrockenheit, „normal" in den letzten Tagen, evtl. Wo.
- **Mechanisch:**
  - Tumoren im HNO-Bereich und oberen GIT mit Infiltration, Exulzeration und Obstruktion.
  - Tumorkompression von außen bei mediastinalen Tumoren oder Lk-Metastasen.
  - Sekretverlegung, Fremdkörper (Tbl., Nahrung, Zahnprothese), Spasmus, Stentdislokation.
  - Z. n. OPs (z. B. Zungenteilresektionen), Bestrahlung (z. B. Strahlenfibrose).
  - Mukositis (▸ 6.4), Soorinfektionen.
- **Neurolog.:** Krankheiten des ZNS (Z. n. Apoplex, Tumoren, ALS), neuromuskuläre Sy. (z. B. Myasthenie, Sklerodermie), Krankheiten der peripheren Nerven (z. B. Diab. mell., alkoholbedingte PNP), M. Parkinson, MS.
- **Psychisch:** Angst, Depression: etwas „ist schwer zu schlucken", „bleibt einem im Halse stecken", jemand ist „ein armer Schlucker".

Klinik Nahrung, Flüssigkeit und Speichel bleiben in Mund und Rachenraum „stecken" (oft tagelang), Regurgitation in Nasen- und Rachenraum, Globusgefühl, Sodbrennen, Schmerzen beim Schlucken, auch unabhängig vom Schluckakt, Pseudohypersalivation.

Komplikationen Aspiration, Hunger, Gewichtsabnahme, Kachexie, Anorexie, Entzündungen, Perforation, Fistelbildung.

Psychosoziale Aspekte Soziale Isolation (Pat. isst/ist allein).

Diagnostik
- Anamnese.
- Beobachten des Pat. beim Schlucken, evtl. unbemerkt.
- Befragen von Pflegepersonal und Angehörigen.
- Inspektion von Mund und Rachenraum.
- Schluckversuch:
  - Flüssiges geht besser als Festes → mechanische Ursache.
  - Dickflüssiges geht besser als Dünnflüssiges → neuromuskuläre Störung.
  - Hustenreiz → Fistel.
- US des Halses (Divertikel), evtl. HNO-ärztliche und neurolog. Untersuchung.
- Selten Rö, Endoskopie oder CT.

Therapie
- **Allg. Maßnahmen:** Mundpflege (▸ 6.2), Mundhygiene, Therapie der Grundkrankheit.
- **Diätberatung:**
  - Dünnflüssiger Brei und angedickte Säfte.
  - Sahnehaltige Speisen, Eis, Babynahrung, Gelee.

- Heiße, scharfe, harte und trockene Speisen vermeiden.
- Kleine Bissen, Strohhalm zum Trinken (vermeidet Reklination des Kopfes und erleichtert so den Schluckakt, vermehrt die Speichelsekretion).
- Langsam, mit kleinem Löffel essen, sorgfältig kauen.
- Aufrecht, im Sitzen essen.
- Eiswasser oder Eiswürfel zum Abschwellen.

- **Medikamentöse Maßnahmen:**
  - Abschwellend: Steroide 8–12 mg/d p. o., s. c.
  - ! Therapieversuch mit Steroiden über max. 5 d. Absetzen, wenn kein Erfolg, da sonst qualvoller Effekt mit Appetitsteigerung.
  - Bei fortbestehender Dysphagie mit störendem Speichelfluss: Anticholinergika, z. B. Amitriptylin 25–75 mg/d, Neuroleptika, z. B. Haloperidol (3 × 0,5–1 mg/d p. o. oder s. c.), Scopolamin transdermal, Bestrahlung der Speicheldrüsen diskutieren.
- **Mechanische Interventionen:** in der Terminalphase eher nicht durchführen. Möglichkeiten: Endoskopie mit Entfernung von Fremdkörpern oder Sekret, Dilatation und Stenteinlage bzw. Korrektur, Laserabtragung von Tumoren, endoskopische oder perkutane Strahlentherapie bei stenosierenden Prozessen des Mediastinums.
  - Ernährungssonden (▶ 16.1.2).
  - Parenterale Ernährung.

6.7 Singultus

Dauer/Formen Meist ist ein Singultus (Schluckauf) kurz, selbstlimitierend und dauert nur wenige Sek. bis Min. Hält er > 48 h an, spricht man von persistierendem Singultus. Die Frequenz des Singultus variiert zwischen 4 und 60/Min.

Ursachen Es gibt über 200 Ursachen für Singultus (▶ Tab. 6.2). Häufigste Ursache in der Palliativmedizin ist eine Magendehnung (ca. 95 %).

Tab. 6.2 Ursachen eines Singultus

N.-vagus-Reizung	Abdom. Äste: Magenblähung (häufigste Ursache), Aerophagie, Gastritis, sehr kaltes/heißes Essen, Hepatomegalie, Pankreatitis, Peritonitis, Tumor
	Thorakale Äste: Pneumonie
	Laryngeale, pharyngeale, aurikuläre, meningeale Äste
	Psychogen
N.-phrenicus-Reizung	Subphrenischer Abszess, Mediastinal-, Halstumor
	ZNS: Hirndruck, Hirnstammläsion, A.-basilaris-Insuff., Enzephalitis
	Toxisch: Alkohol, Urämie, Infektionen
	Psychogen

Klinik Bei hartnäckigem Singultus: Unfähigkeit zu essen, zu trinken und zu kommunizieren mit Exsikkose und Gewichtsverlust, Erschöpfung, Schlaflosigkeit (manchmal verschwindet ein Singultus aber auch beim Schlafen); Ösophagitis, Herzrhythmusstörungen (selten).

Diagnostik

- Anamnese: Schwere und Dauer des Singultus, Auftreten im Schlaf, andere Symptome zur gleichen Zeit, frühere Episoden mit Singultus.
- Körperliche Untersuchung:
  - Hals: Pharyngitis, Lk-Vergrößerungen.
  - Lunge: Pneumonie.
  - Abdomen: Meteorismus, Darmgeräusche, Hepatomegalie.
- Apparative Untersuchungen:
  - Rö-Thorax: pulmonale, mediastinale oder kardiale Veränderungen.
  - Labor: Entzündungszeichen (Blutbild, CRP, Kalzium, BZ).

Therapie

- Pharyngeale Stimulation (wenn Singultus nur wenige Min. anhält): Trinken von Pfefferminztee, Gurgeln mit Wasser, Massage des weichen Gaumens mithilfe des Zeigefingers, kräftiges Ziehen an der Zunge, 2 TL Zucker essen, 2 Gläser Likör schnell trinken, Eiswasser trinken, Akupressur zwischen Oberlippe und Nase.
- Reduktion der Magenblähungen: Pfefferminzwasser, um aufzustoßen (Entspannung des unteren Ösophagussphinkters), Metoclopramid 10–20 mg 4 ×/d (nicht in Komb. mit Pfefferminzwasser), Dimeticon (30–45 Tr. 6-stdl.).
- CO_2-Erhöhung (Suppression des Singultusreflexes im Hirnstamm): Luft anhalten, Rückatmen in eine Tüte.
- Muskelrelaxation: Baclofen 5–10 mg 8-stdl., Nifedipin 10–20 mg 8-stdl.
- Zentrale Unterdrückung des Singultusreflexes: Haloperidol 5–10 mg p. o. oder s. c. z. N.; Levomepromazin 10–25 mg p. o. oder 5–10 mg s. c. 8-stdl.; Midazolam 10–60 mg/d in der Spritzenpumpe; Nefopam (Silentan®) 10 mg i. v. 6-stdl.
- Carbamazepin 200 mg p. o. 3 ×/d.
- Tumorreduktion: Dexamethason p. o. 8–12 mg/d.

6.8 Übelkeit und Erbrechen

Häufigkeit

Fast 60 % aller Pat. mit fortgeschrittenem Karzinom leiden an Übelkeit und/oder Erbrechen, 40 % der Pat. in den letzten Wo. vor dem Tod. Pat. mit Mamma-, Magen- oder gynäkolog. Tumoren sind bes. betroffen. Auch bei vielen chron. kranken Nicht-Tumorpat. tauchen Übelkeit und Erbrechen häufig auf.

Ursachen

! Für eine adäquate Therapie müssen die infrage kommenden Ursachen eruiert werden.

- Gastrointestinal:
  - Ösophagus: Soor, Ulzerationen, Obstruktion, Spasmus.
  - Gastrale Irritation: Entzündung, Ulkus, Tumor, NSAR, Antibiotika, Alkohol, Blut.
  - Gastrale Stauung: Druck auf den Magen von außen durch Lebermetastasen, Primärtumor, Aszites; exzessive Nahrungsaufnahme (z. B. auf Drängen der Angehörigen), Herzinsuff.

- Obstipation.
- Ileus/GI-Obstruktion.

- Metabolische Veränderungen und Toxine:
  - Medikamente: im Prinzip jedes, v.a. Zytostatika, Opioide, Digitalis, NSAR, Antibiotika, Theophyllin, Carbamazepin, Östrogene.
  - Hyperkalzämie, Hyponatriämie.
  - Urämie.
  - Infektionen.
  - Tumortoxine.
  - Bestrahlung: große Felder im GIT-Bereich.
- ZNS-Veränderungen:
  - Erhöhter intrakranieller Druck durch Primärtumor oder Metastasen.
  - Meningitis: Meningitis carcinomatosa, bakt., viral.
  - Vestibuläre Veränderungen: Akustikusneurinom, Knochenmetastasen im Bereich der Schädelbasis, Labyrinthaffektionen.
  - Durchblutungsstörungen.
- Psychische Veränderungen:
  - Angst, Depression, Stress.
  - Schmerz.
  - Antizipatorisch (Erinnerung, Geruch, Geschmack).
- Husten.

Pathophysiologie von Übelkeit und Erbrechen

Die Chemorezeptortriggerzone (CTZ) liegt am Boden des 4. Ventrikels im Hirnstamm (▶ Abb. 6.1). Sie wird durch metabolische Veränderungen und Medikamente erregt. Das Brechzentrum im Hirnstamm wird durch die CTZ, GI-Veränderungen über den N. vagus und ZNS-Veränderungen erregt. Vom Brechzentrum werden Effektororgane im GIT aktiviert.

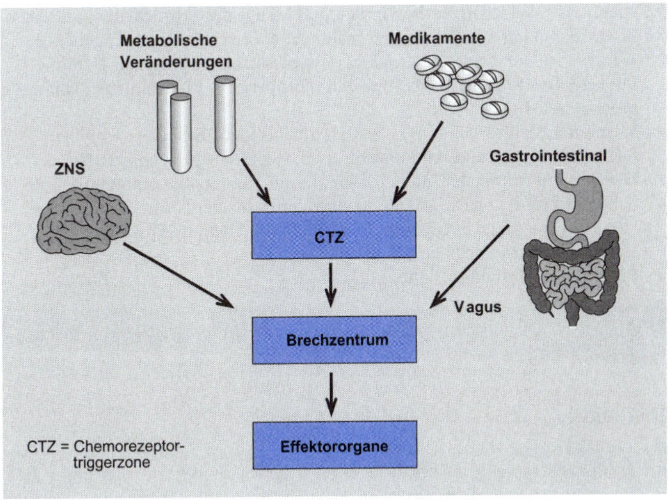

Abb. 6.1 Pathophysiologie von Übelkeit und Erbrechen [L157]

Klinik

> **!** Übelkeit und Erbrechen sind eigentlich zwei eigenständige Symptome, die aber häufig gemeinsam auftreten.

- Übelkeit und Erbrechen können mit Appetitlosigkeit, gesteigertem Speichelfluss und Würgen einhergehen. Häufig begleitet von vegetativen Symptomen wie vermehrtem Schwitzen, Tachykardie, Blutdruckabfall (vasovagales Sy.) und unwillkürlichem Stuhl- und/oder Urinabgang.
- Je nach Ursache wird unverdaute oder verdaute Nahrung, Galle, Schleim, Blut oder Stuhl (Miserere) erbrochen.
- Ausdruck psychosozialer Probleme: „etwas zum Kotzen finden"; „seinen Ärger ausspucken", „etwas liegt schwer im Magen", „die Galle kommt hoch".

Differenzialdiagnosen

Regurgitation: passiver, lageabhängiger Reflux aus Magen oder Ösophagus, i. d. R. ohne Übelkeit.

Komplikationen

- Unsichere Wirkung von Medikamenten.
- Steigerung der „Angst vor dem Verhungern" bei Pat. und Angehörigen.
- Compliance sinkt, Therapie wird abgelehnt.
- E'lytentgleisungen mit Schwäche, Müdigkeit und Exsikkose.
- Mechanische Schäden wie Stomatitis, Ösophagitis, Mallory-Weiss-Läsionen, Ösophagusruptur.
- Aspiration.

Diagnostik

- Anamnese: Aussehen, Farbe, Geruch und Menge des Erbrochenen; zeitlicher Zusammenhang mit Nahrungsaufnahme u. a. Ereignissen; vorausgehende Symptome; Durst und Schläfrigkeit (Hyperkalzämie?); Singultus (Urämie?); Dysurie; Obstipation; Kopfschmerzen (Hirndruck?); Medikamente; vorausgegangene OPs.
- Körperliche Untersuchung: Fieber, Herdneurologie, Exsikkose, Papillenödem, Mundsoor, abdom. Tumormassen, Hepatomegalie, epigastrischer Druckschmerz, rektale Untersuchung (harter Stuhl in der Ampulle).
- Labor: richtet sich nach Anamnese und Verdachtsdiagnose: Kalzium, Medikamentenspiegel (z. B. Digitalis, Carbamazepin, Theophyllin), E'lyte, Krea, Harnstoff, Bakteriologie des Urins.
- Bildgebende Verfahren: Sono, Endoskopie.

> **!** Apparative Diagnostik ist selten indiziert, da die sympt. Therapie im Vordergrund steht.

Therapie

> **!** Ziel der Therapie ist die deutliche Linderung der Übelkeit und der Frequenz des Erbrechens. Viele Pat. tolerieren es, 1–2 ×/d zu erbrechen.

Allgemeine Maßnahmen

- Absetzen aller verzichtbaren Medikamente.
- Behandlung reversibler Ursachen soweit möglich (Hirndruck ▶ 9.3, Hyperkalzämie ▶ 13.5, Obstipation ▶ 6.12, Schmerzen ▶ 4, Husten ▶ 5.2, Aszites ▶ 6.11).
- Prophylaxe z. B. bei gleichzeitiger Opioidtherapie (z. B. Haloperidol 3 × 5 Tr. p. o.), vor Chemotherapie (z. B. Ondansetron 2 × 8 mg p. o.).
- Diätberatung: viele kleine Mahlzeiten, Lieblingsspeisen, oft werden kalte Speisen bevorzugt, Essen in entspannter Atmosphäre, Vermeidung von zu starkem Essensgeruch (Einzelzimmer evtl. nötig).
- Unterstützende Maßnahmen: autogenes Training, psychische Begleitung, Maltherapie.

Maßnahmen nach dem Erbrechen

- Mundspülung anbieten.
- Hände und Gesicht des Pat. erfrischen.
- Für Ruhe sorgen.
- Beruhigende Wirkung von Berührung ausprobieren, evtl. Versuch mit Entspannungsübungen.

Medikamentöse Therapie

Praktische Tipps

- Antiemetikum regelmäßig und zusätzlich bei Bedarf verschreiben.
- Engmaschige Reevaluation: Dosiserhöhung des gewählten Antiemetikums, bei Versagen Ersetzen durch alternatives Antiemetikum, evtl. Komb. zweier Antiemetika mit unterschiedlichem Ansatzpunkt.
- Prophylaktische Gabe von Medikamenten notwendig, d. h. wie in der Schmerztherapie vor Wiederauftreten des Symptoms, entspr. der Wirkdauer.
- Wahl des geeigneten Antiemetikums ist abhängig von der Ursache von Übelkeit/Erbrechen, der Wirkungsweise des Antiemetikums und der Verfügbarkeit von oralen, rektalen und parenteralen Applikationsformen.
- Die Komb. von Antiemetika mit unterschiedlichen Ansatzpunkten ist dann sinnvoll, wenn die Maximaldosierung des zuerst eingesetzten Antiemetikums erreicht ist. Die meisten Pat. benötigen zwei Medikamente.
- Applikation der Medikamente: orale Gabe nur sinnvoll, um Übelkeit vorzubeugen, oder bei leichter Übelkeit. Zur Therapie von Übelkeit/Erbrechen müssen Medikamente rektal oder parenteral gegeben werden, da orale Medikamente aufgrund einer gastralen Stauung bei Übelkeit nicht resorbiert werden. Suppositorien sind bes. für die Behandlung zu Hause hilfreich. Subkutane Injektion mittels Spritzenpumpe (▶ 22.4.3) ist die Applikationsform der Wahl bei Übelkeit und Erbrechen.
- Wenn Übelkeit und Erbrechen 72 h unter Kontrolle sind, kann von parenteraler/s. c. auf orale Medikation gewechselt werden.
- Sind Übelkeit und Erbrechen nicht durch Antiemetika (auch in Komb.) kontrollierbar, kann die zusätzliche Gabe von Steroiden indiziert sein.

Antiemetika – Wirkmechanismen Antiemetika wirken über die Blockade von Neurotransmittern an verschiedenen Rezeptoren im GIT, der CTZ (s. o.) und dem Brechzentrum (▶ Abb. 6.2).

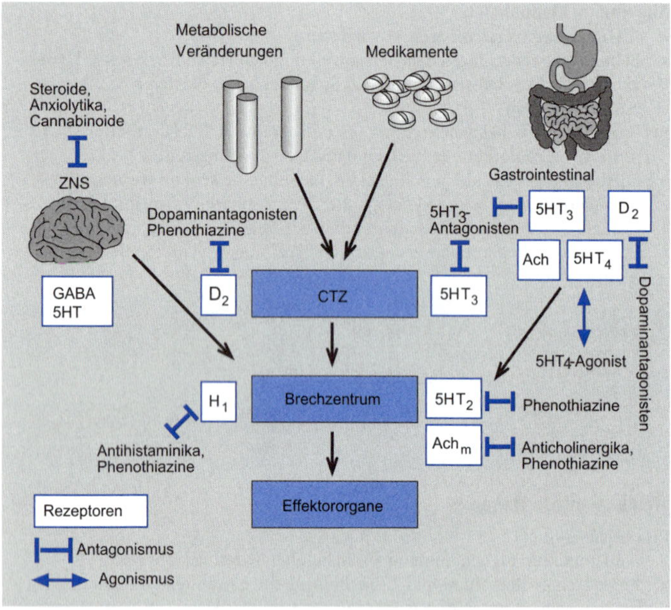

Abb. 6.2 Antiemetika und ihre Wirkweise [L157]
GABA = Gamma-Aminobuttersäure, Ach = Acetylcholin, Ach_m = Acetylcholin (muskarinartige Rezeptoren), D_2 = Dopamin, H_1 = Histamin H_1, $5HT_{2/3/4}$ = Serotoningruppe 2/3/4, CTZ = Chemorezeptortriggerzone

6

Die einzelnen Antiemetika haben unterschiedliche Rezeptoraffinitäten (▶ Tab. 6.3, ▶ Tab. 6.4 und ▶ Tab. 6.5).

- **Prokinetika** blockieren zentrale Dopaminrezeptoren in der CTZ und periphere Dopaminrezeptoren im unteren GIT und vermehren die Freisetzung von Acetylcholin im Plexus myentericus an $5HT_4$-Rezeptoren (Wirkung durch Anticholinergika aufgehoben), stimulieren gastrale Motilität.
  - Metoclopramid beschleunigt Magenentleerung und verbessert Transport durch GIT, in Standarddosierung auch zentral wirksamer Dopaminantagonist in CTZ, in hohen Dosierungen auch $5HT_4$-Agonist. NW: gelegentlich EPM-Reaktionen.
- **Histaminblocker** antagonisieren H_1-Rezeptoren im Brech- und Vestibularzentrum: Antihistaminika (Dimenhydrinat, Promethazin). NW: Sedierung.
- **Anticholinergika** blockieren muskarinartige Acetylcholinrezeptoren im Brechzentrum: Belladonna-Alkaloide (Scopolamin). NW: Sedierung.
- **$5HT_3$-Antagonisten** blockieren Übertragung an $5HT_3$-Rezeptoren im GIT und der CTZ, keine antidopaminerge (Neben-)Wirkung: Ondansetron, Granisetron, Tropisetron.
- **Neuroleptika** (Phenothiazine, Butyrophenone, atypische Neuroleptika), blockieren zentrale Dopamin-, Histamin-, Acetylcholin- und als einzige Antiemetika $5HT_2$-Rezeptoren. Breiteste antiemetische Wirkung. Die benötigte

Dosis zur Antiemese ist deutlich niedriger als zur antipsychotischen Therapie, deshalb weniger Sedierung als NW.

- **Steroide:**
  - Der antiemetische Wirkmechanismus von Dexamethason ist nicht genau bekannt, möglicherweise zentrale Hemmung der Prostaglandinsynthese, gut in Komb. mit anderen Antiemetika.
  - Verkleinerung des Tumorödems mit konsekutiver Senkung des intrakraniellen Drucks bei Hirntumoren, Verminderung der Obstruktion bei abdom. Tumoren.
- **Cannabinoide:** wirken zentral über eigene Rezeptoren im zentralen Kortex.

Tab. 6.3 Rezeptoraffinitäten unterschiedlicher Antiemetika

	D_2-Rez.-Ant.	H_1-Rez.-Ant.	Ach_m-Rez.-Ant.	$5HT_2$-Rez.- Ant.	$5HT_3$-Rez.-Ant.	$5HT_4$-Rez.-Ag.
Metoclopramid	++	0	0	0	+	++
Domperidon*	++	0	0	0	++	0
Scopolamin	0	0	+++	0	0	0
Dimenhydrinat	0	++	+	0	0	0
Ondansetron	0	0	0	0	+++	0
Haloperidol	+++	0	0	0	0	0
Levomepromazin	++	+++	++	+++	0	0
Olanzapin	++	+	++	++	+	0

Rez. = Rezeptor, Ant. = Antagonist, Ag. = Agonist.
Neurotransmitter: D_2 = Dopamin, H_1 = Histamin H_1, Ach_m = Acetylcholin, $5HT_{2/3/4}$ = Serotoningruppe 2/3/4.
* Nur peripher und nicht zentral wirksam.

Tab. 6.4 Antiemetika mit zentraler Wirkung

Wirkort	Medikament	Beispiel
Chemorezeptortriggerzone (CTZ)	• Dopaminantagonisten • $5HT_3$-Antagonisten	• Haloperidol, Levomepromazin, Olanzapin • Ondansetron, Metoclopramid
Brechzentrum	• Anticholinergika • Antihistaminika	• Scopolamin • Dimenhydrinat, Levomepromazin
	• $5HT_2$-Antagonisten	• Levomepromazin
Zerebraler Kortex	• Benzodiazepine • Steroide • Cannabinoide	• Lorazepam • Dexamethason • Dronabinol (Tetrahydrocannabinol)

6

Tab. 6.5 Antiemetika mit Wirkung im Gastrointestinaltrakt

Wirkmechanismus	Medikament	Beispiel
Prokinetika	$5HT_4$-Agonist	Metoclopramid
	Dopaminagonist	Metoclopramid
$5HT_3$-Rezeptorblockade	$5HT_3$-Rezeptorantagonist	Ondansetron
Antisekretorisch	Anticholinergika	Scopolamin, N-Butylscopolamin (keine eigene antiemetische Wirkung)
	Somatostatinanaloga	Octreotid (keine eigene antiemetische Wirkung)
Antiödematös	Steroide	Dexamethason

Medikamentöse Therapie abhängig von der klinischen Situation Dosierung ▶ Tab. 6.6.

- Gastritis, gastrale Stase, funktionelle Obstruktion:
  - Metoclopramid p. o., s. c., i. v. oder Supp.; NW: EPM-Störungen, Unruhe, Diarrhö.
- GI-Obstruktion:
  - Dimenhydrinat p. o., Supp., i. v. oder s. c.; NW: Sedierung.
  - Haloperidol p. o., s. c. oder i. v.; NW: EPM-Störungen, Mundtrockenheit.
- Metabolische, chem. Ursachen:
  - Haloperidol p. o., s. c. oder i. v.; NW: EPM-Störungen, Mundtrockenheit.
  - Levomepromazin p. o. oder s. c.; NW: kaum Sedierung in niedriger Dosierung.
  - Olanzapin p. o.; NW: weniger EPM-Störungen als Haloperidol.
- Erhöhter intrakranieller Druck:
  - Dexamethason p. o., s. c. oder i. v.; NW: BZ ↑, Myopathie, Magenulkus.
  - Dimenhydrinat p. o., Supp., i. v. oder s. c.; NW: Sedierung.

Tab. 6.6 Medikamente und Dosierungen bei Übelkeit und Erbrechen

Medikament	Oral	Subkutan für 24 h	Andere Applikation
Prokinetika			
Metoclopramid (z. B. Paspertin®)	10–20 mg/4–6 h	40–100 mg	10–20 mg/6 h rektal
Domperidon (z. B. Motilium®)	10–20 mg/6–8 h	–	–
Antihistaminika			
Dimenhydrinat (z. B. Vomex®)	50–100 mg/6–8 h	100–300 mg	150 mg/6–8 h rektal
Neuroleptika			
Haloperidol (z. B. Haldol®)	1,5–3 mg abends oder 0,5–1 mg/8 h	5–20 mg	–
Levomepromazin (z. B. Neurocil®)	1–5 mg abends 1–5 mg/12 h	5–10 mg	–

6

Tab. 6.6 Medikamente und Dosierungen bei Übelkeit und Erbrechen *(Forts.)*

Medikament	Oral	Subkutan für 24 h	Andere Applikation
Neuroleptika			
Olanzapin (z. B. Zyprexa®)	1,25–2,5 mg z. N., ggf. bis 5 mg		
Anticholinergika			
Scopolamin (z. B. Scopoderm® TTS)	–	–	1 mg/72 h transdermal
$5HT_3$-Antagonisten			
Ondansetron (z. B. Zofran®)	8 mg/8–12 h	–	8 mg/8–12 h i. v.
Steroide			
Dexamethason (z. B. Fortecortin®)	2–8 mg/d	2–8 mg	2–8 mg/8–12 h i. v.
Cannabinoide			
Dronabinol (z. B. Dronabinol-Tr.)	2,5–40 mg/6–12 h	–	–
Benzodiazepine			
Lorazepam (z. B. Tavor®)	0,5–1,0 mg/8 h	–	–

6.9 Hämatemesis

Definition Erbrechen von rotem oder kaffeesatzartigem (nach längerem Kontakt mit Salzsäure) Blut, eher selten auftretend.

Ursachen
- Blutung aus Ösophagus, Magen, perforierendem Pankreas-Ca.
- Mukositis (Chemotherapie, Bestrahlung), Ösophagitis.
- Ulcus ventriculi/duodeni.
- Ösophagusvarizen, Erosionen.
- Magensonde, PEG.
- Mallory-Weiss-Sy.: Schleimhauteinrisse im Ösophagus-Kardiabereich nach heftigem Erbrechen.
- Gerinnungsstörung (DIC, Leberfunktionsstörung).
- Medikamente: NSAR, ASS, Marcumar.

Klinik Übelkeit und Erbrechen, Schmerzen im Epigastrium, retrosternale Schmerzen, süßlicher Foetor ex ore. Meist verbunden mit Meläna (Teerstuhl). Bei starker Blutung Hämatochezie (Blutstuhl).

> **!** Auch kleinste Mengen erbrochenen Blutes stellen für Pat. und Angehörige eine Bedrohung dar und können zu massiver Verängstigung führen. Bei vorhersehbarer Blutung: Pat. und Angehörige vorbereiten.

6

Differenzialdiagnosen Geschlucktes Blut aus dem HNO-Bereich. Hämoptyse/Hämoptoe: Ausspucken von Blut, das aus den Bronchien oder der Lunge stammt.

Komplikationen Anämie mit Schwäche, Schwindel, Tachykardie.

Diagnostik In Abhängigkeit von der Gesamtsituation des Pat. und der Menge des erbrochenen Blutes.

- Inspektion des Erbrochenen.
- Körperliche Untersuchung: Inspektion der Mundhöhle, Druckschmerz im Epigastrium, rechten Oberbauch, Leberhautzeichen, Petechien, diffuse Hautblutungen.
- Labor und apparative Diagnostik: Nur bei entsprechenden therapeutischen Konsequenzen.
  - Blutbild, Quick, PTT, Blutgruppe, Kreuzblut für Erythrozytenkonzentrate.
  - Untersuchung: Endoskopie des oberen GIT, HNO-Spiegelung.

Therapie

- Ösophagitis: Prokinetika (Metoclopramid), Antazida, H_2-Blocker, PPI; Antimykotika lokal (Amphotericin B, Nystatin) oder systemisch (Ketoconazol).
- Blutendes Ulkus: Unterspritzen, Gefäßclips, H_2-Blocker, PPI; bei *Helicobacter*-Nachweis: Eradikationstherapie.

> **!** Nach Erstmanifestation mit Pat. und Angehörigen weitere Therapiewünsche besprechen. Falls kein Therapiewunsch: Ggf. Sedierung, dunkles Handtuch bereithalten, Pat. nicht allein lassen.

6

6.10 Ikterus

Definition Gelbfärbung von Haut/Schleimhaut durch Bilirubinablagerung; an den Skleren ab Gesamtbilirubin von 2 mg/dl erkennbar.

Ursachen

- Prähepatisch: Hämolyse, ineffektive Erythropoese, Transfusionen.
- Intrahepatisch: häufigste Ursache in der Palliativmedizin: Tumorinfiltration (metastatisch, primär); Hepatitis (viral, toxisch, medikamentös), Leberzirrhose.
- Posthepatisch: Gallengangs-, Pankreas-Ca, Choledochusstenose, Gallengangssteine, Kompression des Choledochus von außen (z. B. durch retroperitoneale Lymphome).

Klinik Gelbfärbung der Haut, mit oder ohne Juckreiz (der sehr quälend sein kann), Müdigkeit, ggf. dunkler Urin (dunkler Urin wird als Zeichen der Dehydratation oft fehlinterpretiert), heller Stuhl.

> **!** Ikterus wird oft von Pat. als Hinweis für schwerwiegende oder rasch fortschreitende Erkr. gedeutet.

Diagnostik

- Anamnese:
  - Vorbestehende Lebererkr., insb. Risikofaktoren (z. B. Alkohol).
  - Medikamenteneinnahme (v. a. Paracetamol, auch Erythromycin, MTX).

- Eine Lebermetastasierung ist bei folgenden Karzinomen bes. häufig: Pankreas-, Gallenblasen-, Magen-, Darm-, Mamma- und Bronchial-Ca.
- Körperliche Untersuchung:
  - Leberzeichen: Lackzunge, Palmarerythem, Spider naevi, Weißnägel, Bauchglatze.
  - Tastbarer Tumor im re. Oberbauch.
- Apparative Untersuchungen:
  - Abdomen-Sono zur Metastasensuche und Beurteilung der intra- und extrahepatischen Gallengangsweite (evtl. Ind. zur ERC).
  - ERC bei V.a. Gallengangsstein oder extrahepatische Gallengangskompression, falls für den Pat. zumutbar.

Therapie

Behandlung einer Cholestase: Bei ausreichend gutem AZ des Pat. und posthepatischer Stenose (Sono-Kontrolle) besteht die Ind. zur ERC, um eine Gallengangsdrainage zu legen. Eine interne Ableitung wird bevorzugt. Die perkutane externe Ableitung nach perkutaner transhepatischer Cholangiografie (PTC) birgt Nachteile (Dislokation, Hautreizung durch Gallensäuren, Peritonitis).

> **!** Der durch den Ikterus entstehende Juckreiz ist durch die Komb. von lokalen und systemischen Maßnahmen oft gut kontrollierbar.

Behandlung des Pruritus: (▶ 8.4).
- Symptomatisch:
  - Kühlung (leichte Kleidung, kühle Raumtemperatur, lauwarme Dusche/Bad).
  - Evtl. nächtliche Sedierung.
  - Höhere Luftfeuchtigkeit.
  - Vermeidung von Alkohol, heißen und scharfen Speisen.
  - UV-Therapie (UVB) bei Urämie, maligner Hautinfiltration, HIV/AIDS.
  - Hautpflege (▶ 8.1): rückfettende Hautcremes, Ölbäder, Kortisoncreme bei aufgekratzten Hautdefekten.
- Medikamentös:
  - Sertralin 50–100 mg/d, 1 ×/d.
  - Falls keine ausreichende Wirkung: Einsatz von Rifampicin 75 mg 1 ×/d, falls nach 1 Wo. keine Wirkung 150 mg 1 ×/d, dann 150 mg 2 ×/d.
  - Falls keine ausreichende Wirkung: Naltrexon: Anfangsdosis 2 × 12,5 mg, nach 3–5 d Dosiserhöhung auf 2 × 25–50 mg, effektive Dosis 50–300 mg (KI bei Pat., die Opioide erhalten, da Opiatantagonist).
  - Cholestyramin 4 g, 1- oder 2 ×/d (nur bei gefärbtem Stuhl, unangenehmer Geschmack).
- Erfahrungsberichten zufolge kann der Einsatz von Buprenorphin ebenfalls hilfreich sein.
- Ggf. Stenteinlage.

> **!** Grundsätzlich ist der Ikterus ohne weitere Symptome in der Palliativmedizin keine Ind. für eine interne oder externe Ableitung. Eine Ableitung sollte nur angestrebt werden, wenn der Pat. zusätzlich unter Pruritus leidet und durch die Ableitung eine Symptomlinderung zu erwarten ist.

6.11 Aszites

Definition Wassersucht, d. h. Flüssigkeitsansammlung in der freien Bauchhöhle.

Häufigkeit 80 % bei Leberzirrhose, 10 % bei Tumorerkr. Daten zeigen, dass 50 % der Pat. mit Leberzirrhose nach erstmaliger Entwicklung von Aszites innerhalb von 2 J. versterben.

Ursachen

- Maligner Aszites: bes. bei Ovarial-, Endometrium-, Mamma-, Kolon-, Magen- und Pankreas-Ca durch venöse/lymphatische Abflussbehinderung, Peritonealkarzinose, Lebermetastasen, Eiweißmangel.
- Aszites durch portale Hypertonie: Leberzirrhose, Rechtsherzinsuff., Budd-Chiari-Sy. (Verschluss der Lebervenen durch Thrombosen/Tumor).
- Entzündlicher Aszites: bakt. Peritonitis, Pankreatitis.
- Aszites bei Hypoproteinämie: nephrotisches Sy., exsudative Enteropathie.

Klinik

- Intraabdom. Druckgefühl, frühes Sättigungsgefühl.
- Refluxbeschwerden, Übelkeit, Erbrechen.
- Atemnot.
- Eingeschränkte Mobilität.
- Schmerzen.
- Ödem der unteren Körperhälfte.

> Klin. ist ein Aszites ab ca. 1 l durch Ballottement nachweisbar. Sonografische Nachweisgrenze ab 50 ml.

Therapie Ziel ist es, dem Pat. das abdom. Spannungsgefühl und die durch den Aszites entstehende Dyspnoe zu nehmen, aber auch seine Mobilität wiederherzustellen bzw. zu erleichtern.

6

- **Medikamentös, konservativ:**
  - Bettruhe.
  - Natriumrestriktion.
  - Diuretika, mit dem Ziel einer Aszitesausschwemmung von ca. 500 ml/d, z. B. durch Torasemid (z. B) 5–20 mg/d und/oder Spironolacton (Beginn mit 50–100 mg/d, max. Dosis 400 mg/d, Wirkungseintritt nach 3–5 d), ggf. Furosemid 40–120 mg p. o., falls erfolglos i. v. Versuch kontinuierlich. Bei malignem Aszites korreliert die Wirksamkeit der Diuretika mit dem Serum-Aszites-Albumin-Gradienten (SAAG), bei SAAG < 1,1 g/dl kein Ansprechen.
  - Morphin in niedriger Dosierung bei Spannungsschmerz.
- **Aszitespunktion (Parazentese):**
  - Bei fehlendem Ansprechen auf Diuretikatherapie und starken subjektiven Beschwerden, insb. Luftnot.
  - Technik (▶ 16.2.1): Prinzipiell besteht keine Obergrenze, wie viel Aszites abpunktiert werden kann. Es sollte so viel Aszites wie möglich abgelassen werden, die Grenze liegt aber meist bei 2–3 l/d, da viele Pat. dann unter Kreislaufdysregulationen leiden. Bei Punktion > 5 l Aszites ggf. Volumenersatz. Bei Aszitespunktat < 5 l keine i. v. Flüssigkeitsgabe routinemäßig notwendig.
  - Nachteil: oft rasches Nachlaufen, Hypalbuminämie.

- Die gleichzeitige Gabe von Albumin i. v. zum Ausgleich einer Hypalbuminämie wird sehr kontrovers diskutiert und nicht empfohlen.

Für therapierefraktären Aszites, d. h. wenn keine Mobilisierung möglich ist, rasches Wiederauftreten nach Therapie und keine Reaktion auf ausschwemmende Medikamente erfolgt, wurden permanente Drainagesysteme entwickelt.

- **Peritoneovenöser Shunt:** bes. bei Pat. mit Ovarial- oder Mamma-Ca, weniger bei GI-Tumoren. Der Eingriff sollte Pat. mit therapierefraktärem Aszites und einer Lebenserwartung von > 1 Mon. vorbehalten sein. Da ein Shunt insb. bei malignem Aszites häufig verstopft, zu rezid. bakt. Peritonitiden und hepatischer Enzephalopathie führt, besteht eine Ind. nur in Ausnahmefällen.
- **Intraperitoneale Verweilkatheter:** z. B. Tenckhoff oder PleurX-Katheter; wiederholtes Drainieren nach außen möglich, sehr gut im ambulanten Bereich einsetzbar, relativ NW-arm.
- **Intraperitoneale Chemotherapie:** kann bei rezid. Aszites und aszitesbedingten Beschwerden sinnvoll sein. Zytostatika und Vorgehensweise ▶ 18.2.3.

6.12 Obstipation

Definition

Unregelmäßige bzw. fehlende Entleerung von hartem Stuhl. Subjektive Anhaltspunkte für Obstipation sind: Schwierigkeiten beim Absetzen des Stuhls, evtl. auch mit Schmerzen verbunden, geringe Stuhlmenge. Etwa die Hälfte der Pat. mit fortgeschrittenen Krebserkr. sind obstipiert. Individuelle Stuhlfrequenzen von mehrmals tgl. bis alle paar Tage sind zu berücksichtigen.

Ursachen

Hauptkomponenten: Schwäche, verminderte Nahrungsaufnahme, Bewegungsmangel durch eingeschränkte Mobilität, Medikamente, Bettlägerigkeit und Flüssigkeitsmangel (▶ Tab. 6.7).

Tab. 6.7 Ursachen für Obstipation

Folge der Erkrankung	Mangelnde Mobilität, Inaktivität, Schwäche zum Erreichen von Toilette oder/und Defäkation, Verwirrtheit, Depression
Veränderte Nahrungsaufnahme	Geringe Nahrungszufuhr, verminderte Ballaststoff- und Flüssigkeitsaufnahme, Übelkeit und Erbrechen
Medikamente	Opioide, Medikamente mit anticholinergen Wirkungen (z. B. TZA, Phenothiazine, Butylscopolamin), Sedativa, Diuretika, (aluminiumhaltige) Antazida, Antihistaminika, längerer Laxanzienabusus, Antiparkinsonmittel, Antihypertensiva, Eisenpräparate, Antikonvulsiva
Primärerkrankung	GI-Obstruktion, neurogene Störungen durch Tumorinfiltration oder neurolog. Grunderkr.
Metabolische Veränderungen	Hyperkalzämie, Hypokaliämie
Andere Erkrankungen	Diab. mell., Divertikulose, Analfissuren, Hämorrhoiden

> ! Bei der Therapie mit Opioiden gibt es bzgl. der Obstipation keine Toleranzentwicklung.

Klinik

Abdom. Unwohlsein, Völlegefühl, kolikartige Schmerzen, Tenesmen, Übelkeit, Erbrechen, „paradoxe Diarrhö" sowie Stuhlinkontinenz, vollkommener Stuhlverhalt, Harninkontinenz, GI-Obstruktion, Verwirrtheit.

Komplikationen

Ileus, Durchwanderungsperitonitis, Problemverschiebung durch zu starke Fixierung auf die Obstipation.

> ! Auch wenn Pat. nichts oder wenig essen, entsteht Stuhl durch Darmabschilferungen; deshalb ist auch dann eine regelmäßige Stuhlentleerung nötig bzw. Obstipation möglich.

Diagnostik

- **Anamnese:**
  - Häufigkeit der Darmentleerungen, Beschaffenheit und Menge des Stuhls (selbst anschauen), frühere Stuhlgewohnheiten, Ernährung.
  - Vorausgegangene Medikamenten- und Laxanzieneinnahme.
  - „Paradoxe Diarrhö": Diarrhö und Obstipation wechseln sich ab. Dies kann auf impaktierten Stuhl infolge stark verhärteten Darminhalts hinweisen („Kotsteine"). Das Darmvolumen kann dabei fast vollständig verschlossen werden, was oberhalb des Verschlusses zu einer Verflüssigung des Darminhalts durch bakt. Zersetzung führt.
- **Körperliche Untersuchung:**
  - Tastbare Kotansammlung im Abdomen (v. a. im Colon descendens, li. unterer Quadrant).
  - Auskultation: Darmgeräusche.
  - Schmerzempfindliche Regionen.
  - Immer rektale Untersuchung. Achten auf: schmerzhafte Analulzera, -fissuren, Hämorrhoiden, Ampulle mit harten Kotansammlungen, tastbaren Tumor.
- **Apparative Untersuchungen:** selten notwendig.
  - Abdomen-Sono zur Diagnose von Pendelperistaltik (Verschluss, abdom. Raumforderung bzw. Darmwandveränderung).
  - Abdomenübersichtsaufnahme zur Differenzierung zwischen Obstipation und GI-Obstruktion (▶ 6.14).
  - Invasive Untersuchungen wie Koloskopie (selten).
  - Bei V. a. auf Hyperkalzämie und Hypokaliämie Labor.

Therapie

Keine universelle Therapie der Obstipation. Optimale Therapie muss individuell für jeden Pat. gefunden werden. Wichtig ist rechtzeitige Prophylaxe!

> ! Änderungen der Lebensführung wie z. B. ballaststoffreichere Ernährung, höhere Flüssigkeitszufuhr und körperliche Bewegung sind bei schwer kranken Pat. meist nicht mehr möglich. Vorsicht: Ballaststoffzufuhr kann bei unzureichender Flüssigkeitszufuhr zu Stuhlverhärtung führen und damit die Obstipation verstärken.

6

Praktische Tipps

- Keine Zurückhaltung bei Verordnung von Laxanzien. Langzeitfolgen kommen bei Palliativpat. selten zum Tragen. Wichtig sind rechtzeitige Prophylaxe und rechtzeitiges Handeln beim Auftreten einer Obstipation.
- Kontrolle obstipationsverstärkender Medikamente.
- Pflegerische Maßnahmen:
  - Kolonmassage.
  - Apfel-, Orangen-, Trauben-, Pflaumen-, Rhabarber- und Sauerkrautsaft, Faulbaumbeerentee, Sennesblätter und Schlehenblütentee.
  - Milch- und Honigeinlauf: ½ l lauwarme Milch + 1 EL Honig + 2 Klistiere als hohen Einlauf.
- Die Pat. sollten etwa alle 3 d Stuhlgang haben. **Cave:** Meist dauert es einige Tage bis zu 2 Wo., einen obstipierten Darm wieder in Gang zu bekommen.
- In der Terminalphase erlebt der Pat. die Langzeitfolgen der Obstipation nicht, deshalb hier eher Zurückhaltung und Abwägung des Nutzens von Abführmaßnahmen.

Tipps für die Pflege

- Analpflege: weiches Toilettenpapier, Sitzbäder.
- Zeitdruck vermeiden.
- Gewohnheiten berücksichtigen.

Medikamentöse Therapie mit Laxanzien

Dosierung ▶ Tab. 6.8.

Tab. 6.8 Laxanzien

Hauptwirkstoff (Handelsname)	Applikation	Dosierung	Wirkungseintritt	Nebenwirkungen/ Hinweise
Osmotische Laxanzien				
Lactulose (Bifiteral®)	Oral	10–30 ml	8–10 h (bis zu 48 h)	NW: Blähungen und Völlegefühl
Macrogol (Movicol®)	Oral	13–40 g (1–3 Btl. in je 125 ml Wasser)	• Initial: 2–3 d • Erhaltung: 8–24 h	Sehr gute Verträglichkeit Bilanzneutral, keine klinisch relevante Wasser- und E'lytverschiebung Nachteil: Große Flüssigkeitsmenge
Natriumhydrogencarbonat (Lecicarbon®)	Rektal	1–2 Supp.	15–60 Min.	Wirkung durch Freisetzung von CO_2
Sorbit (Mikroklist®, Yal®)	Rektal	1 Klistier	15–60 Min.	Kann oft nicht „gehalten" werden
Stimulierende Laxanzien				
Senna (Pursennid®, Liquidepur®)	Oral	2–4 Drg. 5–20 ml	8–12 h 8–12 h	Nicht bei GI-Obstruktion

Tab. 6.8 Laxanzien *(Forts.)*

Hauptwirkstoff (Handelsname)	Applikation	Dosierung	Wirkungseintritt	Nebenwirkungen/ Hinweise
Stimulierende Laxanzien				
Natriumpicosulfat (Laxoberal®)	Oral	10–40 Tr.	6–12 h	Nicht bei GI-Obstruktion
Bisacodyl (Dulcolax®)	Oral/ rektal	10 mg 1–2 Supp.	8–12 h 15–60 Min.	Bei Subileus Schmerzen möglich
Prucaloprid (Resolor®)	Oral	1–2 mg	8–12 h	Offiziell nur für Frauen zugelassen
Gleitmittel				
Docusat (Potsilo® Na)	Oral	25–50 mg	Stunden bis Tage	Nur in Komb. mit Bisacodyl erhältlich Docusat: keine NW
Paraffin (in Obstinol M®)	Oral	10–30 ml	8–12 h	Nachteil: Geschmack
Methylnaltrexon (Relistor®)	s. c.	8 mg (< 60 kg KG) oder 12 mg (> 60 kg KG)	Jeden 2. Tag	Wirkungseintritt: 30–60 Min. NW: abdom. Schmerzen, Übelkeit, Schwindel, nur bei opioidinduzierter Obstipation, Dosisreduktion bei Leber- und Niereninsuff.
Glyzerin (Glycilax®)	Rektal	1–2 Supp.	15–60 Min.	Gute Verträglichkeit
Docusat-Natrium (in Norgalax®)	Rektal	1 Klistier		Kann oft nicht „gehalten“ werden
Salinische Laxanzien				
Natriumdihydrogenphosphat (Practo-Clyss®)	Rektal	1 Klistier	10–60 Min.	Wegen kleinem Volumen gut zu „halten“
Quellmittel				
Flohsamenschalen (Agiolax®, Metamucil®)	Oral	20–30 g	Mehrere Tage	Ausreichende Flüssigkeitszufuhr! Nicht indiziert bei opioidbedingter Obstipation

! Ziel der medikamentösen Therapie: Entlastung des Pat. durch erleichterten Stuhlgang. Nicht angestrebt wird eine regelmäßige (z. B. 1 × tgl.) Darmentleerung.

- **Osmotisch wirksame Laxanzien** (z. B. Lactulose, Macrogol): binden Wasser im Darmlumen → das Volumen des Darminhalts nimmt zu → die Peristaltik wird stimuliert. NW: Zunahme gasbildender Bakterien, deshalb Blähungen und Völlegefühl. Macrogol: besser verträglich, Laxans der 1. Wahl bei opioidbedingter Obstipation.
- **Stimulierende Laxanzien** (z. B. Bisacodyl, Natriumpicosulfat): antiabsorptiv und sekretagog. Hemmung der intestinalen Wasserresorption, Steigerung der intestinalen Wasser- und Elektrolytsekretion mit Aufweichung und Volumenzunahme des Stuhls.
- **Gleitmittel** (z. B. Paraffin, Docusat): Darminhalt wird aufgeweicht und gleitfähiger. **Cave:** Bei Resorption der Substanzen können Fremdkörpergranulome auftreten. Paraffin verursacht bei Aspiration Lipidpneumonien. Trotz dieser unerwünschten Wirkungen ist der Einsatz von Gleitmitteln in der palliativmedizinischen Situation oft unumgänglich.
- **Salinische Laxanzien** (z. B. Bittersalz = Magnesiumsulfat und Glaubersalz = Natriumsulfat): Diese Substanzen sind bei Palliativpat. nicht indiziert.
  - NW allgemein: Dehydratation und Kaliumverluste bei lang dauernder Anwendung.
  - NW Magnesiumsulfat: bei Überdosierung Störungen des Reizleitungssystems des Herzens, Blockade der neuromuskulären Reizübertragung mit Muskelschwäche, Sedierung, Ateminsuff. bis hin zur „Magnesiumnarkose" → Vorsicht bei Niereninsuff. und Herzrhythmusstörungen.
  - NW Natriumsalz: Wasserretention mit Ödembildung, Hypertonie → Vorsicht bei Herzinsuff., Leberzirrhose.
- **Opioidrezeptorantagonist** (Methylnaltrexon, ▶ 22.1): peripherer μ-Rezeptorantagonist, nicht liquorgängig, daher bleibt der analgetische Effekt der Opioide erhalten. Einsatz bei opioidbedingter Obstipation bei Palliativpat. und bei Wirkungslosigkeit herkömmlicher Abführmittel. Bei 30–50 % rascher Wirkungseintritt innerhalb von 30 Min. bis 4 h. Wdh. der Therapie nach 2 d; herkömmliche Laxanzien beibehalten. Sehr teuer.
- **Füll- und Quellmittel** (Flohsamenschalen, Leinsamen, Weizenkleie): Vermehrung des Darminhalts durch Wasserbindung und Aufquellen der zugeführten Stoffe. Verzögerter Wirkungseintritt bis zu mehreren Tagen. **Cave:** Unzureichende Flüssigkeitszufuhr verstärkt die Obstipation. Nicht indiziert bei Pat. mit weit fortgeschrittener Erkr.!

> **!** Bei gleichzeitiger Opioidgabe sind Laxanzien rezeptfähig. Die Kosten werden von der Krankenkasse übernommen.

Andere Medikamente mit zusätzlich laxierender Wirkung

- **Amidotrizoesäure:** Hyperosmolares Rö-Kontrastmittel. Wirkt durch die hohe osmotische Wasserbindung im Darmlumen abführend. **Cave:** wegen hohem Jodgehalt bei manifester oder latenter Schilddrüsenüberfunktion kontraindiziert. Entgleisung der Stoffwechsellage mit thyreotoxischer Krise. Einsatz deshalb nur im Einzelfall bei schwerer Obstipation, um den Darm primär zu entleeren. Fortführung der Therapie mit anderen Laxanzien. Dosierung: 30–100 ml p. o.
- **Neostigmin** (Parasympathomimetikum): erhöht Darmmotilität durch Erregung der glatten Muskulatur. Einsatz nur bei schwerster therapieresistenter Obstipation (z. B. medikamenteninduziert). **Cave:** GI-Obstruktion muss vor

Gabe unbedingt ausgeschlossen werden; Herzrhythmusstörungen, Hypersalivation. Dosierung: 1–2 mg/d (2–6 Amp.) i. v. in z. B. 500–1.000 ml Glukose 5 %. Absetzen, falls nach ca. 2 d keine Wirkung.

- **Ceruletid** (Rö-Kontrastmittel für Gallenblase und Gallenwege): erhöht ebenfalls die Peristaltik. **Cave:** GI-Obstruktion muss vor Gabe unbedingt ausgeschlossen werden. Dosierung: 40–120 µg/d (2–6 Amp.). Absetzen, falls nach ca. 2 d keine Wirkung.

Medikamentöser Stufenplan bei schwerer Obstipation

1. Orale Laxanzien: meist Komb. aus Gleitmittel und Stimulans notwendig, bes. bei gleichzeitiger Therapie mit Opioiden. Dosierung richtet sich nach Schweregrad der Obstipation und der Opioidmedikation.
2. Zusätzlich rektale Applikation von Laxanzien: wenn die orale Laxanziengabe nicht ausreicht oder Ampulle gefüllt ist.
3. Hohe Einläufe (mit Darmrohr) bei Nichterfolg von 1. und 2.
4. Bei opioidbedingter Obstipation: Methylnaltrexon 8–12 mg s. c., ggf. wdh.
5. Nur in schwersten Fällen: 30–100 ml Amidotrizoesäure oral (**cave:** jodiertes Kontrastmittel, Off-Label-Use!). Selten indiziert: Neostigmin i. v. **Cave:** GI-Obstruktion ist unbedingt vorher auszuschließen!

Maßnahmen bei impaktiertem Stuhl

- Weicher Stuhl im Rektum: Stimulanzien (z. B. Dulcolax® Suppositorien).
- Harter Stuhl im Rektum: Gleitmittel (z. B. Glycilax® Suppositorien).
- Weiter bestehende Obstipation: manuelle Ausräumung, evtl. nach vorausgegangener Prämedikation z. B. mit Midazolam (5–10 mg s. c.).
- Zur weiteren Prophylaxe sind regelmäßig verabreichte orale Laxanzien notwendig.

6

6.13 Diarrhö

Definition, Häufigkeit Häufige Darmentleerungen (> 3 ×/d) und/oder voluminöser, wässriger Stuhl. Vorkommen bei Pat. mit fortgeschrittenen Krebserkr.: 7–10 %, bei Pat. mit AIDS: häufigstes Symptom (> 50 %).

Ursachen Häufigste Ursachen einer Diarrhö bei Pat. mit fortgeschrittener Erkr. (▶ Tab. 6.9):

- Einnahme von Laxanzien.
- Obstipation oder verhärtete Kotansammlungen mit „paradoxer Diarrhö“.
- GI-Obstruktion mit teilweiser oder zeitweiser Durchgängigkeit, d. h. veränderte Motilität.
- Chemotherapie, Bestrahlung des Abdomens und/oder Beckens.
- Antibiotika.

! Bei durch Laxanzien verursachter Diarrhö bewirkt das Pausieren derselben innerhalb von 24–48 h eine Normalisierung des Stuhlgangs.

Tab. 6.9 Ursachen für Diarrhö	
Medikamente	Laxanzien, Antazida (magnesiumhaltige), Antibiotika, Zytostatika (5-FU), NSAR, Eisenpräparate, orale Antidiabetika, Diuretika
Passagebehinderung	Gastrointestinale Obstruktion, Obstipation, impaktierter Stuhl
Tumor	Kolon-, Rektum-, Pankreas-, Ovarial-Ca, retroperitoneale Lymphome, Karzinoid, enterokolische Fistel
Malabsorption	Magenresektion, Ileumresektion und Ileostoma, enterokolische Fisteln, Steatorrhö bei Pankreas-Ca, Verschlussikterus (cholagene Diarrhö)
Therapiefolge	Strahlenenteritis (während der Bestrahlung), Strahlenkolitis (als Spätfolge), Kolonresektion, Chemotherapie, Antibiotika (pseudomembranöse Kolitis)
Nahrung	Ballaststoffreiche Ernährung, Obst und Fruchtsäfte, scharf Gewürztes, Alkohol, Mangelernährung, Kachexie
Infektion	Bakterien, Viren, Parasiten
Andere Erkrankungen	Hyperthyreose, Diab. mell.

Differenzialdiagnosen Stuhlinkontinenz, d.h. unwillkürlicher Abgang von Stuhl.

Komplikationen Fehlernährung, Flüssigkeits- und E'lytverschiebungen, Abwehrschwäche, Wundsein der Perianalregion, Risiko der Dekubitusbildung.

Psychosoziale Aspekte Zunehmende Abhängigkeit von den ggf. rasch benötigten Pflegekräften.

Diagnostik

- **Anamnese:** Stuhlfrequenz, Aussehen des Stuhls (ungeformt, flüssig), Farbe und Geruch, allmähliche oder plötzliche Änderung der bestehenden Stuhlgewohnheiten, gleichzeitige abdom. Symptome (z. B. Krämpfe), vorausgegangene Obstipation, Inkontinenz, Medikamente.

> **!** Die Diagnose „Diarrhö" sollte nicht vom Pat. gestellt werden. Von vielen Pat. wird schon das einmalige Absetzen von Stuhl mit anderer Konsistenz als gewohnt oder die Änderung der Stuhlfrequenz als beunruhigend empfunden.

- **Körperliche Untersuchung:**
  - Abdom. Untersuchung: Palpation von Stuhlansammlungen oder Kotballen (häufig nur im Verlauf von mehreren Tagen von abdom. Tumoren zu unterscheiden, da sich Stuhlsäulen verändern), Auskultation der Darmgeräusche, Aszites, geblähtes Abdomen.
  - Rektale Untersuchung: Ampulle mit Stuhl gefüllt, rektaler Ausfluss, Sphinktertonus?
- **Apparative Untersuchungen:**
  - Rö-Abdomen: Spiegelbildung, Überblähung der Darmschlingen.
  - Abdomen-Sono: Peristaltik, intraabdom. Raumforderungen, Darmwandveränderungen.

- Endoskopische Untersuchung: V. a. chron.-entzündliche Darmerkr., Strahlenkolitis.
- Mikrobiolog. Untersuchung: bei V. a. bakt., virale oder parasitäre Infektion.
- Kontrolle der E'lyte und Nierenretentionswerte: nur bei lang dauernder und schwerer Diarrhö.

! Technische Untersuchungen sind bei der Diagnostik einer Diarrhö selten notwendig.

Therapie

Allgemeine Maßnahmen:

- Absetzen von Laxanzien für mind. 3 d.
- Bei gleichzeitiger Opioidtherapie sollte die Therapie mit Laxanzien in niedrigerer Dosierung nach einigen Tagen wieder aufgenommen werden, um eine erneute Obstipation zu vermeiden.
- Bei impaktiertem Stuhl im Rektum digitale Ausräumung, evtl. unter Sedierung (z. B. 5–10 mg Midazolam s. c.). Weiteres Vorgehen ▶ 6.12.
- Vorübergehende Diät: reichlich flüssige Kost (Tee, Suppe, WHO-Lsg. zum Flüssigkeits- und E'lytausgleich: 2 g Salz und 50 g Zucker in 1 l Wasser), Kohlenhydrate (Zwieback, Toastbrot, Reis), geriebener Apfel, lange gekochte Karotten, Vermeidung von Proteinen und Fett. Keine Milchprodukte außer Naturjoghurt zur Vorbeugung und Behandlung antibiotikainduzierter Diarrhö.
- Falls der Pat. nicht ausreichend Flüssigkeit aufnehmen kann, parenterale Flüssigkeits- und E'lytgabe (i. v. oder s. c.).
- Bei massiven Durchfällen evtl. Analtampon oder Fäkalkollektor anbieten.

Medikamentöse Therapie: ▶ Tab. 6.10.

- Obstipierende Medikamente:
  - Opioide.
  - Opiumtinktur hat bei gleichzeitiger Opioidtherapie wegen Schmerzen einen additiv obstipierenden Effekt, 5–20 Tr., ggf. 4-stdl.
  - Loperamid hemmt die Peristaltik, 2 mg oral nach jedem Stuhlgang, max. 12 mg/d (= 6 Kps.).
- Absorbierende, adstringierende Substanzen (nicht bei pseudomembranöser Kolitis):
  - Kaolin (4–8 EL = 60–120 ml) nach jedem Stuhlgang.
  - Medizinische Kohle (2–4 Tbl. 3–4 ×/d).
  - Backhefe ½ EL/d.
- *Saccharomyces boulardii* (z. B. Perenterol®) 2 Kps. 3 ×/d.

Tab. 6.10 Spezifische medikamentöse Therapie der Diarrhö

Ursache	Medikament	Handelsname/Dosis	Nebenwirkungen/Hinweise
Chologene Diarrhö	Cholestyramin	Quantalan 50®, 1–2 Btl./d	NW: Oberbauchbeschwerden, Meteorismus, Übelkeit, Sodbrennen
Steatorrhö	Substitution von Pankreasenzymen	Kreon®, 2–8 Kps. zu Mahlzeiten	Dosis individuell sehr unterschiedlich, Wirkungsverbesserung evtl. durch vorherige Gabe eines H_2-Blockers

Tab. 6.10 Spezifische medikamentöse Therapie der Diarrhö *(Forts.)*

Ursache	Medikament	Handelsname/Dosis	Nebenwirkungen/Hinweise
Strahlenenteritis	ASS	Aspirin®, 300 mg alle 4 h, bis 4 g/d	**Cave:** Thrombozytenaggregationshemmung → erhöhte Blutungsgefahr bei intestinalen Tumoren
	Hydrocortison rektal	Colifoam® Schaum, 1–2 ×/d	
Karzinoid	Octreotid	Sandostatin® s. c., 50–200 µg 2 ×/d, max. 1.500 µg/d	Sehr teuer
	Loperamid	Imodium®, 1–2 Kps. nach jedem Stuhlgang	Bei Schluckstörungen s. l.
Enterokolische Fisteln	Octreotid	Sandostatin®, Dosis s. o.	Geringes Ansprechen, oft hohe Dosen
Pseudomembranöse Kolitis	Vancomycin	Vancomycin Lilly®, 125 mg 6-stdl.	Nach jeder Antibiotikatherapie möglich
	Metronidazol	Clont®, 400 mg 8-stdl.	Möglichst vorher mikrobielle Sicherung von *Clostridium difficile*

6.14 Gastrointestinale Obstruktion und Ileus

Definition

Passagebehinderung des Magen-Darm-Trakts durch partiellen oder kompletten Verschluss des Darmlumens (mechanischer Ileus).

6

Häufigkeit

- Bei allen Tumorerkr. 3 %.
- Bei kolorektalen Tumoren bis 25 %.
- Bei Ovarial-Ca bis 40 % (Haupttodesursache).

Für Pat. stellt eine GI-Obstruktion eine große Belastung dar, da neben den Symptomen auch Fragen der Ernährung in den letzten Lebenswo. und -mon. noch einmal eine große Bedeutung bekommen.

Ursachen

- Tumorbedingt: Druck auf das Darmlumen von außen durch Tumormassen oder Adhäsionen, intraluminaler Verschluss des Darms. Tumorinfiltration der intestinalen Muskulatur und dadurch Starre der Darmwand („intestinale Linitis plastica"), Motilitätsstörungen des Darms durch Tumorinfiltration in Mesenterium, Plexus coeliacus o. a. Nervenstrukturen, paraneoplastisch.
- Therapiebedingt: Adhäsionen nach abdom. OP, Bestrahlung, Chemotherapie (Neurotoxizität bei Vinca-Alkaloiden), NW von Medikamenten auf die gastrointestinale Motilität (Opioide, TZA, Anticholinergika, Neuroleptika).
- Gutartige Veränderungen (bis zu 30 %): Adhäsionen, Briden, entzündliche Darmerkr.

Klinik

Die Symptome einer GI-Obstruktion bei Tumorpat. entstehen meist über Tage und Wo., selten kommt es zu einem akuten Auftreten. In vielen Fällen leidet der Pat. zunächst unter intermittierenden Beschwerden, mit Fortschreiten der Erkr. können sie dann kontinuierlich werden. Der Schweregrad der Symptome hängt von der Höhe der Obstruktion ab (▶ Tab. 6.11). Die Unterscheidung zwischen komplettem und inkomplettem Verschluss ist oft schwierig, bei komplettem Verschluss hat der Pat. keine Winde mehr. Eine spontane Rückbildung der Symptome ist auch ohne Therapie möglich.

- Hauptsymptome: Übelkeit und Erbrechen, abdom. Schmerzen (kolikartig oder kontinuierlich).
- Nebensymptome: Diarrhöen, Obstipation, Singultus, Meteorismus, Anorexie, Kachexie.

Tab. 6.11 Symptome bei gastrointestinaler Obstruktion

Lokalisation der Obstruktion	Erbrechen	Schmerzen	Blähungen
Magenausgang/ Duodenum	+++ Meist unverdautes Essen	+	0
Dünndarm	+	++ Epigastrium, umbilikal	+
Kolon	(++) Spätes Symptom, bis zum Miserere	+ Paraumbilikal, Unterbauch	+++

6

Differenzialdiagnosen

Wichtigste DD: Obstipation. Hinweise durch Anamnese (zunehmend harter Stuhl, fehlende Laxanzien bei gleichzeitiger Einnahme von Opioiden o. a. obstipierenden Medikamenten), rektale Untersuchung: Mit Stuhl gefüllte Ampulle.

Diagnostik

! Keine Diagnostik ohne mögliche Konsequenz für Pat., z. B. OP.

- Sono-Abdomen (pendelnde, gesteigerte oder reduzierte Peristaltik, flüssigkeitsgefüllte Darmschlingen).
- Rö-Abdomen im Stehen oder in Linksseitenlage (luftgeblähte Darmschlingen mit Flüssigkeitsspiegeln); zur Beurteilung von Ausmaß und Lokalisation der Obstruktion, zur Unterscheidung zwischen mechanischem Verschluss und schwerer Obstipation, wenig hilfreich bei weiterer Ursachendiagnostik.
- Dünndarmdoppelkontrast zur Unterscheidung, ob Obstruktion bedingt durch Metastasen oder Adhäsionen aufgrund einer Strahlenfolge.
- Kolonkontrasteinlauf bei V. a. mechanischen Dickdarmileus.
- CT-Abdomen: Tumormassen, Lokalisation der Obstruktion.

Therapie

! Die Behandlung von Pat. mit maligner GI-Obstruktion ist eine der größten Herausforderungen in der Palliativmedizin.

Die Therapie hängt von der Frage ab, ob eine OP möglich ist oder nicht.

- Falls OP indiziert: Magensonde und i. v. Flüssigkeit.
- Falls keine OP: symptomorientierte Therapie.

Operative Therapie

! Bei jedem Pat., auch im fortgeschrittenen Krankheitsstadium, muss eine OP in Erwägung gezogen werden, aber für viele Pat. kommt eine OP von vornherein nicht infrage.

Kriterien für eine OP:

- Gute körperliche Verfassung des Pat.
- Mögliches Vorliegen einer umschriebenen Obstruktion, die durch OP beseitigt werden kann.
- Kein Aszites, kein größerer abdom. Tumor.
- Keine vorausgegangene abdom. Bestrahlung.
- Ausschluss einer ausgeprägten Tumorinfiltration des Darms. Eine deutliche Überblähung des Darms bei der körperlichen Untersuchung oder in der Abdomenübersichtsaufnahme kann ein Hinweis dafür sein, dass der Darm noch nicht durch Tumor fixiert ist.

Intravenöse Flüssigkeitssubstitution und Magensonde

! Nur selten indiziert bei inoperablen Pat.

- In der präop. Behandlung bzw. bis eine Entscheidung getroffen ist:
  - Infusionen zum Ausgleich von E'lytstörungen und Dehydrierung.
  - Magensonde zum Ableiten der Sekrete und zur Entlastung des Magen-Darm-Trakts.
- Wenn symptombezogene medikamentöse Behandlung bei hohen gastroduodenalen Verschlüssen erfolglos bleibt (s. u.).

Symptombezogene medikamentöse Behandlung

! Bei den meisten Pat. im Finalstadium kann ohne Magensonde und i. v. Flüssigkeit eine ausreichende Symptomkontrolle erreicht werden.

- Verkürzung der Überlebenszeit nicht nachgewiesen.
- Auch zu Hause durchführbar.
- Bei Übelkeit und Erbrechen wird die s. c. (selten i. v.) Gabe bevorzugt. Medikamente können als s. c. Dauerinfusion mithilfe einer Spritzenpumpe (▶ 22.4.3) appliziert werden. Wenn Erbrechen gut kontrolliert ist, ist auch die orale Gabe von Medikamenten möglich.

Medikamentöse Therapie von Übelkeit und Erbrechen

- Übelkeit und Erbrechen sollen so weit wie möglich reduziert werden. Für die Pat. bedeutet die Verringerung der Übelkeit und die Reduzierung der Brechfrequenz auf 1–2 ×/d eine deutliche Erleichterung.

- Wahl der Antiemetika nach Abwägung der Ursachen (▶ Tab. 6.12, ▶ 6.8). Wenn das Erbrechen für 3 d sistiert, kann evtl. auf orale Medikation umgestellt werden.
- Komb. von Antiemetika mit verschiedenen Ansatzpunkten möglich.
- Keine diätetischen Einschränkungen. Nahrungsauswahl erfolgt nach den Vorlieben des Pat. Sinnvoll sind eher kleinere Portionen und weiche Zubereitungen.
- Wenn kein anhaltendes Erbrechen besteht, ist keine zusätzliche parenterale Flüssigkeitszufuhr notwendig.
- Bei Durstgefühl helfen die Gabe von Eiswürfeln zum Lutschen und korrekte Mundpflege (▶ 6.2, ▶ 6.3).

Tab. 6.12 Therapie von Übelkeit und Erbrechen bei gastrointestinaler Obstruktion

Medikament	Handelsname (Bsp.)	Dosis	Bemerkung
Haloperidol (Dopaminantagonist)	Haldol®	2,5–10 mg/d s. c.	Mittel der Wahl, wenn komplette Obstruktion und keine prokinetischen Antiemetika verwendet werden können
Dimenhydrinat (Antihistaminikum)	Vomex®	• 150 mg rektal • 100–200 mg/d s. c.	Sedierend
Metoclopramid (Dopaminantagonist, Prokinetikum)	Paspertin®	40–120 mg/d s. c.	Mittel der Wahl, wenn inkomplette Obstruktion oder funktionelle Störungen vermutet werden. Wegen Verstärkung der GI-Motilität können Schmerzen und Erbrechen verstärkt werden. **Cave:** Vorliegen einer kompletten Obstruktion, dann Absetzen des Medikaments notwendig
N-Butylscopolamin (Anticholinergikum)	Buscopan®	40–120 mg/d s. c.	Zur Verminderung der GI-Sekretion, keine eigene antiemetische Wirkung. Zunahme von Mundtrockenheit und Durst möglich
Octreotid (Somatostatinanalogon)	Sandostatin®	• 0,05–0,1 mg 12-stdl. • 0,3–0,6 mg/d s. c.	Zur Verminderung der GI-Sekretion, Mittel der 2. Wahl, da sehr teuer
Dexamethason	Fortecortin®	8–16 mg/d s. c.	Zur Reduktion des peritumorösen Ödems (mögliche Wiedereröffnung der Passage) und Antiemese

! Schwer kontrollierbares Erbrechen

- Ursachen: hohe gastroduodenale Obstruktion oder Magenausgangsstenose.
- Komplikation: Dehydrierung.
- Therapie: parenterale Flüssigkeitssubstitution und Ableitung der Magensekrete mittels Magensonde.

Bei Versagen der medikamentösen Therapie: PEG (▶ 16.1.2). Falls Übelkeit und Erbrechen bei gastroduodenalen Verschlüssen durch medikamentöse Therapie nicht zu beherrschen sind, können Magensekrete durch eine PEG abgeleitet werden. Dies ist zu erwägen, wenn eine Magensonde > 2 Wo. liegt und die Lebenserwartung Wochen beträgt.

Abdominale Schmerzen

- Intestinale Koliken: Laxanzientherapie absetzen, v. a. stimulierende Präparate und prokinetisch wirksame Substanzen wie Metoclopramid oder Domperidon (▶ Tab. 6.13).
- Nicht kolikartige Schmerzen: normalerweise gut mit Morphin s. c. zu therapieren.

Tab. 6.13 Medikamentöse Therapie intestinaler Koliken

Medikament	Handelsname (Bsp.)	Dosis	Bemerkung
Metamizol	Novalgin®	1.000–5.000 mg/d s. c. oder i. v.	Zusätzl. spasmolytische Komponente
N-Butylscopolamin (Anticholinergikum)	Buscopan®	• Anfangsdosis 40–80 mg/d • Bis 120 mg/d s. c.	Gleichzeitig auch Verminderung der GI-Sekretion. Zunahme von Mundtrockenheit und Durst mögl.
Morphin		10–20 mg/d s. c. bzw. titrieren	Bei opioidnaiven Pat. bzw. entspr. der vorher verschriebenen oralen Dosis

Obstipation

- Falls partieller Verschluss vermutet wird, Gleitmittel als Laxans (▶ 6.12) hinzufügen.
- Stimulierende Laxanzien und hohe Einläufe nur unter enger Überwachung einsetzen.

6.15 Gastrointestinale Fisteln

Definition Abnorme Verbindung zwischen einem Hohlorgan und der Körperoberfläche oder zwischen zwei Hohlorganen. Im GIT werden rektovaginale, rektovesikale und enterokutane Fisteln unterschieden.

6

Ursachen

- Enterokutane Fisteln sind meist Ausdruck einer progredienten Erkr.
- Rektovaginale oder rektovesikale Fisteln sind häufig Folge einer Beckenbestrahlung.
- Postop. Infektion.

Die meisten Fisteln treten als Folge einer postop. Infektion oder Bestrahlung auf, nur wenige Fisteln sind allein durch den Tumor bedingt.

Klinik Übertreten von Magen-/Darminhalt in Vagina, Blase oder an die Körperoberfläche; übler Geruch.

Komplikationen Infektion/Ulzeration der Haut als Folge von intestinalem Ausfluss (bes. aus dem Dünndarm); Mangelernährung, Flüssigkeitsverlust und E'lytverlust: Je höher die Fistel im GIT sitzt, desto mehr Probleme verursacht sie; Schmerzen.

Psychosoziale Aspekte Gefahr der sozialen Isolation wegen der häufigen Geruchsbelästigung. Meist mit langen Krankenhausaufenthalten verbunden, da das Management von Fisteln oft schwer in den Griff zu bekommen ist.

Therapie Da die Ursache der Fisteln meist nicht zu beheben ist, konzentriert sich die Betreuung auf psycholog. Unterstützung, Geruchsreduktion, Auffangen der Sekrete und Schutz der Haut vor Schädigung. Durch abschließende Auffangbeutel (z. B. Kolostomabeutel) ist eine Geruchsreduktion möglich. Für kleine Fisteln eignen sich auch Kinderbeutel. Beim Wechsel oder Entleeren des Auffangbeutels können einige Tr. Aromaöl in eine Schale heißes Wasser zur Geruchsprophylaxe hilfreich sein.

- **Rektovaginale und rektovesikale Fisteln:** chir. Vorgehen (in Abhängigkeit von der Gesamtsituation des Pat.). Kolostoma, Ileostoma oder Umleitung des Urins können vollständige Beschwerdefreiheit bringen.
  - Manche Pat. verzichten aber wegen der psycholog. Belastung durch den künstlichen Ausgang lieber auf eine OP.
  - Ist eine OP nicht möglich, kann durch häufigen Vorlagenwechsel, Schutz der Haut durch Zinkoxid und Raumlüften eine erträgliche Situation geschaffen werden.
- **Enterokutane Fisteln:** Hauptziele sind Auffangen des Ausflusses, Hautschutz und Geruchsreduktion.
  - Mit guter Pflege verschließen sich ca. 50 % der Fisteln spontan. Ein Ileostoma kann vorübergehend helfen, dass es schneller zu einem Spontanverschluss kommt.
  - Auffangen des Ausflusses: Stomabeutel über die Fistelöffnung (Haftcreme zum Fixieren des Beutels). Bei anatomisch schwierigen Stellen sind Stomabeutel aus der Pädiatrie hilfreich, da sie einen weicheren und flexibleren Ring haben. Regelmäßige Entleerung des Stomabeutels ist notwendig, bei viel Ausfluss größere oder entleerbare Beutel benutzen.
  - Hautschutz: Reinigen der umgebenden Haut mit warmem Wasser (ohne Seife oder andere Zusätze), Schutz der Haut durch Zinkoxid.
  - Geruchskontrolle: bei Anaerobierinfektionen Metronidazol 250–400 mg 3 ×/d für 10 d oder länger. Wechsel des Stomabeutels in gut gelüfteten Räumen, ggf. Duftlampe, Lieblingsduft des Pat. einsetzen. Vorlagen mit Kohlefilter.
  - Reduktion des Ausflusses: Bes. ileokutane Fisteln verursachen viel Ausfluss. Aufgrund des hohen Enzymanteils ist der Ausfluss sehr hautreizend: Bereits nach 1 h kann es zum Ödem und nach 3–4 h zur Exkoriation kommen. Zur Reduktion der GI-Sekretion Octreotid 100 μg alle 8 h s. c. oder

300 µg/d als s. c. Infusion oder Butylscopolamin 60–120 mg/d als s. c. Infusion. Bei dünnflüssigem Stuhl Versuch mit Opioiden oder Loperamid.

! Fisteln sind für Pat. und Betreuer eine große Herausforderung, da sie sehr zeitintensiv und wegen des andauernden Ausflusses sehr frustrierend sein können. Die Mitbetreuung durch einen Stomatherapeuten ist oft hilfreich.

6.16 Peranale Blutung

Definition Peranaler Abgang von Blut oder Blutkoageln.

! Bes. bei Erstmanifestation für den Pat. beängstigend und bedrohlich.

Ursachen

- Hämorrhoiden (häufigste Ursache).
- Kolon-, Rektum-, Anal-Ca.
- Strahlenkolitis.
- Polypen, Angiodysplasie (im Alter zunehmend).
- Entzündliche Dünn-/Dickdarmerkr.: M. Crohn, Colitis ulcerosa, antibiotikaassoziierte Kolitis, Divertikulitis.
- Verletzungen nach Klysma, Fiebermessen, Ausräumen.
- Hämorrhagische Diathese durch Koagulopathie, Thrombozytopenie.

Differenzialdiagnosen

- Schwarzer Stuhl nach Eisen- und Bismuteinnahme.
- Dunkelroter Stuhl nach roter Bete.
- Vaginale Blutung.
- Fistel (rektovaginal, zystorektal).

Komplikationen Anämie, Schwäche, falls wiederholt auftretend „Wundsein“ der Perianalregion.

Therapie

! Die Blutung steht meist spontan.

- In Abhängigkeit von der Gesamtsituation des Pat. sind folgende Therapiemaßnahmen zu bedenken:
  - Hämorrhoiden: Sklerosierung, Elektrokoagulation.
  - Karzinom: Lasern, Sklerosieren.
  - Polypen: endoskopische Abtragung.
  - Entzündliche Kolitis: Sulfasalazin, Kortison, Vancomycin.
- Bei rezid., chron. Blutungen soweit keine ursächliche Behandlung möglich ist, ausreichend Vorlagen zur Verfügung stellen.
- Bei massiver Blutung ▶ 13.3.

7 Urogenitale Symptome

Susanne Roller

7.1 Einleitung

Die meisten Beschwerden im Urogenitalbereich werden durch maligne urolog. Tumoren o.a., in urolog. Organe einwachsende Tumoren verursacht. Sie sind meist sehr belastend für Pat. und Angehörige. Rasche diagn. Abklärung und Einleitung einer symptomorientierten Therapie kann die Lebensqualität deutlich verbessern. In Abhängigkeit von der Prognose kann eine kausale Therapie indiziert sein, um mittelfristig weitere Beschwerden zu verhindern.

7.2 Harnwegsinfekt

Häufigkeit Häufigste Ursache für verschiedene urogenitale Beschwerden (Dysurie, Tenesmen, Hämaturie, Inkontinenz), v.a. bei terminaler Tumorerkr. mit Kachexie. Wichtige DD bei unklarer Verschlechterung des AZ, Somnolenz und Delir, da teils ohne urolog. Symptome.

Ursachen
- Abwehrschwäche (Immunsuppression, Chemotherapie, Grunderkr., Diab. mell., Kachexie).
- Obstruktion, Harnverhalt, Harnstau.
- Tumorinfiltration lokal.
- Dauerkatheter, suprapubische Blasenfistel. **Cave:** oft asympt.; bakt. Besiedelung ohne klin. Relevanz.
- Leukopenie bei Knochenmarkinsuff. (z.B. ausgeprägte Knochenmarkinfiltration, nach Strahlen- oder Zytostatikatherapie).
- Anurie und minimale Harnmenge, Stuhlinkontinenz (v.a. bei Frauen).

! An andere Ursachen abdom. Schmerzen, z.B. Perforation, Tumorinfiltration, Peritonealkarzinose, gynäkolog. Erkr. denken.

Klinik
- Krampfartige, brennende Schmerzen kontinuierlich oder bei Miktion (Dysurie) und unmittelbar danach.
- Pollakisurie.
- Harninkontinenz.
- Afebril (Zystitis) oder mit Fieber bzw. Sepsis (in 30 % subklin. Pyelonephritis).
- Mikro- oder Makrohämaturie.
- Ggf. Pyurie.

Diagnostik
- Anamnese.
- Inspektion des Urins: Hämaturie, Trübung, Verfärbung, Geruch.
- Urinstix: Nitrit pos. und/oder Leukozyten pos.
- Erreger in 80 % *E. coli,* 5–15 % Staph., selten Klebsiellen oder *Pseudomonas.*
- Urinstatus und Urinkultur bei ther. Konsequenz, z.B. rezid. HWI (Keimbestimmung), V.a. atypische oder multiresistente Erreger.
- Sonogramm zur Abklärung eines Harnstaus (z.B. durch retroperitoneale Tumoren, Blasenstein, Blasenblutung) oder Blasentamponade.

Therapie

> **!** Keine Therapie bei asympt. Bakteriurie.

- Überprüfen der Ind. für Dauerkatheter und suprapubische Blasenfistel.
- Trinkmenge erhöhen (in der Terminalphase oft nicht möglich, sinnvoll oder nötig → sympt. Therapie). Parenterale Flüssigkeitsgabe nur, wenn anders keine Symptomkontrolle zu erreichen ist.
- Antibiotika ex juvantibus:
- Trimethoprim + Sulfamethoxazol (Co-trimoxazol) 2 × 160 + 800 mg Tbl./d.
- Ampicillin® 3 × 1 g/d p. o.
- Gyrasehemmer: z. B. Ofloxazin 2 × 200 mg/d.
- Ausreichende Therapiedauer beachten (7–10 d, sonst Gefahr der Resistenzbildung).
- Bei fehlendem Ansprechen oder Rezidiv Urinkultur zum Ausschluss multiresistenter Keime (Isolation) und testgerechte Antibiose.
- Analgetika: z. B. Paracetamol 4 × 0,5–1 g/d, Metamizol 4 × 0,5 g/d. Vorteil: spasmolytische Komponente.
- Lokal Blasenspülung mit NaCl 0,9 % und/oder Instillation von neomycinhaltigen antiseptischen Lsg.

> **!** Bei sympt. HWI vorrangig Antibiose, da Analgetika meist keine Beschwerdefreiheit bringen.

- Spasmolytika: Butylscopolamin 3 × 10–20 mg/d.
- Wärmeapplikation: z. B. Wärmflasche, heiße Wickel, Blasenkompressen mit Lavendel-, Eukalyptus- oder Kamillenöl.
- Abflussstörungen wie Nierenfistel beseitigen, Ureterschienung.

7.3 Harninkontinenz

Häufigkeit Häufiges Symptom, oft auch ohne Zusammenhang mit der Grunderkr., das den Pat. in seiner Lebensqualität und seinem Selbstwertgefühl sehr beeinträchtigt. Wird aus Scham oft verschwiegen.

7

Ursachen

> **!** Bei liegendem Dauerkatheter an Verschluss durch Blutkoagel, Detritus oder Tumornekrose denken → Anspülen oder DK-Wechsel.

- HWI ▶ 7.2.
- Sphinkterstörung durch Tumorinfiltration, operative Eingriffe (z. B. nach Prostata-OP).
- Erhöhter intraabdom. Druck: Aszites, Tumormassen, Ileus, Meteorismus.
- Innervationsstörungen: spinale Störung bei Querschnittssy. durch Metastasen, Hirnmetastasen, toxische PNP, prim. neurolog. Erkr. (▶ 12.9).
- Überlaufblase bei Harnverhalt (▶ 7.7), neurogener Blasenmuskelschwäche, medikamentös.

- Medikamentennebenwirkung (▶ Tab. 7.1). **Cave:** Dasselbe Medikament kann einmal Ursache und im anderen Fall Therapie der Inkontinenz sein.

Tab. 7.1 Häufige Ursachen von Inkontinenz

Tumorbedingt	
Intra- und extravesikale und intraspinale Tumoren Wirbelsäulenmetastasen	
Therapiebedingt	
Strahlentherapie im kleinen Becken **Medikamentennebenwirkung:**	
• Alpha- und Betablocker • Anticholinergika • Parasympathomimetika • TZA • Muskelrelaxanzien • Lokalanästhetika	• Zytostatika (v. a. Vincristin) • Diuretika • Nikotin, Digitalis, Metoclopramid u. a. • Opioide • Neuroleptika
Begleiterkrankungen	
Blaseninfektion Neurolog. Störung, Demenz, Somnolenz Obstipation Polyurie anderer Genese	

Formen

- **Drang-(„Urge"-)Inkontinenz:** unfreiwilliger Urinabgang bei plötzlichem Miktionsdrang. Intakte Blasenmuskulatur mit Überwiegen des Detrusortonus über den urethralen Sphinktertonus (z. B. bei vielen neurolog. Erkr., M. Alzheimer u. a.) oder überstarker lokaler Miktionsreiz (z. B. Infektion, chem. Schleimhautschädigung, liegender Katheter, Tumor).
- **Stressinkontinenz:** anatomische Veränderungen mit ungewolltem Urinabgang ohne Harndranggefühl bei Erhöhung des intraabdom. Drucks (z. B. nach mehreren Geburten, schwerer Adipositas, postop. bzw. nach TURP).
- **Reflexinkontinenz:** Schädigung des Reflexbogens oberhalb S_2–S_4 mit völlig autonomer Blasenentleerung.
- **Überlaufinkontinenz:** Entleerungsstörung durch Obstruktion der Harnröhre (z. B. Prostatahypertrophie), medikamentenbedingt (Restharn durch mangelnde Kontraktion der Blase z. B. bei Relaxanziengabe) oder bei neurolog. Schädigungen (PNP) mit reflektorischer Entleerung.
- **Extraurethrale Inkontinenz:** Umgehung des unteren Harntrakts durch eine Fistel.
- **Neurogene Inkontinenz:** Schädigung der nervalen Steuerung der harnableitenden Organe (ZNS, spinales Miktionszentrum, periphere Nerven).

Klinik

- Ständiger oder häufiger Abgang kleinster Urinmengen, ohne dass eine willentliche Kontrolle möglich ist, bei Fisteln auch Abgang von Stuhl, Eiter, Schleim u. a.
- Durch anhaltendes feuchtes Milieu im Genitalbereich häufig bakt. Infekte und Pilzinfektionen von Harnwegen und Genitalbereich.
- Störende Geruchsbildung, dadurch zunehmende soziale Isolation.
- Pat. schränkt Trinkmenge ein, um Harnfluss zu stoppen (→Exsikkose).

Diagnostik

> **!** Wegen der großen psychischen Belastung sollte die Ursache geklärt und, wenn möglich, kausal therapiert werden.

- Anamnese (Tumorinfiltration, Therapien, Geburten).
- Blasen-Sono, Restharnbestimmung.
- Liegenden DK überprüfen.
- Neurolog. Untersuchung.
- Selten Miktionsurogramm, Zystoskopie, CT des kleinen Beckens.

Therapie Beim mobilen Pat. ist eine genaue ggf. fachärztliche Ursachenabklärung Voraussetzung für die adäquate, möglichst kausale Therapie. Im Vordergrund steht immer die Verbesserung der Lebensqualität. Eine Symptomkontrolle sollte so schnell wie möglich erreicht werden.

> **!** In der Terminalphase kann durch intensive pflegerische Maßnahmen und sinnvolle Hydrierung bzw. leichte Dehydrierung der von vielen Pat. und Angehörigen gefürchtete DK vermieden werden.

Unterstützende Maßnahmen:
- Regelmäßig an Miktion erinnern.
- Rasche Hilfestellung bei Harndrang und Erreichbarkeit von Toilette, Nachtstuhl oder Bettflasche bzw. Bettpfanne.
- Kontakt mit Selbsthilfegruppen, die auch bei der Versorgung mit Hilfsmitteln unterstützen und beraten können.

Symptomatisch:
- Pflegehilfsmittel: Windeln, Vorlagen, geruchsbindende Einlagen.
- Hautschutz mit zinkhaltigen Salben oder Johanniskrautöl.
- Urinkondom u. a. Auffangsysteme, DK oder suprapubische Harnableitung.

Kausal:

> **!** HWI (▸ 7.2) als Ursache oder Folge der Inkontinenz rasch behandeln.

- *Stressinkontinenz:* Serotonin-Noradrenalin-Wiederaufnahmehemmer: Duloxetin 20–40 mg 12-stdl.
- Beckenbodengymnastik.
- Operative Sanierung (Blasenhalsplastik).
- *Dranginkontinenz:*
- Anticholinergika: Oxybutynin 8-stdl. 5 mg p. o. oder Butylscopolamin 20 mg s. c.
- Amitriptylin 25–50 mg/d p. o. (abends).
- Intravesikale Instillation (ca. 30 Min.) von Anticholinergika (z. B. Butylscopolamin 6- bis 8-stdl. 10–20 mg) oder Lokalanästhetika (z. B. Lidocain 40 ml einer 1-prozentigen Lsg. = 400 mg) über Einmalkatheter oder liegenden DK.
- *Überlaufinkontinenz:*
- Tumorstenose: Einmal-Katheterisierung (**cave:** Verletzungsgefahr), suprapubische Harnableitung, OP bzw. Laserabtragung.
- Prostatahyperplasie: Alpha_1-Rezeptorblocker.

- *Reflexinkontinenz:* operative Ausschaltung der Blasenfunktion und anschließende externe Harnableitung.
- *Extraurethrale Inkontinenz:* operative Sanierung, perkutane Harnableitung.
- *Neurogene Blasenstörung:* Da Therapie der Grunderkr. meist nicht möglich, medikamentöse Therapie und regelmäßige Blasenentleerung durch Katheter (Selbstkatheterismus) anstreben.

7.4 Dysurie

Häufigkeit Insb. bei terminalen urogenitalen Tumorerkr. (gynäkolog. Tumoren, Prostata-Ca) quälendes Symptom, das oft trotz allg. Schmerztherapie auftritt und dann unbedingt diagn. abgeklärt werden muss.

Ursachen
- Bakt. Zystitis oder Urethritis.
- Liegender suprapubischer Katheter oder Reizung nach Entfernung eines DK.
- Tumorinfiltration in Blasenwand.
- Schwere Obstipation mit Kompression der Blase.
- Strahlentherapie.
- Chemotherapie (Cyclophosphamid).
- Selten medikamentenbedingt (Morphin, Neuroleptika, Anticholinergika).

Klinik
- Schmerzhafte, häufige Miktion.
- Oft i. V. m. Blasenspasmen (▶ 7.5).

Diagnostik
- Geruchstest zum Ausschluss eines Infekts: Urin bei HWI riecht übel, stechend und scharf.
- Urinstatus (Sediment, Urikult).
- Rektale Untersuchung.
- Unterbauch-Sono.

> **!** Zystoskopie ggf. sinnvoll, wenn in gleicher Sitzung kausale Therapie möglich ist, z. B. Tumorlaserung.

7

Therapie Möglichst rasche Symptomkontrolle anstreben, da Pat. mit Dysurie ihre Trinkmenge einschränken und damit ggf. andere Beschwerden verstärkt werden.

> **!** Wenn klin. alles für einen HWI spricht, ist eine Antibiotikatherapie „ex juvantibus“ erlaubt, bis ggf. andere Untersuchungsergebnisse vorliegen.

Symptomatisch:
- Schmerztherapie: Metamizol, 4- bis 6-stdl. 0,5–1 g.
- Spasmolyse: Butylscopolamin 8-stdl. 10–20 mg p. o. oder s. c.
- Lokaltherapie mit Lidocain (10 ml 2 % Lidocain in 50 ml NaCl, über Katheter in Blase instillieren, 20 Min. belassen).
- Wärmeapplikation (Wärmflasche, warme Wickel).

Kausal:
- Antibiotische Therapie des HWI (▶ 7.2).
- Strahlentherapie.

7.5 Blasentenesmen

Häufigkeit Seltenes, dann aber quälendes Symptom, das bisweilen schwer therapierbar ist und die Lebensqualität des Pat. stark beeinträchtigen kann.

Ursachen

- Blasenkatheter und (seltener) suprapubische Blasenfistel.
- Tumorinfiltration der Blase, v. a. im Trigonumbereich.
- Intravesikaler Tumor oder Blutung mit Tamponade.
- Akute Blasenentzündung.
- Strahlenzystitis und -fibrose.
- Chemotherapieinduzierte Zystitis (Cyclophosphamid).
- Neurolog. Störungen (peripher oder zentral).
- Medikamenten-NW (Morphin).

Klinik Ziehende, krampfartige Schmerzen im Unterbauch, suprapubisch und in die Leisten ausstrahlend. Oft verbunden mit quälendem Harndrang. Harnverhalt kann die Ursache oder Folge sein. Bei liegendem Katheter Urinleck oder Hämaturie möglich.

Diagnostik

- Anamnese (Miktionsfrequenz, Urinmenge, Medikamente, Vortherapien, rezid. HWI).
- Urinbefund makroskopisch (Koagel, Trübung, Hämaturie) und mikroskopisch (Tumorzellen, Bakterien, Pilze, Mikrohämaturie).
- Mikrobiolog. Untersuchung auf Bakterien und Pilze.
- Sono (Restharn, Koagel, Tumorinfiltration).
- Selten Zystoskopie.

Therapie

Symptomatisch:

- Wärmflasche, Auflage mit Melissenöl (1 %).
- Urospasmolytika (Anticholinergika): Oxybutynin 8- bis 12-stdl. 5 mg. Trospiumchlorid 6- bis 8-stdl. 5 mg. Butylscopolamin 6- bis 8-stdl. 10 mg.
- Analgetika: Metamizol 4- bis 6-stdl. 0,5 g.
- Muskelrelaxierende Sedierung: Diazepam (z. B. Valium®) 8-stdl. 5–10 mg.
- Blasenspülung mit körperwarmer Kochsalzlsg.
- Lokalanästhetikahaltige Lsg. zur Instillation in die Blase (z. B. Tetracain-HCl in Acoin®-Lösung 2–4 ml) unverdünnt instillieren.

> **!** Bei rezid. schmerzhaften Blasenspasmen Versuch mit Amitriptylin 25–50 mg oder Pregabalin 25 mg (abends).

> **!** **Überprüfen der Indikation zum Dauerkatheter**
> Insb. in der Terminalphase kann bei leichter Dehydratation (▶ 15.1.2) und damit geringer Ausscheidung auf einen DK meist verzichtet werden.

Kausal:

- Alternativen zum DK anwenden: Urinal (bei Männern), suprapubische Blasenfistel, Vorlagen, Windeln.
- Vermindern des Ballondrucks bei liegendem DK. Die normale Füllung von 8–10 ml Aqua dest. 0,9 % kann auf 4–5 ml reduziert werden. **Cave:** Dislokation bei zu geringer Füllung.

- Antibiose bei klin. wahrscheinlichem oder bakteriolog. nachgewiesenem HWI. Auch ohne Urinkultur ist im Zweifelsfall ein Therapieversuch mit Cotrimoxazol (Trimethoprim 160 mg + Sulfamethoxazol 800 mg) über 5–7 d gerechtfertigt.
- Palliative transurethrale Tumorresektion (TUR) in Abhängigkeit von AZ und Prognose.

7.6 Hämaturie

Häufigkeit Häufiges Symptom bei Pat. mit urolog. oder gynäkolog. Tumoren bzw. bei Tumorinfiltration in urolog. Organe. Andersfarbige Urinverfärbungen sind i. d. R. durch Medikamente oder Nahrungsmittel verursacht und harmlos (▶ Tab. 7.2).

Tab. 7.2 Substanzen, die rötliche Urinverfärbung oder Hämaturie verursachen können

Anthrachinon (z. B. Laxariston®)	Hämaturie
Anthocyanin (in rote Bete)	rot
Antipyrin (teilweise in fiebersenkenden Medikamenten)	rot
Ceftriaxon (Rocephin®)	dunkelrot
Dantrolen (z. B. Dantamacrin®)	dunkelrot, Hämaturie
Doxorubicin (Adriamycin®)	rot
Metronidazol (z. B. Clont®)	dunkelbraun-rotbraun
Phenolphthalein (z. B. Darmol®)	Hämaturie
Rhabarber	gelbrosa (alkalisch)
Rifampicin	Hämaturie
Sulfasalazin (z. B. Azulfidine®)	Hämaturie
Phenazopyridin (z. B. Urospasmon®)	orange

7

! Bereits wenige Tropfen Blut färben den Urin deutlich rot und beunruhigen Pat., Angehörige und Personal.

Ursachen und Differenzialdiagnosen einer Urinverfärbung

Faustregel zur schnellen Einschätzung
- Schmerzlose Hämaturie – Tumor.
- Schmerzhafte Hämaturie – Entzündung.

- HWI.
- Tumoren der Niere, Blase, Prostata, gynäkolog. Tumoren mit Infiltration in Harnwege.
- Hämorrhagische Zystitis (Medikamente, z. B. Cyclophosphamid, Ifosfamid).

- Nieren-, Blasensteine.
- Blasenulkus bei DK.
- Postop. nach OPs am Urogenitaltrakt.
- Zu rasche Entleerung einer vollen Blase bei Harnverhalt.
- Blutungsneigung bei Gerinnungsstörungen (Leberfunktion, Medikamenteneinnahme, Thromboseprophylaxe), Thrombopenien und -pathien.

! Andere Ursachen einer Urinverfärbung ausschließen (Medikamente und Nahrungsmittel ▶ Tab. 7.2, Pyurie, Fistel, konz. Urin in der Terminalphase).

Klinik

- Blutiger Urin.
- Schmerzhafter Abgang von Blutkoagel.
- Harnverhalt bei Verschluss der harnableitenden Organe durch Koagel.
- Massive Schmerzen und Harnverhalt bei Blasentamponade.

Diagnostik

- Urininspektion, Urinstatus (Stix), Anamnese.
- Unterbauch-Sono (Koagel in der Blase, Tamponade?).
- Zystoskopie (in Abhängigkeit von Prognose), ggf. mit lokaler Blutstillung.

! Laborkontrollen nur bei vorheriger Abklärung der ther. Konsequenz.

Therapie

Allgemein:

- Aufklären und Beruhigen von Pat. und Angehörigen.
- Eine geringe Hämaturie ohne weitere Symptome kann zunächst unbehandelt bleiben.
- Eine massive Hämaturie sollte wegen Gefahr der Blasentamponade rasch behandelt werden.
- Frühzeitig Gespräch mit Pat. und Angehörigen über Vorgehensweise bei (bestehender oder möglicher) Transfusionsbedürftigkeit oder drohender Massenblutung führen, Patientenverfügung ggf. ergänzen.

Symptomatisch:

- Vermehrte Flüssigkeitszufuhr (in der terminalen Situation nicht immer möglich und sinnvoll, dann Blasenspülung).
- Systemische Fibrinolysehemmer: Tranexamsäure 500 mg 8-stdl. p. o.
  Cave: Abwägen des Risikos einer Koagelbildung gegen Fortbestehen der Blutung. Cyklocapron® kann auch lokal verabreicht werden (Instillation von 500 mg Injektionslsg. in 100 ml NaCl, 30 Min. einwirken lassen).
- Kontinuierliche Blasenspülung über doppelläufigen Spülkatheter bei Gefahr der Blasentamponade, bis Urin 24 h klar.
- Lokale Blutstillung durch zystoskopische Maßnahmen, z. B. Elektrokoagulation, -resektion, Laser, Unterspritzen, Ligatur.
- Strahlentherapie bei wiederholter Tumorblutung erwägen.
- Ultima Ratio: Zystektomie mit Ligatur der A. hypogastrica in Abhängigkeit von der Prognose.

Kausal:

- Antibiotika (z. B. HWI ▶ 7.2).
- Ausreichend Flüssigkeitsgabe und Blasenschutztherapie bei Chemotherapie.
- Katheterwechsel.
- Absetzen gerinnungshemmender Medikamente.

Sonderform Chylurie
- Abgang von Lymphflüssigkeit (milchig-trüber, evtl. blutig tingierter Urin ohne Keimnachweis) aus der Blase.
- Ursache: nach OP oder Strahlentherapie im Urogenitalbereich, spontan bei Tumorinfiltration oder nach rezid. Entzündungen.
- Gefahr des Eiweißverlustsy.
- Spontanheilung möglich und kann bei geringer Sympt. abgewartet werden.
- Therapie durch operative Sanierung bei ausreichender Prognose.
- Eiweißsubstitution allein meist wenig hilfreich (große Mengen nötig) und in terminaler Situation eher problematisch (hohe Volumina, großer logistischer Aufwand, hohe Kosten).

7.7 Harnverhalt

Häufigkeit Harnabflussstörungen sind v. a. bei Tumoren im kleinen Becken eine häufige Komplikation. Die supravesikalen Abflussstörungen führen i. d. R. zur Stauungsniere mit Flankenschmerz, subvesikale Abflussstörungen zur Entleerungsstörung (Anurie). Meist kommt es akut zu Beschwerden, die rasch abgeklärt und behandelt werden müssen.

! Bei Unruhe in der Terminalphase an Harnverhalt denken. Nicht selten stirbt der Pat. dann wenige Stunden nach der Blasenentleerung (Adrenalinabfall). Angehörige durch ein Gespräch vorbereiten.

Ursachen
- Obstruktion des unteren Harntrakts:
- Urethrastriktur (z. B. nach häufigem Einmalkatheter, Strahlentherapie u. a.).
- Meatusstenose (z. B. nach diagn. Eingriffen).
- Prostata-Ca, -Prostataadenom.
- Harnblasentumoren im Isthmusbereich (Karzinom, Papillom, Polyp etc.).
- Blasenblutung mit Koagel (Nierentumor, liegender DK, hämorrhagische Diathese, intravesikale Chemotherapie).
- Reflektorisch nach Einmalkatheter (v. a. postop.; erhöhter Sympathikotonus).
- Medikamente: Antikonvulsiva, Anticholinergika, Antihistaminika, Diuretika, Kalziumantagonisten, Muskelrelaxanzien, Neuroleptika, Opioide (häufige Ursache: Beginn einer Opioidtherapie), TZA.
- Neurolog. Störungen: Hirnmetastasen, Rückenmarkkompression, degenerative Erkr., MS, ALS.
- Kompression von außen:
- Tumoren im kleinen Becken.
- Stuhlverhalt (▶ 6.12).
- Psychosozial: Pat. möchte nicht zur Last fallen.
- Terminalphase.

Klinik
- Imperativer Harndrang mit Unvermögen, die Blase zu entleeren.
- Inkontinenz (Überlaufblase!).
- Schmerzen im Unterbauch und im gesamten Abdomen.

- Starke motorische Unruhe → kann bei bewusstseinsgetrübten Pat. einziges Symptom sein.
- Gehäuftes Aufsuchen der Toilette (Anamnese!).
- Zunehmende Unruhe und Verwirrtheit. **Cave:** Oft fälschlich mit Grundkrankheit in Zusammenhang gebracht.

> **!** Auch beim Pat. mit länger liegendem DK bei entspr. Sympt. an Harnverhalt denken (Katheter verstopft) → Ausscheidung dokumentieren.

Diagnostik

- Palpation und Perkussion der Blase. **Cave:** Fundus kann in Nabelhöhe stehen.
- Sono.
- Ggf. rektale Untersuchung.

> **!**
> - Harnverhalt wird beim bewusstlosen Pat. oft übersehen (Fremdanamnese, Ausfuhrdokumentation).
> - Bei Aszites und/oder Tumormassen im Abdomen sind Palpation und Perkussion der Blase erschwert. Ind. zur sofortigen Sono.

Therapie

> **!** Keine lange Verzögerung durch Differenzialdiagnostik. Spez. urolog. Therapie (Bougierung, TUR, Laser) im Anschluss an die Soforttherapie bei entspr. Prognose.

Symptomatisch:

- Einmalkatheter bei Erstereignis und wachem Pat.
- DK, wenn Fortbestehen der Ursache absehbar.
- Suprapubische Blasenfistel (▶ 7.2.1), wenn urethraler Zugang nicht möglich und/oder Urinableitung auf längere Sicht nötig ist (z. B. neurolog. Blasenstörung, Prostata-Ca).
- Kapillarpunktion der Blase (Notfallmaßnahme): einmalige suprapubische Punktion mit Injektionsnadel oder Venenverweilkanüle (17–20 G), Ablassen des Harns über Infusionsschlauch. Ultima Ratio, wenn urethraler Katheter nicht verfügbar oder einführbar und suprapubische Blasenfistel nicht möglich (z. B. sterbender Pat., massiver Aszites, Notfallsituation zu Hause).

! Urin fraktioniert ablassen (500 ml/30 Min.), sonst Gefahr der Blutung e vacuo.

Kausal:

- Überprüfen der Medikamente.
- Spülkatheter bei Blutkoagel in der Blase.
- Harnverhalt unter Morphintherapie: Cholinergika, z. B. Distigmin 5 mg p. o. oder 0,5 mg s. c.
- Postop. Harnverhalt: Versuch mit Cholinergika, z. B. Distigmin 5 mg.

> **!** Bei bds. Abflussstörung (die i. d. R. langsam entsteht bzw. vorhersehbar ist) kann es zu einer Urämie kommen, deren Behandlung mit dem (aufgeklärten) Pat. rechtzeitig besprochen werden muss, da es sich ausdrücklich um eine lebensverlängernde Maßnahme handelt.

Sonderform supravesikale Abflussstörung
- Meist einseitig.
- Oft asympt. (Zufallsbefund bei Oberbauch-Sono).
- Prozedere abhängig von Nierenfunktion, Prognose der Grundkrankheit und AZ des Pat.
- Kritisch v. a., wenn die zweite Niere bereits entfernt bzw. funktionell stumm ist.
- **Ursachen:** Tumorkompression, Harnleitersteine (Exsikkose), Narben.
- **Klinik:** Flankenschmerz, Kolik, Fieber, evtl. Urosepsis, Hämaturie.
- **Diagnostik:** Sono, Labor (Krea, Harnstoff) nur, wenn eine ther. Intervention gewünscht wird, evtl. Zystoskopie.
- **Therapie:**
- Perkutane Nephrostomie, Harnleiterschienung, ggf. Antibiose.

! Bei beidseitigem Stau wird die funktionell bessere Niere geschient bzw. gefistelt.

7.8 Vaginale Blutung und Ausfluss

Häufigkeit Tritt bei vielen der meist älteren Patientinnen mit urogenitalem Tumor im Krankheitsverlauf auf, z. T. als Erstsymptom bei weit fortgeschrittener Tumorerkr. Durch die teils extreme Geruchsbildung sind die Patientinnen in ihrer Lebensqualität stark eingeschränkt.

Ursachen
- Tumoren im Urogenitaltrakt mit Infiltration in Uterus oder Vagina.
- Tumorzerfall.
- Fistelbildung (rektovaginal, vesikovaginal) nach Strahlentherapie oder durch Tumorinfiltration.
- Vaginitis nach lokaler Radiatio.
- Blutungsneigung bei Thrombopenie, -pathie und Störungen der Gerinnung (paraneoplastisch, nutritiv, iatrogen [Thromboseprophylaxe, Thrombozytenaggregationshemmer]).
- Abbruchblutung nach Östrogentherapie, Durchbruchblutung bei Gestagentherapie.
- Infektion (v. a. Pilze).
- Fortbestehen bzw. Wiederauftreten der Regelblutung.

! Trotz fortgeschrittener Erkr. und nach Chemotherapie kann die Menstruation bei jüngeren Frauen wieder einsetzen.

Klinik

! Wird meist verschwiegen, da es den Patientinnen peinlich ist.

- Blutig-eitriger Ausfluss, z. T. mit Koageln, evtl. sehr dünnflüssig (Urinbeimengung bei Blasen-Scheiden-Fistel).
- Schmerzen, Juckreiz, Hautrötungen und Mazeration.
- Geruchsbildung (fäkal).
- Anämiesymptome.

Diagnostik

- Anamnese, Inspektion, Palpation (Abdomen).
- Gynäkolog. Untersuchung (nicht bei älteren Patientinnen in der Terminalphase).
- Sono (Fisteldarstellung, Tumornachweis).
- Vaginalabstrich zur mikrobiolog. Diagn. (Pilze).
- Bei V. a. Fistel kann eine röntgenolog. Fisteldarstellung und operative Revision indiziert sein.

Therapie

> ! Bei starker Blutung rechtzeitig Gespräch über mögliches bzw. gewünschtes Vorgehen bei Eintreten einer Massenblutung oder Transfusionsbedürftigkeit mit der Patientin führen und ggf. Patientenverfügung ergänzen.

Symptomatisch:

- Lokale Blutstillung (Tamponade, Eiswasserinstillation, evtl. Versuch mit Silbernitrat).
- Systemische Fibrinolysehemmer: Tranexamsäure 500 mg 8-stdl. p. o. oder Injektionslsg. 500 mg lokal instillieren [getränkte Tamponade].
- Lokal antiseptische Maßnahmen: Vaginalspülungen mehrmals tgl. mit Metronidazol (Injektionslsg.) oder schleimhautverträglichen Desinfektionsmitteln.
- Hautschutz mit zinkhaltigen Salben (z. B. Mirfulan®), evtl. bei Pilzbefall mit Antimykotikum (z. B. Multilind® Heilsalbe mit Nystatin) oder wasserabweisendem Silikon (z. B. Excipial® Repair Creme).

Kausal:

- Operative Fistelrevision nach ausführlicher Aufklärung in Abhängigkeit vom Zustand der Patientin und Prognose.
- Metronidazol systemisch (2 × 500 mg/d p. o.) und lokal (Spülung mit Infusionslsg.) bei starker Geruchsbildung durch Fistelbildung und Tumorzerfall. Wirkungseintritt nach 1–2 d, evtl. zusätzlich Doxycyclin 100 mg/d. Vorheriger Keimnachweis ist nicht erforderlich!

> ! Fötide riechender vaginaler Ausfluss und die damit verbundene soziale Isolation können die Patientin stärker beeinträchtigen als alle anderen Krankheitssymptome. Für gute Raumluft sorgen (Lüften, Aromalampe, häufige Verbandswechsel).

7

7.9 Störungen der Sexualität

> ! Auch in der letzten Phase einer unheilbaren Erkr. behalten Pat. ihre Geschlechterrolle als Mann und Frau.

Sexuelle Gesundheit Sexuelle Gesundheit (WHO 1975) ist „*die Integration physischer, emotionaler, intellektueller und sozialer Aspekte auf eine Weise, die Bereicherung des Lebens und Stärkung von Persönlichkeit, Kommunikation und Liebe zur Folge hat.*“ Sexualität und Krankheit sind für jeden privat und schwer ansprechbar, häufig sogar ein Tabuthema. Dabei wird oft vergessen, dass zur Sexualität eines Men-

schen nicht nur der Geschlechtsverkehr, sondern viele Formen des Körper- und des psychischen Kontakts zu anderen Menschen gehören. Gerade bei schwerer Krankheit und angesichts des nahen Todes ist dieser Kontakt zu einem geliebten Menschen bes. wichtig.
Die wenigsten Pat. wagen von sich aus, dieses Thema anzusprechen. Es ist Aufgabe des Arztes und anderer Helfer, eine Atmosphäre des Vertrauens herzustellen, um solche Themen zu ermöglichen (▶ 2.4.1).

> **!** Wird die Frage der Sexualität vom Pat. angesprochen, muss der Arzt offen und ohne Vorbehalte darüber reden. Voraussetzung ist ein ungezwungenes Verhältnis des Arztes zur eigenen Sexualität.

Die Intimsphäre des Kranken muss bis zum Schluss von Angehörigen und Freunden, ehrenamtlichen und professionellen Helfern respektiert werden. Bei allen Handlungen muss die Würde des Pat. geachtet werden. Darauf ist bes. in der „Öffentlichkeit" eines Krankenhauses, einer Palliativstation, eines Hospizes oder Pflegeheims zu achten.

Grundregeln im Umgang mit dem Patienten

- Korrekte Anrede (z. B. „Herr Müller" und nicht „Opa").
- Wahrung der Intimsphäre bei der körperlichen Untersuchung, der Körperpflege oder bei Eingriffen im Urogenitalbereich:
- Information und Vorbereitung des Kranken.
- Sichtschutz.
- Kein unnötiges Aufdecken und Entblößen.
- Keine fremden Personen im Zimmer.
- Achtsamer Umgang bei „intimen" Handlungen der Pflege und Therapie (z. B. keine privaten Gespräche zwischen Pflegenden bei der Körperpflege).
- Kulturelle Besonderheiten beachten, z. B. bei Muslimen (▶ 3.4).
- Den Kranken darin unterstützen, seine Geschlechterrolle zu erhalten (z. B. Schminken, Frisieren und Schmuck anlegen bei Frauen, Bartpflege, Rasierwasser bei Männern).
- Sich über den Unterschied zwischen liebevoll und erotisch, zart und zärtlich im Umgang mit dem Pat. klar werden.
- Sich seiner eigenen Geschlechterrolle, seiner Hemmungen und gesellschaftlichen Tabuvorstellungen bewusst werden.

Anamnese

> **!** Das Bedürfnis nach körperlicher Nähe und Intimität bleibt bis zum Lebensende erhalten. Meist bekommen dabei liebevolle Berührung und Zärtlichkeit eine größere Bedeutung als (genitale) sexuelle Betätigung.

Abhängig vom Zustand des Pat. ist die Frage nach Störungen in der Sexualität und Partnerschaftsproblemen Bestandteil auch der palliativmed. Anamnese. Dies ist erst nach dem Aufbau eines Vertrauensverhältnisses zwischen Arzt und Pat. möglich. Dabei ist nach Zustimmung des Pat. auch die Einbeziehung des Partners sinnvoll.
Nicht alle Störungen der Sexualität sind durch die Grundkrankheit verursacht. Vorbestehende Störungen können durch die Erkr. verstärkt werden oder erstmals zum Tragen kommen.

Aufgabe des professionellen Betreuers:

- Die Wünsche des Kranken wahrnehmen.
- Unsicherheiten des gesunden Partners im Umgang mit dem Kranken erkennen und ansprechen.
- Zwischen Pat. und Partner vermitteln.

Häufige Probleme des gesunden Partners:

- Angst, dem Kranken Schmerzen zuzufügen.
- Angst, Verletzungen (körperlich und seelisch) zu verursachen.
- Angst, den Kranken zu sehr anzustrengen.
- Angst vor „Ansteckung“ bzw. Infektionsgefahr.
- Ekel vor körperlichen Veränderungen, Ausscheidungen oder „Prothesen“.

> **!** **Sexualität und Krebs**
> - Krebs ist für die meisten Menschen gleichbedeutend mit:
> - Körperlicher Verstümmelung und Entstellung.
> - Siechtum und Zerfall.
> - Abhängigkeit von Ärzten, Entmündigung.
> - Ausschluss aus der Gesellschaft.
> - Sterben und Tod.
> - Es kommt zu Veränderungen des Selbstbewusstseins, des Körperbilds und der emotionalen Werte.
> - Sexuelle Bedürfnisse werden dem Pat. abgesprochen („Seien Sie doch froh, dass Sie noch leben“) bzw. er wagt selbst nicht, sie sich zuzugestehen.

Ursachen

> **!** Die meisten Störungen der Sexualität entstehen auf dem Boden ungenügender Aufklärung über die Erkr. und damit verbundenen Veränderungen.

- Veränderung des Körperbilds: verstümmelnde OPs, Narben, Gewichtsabnahme, Lymphödem, exulzerierende Tumoren mit Entstellung und Geruchsbildung (▸ 8.3).
- Funktionsverlust durch operative Eingriffe: Prostatektomie, Penisamputation, Orchiektomie, Lymphadenektomie mit retrograder Ejakulation, Hysterektomie und OPs der Vagina, Ablatio mammae.
- Funktionsverlust durch Medikamente: Hormontherapie, Psychopharmaka, Antikonvulsiva, Antiphlogistika, nach Chemotherapie.
- Tumormanifestation im Urogenitalbereich mit Fistelbildung, Ulzerationen, Nervenplexusinfiltrationen.
- Stomata (▸ 6.4).
- Neurolog. Störungen: Querschnittslähmung (z. B. Wirbelsäulenmetastasen), ALS (▸ 12.9.1), PNP nach Chemotherapie, Tumorbefall des ZNS.
- Funktionseinschränkungen nach Strahlentherapie: Fibrose, Schleimhautschädigungen, Nervenläsionen.
- Scheidentrockenheit durch Medikamente, nach OP und Bestrahlung.
- Psycholog. Probleme: Depression, Angst, vermindertes Selbstwertgefühl.
- Paraneoplastisch: PNP, Myopathie, hormonell aktive Tumoren.
- Durchblutungsstörungen (postop., nach Strahlentherapie, arteriosklerotisch u. a.).

- Körperliche Schwäche.
- Schmerzen.
- Andere Begleiterkr.: Diab. mell., Niereninsuff., Genitalmykose, HWI, Angina pectoris, Asthma.

> **!** Mögliche Störungen der Sexualität können entscheidend sein für die Wahl einer palliativen Therapie, z. B. Verzicht auf Chemotherapie oder verstümmelnde OP.

Diagnostik

! Die wenigsten Pat. sprechen ihre Sexualitätsstörungen von sich aus an. Oft wird die Störung als „schicksalhaft" angenommen. Ein einfühlsames Gespräch kann Diagnostik und Therapie in einem sein.

- Anamnese und Klären der Relevanz für Pat. und Partner.
- Je nach Grunderkr. Abklären der körperlichen Ursachen.
- Eingehendes Gespräch über die psychischen Zusammenhänge zwischen Krankheit und Sexualitätsstörung.

Therapie Neben kausaler Therapie gilt allg.:

- Wiederholt und selbstverständlich mit Pat. und Angehörigen über mögliche oder bestehende Probleme und die moralische, ethische und religiöse Einstellung sprechen.
- Bei der Suche nach anderen Ausdrucksformen des intimen Umgangs und Körperkontakts unterstützen und beraten.
- Selbstwertgefühl und Eigenliebe stützen.
- In „institutionalisierten" Formen der körperlichen Nähe anleiten:
- Körperpflege (Baden, Waschen, Eincremen, Frisieren, Schminken usw.).
- Massage.
- Atemstimulierende Einreibung u. a.
- Essen geben.
- Angehörige und Freunde zu „unkonventionellem" Verhalten ermutigen:
- Sich neben oder zum Kranken legen.
- Im Krankenzimmer übernachten („Bett-an-Bett").
- Intime Atmosphäre schaffen und Ungestörtheit garantieren:
- „Bitte-nicht-stören-Schild" an der Tür.
- Beim Betreten des Zimmers anklopfen.
- Absprachen für Zeiten der Ungestörtheit („Mittagsschlaf") treffen.
- Raumteiler.
- Hintergrundmusik.
- Je nach Krankheitsstadium fachärztliches Konsil bzw. Mitbetreuung.

Hilfen für Helfer Gerade im Gespräch mit Schwerkranken und Sterbenden wird erfahrungsgemäß das Thema Sexualität ausgeklammert. Nicht nur Pat. und Angehörige, sondern auch professionelle Helfer haben davor Scheu.
Hilfreich für Helfer ist:

- Die Beziehung zur eigenen Sexualität wahrnehmen.
- Eigene Bedürfnisse nach liebevollem, zärtlichem Körperkontakt wahrnehmen und als solche erkennen.
- Zeit nehmen für Gespräche mit Pat. und Angehörigen, sodass deren Gefühle und Bedürfnisse zur Sprache kommen können.

- Regelmäßige Selbstbeobachtung im alltgl. Umgang mit den Pat., v. a. solchen, die als „Geschlechtspartner“ infrage kämen.
- Reflexion im Team (Supervision) unter strikter Wahrung der Vertraulichkeit und der Schweigepflicht.

Sexualität und AIDS Aufgrund der Übertragungswege des HI-Virus spielt gerade bei AIDS-Pat. die Sexualität eine besondere Rolle.

- Die Erkr. hat (leider noch immer) die Aura des Unmoralischen, Unreinen.
- AIDS und „andersartige Sexualität“ werden gleichgesetzt.
- Die Betroffenen (v. a. Frauen) fühlen sich „schuldig“.
- Die großen körperlichen Veränderungen (Kachexie, Kaposi-Sarkome) werden von den Betroffenen als Verunstaltung und Verlust der Attraktivität empfunden.
- Die Partner der Pat. sind entweder selbst betroffen oder haben Angst vor Ansteckung.
- Einige AIDS-Kranke kommen aus sozialen Randgruppen (Drogen, Prostitution), in denen sie die Sexualität oft im Zusammenhang mit Gewalt erlebt haben, sodass ihr Verhältnis zum Körper und zur eigenen Sexualität gestört ist.
- Die Helfenden werden mit ihren eigenen Vorurteilen und Ängsten, sexuellen Wünschen und Fantasien konfrontiert.
- Trotz der Kenntnis des Übertragungswegs haben viele Helfende bereits bei den normalen Körperkontakten während der Pflege Angst vor Ansteckung.

Bei der Betreuung und Behandlung von AIDS-Pat. sind regelmäßige Gespräche über die Bedürfnisse von Pat., Angehörigen und Helfenden bes. wichtig.

In den letzten Jahren ist die Zahl der Pat. mit HIV oder AIDS auf Palliativstationen deutlich zurückgegangen, da im Krankheitsverlauf über lange Zeit eine kausale, lebensverlängernde Therapie der HIV-assoziierten Erkr. möglich ist. In der Palliativsituation sollte nach Möglichkeit das angestammte Behandlungsteam beibehalten werden bzw. mit dem Palliativteam eng kooperieren.

8 Dermatologische Symptome

Claudia Bausewein, Joachim Dissemond und Susanne Roller

8.1 Hautpflege

„Es ist zum aus der Haut fahren."

8.1.1 Die Haut als Sinnesorgan

Die Haut ist mit etwa 2 m^2 und über 500.000 sensiblen Nervenendigungen das größte Sinnesorgan des Menschen und bes. anfällig für psychische bzw. psychosomatische Einflüsse oder Störungen. Sie bildet eine wichtige Barriere gegen physikalische Schädigungen (Hitze, Kälte, Druck) und gegen den Eintritt von Krankheitserregern in den Körper. Sie ist Stoffwechselorgan (z. B. Wasserhaushalt, Vit. D) und Energiespeicher (Fettdepot). Darüber hinaus ist sie ein wichtiges Kontaktorgan zur Außenwelt („dünn- und dickhäutige Menschen").

In der palliativen Situation, in der andere Sinne oft eingeschränkt oder ausgefallen sind, wird die Haut oft zum wichtigsten Organ, um Gefühle und Empfindungen wahrzunehmen und auszudrücken. Austausch von Zärtlichkeiten, Zuwendung, Liebe, Sexualität (▶ 7.9) finden überwiegend über Hautkontakt statt. Auch oder gerade bei eingeschränktem Bewusstsein oder vollständiger Bewusstlosigkeit werden Sinneseindrücke über die Haut empfangen und nach außen abgegeben:

- Erröten (Scham, Ärger, Anstrengung).
- Erblassen (Schreck, Angst, Unwohlsein).
- Kalte Haut (Angst, Aufregung).
- Feuchte Haut (Angst, Aufregung, „der kalte Schweiß bricht aus").

Die Beurteilung der Haut ist erforderlich, um Krankheiten zu behandeln bzw. zu verhindern und hilfreich bei der Beurteilung des Allgemeinbefindens. Die gesunde Haut ist blassrosa, warm, trocken, glatt und elastisch.

Veränderungen der Hautbeschaffenheit und mögliche Ursachen:

Rötung und Wunden von Auflagestellen: Dekubitus (▶ 8.2).

- Exanthem: Arzneimittelallergie, Virusinfektion, Paraneoplasie.
- Lokale Infektion, Abszess: Sonden, Katheter, Hautmetastasen.
- Verminderter oder erhöhter Turgor: Exsikkose, Überwässerung, Ödem unter Steroidtherapie.
- Änderungen der Durchblutung (Marmorierung, Zyanose, kalte oder heiße Haut): Fieber, Hypotonie, Atemstörung, terminale Zentralisation.
- Reduziertes Unterhautfettgewebe: schlechter Ernährungszustand.
- Änderungen der Hautfarbe: Ikterus, Anämie, Niereninsuff.

8.1.2 Hautpflege als Seelenpflege

Pflege, die „unter die Haut geht": Die Pflege der Haut hat neben der med. auch psychische und spirituelle Bedeutung. In allen Religionen gibt es rituelle Waschungen und Salbungen. Salbung findet in der Bibel zu kosmetischen, ther. oder sakralen Zwecken statt. Ein König wurde zur Weihe gesalbt und erhielt dadurch charismatische Eigenschaften. Jesus „Christus" bedeutet „der Gesalbte", und Maria salbte den verstorbenen Jesus mit wohlriechendem Öl (Joh. 12,3). Die Krankensalbung ist eines der Sakramente in der katholischen Kirche.

Hautpflege in der palliativen Situation bedeutet Pflege des Körpers, der Psyche und der Seele. Es ist eine „erlaubte" Form der Berührung, eine Möglichkeit der nonverbalen Kommunikation (▶ 2.7).

In der Praxis haben sich viele Aromaölmischungen für die Therapie von Hauterkr. und die „Seelenpflege" bewährt (▶ 22.4.6).

Art, Zeitpunkt, Intensität und Dauer müssen immer mit dem Pat. abgesprochen werden.

! Keine reglementierten Körperpflegezeiten, sondern Pflege nach Wunsch und Bedarf. Der Pat. hat auch das Recht, die Körperpflege abzulehnen.

8.1.3 Hautpflegemittel

! Beim Waschen und Eincremen immer wieder das Empfinden und Befinden des Pat. erfragen. Gewohnheiten und Wünsche des Pat. beachten und, wenn möglich, seine eigenen, gewohnten Pflegemittel (mit-)verwenden.

Hautpflege bei Problemfällen ▶ Tab. 8.1.

Tab. 8.1 Tipps zur Hautpflege bei Problemfällen

Trockene Haut	• Wasser-in-Öl-Emulsionen zur Pflege • Keine herkömmlichen Seifen, selten baden, wenn, dann Ölbad
Fettige Haut und Mischformen	• Öl-in-Wasser-Emulsionen, Lotionen und Feuchtigkeitscremes • Bad mit beliebigen Zusätzen
Empfindliche Haut	• Empfindliche Stellen: Achseln, Gesäßfalten, Genitale, alle Hautfalten gut trocken halten (Mull einlegen, nicht pudern) • Beim Waschen Seifenreste gründlich entfernen, evtl. trocken föhnen • Hautpflege je nach Hauttyp, dabei vorsichtige Massage (durchblutungsfördernd)
Bettlägerigkeit (▶ 8.2, Dekubitus)	• Waschen und Eincremen als Massage und Mobilisation nutzen (ggf. mehrmals tgl., soweit vom Pat. gewünscht) bzw. jedes Umlagern zur Hautpflege nutzen • Bettwäsche häufig wechseln (Feuchtigkeit durch Pflege im Bett, Schwitzen, Inkontinenz etc.) • Falten und Fremdkörper (Krümel, Kanülenhüllen etc.) sorgfältig vermeiden
Inkontinenz (▶ 7.3)	• Regelmäßige Reinigung mit klarem Wasser bei jedem Vorlagenwechsel, evtl. mit ätherischen Ölen (Hautpflege und Geruchsverbesserung, ▶ 22.4.6) • Wenn möglich, duschen (warm-kalt) • Sparsam cremen mit Wasser-in-Öl-Emulsionen
Juckreiz (▶ 8.4)	• Nebenerscheinung vieler Erkr. (Tumor, Stoffwechselstörungen), Therapien (Chemotherapie, Opioide) und psycholog. bedingt • Austrocknen der Haut vermeiden (keine Seifen) • Kühlen, sanft massieren (z. B. Mandelöl mit Menthol oder Pfefferminze 0,5 %), nicht reiben • Evtl. systemisch Antihistaminika (z. B. Dimenhydrinat 1 mg), Sedieren (z. B. Diazepam 5 mg)
Lymphödem (▶ 8.6)	• Säuremantel der Haut erhalten (pH-5,5-Syndets) • Mechanische (Druck), physikalische (Temperatur) Reize vermeiden, regelmäßig umlagern • Sanfte Massage mit Lotionen und Öl, von peripher nach zentral

Tab. 8.1 Tipps zur Hautpflege bei Problemfällen *(Forts.)*

Strahlentherapie	• Vor der Bestrahlung nicht einfetten • Pflege vorsichtig mit körperwarmem, klarem Wasser • Nicht reiben, Druck und Hitze, dir. Sonne vermeiden
Allergien	• Bekannte Allergene (z. B. Parfümstoffe, ätherische Öle) vermeiden • Klares Wasser und reines Mandelöl • Kurzfristig lokal Steroide (z. B. Advantan® Creme); Langzeit-NW können i. d. R. vernachlässigt werden
Herpes simplex/ Herpes zoster (▶ 8.7)	• Sehr schmerzhaft, möglichst früh behandeln, bereits bei Verdacht antivirale Creme (z. B. Aciclovir), alternativ systemische Therapie (▶ 8.7) • Mechanische Reize vermeiden, viel Luft an die betroffene Hautstelle lassen • Therapie des Juckreizes (▶ 8.4)
Mykosen	• Gefährdete Areale: Hautfalten, Genitale, Zehen- und Fingerzwischenräume (Intertrigo) • Trocken halten (Mullstreifen), kein Puder • Antimykotische Lsg. (z. B. Batrafen-Lösung®), antimykotische Pasten (keine Salben wegen fehlender Luftdurchlässigkeit, z. B. Candio-Hermal® Paste, Batrafen® Creme) • Bei fehlendem Ansprechen Schuppen entnehmen (Kultur) und ggf. dermatolog. Konsil

Reinigungsmittel

Immer sparsam verwenden.

- Seifen und Syndets: zur Entfernung von grobem Schmutz (Seifen schädigen den natürlichen Säureschutzmantel der Haut, nicht aber Syndets mit pH 5,5).
- Alkohole: z. B. zur Entfernung von Pflasterrückständen, zur Förderung der Hautdurchblutung (wird heute kaum mehr verwendet, da sehr stark austrocknend).
- Bade- und Duschmittel: Gele, Salze oder natürliche Rohstoffe (z. B. Milch, Kleie, Molke) oft im Zusammenhang mit ätherischen Ölen (▶ 22.4.6).

! Die reinigende Kraft des Wassers ist nicht zu unterschätzen. Ein genüssliches Vollbad kann Körper und Seele reinigen.

Pflegemittel

8

Zu unterscheiden sind med. Produkte zur Therapie bestimmter Hautfunktionsstörungen und reine Pflegemittel.

- Cremes und Lotionen: harnstoffhaltige Emulsionen mit hohem Ölanteil (z. B. Eucerin 5–10 % Urea Lotio) für trockene Haut. Überziehen die Haut mit einem Fettfilm und erhalten die Hautfeuchtigkeit.
- Öl-in-Wasser-Emulsionen: Lotionen und Feuchtigkeitscremes für fettige Haut.
- Salben: durch hohen Fettanteil wasserundurchlässig. Verhindern ein Verdunsten von Schweiß und Sekreten und vermindern die Wärmeabgabe.
- Reines Öl, z. B. Mandelöl, Olivenöl zur leichten Massage, Hautpflege (v. a. trockene, empfindliche Haut).

!

- Bei bettlägerigen Pat. so oft wie möglich, mind. bei jedem Umlagern, die Haut kontrollieren (Dekubitusgefahr ▶ 8.2).
- Immer alle notwendigen Pflegemittel bereits vor Beginn des Umlagerns bereithalten.

8.2 Dekubitus

Definition Trophischer Gewebeschaden, der durch unphysiolog. Druck auf Gewebe entstanden ist. Hauptlokalisation: Sakrum (ca. 40 %), Fersen (ca. 18 %), BWS, Trochanter major, Außenknöchel, Ellenbogen, Ohren (▶ Abb. 8.1).

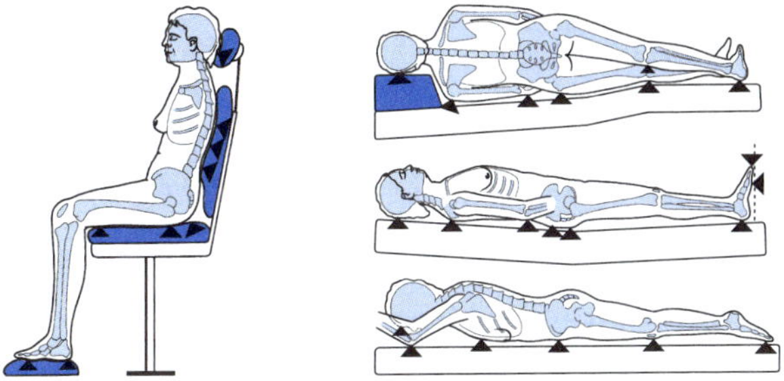

Abb. 8.1 Druckgefährdete Körperstellen beim Liegen auf der Seite, dem Rücken und dem Bauch sowie beim Sitzen auf einem Stuhl [L157]

Ursachen

- Auflagedruck über dem art. Kapillardruck (≥ 30 mmHg): Druck ≥ 30 mmHg für 2 h führt bereits zu irreversiblen Zellveränderungen mit Gewebsuntergang.
- Scherkräfte führen zu Überdehnung, Reißen und Schädigung des Kapillarsystems.
- Risikofaktoren: Immobilität, Kachexie, Aszites, Ödeme, Mangelernährung, Dehydratation, Inkontinenz, Fieber, neurolog. Defizite (sensorisch und motorisch), Anämie, AVK, Entzündungen.

Klinik

Stadieneinteilung

- Grad 1: Nicht wegdrückbare Rötung bei intakter Haut. Anhalten der Hautveränderungen auch nach 30 Min. Druckentlastung.
- Grad 2: Verletzung von Epidermis und Dermis mit Blasenbildung oder Wunde.
- Grad 3: Tiefer Gewebedefekt, der bis zu den Faszien reichen kann.
- Grad 4: Tiefer Gewebedefekt mit Beteiligung von Muskelgewebe, Sehnen und Knochen.

Therapie

Lagerung und Druckentlastung

- Immobile Pat. je nach Hautzustand alle 2–3 h lagern nach individuellem Lagerungsplan, im Wechsel re. Seite, Rücken, li. Seite: Lagerung mit Keil- oder Bananenkissen, z. B. 30°-Lagerung oder „schiefe Ebene".
- Falls erste Druckzeichen erscheinen oder ein Dekubitus bereits besteht, sollte die betroffene Seite bis zum Abklingen nach Möglichkeit völlig druckfrei gelagert werden, d. h., diese Seite muss beim Lagerungswechsel ausgespart werden. Ohne Druckentlastung kann keine Abheilung des Dekubitus erreicht werden.
- Wann immer möglich, sollte versucht werden, den Pat. zu mobilisieren.
- Dekubitushilfsmittel:
  - Lagerungskissen.
  - Würfelkissen.
  - Niedrigdruckmatratzen.
  - Wechseldruckmatratzen.

Wundversorgung

(▶ Tab. 8.2).

- Entfernung von Wundbelägen: Nekrosen sollten chir. entfernt werden. Bei Fibrinbelägen oder Eiter reicht oft eine mechanische Reinigung mit feuchten (NaCl 0,9 % oder Ringer-Lsg.) sterilen Kompressen oder „scharfem Löffel". Eine wenig schmerzhafte Alternative kann z. B. auch die Biochirurgie (steril gezüchtete Fliegenmaden) sein.
- Ggf. vorher Lokalanästhesie mit einer Creme (z. B. EMLA®) anwenden. Creme mind. 30–60 Min. besser länger einwirken lassen.
- Direkt in Wunden angewendete Morphium-Hydrogele (Magistralrezeptur ▶ 22.1.38) eignen sich oft um Wund- und Schmerztherapie zeitgleich umzusetzen.
- Lokal infizierte oder infektgefährdete Wunden sollten antiseptisch mit Polihexanid (PHMB, z. B. Protosan®, Mindesteinwirkzeit 10 Min.) oder Octenidin-Lsg. (z. B. Octenosept®, Mindesteinwirkzeit 2 Min.) behandelt werden. Alternativ Wundauflagen mit Silber (z. B. Acticoat®) verwenden. Systemische Antibiotika nur bei systemischen Infektionen einsetzen.
- Wunden sollten feucht, aber nicht nass behandelt werden. Für ein optimales Wundmilieu eignen sich meist beschichtete Schaumstoffe (z. B. Mepilex®). Bei wenig exsudativen Wunden sind ggf. auch Hydrokolloide (z. B. Comfeel®) anwendbar.
- Verbände sollten ca. 2–3 cm über Wundrand hinausreichen.
- Bei trockenen Wunden Hydrogele (z. B. Suprasorb G®) einsetzen.
- Bei sehr stark nässenden Wunden Verbände mit Superabsorbern (z. B. Sorbion sachet extra®) verwenden.
- Bei Geruchsbildung Wundauflagen mit Aktivkohle (z. B. Actisorb®) einsetzen.
- Als „Wundfüller" eigenen sich Tamponaden z. B. aus Alginaten (z. B. Trionic®) oder Hydrofasern (z. B. Aquacel®).
- Bei blutenden Wunden Verbände mit Alginaten (z. B. Trionic®) oder Kollagen- (z. B. Suprasorb C®) Wundauflagen.
- Insb. bei sehr großen, tiefen und/oder exsudativen Wunden können auch Vakuumtherapien (z. B. V. A. C.®) eingesetzt werden.
  - Auf Wundrandschutz achten, z. B. mit Polyacrylat-Schutzfilm (z. B. Cavilon®-Lolly).

Tab. 8.2 Maßnahmen bei Dekubitus in Abhängigkeit vom Grad der Schädigung

Schädigung	Befund	Maßnahme
Grad 1	Rötung	• Druckentlastung • Hautpflege
Grad 2	Blasenbildung/ Wunde	• Druckentlastung • Hydrokolloid, wenn wenig Exsudat • Schaumstoff, wenn viel Exsudat
Grad 3 und 4	Saubere und granulierende Wunde	• Druckentlastung • Hydrokolloid, wenn wenig Exsudat • Schaumstoff, wenn viel Exsudat
	Infizierter und/ oder nekrotische Wunde	• Druckentlastung • Antiseptische Therapie mit PHMB oder Octenidin • Débridement (möglichst mechanisch/chir.)

! Die Anwendung von Merbromin (Mercuchrom®), Farbstoffen, lokalen Antibiotika, Zucker oder Wasserstoffperoxid (H_2O_2) sowie die Behandlung der Wunde mit Eis oder Föhnen sind bei der Wundversorgung nicht mehr angebracht.

Prophylaxe Obwohl auch bei Pat. mit fortgeschrittener, progredienter Erkr. die Prophylaxe wichtig ist, sind Dekubiti nicht immer zu vermeiden. Das Wohlbefinden des Pat. steht immer im Vordergrund. Deshalb ist Flexibilität notwendiger als die strikte Einhaltung eines rigiden Pflegeprotokolls.

- Hautpflege, möglichst geringe Kontamination mit Urin und Stuhl.
- Bei Inkontinenz Blasenkatheter erwägen.
- Druckentlastung, bes. an prominenten Knochen.
- Förderung der Mobilität durch Mobilisierung, aktive und passive Bewegung sowie Lagerung; teilmobile Pat. zum Lagerungswechsel auffordern.
- Verbesserung des Ernährungsstatus und adäquate Hydrierung. Modifikation der Ernährung ist bei Pat. mit weit fortgeschrittener Erkr. oft nur bedingt möglich.

! Bei Pat. mit weit fortgeschrittener Erkr. ist die Entstehung eines Dekubitus nicht immer nur ein Pflegefehler.

8.3 Exulzerierende Tumoren

Definition Durch Wachstum prim. Hautmalignome (z. B. Basalzell-Ca, Plattenepithel-Ca, malignes Melanom) oder von Hautmetastasen (z. B. bei Mamma-Ca) auftretende flächenhafte Ulzerationen der Haut mit hypertrophen, knotigen Neubildungen ohne vollständige Epithelialisierung.

Klinik Sekretion, Blutung, Schmerzen, Geruchsbildung mit folgender sozialer Isolation. Je nach Schweregrad und Ausdehnung erhebliche Beeinträchtigung der Lebensqualität. Nicht selten für Pat. und Umstehende das am meisten belastende Symptom.

Therapie

Ziele der Therapie:

- Linderung von Schmerzen.
- Eindämmung unangenehmer Gerüche.
- Wunde so lange wie möglich in einem erträglichen Zustand halten.
- „Akzeptables Äußeres“ für den Pat.
- Möglichst wenig Belastung für den Pat. (Dauer und Häufigkeit des Verbandswechsels, Schmerzen bei Verbandswechsel, Vermeiden von Blutungen).

Schmerztherapie:

- NSAR sind meist ausreichend, falls nicht, mit Opioiden, ggf. lokal kombinieren.
- Schmerzen bei Verbandwechsel: Analgetika ca. 30–60 Min. vorher geben.

Säuberung der Wunde:

- Säuberung mit physiolog. Kochsalz- oder Ringer-Lsg.
- Kein Abreiben und Abwischen, nur Abtupfen.

Vorgehen bei bakt. Infektion der Wunde:

- Abstrich und bakt. Kultur, ggf. zuvor Débridement durchführen. Polihexanid-Lsg. (z. B. Prontosan®) als Antiseptikum. Mind. 15 Min. einwirken lassen oder als Hydrogel (z. B. Prontosan®) für 24 h belassen.
- Bei Hinweis auf gramneg. Bakterien ggf. PVP-Jod (z. B. Betaisodona®) als Antiseptikum einsetzen.
- Alternativ Wundauflagen mit Silber (z. B. Acticoat®) einsetzen.
- Bei systemischen Infektionszeichen auch systemische Antibiosen einsetzen (sonst meist entbehrlich).

Vorgehen bei nässenden Wunden:

- Bei stark sezernierenden Wunden Verband mit Superabsorbern (z. B. Sorbion sachet extra®, Prinzip wie Babywindeln). Superabsorber können als prim. oder sek. Verband z. B. in Komb. mit Alginaten (z. B. Trionic®) eingesetzt werden.

Vorgehen bei Geruchsbildung:

- Häufig Infektion des nekrotischen Gewebes mit anaeroben Bakterien (z. B. *Bacteroides, Pseudomonas*).
- Vorsichtiges Wunddébridement. Bei Schmerzen zuvor Analgetika oral oder s. c. Alternativ topische Therapie mit EMLA® Creme oder Morphin-Gel. Alternativ: schmerzarmes mechanisches Débridement mit Monofilament Faserpad (Debrisoft®) möglich.
- Metronidazol topisch in Gelgrundlage oder Spülung der Wunde mit Metronidazol Infusionslsg. bzw. Auflegen Metronidazol getränkter Kompressen.
- Bei sehr starker Geruchsbildung Metronidazol 3 × 400 mg p. o. systemisch für 5 d, alternativ Wundauflagen mit Aktivkohle (z. B. Actisorb®).
- Chlorophyll (s. Kasten).
- Im Raum Schalen mit Kaffeepulver oder Aromaölen aufstellen.
- Aluminium- und Magnesiumhydroxid-Suspension topisch.

Chlorophyll

Besitzt sehr gute desodorierende Wirkung. Anwendung bei Geruchsbildung z. B. infolge exulzerierender Tumoren.

- Chlorophyll-Dragees: 3 × 1–2 Tbl./d unzerkaut mit etwas Flüssigkeit einnehmen.
- Chlorophyll liquid. „Schuh“-Tr.: 3 × 20 Tr./d in 1 TL Wasser oral (**cave:** 14 % Alkohol). Tropfen können auch dir. auf eine Gaze geträufelt und diese im Zimmer in die Nähe des Pat. gelegt werden.

- Chlorophyll-Salbe „Schuh“: 2–3 ×/d nach Säuberung der Wunde messerrückendick auftragen. Wunde danach nicht luftdicht abschließen.

Vorgehen bei Blutung:
- Zur Prophylaxe Verkleben des Verbands mit der Wunde vermeiden (z. B. Wunddistanzgitter [z. B. Adaptic®] dir. auf Wunde oder Verbände mit Kochsalzlsg. anfeuchten und dann vorsichtig ablösen).
- Druckkompression, Gefäß suchen (Unterbindung möglich?).
- Auftropfen eines Vasokonstriktors (Sympathomimetikum), z. B. Oxymethazolin (Nasentr.) oder 1 Amp. Adrenalin 1 : 1.000 in 10–20 ml Kochsalzlsg. verdünnen, Tupfer mit Lsg. befeuchten und zum Komprimieren oder Tamponieren verwenden.
- Hämostatischer Verband mit oxidierter Zellulose (Tabotamp Gazestreifen®), Alginat (Trionic®) oder Kollagen (Suprasorb C®).
- Sucralfat topisch, z. B. Ulcogant Suspension®.
- Tranexamsäure topisch, z. B. Tupfer in verdünnter Lsg. tränken und zur Kompression verwenden.

Spezifische Therapie:
- Chir. Exzision, ggf. mit plastischer Deckung.
- Kryotherapie.
- Strahlentherapie.
- Zytostatische Therapie, z. B. topisch Miltefosin bei Mamma-Ca (1. Behandlungswo. 1–2 Tr./d auf 10 cm^2, später 2 ×/d).

8.4 Pruritus

Insb. bei älteren Pat. und Tumorpat. sehr häufiges und sehr belastendes Symptom.

Ursachen

Xerosis (Hauttrockenheit)
- Häufigste Ursache, bes. bei älteren und bettlägerigen Pat.
- Wenig Flüssigkeitsaufnahme, zu häufiges Waschen und Baden ohne Rückfettung, übermäßige Anwendung von Seifen oder alkoholischen Lsg. (Franzbranntwein), langer Aufenthalt in zentral beheizten Räumen mit niedriger Luftfeuchtigkeit.
- Oft extreme Austrocknung der Haut mit zunächst rautenförmigen Hornschichteinrissen (meist an Unterschenkeln beginnend), Ekzema craquele, Exsikkationsekzematid, rötlich-schuppende Ekzeme Rhagaden, Fissuren.

Atopisches Ekzem (Neurodermitis)
- Anlagebedingte Neigung zu Ekzembildung mit starkem Juckreiz.
- Rötung, Ekzembildung, diskrete Schuppung, oft strichförmige Kratzeffekte (Exkoriationen) und Superinfektionen.
- Meist relativ symmetrisch an Prädilektionsstellen: Hals (bes. Nacken), Stirn, Augenlider, Brust, Schulter, Beugeseiten der Knie- und Ellenbogengelenke.
- Gelegentlich generalisiert.
- Verdickung der Haut (Lichenifikation) durch chron. Entzündung. Verstärkung durch Stress.
- Dauerhaft sehr trockene Haut (Xerosis cutis).

Maligne Grunderkr. (paraneoplastischer Pruritus)
- Leukämien, M. Hodgkin, kutane Lymphome, Polycythaemia vera u. v. a.
- Bei M. Hodgkin kommt es nach Alkoholgenuss zu einer Verstärkung des Juckreizes.

Medikamente
- Prinzipiell kann jedes Medikament nach kurzer oder langer Anwendungszeit zu einer Sensibilisierung führen. **Beispiele:** Carbamazepin, Opioide, Captopril, Bleomycin, auch Phytopharmaka und Adjuvanzien der Krebstherapie (z. B. Mistelpräparate).
- Infusion von HES führt häufig zu lange persistierendem und therapierefraktärem Juckreiz durch Einlagerung der Substanz in der Haut.

Allergisches Kontaktekzem
- Ekzeme in unscharf begrenzten Hautarealen, an denen Kontakt mit sensibilisierenden Substanzen bestand.
- Häufige Allergene: Duftstoffe (Seifen, Parfüms, Shampoos), Grundlagen und Bestandteile von Salben (Perubalsam), Klebstoffe (Kolophonium), Latex (Gummihandschuhe, Stomaverschlüsse, Windeln), Metalle (Nickel).

Stoffwechselstörungen Diabetes mell., Urämie (renaler Pruritus bei lang dauernder Dialysebehandlung), Cholestase, Hyperurikämie, Hyperkalzämie, Hyper- oder Hypothyreose.

> **!** Jede Form des Juckreizes kann durch psychische Belastungen wie Angst oder Langeweile beträchtlich verstärkt werden.

Klinik

Je nach Schweregrad erhebliche Beeinträchtigung der Lebensqualität. Schlafstörungen, Zerkratzen der Haut mit dem Risiko sek. bakt. oder viraler Infektionen (Impetigo, Ekzema herpeticatum), kann ohne sichtbare Hautveränderungen auftreten, lokalisiert oder generalisiert.

Therapie

Allgemeine Prinzipien
- Erkennen und Beseitigen der Ursache, falls möglich (z. B. Behandlung der Stoffwechselstörungen).
- Viele Pat. mit Juckreiz haben eine behandlungsbedürftige trockene Haut, selbst wenn es eine endogene Ursache gibt.
- Komb. verschiedener Therapieansätze, z. B. Anwendung fettender Externa, Weglassen alkoholischer oder gelartiger Externa, kurzzeitige systemische Therapie mit Antihistaminika.
- Frühzeitig und bes. bei mangelndem Ansprechen auf die Therapie Dermatologen zur genaueren Diagnostik und zum Ausschluss seltener Ursachen hinzuziehen.

> **!** Pruritus gehört zu den am schwierigsten zu behandelnden Symptomen in der Palliativmedizin.

Verhaltenstherapeutische Hinweise

- Juckreiz und Kratzen bilden einen Teufelskreis. Versuch der Unterbrechung durch Beherrschung des Kratzreflexes. Bei Auftreten von Juckreiz:
  - Nicht kratzen, sondern die Haut drücken oder leicht reiben.
  - Nicht sofort kratzen, sondern zunächst abwarten; der Juckreiz lässt manchmal von allein nach.
  - Anstelle der Haut ein Gerät kratzen („Kratzklötzchen").
  - Fingernägel kürzen.
  - Nachts evtl. Baumwollhandschuhe anziehen, um unbewusstes Kratzen zu verhindern. Handschuhe evtl. mit Pflaster oder „Tesakrepp-Band" an Handgelenken befestigen.
- Juckreiz kann durch Angst und Depression oder auch durch Langeweile erheblich intensiver empfunden werden. Entspannung und Beschäftigung sowie Überwindung von Angst und Depressionen (evtl. durch psychother. Intervention) können zur Linderung führen.

Verzicht auf Substanzen mit hohem Sensibilisierungspotenzial

- Keine duftstoffhaltigen Cremes oder Seifen, Parfums, Kosmetika, Shampoos, Haarsprays.
- Keine Externa mit Naturprodukten (z. B. Teebaumöl, Ringelblütensalbe).
- Kein Modeschmuck (z. B. Ohrringe).
- Keine Dauertherapie mit antibiotika-, lokalanästhetika- oder antihistaminikahaltigen Cremes.
- Kein dir. Hautkontakt mit Kleidungsstücken aus reiner Wolle (Angora-Wickel, Matratzenbezug aus Schafwolle oder Wollseide).

Änderung der bisherigen medikamentösen Therapie

- Genaue Medikamentenanamnese (auch pflanzliche Substanzen und Vitaminpräparate), Überprüfung der Ind., Weglassen aller nicht notwendigen Medikamente.
- Umsetzen wichtiger Medikamente auf andere Substanzklassen.

> **!** Sensibilisierung und Juckreiz können auch nach jahrelanger Einnahme eines Medikaments auftreten.

Behandlung der Hauttrockenheit:

- Intensive Therapie mit fett- und harnstoffhaltigen Externa. Zum großflächigen Auftragen Lotionen, in umschriebenen Hautarealen Cremes (weniger fett) oder Salben (sehr fett): z. B. Excipial U Lipolotio®, pH5-Eucerin Lotio®, Eucerin 5 % Urea Spezial Creme®, Eucerin 10 % Urea Salbe, jeweils 1–2 ×/d, Juckreizöl (▶ 22.4.6) oder Physiogel A. i. Creme®.
- Verwendung von Ölen bei jedem Bad und jeder Dusche (z. B. Linola Fett Ölbad®, Eucerin Liquid Duschöl®, Balmandol Ölbad®). Bei Vollbädern Öl ins Badewasser geben, evtl. zusätzlich oder alternativ Sojamilch; beim Duschen Haut anschließend mit Badeöl einreiben und nur kurz abspülen. Haut nach Ölbad oder Öldusche nicht abreiben, sondern nur mit weichem Handtuch abtupfen. Nicht zu heiß baden. **Cave:** Rutschgefahr.
- Räume nicht überheizen, ggf. Luftbefeuchter verwenden.
- Genügend trinken.
- Verzicht auf austrocknende Therapeutika: keine Gele, kein Einreiben mit alkoholischen Lsg., kein Puder. Keine Seifen oder nur sparsamer Gebrauch hautverträglicher Seifen, z. B. Neutrogena Seife® (hautverträglich und teuer

genug, um übermäßigen Gebrauch zu verhindern), pH5-Eucerin®- oder Nivea®-Seife.

Juckreizlinderung mit Gurkenmus
- Nachhaltige Linderung.
- Durchführung: Geschälte (Bio-)Salatgurke zermusen, Saft ablaufen lassen (kann zur Hautwaschung verwendet werden), das Mus auf eine Gaze streichen, auf die juckenden Hautstellen auftragen, 1 h als Wickel auflegen.

Systemische Therapie
- **Bei urämischem Juckreiz:**
  - UVB-Fototherapie durch Dermatologen.
  - Falls keine ausreichende Therapie: Gabapentin z. B. 100 mg alle 2 d (abhängig von Nierenfunktion und Dialyse).
  - Falls keine ausreichende Wirkung Einsatz von Sertralin 50 mg/d.
  - Falls keine ausreichende Wirkung Einsatz von Naltrexon (KI bei Pat., die Opioide erhalten) 50–100 mg 1 ×/d.
- **Bei cholestatischem Juckreiz:**
  - Stenteinlage.
  - Sertralin 50–100 mg/d, 1 ×/d.
  - Falls keine ausreichende Wirkung: Einsatz von Rifampicin 75 mg 1 ×/d, falls nach 1 Wo. keine Wirkung 150 mg 1 ×/d, dann 150 mg 2 ×/d.
  - Naltrexon 12,5–250 mg 1 ×/d (KI bei Pat., die Opioide erhalten).
  - Falls keine ausreichende Wirkung Cholestyramin 4 g 1–2 ×/d (nur bei gefärbtem Stuhl, unangenehmer Geschmack).
  - Erfahrungsberichten zufolge kann der Einsatz von Buprenorphin ebenfalls hilfreich sein.
- **Bei lymphombedingtem Juckreiz:**
  - Strahlen- und/oder Chemotherapie, falls indiziert.
  - Dexamethason 4–8 mg 1 ×/d oder Prednisolon 30–60 mg 1 ×/d.
  - Falls keine ausreichende Wirkung Ersatz durch Cimetidin 800 mg/d p. o.
  - Falls keine ausreichende Wirkung Ersatz durch Mirtazapin 7,5–15 mg z. N.
- **Bei paraneoplastischem Juckreiz:**
  - Paroxetin 5–20 mg 1 ×/d.
  - Falls keine ausreichende Wirkung Ersatz durch Aprepitant 80–125 mg 1 ×/d.
  - Falls keine ausreichende Wirkung Ersatz durch Thalidomid 100 mg z. N. (bei Beachtung entspr. Vorsichtsmaßnahmen oder KI).
- **Bei Juckreiz durch spinale Opioide:**
  - Intrathekales Bupivacain 0,25 %/0,5 %.
  - Diclofenac 35–50 mg 2 ×/d.
  - Ondansetron 4–8 mg.

Kurzzeitige äußerliche Steroidtherapie
- Bei starkem Juckreiz in umschriebenen Hautarealen, bes. bei Ekzembildung, z. B. Advantan®/Ecural als Creme oder Salbe.
- Steroidhaltige Lotionen, z. B. Volon A Lotio®.
- Bei ausgeprägten Exkoriationen und bakt. Superinfektionen zusätzlich orales Antibiotikum, z. B. Roxithromycin 2 × 150 mg.

Fototherapie

- Therapieversuch mit Schmalspektrum-UVB-Strahlen durch einen Dermatologen.
- Insb. bei Pat. mit Urämie und Cholestase gute Erfolge.
- Notwendig sind zunächst tgl. Bestrahlungen, bei denen der Pat. kurze Zeit (Min.) in einer Bestrahlungskabine stehen können muss.
- Falls UVB-Bestrahlungsgerät nicht verfügbar, Therapieversuch mit Sonnenexposition in Maßen.

8.5 Schwitzen (Hyperhidrose)

Definition Befeuchtung der Haut zur normalen Thermoregulierung und zur Kühlung der Haut. Tritt aber auch bei Angst, in peinlichen Situationen oder durch externe Noxen auf.

Ursachen

- Allg.: hohe Temperaturen, körperliche Bewegung, Emotionen, Fieber, Infekte, Hyperthyreose.
- Paraneoplastisch (mit erhöhten Temperaturen oder ohne).
- Lebermetastasen.
- Medikamente: Morphin, Amitriptylin.
- Hormonell: Menopause, nach chir. oder chem. Kastration.

Klinik Individuell sehr unterschiedlich von mild bis sehr ausgeprägt (wiederholtes Wechseln der Kleidung oder Beziehen des Bettes notwendig), häufig auch nachts bes. ausgeprägt.

Therapie

Nichtmedikamentöse Therapie:

- Raum kühlen, Ventilator.
- Kleidung aus kühlenden Naturmaterialien (z. B. Seide).
- Schweißreduzierende Körperwaschungen mit Salbei- oder Zinnkrauttee, den Körper danach sanft abtupfen. Haut nicht einfetten, da es zu Verstopfung der Poren kommen kann = Wärmeisolation.
- Ganzkörperwaschung mit Obstessig.
- Wenn möglich tgl. Einnahme von 2 TL Apfelessig in 1 Glas Wasser.

Medikamentöse Therapie:

- Behandelbare Ursachen:
  - Therapie einer Infektion mit Antibiotika.
  - Falls TZA ursächlich: Wechsel zu Mirtazapin.
  - Falls Morphin ursächlich: Opioidwechsel.
  - Bei Hormonmangel in Menopause Megestrolacetat 20–40 mg morgens; nach Kastration Cyproteron 2 × 50 mg.
- Sympt. Therapie:
  - Bei gleichzeitigem Fieber: Fiebersenkung mit Metamizol 500 mg oder Paracetamol 500 mg.
  - Salbei-Dragees (Sweatosan®) 3 × 2 Drg. tgl.
  - NSAR: Paracetamol 1.000 mg.
  - Falls Schwitzen nicht durch Fieber verursacht oder auf NSAR nicht anspricht → Anticholinergika: Amitriptylin 25–50 mg z. N.
  - Bei umschriebener Hyperhidrose evtl. topische Therapie mit Aluminiumchlorid-Lsg. (Alum.chlor.hexahydr. 10,0–30,0 mit Alc. isopropylic. 70 %

ad 100,0): abends mit Pinsel auf gewaschene und trockene Haut aufbringen, ggf. kurz trocken föhnen. **Cave:** Hautirritation möglich.

8.6 Lymphödem

Definition

Ansammlung von eiweißreicher Lymphflüssigkeit im Subkutangewebe, meist verbunden mit chron. Entzündung und Fibrose. Meist sind eine oder mehrere Extremitäten betroffen, gelegentlich auch der angrenzende Rumpfquadrant. Bei Pat. mit weit fortgeschrittenen Erkr. handelt sich fast immer um ein sek. Ödem als Folge der Erkr. oder der Therapie.

Ursachen

- **Prim. Lymphödem** (Ursache nicht genau zu benennen, Folgen einer Dysplasie der Lymphgefäße): selten bei Tumorpat.
- **Sek. Lymphödem** als Folge der Erkr. (Primärtumor, Tumorrezidiv, Lk-Metastasen) oder der Therapie (Operation, Bestrahlung).
  - Lymphödem der oberen Extremität, z. B. bei Mamma-Ca nach operativer Axillaausräumung, Bestrahlung der axillären Lk.
  - Lymphödem der unteren Extremität bei Prostata- und Ovarial-Ca bei pelviner Lk-Dissektion, bei Zervix-Ca nach Beckenbestrahlung.
  - Lymphödem i. R. eines Tumorrezidivs (lokal oder Metastasen) oder einer Lymphangiosis carcinomatosa.

Klinik

- Schwellung der betroffenen Region, im Verlauf derbe Infiltration der Haut durch Fibrose, Spannungsgefühl, Schweregefühl, Vertiefung der Hautfalten, Hyperkeratose, Bewegungseinschränkungen, Taubheitsgefühl und Dysästhesien, Kraftminderung, psychische Belastung.
- Lokalisation: Extremitäten, gelegentlich mit Beteiligung des entsprechenden Rumpfquadranten; Genitale; selten Hals.
- Schmerzen eher selten, nur bei:
  - Spannung mit Schweregefühl im Stadium I.
  - Gleichzeitiger Kompression oder Infiltration von Nerven.
  - Gleichzeitiger Entzündung.
  - Fibrotischen Veränderungen, z. B. schmerzhaften Tendinosen, Ligamentosen und Periostosen.
  - Radiogenen Plexopathien.

Klinische Verlaufsstadien

- **Stadium I** (reversibel): Schwellung (Delle), weiche Hautkonsistenz, keine tast- und sichtbaren Gewebsveränderungen. Reduktion des Ödems durch Hochlagerung möglich. Phase I der KPE (s. unten) normalisiert das Ödem.
- **Stadium II** (spontan irreversibel): sek. Gewebsveränderungen (keine Delle), harte Konsistenz der Haut, Stemmer-Zeichen (nicht mehr abhebbare Hautfalte an den Zehen), keine Reduktion durch Hochlagerung möglich.
- **Stadium III** (lymphostatische Elephantiasis): bis zur Invalidität ansteigende Schwellung; Gewebsveränderungen verändern die Hautfarbe.

> **!** Lymphostatische Hautareale sind häufig infektanfällig.

Differenzialdiagnosen
Ödeme durch Herzinsuff., Proteinmangel, Z. n. Thrombose.

Komplikationen
Durch proteinreiche Lymphe ist die Haut gefährdeter für Entzündungen. Kleine Verletzungen ermöglichen Bakterien den Zugang zu einem idealen Wachstumsmedium.

- Erysipel: akute Entzündung entlang der Lymphspalten, meist durch Streptokokken, ausgehend von Bagatellverletzungen der Haut (insb. auf Tinea achten), anfangs meist scharf begrenzte „flammende Rötung" mit Überwärmung, Schwellung, Schmerzen, Juckreiz, allg. Krankheitsgefühl mit Schüttelfrost und hohem Fieber. Bei massivem Ödem auch Blasenbildung möglich. Therapie mit hoch dosiertem Penicillin i. v. (3 × 5–10 Mio. IE); bei kompliziertem Verlauf Cephalosporin. Werden Eintrittspforten nicht saniert, drohen rezid. Verläufe.
- Lymphorrhö: Lymphfluss aus der Haut.
- Erosionen, Ulzerationen.
- Lymphfisteln und Zysten.
- Angiosarkome.

Diagnostik
Da die meisten Pat. unter einem sek. Lymphödem leiden, ist die Ursache des Lymphödems bekannt und weitere Diagnostik nicht notwendig. Lediglich bei V. a. eine Thrombose sollte eine Doppler-/Duplex-Sono zum Ausschluss durchgeführt werden.

Therapie
Da ein Lymphödem nicht geheilt werden kann, ist das Ziel der Behandlung eine max. Verbesserung und langfristige Kontrolle des Ödems. Je eher die Behandlung beginnt, desto leichter ist es, ein befriedigendes Ergebnis zu erzielen. Die enge Zusammenarbeit zwischen Pat., Ärzten, Pflegenden und Physiotherapeuten ist für eine erfolgreiche Behandlung notwendig. Der Pat. muss informiert und ermuntert werden, um den tgl. Umgang mit der geschwollenen Extremität selbst zufriedenstellend bewältigen zu können.

Medikamentöse Therapie
- Diuretika: umstritten in der Behandlung des Lymphödems; oft kontraindiziert. Indiziert, falls kardiale oder venöse Begleitkomponente vermutet wird, Komb. aus Furosemid 20–40 mg oder mehr und ggf. Spironolacton 50–100 mg.
- Kortikosteroide: indiziert, wenn durch eine Abschwellung des Tumors eine Verbesserung des Lymphabflusses vermutet wird, z. B. Dexamethason 4–8 mg/d p. o.
- Medikamente zur Förderung der Lymphangiomotorik wie Benzopyron und Unguentum lymphaticum bringen in der Therapie des Lymphödems nicht den erhofften Effekt.

> **!** Die Kompressionsbehandlung (s. unten) kann durch keine medikamentöse Therapie ersetzt werden.

Prophylaxe

- Aufklärung über Ursachen, Folgen und Behandlung des Lymphödems.
- Vermeidung von Verletzungen, Kratzern, Verbrennungen (heißes Wasser, Sonne), körperlichen Belastungen, Abschnürungen, Sauna, Sport, Blutabnahmen oder Blutdruckmessungen an der betroffenen Extremität.
- Bei Verletzungen sorgfältige Säuberung der Wunde und Behandlung mit einem Antiseptikum, z. B. Polihexanid-Lsg.

Hinweise für Patienten mit Lymphödem

- Schnittwunden, Kratzer und Insektenstiche sollen gut gesäubert und mit einem Antiseptikum behandelt werden.
- Vorsicht ist geboten beim Schneiden von Finger- und Fußnägeln.
- Zehen- und Fingerzwischenräume müssen nach dem Waschen gut getrocknet werden.
- Haut durch Öl oder Creme geschmeidig halten.
- Ungewünschte Haare mit einem elektrischen Rasierer entfernen.
- Keine Injektionen, Blutabnahmen oder Blutdruckmessung an der betroffenen Extremität.

Komplexe physikalische Entstauungstherapie (KPE) Tetrade aus vier physikalischen Maßnahmen (Hautpflege, manuelle Lymphdrainage, Kompressionstherapie, entstauende Bewegungstherapie) zur NW-freien kausalen Behandlung des Lymphödems.
Phase I dient der Entstauung, d. h. der Beseitigung der eiweißreichen Gewebsflüssigkeit. Zum Erhalt der Entstauung werden Kompressionsbandagen angelegt. In Phase II soll der erreichte Zustand konserviert bzw. optimiert werden. Dazu müssen Kompressionsstrümpfe angelegt werden.

! Die alleinige Anwendung einzelner Komponenten der KPE führt häufig nicht zu einem ausreichenden Therapieerfolg.

Hautpflege:

- Vorsichtiges Trocknen der Haut nach dem Waschen, bes. in den Zehenzwischenräumen.
- Tgl. Einfetten der Haut mit Körperlotionen, fettenden Cremes oder Salben (ohne Konservierungsstoffe).
- Lymphöl (▶ 22.4.6).

Manuelle Lymphdrainage:

- Stimulation der normalerweise unbeschädigten Lymphgefäße der Haut mit sanfter kreisförmiger Massage zur Verbesserung des Lymphabflusses aus dem betroffenen Gebiet in gesunde Areale.
- Vier sog. Vodder-Grundgriffe sind in eine weiche Schub- und Entspannungsphase eingeteilt. Die Behandlung beginnt immer mit einer proximalen Vorbehandlung, um Platz für die distal gelegene Ödemflüssigkeit zu schaffen. Durch Sogwirkung entsteht ein verbesserter Lymphabfluss aus dem betroffenen Gebiet in gesunde Areale.
- Nahezu jeder Pat. mit Lymphödem kann von einer manuellen Lymphdrainage profitieren. Bei Lymphödemen von Rumpf, Hals und Genitalien ist sie die einzige Behandlungsmöglichkeit. Ggf. palliative Lymphdrainage im Atemrhythmus (▶ 17.5).

> **Kontraindikationen für manuelle Lymphdrainage**
> - Allg.: akute Entzündungen durch pathogene Keime, kardiale Ödeme.
> - Für die Halsbehandlung: allg. KI (s. oben), Herzrhythmusstörungen, Pat. > 60 J., Hyperthyreose, Überempfindlichkeit des Sinus caroticus.
> - Bauchtiefdrainage: Strahlenkolitis und -zystitis, Ileus, Beckenvenenthrombose, Herzrhythmusstörungen, Aortenaneurysma.

Kompressionstherapie
- **Kurzzugbandagen** bzw. speziell angepasste **Kompressionsstrümpfe:**
  - Notwendig nach jeder Drainage- oder Übungsbehandlung, um eine Akkumulation von Flüssigkeit im überdehnten Gewebe zu vermeiden und den Flüssigkeitstransport im Gewebe zu fördern.
  - KI für Kompressionsstrümpfe: Fingerschwellung (Bandagierung der Finger notwendig), lokale Entzündung, gespannte, fragile Haut, kardiale Ödeme, fortgeschrittene art. Verschlusskrankheit, Lymphorrhö → jeweils Bandagierung der betroffenen Extremität notwendig.
- **Apparative Entstauungstherapie** mit intermittierender pneumatischer Kompression:
  - Zyklisches Aufpumpen eines speziellen Kompressionsstrumpfes zur Aktivierung oberflächlicher Lymphgefäße und zum mechanischen Rücktransport von Lymphflüssigkeit.
  - Bei ausgeprägten Lymphödemen und verhärtetem Gewebe.
  - Max. Druck bis 60 mmHg, zu Beginn möglichst 4 h/d.
  - Nach jeder Behandlung Kurzzugbandagen oder spezielle, flach gestrickte Kompressionsstrümpfe notwendig.
  - KI: ausgedehnte Hautmetastasierung an Oberarm oder Schulter, Rumpfödem, akute Entzündung, tiefe Beinvenenthrombose (in den letzten 2 Mon.).

Entstauende Bewegungstherapie:
- Möglichst normale Bewegung der betroffenen Extremität zur Verbesserung des lymphatischen Abflusses und zur Vermeidung von Gelenksteifigkeiten, möglichst mit Bandagen oder Kompressionsstrümpfen.
- Tgl. leichte Bewegungsübungen bzw. Gymnastik.
- Passive Bewegung einer Extremität, falls aktive Bewegung nicht möglich ist.
- In Ruhe Hochlagerung der betroffenen Extremität über Herzniveau.
- Pat. mit Lymphödem der unteren Extremitäten sollten Stehen oder Sitzen für lange Perioden vermeiden; Pat. mit Lymphödem der oberen Extremitäten sollten Heben oder Tragen von schweren Gegenständen vermeiden.

> 3L-3S-Regel: **Lieber Laufen und Liegen Statt Stehen und Sitzen.**

8.7 Herpes-Infektionen

Bei Pat. in der Palliativphase spielen v. a. zwei Infektionstypen eine Rolle: Herpes-simplex-Virus und Herpes-zoster-Virus.

8.7.1 Herpes-simplex-Virus (HSV)

Ursachen Das HSV persistiert nach der Primärinfektion (meist im Kindesalter, oft unbemerkt) und wird bei verminderter Immunität reaktiviert.
In der Palliativmedizin v. a. bei:

- Krebskranken im Endstadium.
- Allen chron. Erkr., z. B. Herzinsuff., Lungenemphysem.
- HIV-Infizierten.

Klinik

> **!** Die charakteristischen Bläschen ermöglichen eine Blickdiagnose, keine Therapieverzögerung durch Diagnostik.

- Gruppiert stehende Bläschen.
- Erosionen der Haut oder Schleimhaut
- Meist perioral oder genital.
- Sehr schmerzhaft (auch schon wenn kaum etwas zu sehen ist).
- Starker, oft therapieresistenter Juckreiz.
- Oft rezid.
- Schwer abheilend.
- Gefahr der Superinfektion mit Bakterien (meist Staph.).
- Gefahr der Infektion der Augen (Keratokonjunktivitis; Desinfektion!).

Therapie Wegen der starken Beeinträchtigung der Lebensqualität durch Schmerz und Juckreiz immer so schnell wie möglich spez. Therapie:

- Lokal antivirale Salbe oder Creme (z. B. Zovirax® Creme), evtl. Zink-Schüttelmixtur, evtl. Linola-sept-Emulsion.
- Systemische Therapie nur bei schweren Verläufen oder häufigen Rezidiven mit 5 × 400 mg/Tag Aciclovir; alternativ 1 × 125 mg/d Brivudin (Zostex®, zugelassen bei Herpes zoster).

8.7.2 Herpes-zoster-Virus (HZV)

Ursachen Endogene Reinfektion mit HZV (Erstmanifestation meist als Windpocken), v. a. bei:

- HIV-Infizierten.
- Älteren, multimorbiden Pat.
- Verminderter Immunität durch Krebserkr., chron Krankheiten, Steroid- oder Chemotherapie.

8

Klinik Meist lokale HZV-Infektion i. S. einer Gürtelrose, selten generalisierter Befall (Zoster generalisatus = > 10 Bläschen außerhalb des Dermatoms).

- Stechende, segmentale Schmerzen im Bereich eines Dermatoms (▶ 4.2), meist thorakal oder lumbal.
- Starker Juckreiz.
- Unspez. Prodromalstadium mit Fieber und Verschlechterung des Allgemeinbefindens.
- Auf das befallene Dermatom begrenztes Erythem.
- Es können auch mehrere Dermatome derselben Seite betroffen sein.
- Über 2–3 d aufblühende, wasserklare, in Gruppen angeordnete Bläschen.
- Eintrüben des Bläscheninhalts, Aufplatzen und Verkrusten über 2–3 Wo., die Kruste fällt von allein ab; selten auch Ulzera.

- Gefahr der Augenmitbeteiligung (Kornea, Retina) mit Visusminderung bis Erblindung.
- Oft Post-Zosterneuralgie mit neuropathischen Schmerzen über Wochen oder Jahre.
- Primärinfektion bei Immungeschwächten oft lebensbedrohlich (Pneumonie, Meningoenzephalitis).

Therapie Immer spez. (Virustatika), bei schwerer Immunsuppression hoch dosiert und symptomorientiert (Schmerztherapie).

- Lokal Zink-Schüttelmixtur, ggf. antiseptische Behandlung.
- Systemisch 5 × 800 mg/d p. o. oder 3 × 5–10 mg/kg KG/d i. v. Aciclovir, alternativ Brivudin (Zostex®) 125 mg/d jeweils über mind. 5 d.
- Schmerztherapie (▶ 4).
- Bei Post-Zosterneuralgie Therapie mit Carbamazepin einschleichend 200–1.600 mg/d oral.

9 Neurologische Symptome

Heidrun Golla und Raymond Voltz

9.1 Einführung

Neurolog. Symptome sind häufig. Sie treten nicht nur bei neurolog. Pat. auf, sondern auch bei solchen mit anderen Grunderkr.
Abhängig von den Strukturen, die in die Pathologie einbezogen sind, lassen sich muskuläre, sensible, sensorische, autonome, bulbäre, pseudobulbäre, kortikale, subkortikale und zerebelläre Symptome unterscheiden (▶ Tab. 9.1).

Tab. 9.1 Neurologische Symptome

Symptomgruppe	Symptombeispiele
Muskuläre Symptome	Parese, Plegie durch z. B. Muskeldystrophie, Myopathie, Myotonie, Myasthenie; Muskelkrämpfe, Restless-Legs-Sy.
Sensible Symptome	Dys-/Parästhesie, Hyp-/Anästhesie, neuropathische Schmerzen
Sensorische Symptome	Vestibulärer Schwindel, Hörminderung, Visusänderung
Autonome Symptome	Orthostase, neurogene Blasen- oder Mastdarmstörungen, Anhidrose, Herzrhythmusstörungen
Bulbäre Symptome	Doppelbilder, faziale Parese, Dysarthrie, Dysphagie
Pseudobulbäre Symptome	Path. Lachen und Weinen
Kortikale Symptome	Neuropsycholog. Störungen wie Aphasie, Dyslexie, Apraxie, Agnosie, Anosognosie, Prosangnosie, Neglect, kortikale Blindheit, kortikal bedingte Parese/Plegie, kortikal bedingte sensible oder sensorische Störungen
Subkortikale und zerebelläre Symptome	Extrapyramidale Bewegungsstörungen (Dyskinesien, Tremor, Rigor, Chorea, Ballismus, Ataxie, Akathisie), Thalamusschmerz, Hyperphagie, zentral bedingtes Fieber, Wesensänderung, Affektstörungen, Bewusstseinsstörungen

Entscheidend ist es, das vorliegende neurolog. Symptom korrekt erkennen und benennen zu können, damit Beschwerden des Pat. richtig zugeordnet, verstanden und soweit möglich behandelt werden können. Der Pat. selbst wird sein Symptom i. d. R. nicht medizinisch korrekt mitteilen können. Es ist Aufgabe des Arztes, von dessen und fremdanamnestischen Beschreibungen und den Untersuchungen auf die zugrunde liegende Störung zu schließen.

9.2 Quantitative Bewusstseinsstörung

Definition Quantitative Bewusstseinsstörung = Störung der „Bewusstseinshelligkeit".
Im Sterbeprozess kommt es regelhaft zu Störungen der „Bewusstseinshelligkeit", aber auch sehr häufig zu Störungen des qualitativen Bewusstseins (v. a. wird das – therapierbare! – delirante Sy. oft übersehen, ▶ 13.8). Eine nicht unerhebliche Anzahl von Pat. (ca. 10–15 %) sind jedoch bis wenige Minuten vor ihrem Tod bei vollem, ungestörtem Bewusstsein.

! Trotz der Bewusstseinsstörung kann die Wahrnehmungsfähigkeit erhalten sein. Daher ist es wichtig, auch einen sterbenden Pat. immer wie einen „wachen“ Pat. zu behandeln.

Ursachen

- Physiolog. Sterbeprozess, u. a. durch terminales Multiorganversagen und/oder zerebrale Hypoxämie.
- Metabolische Enzephalopathie (z. B. bei Hypo-/Hyperglykämie, Hypo-/Hyperthyreose, Hyperkalzämie, Urämie, Leberinsuff.).
- Medikamenten-NW oder -intoxikationen (z. B. durch Opioide, Benzodiazepine, Anticholinergika, Neuroleptika, H_2-Rezeptorblocker).
- Vaskuläre Ursachen (z. B. Schlaganfall, Blutdruckabfall).
- Infektionen (z. B. Meningitis, Meningoenzephalitis, Hirnabszess, Urosepsis, Pneumonie).
- ↑ Hirndruck (▶ 9.3) (Hirntumor, Hirnmetastasen, Meningeosis carcinomatosa).
- Folge einer Bestrahlung des Gehirns oder Folge einer Chemother.
- Epileptische Anfälle (insb. nichtkonvulsiver epileptischer Anfall oder Status epilepticus oder postiktale Phase, ▶ 13.7).

Bei jeder **plötzlich** begonnenen Bewusstseinsstörung an einen nichtkonvulsiven epileptischen Anfall oder Status epilepticus denken. Dieser ist sicher nur mittels EEG zu diagnostizieren; bei entspr. klin. Symptomatik ist eine probatorisch antikonvulsive Behandlung zu erwägen (▶ 13.7).

Klinik

Grade der Bewusstseinsstörung:

- **Wach:** Reaktion auf Ansprache, kooperativ, orientiert.
- **Somnolent:** schläfrig, durch Ansprache leicht erweckbar, orientiert, bedingt kooperativ; falls sich selbst überlassen: apathisch, schläfrig, z. T. mit motorischer Unruhe.

Somnolenz ist klin. nicht von allg. Müdigkeit oder path. Tagesmüdigkeit (▶ 10.1) abzugrenzen!

- **Soporös:** ständig in schlafähnlichem Zustand, durch stärkere Außenreize (z. B. Schmerz) kurz erweckbar. Verbale Äußerungen und Kommandobewegungen möglich.
- **Komatös:**
  - Grad I: auf Schmerzreize gezielte Abwehr.
  - Grad II: auf Schmerzreize ungezielte Abwehr.
  - Grad III: keine Abwehr, stereotype Automatismen (z. B. Beuge-/Strecksynergismen).
  - Grad IV: keine motorische Antwort.

Diagnostik

- Neurolog. Untersuchung: Tiefe der Bewusstseinsstörung? Hinweise auf Fokalneurologie?
- Ist weitere Diagnostik sinnvoll? Hat sie eine ther. Relevanz? Kann eine Therapie auch probatorisch aufgrund des klin. Erscheinungsbildes und der klin. Erfahrung allein begonnen werden?

- Evtl. Labor: E'lyte, Glukose, CK (ggf. Hinweis auf epileptischen Anfall), Leber-/Nierenwerte, BB, Toxikologie, Medikamentenspiegel, Gerinnung.
- Evtl. EEG, insb. bei V.a. non-konvulsiven Status epilepticus.
- Evtl. Liquordiagnostik, bei V.a. eine behandelbare Enzephalitis (z.B. Herpes-Enzephalitis bei immunsupprimierten Pat.).
- Bildgebende Verfahren (CCT, MRT, MR-Angio) können zur Klärung einer behandelbaren Ursache auch in der palliativen Situation in Einzelfällen indiziert sein und Hinweise auf therapierelevante Prozesse geben.

Therapie

> **!** Überlegen: Handelt es sich um eine behandlungsbedürftige Situation oder um den Ausdruck des nahen Todes? Auch in der palliativen Situation dürfen keine reversiblen Ursachen übersehen werden!

- Reversible Ursachen sollten nach entsprechender Aufklärung des Pat. bzw. der Angehörigen soweit möglich, sinnvoll und erwünscht kausal behandelt werden (z.B. E'lytausgleich, Normalisierung des Blutzuckers, Behandlung eines neu aufgetretenen Infekts bei deliranter Sympt.).
- Falls die Ursache identifiziert, aber nicht reversibel ist, sympt. Behandlung im Einverständnis mit Pat. bzw. Angehörigen (z.B. Dexamethason bei Hirndruckzeichen ▶ 9.3, Antikonvulsiva bei epileptischen Anfällen ▶ 13.7).
- Überprüfung und Vereinfachung der aktuellen, möglicherweise auslösenden Medikation, ggf. Opioidrotation.
- Ruhige Anwesenheit von Angehörigen oder anderen vertrauten Personen, bes. bei zusätzlicher Unruhe. Diese sollten darüber informiert werden, dass trotz der Bewusstseinsstörung die Wahrnehmungsfähigkeit des Pat. erhalten sein kann. Ruhige Zusprache oder ggf. auch vertraute körperliche Berührungen wirken auf den Pat. oft beruhigend und geben den Angehörigen das Gefühl, gebraucht zu werden und helfen zu können.

9.3 Hirndrucksymptome

Häufigkeit 15–30 % aller Krebspat. leiden unter Hirnmetastasen (▶ 12.3.5) als Folge von Lungen-, Brust-, GIT- und urogenitalen Tumoren sowie malignen Melanomen. Primäre Hirntumoren sind dagegen 5- bis 10-fach seltener. Im Rahmen eines Hirntumors oder einer Meningeosis carcinomatosa, aber auch bedingt durch andere zerebrale Ereignisse wie z.B. Schlaganfall (ischämisch, durch Blutung oder Thrombose) oder Meningoenzephalitis kann durch Hirnschwellung und Liquorzirkulations- bzw. -abflussstörung Hirndruck entstehen.

> **!** Hirndruck kann ein friedliches Sterben bedingen und muss daher nicht immer automatisch behandelt werden.

9

Klinik

- Benommenheit bis hin zu schwerer Bewusstseinsstörung (▶ 9.2).
- Bei durch Hirntumoren bedingtem Hirndruck bestehen in ca. 50 % d.F. Kopfschmerzen, die unterschiedlicher Qualität sein können. Der klassische morgendliche Kopfschmerz ist selten (15 %). Meist handelt es sich um einen nicht hämmernden, dumpfen, dem Spannungskopfschmerz ähnlichen Kopf-

schmerz (75 %). Er tritt häufig intermittierend (85 %), in 10 % nachts auf und wird durch Anstrengung, Husten oder Niesen (25 %) verstärkt.
- Übelkeit, Erbrechen (▶ 6.8).
- Epileptische Anfälle.
- Fokalneurologie, z. B. Hirnnervenausfälle, Stauungspapille, Hemiparese, Ataxie, neuropsycholog. Störungen.
- Atemstörungen (z. B. Maschinenatmung, Cheyne-Stokes-Atmung).

Differenzialdiagnosen

! Auch Pat. mit Hirntumoren können andere, prim. Kopfschmerzformen (z. B. Migräne, Cluster- oder Spannungskopfschmerz) haben (▶ Tab. 9.2).

Tab. 9.2 Beispiele zur Differenzialdiagnose des Kopfschmerzes

Diagnose	Klinik	Therapie
Migräne	• Dauer 4–72 h • In 60 % halbseitig temporoparietal (kann auch wechseln) • Pulsierend, pochend • Mit vegetativen Begleitsymptomen und Licht-, Lärm-, Geruchsempfindlichkeit, ggf. mit Aura • Typische Triggersituationen • Pat. wünschen Ruhe	Akutbehandlung: • Antiemetikum, z. B. 20 mg Metoclopramid rektal oder p. o. (10 mg i. m. oder i. v.) • Nach 30–45 Min.: 500–1.000 mg Paracetamol, ASS o. a. NSAR, p. o. (falls vorhanden, auch i. v. mögl.) • Ggf. Triptane, z. B. Sumatriptan, Zolmitriptan, Naratriptan in den unterschiedl. Darreichungen Prophylaxe: • Betablocker (1. Wahl), z. B. Metoprolol, Propranolol • Kalziumantagonist Flunarizin • Antikonvulsiva, z. B. Topiramat, Valproat
Cluster-Kopfschmerz	• Dauer der Einzelattacke: 15–180 Min. • Bis zu 8 ×/d, bes. nachts • Attacken treten in Episoden auf • Einzelne Attacke: streng einseitig, extremster Kopfschmerz mit retroorbitalem Punctum maximum, autonome Symptome (Horner-Sy., Lakrimation, Rhinorrhö)	Attackenkupierung: • Inhalation 100 % O_2 7–15 l/Min. über 15–20 Min. • Triptane, z. B. 6 mg Sumatriptan s. c. oder 20 mg nasal • Intranasale Applikation von Lidocain 4 % • Prophylaxe, z. B.: – Verapamil 3–4× 80 mg – Kortikoide 100–250 mg initial für 2–5 d, dann abdosieren
Kopfschmerz vom Spannungstyp	• Dauer Min. bis Tage • Bilateral, drückend, beengend ohne vegetative Begleitsymptome • Intensität leicht bis mäßig • Episodische Form: 1- bis max. 10 ×/Mon. • Chron. Form: > 15 d/Mon.	Akutbehandlung: • 500–1.000 mg Paracetamol • 500–1.500 mg ASS • 200–400 mg Ibuprofen • 500–100 mg Naproxen • 500–1.000 mg Metamizol • Prophylaxe: 1. Wahl TZA, z. B. Amitriptylin, Doxepin, Imipramin

Tab. 9.2 Beispiele zur Differenzialdiagnose des Kopfschmerzes *(Forts.)*

Diagnose	Klinik	Therapie
Hirndruck	• Bifrontal, biokzipital • Zunahme bei Anstrengung • Sehstörungen u. a. fokal neurolog. Defizite • Epileptische Anfälle • Übelkeit und Erbrechen	Siehe Text

Therapie

- Oberkörperhochlagerung um 30°.
- Bei tumorbedingtem Hirnödem Dexamethason 16–40 mg, p. o., s. c. oder initial auch i. v. Gabe als Einmaldosis morgens, oder aber aufgeteilt in 2 Dosen mit spätester Applikation mittags, um nächtliche Unruhe und Schlafstörungen zu vermeiden. Aufgrund der langen HWZ von Dexamethason ist keine zusätzliche abendliche Gabe erforderlich. Nach der Akutphase je nach Klinik Dexamethason wieder reduzieren. Bei mittel- und langfristiger Steroidbehandlung bei Hirntumoren ist die Gabe von 4 mg Dexamethason ebenso erfolgreich wie die von 16 mg. Bei Steroidbehandlung sind NW zu beachten oder auch zu antizipieren wie z. B. BZ-Entgleisung, E'lytverschiebungen, Schlafstörungen, Stimmungsschwankungen, organische Psychosen, proximal betonte Myopathien.
- Sollten trotz Dexamethasongabe Kopfschmerzen oder Übelkeit und Erbrechen fortbestehen, sind die Schmerzen analog dem WHO-Stufenschema zu behandeln, die Übelkeit spricht oft recht gut auf H_1-Blocker wie Dimenhydrinat an.
- Bei epileptischen Anfällen nach der Akutbehandlung prophylaktische Behandlung mit Antikonvulsiva (▶ 13.7).
- Evtl. je nach Ursache des erhöhten Hirndrucks weitergehende Maßnahmen zur Verbesserung der Lebensqualität: Radiatio, Anlage eines ventrikuloperitonealen Shunts (VP-Shunts), Antibiose.
- Ggf. medikamentöse Ther. bei ausgeprägter terminaler Agitiertheit (▶ 14.5.2).

9.4 Schwindel

Ursachen Schwindel ist ein von Palliativpat. häufig geklagtes Symptom. Oftmals handelt es sich nicht um neurolog. Schwindelformen, die eine vestibuläre Ursache haben, sondern um unspez. Schwindelformen.
Differenzierung ▶ Tab. 9.3.
Unspez. Schwindel ist in der Palliativmedizin oft Folge der zunehmenden körperlichen Schwäche mit mangelnden Mobilisationsmöglichkeiten sowie der medikamentösen Ther.

Tab. 9.3 Charakteristika verschiedener Schwindelformen

Schwindelform	Charakteristika	Beispiele
Vestibulärer Schwindel (Schwindel im eigentlichen Sinne)	Schwankschwindel („wie auf einem Schiff")	• Otolithenschwindel • Bilaterale Vestibulopathie
	Liftschwindel („wie im Fahrstuhl")	• Otolithenschwindel
	Drehschwindel („die Umgebung dreht sich wie im Karussel")	• Benigner paroxysmaler Lagerungsschwindel • Zentraler Lageschwindel • Neuritis vestibularis • Vestibularisparoxysmie
Gangataxie	Unsicheres breitbasiges Gangbild	• Zerebellärer Schlaganfall (ischämisch, Blutung) • Zerebelläre Metastase • Kleinhirndegeneration • Sensible Ataxie • Medikamentenintoxikation
Doppelbilder	Nebeneinander, übereinander, schräg versetzt stehende Doppelbilder	• Hirnnervenausfälle • Schädigung von Hirnnervenkernen (Pons, Mittelhirn) • Schädigung okulomotorischer Zentren (Pons, Mittelhirn) • Schädigungen, z. B. verursacht durch: Hirninfarkt (ischämisch, Blutung), Tumor, Metastase, Entzündung (erregerbedingt, autoimmunologisch)
Oszillopsien	Verschwommensehen, Umweltbewegungen wechselnder Richtung	• *Ocular flutter*, z. B. bei Schädigung okulomotorischer Zentren (Pons, Zerebellum) • Medikamentenintoxikationen
Unspezifischer Schwindel	„Taumel", „wie Nebel", „Watte im Kopf", „schwarz vor Augen", (Prä-)Ohnmachtsgefühl	• Blutdruckschwankungen • Herzrhythmusstörungen • Orthostase • Medikamentennebenwirkungen Intoxikation • Psychogen

Medikamentös bedingter Schwindel

Kann einerseits Zeichen einer Überdosierung sein (z. B. Antikonvulsiva), andererseits jedoch schon bei angestrebten ther. Wirkspiegeln zum Absetzen des Pharmakons zwingen.

Je nach Medikament und Wirkort unspez. Schwindel oder aber auch okulomotorische oder zerebelläre Störungen.

Zahlreiche Medikamente können Schwindelwahrnehmungen verursachen, z. B. Analgetika, Antibiotika, Anticholinergika, Antidepressiva, Antiemetika, Antikonvulsiva, Antikoagulanzien, Diuretika, Kortikosteroide, Sedativa, Spasmolytika.

Klinik

- Klin. Charakteristika verschiedener Schwindelwahrnehmungen und -formen ▶ Tab. 9.3.
- Für eine adäquate Ther. sind das Erkennen und die Charakterisierung des vom Pat. geklagten Schwindels entscheidend: Handelt es sich wirklich um einen Schwindel im eigentlichen Sinne (vestibulären Schwindel), um andere neurolog. Symptome (z. B. zerebelläre oder okulomotorische Störungen) oder aber um unspez. Schwindelformen?

Vestibulärer Schwindel:

- Spez. vestibuläre Symptome: Dreh-, Schwank- oder Liftgefühl. Handelt es sich wirklich um eine vestibuläre Schwindelform, kann der Pat. diese Symptome auf Nachfrage i. d. R. klar benennen.
- Bei vestibulärem Drehschwindel besteht i. d. R. ein Nystagmus. Er zeigt an, dass die beiden Gleichgewichtsorgane im Ungleichgewicht sind, d. h., eines der beiden ist in der Funktion reduziert. Nachweis ohne, einfacher jedoch mithilfe der Frenzelbrille (Brille mit starken Sammellinsen, +15 dpt, die die Fixation des Pat. und damit die Nystagmusunterdrückung unmöglich macht).
- Der am häufigsten vorkommende vestibuläre Schwindel ist der benigne paroxysmale Lagerungsschwindel (BPPV):
  - Episodischer lagerungsabhängiger Schwindel mit rezid., durch Kopflagerungswechsel ggü. der Schwerkraft ausgelösten, Sek. dauernden Drehschwindelattacken.
  - Kommt bei bettlägerigen Pat. häufig vor.
  - Typische Auslöser: Hinlegen oder Aufrichten im Bett, Herumdrehen im Bett, insb. zur Seite des betroffenen Ohrs, Bücken, Kopfreklination.
  - Ursache: abgelöste Utrikulusotolithen, die frei in der Endolymphe des betroffenen Bogengangs flottieren. Am häufigsten ist der hintere Bogengang betroffen.

Diagnostik

- Exakte Anamnese im Hinblick auf die Schwindelsensationen (▶ Tab. 9.3).
- Neurolog. Untersuchung (insb. unter Berücksichtigung der vestibulookulären und zerebellären Strukturen), einschl. Lagerungsmanöver und Nystagmusprüfung unter Frenzelbrille bei V. a. vestibulären Schwindel (sofern für Pat. tolerabel).
- Kalorische Spülung, CCT, MRT sind in der palliativen Situation i. d. R. nicht indiziert.

Therapie

- Beruhigende Anwesenheit einer vertrauten Person, da Schwindel meist von Angst begleitet ist.
- Falls möglich, Absetzen oder Dosisreduktion auslösender Medikamente.
- Bei klin. V. a. BPPV: Lagerungstraining (sofern für Pat. tolerabel).
- Bei akutem starkem Schwindel mit Übelkeit: Kopf ruhigstellen, Augen zu und evtl. Antivertiginosa, z. B. H_1-Rezeptorantagonist wie Dimenhydrinat 50 mg 3 ×/d. p. o., 150 mg 2 ×/d als Supp. oder Infusion (1 Amp. = 62 mg).

> Die medikamentöse Behandlung des Schwindels sollte möglichst nur über wenige Tage erfolgen, da bei vestibulärem Schwindel sonst die zentrale Kompensation der vestibulären Funktionsstörung gehemmt wird.

9.5 Schwäche

Häufigkeit und Definition Nahezu alle Pat. beklagen in der Endphase der Erkr. Schwäche und verstehen hierunter ganz unterschiedliche Symptome. Sehr häufig meinen sie das Symptom der allg. körperlichen Schwäche (Asthenie); es können aber auch neuromuskulär bedingte Schwäche, Paresen oder Plegien (muskulär, zentral, peripher) mit charakteristischem Verteilungsmuster gemeint sein. Oft kommt es auch vor, dass die Pat. Schwäche beklagen, aber ein anderes Symptom meinen, es aber nicht genau benennen können, z. B. Schweregefühl in den Beinen bei Lymphödemen, Taubheitsgefühl der Extremitäten oder auch Antriebslosigkeit. Durch genaues Befragen und Untersuchen gilt es zu erkennen, was im jeweiligen Fall der Empfindung „Schwäche" zugrunde liegt; insb. sind reversible Ursachen zu identifizieren und zu beheben.

> ! Im Endstadium einer Erkr. ist ein allg. körperliches Schwächegefühl üblich. Nur bei entspr. Prognose oder klin. V. a. eine potenziell reversible Ursache sollte weitere Diagnostik erfolgen.

Ursachen Häufig liegen gleichzeitig mehrere Ursachen für das Gefühl der Schwäche vor (▶ Tab. 9.4).

Tab. 9.4 Formen der Schwäche und mögliche Ursachen

Allgemeines Schwächegefühl	Neurologisch bedingte Schwäche	Schwächegefühl geklagt, aber anderes Symptom zugrunde liegend
• **Prim.**: durch die fortschreitende Erkr. als solche • **Sek.**: – Durch Kachexie – Durch Fieber und/ oder Infektion	• Zentrale, periphere Parese oder Plegie • Muskulär bedingte Schwäche (Myopathie, Myasthenie, Myotonie, Muskeldystrophie)	• Konzentrationsstörung • Müdigkeit • Fatigue • Antriebslosigkeit, bis hin zum depressiven Sy. • Trauer • Lymphödeme • Sensibilitätsstörungen

Die Ursachen für ein Schwächegefühl können **direkt** durch die Grunderkr. (z. B. Degeneration der Motoneurone bei ALS) oder durch **Sekundäreffekte** bedingt sein (z. B. Kachexie, tumorbedingtes Fieber, Infektion bei Immunsuppression, Medikamenten-NW, tumorbedingte Kompression des Spinalkanals, Hirnmetastasen, paraneoplastische Sy. etc.).

> ! Bei Beteiligung sensibler Nervenfasern, z. B. bei einer sensomotorischen Polyneuropathie (PNP), ist an die reduzierte Schmerzempfindung und herabgesetzte Propriozeption zu denken:
> - Keine heiße Wärmflasche ins Bett → Verletzungsgefahr.
> - Pat. spüren ggf. eine Fehllagerung von Extremitäten nicht.

Potenziell reversible Ursachen für Schwäche:

- **Müdigkeit:**
  - Unzureichender Schlaf.
  - Anämie.

- Art. Hypotonie.
- Medikamente (Psychopharmaka, Opioide, Antikonvulsiva).
- Infektionen, Sepsis.
- Hormonelle Störungen wie Hypothyreose, Hypoadrenalismus (häufig bei raschem Steroidentzug), Hypo-/Hyperglykämie.

- **Antriebslosigkeit:**
  - Depressives Sy.
  - Hormonelle Störungen, wie Hypothyreose, Hypoadrenalismus (häufig bei raschem Steroidentzug), Hypo-/Hyperglykämie.
  - Infektionen, Sepsis.
- **Muskelschwäche:**
  - Inaktivitätsatrophie der Muskeln.
  - Steroidbedingte Myopathie.
  - E'lytstörungen, z. B. Hyperkalzämie (initial Adynamie, bei längerem Verlauf auch distal betonte Muskelatrophie), Hypo-/Hyperkaliämie.
  - Hypo-/Hyperthyreose.
  - PNP (z. B. durch Chemotherapie oder Critical-Illness-PNP).
  - Todd-Parese (nach epileptischen Anfällen ▶ 13.7).
  - **Lambert-Eaton-Myasthenie-Sy.:** autoimmun bedingte Störung der neuromuskulären Übertragung, in 60 % paraneoplastisch bei kleinzelligem Bronchial-Ca, assoziiert mit AK gegen Kalziumkanäle (PQ-Typ der spannungsabhängigen Kalziumkanäle, VGCC).

> **!** Bei Pat. mit kleinzelligem Bronchial-Ca und Schwächegefühl darf ein Lambert-Eaton-Myasthenie-Sy. nicht übersehen werden, da dies teilweise immunmodulatorisch oder immunsuppressiv behandelt werden kann, z. B. durch hoch dosiertes Methylprednisolon oder Immunglobuline. Für die sympt. Behandlung steht der reversible Kaliumkanalblocker 3,4-Diaminopyridin zur Verfügung.

Klinik

Anamnese:

- Was meint der Pat. mit „Schwäche“: allg. Schwächegefühl, neuromuskuläre Schwäche oder andere Symptome, die „fälschlicherweise“ als Schwäche bezeichnet werden?
- Was bedeutet das Gefühl der Schwäche für den Pat. (z. B. Hinweis auf fortschreitende Erkr.)?
- Weitere Fragen, z. B. nach:
  - Schlafproblemen (Schlafdauer in 24 h, Schlafrhythmus).
  - Appetit, Gewichtsverlust.
  - Medikamenten.
  - Tumorspez. Behandlungen (Wann zuletzt OP, Bestrahlung, Chemotherapie?).
  - Charakteristika für ein depressives Sy. (Gefühl der Wertlosigkeit, übertriebene Schuldgefühle, fehlende Auslenkung und Schwingungsfähigkeit).
- Insb. bei neuromuskulärer Schwäche nähere Charakterisierung durch:
  - Beginn (akut, subakut, chronisch?).
  - Verteilung (generalisiert oder fokal?).
  - Muskelschmerzen.
  - Quantifizierung: z. B. MRC-Paresegrade (s. u.).

Untersuchung: Während der körperlichen Untersuchung können sich Hinweise auf spez. Ursachen für das vom Pat. beklagte Symptom der „Schwäche" ergeben. Beispiele ▶ Tab. 9.5.

Tab. 9.5 Beispiele für Hinweise auf spezifische Ursachen für das Symptom „Schwäche" während der körperlichen Untersuchung

Region	Befund	Hinweis auf
Kopf	Wenig Haare Dünne Augenbrauen am lateralen Drittel	Hypothyreose
Augen	Blässe der Konjunktiven	Anämie
Mund	Rote Zunge	Vitaminmangel, z. B. B-Komplex
Abdomen	Tastbare Blase	Rückenmarkkompression
Extremitäten	Flattertremor *(flapping tremor)*	Leber- oder Niereninsuff. Hypokaliämie
Rücken	Klopfschmerzhaft	Rückenmarkkompression, spinaler Abszess, Wirbelkörperfraktur
Neurologisch	Proximal betonte Schwäche	Lambert-Eaton-Myasthenie-Sy. (s. o.) oder z. B. steroidbedingte Myopathie
	Schwache oder fehlende Muskeleigenreflexe	Lambert-Eaton-Myasthenie-Sy. oder PNP
	Zerebelläre Befunde, limbische Enzephalopathie	Paraneoplastische Sy.
	Paraparese, Blasenstörung, sensibles Niveau	Rückenmarkkompression
	Hemiparese	Hirnmetastase, Schlaganfall (ischämisch, Blutung)
	PNP	Z. n. Chemotherapie
	Autonome Mitbeteiligung	Lambert-Eaton-Myasthenie-Sy.
	Sensomotorische Defizite mit Plexusverteilung	Z. n. Bestrahlung, Tumorausbreitung

MRC-Paresegrade (PG)

- **PG 5:** Normale Muskelkraft.
- **PG 4:** Relevante Kraftentfaltung gegen Widerstand, kann jedoch vom Untersucher überwunden werden.
- **PG 3:** Bewegungen auch gegen die Eigenschwere/Schwerkraft möglich.
- **PG 2:** Bewegungseffekt unter Ausschaltung der Eigenschwere/Schwerkraft.
- **PG 1:** Sichtbare Muskelkontraktion ohne Bewegungseffekt.
- **PG 0:** Keine erkennbare Muskelkontraktion (Plegie).

Diagnostik Falls ther. Konsequenzen zu erwarten sind:
- Labor: Hb, Leukos, Na, K, Ca, Mg, Glukose, Harnstoff, Krea, Leberenzyme, Schilddrüsendiagnostik, Medikamentenspiegel (z. B. Antikonvulsiva, Digoxin/Digitoxin), antineuronale AK (z. B. anti-VGCC, anti-Hu).
- Bei zentralen Paresen: ggf. CCT, MRT.
- Bei peripheren Paresen: ggf. EMG/NLG/Frequenzstimulation.

Therapie Gegen die allg. körperliche Schwäche i. R. einer palliativen onkolog. Grunderkr. hat die i. v. Hyperalimentation keinen nachgewiesenen Effekt (▶ 15.1.1).
Mit diesen Pat. gemeinsam nach Lösungen suchen, z. B.:
- Erklärung, dass das Gefühl der Schwäche fluktuiert.
- Vorschläge machen, die Kraft einzuteilen, Ruhepausen mit Aktivität abzuwechseln, den Tagesablauf anzupassen.
- Vor wichtigen Ereignissen (z. B. Geburtstage, Hochzeit) kann eine Erhöhung der Steroide oder ggf. eine Bluttransfusion das allg. Schwächegefühl kurzfristig bessern.

! Oft ist die zunehmende Schwäche für den Pat. ein unübersehbarer Hinweis darauf, dass der Tod nahe bevorsteht. Verständnis und Unterstützung sind jetzt essenziell.

Behandlungsmöglichkeiten für Zustände, bei denen Pat. das Symptom „Schwäche“ erleben können ▶ Tab. 9.6.

Tab. 9.6 Therapie potenziell behandelbarer Ursachen bei „Schwäche“

Ursachen	Therapiemöglichkeiten
Anämie (▶ 15.1.6)	Transfusion von EK bei Patientenwunsch und Anämie mit klin. Zeichen wie Kurzatmigkeit, Müdigkeit
Anorexie, Kachexie (▶ 6.1)	Steroide (z. B. 4 mg Dexamethason p. o.), Megesterol, Cannabinoide (Dronabinol)
Kortisolmangel	Substitution von Kortison
Hypothyreose	Substitution von Schilddrüsenhormon
Vitaminmangel	Substitution
Hypokaliämie	Ggf. Schleifendiuretikum durch ein kaliumsparendes Diuretikum ersetzen, Substitution über Nahrung (Bananen, Tomaten, Zitrusfrüchte)
Hyperkalzämie (▶ 13.5)	Hydratation und ggf. Diurese, Bisphosphonate, Kalzitonin
Medikamente	Reduktion oder Wechsel der verantwortlichen Medikamente, sedierende Medikamente möglichst nur zur Nacht geben
Schlaflosigkeit (▶ 10.1)	Ursachen besprechen (Sorgen, Angst etc.), für ruhige, entspannte Umgebung sorgen, ggf. Benzodiazepine oder Benzodiazepinabkömmlinge
Depressives Sy. (▶ 10.4)	Antidepressiva
Inaktivität	Krankengymnastik

Tab. 9.6 Therapie potenziell behandelbarer Ursachen bei „Schwäche" *(Forts.)*

Ursachen	Therapiemöglichkeiten
Lambert-Eaton-Myasthenie-Sy.	Methylprednisolon 1.000 mg über 3 d, i. v. Immunglobulin (2 g/kg KG auf 2–5 d verteilt), 3,4-Diaminopyridin (20–60 mg/d)
Hirnmetastasen	Dexamethason (z. B. 24 mg), ggf. Bestrahlung/systemische Chemotherapie
Rückenmarkkompression (▶ 13.9)	In der Akutphase hoch dosiertes Dexamethason, z. B. 40–100 mg i. v., ggf. Bestrahlung, ggf. operative Entlastung

9.6 Spastik

Definition

Spastischer Muskeltonus: erhöhter geschwindigkeitsabhängiger Dehnungswiderstand des nicht willkürlich aktivierten Skelettmuskels. Spastik entsteht als Adaptation an eine Läsion deszendierender motorischer Bahnen, v. a. der Pyramidenbahn. Sie kann äußerst schmerzhaft sein.

Ursachen

- Hirnläsion (traumatisch, ischämisch, hämorrhagisch, [post-]infektiös, immunolog., hypoxisch).
- Rückenmarkläsion (z. B. durch Metastase, Wirbelkörperfraktur, epidurale Raumforderung, Entzündung).
- ALS (Komb. aus zentralen und peripheren motorischen Befunden, da 1. und 2. Motoneuron geschädigt ▶ 12.9.1).
- Spastik verstärkende Medikamente: z. B. nichttrizyklische Antidepressiva (Fluoxetin, Trazodon).

Klinik

I. d. R. spastisch-paretisches Sy. aus **Plus-Symptomen** (Tonussteigerung, gesteigerte Muskeleigenreflexe mit Kloni, schmerzhafte Beugespasmen, fixierte Fehlstellungen) und **Minus-Symptomen** (Kraftminderung, Vergröberung intendierter Bewegungen, Geschicklichkeitsminderung, Ermüdbarkeit), v. a. die Strecker der unteren und die Beuger der oberen Extremitäten betreffend.

Therapie

Ziel Besserung des Befindens, Prävention von Komplikationen (v. a. schmerzhafter Kontrakturen), Erleichterung der Pflege.
Die Wiederherstellung der motorischen Funktion ist nicht zu erwarten.
Die Minus-Symptome sind ther. schlecht, die Plus-Symptome recht gut zu beeinflussen.

Allgemeine Maßnahmen Die Vermeidung von nozizeptiven Stimuli (Blaseninfektion, Obstipation, Dekubitus, enge Kleidung) verringert die Ausprägung der Spastik.
Physiotherapie (Bobath-Therapie, „Contained-induced-Movement"-Therapie) dient dem Training verbliebener motorischer Funktionen und der Vermeidung von Sekundärkomplikationen wie Muskel-, Sehnen- und Gelenkkontrakturen, Pneumonie und Dekubitus. Evtl. hilft Eisapplikation zur Tonusverringerung.

Medikamentöse Therapie

- **Wirkung:** Antispastisch wirkende Mittel führen mit Ausnahme von Dantrolen zu einer Abnahme der Erregbarkeit von spinalen Interneuronen und damit von Motoneuronen. Keines der Medikamente kann den eigentlichen Defekt der unterbrochenen deszendierenden Erregung der α-Motoneurone, d. h. die Lähmung, beheben, sodass von diesen Medikamenten auch keine funktionsverbessernde Wirkung zu erwarten ist. Durch ihre pharmakolog. Wirkungsweise verstärken die Medikamente die Paresen, was ihren Einsatz bei noch mobilen Pat. limitiert. Bei immobilen Pat. können sie bei guter Verträglichkeit hingegen auch höher dosiert eingesetzt werden.
- **Anwendungshinweise:**
  - Antispastische Medikamente müssen aufgrund ihres NW-Potenzials sehr langsam aufdosiert werden, z. B. bei Baclofen: Beginn mit 5 mg zum Abend, Steigerung um 5 mg bei guter Verträglichkeit nach 3–7 d usw.
  - Antispastika werden nach Bedarf und Behandlungsergebnis dosiert. Wichtig sind hierbei insb. Verminderung von spastischem Muskeltonus, Kloni und schmerzhaften Muskelspasmen.
  - Bevor eine Komb. von Präparaten erfolgt, sollte die Monosubstanz ausdosiert werden.
- **Medikamente:** Mittel der 1. Wahl sind aufgrund der meist tolerablen NW und des verhältnismäßig geringen sedierenden Effekts Baclofen und Tizanidin. Bei Pat. mit schwerer Muskelspastik und Unruhezuständen eignen sich Benzodiazepine und Phenothiazine wegen der dabei erwünschten sedierenden NW. **Cannabis-Derivate** (THC und Cannabidiol), z. B. als oromukosales Spray, sind ausschließlich für MS-assoziierte Spastik zugelassen.
  - Baclofen (z. B. Lioresal®) 10–150 mg/d. **Cave:** Senkung der Schwelle für epileptische Anfälle, Halluzinationen möglich. Bei sonst therapieresistenter Spastik auch intrathekale Gabe möglich, oft mit gutem Erfolg.
  - Tizanidin (Sirdalud®) 6–16 mg/d.
  - Clonazepam (Rivotril®) 1–3 mg/d.
  - THC und Cannabidinol (CBD) (Sativex®) bis zu 12 Sprühstöße/d (in einem nasalen Sprühstoß: 2,7 mg Delta-9-THC und 2,5 mg CBD und 40 mg Alkohol).
  - Dantrolen (Dantamacrin®) 50–200 mg/d. **Cave:** Lebertoxizität. Botulinustoxin A: Für die lokale Behandlung der Spastik sind z. B. folgende Ind. zugelassen: schwere Adduktorenspastik, anders nicht behebbare spastische Spitzfuß- und Inversionsstellung; i. d. R. ist eine erneute Injektion in jeweils 3 Mon. erforderlich.

Transkutane elektrische Nervenstimulation (TENS) Bei Versagen der medikamentösen Therapie kann evtl. eine TENS (▶ 4.4.2) Erleichterung bringen.

9.7 Myoklonus

Definition Ein (pos.) Myoklonus stellt eine unwillkürliche, repetitive, sehr kurz dauernde, unregelmäßige, teils auch rhythmische Muskelkontraktion(-„zuckung“) mit sichtbarem Bewegungseffekt dar. Sie tritt oft stereotyp in einzelnen oder mehreren Muskelgruppen auf. Die Dauer eines solchen Myoklonus beträgt < 300 ms. Die Störung kann auf kortikaler, subkortikaler, retikulärer oder spinaler Ebene liegen, sodass Myoklonien bei zahlreichen neurolog. Erkr. vorkommen können.

Der negative Myoklonus (auch: Asterixis) ist insgesamt seltener und imponiert als ein plötzliches Sistieren einer tonischen oder phasischen Bewegung (Dauer ebenfalls < 300 ms). Beide Myoklonusformen treten in der Palliativmedizin häufig als NW einer Opioid-Therapie auf.

Ursachen

Häufig:

- Physiolog.: Aufwach-/Einschlafmyokloni, Singultus (= Schluckauf).
- Medikamente: Opioide; Antibiotika, z. B. Penicilline, Cephalosporine; Lithium; tri- und tetrazyklische Antidepressiva; SSRI; MAO-Hemmer; Clozapin; L-Dopa; Dopamin-Agonisten; Kortikosteroide; NSAR (z. B. Diclofenac); Antikonvulsiva (z. B. Carbamazepin, Gabapentin, Pregabalin).
- Metabolische Enzephalopathie: renal, hepatisch, Hyponatriämie, Hypoglykämie, nichtketotische Hyperglykämie.
- Fokale ZNS-Läsionen: z. B. durch Tumor, Ischämie.
- Posthypoxische Enzephalopathie: Status myoclonicus, Aktionsmyoklonus.

Selten:

- Paraneoplastisch: Opsoklonus-Myoklonus-Sy. (bei kleinzelligem Bronchial-Ca oder gynäkolog. Tumor).
- Infektiöse Enzephalopathien: viral (z. B. HIV), Prion-Erkr. (Creutzfeldt-Jakob-Erkr.).
- ZNS-Degeneration: z. B. M. Alzheimer, Multisystem-Atrophien, progressive Myoklonusepilepsie.

Klinik Ein krankhafter Myoklonus (▶ Tab. 9.7) muss vom physiolog. Myoklonus abgegrenzt werden (Aufwach- und Einschlaf-Myoklonus, Singultus, belastungs-/angstinduzierter Myoklonus).

Tab. 9.7 Myoklonus: Klinik und Ursachen

Verteilung	Klinik	Ursache am ehesten
Fokal	Eine Körperregion betreffend	Fokale ZNS-Läsion, z. B. Tumor, Trauma, lokale Ischämie
Segmental	Mehrere benachbarte Körperregionen betreffend	Hirnstamm- oder spinale Läsion
Multifokal oder generalisiert	An mehreren nicht benachbarten Körperregionen	Diffuse Störung, z. B. metabolisch, medikamentös/toxisch
Aktionsmyoklonus	Durch Bewegungen induziert	Hypoxie, posthypoxisch
Asterixis *(flapping tremor,* Wackel-/Flattertremor)	Intermittierender Tonusverlust	Metabolische Störung, z. B. hepatisch, Hyperkapnie oder Opiatüberdosierung

Diagnostik Ziel: leicht behebbare Ursachen finden.

- Anamnese: Bekannte physiologische Formen? Im Zusammenhang mit neuen Medikamenten aufgetreten? Bekannte ZNS-Grunderkr.?
- Klin. Untersuchung: Hinweise für Ursachen (s. o.).
- Ggf. Laborwerte: E'lyte, BZ, Krea, γ-GT, GOT, GPT, Ammoniak.
- Ggf. CCT, MRT (falls ther. Konsequenzen zu erwarten sind).

Therapie Ursachen müssen immer soweit möglich behoben werden (z. B. Opioidreduktion/-rotation); Pat. und Angehörige aufklären.

- **Bei multifokalem Myoklonus:**
  - Diazepam (Valium®) 5–10 mg p. o., i. m. oder rektal stdl., bis Myokloni aufhören, zusätzlich 10–20 mg zur Nacht, oder
  - Midazolam (Dormicum®) 5–10 mg s. c., bis Myokloni beendet, zusätzlich 10–30 mg/d s. c., oder
  - Clonazepam (Rivotril®) 0,5–6 mg/d, Clobazam (Frisium®), Flunitrazepam (Rohypnol®), Phenobarbital (Luminal®), Valproat (z. B. Ergenyl®): max. Wirkung erst nach 1–4 Wo.
- **Bei hypoxischem Myoklonus:** Piracetam (Nootrop®) 8–24 g, 2–3 ×/d, nicht zur Nacht wegen Schlafstörungen.
- **Bei Singultus:** Komb. aus Domperidon, Baclofen und Protonenpumpeninhibitor; als Add on ggf. Gabapentin oder auch Gabapentin als Monotherapie.

9.8 Muskelkrämpfe (Krampi)

Ursachen Muskelkrämpfe sind bei Pat. mit fortgeschrittener Tumorerkr. häufig; entstehen v. a. durch eine periphere Neuropathie oder einen Wurzel-/Plexusschaden; treten häufig in Ruhe und insb. nachts auf und werden durch Kontraktion, Alkohol, Schlafmangel oder einige Medikamente gebahnt; treten idiopathisch oder symptomatisch auf.

Ursachen symptomatischer Muskelkrämpfe:

- Körperliche Arbeit oder Sport, insb. bei Hitzebelastung.
- Alkohol und/oder Medikamente, z. B. Carbimazol, Betasympathomimetika, Betarezeptorenblocker mit partiell agonistischer Aktivität wie Pindolol, Cholinergika (z. B. Pilocarpin), ACE-Hemmer (z. B. Donezepil), Kalziumantagonisten (z. B. Nifedipin), Statine (z. B. Simvastatin), Fibrate (z. B. Bezafibrat), Diuretika, verschiedene Chemotherapeutika.
- Internistische Ursachen:
  - Metabolisch: Urämie, Leberzirrhose, Eisenmangel.
  - Endokrinolog.: Hyperparathyreoidismus, Schilddrüsenerkr., M. Addison.
  - Dehydrierung (Diuretika-Therapie, Diarrhö, Erbrechen).
  - Dialyse, Plasmapherese.
  - Infektionen (z. B. virale Enteritiden).
  - Beinödeme bei venöser Insuff.
- Neurolog. Ursachen:
  - Erkr. des 2. Motoneurons, z. B. Mono- und Polyneuropathien (z. B. bedingt durch Chemotherapeutika), Plexusschädigung, Radikulopathien (z. B. bedingt durch Tumor, Bestrahlungsfolge) oder Vorderhornzellschäden (z. B. ALS).
  - Myopathien (z. B. progressive Muskeldystrophie, paraneoplastisch).

Klinik

- Ausgeprägte, schmerzhafte und unwillkürliche Kontraktionen eines Teils oder der Gesamtheit eines Muskels oder einer umschriebenen Muskelgruppe, die mit einer tastbaren Verhärtung einhergeht.
- Dauer: Sek. bis Min., selbstlimitierend.
- Häufig Fuß- oder Unterschenkelmuskulatur, seltener M. biceps brachii, Fingerextensoren oder M. myohyoideus.
- Häufige prädisponierende Faktoren: Schlafmangel, Alkohol, Anstrengung.

Differenzialdiagnosen Muskelkrämpfe i. R. epileptischer Anfälle, Myalgie, Dystonie, Spastik, Rigor, Stiff-Person-Sy., Tetanie, Myotonie, ischämischer Muskelschmerz.

Diagnostik Medikamentenanamnese, neurolog. Status, evtl. Labor: E'lyte (auch Ca, Mg), Hkt, Leber-, Nierenwerte, BZ, CK, TSH, evtl. Parathormon.

Therapie
- **Akut:** passive Dehnung der betroffenen Muskulatur oder willkürliche Aktivierung antagonistischer Muskelgruppen.
- Bei nächtlichen Wadenkrämpfen regelmäßige passive Dehnübungen.
- Behandlung der Ursache, soweit möglich.
- Physikalische Maßnahmen (Physiotherapie, Massagen, Wechselbäder, Wärme, Hochlagern der Beine).
- **Medikamentös:** zunächst Behandlungsversuch mit:
  - Magnesium (z. B. Magnetrans®) 1–3× 5 mmol/d.
  - Chininsulfat oder Hydrochinin (z. B. Limptar N®) sind zwar wirksam, sollten jedoch wegen der möglichen schweren NW (Thrombozytopenie, DIC, HUS, Verlängerung der QT-Zeit) erst in 2. Linie eingesetzt werden. Übliche Dosierungen: 2 × 200 oder 1 × 200–400 mg/d.
  - Mögliche weitere medikamentöse Behandlungsversuche (Wirkungen jedoch nicht ausdrücklich belegt):
    - Vit. E (z. B. Eplonat®) 400 IE/d.
    - Carbamazepin (z. B. Sirtal®) 2 × 200 mg/d.
    - Phenytoin (z. B. Zentropil®) 1–3 × 100 mg/d.
    - Diazepam (Valium®) 2–10 mg/d oder Verapamil (z. B. Isoptin®) 120 mg/d.

10 Psychiatrische Symptome

Klaus Maria Perrar, Friedrich Stiefel und Raymond Voltz

10.1 Schlafstörungen

> Klinisch relevante Schlafstörungen (verursacht durch quantitativ oder qualitativ verringerten Schlaf) gehen immer (per definitionem) mit einer Funktionseinbuße (Konzentrationsverlust, Müdigkeit) am Tag einher.

Ursachen

Schlaflosigkeit

- Schmerz (▶ 4).
- Atemstörungen (▶ 5.1, ▶ 5.2).
- Angst (▶ 10.3).
- Übelkeit/Erbrechen (▶ 6.8).
- Delir (akuter Verwirrtheitszustand) (▶ 13.8).
- Depression (▶ 10.4).
- Demenz (▶ 12.10.2).
- Manie.
- Assoziierte internistische Erkr.: metabolische Störungen, Hyperthyreose, COPD, Herzinsuff.
- Assoziierte neurolog. Erkr.: Parkinson-Symptomatik, Hirntumoren, vaskuläre und chron.-entzündl. Hirnerkr., Epilepsie, Kopfschmerz-Sy., Neuralgien, Myopathien, Motoneuronerkr.
- Alkoholentzug; Entzug oder Reboundphänomene von Sedativa/Hypnotika, Opioiden, Steroiden, Antidepressiva.
- Medikamente: Stimulanzien, Nootropika, Bronchodilatatoren, Parkinsonmedikamente, Antihypertensiva, aktivierende Antidepressiva.
- Bewegungen der Extremitäten: *periodic limb movements* bei prim. oder sek. Restless-Legs-Sy., Myoklonus, Medikamenten-NW, z. B. durch Antipsychotika, Opioide.
- Häufiger Harndrang, Gabe von Diuretika z. N.
- Hohes Alter.
- Störungen des Schlaf-Wach-Rhythmus: lange Bettlägerigkeit, Inaktivität und Schlaf tagsüber.
- Hospitalisierung: fremde Umgebung, Lärm, Schlafunterbrechung durch andere Pat. oder Pflege.

Schläfrigkeit am Tag

- Gestörter Nachtschlaf.
- Schlafumkehr (nachts wach, tags schlafen).
- Medikation: Analgetika, Sedativa/Hypnotika, Antipsychotika, sedierende Antidepressiva, Chemotherapie.
- Erhöhte CO_2-Konz. im Blut, z. B. bei ALS.
- Metabolische Störungen, Exsikkose, allg. Schwäche (▶ 9.5).

Klinik

Schlaflosigkeit

- Müdigkeit.
- Konzentrationsminderung.
- Reizbarkeit.
- Depressive Verstimmung.

- Absenken der Schmerzschwelle.
- Erhöhung der Sturzgefahr.

Schläfrigkeit am Tag
- Inaktivität.
- Absinken der Motivation.
- Abnahme sozialer Interaktionen.
- Reizbarkeit.
- Kommunikationsstörungen.

Diagnostik
- Ausführliche Eigen-/Fremdanamnese (Beginn, Ein- oder Durchschlafstörung, Grund und Zeitpunkt des Erwachens, Albträume, Vorerkr., Anamnese der o. g. Gründe für Schlaflosigkeit und Schläfrigkeit am Tag).
- Körperliche Untersuchung.
- Dokumentation des Schlaf-Wach-Rhythmus, Bestimmung des individuellen Schlafbedarfs.

Therapie

Prinzip
- Eine Schlafstörung wird nur behandelt, wenn sie Beschwerden (Beeinträchtigung am Tag) verursacht.
- Genaue Ursachenanalyse, nach Möglichkeit kausaler Ansatz. Psychophysiolog. Komponenten (insb. Angst, Depression) können eine Schlafstörung trotz erfolgreicher Kausaltherapie unterhalten.
- Nichtpharmakologische Therapiemöglichkeiten sollten vor Einsatz von Medikamenten ausgeschöpft sein.
- Risiken wie Abhängigkeitsentwicklung unter einer medikamentösen Therapie sind vor dem Hintergrund einer terminalen Erkr. sekundär; prim. Ziel ist Symptomlinderung.
- Niedrig dosierter Beginn einer medikamentösen Behandlung.

Nichtmedikamentöse Therapie
- Schlafhygiene:
  - Minimierung von Unterbrechungen des Nachtschlafs z. B. durch Medikation, Lärm.
  - Überdenken des Tages und Problembewältigung vor dem Schlafengehen.
  - Meiden stimulierender Medikamente und Genussmittel.
  - Nicht zu warmes Schlafzimmer, aber Vermeiden kalter Füße.
  - Abends nur leichte Mahlzeit, warmes Getränk (Milch), warmes Bad, Kohlenhydrat-Snack.
  - Regelmäßige Einschlafzeiten, Rituale vor dem Einschlafen, Bett nur zum Schlafen benutzen, bei Schlaflosigkeit Verlassen des Schlafzimmers und Rückkehr erst bei Müdigkeit.
  - Trotz Schlafstörung: Aufstehen zu denselben Zeiten, kein morgendliches Liegenbleiben.
- Entspannungstraining (z. B. progressive Muskelrelaxation, autogenes Training).
- Meditation, Hypnose.
- Beruhigende Musik.
- Einsatz von Aromen wie Lavendel, Melisse.
- Abendlicher Alkoholgenuss nur in kleinen Mengen.

Medikamentöse Therapie

Benzodiazepine Benzodiazepine und Benzodiazepinanaloga Medikament der 1. Wahl bei prim. vorübergehenden Schlafstörungen.

! Paradoxe Wirkung bei älteren Pat., Sturzgefahr, Atemdepression.

Zu bevorzugen sind Benzodiazepine mit mittlerer HWZ und fehlenden aktiven Metaboliten (Oxazepam 10–20 mg, Temazepam 10–20 mg p. o.).

- Bei Einschlafstörungen, geringes Kumulationsrisiko:
  - Midazolam (Dormicum®) 7,5 mg (HWZ 2 h) p. o.
  - Nachteil: kurze Wirkdauer, Rebound-Schlaflosigkeit, Amnesie.
- Bei Ein- und Durchschlafstörungen:
  - Zolpidem (Stilnox®; HWZ 1–4 h) 5–10 mg, Zoplicon (Ximovan®; HWZ 5 h) 3,75–7,5 mg p. o.
  - Nachteil: metallischer Nachgeschmack möglich.
- Bei Durchschlafstörungen:
  - Nitrazepam (Mogadan®; HWZ 18–30 h) 5–10 mg p. o.
  - Nachteil: morgendlicher Überhang durch lange HWZ.

Pflanzliche Präparate

- Hopfen- und Baldrianpräparate (Hovaletten®, Baldrisedon®, Orasedon®, Valdispert®) bei leichten Schlafstörungen.

Niederpotente Antipsychotika

! Anticholinerge NW, Auslösung eines Delirs bei alten Menschen.

- Levomepromazin (Neurocil®): 10 (–50) mg p. o.

Bei alten Menschen:

- Pipamperon (Dipiperon®): 20 (–40) mg p. o.
- Prothipendyl (Dominal®): 20 (–40) mg p. o.
- Melperon (Eunerpan®): 25 (–50) mg p. o.

Andere Hypnotika

! Anticholinerge NW, Auslösung eines Delirs bei alten Menschen.

- Promethazin (Atosil®): 25 (–50) mg p. o.

Sedierende Antidepressiva Sedierende Antidepressiva wirken aufgrund ihrer antihistaminergen und 5-HT_2-antagonistischen Wirkung schlaffördernd, v. a. bei gleichzeitigem Vorliegen einer depressiven Symptomatik. Werden sie bereits als Koanalgetika eingesetzt, kann versucht werden, die abendliche Dosis zu erhöhen.

- Mirtazapin (Remergil®): 7,5–15 mg p. o.
- Trazodon (Thombran®): 25–50 mg p. o.
- Trimiparin (Stangyl®): 25–50 mg p. o.
- Amitriptylin (Saroten®): 25–50 mg p. o.

Medikamente gegen Schlafstörungen mit psychotischer Symptomatik (▶ 13.8)

Antipsychotika: Mittel der Wahl Haloperidol 1–2,5 mg oder Risperidon 0,5–1 mg; bei zusätzlicher ausgeprägter psychomotorischer Unruhe evtl. Levomepromazin 10–25 mg (**cave:** Verstärkung eines Delirs; besser Komb. mit niederpotenten Antipsychotika ohne anticholinerge Wirkung wie Prothipendyl oder Pipamperon).

10.2 Unruhe

Definition

Rein motorische Unruhe ohne und Unruhe mit mentaler Beeinträchtigung. Letztere tritt meist i. R. eines deliranten Sy. (▶ 13.8) auf und wird in der Sterbephase auch als terminale Agitation bezeichnet (▶ 14.5.2).

Ursachen

- Unzureichend behandelte Symptome wie Schmerzen, Atemnot, Harnverhalt.
- Medikamente (z. B. Amphetamine, antriebssteigernde Antidepressiva oder SSRI, Antipsychotika; sehr selten paradoxe Reaktion auf Benzodiazepine).
- Psychosoziale Ursachen (unerledigte Geschäfte, Konflikte, Angst vor Alleinsein).

Klinik

Komplexe, meist wenig steuer- oder unterdrückbare Bewegungen

Differenzialdiagnosen

- Restless-Legs-Sy. (v. a. abends auftretendes Gefühl, die Beine bewegen zu müssen, spricht gut auf L-Dopa 62,5–125 mg und Dopaminagonisten zur Nacht an).
- Akathisie (Unfähigkeit, motorisch ruhig zu bleiben), häufig NW von Antipsychotika.
- Dystonie.
- Dyskinesien.
- Angst.

Therapie

- Soweit möglich Behandlung der Ursachen.
- Ruhige Anwesenheit von Angehörigen oder vertrauten Personen.
- Schaffen einer vertrauten Atmosphäre (bekannte Musik, Bettdecke).

Medikamentöse Therapie

- Bei leichter bis mittelgradiger ängstlicher Unruhe:
  - Lorazepam (Tavor Expedit®) 0,5–2,5 mg p. o.
  - Midazolam (Dormicum®) 2,5–5 mg s. c. oder p. o. bei Bedarf, 1–2,5 mg i. v. bei Bedarf, 10–60 mg/d in subkutaner Spritzenpumpe. Kurze HWZ, stark sedierend.
- Bei ausgeprägter psychomotorischer Unruhe (als Tropfen p. o. gut dosierbar):
  - Prothipendyl (Dominal®) 40–80 mg p. o.
  - Pipamperon (Dipiperon®) 20–80 mg p. o.
  - Melperon (Eunerpan®) 25–50 mg p. o.
  - Levomepromazin (Neurocil®) 10–50 mg 4-stdl. p. o., s. c. sehr stark sedierend.
- Bei Halluzinationen, Albträumen, paranoiden Symptomen (v. a. delirantes Sy., ▶ 13.8 und ▶ 14.5.2): Haloperidol (Haldol®). Bei älteren Pat., 1–2,5 mg p. o. oder s. c. 8-stdl. Bei jüngeren Pat. bis 10 mg/d p. o. oder s. c. Bei ausgeprägtem Delir 6–15 mg (-30 mg)/d.

Praktische Tipps zur medikamentösen Therapie von Unruhe

- Da Pat. in einer fortgeschrittenen Krankheitsphase meist nicht mehr in der Lage sind zu schlucken, wird die parenterale Gabe von Medikamenten not-

wendig. Wegen der einfacheren Applikation (auch zu Hause möglich) ist die subkutane Gabe zu bevorzugen.
- Benzodiazepine erniedrigen im Vergleich zu Antipsychotika (mit Ausnahme von Melperon) die Schwelle für epileptische Anfälle nicht und sind deshalb zu bevorzugen, v. a. bei Pat. mit prim. oder sek. Hirntumoren.
- Auch wenn für den Pat. bei Unruhe kein Leidensdruck besteht, kann ein aktives Vorgehen für die Pat. und Angehörigen notwendig sein, die die letzten Stunden des Pat. oft im Gedächtnis behalten (Vermeidung einer Traumatisierung).

10.3 Angst

> ! Die meisten schwer kranken Pat. haben Angst vor der Zukunft, vor dem Sterben, dem Tod oder wie es den Angehörigen später ergehen wird. Diese nicht immer krankhafte Angst kann auch bei adäquater Unterstützung durch das Team manchmal nur sehr schwer beherrschbar sein.

Ursachen

- Nicht kontrollierte Symptome, insb. Schmerzen und Atemnot.
- Ängste vor konkreten Entscheidungen, bei widersprüchlichen Informationen, Problemen in der Familie, vor der Nachlassregelung, dem Alleinsein, vor unerledigten Geschäften oder existenzielle Angst.
- Medikamente: Steroide, Theophyllin, Medikamentenentzug (Benzodiazepine, Opioide), Alkoholentzug.
- Herzerkr. (Angina pectoris), Lungenerkr. (Asthma, Embolie, Atemnot), hirnorganische Veränderungen.
- Rezid. Hypoglykämien, Hypoxie, Sepsis.
- Generalisierte Angststörung, Angst bei Anpassungsstörung, Depression, Demenz.
- Psychotische Ängste (bei Wahn, Halluzinose, Delir).

Klinik

- Angstgefühle, Panik.
- Innere Unruhe, Gespanntheit.
- Schlafstörung.
- Wiederholtes Läuten und wiederholt gleiche Fragen, Unruhe, Hilflosigkeit, Unkonzentriertheit, diffuse Klagen über unspez. Symptome.
- „Angst vor der Angst".
- Gelegentlich nur körperliche Symptome, ohne dass dem Pat. Angstgefühle bewusst sind: Tachykardie, Tachypnoe, Druckgefühl über Brust und Herz, Blutdruckanstieg, Zittern, Schwitzen, erweiterte Pupillen, trockener Mund, Durchfälle, Übelkeit, Erbrechen, Kloßgefühl im Hals, Schwindel, Schwäche, gesteigerte Psychomotorik.

Therapie

- Stützende und beruhigende **Gespräche** mit dem Pat. sind bedeutend, alle Mitglieder des Teams sind angesprochen; den existenziellen Ängsten des Pat. nicht auszuweichen; eigene Ängste gegenüber ängstlichen Pat. sollten in der Supervision zur Sprache kommen und abgebaut werden. Angst und deren Ursachen soll an- und ausgesprochen werden.

- Unterstützende **Medikation:**
  - Akut Benzodiazepine: Lorazepam (Tavor®) 0,5–10 mg/d oder Alprazolam (Tafil®) 0,25–4 mg/d p. o. **Cave:** paradoxe Reaktion mit Erregungszuständen selten möglich.
  - Andere Anxiolytika: Opipramol (Insidon®) 50–300 mg/d p. o.
  - Alternativ sedierende Antipsychotika wie Prothipendyl, Pipamperon, Levomepromazin (▶ 10.2). **Cave:** affektiv entspannende Wirkung jedoch ohne wesentliche Anxiolyse.

10.4 Depression

Häufigkeit

Depressionen (= depressive Episoden) sind auch bei somatisch Schwerkranken krankhafte Zustände. Sie sind ein schwerwiegendes belastendes Leiden, das bis in die Terminalphase hinein effektiv behandelt werden kann und sollte. Depressive Episoden sind abzugrenzen von Anpassungsstörungen, die ebenfalls mit depressiver Symptomatik einhergehen können, jedoch in der Schwere und Dauer der Symptome weniger ausgeprägt sind.
Die Häufigkeit depressiver Sy. bei schweren somatischen Erkr. ist im Vergleich zur Allgemeinbevölkerung 2- bis 4-fach erhöht. Die Prävalenz kann mit der Schwere der Erkr. und bei Progression deutlich ansteigen.

Ursachen

- **Psychologisch:**
  - Psychischer oder körperlicher Stress.
  - Beeinträchtigung des Körperbildes.
  - Körperliche Behinderung.
  - Verlust von Selbstständigkeit und Unabhängigkeit.
  - Andere psychosoziale Stressoren (Einsamkeit, fehlende Unterstützung).
- **Biologisch:**
  - Metabolische Störungen (Hyperkalzämie u. a. Störungen, bei Organversagen von Niere, Leber, Lunge).
  - Endokrine Störungen (Hypothyreoidismus, paraneoplastische Hormonproduktion).
  - Zerebrale Tumoren, Metastasen, Hämorrhagien, Infarkte.
  - Medikamente (Chemotherapeutika, Steroide, Interferon), ZNS-Bestrahlung.
  - Alkohol- und Medikamentenmissbrauch.

Risikofaktoren

- Psychiatrische Voranamnese.
- Labiles Selbstwertgefühl.
- Mangelnde soziale Unterstützung.
- Schwere körperliche Symptome.
- Ungelöste psychosoziale Probleme.

Klinik und Diagnostik

Somatische Symptome (Schlafstörung, Appetitlosigkeit, fehlende Energie, starke körperliche Erschöpfbarkeit, Schmerz, vegetative Symptome) können Ausdruck einer depressiven Störung, einer somatischen Erkr. oder der internistischen Therapie sein. Sehr häufig gehen depressive Störungen mit Angstsymptomen einher.

! Aussagekräftigere Hinweise auf das Vorliegen einer depressiven Störung ergeben sich erst im ausführlichen Gespräch mit dem Pat.: gedrückte Stimmung (ungleich Trauer!), Verlust jeder Freude (Anhedonie), Interessensverlust, Antriebslosigkeit, Konzentrations- und Gedächtnisstörungen, Perspektivlosigkeit, Schuld-, Versagensgefühle, Bestrafungsüberzeugung, Entscheidungsambivalenz, Selbstwertverlust, Hoffnungslosigkeit, Suizidgedanken.

Therapie

- Jede antidepressiv wirksame Therapie ist einzubetten in eine tragende, empathische Arzt-Patient-Beziehung.
- Vor spez. Therapieansätzen Behandlung organischer Ursachen.
- Psychother. Ansätze können depressive Symptome reduzieren, z. B. durch Zuwendung bei sozialer Isolation, Unterstützung in grundlegenden Copingfertigkeiten, Aufarbeiten belastender Erlebnisse und familiärer Spannungen. Sie sind bei Anpassungsstörungen und leichten depressiven Episoden zu bevorzugen.

Tipps zur medikamentösen Therapie

- Stets innerhalb eines Gesamtbehandlungsplans diskutieren.
- Leichte depressive Episoden benötigen i. d. R. keine medikamentöse Behandlung.
- Allg. Prinzip: Dosierung so gering wie möglich, jedoch so hoch wie nötig (Wirkspiegel!).
- Einsatz eines Antidepressivums in Abhängigkeit vom Zielsy. sowie den NW bzw. möglichen Interaktionen mit anderen Symptomen der somatischen Erkr.; z. B. anticholinerge NW beachten, speziell bei strahlenbedingter Stomatitis, verringerter Darmmotilität, eingeschränkter Harnausscheidung.
- Mögliche Medikamenteninteraktionen beachten, z. B. serotonerges Sy. bei Komb. von SSRI, Tramadol oder Metoclopramid.

! Komb. Tramadol und SSRI wegen der Gefahr eines serotonergen Sy. kontraindiziert.

- Möglichkeit der Infusionsbehandlung erwägen (bei Schluckstörungen, evtl. schnellerer Wirkungseintritt).
- Vorteile der selektiven Serotonin-Wiederaufnahmehemmer (SSRI) z. B. Citalopram oder Paroxetin ggü. klassischen TZA (insb. bei älteren Menschen) wegen geringer anticholinerger NW.

Medikamentöse Therapie gemäß Symptomatik

- Ein eindeutig den anderen überlegener antidepressiver Wirkstoff kann nicht empfohlen werden.
- Auswahl anhand des NW-Profils und der Erfahrung der Verschreibenden.
- Bei ängstlich-agitiertem Sy.: sedierende Antidepressiva; z. B. Amitriptylin (Saroten®), Doxepin (Aponal®) 25–50 (–150) mg/d p. o. (kleine Einzeldosisschritte) oder Mirtazapin (Remergil®) 15 (–45) mg/d p. o.
- Wenn Sedierung nicht erwünscht: Citalopram, Sertralin, Paroxetin, Nortriptylin, Venlafaxin, Duloxetin.
- Wirkungseintritt u. U. erst nach mehreren Tagen. Bei Mirtazapin vermutlich schneller.
- Bei ausgeprägter zusätzlicher Angstsympt.: zusätzlich Lorazepam (Tavor®) 2–3 × 0,5–1 mg/d oder Alprazolam (Tafil®) 0,25–2 mg/d p. o.

10.5 Suizidalität

! Im Terminalstadium nehmen Depressivität und Angst an Häufigkeit und Intensität zu. In einer vertrauensvollen Beziehung zum Arzt offen über suizidale Fantasien zu sprechen, reduziert das Suizidrisiko. Die Bedeutung der Suizidfantasie für das Autonomiegefühl des Pat. ist zu beachten (ohne eine ernsthafte Selbstgefährdung).

Häufigkeit

- Prävalenz für Suizidversuche und erfolgreichen Suizid bei Pat. mit somatischen Erkr. nur leicht erhöht.
- Suizidrisiko bei Pat. speziell bei Tumorerkr. im HNO-Bereich (Alkohol ist sowohl ein Risikofaktor für einen HNO-Tumor als auch für Depressionen und Suizid) v. a. bei Männern im Vergleich zur Allgemeinbevölkerung erhöht.
- Pat. ohne antidepressive Behandlung und solche mit verstümmelnden operativen Eingriffen oder Tumorrezidiv haben ein erhöhtes Suizidrisiko.

Klinik

Präsuizidales Syndrom (▶ 17.6.4).
- Zunehmende Einengung der Lebenssituation mit Perspektivlosigkeit.
- Dominierende depressive und hoffnungslose Gedanken.
- Rückzug aus tragenden Kontakten zu anderen Personen.
- Einengung der Wertewelt.
- Aktiv intendierte/passiv sich aufdrängende Suizidvorstellungen/-fantasien.

Risikofaktoren für Suizid bei Patienten in der Terminalphase (▶ 17.6.4).
- Krankheitsprogression, infauste Prognose.
- Mangelnde Schmerzkontrolle.
- Depression und Hoffnungslosigkeit.
- Delir und Enthemmung.
- Kontrollverlust.
- Hilflosigkeit.
- Vorbestehende Psychopathologie oder Persönlichkeitsstörung.
- Früherer Suizidversuch.
- Suizid in Familie.
- Alkohol-, Substanzmissbrauch.

Diagnostik

! **Erstgespräch bei V. a. Suizidalität**
- Suizidalität stets direkt ansprechen.
- Es besteht keine Gefahr, dass ein offenes Gespräch Suizidalität induziert.
- An- und Aussprechen der Suizidalität vermindert das Risiko zur Tat.
- Empathisches, tolerantes, kein überängstliches oder moralisierendes Kontaktangebot.

Die Kontaktaufnahme mit dem Pat. über das Angebot eines offenen Gesprächs steht im Vordergrund der Diagnostik. Beim Gespräch achten auf:

- Gründe für Suizidalität, z. B.:
  - Verlust der Selbstbestimmung, Angst.
  - Vermehrt Hilf- und Hoffnungslosigkeit, Depression.
  - Extremer Selbstwertverlust.
  - Verlust tragender partnerschaftlicher/familiärer Bindungen und Sozialkontakte.
  - „Nicht-zur-Last-fallen-Wollen".
  - Unerträgliche Schmerzen und körperlicher Stress.
  - Wahnhafte Gedankeninhalte wie Schuldwahn oder Versündigungswahn.
- Klärung von Umfeldbedingungen:
  - Ausreichende Symptomkontrolle.
  - Psychosoziales Unterstützungssystem.
  - Psychiatrische Eigen- und Fremdanamnese, speziell von früheren Suizidversuchen oder -drohungen.
- Klärung der konkreten aktuellen Suizidgedanken und -intentionen (▶ 17.6.4 präsuizidales Sy.).

Therapie

Psychotherapeutisch (▶ 17.6).
- Empathisches Kontaktangebot; kein Verurteilen oder emotionale Distanz.
- Akzeptanz der suizidalen Fantasien und der damit verbundenen Affekte.
- Förderung des emotionalen Ausdrucks v. a. von Enttäuschung, Wut, Trauer über Verluste, Gefühle des Ausgeliefertseins.

> **! Vorsicht bei Gegenübertragungen**
> Es ist wichtig, eigene emotionale Gegenübertragungsreaktionen zu erkennen, z. B. Gedanken wie „wenn ich an seiner/ihrer Stelle wäre, würde ich mich auch umbringen" oder „mit so einer infausten Prognose steht es ihm/ihr zu, depressiv und suizidal zu sein". Diese Gegenübertragungen sind projektiv, entsprechen meist nicht der Situation des Pat. und verhindern die Suche nach Ursachen und Lösungen.

Allgemein
- Ausreichende Symptomkontrolle.
- Förderung des körperlichen Wohlbefindens.
- Mobilisierung von Bezugspersonen.
- Stabile Betreuung durch eine bzw. möglichst wenige Pflegepersonen, evtl. „Sitzwache".
- Evtl. psychiatrische Mitbetreuung.

Medikamentöse Therapie Einsatz von niedrig dosierten sedierenden Antidepressiva komb. mit niederpotenten Antipsychotika oder Benzodiazepinen.

> Bei Einsatz von anxiolytischen, weniger sedierenden Benzodiazepinen (z. B. Lorazepam) kann es in Einzelfällen durch die enthemmende Wirkung zu Suizidhandlungen kommen. Ein besonderes Risiko besteht bei Pat. mit einer Persönlichkeitsstörung.

Beihilfe zur Selbsttötung

(▶ 1.1.4 und ▶ 20.3).

> Die Bitte nach Beihilfe zur Selbsttötung ist meist ein Hilferuf, dem mit der gesamten Palette an med., pflegerischen, sozialen, psychother. und spirituellen Hilfsangeboten begegnet werden muss. Nach klin. Erfahrung sind oft nicht alle palliativmed. Maßnahmen ausgeschöpft worden.

- Die Diskussion um ärztliche Beihilfe zur Selbsttötung ist weltweit aktuell und führt dazu, dass immer mehr Pat. daran denken und es teilweise direkt ansprechen.
- Jeder, der mit Schwerkranken arbeitet, muss für sich zu einer Antwort kommen, die im Einklang mit seinen eigenen ethischen, religiösen und sozialen Anschauungen steht.

! Die juristische Situation ist ausschlaggebend (▶ 20.3).

Vorgehen des Arztes nach geäußertem Wunsch nach Beihilfe zur Selbsttötung

- Verständnis für diesen Wunsch zeigen, aber mitteilen, dass v. a. versucht werden sollte, zu verstehen, was das Leben so erschwert, und um Verständnis für die eigene Position bitten, dass Beihilfe zum Suizid nicht als ärztliche Aufgabe verstanden wird.
- Deutlich machen, dass alles getan wird, um das Leiden zu verringern.
- Alle Gespräche und die Schwere der Suizidgedanken und -gefahr dokumentieren und mit dem Team besprechen.
- Für die ganz seltenen Fälle, bei denen Symptome nicht ausreichend gelindert werden können, kann eine Sedierung (▶ 15.1.3) angezeigt und angeboten werden. Dies ist kein aktives Herbeiführen des Versterbens (▶ 20.3), da:
  - Todeszeitpunkt nicht beschleunigt wird.
  - Potenziell reversibel.
  - Pat. in Abständen aufwachen und seine Entscheidung bekräftigen oder widerrufen kann.

10.6 Psychotische Syndrome

Gewichtung

Die häufigsten psychotischen Symptome in der Palliativmedizin treten im Rahmen eines deliranten Sy. (▶ 13.8) auf. Im Folgenden werden die durch hirnorganische Veränderungen und Medikamente hervorgerufenen psychotischen Sy. besprochen. Bei der Demenz stehen die schweren kognitiven Defizite im Vordergrund.

Ursachen

- Medikamente (Steroide, Opioide, Anticholinergika u. a.).
- Neoplasmen (insb. hirnorganische Veränderungen, Hirnmetastasen).
- Schwere COPD, Herzinsuff.
- Epileptischer Anfall (▶ 13.7).

Klinische Formen

- Organische Halluzinose.
- Organisch wahnhafte Störung.
- Organisch katatone Störung.

Organische Halluzinose

Klinik Ständige oder immer wiederkehrende optische, akustische oder taktile Halluzinosen.
Begleitsymptome: Angst, gelegentlich wahnhafte Verarbeitung, **keine** Bewusstseinsstörung oder Verwirrtheit.

Therapie
- Beseitigung der Ursache, soweit möglich.
- Hochpotente Antipsychotika wie Haloperidol (Haldol® 3 × 1–2 mg/d).

Organisch wahnhafte Störung

Klinik Wahnideen (z. B.: Pat. glaubt, Versuchsopfer oder Opfer eines Komplotts gegen ihn zu sein).
Begleitsymptome: Angst, **keine** Bewusstseinsstörung oder Desorientierung.

Therapie Wie bei organischer Halluzinose; falls Pat. sehr unruhig, zusätzlich Sedierung mit z. B. Lorazepam (Tavor®) 2–3 × 0,5–2,5 mg/d oder Midazolam (Dormicum®) 15–60 mg/24 h.

Organisch katatone Störung

Klinik Stupor oder psychomotorische Erregungszustände oder beides im Wechsel. Bewusstseinslage und kognitive Funktionen sind im katatonen Zustand nicht überprüfbar.

> ! Gefahr unvorhersehbarer Impulshandlungen.

Begleitsymptome: Halluzinosen, Wahnideen.

Therapie
- Wenn möglich, Beseitigung der Ursache.
- Sympt. Therapie des Stupors: Lorazepam (Tavor expidet®) 2,5 mg s. l. oder 2 mg als Kurzinfusion.
- Zusätzlich evtl. hochpotente Antipsychotika (Haldol® z. B. 3 × 1–2 mg/d).
- Bei Erregung Sedierung z. B. mit Midazolam (Dormicum®) 30–60 mg/24 h.

11 Pädiatrische Palliativmedizin

Boris Zernikow und Lars Garten

11.1 Lebenslimitierende Erkrankungen im Kindesalter

Boris Zernikow

11

> ! Auch im Kindesalter müssen die Grundsätze der Palliativversorgung Anwendung finden. Linderung von Schmerzen u. a. belastenden Krankheitssymptomen sowie die Begleitung der gesamten Familie sind auf der Kinderintensivstation, den neuropädiatrischen, onkolog., nephrolog. u. a. pädiatrischen Krankenstationen ebenso wichtig und durchführbar wie in der häuslichen Umgebung, dem Kinderhospiz, der Kurzzeitpflegeeinrichtung oder der Kinderpalliativstation. Entlastende Angebote während des oft jahrelang andauernden Krankheitsprozesses, die Geschwisterarbeit und die Betreuung der Eltern spielen eine herausragende Rolle.

Definition Lebenslimitierende Erkr. sind Krankheiten, bei denen es keine realistische Hoffnung auf Heilung gibt und an denen die Kinder/Jugendlichen mutmaßlich vor Erreichen des mittleren Erwachsenenalters (Tod wahrscheinlich vor dem 40. Lj.) versterben werden.

Gruppen lebenslimitierender Erkrankungen Es werden vier Gruppen unterschieden (zit. nach: Association for Children with Life-threatening or Terminal Conditions and their Families and the Royal College of Paediatrics and Child Health 1997):

- **Gruppe 1:** lebensbedrohliche Erkr., für die kurative Therapien existieren, aber ein Therapieversagen wahrscheinlich ist. Eine palliative Versorgung kann während der Phase eines unklaren Therapieerfolgs oder bei Therapieversagen notwendig sein. Kinder/Jugendliche in Langzeitremission oder nach erfolgreicher kurativer Therapie gehören nicht in diese Gruppe.
  Beispiele: Krebs, irreversibles Organversagen von Herz, Leber, Nieren.
- **Gruppe 2:** Erkr., bei denen lang andauernde intensive Behandlungen das Ziel haben, das Leben zu verlängern und die Teilnahme an normalen kindlichen Aktivitäten zu ermöglichen, aber ein vorzeitiger Tod wahrscheinlich ist.
  Beispiele: zystische Fibrose, Muskeldystrophie.
- **Gruppe 3:** fortschreitende Erkr. ohne ther. Optionen, bei denen häufig über viele Jahre eine ausschließlich palliative Therapie durchgeführt wird.
  Beispiele: Zeroidlipofuszinosen, Mukopolysaccharidosen.
- **Gruppe 4:** Erkr. mit schweren neurolog. Behinderungen, die Schwäche und Anfälligkeit für gesundheitliche Komplikationen verursachen und sich unvorhergesehen verschlechtern können, aber üblicherweise nicht als fortschreitend angesehen werden.
  Beispiele: schwere Mehrfachbehinderungen wie z. B. bei Hirn- oder Rückenmarkerkr. (inkl. einiger Kinder mit schwerer Zerebralparese).

Epidemiologie lebenslimitierender Erkrankungen in Deutschland In Deutschland leben gegenwärtig mehr als 36.000 Kinder und Jugendliche mit einer lebenslimitierenden Erkr. Von diesen Kindern versterben 1.500–3.000/J. Die Prävalenz lebenslimitierender Erkr. hat in den westlichen Industrienationen in den letzten 10 J. massiv zugenommen (Fraser LK, et al. Rising national prevalence of life-limiting conditions in children in England. Pediatrics 2012; 129[4]: e923–9;

kostenlos zugänglich unter: http://pediatrics.aappublications.org/content/early/2012/03/07/peds.2011-2846.full.pdf+html). Die meisten kindlichen Todesfälle ereignen sich in Deutschland (2009) unmittelbar perinatal (n = 1.139, 24 %) und durch äußere Ursachen wie Unfälle, Vergiftungen und Gewalt (n = 1.091, 23 %). Weitere häufige Todesursachen sind angeborene Fehlbildungen, Deformitäten und Chromosomenanomalien (n = 864, 18 %), Neubildungen (n = 410, 8 %) sowie Krankheiten des Nervensystems (n = 294, 6 %) (Statistisches Bundesamt 2011).

11.2 Symptomkontrolle

Boris Zernikow

11.2.1 Besonderheiten der Medikamentengabe bei Kindern

Möglichst Betreuung durch speziell für das Kindesalter ausgebildetes ärztliches und pflegerisches Personal, u. a. wegen Besonderheiten der Medikamentengabe:

- Altersspez. KI in der Produktinformation sind teilweise inhaltlich, größtenteils jedoch rechtlich begründet.
- Fehlende wissenschaftliche Daten für fast alle Medikamente der Palliativversorgung.
- Einnahme von Tbl. oft problematisch, bei speziellen Patientengruppen sind andere Zugangswege die Regel (schwerst Mehrfachbehinderte: PEG-Sonde, onkolog. Pat.: Dauer-ZVK etc.).
- Problematische Dauertropfanlage (auch s. c.).
- Medikamentenapplikation rektal oder auch über liegende Magensonde etablierter als bei Erw.
- Invasive Schmerztherapieverfahren vernachlässigbar.

11.2.2 Schmerzen

(auch ▶ 4). Wie auch in der Erw.-Palliativmedizin sind Schmerzen das häufigste Krankheitssymptom in der Lebensendphase – auch wenn hier deutliche Prävalenzunterschiede in den verschiedenen Krankheitsgruppen bestehen.

Diagnostik

Erst im Grundschulalter entwickeln Kinder die Fähigkeit, Schmerzen nach Lokalisation und Charakter genau zu beschreiben. Bei jüngeren Kindern sind geschulte Beobachter (auch Eltern) nötig, damit Schmerzen erkannt und wirksam behandelt werden können. Meist findet die Schmerzeinschätzung durch die Eltern auf einer horizontalen numerischen Ratingskala statt.

Wenn möglich, sollten die Kinder mittels altersgerechter Gesichterskalen befragt werden; dies ist in der Palliativsituation meist ab dem 3. Lj. möglich (▶ Abb. 11.1).

Für schwerst mehrfachbehinderte Kinder kann auf das *Paediatric Pain Profile* (PPP) oder die *Non-Communication Children's Pain Checklist – revised* (NCCPC-R) zurückgegriffen werden (dt. Übersetzung in Zernikow B [Hrsg.]. Schmerztherapie bei Kindern, Jugendlichen und jungen Erwachsenen. 5. A. Heidelberg, Berlin: Springer; 2015).

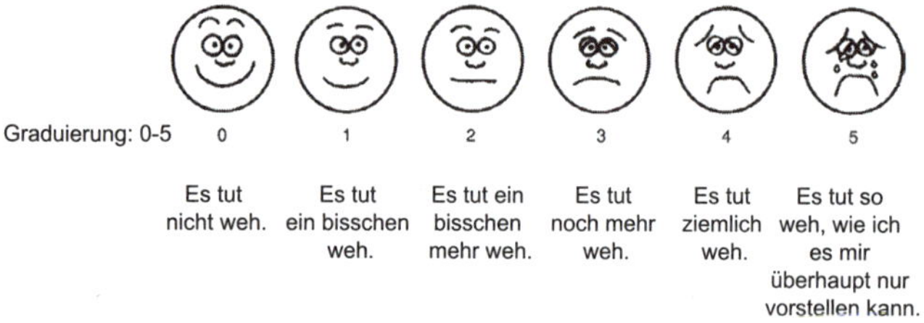

Abb. 11.1 Faces Pain Scale, FPS – revised. Die Kinder sollen auf das Gesicht deuten, das der Stärke ihres Schmerzes am ehesten entspricht. Graduierung: 0–2–4–6–8–10 (oder 0–1–2–3–4–5) [E737]

WHO-Stufenschema der Schmerztherapie

Die Schmerztherapie orientiert sich wie bei Erw. am WHO-Stufenschema (▶ 4.3.1).

Stufe 1: Nicht-opioidhaltiges Analgetikum (± Adjuvans)

In der Kinder-Palliativmedizin gebräuchliche nicht-opioidhaltige Analgetika und Dosierungen ▶ Tab. 11.1.

Tab. 11.1 Wichtige nicht-opioidhaltige Analgetika in der Kinder-Palliativmedizin

Medikament	Tageshöchstdosis in mg/kg KG/d	Dosierung	Kindgerechte Präparate (Bsp.)	Bemerkungen
Ibuprofen	30–40	3–4 ED	Nurofen-Fiebersaft® oder Dolormin® für Kinder 5 ml = 100-mg-Supp. ab 60 mg	Von allen NSAR mit dem geringsten Risiko gastrointestinaler NW behaftet
Metamizol	60–75	4–6 ED	z. B. Novalgin® Tr. (1 Tr. = 25 mg)	i. v. Dosis ≙ der oralen/rektalen Dosierung
	• In der palliativen Phase am häufigsten eingesetzt • Auch bei spastischen Schmerzen • Nicht in den ersten 3 Lebensmon. verwenden • Kreislaufdepression bei zu schneller i. v. Gabe			
Paracetamol	< 2 J.: 60 > 2 J.: 90 (p. o., rektal)	4–6 ED	• Saft (z. B. Ben-u-ron® 1 ml = 40 mg) • Supp. (Ben-u-ron® 75, 125, 250, 500, 1.000 mg) • i. v. (Perfalgan®): – < 1 Lj. 4 × 7,5 mg/kg KG/d – > 1 Lj. 4 × 15 mg/kg KG/d	Entgiftungskapazität der Leber kann durch Kachexie eingeschränkt sein

Stufe 2/3: Opioide (± Nicht-Opioid, ± Adjuvans)

- Die übliche Startdosis für opioidnaive Kinder ist die i. Allg. verwendete Standarddosis; sie basiert nicht immer auf äquianalgetischen Prinzipien.
- Bei Säuglingen < 6 Mon., Kindern < 10 kg KG und allen zerebral geschädigten Kindern sollte die Startdosis ¼–⅓ der vorgeschlagenen Dosis betragen und nach Wirkung titriert werden.

Schwache Opioide (WHO-Stufe 2)

- **Tramadol:**
  - Das mit Abstand am häufigsten eingesetzte schwache Opioid. Anders als Erw. reagieren Kinder selten mit Übelkeit und Erbrechen.
  - Statt Codein wird in Deutschland überwiegend Tramadol eingesetzt.
- **Codein:**
  - In Deutschland als Antitussivum oder in Kombinationspräparaten mit Paracetamol verbreitet.
  - ! Pharmakokinetische und -dynamische Besonderheiten, daher bei Kindern eher ungünstig: stark schwankende Bioverfügbarkeit nach oraler Gabe, sehr unterschiedliche Verstoffwechslung, bei Neugeborenen traten nach Gabe von Codein z. T. schwere Atemstörungen auf.
- **Tilidin/Naloxon:** Informationen laut Produktinformation.

Starke Opioide (WHO-Stufe 3)

> **!** Unter den starken Opioiden nimmt Morphin eine herausragende Stellung in der Pädiatrie ein, da es in allen Zubereitungen – auch kindgerechten Retardzubereitungen (MST-Retardgranulat®) – erhältlich ist.

- Bei Umstellung auf ein Opioid mit kurzer HWZ (▶ Tab. 11.2, ▶ Tab. 11.3 und ▶ Tab. 11.4) bei einem schon mit Opioiden vorbehandelten Pat. Verabreichung des neuen Medikaments mit 50 % der äquianalgetischen Dosis (aufgrund inkompletter Kreuztoleranz) und Titration nach Wirkung.
- ! Pethidin (Dolantin®) sollte auf keinen Fall länger als 24 h angewandt werden, da der Metabolit Norpethidin kumulieren und zu zerebralen Krampfanfällen führen kann. Generell wird von der Pethidingabe abgeraten.
- Die Verschreibung von Fentanyl- oder Buprenorphin-Pflastern sollte die Ausnahme darstellen und nur eingesetzt werden, wenn Kinder eine stabile Schmerzsituation aufweisen (▶ Tab. 11.5).
- Piritramid (Dipidolor®) ist mit vielen Infusionslsg. und Medikamenten nicht kompatibel.
- WHO 1998.

Tab. 11.2 Opioide* mit kurzer Halbwertszeit (unretardiert)

Applikationsform	Übliche Startdosis**		Dosis-Verhältnis i.v. : p.o.	Äquianalgetische Dosis	Biologische HWZ in h
	< 50 kg KG	> 50 kg KG			
Hydromorphon (z. B. Palladon®)					
i.v.	• 0,01 mg/kg KG alle 3 h • DTI: 0,005 mg/kg KG/h	0,5 mg alle 3 h	1 : 3	1,5 mg	2–3
p.o.				4,5 mg	

11

Tab. 11.2 Opioide* mit kurzer Halbwertszeit (unretardiert) *(Forts.)*

Applikationsform	Übliche Startdosis**		Dosis-Verhältnis i.v. : p.o.	Äquianalgetische Dosis	Biologische HWZ in h
	< 50 kg KG	> 50 kg KG			
Morphin (z. B. Sevredol®, MSI®)					
i.v.	• Bolus: 0,05 mg/kg KG alle 3 h • DTI: 0,02 mg/kg KG/h	3 mg alle 3 h DTI: 0,5 mg/h	1 : 3	10 mg	2,5–3
p.o.	0,2 mg/kg KG alle 4 h	5 mg alle 4 h		30 mg	
Tilidin/Naloxon (z. B. Valoron N®)					
p.o.	1 mg/kg KG alle 4 h	50 mg alle 4 h	–	–	3–6
Tramadol (z. B. Tramundin®)					
i.v.	1 mg/kg KG alle 4 h	50 mg alle 4 h	1 : 1	100 mg	2–4
p.o	1 mg/kg KG alle 4 h	50 mg alle 4 h		100 mg	

* Dosierungsrichtlinien zur Opioidanalgesie für opioidnaive Pat., modifiziert nach *Cancer Pain Relief and Palliative Care in Children,* WHO 1998.

** Bei allen Medikamenten, bei denen eine Unterscheidung in Kinder < 50 kg KG und > 50 kg KG vorgesehen ist, sollten die Dosierungen für Kinder < 50 kg KG in mg/kg KG und die „übliche Erwachsenendosis" für Kinder > 50 kg KG verwendet werden. Bei Früh- und Neugeborenen existieren umfangreiche Dosierungsrichtlinien.

DTI = Dauertropfinfusion.

Tab. 11.3 Opioide* mit langer Halbwertszeit

Applikationsform	Übliche Startdosis**		Dosis-Verhältnis i.v. : p.o.	Äquianalgetische Dosis	Biologische HWZ in h
	< 50 kg KG	> 50 kg KG			
Buprenorphin (z. B. Temgesic®)					
i.v./s.l.	0,003 mg/kg KG alle 6 h	0,15 mg alle 6 h	1 : 1	0,2 mg	6–8
Levomethadon (z. B. Polamidon®***)					
i.v.	0,05 mg/kg KG alle 4–8 h	5 mg alle 4–8 h	1 : 2	10 mg	12–50
p.o.	0,1 mg/kg KG alle 4–8 h	5–10 mg alle 4–8 h		20 mg	

* Dosierungsrichtlinien zur Opioidanalgesie für opioidnaive Pat. modifiziert nach *Cancer Pain Relief and Palliative Care in Children,* WHO 1998, Copyright der Tabelle beim Autor.

** Bei allen Medikamenten, bei denen eine Unterscheidung in Kinder < 50 kg KG und > 50 kg KG vorgesehen ist, sollten die Dosierungen für Kinder < 50 kg KG in mg/kg KG und die „übliche Erwachsenendosis" für Kinder > 50 kg KG verwendet werden. Bei Früh- und Neugeborenen existieren umfangreiche Dosierungsrichtlinien.

*** **Cave:** Levomethadon ab dem 3. Behandlungstag nur noch 8- bis 12-stdl.

Tab. 11.4 Retardierte Opioidzubereitungen*

Opioid	Übliche Startdosis p. o.**		Biologische HWZ in h
	< 50 kg KG	> 50 kg KG	
Hydromorphon retardiert (z. B. Palladon®)	0,06 mg/kg KG alle 8 h	4 mg alle 8 h	8–12
Morphin retardiert (z. B. MST-Retardgranulat®)	0,4 mg/kg KG alle 8 h	10 mg alle 8 h	8–12
Oxycodon retardiert (z. B. Oxygesic®)	0,2 mg/kg KG alle 8 h	10 mg alle 8 h	8–12
Tilidin/Naloxon retardiert (z. B. Valoron retard®)	–	50 mg alle 8 h	8–12
Tramadol retardiert (z. B. Tramundin retard®)	2 mg/kg KG alle 8 h	100 mg alle 8 h	8–12

* Dosierungsrichtlinien zur Opioidanalgesie für opioidnaive Pat. modifiziert nach *Cancer Pain Relief and Palliative Care in Children,* WHO 1998.

** Bei allen Medikamenten, bei denen eine Unterscheidung in Kinder < 50 kg KG und > 50 kg KG vorgesehen ist, sollten die Dosierungen für Kinder < 50 kg KG in mg/kg KG und die „übliche Erwachsenendosis" für Kinder > 50 kg KG verwendet werden. Bei Früh- und Neugeborenen existieren umfangreiche Dosierungsrichtlinien.

Tab. 11.5 Umstellung von oraler Morphintherapie auf TTS-Fentanyl (z. B. Durogesic®) bei Kindern

Tgl. orale Morphindosis (mg/d)	Fentanyl-Dosis (µg/h)	Fentanyl-Dosis (mg/d)
30–45	12,5	0,3
46–135	25	0,6
Je weitere 45	Weitere 12,5	Weitere 0,3

Nebenwirkungen der Analgetikatherapie

Die häufigste NW einer lang dauernden Opioidtherapie ist die Obstipation (▶ 6.12, ▶ 11.2.4), die frühzeitig prophylaktisch angegangen werden muss.
Therapie von Übelkeit und Erbrechen ▶ 11.2.4.
Juckreiz tritt häufiger unter Morphin als unter Hydromorphon auf und ist in der Pädiatrie oft der Grund für einen Opioidwechsel.
Dosierungen für übliche Supportiva bei NW ▶ Tab. 11.6.

Tab. 11.6 Supportiva bei Analgetikatherapie

Indikation	Medikament	Applikationsmodus	Dosis
Juckreiz	Clemastin (z. B. Tavegil®)	i. v.	0,03 mg/kg KG alle 12–24 h
		p. o.	• 1–3 J.: 0,25–0,5 mg alle 12 h • 4–6 J.: 0,5 mg alle 12 h • 7–12 J.: 0,5–1 mg alle 12 h • > 12 J.: 1 mg alle 12 h
Harnverhalt	Distigminbromid (Ubretid®)	i. v.	0,007 mg/kg KG Einmalgabe
		p. o.	0,07 mg/kg KG Einmalgabe

Tab. 11.6 Supportiva bei Analgetikatherapie *(Forts.)*

Indikation	Medikament	Applikationsmodus	Dosis
Ulkus	Omeprazol (z. B. Antra®)	p. o.	Ab dem 1. Lj. • 10–20 kg KG: 10 mg abends • > 20 kg KG: 20 mg abends
Müdigkeit	Methylphenidat (z. B. Medikinet®, Ritalin®)	p. o.	0,1 mg/kg KG 2 ×/d (morgens, mittags → keine Störung des nächtlichen Schlafs)

Adjuvanzien des WHO-Stufenschemas

In der Palliativphase auftretende zusätzliche Symptome wie Schlaflosigkeit und Angst sowie spezielle Schmerzsy. (Knochen-, neurogene Schmerzen) können den Einsatz von Adjuvanzien erforderlich machen (▶ Tab. 11.7).

Tab. 11.7 Adjuvanzien des WHO-Stufenschemas

Medikament	Dosierung	Indikationen
Anästhetika		
Ketamin (z. B. Ketanest®)	1–3 mg/kg KG/d i. v. (als DTI*)	• Akute neuropathische Schmerzen, wenn Opioide keine ausreichende Wirkung zeigen • Schmerzhafte Eingriffe (dann andere Dosierung) • Terminale Analgosedierung (dann andere Dosierung)
Antikonvulsiva		
Gabapentin (z. B. Neurontin®)	Schrittweise Aufdosierung innerhalb von 3–7 d auf 15–30 mg/kg KG/d p. o. in 3 ED Max.: 60 mg/kg KG/d Max. Tagesdosis bei Erw.: 3 × 1.200 mg	Neuropathische Schmerzen, wenn Opioide keine ausreichende Wirkung zeigen
Bisphosphonate		
Pamidronat (z. B. Aredia®)	1 mg/kg KG alle 4 Wo. als i. v. Infusion nach Packungsbeilage	Knochenschmerzen bei: • Knochenmetastasen • Massiver Osteoporose, v. a. bei mehrfach behinderten Kindern
Glukokortikoide		
Dexamethason (z. B. Fortecortin®)	Startdosis: 6–12 mg/m² KOF/d p. o. oder i. v., danach langsam reduzieren	• Infiltratives Tumorwachstum • Nervenkompression • Ausgeprägte Knochenmetastasierung • Kapselschmerzen • Hirndruck
Neuroleptika		
Promethazin (z. B. Atosil®)	Zur Sedierung 0,2–0,5 mg/kg KG p. o. oder i. v. alle 6 h	• Starke Übelkeit und Erbrechen • Akute Agitiertheit

Tab. 11.7 Adjuvanzien des WHO-Stufenschemas *(Forts.)*

Medikament	Dosierung	Indikationen
Spasmolytika		
Butylscopolamin (z. B. Buscopan®)	• Rektal: – < 15 kg KG ½ Supp. à 7,5 mg – > 15 kg KG 1 Supp. à 7,5 mg alle 6–8 h • I. v.: 0,5–1 mg/kg KG als Kurzinfusion; Höchstdosis 20 mg	
Sedativa		
Midazolam (z. B. Dormicum®)	DTI: Starten mit 0,02–0,1 mg/kg KG/h	Terminale Sedierung
Lorazepam (z. B. Tavor®)	0,025–0,05 mg/kg KG Max. ED 2 mg	Schlafstörungen
Trizyklische Antidepressiva		
Amitriptylin (z. B. Saroten®)	Therapiebeginn mit 0,2 mg/kg KG/d p. o. abends Steigerung über 2–3 Wo. (alle 2–3 d um 25 %) Zieldosierung: 1–2 mg/kg KG/d	• Neuropathische Schmerzen nach Vincristin-Therapie oder bei Tumorinvasion, wenn Opioide keine ausreichende Wirkung zeigen • Phantomschmerzen nach Amputationen • Schmerzbedingte Schlafstörungen

* DTI = Dauertropfinfusion

Mögliche NW und die Tatsache, dass nur beschränkt Erfahrungen im Kindesalter vorliegen, sollten vorab mit Eltern und Kindern besprochen werden.

11.2.3 Dyspnoe

(auch ▶ 5.1).

Ursachen

! Der subjektiv empfundenen Atemnot liegt häufig keine prim. Ursache zugrunde.

- Lungenmetastasen.
- Pneumonie, Pleuraerguss, Bronchitis, Lungenödem, Lungenembolie, Perikarderguss.
- Trachealobstruktion.
- Verlust der Schutzreflexe und Sekretstau oder zäher Schleim.
- Zentral bedingte erniedrigte Atemfrequenz.
- Anämie.
- Aszites.

Klinik Sichtbare Zeichen einer Dyspnoe (Einziehungen, Nasenflügeln, Stridor, Tachypnoe, etc.) korrelieren im Kindesalter nicht gut mit einer subjektiv empfundenen Atemnot. Kinder mit subjektiv empfundener Atemnot sind oft wesensverändert (Ängstlichkeit, Weinerlichkeit, Schlaf-, Spiel- oder Essstörung).

Therapie

- Angehen der Co-Faktoren: Müdigkeit, Schwäche, Depression, Angst, Appetitlosigkeit und Schmerz.
- Beseitigen der kausalen Faktoren, z. B. durch Gabe von EKs bei Anämie.
- **Medikamentöse Therapie:**
  - Opioide sind als Monotherapie am besten geeignet, bei schon begonnener Opioidtherapie: Dosis optimieren.
  - Benzodiazepine (Anxiolyse): Lorazepam (z. B. Tavor®). Dosierung ▶ Tab. 11.7.
  - Steroide (abschwellend und antiobstruktiv): Dexamethason (z. B. Fortecortin®) 6–12 mg/m² KOF/d p. o. oder i. v., danach langsam reduzieren.
  - Ggf. Inhalation mit Sultanol und Atrovent.
  - Ggf. Sauerstoff.
- **Nichtmedikamentöse Therapie:** Krankengymnastik, Ernährung, Lagerung, CPAP-Beatmung, verhaltensther. Vorgehensweise, Bekämpfung der Angst; ein Ventilator, der Luft ins Gesicht bläst.

11.2.4 Gastrointestinale Probleme

Probleme der Nahrungsaufnahme und Anorexie

(auch ▶ 6.1).

Bei Problemen mit der Nahrungsaufnahme und bei Anorexie stellt sich vorrangig die Frage, wer wie stark an welchem Symptom leidet. Leiden die Eltern, weil der Gewichtsverlust und die Nahrungsverweigerung ihnen täglich die Endlichkeit des Lebens ihres Kindes vor Augen führt, sind häufige unterstützende Gespräche notwendig. Leidet das Kind an einem Verlust der Lust beim Essen, da die Eltern Essen zum Hauptstreitthema machen, lässt sich dieses Problem ebenfalls am besten durch Gespräche angehen. Steht der Kräfteverfall durch die ungewollte Gewichtsabnahme im Vordergrund, sollten medikamentöse Maßnahmen eingeleitet werden.

Ursachen

- Übelkeit/Erbrechen.
- Obstipation.
- Dehydratation.
- Schwäche.
- Depression.
- Schmerzen.
- Oroösophageale Entzündungen.
- Trockener Mund.
- Gastritis.

Therapie

- **Allgemeine Maßnahmen**
  - Wünsche der Kinder berücksichtigen.
  - Optimieren der Schmerztherapie.
  - Bei Jugendlichen: ggf. alkoholischer Appetizer vor der Mahlzeit.
  - Kleine, häufige Mahlzeiten.
  - Eine angenehme Atmosphäre schaffen.
  - Störende Gerüche verhindern.
- **Medikamentöse Therapie**
  - Bei Vorliegen einer Motilitätsstörung: Domperidon (z. B. Motilium®) 1 Tr./Lj. max. 33 Tr. (10 mg) 3 ×/d.

- Megesterol (z. B. Megestat®) 5–10 mg/kg KG/d in 2 Dosen p. o. (Haupt-NW: Glukoseintoleranz, ACTH-Suppression). Bei Therapieende langsam ausschleichen.

Appetitlosigkeit und Dehydratation

Schwer kranke Kinder können mit erstaunlich wenig Nahrung ohne größere Befindlichkeitsprobleme z. T. wochenlang überleben. Die Verweigerung der Flüssigkeitsaufnahme tritt i. d. R. erst zu einem sehr späten Zeitpunkt auf. Unbehagen tritt dann lediglich durch Mundtrockenheit auf, die durch Mundpflege und Anfeuchten des Mundes behandelt werden muss.

Übelkeit und Erbrechen

(auch ▶ 6.8).

Übelkeit und Erbrechen sind häufige und für das Kind stark belastende Symptome. Supportiva kommen unabhängig von der Ätiologie zum Einsatz, auch wenn zunächst eine an der Pathophysiologie der Übelkeit orientierte Therapie (▶ Tab. 11.8 und ▶ Tab. 11.9) versucht werden kann.

Tab. 11.8 Therapie bei Übelkeit und Erbrechen

Ursache	Therapie
Medikamenten-NW	Umstellen/Absetzen verantwortlicher Medikamente, ggf. bei Opioiden Opioidwechsel erwägen
E'lytverschiebungen	Ausgleich der E'lyte
Magenschleimhautirritationen	Antazida
Stoffwechselstörungen	Neueinstellung, z. B. des Diab. mell.
Erhöhter intrakranieller Druck	Acetazolamid, Cyclicin
Obstipation	Laxanzien
Tumorinfiltration	Steroide, antineoplastische Therapie

Tab. 11.9 Medikamentöse Therapie bei Übelkeit und Erbrechen

Medikament	Dosis	Applikation	Höchstdosis
Ondansetron (z. B. Zofran®)	0,1–0,2 mg/kg KG alle 8 h	i. v./p. o.	3 × 8 mg
Tropisetron (z. B. Navoban®)	0,2 mg/kg KG 1 ×/d	i. v./p. o.	
Dimenhydrinat (z. B. Vomex®)	1–2 mg/kg KG alle 6–8 h	i. v.	
	2–5 mg/kg KG alle 6–8 h	p. o. oder Supp.	Max. Tagesdosis bei p. o. oder Supp.: • 2–6 J.: 75 mg • 6–12 J.: 150 mg
Domperidon (z. B. Motilium®)	0,3 mg (= 1 Tr.)/kg KG alle 6–8 h	p. o.	ED: 33 Tr. = 10 mg

> **!** Dystonische Reaktionen auf Metoclopramid und Haloperidol, selten auch auf Domperidon, treten im Kindesalter häufiger als bei Erw. auf und können dann mit Biperiden (z. B. Akineton®; 1–2 mg/ED i. v.) behandelt werden.

Obstipation

(auch ▶ 6.12).

> **!** Schwerst mehrfachbehinderte Kinder leiden u. U. über Jahre an einer schweren Obstipation.

Ursachen

- Bewegungsmangel.
- Verminderte Flüssigkeits- und Nahrungszufuhr.
- Unfähigkeit zur Defäkation aufgrund von Schwäche.
- Angst, bei der Defäkation Schmerzen auszulösen.
- Opioidtherapie.

Therapie

Zur Prophylaxe (z. B. bei gleichzeitiger Opioidtherapie):

- Laktulose oral (z. B. Bifiteral®).
  - $\leq$ 3 J., Startdosis 3 × 2 ml, mittlere Dosis 3 × 5 ml.
  - $>$ 3 J. Startdosis 3 × 5 ml, mittlere Dosis 3 × 10 ml.
- Alternativ Macrogol (Movicol®) 0,8 g/kg KG/d.

Bei manifester Obstipation, zunächst rektale Therapie:

- Natriumhydrogenphosphat-Klistier (Practo-Clyss®).
  - 1–3. Lj.: 60 ml rektal.
  - Ab 3. Lj.: 120 ml rektal.
- Alternativ Glycerol (Babylax®) 0,5 mg für Säuglinge, 1 mg für Kleinkinder, 1,5 mg für Schulkinder rektal, ggf. wdh.

Nachfolgend Stuhlgang regulieren:

- Bisacodyl (z. B. Dulcolax®)
  - 2–10 J.: 5 mg/d Supp.
  - $>$ 10 J.: 10 mg/d Supp. oder oral (nicht mit Milch einnehmen).
- Alternativ Na-Picosulfat (z. B. Laxoberal®):
  - $\geq$ 4 J.: 4–8 Tr./d oral.
  - $\geq$ 12 J.: 10 Tr./d oral.

Diarrhö

(auch ▶ 6.13).

Insb. bei Kindern mit HIV-/AIDS-Infektionen stellt Durchfall ein großes Problem dar. Pharmakolog. Ansätze müssen Hand in Hand mit der Ursachenbeseitigung der Diarrhö gehen.

Medikamentöse Therapie

- Loperamid (z. B. Imodium®):
  - 2–8 J.: 0,04 mg/kg KG/d p. o.
  - $>$ 8 J.: 2 mg initial, 2 mg Wiederholungsgabe bei ungeformtem Stuhl, max. 8 mg p. o.
- Codein oder Morphin p. o.

11.2.5 Neurologische Komplikationen

ZNS-Symptome sind in der Palliativbetreuung von Kindern häufiger und ausgeprägter als bei Erw. Neurodegenerative Erkr. und Hirntumoren sind im Kindesalter prozentual häufiger als im Erwachsenenalter. Der Ausfall isolierter Fähigkeiten (Sehen, Hören, Sprechen etc.) bei sonst weitgehend erhaltenen kognitiven Funktionen wird von Kindern und ihren Eltern als extrem belastend erlebt; die ther. Optionen sind hier sehr begrenzt. Frühzeitig sollte auf die Möglichkeit des Auftretens neurolog. Symptome hingewiesen und den Eltern Notfallmedikamente an die Hand gegeben werden.

Epileptische Anfälle

(auch ▶ 13.7).
Der Nutzen einer krampfdurchbrechenden medikamentösen Therapie muss gegen den Stress abgewogen werden, den ein Kind effektiv durch das Krampfereignis erlebt.
Gerade kurze, gelegentliche Krampfanfälle benötigen häufig keine Therapie.
Zur akuten Durchbrechung eines Krampfanfalls:

- Diazepam (z. B. Valium®):
  - Bis 15 kg KG: 5 mg rektal.
  - > 15 kg KG: 10 mg rektal.
  - Max. 2 Wiederholungsgaben möglich.
- Clonazepam (Rivotril®): 0,01–0,05 mg/kg KG i. v.; max. 1 mg; führt nach Ausreizung der Höchstdosis von Diazepam häufig zum Sistieren eines Anfalls.

! Die antikonvulsive dauerhafte Einstellung bei Kindern und Jugendlichen mit häufigen Krampfereignissen sollte durch einen Neuropädiater erfolgen.

Depression und Angst

(auch ▶ 10.4).
Zeigt ein Kind im Verlauf seiner Krankheit Zeichen der Angst, so reflektiert das nicht selten das Bedürfnis, über die Umstände der Krankheit und des Sterbens sprechen zu wollen und ernst genommen zu werden.
Therapie:

- Gespräche, Spieltherapie und Geschichtenerzählen.
- Ggf. Diazepam (z. B. Valium®):
  - 0,05–0,1 mg/kg KG p. o. oder i. v. oder
  - 0,3 mg/kg KG rektal 3 ×/d.

11.3 Psychosoziale Versorgung

Boris Zernikow

Die psychosoziale Versorgung sterbenskranker Kinder kann sein:

- Eine Fortsetzung der Versorgung von seit der Geburt an lebenslimitierenden Erkr. leidenden Kindern (bei Schwerstmehrfachbehinderungen, degenerativen neuromuskulären Erkr., Mukoviszidose).
- Eine Fortsetzung der Versorgung von Kindern, die an einer jetzt nicht mehr heilbaren, schon länger bestehenden Erkr. leiden (Leukämie, andere Karzinome).
- Eine Versorgung, die plötzlich mit der Diagnosestellung einer schnell fortschreitenden, zum Tod führenden Erkr. einsetzt.

Wesentliche Elemente dieser Versorgung sind:

- Aufklärungsgespräche und unterstützende bzw. beratende Gespräche.
- Gespräche mit Kindern über Sterben und Tod.
- Unterstützung, Beratung und Schulung bei pflegerischen Problemen.
- Unterstützung, Beratung und Hilfeleistung bei alltagspraktischen Problemen (Sozialarbeit).
- Begleitung des sterbenden Kindes und seiner Familie.

Wünschenswert wäre eine Ausweitung auf:

- Geschwisterarbeit.
- Familienberatung.
- Ermöglichen normaler Alltagsaktivitäten der Eltern (Einkaufsbummel, Treffen mit Freunden, Ausschlafen, Spaziergang u. a.).
- Begleitung der Familie nach dem Tod des Kindes (Trauerbeistand ▶ 21.5).

11.3.1 Aufklärungsgespräche

(auch ▶ 2.2, ▶ 2.3, ▶ 2.4 und ▶ 2.5).

Den Aufklärungsgesprächen geht häufig ein langer Erkrankungszeitraum voraus. Kind und Eltern sind mit belastenden Krankheitssymptomen, aufwendiger Diagnostik, schmerzhaften Eingriffen und mit den Behandlungsabläufen vertraut. Eltern und ältere Kinder verfügen über Informationen von behandelnden Ärzten, anderen betroffenen Eltern und Kindern, aus Zeitschriften, dem Internet usw. Durch eine länger andauernde ther. Beziehung zu Kind und Eltern können sich im Behandlungsverlauf Vertrauensverhältnisse bilden, die bei der Auswahl der Gesprächsteilnehmer berücksichtigt werden sollten. Allerdings können derartige Gespräche auch nach einer kurzen Vorgeschichte notwendig werden. Vielfach ist der Übergang von kurativer zu palliativer Behandlung fließend und den Eltern nur sehr schwer zu vermitteln. Für Ärzte und Schwestern ist es ebenfalls oft ein schwerer Schritt zur Erkenntnis, dass man ein Kind nicht mehr heilen kann. Dennoch gibt es in der palliativen Versorgung viele Möglichkeiten, die Lebensqualität des Kindes und seiner Familie deutlich positiv zu beeinflussen.

Vor dem Aufklärungsgespräch zu bedenkende Aspekte

Gesprächsteilnehmer

- Vorher klären, wer bei einem Gespräch vonseiten des Kindes dabei sein sollte.
- Sobald absehbar ist, wann eine Diagnose feststehen wird, einen Gesprächstermin vereinbaren. Dadurch wird verhindert, dass zufällig auf der Station anwesende Angehörige mitgeteilt bekommen, dass ein wichtiges Gespräch geführt werden müsse und sie ihren Ehepartner etc. herbitten möchten. Angehörige befürchten in dieser Situation unweigerlich das Schlimmste und stehen damit erst einmal allein da.

Ansprechpartner Die Eltern sind i. d. R. die ersten Ansprechpartner; lediglich bei größeren Kindern und Jugendlichen kann, je nach intellektueller Reife und in enger Abstimmung mit den Eltern, das Kind selbst der prim. Gesprächspartner sein. Trotzdem soll natürlich immer das Kind auch direkt angesprochen werden.

Zeitpunkt

- Nur Zeiten wählen, in denen ein Gespräch in Ruhe und ohne Zeitdruck erfolgen kann und die weiterem Gesprächsbedarf vonseiten der Eltern/des Kindes Rechnung tragen. Zu empfehlen sind Vormittage, nicht vor dem Wochenende.

- Existenziell bedrohliche Botschaften benötigen viel Zeit, um verarbeitet werden zu können, und viele Fragen tauchen erst nach einigen Stunden oder Tagen auf. Die Eltern/das Kind müssen die Gelegenheit haben, ihre Fragen mit kompetenten Gesprächspartnern zu besprechen.

Raum Es muss ein Raum ausgewählt werden, in dem Störungen durch Telefonate oder andere Personen ausgeschlossen sind.

Team Sinnvollerweise nehmen zusätzlich zum Arzt jeweils eine Pflegekraft und ein psychosozialer Mitarbeiter an dem Gespräch teil, wobei zu beachten ist, dass keine einschüchternde Atmosphäre entsteht.

Inhalt Diagnose und Prognose sollten möglichst klar, unmissverständlich und dem Sprachgebrauch der Familie angepasst mitgeteilt werden. Dabei haben positive Aspekte, die Hoffnung vermitteln, für alle Gesprächsteilnehmer eine wichtige, stabilisierende Funktion.

Atmosphäre Eine personenzentrierte Gesprächshaltung ermöglicht es der Familie, sowohl ihre Gefühle auszudrücken, ohne sich schämen zu müssen, als auch ihre (auch „dummen“) Fragen zu stellen.

Probleme bei Aufklärungsgesprächen

- Eltern wollen ihrem Kind verschweigen, dass es lebensbedrohlich erkrankt ist; Kinderärzte und Kinderkrankenschwestern wollen offen mit dem Kind kommunizieren.
  - Erhebliche Belastung der professionellen Mitarbeiter in der Palliativversorgung.
  - Die Kinder sind mit ihren Ängsten auf sich allein gestellt.
- Angst der Eltern, dass ihr Kind gegen ihren Willen über seine lebensbedrohliche Erkr. aufgeklärt wird.
  - Eltern brauchen die Gewissheit, dass dies nicht geschehen wird.
  - Die professionellen Mitarbeiter sollten deutlich machen, dass sie das Kind, wenn es konkrete Fragen stellt, nicht belügen werden.
- Eltern und med.-pflegerische Mitarbeiter haben unterschiedliche Vorstellungen über die Behandlung.
  - Kinder werden verunsichert, ängstlich und angespannt, was negative Auswirkungen auf die Gesamtbefindlichkeit hat.
  - Das Kind steht in einem Loyalitätskonflikt, der seine Situation zusätzlich erschwert.
- Eltern haben sich gegen eine mögliche wirksame Therapie entschieden, was bei den versorgenden Ärzten und Schwestern häufig Unverständnis hervorruft. Eine solche Situation kann nur durch erhebliche Bemühungen, evtl. durch andere professionelle Helfer aufgelöst werden.

> Die Eltern-Kind-Beziehung ist für das Kind existenziell wichtig. Professionelle Mitarbeiter füllen lediglich eine komplementäre Rolle aus.

11.3.2 Gespräche mit Kindern über Sterben und Tod

(auch ▶ 3).

Schon kleine Kinder können erspüren, dass ihr Leben bedroht ist, und brauchen die Gewissheit, mit jemand Vertrautem darüber reden zu können. Sie können aus der Gesamtsituation (häufige schmerzhafte Untersuchungen, ther. Eingriffe, Erleiden von Schmerzen, Erkenntnis, dass andere Kinder „ihrer" Station starben) und den veränderten Reaktionen der Umwelt auf ihre Lebensbedrohung schließen. Bei Gesprächen mit dem Kind sind zu berücksichtigen:

- Der allg. kognitive Entwicklungsstand des Kindes.
- Seine Konzepte von „Gesundheit und Krankheit" und „Leben, Sterben und Tod".
- Erfahrungen der Eltern mit dem Kind in bedrohlichen Situationen.
- Einschätzung der Gesamtsituation des Kindes durch die Eltern.
- Einschätzung der Gesamtsituation des Kindes durch professionelle Helfer.
- Signale (Bilder, Verhalten, Andeutungen, Symbole) oder auch dir. Fragen des Kindes in Bezug auf seinen Zustand und seine Perspektive.
- Die vermutete Lebensdauer.

Auch bei Kindern unterscheidet man zwischen „Informationssuchern" und „Informationsvermeidern". Informationssucher erfragen dir. oder indir. ihre Diagnose/Prognose. Informationsvermeider wollen das (noch) nicht wissen und reagieren ablehnend auf Gespräche, die ihren Zustand zum Gegenstand haben.

Grundsätzlich gilt, dass die Kinder selbst bestimmen:

- Den **Gesprächspartner:** Oft stellen sie einer bestimmten Person plötzlich ihre Fragen.
- Den **Gesprächsinhalt:** Hier muss sensibel auf Signale geachtet werden, die verdeutlichen, was das Kind besprechen will.
- Den **Gesprächszeitpunkt:** Macht ein Kind deutlich, dass es jetzt über existenzielle Dinge sprechen möchte, setzt es sehr viel Vertrauen in den gewählten Gesprächspartner. Solche Angebote sollten, wenn irgend möglich, wahrgenommen werden. Mit Vertrösten auf einen anderen späteren Zeitpunkt kann das Vertrauen des Kindes enttäuscht werden.
- Die **Gesprächsdauer:** Kinder können urplötzlich das Interesse an dem Gespräch verlieren und es beenden, was auf jeden Fall zu akzeptieren ist.

Formen der Kommunikation/Interaktion

- **Kleinkinder:** brauchen Bezugspersonen, die mit ihnen kuscheln, spielen und für sie da sind, um dem diffusen Angstgefühl Geborgenheit und Sicherheit entgegenzusetzen.
- **Kindergartenkinder:** leben in einer magischen Welt. Sie glauben, ihre eigenen Wünsche und guten Taten („immer lieb sein") könnten ihren Tod verhindern. Ebenso können sie glauben, ihr Leiden sei eine gerechte Strafe für eine Schuld („böse sein"). Kinder, die selbst lebensbedrohlich erkrankt sind, können das Bedürfnis haben, über den nahen Tod zu sprechen. Tod ist für sie noch eine andere Existenzform, z. B. im Himmel.
  - Kinder bis ca. 7 J. können sehr gut mit (Hand-)Puppenspielen angesprochen werden.
  - Rollenspiele kann man mit älteren Kindern spielen. Sie sind eine gute Ausdrucksmöglichkeit für Kinder.
  - Bilder malen und von den Kindern – wenn sie wollen – erläutern lassen, ist eine andere kindgerechte Ebene des Ausdrucks.
  - Geschichtenvorlesen, sensibel eingesetzt, ermöglicht Kindern, eigene Gefühle und Gedanken wiederzufinden und zu äußern.

- **Grundschulkinder:** wissen um die eigene Vergänglichkeit und haben Angst vor dem Tod. Eine in diesem Alter ausgeprägte Verstümmelungsangst erschwert manchmal notwendige Behandlungen.
- **Größere Schulkinder:** verfügen über ein realistisches Todeskonzept und beginnen mit der Entwicklung ihres Weltbildes. Für todkranke Kinder stellt sich die Frage nach der Gerechtigkeit des Schicksals: Ist es gerecht, wenn ich bald sterben muss, während andere ihr Leben weiterleben und genießen können?

! Bei Gesprächen über Tod und Sterben mit Kindern stellen viele professionelle Helfer unerreichbar hohe Ansprüche an die eigene Kommunikationsfähigkeit, sodass sie lieber gleich kapitulieren und schwierigen Gesprächen mit Kindern und Eltern ausweichen. Betroffene Kinder und ihre Familien fühlen sich bei einer Kontaktvermeidung als Person abgelehnt. In den wenigsten Fällen können sie erkennen, dass der Grund für den Rückzug die Unsicherheit der Betreuer ist.

Unterstützungsgespräche

- **Kinder** fordern entsprechend ihrem Alter und Entwicklungsstand ganz unterschiedliche Formen der Kommunikation (s. o.).
- **Eltern** befinden sich in einer persönlich sehr schwer zu ertragenden Situation. Sie haben häufig unrealistische Vorstellungen bzgl. möglicher Heilungschancen ihres Kindes. Um eine gute Kooperation von Kindern und Eltern zu erreichen, müssen sie in ihrer Situation wahrgenommen und ihren Bedürfnissen entsprechend ganzheitlich betreut werden. Die Fähigkeit zu einer offenen, personenzentrierten Interaktion mit den lebensbedrohlich erkrankten Kindern und ihren Eltern bzw. der Familie bildet die Grundvoraussetzung für eine vertrauensvolle Zusammenarbeit. Eine gute Kooperation in Bezug auf die med.-pflegerische Versorgung ist die Grundlage dafür, dass den Kindern und ihren Familien ein Höchstmaß an Lebensqualität ermöglicht wird.

11.3.3 Die Situation des Kindes

Todkranke Kinder setzen sich kognitiv und emotional mit ihrer Situation auseinander. Die emotionalen Reaktionen spiegeln die ganze Bandbreite von Abwehr, Neid, Aggression, Trauer, Depression, aber auch Gelassenheit, Glücksempfinden und Dankbarkeit. Die emotionalen Zustände folgen keinem festen Schema. Manche todkranken Kinder erleben Trauer um den Verlust ihres Lebens vorwegnehmend (▶ 15.3.6).
Bes. schwierig ist die Situation für Jugendliche, die sich in einem Lebensalter befinden, das die Ablösung von den Eltern zum Thema hat. Sie sind in ihrer Situation aber stärker als vorher auf ihre Familie angewiesen und fühlen sich u. U. hilflos und ausgeliefert.
Einige Kinder und Familien, fühlen sich in „ihrem" Krankenhaus sicher und geborgen. Die Kinder wollen dort ihr Lebensende erleben bzw. die Eltern haben das Gefühl, ihr Kind sei dort am besten aufgehoben.

Hilfreich für das Kind ist, wenn professionelle Helfer nur das Kind in seiner jetzigen Befindlichkeit und Bedürfnislage wahrnehmen und diese im Mittelpunkt der Interaktion steht. Eine Konzentration auf die lebensbedrohliche Diagnose verhindert eine authentische Begegnung.

Zielsetzung pädiatrischer Palliativversorgung in der ACT-Charta (Association for Children with Life-threatening or Terminal Conditions and their Families, www.act.org.uk).

- Jedes Kind sollte mit Respekt behandelt werden, und ihm sollte unabhängig von körperlichen oder geistigen Fähigkeiten eine Privatsphäre zugestanden werden.
- Es muss der Tatsache Rechnung getragen werden, dass Eltern den überwiegenden Teil der Versorgung ihres Kindes leisten. Eltern sollten daher als Partner angesehen und an allen ihr Kind betreffenden Entscheidungen beteiligt werden.
- Abhängig von Alter und Entwicklungsstand sollte es jedem Kind ermöglicht werden, an Entscheidungen über seine Pflege und Versorgung mitzuwirken.
- Jede Familie sollte die Möglichkeit haben, einen pädiatrischen Spezialisten für ihr Kind zu konsultieren.
- Informationen sollten dem betroffenen Kind, seinen Eltern und Geschwistern sowie auf Wunsch weiteren Angehörigen verständlich sowie alters- und entwicklungsgemäß vermittelt werden.
- Gespräche sollten einfühlsam, ehrlich und offen sowie dem Alter und der Entwicklung angemessen geführt werden.
- Das häusliche Umfeld sollte, wo immer dies möglich erscheint, der Mittelpunkt der Pflege und Versorgung sein. Ergänzende Versorgungsmaßnahmen sollten durch pädiatrisches Fachpersonal in einer kindgerechten Umgebung durchgeführt werden.
- Jedes Kind sollte eine Schulbildung erhalten und in kindgerechte Aktivitäten integriert werden.
- Jeder Familie sollte eine prim. Ansprechperson („Key-Worker“ = Versorgungskoordinator) zur Verfügung stehen, die die Familie dabei unterstützt, ein Versorgungsnetzwerk zu knüpfen und zu pflegen.
- Häusliche oder kurzstationäre Entlastungsangebote mit angemessener pädiatrischer Pflege und med. Unterstützung sollten von betroffenen Familien flexibel genutzt werden können.
- Jede Familie muss eine häusliche pädiatrische Pflege in Anspruch nehmen können.
- Die Inanspruchnahme möglicher praktischer und finanzieller Hilfen muss jeder Familie auf Wunsch durch Experten erläutert und vermittelt werden.
- In Phasen extremer Belastung sollten jeder Familie Haushaltshilfen zur Verfügung stehen.
- Eine Trauerbegleitung über den Tod des Kindes hinaus sollte die ganze Familie berücksichtigen und zeitlich nicht beschränkt sein.

Versorgung zu Hause

Die meisten palliativ zu betreuenden Kinder und ihre Familien wollen die letzte Phase des Lebens gemeinsam zu Hause verbringen. Ältere Kinder und Jugendliche möchten weiterhin so oft und so lange wie möglich an ihren üblichen sozialen Aktivitäten mit ihren Freunden teilnehmen. Daher ist die Unterstützung und Entlastung der Familie für die Betreuung des Kindes **zu Hause** von besonderer Bedeutung.

Das bedeutet konkret:

- Anleitung von Eltern und Kind im sachgemäßen Umgang mit Medikamenten und Hilfsmitteln (z. B. PCA-Pumpen, Infusionen, Kathetern).
- Eine individuelle, nach neuesten med. Kenntnissen ausgerichtete Schmerztherapie, auch mit Opioiden, die Kindern Aktivitäten außer Haus ermöglicht.
- Wenn möglich eine Koordination durch einen Case-Manager sowie Teil- oder Vollversorgung durch ein pädiatrisches SAPV-Team.
- Kontakte zu Kinderhospiz, Kinderhospizdienst oder ambulantem Kinderkrankenpflegedienst sind bei absehbarem Bedarf vor der Entlassung aufzubauen (▶ 21). Das ermöglicht eine komplikationslose Übernahme der Versorgung.
- Eine palliative Rund-um-die-Uhr-Versorgung durch einen häuslichen Kinderkrankenpflegedienst, einen niedergelassenen Pädiater sowie das pädiatrische SAPV-Team sicherstellen.
- Nutzen von „Respite-Care"-Möglichkeiten für Kinder/Jugendliche in Kurzzeitpflegeeinrichtung bzw. Kinderhospizen.

11.3.4 Die Situation der Familie

Bes. wichtig ist die psycholog. und/oder seelsorgerische Begleitung der Eltern und Geschwister.

Geschwister Gerade die **Geschwister** von lebensbedrohlich erkrankten Kindern:

- Leiden u. U. über einen langen Zeitraum hinweg unter situationsbedingter Vernachlässigung.
- Leiden unter Schuldgefühlen, weil sie sich (mit-)schuldig an dem Leiden des Geschwisters fühlen.
- Haben häufig reaktive schulische Probleme.
- Erleben Verlust von Freundschaften durch eigenen oder fremden Rückzug.
- Bedürfen der erhöhten Aufmerksamkeit der professionellen Betreuer, da das Augenmerk der Eltern und der gesamten Familie auf das kranke Kind gerichtet ist.

Eltern

- Müssen ihr Leben völlig neu gestalten: Haushaltsführung, Erwerbsarbeit, Betreuung möglicher Geschwisterkinder muss neu organisiert werden.
- Sind emotional sehr stark gefordert, häufig überfordert.
- Erleben Ehe- und Familienkonflikte aufgrund der Extremsituation, v. a. bei lang anhaltender Belastung.
- Kommen in finanzielle Schwierigkeiten, weil zusätzliche Kosten entstehen und vielleicht die Berufstätigkeit eines Elternteils aufgegeben oder verringert werden musste.
- Fühlen sich durch eigenen oder fremden Rückzug sozial isoliert.
- Sind zusätzlichen Problemen ausgesetzt, wenn das Kind an einer Erbkrankheit leidet und versterben wird.

- Greifen in ihrer Verzweiflung nach jedem Rettungsanker (alternative Therapien, med. Einrichtungen im Ausland, obskure Heilmethoden → erhebliche finanzielle Belastungen).

11.3.5 Sterbebegleitung bei Kindern

Probleme bei der alltäglichen med.-pflegerischen Versorgung:

- Das Kind lässt die Betreuung unsicher und ängstlich über sich ergehen oder lehnt sie ganz ab.
- Kinder und Jugendliche mit lebenslimitierenden Erkr. und Erkr. der Atemwege sind zu Hause oft seit Jahren mit Monitoren zur Beobachtung der Atemfrequenz und der Sauerstoffsättigung ausgestattet. Es ist für Eltern und Kinder sehr schwer umzusetzen, dass der Einsatz dieser Geräte jetzt nicht mehr sinnvoll ist und sie abgeschaltet werden können.
- In der Lebensendphase haben viele Menschen wenig Hunger und Durst. Weil die Versorgung mit Nahrung zu den elementaren Fürsorgepflichten gehört, empfinden viele Eltern das Unvermögen, dem Kind genügend Flüssigkeit und Nahrung verabreichen zu können, als Versagen in einem existenziellen Bereich.
- Kinder wehren sich oder verweigern ihre Mitarbeit bei Untersuchungen, pflegerischen oder ther. Handlungen oder der Medikamenteneinnahme, wenn sie diese entspr. Handlung ablehnen. Vernünftigen Argumenten ggü. sind dann gerade jüngere Kinder bis in das Grundschulalter hinein – und manchmal auch noch darüber hinaus – nicht zugänglich. Für die Betreuer bedeutet diese Non-Compliance eine besondere Herausforderung. Es müssen oftmals neue Wege beschritten werden, um dem Kind z. B. die nötigen Medikamente verabreichen zu können.

Am wichtigsten ist eine Präsenz der professionellen Helfer, die dem Kind und der Familie deutlich macht, dass sie jetzt ganz im Mittelpunkt des Interesses stehen. Das kann ein einfaches (häufig als sehr schwierig empfundenes) „Da-Sein" ohne Aktivitäten sein.

Während der Versorgung von lebensbedrohlich erkrankten Kindern und ihren Familien können Situationen auftreten, in denen ein Teammitglied eine Auszeit benötigt. Wenn eben möglich, sollte ein anderes Teammitglied dann die Versorgung übernehmen. Offenheit und Vertrautheit im Team können die einzelnen Teammitglieder unterstützen, stärken und Sicherheit im Umgang mit schwierigen (Gesprächs-)Situationen fördern.

11.3.6 Ausdrucksformen von Trauer bei Kindern

(auch ▶ 14.7).

Da das Benennen von Gefühlen erlernt werden muss, drücken Kinder ihre Gefühle zunächst überwiegend handelnd aus. Verunsichernde Situationen und existenzbedrohende Verluste rufen vielfältige emotionale Reaktionen hervor. Die kindliche Trauer unterscheidet sich von der Trauer Erwachsener im Wesentlichen durch einen ungehemmteren Ausdruck dieser Emotionen. Häufig sind Eltern, Geschwister u. a. Angehörige durch ihre eigene Trauer nicht in der Lage, adäquat auf die Trauer des Kindes einzugehen. Nicht abgeschlossene Trauerprozesse bedingen häufig reaktive Probleme z. B. in der Schule oder in der Beziehungsfähigkeit.

Ausdrucksformen von Trauer bei Kindern können sein:
- Wut, Aggression und Vorwürfe.
- Plötzliches Fokussieren auf lustvolle Aspekte, welches das Empfinden und den Ausdruck von tiefer Trauer oder Verzweiflung ablöst.
- Idealisieren des verstorbenen Elternteils.
- Nichtakzeptieren der Realität (Tischdecken für den Verstorbenen).
- Rollenspiele, Bilder, Gespräche mit Kuscheltieren oder Haustieren und Selbstgespräche.
- Appetitlosigkeit, Schlafstörungen, plötzliche Aggressivität, Zurückziehen.

Trauernde Kinder:
- Haben meist den Wunsch, nicht anders als sonst behandelt zu werden.
- Benötigen möglichst viel Normalität im Tagesablauf, da das Sicherheit vermittelt.
- Benötigen übliche Aktivitäten wie Spiele, Sport, Unterhaltung.
- Wollen u. U. viel wissen über den Unfall, die Krankheit bzw. die Umstände des Todes und was mit dem Toten passiert.
- Reagieren nach dem Tod von engen Bezugspersonen mit Trennungsängsten.

Unterstützende Angebote:
- Den normalen Alltag des Kindes so bald wie möglich wieder aufnehmen.
- Präsent sein und Gesprächsbereitschaft deutlich machen.
- Stimmungsschwankungen und wechselhaften Antrieb akzeptieren und empathisch begleiten.
- Wunschaktivitäten mit dem Kind unternehmen.

11.4 Palliativversorgung in der Neonatologie

Lars Garten

Nach Angaben des Statistischen Bundesamtes versterben jährlich in Deutschland ca. 4.000 Kinder und Jugendliche bis zum 18. Lj. Ungefähr 60 % dieser Todesfälle ereignen sich im 1. Lj., davon ⅔ innerhalb der ersten 4 Lebenswo. Somit stellen Neugeborene mit einem Anteil von fast 40 % die größte Gruppe innerhalb aller Todesfälle im Kindes- und Jugendalter dar.

11.4.1 Besonderheiten in der Neonatologie

Palliativversorgung von Neugeborenen unterscheidet sich aufgrund folgender Aspekte von allgemeinpädiatrischer Palliativmedizin:
- Wird die Diagnose einer lebenslimitierenden Erkr. pränatal gestellt, so haben die Eltern zum Zeitpunkt der Diagnoseeröffnung noch keinen dir. Kontakt zu ihrem Kind gehabt. Die palliativmed. Betreuung beginnt hier bereits vor der Geburt des Pat.
- Bei Diagnosestellung unmittelbar vor bzw. nach der Geburt fällt diese in die sensible Phase der Initialisierung der Eltern-Kind-Bindung.
- Neugeborene versterben aktuell in ca. 95 % d. F. stationär in der Klinik. Palliativversorgung von Neugeborenen findet daher fast ausschließlich im hoch technisierten Umfeld einer Intensivstation statt.
- Für Neugeborene gibt es noch keinen gesicherten und festen Platz in der individuellen Familienstruktur und -geschichte. Das früh verstorbene Kind bleibt für das Umfeld meist irreal – als hätte es nie existiert. Früh verwaiste

Eltern erleben daher in ihrem Umfeld nicht den gleichen Beistand, wie er Familien mit einem verstorbenen Kind zuteilwird, das nach der Geburt bereits zu Hause war.
- Da es keine Studien zu Schmerz- und Symptomkontrolle bei palliativ versorgten Neugeborenen gibt, sollte sich das Behandlungsteam i. R. einer Palliativversorgung bei Neugeborenen grundsätzlich an den gleichen Prinzipien orientieren, die allg. für das Neugeborenenalter gelten (z. B. AWMF S3-Leitlinie „Analgesie und Sedierung in der Intensivmedizin – Therapie der Analgesie, Sedierung und des Delirs bei Kindern“).

11.4.2 Schmerzeinschätzung bei Neugeborenen

- Grundlage neonatalen Schmerzmanagements ist die multiprofessionelle Fremdeinschätzung.
- Es empfiehlt sich der Einsatz evaluierter, multimodaler (Berücksichtigung von Verhaltensäußerungen und physiolog. Parametern) Beurteilungsskalen.
- Die Beurteilung von Schmerzen soll regelmäßig erfolgen (in der Terminal- und Sterbephase mindestens 4- bis 8-stdl.).
- In Palliativsituationen spielen v. a. prolongiert akute und chron. Schmerzzustände eine wichtige Rolle. Für diese speziellen Schmerzzustände existieren derzeit nur zwei Fremdbeurteilungsskalen, die für den Einsatz bei Neugeborenen evaluiert wurden: die *Echelle Douleur Inconfort Nouveau-Né*-(EDIN-)Skala (nach Debillon et al. 2001) und die *Neonatal, Pain, Agitation and Sedation Scale* (N-PASS; nach Hummel et al. 2003).
- Besonders die N-PASS (▶ Tab. 11.10) eignet sich für den Einsatz in Palliativsituationen, da mit ihr neben Schmerz/Unruhe (Ziel: Score < 4) auch der Sedierungsgrad beurteilt werden kann.
- Alle bislang publizierten neonatalen Schmerzskalen weisen eine geringe Spezifität auf, d. h., sie zeigen auch auffällige Werte bei Unruhe durch z. B. Hunger oder Medikamentenentzug. Daher müssen neonatale Schmerzscores stets im klin. Kontext interpretiert werden.

11.4.3 Nichtpharmakologische Schmerzmodulation

Im Neugeborenenalter können verschiedene nichtpharmakolog. Maßnahmen zur Verminderung von Stressreaktionen bei akuten prozeduralen Schmerzen (z. B. bei Blutentnahmen) eingesetzt werden. Hier besteht die wertvolle Möglichkeit, Eltern aktiv in einen zentralen Punkt der Pflege ihres Kindes, nämlich der Schmerztherapie, einzubeziehen. Für den begründeten Einsatz folgender Maßnahmen gibt es ausreichend wissenschaftliche Evidenz:

- **Begrenzendes Halten** *(facilitated tucking):* Das Neugeborene wird in Embryonalstellung (angewinkelte Beine in „Froschstellung“ sowie angewinkelte und am Thorax anliegende Arme) liegend gelagert. Vor der schmerzhaften Prozedur wird das Kind zusätzlich von einer Pflegekraft oder Mutter/Vater mit den Händen an Kopf/Rücken und Beinen begrenzend gehalten.
- Pucken *(swaddling):* Unter Pucken versteht man eine spezielle Wickeltechnik, bei der das Neugeborene eng in ein Tuch eingewickelt wird und ihm damit Grenzen für die Bewegung seiner Arme und Beine gesetzt werden. Ziel ist hier eine Reduktion von zusätzlichem Disstress, der durch schmerzbedingte abrupte Bewegungen verursacht wird. Das Kind wird zur oder unmittelbar

Tab. 11.10 Neonatal Pain, Agitation and Sedation Scale (N-PASS, nach Hummel et al. J Perinatol 2008; 28: 55–60, Übers. Garten et al., Eur J Pain 2010; 14: 878–881)

	Sedierung		Sedierung/Schmerz	Schmerz/Unruhe	
Beurteilungskriterien	−2	−1	0	1	2
Weinen/Irritabilität	Kein Weinen bei schmerzhaftem Reiz	Weint oder jammert minimal bei schmerzhaftem Reiz	• Adäquates Weinen • Keine Irritabilität	• Irritabel oder Weinen in Intervallen • Durch Trösten zu beruhigen	• Schrilles Schreien oder anhaltend leises Wimmern • Lässt sich nicht trösten/beruhigen
Verhalten	• Nicht erweckbar • Keine spontane Bewegung	• Erwacht leicht bei Stimulation • Wenig spontane Bewegungen	Für Gestationsalter angemessenes Verhalten	• Ständige motorische Unruhe • Windet sich • Erwacht häufig	• Krümmt sich, tritt, ist dauerhaft wach *oder* • Wird kaum wach, keine Bewegung, obwohl nicht sediert
Mimik	• Mund entspannt • Keine Mimik	Minimal mimische Reaktion bei Stimulation	Entspannte, angemessene Mimik	Intermittierend mimische Schmerzäußerungen	Dauerhaft Mimik, die Schmerz anzeigt
Muskeltonus (MT) der Extremitäten	• Kein Greifreflex • Schlaffer MT	• Schwacher Greifreflex • Verminderter MT	• Entspannte Hände und Füße • Normaler MT	• Intermittierend Verkrampfen von Zehen, Ballen der Faust, Abspreizen der Finger • Körper nicht angespannt	• Dauerndes Verkrampfen von Zehen, Ballen der Faust, Abspreizen der Finger • Körper angespannt
Vitalparameter: • HF • AF • RR • SaO_2	• Keine Änderung der Vitalparameter bei Stimulation • Hypoventilation oder Apnoe • Bei beatmetem Kind: keine Spontanatmung	Geringfügige Abweichung (< 10 %) von den Grundwerten bei Stimulation	Vitalparameter liegen innerhalb der normalen Grenzen und schwanken normal für das Gestationsalter	• Deutlicher Anstieg (10–20 %) von HF, AF oder RR ausgehend von den Ausgangswerten bei Stimuli • Milder SaO_2 Abfall (76–85 %) bei Stimuli • Rasche Erholung	• Bei Stimuli starker Anstieg (> 20 %) von HF, AF oder RR ausgehend von den Ausgangswerten • Tiefer SaO_2-Abfall (≤ 75 %) bei Stimuli • Langsame Erholung • Bei beatmetem Kind: atmet gegen den Respirator

AF = Atemfrequenz; HF = Herzfrequenz; MT = Muskeltonus; RR = Blutdruck; SaO_2 = Sauerstoffsättigung.

nach der schmerzhaften Prozedur mit am Körper anliegenden Armen bis zum Hals in ein weiches Baumwolltuch eingewickelt.
- **Nichtnutritives Saugen** *(non-nutritive sucking):* Das Neugeborene erhält unmittelbar vor, während und nach der schmerzhaften Prozedur die Möglichkeit, an einem Beruhigungssauger oder angefeuchteten Wattestäbchen ohne Zusatz von Muttermilch oder Formula zu saugen.
- **Kängurupflege** *(kangaroo care):* Hier wird das Neugeborene der Mutter oder dem Vater auf die nackte Haut (i. d. R. auf die Brust) gelegt und mit weichen Baumwolltüchern bedeckt, um einem Wärmeverlust entgegenzuwirken. Die schmerzhafte Prozedur wird z. B. 15–30 Min. nach Beginn der Kängurupflege durchgeführt.
- **Stillen/Muttermilch:** Das Neugeborene wird entweder i. R. der schmerzhaften Prozedur gestillt oder bekommt Muttermilch per Spritze oder Sonde oral verabreicht. Eine effektive Reduktion von Schmerzreaktionen ist nachgewiesen für das Stillen von Reifgeborenen (vergleichbar mit dem Effekt oraler Zuckerstoffe). Minimaler Effekt bei oraler Gabe von Muttermilch ohne gleichzeitiges Stillen (signifikant weniger schmerzlindernd als Stillen oder orale Gabe von Zuckerstoffen).

11.4.4 Orale Zuckerstoffe

- Oral applizierte Saccharose/Glukose reduziert die Schmerzreaktionen (Schreidauer, Grimassieren etc.) bei Früh- und Reifgeborenen nach schmerzhaften Prozeduren wie z. B. venösen oder art. Blutentnahmen.
- Es gibt derzeit keinen Hinweis auf eine Toleranzentwicklung bei wiederholter Gabe.
- Komb. mit anderen nichtpharmakolog. Maßnahmen erhöht den schmerzmodulierenden Effekt.
- Für den Einsatz bei extrem kleinen Frühgeborenen (Geburtsgewicht < 1.000 g) liegen nur wenige Daten vor.
- Die orale Gabe sollte ca. 2 Min. vor der schmerzhaften Prozedur erfolgen.
- Dosierungsbeispiel für Saccharose 30 %: Frühgeborene 0,1–0,2 ml pro Einzelgabe, Reifgeborene 0,5–1,0 ml pro Einzelgabe.

> Nichtpharmakolog. Maßnahmen zur Schmerzmodulation können gut in Komb. eingesetzt werden (multisensorische Stimulation). Es empfiehlt sich zudem der parallele Einsatz nichtpharmakolog. Maßnahmen und oraler Saccharose/Glukose zur Maximierung des schmerzmodulierenden Effekts.

11.4.5 Pharmakologische Analgesie

Opioide

- Für eine pharmakolog. Behandlung starker bis stärkster Schmerzzustände stehen für Neugeborene derzeit außer Opioiden keine anderen Medikamente mit ausreichend nachgewiesener Effektivität und Sicherheit zur Verfügung.
- Da es für sie die meiste Erfahrung und Evidenz gibt, sollten bevorzugt Morphin und Fentanyl eingesetzt werden.
- Aufgrund einer hohen Variabilität im Opioidmetabolismus können unabhängig von der angewandten Applikationsart keine allg. oder gewichtsbezogenen Standard- und/oder Maximaldosierungen angegeben werden. Die

Dosis von Opioiden wird am Effekt austitriert. Das bedeutet, sie wird gesteigert, solange eine Zunahme des analgetischen Effekts beobachtet werden kann.

- Startdosierung:
  - Morphin i. v.: Loading-Dose 0,05–0,1 mg/kg KG, kontinuierliche Gabe 0,01–0,02 mg/kg KG/h.
  - Morphin p. o.: Morphinhydrochlorid-Lsg. 0,05 % (1 ml = 0,4 mg Morphin): 0,2 mg/kg KG alle 4 h.
  - Fentanyl i. v.: Loading-Dose 3 µg/kg KG, kontinuierliche Gabe 1–2 µg/kg KG/h.
- I. v. Opioidbolusgaben sollten – insb. bei Frühgeborenen – immer als Kurzinfusionen über 5–10 Min. appliziert werden. Sonst besteht die Gefahr kritischer Blutdruckabfälle.

! Auch unter laufender Opioidtherapie sollten bei prozeduralen Schmerzen (z. B. kapilläre Blutentnahme oder endotracheales Absaugen) zusätzlich nichtpharmakolog. Maßnahmen in Komb. mit oralen Zuckerstoffen angewandt werden, da hier eine zusätzliche Schmerzmodulation erreicht werden kann. Dies gilt insb. für sehr unreife Frühgeborene.

Intranasale Gabe

- In manchen Palliativsituationen (z. B. unmittelbar postnatal im Kreißsaal) ist es erwünscht oder notwendig, auf die parenterale Applikation von Opioiden zu verzichten.
- Die Nasenschleimhaut ist sehr gut durchblutet und ermöglicht eine schnelle Absorption von Substanzen in die Blutbahn, dies gilt insb. für fettlösliche Medikamente (z. B. Fentanyl).
- Derzeit liegen für den intranasalen Einsatz von Opioiden im Kindesalter die meisten Daten für Fentanyl vor. Der Einsatz erfolgt im Off-Label-Use!
- Dosierungsbeispiel: 1–3 µg/kg KG der handelsüblichen Fentanyl-Injektionslsg. (0,1 mg/2 ml) pro Einzelgabe.
- Um eine optimale Resorption zu erreichen, sollte die anvisierte Gesamtbolusgabe in 2 Dosen aufgeteilt und je eine 50 %-Dosis in jedes Nasenloch gegeben werden. Die max. gut resorbierbare Flüssigkeitsmenge pro Nasenloch beim Neugeborenen liegt bei ca. 0,2–0,3 ml.
- Eine signifikante Schmerzreduktion erfolgt i. d. R. 10 Min. nach intranasaler Gabe.
- Eine initiale Auftitration durch wiederholte Bolusgaben bei Therapiebeginn ist ähnlich gut durchführbar wie bei i. v. Applikation. Das Intervall zwischen den einzelnen Bolusgaben in der Auftitrationsphase sollte mindestens 10 Min. betragen.

Therapie opioidinduzierter Obstipation bei Neugeborenen

- Prophylaktisch: Polyethylengykol p. o. (z. B. Movicol®: 0,8 g/kg KG/d, verteilt auf alle Tagesmahlzeiten).
- Akut ther.: Glycerol rektal (z. B. Babylax®: 0,5 mg/Einzelgabe für Reifgeborene; 0,25 mg/Einzelgabe für Frühgeborene).
- Es gibt erste Fallberichte, dass N-Methylnaltrexon (Relistor®) im Einzelfall (Off-Label-Use!) akut ther. bei Neugeborenen mit opiatinduzierter Obstipation eingesetzt werden kann. Dosierung: 0,15 mg/kg KG/Einzelgabe s. c. alle 48 h.

11

Nicht-Opioide

- Paracetamol p. o./rektal: in RCTs bisher kein analgetischer Effekt bei Neugeborenen nachgewiesen.
- Paracetamol i. v.:
  - Es gibt erste Studiendaten, die postop. unter Paracetamol i. v. einen Morphin einsparenden Effekt zeigen.
  - Dosierung i. v.: 7,5 mg/kg KG/Einzelgabe als Kurzinfusion über 15 Min., max. 6-stdl.
  - Achtung: Es liegen keine Daten zur Langzeittherapie > 48 h oder bei Frühgeborenen < 36 SSW vor.
- Es gibt derzeit keine ausreichende Evidenz zur Effektivität und Sicherheit, die einen begründeten Routineeinsatz von sauren NSAR (z. B. Ibuprofen), Metamizol oder Ketamin i. R. einer palliativen Schmerztherapie bei Neugeborenen rechtfertigt.

Lokalanästhetika

- **Transdermale Applikation (Salbe/Creme/Pflaster):** keine ausreichenden Daten zur Effektivität und Sicherheit bei Säuglingen < 3. Lebensmon.
- **Infiltrationsanästhesie:** geeignet für viele stark schmerzhafte Lokaleingriffe (z. B. Anlage Thoraxdrainage). Eingesetzt werden können z. B. Lidocain (Maximaldosis 7 mg/kg KG), Levo-/Bupivacain (Maximaldosis 2–3 mg/kg KG) oder Ropivacain (Maximaldosis 3–4 mg/kg KG).
- **Periphere oder zentrale Nervenblockaden:** effektiv und sicher in der Hand des Erfahrenen und unter Intensivüberwachung. Für die Palliativversorgung von Neugeborenen spielen diese „Akut"-Verfahren jedoch nur eine sehr untergeordnete Rolle.

11.4.6 Sedierung palliativ betreuter Neugeborener

- Eine medikamentöse Dauersedierung eines Neugeborenen sollte normalerweise nur in begründeten Einzelfällen erfolgen. Grund für einen zurückhaltenden Einsatz von Sedativa in der Neugeborenenperiode ist die berechtigte Sorge um mögliche negative Auswirkungen auf die spätere neurolog. Entwicklung. Im Fall einer Palliativversorgung spielen diese potenziellen Langzeit-NW i. d. R. keine Rolle; daher darf der Einsatz von Sedativa bei klin. Ind. deutlich niedrigschwelliger erfolgen.
- Primär sollte zur Sedierung von Neugeborenen Morphin eingesetzt werden (▶ 11.4.5.).
- Falls unter Morphin keine ausreichende Sedierung zu erreichen ist, sollte eine Erweiterung der Therapie um Midazolam erfolgen (Startdosierung i. v.: 0,1–0,2 mg/kg KG/h).
- Der Einsatz anderer Medikamente (z. B. Phenobarbital, Choralhydrat, Clonidin/Dexmedetomidin) sollte nur nach Ausschöpfung der Begleitmedikation von Morphin und Midazolam in Betracht gezogen werden. Für den Einsatz bei Neugeborenen liegen allerdings keine ausreichenden Daten zur Effektivität und Sicherheit vor.

12 Spezielle Krankheitsverläufe

Bernd Alt-Epping, Johanna Anneser, Gian Domenico Borasio, Heidrun Golla, Claudia Levin, Christoph Ostgathe, Klaus Maria Perrar, Susanne Roller und Raymond Voltz

12.1 Einführung

Susanne Roller

In der Endphase der meisten progredienten Erkr. sind spez., auf die Grundkrankheit gerichtete Therapiemaßnahmen zumeist ausgeschöpft. Die ther. Bemühungen richten sich auf die bestmögliche Symptomkontrolle und Lebensqualität. In der Finalphase vieler Erkr. bestehen gleichartige Symptome und Symptommuster mit vergleichbaren palliativmed. Handlungsansätzen. Vor dem Hintergrund einer palliativmed. Versorgung, die Pat. bereits im früheren Krankheitsverlauf begleitet und unterstützt, sind jedoch auch Kenntnisse über die Besonderheiten einzelner Krankheitsverläufe und ihre spez. Auswirkungen auf Symptommuster und deren palliative Therapie erforderlich. Die Darstellung einzelner Krankheitsverläufe umfasst jeweils drei Aspekte:

- Das **Symptom** bzw. spez. **Symptommuster** einschl. der zugrunde liegenden palliativmed. relevanten Pathophysiologie.
- Den **Palliativansatz,** d. h. die verfügbaren Optionen der palliativmed. Behandlung und Begleitung im Hinblick auf spezielle Krankheitsverläufe.
- Die **Zielvorgaben:** beschreiben die allg. Prinzipien der Palliativmedizin und der ther. Entscheidungsfindung vor dem Hintergrund spezieller Krankheitsverläufe. Dabei kommen (neben den Aspekten der Indikationsstellung) v. a. dem aktuellen, erklärten oder mutmaßlichen Willen des Pat. eine besondere Rolle zu.

> ! Neben einer der individuellen klin. Situation des Pat. angemessenen Indikationsstellung kommt dem Patientenwillen eine wesentliche Bedeutung für die Festlegung des Therapieziels zu.

12.2 Hämatologische Systemerkrankungen

Susanne Roller und Bernd Alt-Epping

Bei den Erkr. des Knochenmarks und des lymphatischen Systems haben maligne Lymphome und akute bzw. chron. Leukämien eine hohe Relevanz für die palliativmed. Versorgung, seltener auch vermeintlich „nichtmaligne" Erkr. wie z. B. aplastische oder hereditäre Anämien. Aus palliativmed. Perspektive unterscheiden sich hämatolog. Systemerkr. von anderen Tumorerkr. insb. in Bezug auf:

- Ein diffuses, weniger durch fokale Schmerzen als durch B-Symptomatik (Schwäche, Fieber, Nachtschweiß) geprägtes Symptommuster (s. u.).
- Den Stellenwert antibiotischer oder antineoplastischer Therapien bzw. der Substitution von Blutkomponenten für Symptomkontrolle und Überlebenszeit.
- Einen langjährigen, undulierenden Krankheitsprozess bei bestimmten chron. Lymphomerkr.
- Eine erhebliche therapieassoziierte Mortalität bei der kurativ intendierten Behandlung bestimmter akuter Leukämien/aggressiver Lymphome.

Syndrom **Hämatopoetische Insuff.:** Bei hämatolog. Systemerkr. ist das Symptommuster oft charakterisiert durch die Folgen der hämatopoetischen Insuff., die auf den zugrunde liegenden Knochenmarkprozess oder auf die Wirkungen von Chemo-, Immun- oder Strahlentherapie zurückzuführen ist. Bei Lymphomen treten auch Kompressions-, Verdrängungs- und Infiltrationssymptome wie bei soliden Tumoren auf.

Ein Versagen der Blutbildung führt zu:
- **Anämie:** Symptome wie Atemnot, Müdigkeit, Schwäche, Herzjagen, Kopfschmerzen, Schlafstörungen, Kälteempfindlichkeit.
- **Leukozytopenie:** schwere lokale oder systemische Infektionen mit vital bedrohlichen Verläufen (Sepsis, DIC), die ggf. eine frühzeitige, breite, antibiotische (und ggf. antimykotische oder antivirale) Behandlung erfordern.
- **Thrombozytopenie:** kann auch bei niedrigsten Werten symptomfrei verbleiben oder zu mukokutanen petechialen Blutungen bis hin zu GI- oder intrazerebralen Massenblutungen führen. Zur Vermeidung von Blutungskomplikationen wird i. d. R. präemptiv, d. h. schwellenabhängig noch vor Symptombildung, transfundiert.

Palliativansatz
- **Hämatopoetische Insuff. :** Die Entscheidung zur Transfusion sollte symptom- und bedarfsorientiert unter Einbeziehung der Lebenssituation des Pat. erfolgen. Viele Pat. mit seit Längerem bestehender hämatolog. Grunderkr. empfinden die Gabe von Blutkomponenten als wichtige und selbstverständliche Substitution („Lebenssaft"). Limitierend können logistische Fragen (z. B. im ambulanten Bereich die fehlende Transportfähigkeit des Pat. zur Transfusion, Mangel an geeigneten Blutprodukten) oder die Ausprägung von AK sein.
- **Infektionen:** Eine Antibiose bei Neutropenie sollte – bei gegebener Ind. bzw. Zustimmung des Pat. – frühzeitig und dem zu erwartenden Erregerspektrum (einschl. Pilze) angepasst sein. Rezid. und therapierefraktäre Infektionen sind eine der häufigsten Todesursachen bei Pat. mit hämatolog. Grunderkr. Die Ind. einer erneuten Antibiose bei weit fortgeschrittener Grunderkr. ist abhängig von den klin. Rahmenbedingungen; nicht selten lehnen Pat. eine erneute Antibiose mit Verweis auf immer kürzer werdende, belastende Infektintervalle ab. Antibiose ▶ 15.1.7.
- **Fieber:** Fieber mit Schwitzen und Schwäche kann Ausdruck der hämatolog. Systemerkr. selbst (B-Symptomatik) oder durch Chemotherapeutika (AraC u. a.), therapieassoziierten Zellzerfall oder Infektionen ausgelöst sein. Neben rein symptomorientierten Maßnahmen können auch ursachenspez. Maßnahmen zur Beschwerdelinderung beitragen (▶ 15.10).
- **Schmerzen:** können durch solide Tumoren maligner Lymphome entstehen oder bei leukämischen Erkr. als ossäre Schmerzen auftreten, die durch Proliferation und Expansion des Knochenmarks verursacht sind (▶ 15.1, ▶ 4).

Zielvorstellung Die Pat. sind in der palliativen Situation meist bei klarem Bewusstsein und über ihre Diagnose, die Therapiemöglichkeiten und Prognose aufgeklärt. Für das palliativmed. Team gilt daher:
- Dem Pat. durch regelmäßige Gespräche eine frühzeitige offene Auseinandersetzung mit der palliativen Situation ermöglichen (▶ 2.4.1).
- Mögliche Komplikationen wie Blutungen oder septische Infektionen antizipieren und die Therapiemöglichkeiten diskutieren.
- Zielvorstellungen des Pat. abklären.
- Familienangehörige und med. Personal in die Entscheidung einbeziehen.
- Insb. folgende Therapieentscheidungen sollten gemeinsam getroffen werden:
  - Nach welchen Kriterien soll die Substitution von Blutprodukten fortgeführt werden? Wie stehen Nutzen und Aufwand der Transfusion zueinander?
  - Soll bei Auftreten einer erneuten Infektion auf Antibiotika verzichtet werden?

- Soll zugunsten eines Lebens in gewohnter Umgebung auf stationäre Maßnahmen verzichtet werden?

! Eine Ind. zu intensivmed. Maßnahmen besteht in der Terminalphase einer malignen Systemerkr. i. d. R. nicht – dies muss mit Pat. und Angehörigen rechtzeitig geklärt werden.

12.3 Metastasierte Neoplasien

Susanne Roller und Bernd Alt-Epping

12

Metastasen sind eine häufige systemische Manifestationsform fortgeschrittener Tumorstadien. Nicht selten ist die Metastasierung auch die erste wahrgenommene Tumormanifestation, und gelegentlich wird der Primärtumor nie gefunden (*cancer of unknown primary site,* CUP). Bis auf wenige Ausnahmen (z. B. Keimzelltumoren, vollständig resektable Lebermetastasen bei kolorektalen Karzinomen) muss bei Auftreten von Metastasen von einer inkurablen Situation ausgegangen werden. Im Kontext moderner Tumortherapiesequenzen sind jedoch auch bei anderen Tumorentitäten (selten) Langzeitverläufe oder gar dauerhafte komplette Remissionen möglich. Die zu behandelnde Sympt. erschließt sich aus der Lokalisation der Metastasen. Lebermetastasen ▶ 12.7.

12.3.1 Skelettmetastasen

Syndrom Die Wahrscheinlichkeit des Auftretens von Skelettmetastasen divergiert zwischen den einzelnen Tumorentitäten (▶ Tab. 12.1).

Tab. 12.1 Häufigkeit von Skelettmetastasen

Entität	Skelettbefall (in %)	Entität	Skelettbefall (in %)
Mamma	73	**Pankreas**	13
Lunge	32,5	**Magen**	11
Niere	24	**Kolon**	9
Rektum	13	**Ovar**	9

Führend sind somatisch-nozizeptive Schmerzen, Fraktur oder Instabilität mit nachfolgender Immobilisation, was Auswirkungen auf psychosoziale Aspekte und die häusliche Versorgbarkeit hat.

Palliativansatz ▶ Tab. 12.2.

Tab. 12.2 Symptome und Therapie von Skelettmetastasen

Symptom	Therapie
Schmerzen	Analgetika (▶ 4), antiresorptive Medikamente (z. B. Bisphosphonate), Radioisotope
Frakturgefährdung	Bestrahlung, operative Stabilisierung, antiresorptive Medikamente (z. B. Bisphosphonate), Orthesen

Tab. 12.2 Symptome und Therapie von Skelettmetastasen *(Forts.)*

Symptom	Therapie
Pathologische Fraktur	Operative Stabilisierung ± Bestrahlung; Orthesenversorgung
Immobilisation	Krankengymnastik (▶ 17.3), Gehhilfen, „emotionale Mobilisation"

- Skelettmetastasen führen i. d. R. nicht dir. zum Tod, jedoch zu einer erheblichen Beeinträchtigung der Lebensqualität und Morbidität.
- Skelettmetastasen implizieren eine inkurable Situation.
- Tumorspez. Verfahren (z. B. Strahlentherapie, operative Stabilisierung, nuklearmed. Verfahren) können zu einer umfassenden Symptomkontrolle beitragen.

Zielvorstellung

- Symptomkontrolle (v. a. Schmerzfreiheit) steht an erster Stelle.
- Anamnese, klin. Untersuchung und ggf. Skelettszintigrafie zur frühen Erkennung frakturgefährdeter Bereiche.
- Erhalt bzw. Wiedergewinnung der Mobilität.
- Aufklären über die Unheilbarkeit, um den Pat. zu einer Entscheidung zu befähigen.

12.3.2 Hyperkalzämie-Syndrom

Syndrom

- Auftreten bei diffuser Skelettmetastasierung (▶ 12.3.1) und durch parathormonähnliche Substanzen, die paraneoplastisch gebildet werden.
- Meist akutes Geschehen, das rasche Entscheidung erfordert.
- **Symptome:** Schwäche, Exsikkose, Erbrechen, Verwirrtheit, Somnolenz bis Koma, Polyurie, ANV (▶ 12.8), Herzrhythmusstörungen.

Palliativansatz

- Subjektive Beschwerden sind oft schleichend bzw. werden wegen der zunehmenden Somnolenz nicht wahrgenommen.
- Eine Besserung der Symptomatik und Normalisierung des Serumkalziums ist durch forcierte Flüssigkeitsgabe, Furosemid, Steroide, antiresorptive Medikamente (z. B. Bisphosphonate), ggf. auch Kalzitonin meist rasch erreichbar.
- Antineoplastische Therapie und Bisphosphonate verringern das Risiko einer (erneuten) Hyperkalzämie.

Zielvorstellung Eingedenk der zumeist vollständigen Reversibilität und der unproblematischen Behandlung besteht auch in der Palliativsituation eine med. Ind. zur kalziumsenkenden Therapie. Im Fall einer mutmaßlichen Willensbekundung gegen erweiterte Therapiemaßnahmen (Patientenverfügung, PV) sollte geklärt werden, ob die Therapieablehnung tatsächlich auf diese Situation übertragbar ist.

12.3.3 Pulmonale und pleurale Metastasen

Syndrom Häufige Manifestation einer Metastasierung in Form von Rundherden, einzeln oder multipel, als Pleurakarzinose oder Lymphangiosis carcinomato-

sa, die auch bei nur diskreten radiolog. Veränderungen schwerste Atemnot verursachen kann.
Beschwerdespektrum weitgespannt:
- Leichte Dyspnoe bis schwerste Atemnot mit Erstickungsangst.
- Trockener, quälender Husten bis massive Verschleimung.
- Schmerzlos bis stärkste Schmerzen.
- Weitere Komplikationen wie Hämoptysen/Hämoptoe oder Retentionspneumonie möglich.

Palliativansatz
- Atemnot (▶ 13.4, ▶ 5.1) und Erstickungsgefühl sind emotional bes. belastende Symptome.
- Sofort wirksame Symptomkontrolle ist notwendig und umfasst je nach zugrunde liegender Pathophysiologie Opioide, Sauerstoff, Sedativa (bei begleitender Panik), Steroide, Bronchospasmolytika (inhalativ und/oder systemisch), ▶ 5.
- Interventionelle Maßnahmen können zur Symptomkontrolle hilfreich sein, z. B. Pleurapunktion und endotracheales Stenting (sehr invasive Maßnahmen → Einschränkung auf Situationen einer ansonsten nicht weit fortgeschrittenen Grunderkr.).

Zielvorstellung
- Der Patientenwille ist in der Akutsituation (pulmonale Insuff., Hypoxie, Bewusstseinseinschränkung) schwer eruierbar.
- Frühzeitige Klärung der gewünschten oder nicht gewünschten Maßnahmen vor dem Hintergrund einer weit fortgeschrittenen Grunderkr.
- Rechtzeitig (d. h. möglichst vor Auftreten von Symptomen) weitere Therapieoptionen (Sedierung ▶ 15.1.3, Intubation) abklären.
- Angst vor dem „Ersticken-Müssen" ist für Pat. (und Angehörige, Pflegepersonal) sehr belastend.
- Die Zusicherung einer adäquaten Therapie (▶ 13.4, ▶ 5.1) wirkt angstmindernd.
- Intubation und mechanische Beatmung sind bei weit fortgeschrittener Grunderkr. nicht hilfreich.
- Der Verzicht auf intensivmed. Maßnahmen muss mit dem Pat. möglichst früh geklärt werden (▶ 2.5.3).

> **!** Eine offene Kommunikation über drohende Symptome und Komplikationen bei pulmonaler Tumormanifestation hilft, Akutsituationen zu beherrschen. Pat. und Angehörige reagieren meist erleichtert, wenn man ihnen die palliativen Möglichkeiten der Symptomkontrolle frühzeitig darlegt.

12.3.4 Weichteilmetastasen/offene Wunden

Syndrom
- Meist große Belastung für Pat., Angehörige und Pflegende, da die Krankheit „sichtbar" wird (Entstellung, Geruch).
- Sympt. in Abhängigkeit von der Lokalisation, z. B.:
  - „Cancer en cuirasse": starrer Panzer aus Hautmetastasen im Bereich des gesamten Thorax beim Mamma-Ca.
  - Zerstörung des Weichteilgewebes bei HNO-Tumoren.

- Jauchiger Zerfall mit unerträglicher Geruchsbildung bei exulzerierenden Tumoren.
- Funktionsverlust (Sprechen, Kauen, Schlucken) durch HNO-Tumoren.
- Oft stärkste, schwer therapierbare Schmerzen durch diffuse Nerveninfiltration (▶ 4.8.3).

Palliativansatz Symptomlinderung mit zahlreichen medikamentösen, pflegerischen und psychosozialen Maßnahmen, z. B.:

- Kontrolle der Geruchsbildung durch pflegerische Maßnahmen und lokale und systemische Therapie mit Metronidazol (▶ 8.3).
- Vorbereitende Gespräche mit Besuchern über Entstellung und Geruchsbildung.
- Regelmäßig Lüften, evtl. Duftlampe aufstellen.
- Schmerztherapie (auch vor jedem Verbandswechsel! [▶ 13.2, ▶ 4]).

Zielvorstellung Die Pat. erleben meist bei klarem Bewusstsein den Verlust ihrer körperlichen Integrität. Dadurch wird die Krankheitssituation verschärft. Die Bitte nach der „erlösenden Spritze" wird am ehesten in dieser Situation glaubhaft vorgebracht. Die Versicherung, dass alle lebensverlängernden Maßnahmen sicher unterlassen werden, wirkt meist entlastend. Vorrangige Ziele: Symptomkontrolle, den Pat. nicht allein lassen.

12.3.5 ZNS-Metastasen

Syndrom

- Häufig bei Bronchial-, Mamma-, Nierenzell-Ca, malignem Melanom und GIT-Karzinomen.
- In 75 % multiple Metastasen.
- Meist schleichende Symptome mit Kopfschmerzen (50 %), neurolog. Ausfällen je nach Lokalisation (Hemiparese in 50 % d. F.), kognitiven (30 %) u. a. neuropsycholog. Beeinträchtigungen, epileptischen Anfällen (15–30 %), Wesensveränderung.
- Sehr belastend für Pat. und Angehörige sind v. a. die Wesensveränderungen und die kognitiven Beeinträchtigungen.

Palliativansatz

- Hoch dosierte Steroide (▶ 15.1.9). Zügige Klärung möglicher Behandlungsoptionen (OP, Radiochirurgie, Bestrahlung, ggf. Chemotherapie; abhängig vom Primärtumor, von solitären oder multiplen Metastasen).
- Antikonvulsive Therapie nach dem ersten epileptischen Anfall. Bei Hirnmetastasen eines malignen Melanoms höhere Rate an epileptischen Anfällen als bei anderen Hirnmetastasen (bis zu 70 %).
- Aufklärung des Pat. und seiner Angehörigen über mögliche Komplikationen.

Zielvorstellung

- Frühzeitige Klärung des Patientenwillens (▶ 20.2.1) über lebensverlängernde Maßnahmen und Festhalten in Vorausverfügung (PV/Vorsorgevollmacht).
- Viele Pat. haben Angst davor, „den Kopf zu verlieren" bzw. nicht mehr zurechnungsfähig zu sein.
- Zusichern der Beachtung des Patientenwillens mindert die Ängste vor dem Verlust der Selbstkontrolle.
- Bei fortgeschrittener Metastasierung kann es sinnvoll sein, keine weiteren spez. Therapien durchzuführen, da der Tod durch Hirnmetastasen weniger qualvoll sein kann als durch andere Tumormanifestationen.

12

> **!** Medianes Überleben nach Diagnosestellung 1 Mon. ohne Therapie, 2 Mon. bei sympt. Behandlung mit Steroiden, 3–6 Mon. nach Ganzhirnbestrahlung; bei Resektion singulärer Metastasen und nachfolgender Ganzhirnbestrahlung Verbesserung um weitere 6–9 Mon.

12.4 Gastrointestinale Erkrankungen

Susanne Roller und Claudia Levin

Symptomkomplex Verschiedene Krankheitsursachen führen im GIT aufgrund der anatomischen und funktionellen Besonderheiten zu einer Vielfalt von Beschwerden durch:

- Störung der Resorption (z. B. Tumorinfiltration).
- Störung der Motilität (z. B. Verschluss).
- Fehlbesiedelung (z. B. Clostridien, *Candida*).
- Blutung.
- Perforation.
- Organausfall (z. B. Cholestase).

Palliativansatz

- Beschwerden im Zusammenhang mit der Ernährung sind für Pat. und Angehörige bes. belastend (▸ 6.1, „Liebe geht durch den Magen").
- Die Vielfalt der Symptome macht ein breites Spektrum an palliativen Maßnahmen nötig, z. B. Ernährungsberatung bei Appetitlosigkeit und Schluckstörungen (▸ 6.6), medikamentöse Therapie von Übelkeit, Motilitätsstörungen (▸ 6.8), Schmerzen und sympt. Pilzbefall, endoskopische Behandlung von Stenosen und Blutungen etc.
- Längerfristige Maßnahmen sind oft sinnvoll und ambulant durchführbar wie z. B. die Stentimplantation bei malignem Verschlussikterus.
- Kurzfristige Maßnahmen wie Aszitespunktionen sollten ebenfalls möglichst ambulant durchgeführt werden.

Zielvorstellung

- Appetitlosigkeit und Gewichtsverlust zeigen dem Pat. den fortschreitenden Kräfteverfall.
- Subjektive und objektive Einschätzung der Symptome durch den Betroffenen, Angehörige und Arzt gehen oft weit auseinander, unabhängig vom Stand der Aufklärung über die Grundkrankheit.
- Im Vordergrund stehen die Zuwendung und Begleitung des Pat. und das wiederholte Gespräch über die Symptome.
- Mögliche Komplikationen und deren Behandlung müssen vorab geklärt werden.
- Wenn es dem Patientenwillen entspricht, ist es richtig, eine akute Komplikation nicht zu behandeln, obwohl das möglich wäre.

> **!** Zwangsernährung führt nicht zu Symptomkontrolle oder Lebensverlängerung, eher zu Leidensverlängerung und entspricht einer Körperverletzung (▸ 20.1.2).

12.5 Kardiovaskuläre Erkrankungen

Susanne Roller und Claudia Levin

12.5.1 Akutes Herz-Kreislauf-Versagen (HKV)

Palliativmedizinische Bedeutung Herz-Kreislauf-Erkr. führen die Todesstatistiken an. Dennoch spielt das akute Herz-Kreislauf-Versagen (HKV) als Problem bei palliativmed. Fragestellungen eine eher untergeordnete Rolle.
Die für die Therapie des HKV relevanten Symptome sind dieselben mit oder ohne palliativmed. Hintergrund. In beiden Fällen dominieren Todesangst und plötzliche Bewusstlosigkeit.
Weil das akute HKV einer med. Intervention meist zugänglich ist, spontan jedoch i. d. R. tödlich endet, hängt für das ther. Vorgehen alles vom erklärten Willen und der kurzfristigen Prognose des Pat. ab. Im palliativen Setting muss gefragt werden, ob das HKV bei einem Menschen in der Endphase einer fortgeschrittenen Erkr. auftritt und dann möglicherweise einen „gnädigen Tod" bedeutet.
Ist ein solches Ereignis vorhersehbar, sollte der schwerstkranke Pat. darüber aufgeklärt werden, dass dies eine meist schmerzlose und schnelle Todesart ist und mögliche Symptome wie Angst, Luftnot und Schmerz gut behandelbar sind.
Deutet sich ein akutes HKV hingegen bei einem Pat. an, der vonseiten seiner Grunderkr. noch nicht vom Leben Abschied zu nehmen bräuchte, sollte er über die möglichen neg. Folgen einer Intervention aufgeklärt werden und dann seine Wahl treffen.

Symptomkomplex Ein akutes HKV kann durch verschiedene Mechanismen ausgelöst werden. Folge ist meist die schlagartig einsetzende Bewusstlosigkeit, evtl. mit Druck- und Pulslosigkeit, manchmal eingeleitet durch eine kurze Schmerz- und Angstepisode.

Palliativansatz

- Vorgehen meist abhängig von der Krankengeschichte.
- Aufklärung des Pat., wenn immer möglich vorher, um Therapiewunsch zu kennen.
- Einleitung einer Maßnahme nur, wenn sie dem Patientenwunsch entspricht.
- Im „Notfall" bzw. bei Hinzuziehen eines Notarztes (der den Pat. meist nicht kennt) wird i. d. R. das volle Spektrum intensivmed. Maßnahmen eingesetzt, bis eine Besserung eintritt oder der Tod des Pat. die Bemühungen beendet.
- Unter bestimmten Umständen, v. a. wenn der Wille des Pat. bekannt ist, ist es sinnvoll, statt Intensivmaßnahmen eine symptomorientierte Basistherapie durchzuführen.

Zielvorstellung Eine intensivmed. Intervention bei akutem HKV ist nur sinnvoll, wenn der Pat. unabhängig von dieser Erkr. hinsichtlich seiner Grunderkr. eine gewisse Prognose und den entspr. Lebenswillen hat.
Zeichnet sich ein kardialer Notfall als mögliche Entwicklung ab, muss im Vorfeld entschieden werden, ob ein Notarzteinsatz noch sinnvoll und erwünscht ist, weil Pat. und Angehörige in der akuten Situation entscheidungsunfähig sind.
Dazu müssen mit dem Pat. und seinen Angehörigen die Sinnhaftigkeit und die Konsequenzen einer intensivmed. Intervention besprochen und eine Übereinkunft mit dem behandelnden Arzt erreicht werden. Die Entscheidung soll allen Beteiligten bekannt sein und möglichst auch als Patientenwille dokumentiert werden. Das symptomorientierte palliativmed. Vorgehen wird dabei bereits geplant.

12.5.2 Angina pectoris und chronische Herzinsuffizienz

Zusammen mit akutem HKV werden koronare Durchblutungsstörung und chron. Herzinsuff. in der Todesursachenstatistik am häufigsten genannt.
Spez. Therapiemaßnahmen wie konsequente Hochdrucktherapie, Klappenersatz, Bypass, Koronardilatation gehören heute zur Standardtherapie und werden auch im fortgeschrittenen Krankheitsstadium eingesetzt.

Syndrom Beschwerden wie Schmerzen, Atemnot, Ödembildung, Leistungsschwäche, Rhythmusstörungen; Alltagstätigkeiten können immer weniger verrichtet werden.

- **Angina pectoris:** Schmerzen, retrosternales Druckgefühl und Todesangst.
- **Herzinsuff.:** bei Linksherzinsuff. vorwiegend Atemnot (▶ 5.1, „Asthma cardiale", Lungenödem) und Husten, bei Rechtsherzinsuff. periphere Ödeme; Anasarka (vgl. ▶ 8.6), Leberstauung mit Leberfunktionsstörung, „cirrhose cardiaque", GI-Probleme durch Stauungsgastritis und -enteritis, Aszites, Kachexie; ▶ 6.1, ▶ 6.11.

12

Palliativansatz Das Beschwerdespektrum bleibt im Verlauf der Erkr. im Wesentlichen gleich, nimmt jedoch an Intensität zu.
In fortgeschrittenem Stadium meist große Todesangst, ohne dass sich der Pat. jedoch konkret mit dem Sterben auseinandersetzt. Der Pat. „lebt" mit seiner Krankheit und merkt die Verschlechterung oft selber kaum. Angehörige werden durch zunehmende Pflegebedürftigkeit stark belastet.
Da meist lange ein „spez. Therapieansatz" besteht, spielen palliativmed. Denkansätze wie Therapiebeschränkung i. d. R. erst bei der Überlegung einer invasiven Therapie wie z. B. Herztransplantation eine Rolle. Die meisten medikamentösen Therapien sind gleichzeitig symptomorientiert, also spezifisch und palliativ.
Progn. Aussagen sind noch schwieriger zu treffen als bei anderen „terminalen" Krankheiten.

Zielvorstellung Eine spez. medikamentöse Therapie ist relativ NW-arm bis in fortgeschrittene Krankheitsphasen möglich. Im Verlauf ist eine Symptomkontrolle für immer kürzere Zeitabschnitte möglich.

! Pat. mit chron. Herzinsuff. oder KHK stellen i. d. R. erst, wenn eine „spezifische Therapie" angeboten wird, die Frage, ob diese erneut sinnvoll ist. Sorgfältige Indikationsstellung und eingehende Aufklärung sind wichtig.

Bei deutlichem Krankheitsprogress sollte mit dem Pat. und den Angehörigen über mögliche und sinnvolle symptomorientierte Therapien gesprochen werden. Der Wunsch, Abschied zu nehmen, die Dinge zu ordnen, das Sterben und den nahen Tod anzunehmen, wird selten ausgesprochen. Das Erstellen einer PV (▶ 20.2.1) kann jedoch gerade bei diesem Krankheitsbild sinnvoll sein. Dabei sollte geklärt werden:

- Reanimation bei Kreislaufstillstand.
- Intubation und Beatmung.
- Intensivmed. Maßnahmen allg.
- OP, Notfall-Bypass etc.
- Verhalten nach „gelungener" Reanimation, wenn das Bewusstsein nicht wiedererlangt wird.

Liegt neben einer malignen gleichzeitig eine kardiale Erkr. vor, wird meist die spez. Therapie der malignen Erkr. bei erkennbarer Palliativsituation beendet, ohne ebenfalls über Sinn und Nutzen der spez. Herzmedikation nachzudenken.

> ! Das Absetzen einiger oder aller „Herzmittel" bei einem Pat. mit fortgeschrittenem Krebsleiden führt nicht notwendig zum Tod. Es kann sogar eine vorübergehende deutliche Besserung eintreten.

12.6 Pulmonale Erkrankungen

Susanne Roller und Claudia Levin

Endstadien einer pulmonalen Erkr. stellen häufig einen langen Leidensweg dar. Hauptsächliche Grundkrankheiten sind:
- Asthma bronchiale.
- COPD.
- Rezid. Lungenembolien.
- Pulmonale Globalinsuff., z. B. bei Fibrose, Mukoviszidose.

Symptomkomplex Unabhängig von der Grunderkr.:
- Schwere Dyspnoe (▶ 5.1) bei min. Belastung.
- Panikartige Atemnot, oft nachts.
- Unfähigkeit, flach zu liegen (Orthopnoe).
- Bewusstseinsstörung durch O_2-Mangel oder CO_2-Intoxikation.
- Husten (▶ 5.2).
- Verschleimung.

Spez. Therapiemaßnahmen reichen von einfachen physikalischen Maßnahmen bis zur Intensivmedizin mit Intubation und Beatmung. Auch nach langem Krankheitsverlauf können sie rasch erfolgreich sein, sodass das „Endstadium" meist erst retrospektiv erkannt wird.

Palliativansatz Progn. Aussagen sind problematisch. Auch bei ungünstiger Ausgangslage kann ein schweres pulmonales Versagen reversibel sein.

> ! Wenn möglich, früh mit dem informierten Pat. klären, ob bei einer akuten Dekompensation Intensivtherapie und Intubation sinnvoll sind und gewünscht werden.

Palliative und spez. Maßnahmen sind oft identisch:
- Basistherapie (z. B. Steroide, Beta-Sympathomimetika) wenn möglich fortführen.
- Sedieren.
- Bronchospasmolyse (systemisch oder inhalativ).
- O_2-Gabe über Nasensonde.
- Nichtinvasive Heimbeatmung.
- Maschinelle Beatmung, falls kein gegenteiliger Patientenwille vorliegt. Zur Entwöhnung ist oft ein Tracheostoma notwendig (frühzeitige Aufklärung).

Zielvorstellung Da die Pat. über einen langen Leidensweg zahlreiche schwere Komplikationen überwunden haben, erwarten sie, dass es „auch dieses Mal" wieder weitergeht.

Der Wunsch des Pat., bei einer lebensbedrohlichen Komplikation keine weiteren lebensverlängernden Maßnahmen zu unternehmen, sondern rein symptomorientiert zu behandeln (Schmerztherapie, Sedierung), ist selten.

! Die kritische Einsichtsfähigkeit ist durch langfristige zerebrale Mangelversorgung mit Sauerstoff häufig eingeschränkt. Angehörige in den Entscheidungsprozess einbeziehen.

Im Akutfall hat eine ausreichende Sedierung Priorität. Bei vertrauensvollem Kontakt mit dem Pat. und den Angehörigen kann das Unterlassen spez. Maßnahmen, z. B. einer Antibiose, die Situation klären und einen langen Leidensweg beenden.

12.7 Chronisch progredientes Leberversagen

Susanne Roller und Claudia Levin

Das chron. progrediente Leberversagen stellt einen irreversiblen Endzustand verschiedener Leberleiden dar. Häufige Ursachen sind:

- Leberzirrhose als Endstadium einer Virushepatitis, einer prim. biliären Zirrhose oder als Folge einer toxischen Schädigung (Medikamente, Alkohol).
- Tumoren der Leber und Gallenwege.
- Lebermetastasen.
- Maligne Gallengangsverschlüsse.
- Strahlentherapie.
- Venenverschluss (paraneoplastisch, Budd-Chiari-Sy.).

Syndrom

- Kachexie (▶ 6.1).
- Ödembildung mit Aszites (▶ 6.11).
- Ösophagusvarizen mit Blutungsgefahr (▶ 6.9).
- Synthesestörungen (Albuminmangel, Gerinnungsstörungen).
- Ikterus (▶ 6.10), bei Cholestase mit quälendem Juckreiz (▶ 8.4).
- Stoffwechselentgleisungen, hepatorenales Sy.
- Hepatische Enzephalopathie, Tremor.

Palliativansatz

- Eine Phase sympt. Therapie klärt, ob noch einmal eine Stabilisierung erreicht werden kann, was auch bei fortgeschrittener Erkr. möglich ist.
- Eine einfache sympt. Therapie (Diät, Diuretika, Laxanzien) kann meist umgesetzt und eingehalten werden.
- „Lebertherapeutika" sind von ungesicherter Wirksamkeit und für den Pat. meist belastend (viele Pillen) und kostenintensiv und sollten daher abgesetzt werden.
- Labordiagn. nur dann, wenn eine ther. Konsequenz besteht.
- Intensive Maßnahmen wie endoskopische Blutungskontrolle sind vom Zustand des Pat. und der Zielvorstellung abhängig.

Zielvorstellung Das Urteilsvermögen des Pat. ist durch die Enzephalopathie – im Fall einer Alkoholgenese auch durch die Noxe selbst – häufig eingeschränkt. Um den Patientenwillen zu erfahren, sind eingehende Gespräche auch mit den Angehörigen nötig.

- Vorbereitendes Gespräch mit Pat. und Angehörigen auf die Möglichkeit einer akuten Blutung.

- Zur Ind. endoskopischer und intensiver Maßnahmen (Intensivtherapie, OP, Transfusion) zur Blutungskontrolle bei Varizenblutung unbedingt vorher mit dem Pat. abklären, „wie weit das gehen soll".

Eingeschränkte Kritikfähigkeit und relativ geringer Leidensdruck können es erlauben, „den Dingen ihren Lauf zu lassen".

! Keine Verbote, die den Pat. belasten. Alkoholverbot nur, wenn Prognose beeinflussbar. Sonst „lieber Bier als Delir".

12.8 Terminale Niereninsuffizienz

Susanne Roller und Claudia Levin

12

Im Gegensatz zum ANV (z. B. durch Trauma, Schock, Vergiftung), bei dem eine Akutdialyse im Normalfall indiziert ist, handelt es sich bei der terminalen Niereninsuff. um einen irreversiblen Zustand. Ursachen sind verschiedene Glomerulonephritiden, interstitielle Nephropathie z. B. nach Analgetikaabusus, rezid. Pyelonephritiden, diab. und vaskuläre Nierenerkr., Zystennieren u. a.

Syndrom

- Atemnot durch Wasserretention, Lungenstauung (▶ 5.1).
- Generalisierte Ödeme.
- Appetitlosigkeit, Übelkeit, Erbrechen (▶ 6.8).
- Müdigkeit bis Somnolenz.
- Wesensveränderungen (▶ 10.6).
- Symptome der Grundkrankheit, z. B. PNP bei diab. Nephropathie, neurolog. Symptome bei vaskulärer Nephropathie, Sepsis bei Glomerulonephritis etc.

Palliativansatz Durch die Möglichkeit der (chron.) Dialyse hat das terminale Nierenversagen eine spez. Entscheidungsproblematik: Dialyse ja oder nein?

- **Entscheidungskriterien für oder gegen Dialyse:**
  - Gegen Dialyse spricht, wenn das Nierenversagen als Terminalphase einer schweren extrarenalen Erkr. eintritt, z. B. bei Malignomen, Herzinsuff., Leberinsuff., pflegebedürftigem körperlichem Abbau, ausgelöst durch Exsikkose, Blutung, Sepsis, Infekt.
  - ! Immer klären: Ist das Nierenversagen nicht der erwünschte (und bei ausreichender Symptomkontrolle gnädige) Weg zum Tod?
  - Für Dialyse spricht ein Nierenversagen aus prim. renaler Ursache, mit ausreichender Funktion der übrigen Vitalsysteme, bei Nephritis, Zystennieren, Niereninfektionen, Nierentumoren oder als Folge von Hypertonie oder Diab.
  - In manchen Zentren gelten maligne Grunderkr., hohes Alter und manifeste Psychose als KI für den Beginn einer chron. Dialyse.
  - ! Ehe dem Pat. und den Angehörigen eine Therapieempfehlung gegeben wird, müssen Ärzte und Pflegeteam sich eine Meinung bilden. Das Angebot zur Dialyse muss med. begründet und sinnvoll sein. Es ist abhängig von Art, Schwere, Stadium und Prognose der Grundkrankheit.
- **Probleme bei chron. Dialyse:**
  - Shuntanlage und -pflege.
  - Zeitbedarf.

- Einschneidende Umstellung der Lebensführung (Diät, Flüssigkeitsbeschränkung, Ortsgebundenheit).
- Große Tablettenmenge.

> **!** Trotz der Probleme wird das Angebot der Dialyse von den Pat. selten abgelehnt.

- **Zielvorstellung bei Dialyseverzicht:** Den Tod in der Urämie als „gnädig“ erlebbar zu machen. Das Sterben in der fachgerecht behandelten Urämie bedeutet: zunehmende Müdigkeit und Bewusstseinseinschränkung bis zum Koma und Herzstillstand in der Hyperkaliämie, ohne Schmerzen, Luftnot und Krämpfe. Die Angehörigen erleben dies als „sanftes Einschlafen“.
- Das Sterben in der Urämie kann protrahiert verlaufen. Dies kann für Pat., Angehörige und Pflegende eine bes. Belastung sein, aber auch eine Chance für alle Beteiligten, da Zeit gegeben ist, Abschied zu nehmen.
- **Zielvorstellung bei chron. Dialyse:** akzeptable Lebensqualität unter den gegebenen Einschränkungen. Als Gewinn wird empfunden, dass bei Langzeitdialyse durch das Team der Betreuer und Mitpat. Geborgenheit vermittelt wird. Ein Abbruchwunsch wird daher selten geäußert.
- **Spätsymptome der chronischen Dialyse:**
  - Kachexie.
  - Generalisierte AVK, Apoplex, Herzinfarkt.
  - Schwer kontrollierbare Hypertonie, z. T. mit heftigsten Zephalgien.
  - Renale Osteopathie mit Wirbelkörperspontanfrakturen.
  - Sek. Hyperparathyreoidismus.
  - Myopathie mit Schwäche und Schmerzen.

Eine chron. Dialyse ist belastend. Im Laufe der Zeit machen die Spätsymptome und Komplikationen eine Fortsetzung der Dialyse immer schwieriger. Bei zunehmender Verschlechterung der Lebensqualität kann die Beendigung der Dialyse angeboten werden.

> **!** Die Entscheidung, eine laufende Dialyse zu beenden, ist schwieriger, als sie nicht zu beginnen.

Ein offenes Angebot der fortbestehenden ärztlichen Begleitung und der Symptomkontrolle kann die Entscheidung erleichtern.

12.9 Neurologische Erkrankungen

Johanna Anneser, Gian Domenico Borasio, Heidrun Golla und Raymond Voltz

Pat. mit amyotropher Lateralsklerose (ALS) oder Hirntumoren (beides Beispiele für neurolog. Erkr.) wurden seit Beginn der Palliativmedizin im *St. Christopher's Hospice* in London mitbehandelt.

Bei der **amyotrophen Lateralsklerose** kommt es zu einer unaufhaltsamen Degeneration des 1. und 2. Motoneurons; andere neurolog. Systeme sind i. d. R. nicht betroffen, beinahe alle Pat. erleben ihr Sterben also ohne Bewusstseinstrübung.

Ähnlich verhält es sich mit den **dystrophischen Muskelerkrankungen,** die über die Beteiligung der Atemmuskulatur oder einen Herzinfarkt zum Tod führen.

Demgegenüber stehen **progrediente degenerative Erkrankungen,** die die kognitiven Fähigkeiten weitgehend zerstören und andere Systeme im Wesentlichen intakt lassen (z. B. Alzheimer-Demenz). Eine große Gruppe von neurolog. Pat. erleidet oft eingreifende Verluste von Funktionen, z. B. Pat. mit Schlaganfall oder MS, mit denen sie oft jahrelang leben müssen. Einige dieser Pat. äußern den Wunsch nach einer Lebensverkürzung.

12.9.1 Amyotrophe Lateralsklerose (ALS)

Johanna Anneser und Gian Domenico Borasio

Häufigkeit

ALS ist die häufigste degenerative Erkr. des Motoneurons beim Erw. (Prävalenz 6–8 : 100.000).

Symptomkomplex

Der klin. Verlauf ist charakterisiert durch progrediente Lähmungen, Atrophien und Spastik der willkürlich aktivierbaren Skelettmuskeln infolge von Degeneration der zentralen und peripheren Motoneurone. Muskelkrämpfe, Spastik, Schluckstörungen, progrediente Bewegungs- und Sprachunfähigkeit sowie Ateminsuff. treten regelhaft, wenn auch in unterschiedlicher Ausprägung und Reihenfolge auf. Die Augen- und Sphinktermotilität ist fast immer klin. ausgespart, ebenso das sensorische und autonome Nervensystem.
Ätiologie und Pathogenese der ALS sind weitgehend ungeklärt. Es gibt noch keine zufriedenstellende kausale Therapie.
Die mittlere Überlebensdauer beträgt 3 J. Ca. 10 % der Pat. überleben 10 J. und länger. Der Tod tritt durch Ateminsuff. (▶ 5.1) ein, meist vergesellschaftet mit einer Aspirationspneumonie.

> **!** Das scheinbar ausweglose klin. Bild hat dazu geführt, dass ALS-Pat. in vielen Fällen von ihren Ärzten zu hören bekommen, man könnte „nichts machen“. Dieser ther. Nihilismus ist nicht angebracht. Dem behandelnden Arzt steht ein breites Spektrum an palliativen Maßnahmen zur Verfügung, die das Leiden der Kranken und die Belastung der pflegenden Angehörigen lindern können.

Palliativansatz

Im Laufe der Erkr. kann sich eine Vielzahl von Symptomen einstellen (dir. und indir.), die alle konsequent und meist mit gutem Erfolg behandelbar sind (s. u.). Bei Beginn von Atemnot sollte – auch wenn der Pat. es selbst nicht direkt anspricht – die Angst des Pat. vor dem „Ersticken“ thematisiert und ihm möglichst genommen werden. Gegen die Atemnot gibt es gute Behandlungsmöglichkeiten (s. u. und ▶ 5.1), und die meisten ALS-Pat. sterben „im Schlaf“ ohne quälende Atemnot (CO_2-Narkose). Hierzu gehört ebenfalls die Diskussion um nichtinvasive und invasive Beatmung (▶ 15.1.8). Sollte der Pat. für sich zu einer Entscheidung gekommen sein, so sollte diese i. R. einer spez. PV festgehalten werden (▶ 20.2.1).

Pflegetipps bei ALS

- „Kleinteam" bilden: Feste Bezugspersonen und regelmäßiger Tagesablauf vermitteln Sicherheit.
- Geduld für die Kommunikation, bei der Körperpflege, beim Essen und Trinken.
- Spezielle Lagerungstechniken, z. B. bei Bewegungsunfähigkeit, bei Speichelfluss Mikrolagerung.
- Bei zäher Verschleimung: atemstimulierende Einreibungen, verschiedene Abklopftechniken (Physiotherapie).
- Vollbad oder Teilbad zur Entspannung und zur Verbesserung des Körpergefühls.
- Bei Schlafstörungen: Lavendelöleinreibungen oder -kompressen; die Möglichkeit schaffen, die Wachphasen kreativ zu gestalten.
- Kenntnisse in Kinästhetik.
- Kenntnisse in basaler Stimulation.
- Wunsch nach Intimität/Sexualität respektieren, das Thema evtl. direkt ansprechen.

Zielvorstellung

Palliativmedizin bei ALS beginnt mit der **Aufklärung** (▶ 2.3.4). Diese ist – wie sonst auch – nicht standardisierbar. Nach Abschluss der Diagn. sollte dem Pat. erklärt werden, dass er unter einer fortschreitenden Schädigung seiner motorischen Nerven leidet (der Name amyotrophe Lateral**sklerose** sollte ebenfalls genannt und erklärt werden, um Missverständnissen zuvorzukommen; manche Pat. verwechseln dies mit multipler **Sklerose**).

Die pos. Aspekte der Krankheit (z. B. meist keine Beeinträchtigung der Persönlichkeit und keine schwerwiegenden kognitiven Störungen sowie keine Inkontinenz) sollten betont werden.

Der fortschreitende Verlauf der ALS stellt eine Belastung für Pat. und pflegende Angehörige in gleichem Maße dar (gelegentlich erscheint die psychische Belastung der Angehörigen sogar höher). Daher sollten die Angehörigen in die med. Betreuung von Anfang an eingebunden werden, beginnend mit der Aufklärung. Ein evtl. bestehender Wunsch nach einer Zweitmeinung sollte vom behandelnden Arzt ausdrücklich unterstützt werden.

Bei einem guten Vertrauensverhältnis zwischen Pat. und Behandlungsteam kann das Auftreten vieler Symptome durch ihre Vorhersehbarkeit vorbereitet werden:

- Frühzeitige Hilfsmittelversorgung (zunehmende Muskelschwäche).
- Umgang mit Kommunikationshilfen (zunehmende Dysarthrie).
- Diätetische Anpassung (Obstipation).
- Patientenverfügung (Ateminsuff.).

Soziale Aspekte Die meisten Pat. wünschen sich, zu Hause sterben zu dürfen, was aber häufig nicht einfach zu organisieren ist. Die häusliche Betreuung von ALS-Pat. scheitert i. d. R. an der unzureichenden Pflegeversorgung. Wegen der Schwere ihrer Behinderungen sind bei ALS-Pat. auch die Leistungen der Pflegestufe III/Härtefall der Pflegeversicherung (die nur sehr zögerlich genehmigt werden) unzureichend. Dabei mutet es paradox an, dass die Krankenkassen bei beatmeten ALS-Pat. zwar die hohen Tagessätze einer Intensivstation, nicht aber die in den meisten Fällen günstigere häusliche Krankenhausvermeidungspflege zu zahlen bereit sind. Die fast regelhaft einsetzende Überlastung der pflegenden Angehörigen kann durch kurzfristige stationäre Aufenthalte zur Entlastung der Familie (sog. *respite care)* aufgefangen werden → frühzeitige Zusammenarbeit mit Hospizeinrichtungen.

Beratungseinrichtungen Die **Deutsche Gesellschaft für Muskelkranke** (DGM, Im Moos 4, 79.112 Freiburg, Tel. 07665–9 44 70) steht ALS-Pat. mit Beratung durch erfahrene Sozialarbeiter zur Seite, organisiert Gesprächskreise und gibt verschiedene Informationsmaterialien zur ALS sowie einen ALS-Rundbrief heraus. Den Pat. wird damit die Möglichkeit zum Erfahrungsaustausch untereinander eröffnet. Eine Mitgliedschaft in der DGM sollte allen ALS-Pat. und ihren Familien ärztlicherseits i. R. des Aufklärungsgesprächs nachdrücklich empfohlen werden. Eine spezielle Fachkenntnis bieten die (mittlerweile in allen Bundesländern vorhandenen) neuromuskulären Zentren der DGM. Sowohl die Erstdiagn. als auch die Anbindung an eine spezialisierte Ambulanz können über diese Zentren erfolgen. In einigen dieser Zentren stehen Sozialarbeiter und/oder Krankengymnasten für die spez. Probleme dieses Patientenkollektivs zur Verfügung.

Fortschreitende Muskelschwäche

!
- Die wichtigste Behinderung für ALS-Pat.
- Ausgeprägte Abhängigkeit von der „Tagesform“.

Die Pat. sollten darüber informiert werden, dass dies ein physiolog. Phänomen ist und dass es bei der ALS keine dramatischen Verschlechterungen von einem Tag auf den anderen gibt.

Therapie

- **Allg. Maßnahmen:** Aktive und passive krankengymnastische Übungen (▶ 17.3) sind zur Vermeidung von Kontrakturen, Inaktivitätsatrophien und Gelenkproblemen hilfreich. Das Ausmaß der Übungen kann stark variieren, als Grundregel gilt: Der Pat. soll sich belasten, ohne sich zu überlasten. Bei deutlicher Schwäche der Beine mit Sturzgefahr sind Übungen im Wasser sinnvoll.
  Im Verlauf der Erkr. sind die Pat. immer mehr auf Hilfsmittel für ihre Fortbewegung (von der Gehhilfe über die Peroneus-Schiene bis zum Elektro-Rollstuhl) und für Tätigkeiten des tgl. Lebens (spezielles Besteck, Greifhilfen, erhöhte Toilettensitze, Badewannenlift usw.) angewiesen. Wichtig für die Akzeptanz ist eine frühzeitige Besprechung und Rezeptierung der notwendigen Hilfsmittel, damit die Pat. sich mental auf die neue Situation einstellen und auch bereit sind, die notwendigen Hilfsmittel rechtzeitig in Anspruch zu nehmen. Eine ergother. Beratung kann dabei sehr hilfreich sein.
- **Medikamentöse Therapie:** Eine kurzfristige Verbesserung der Muskelkraft ist insb. bei bulbären ALS-Pat. zu Beginn der Erkr. durch ACE-Hemmer möglich. Dieser Effekt tritt jedoch nur bei einem Teil der Pat. ein und hält nur Tage bis wenige Wochen an. Deshalb nur sinnvoll zur Bewältigung von bes. Belastungssituationen (z. B. einer längeren Reise): Pyridostigmin (z. B. Mestinon®) einschleichend bis 3 × 40 mg/d.

! Es gibt keine Ind. für eine Dauertherapie mit Pyridostigmin bei ALS.

Muskelfaszikulationen, Krämpfe und Spastik

Muskelzuckungen (Faszikulationen) treten insb. zu Beginn der Erkr. auf (▶ Tab. 12.3). Sie sind Ausdruck der Degeneration der i. m. motorischen Axonanteile und können in schmerzhafte Muskelkrämpfe übergehen. Mitunter deutlich ausgeprägt ist die Spastik der Extremitätenmuskulatur, die auf die Degeneration der Pyramidenbahnen zurückzuführen ist. Bei der antispastischen Medikation (▶ Tab. 12.4) muss der Pat. die Dosis gegen den klin. Effekt titrieren, denn eine mäßige Spastik ist häufig besser für die Mobilität als eine komplett schlaffe Parese (sog. **„Paresendemaskierung“** durch Antispastika).

Tab. 12.3 Medikation bei Faszikulationen und Krämpfen

Medikament	Mittlere Tagesdosis
Magnesium (z. B. Magnetrans®)	1–3 × 5 mmol (bei leichten Krämpfen)
Chininsulfat (z. B. Limptar N®)	2 × 200 mg
Carbamazepin (z. B. Sirtal®)	2 × 200 mg
Phenytoin (z. B. Zentropil®)	1–3 × × 100 mg

Tab. 12.4 Medikation bei Spastik

Medikament	Mittlere Tagesdosis (mg)
Baclofen (z. B. Lioresal®)	10–80
Tizanidin (Sirdalud®)	6–24

Dysarthrie

Eine der am meisten befürchteten Folgen der ALS ist die fortschreitende Erschwernis der Kommunikation als Folge der Dysarthrie → logopädische Betreuung.

Kommunikationshilfen:

- Elektronische Hilfen (wie z. B. Lightwriter®). Diese Geräte verfügen z. T. auch über eine Sprachausgabe (wichtig bei der Kommunikation mit Kindern oder per Telefon). Es besteht auch die Möglichkeit, für die Sprachausgabe die eigene Stimme aufzeichnen zu lassen („my own voice“).
- Alphabettafel (bei Verlust der Feinmotorik der Hände).
- Computergestützte Kommunikationshilfen (für tetraplegische Pat.): ermöglichen, z. B. über myoelektrische Schalter, zu kommunizieren und z. B. durch das Internet zu surfen.

Dysphagie

Ursachen Motilitätsstörung von Zunge, Pharynx und Ösophagus.
Folge: häufiges Verschlucken mit Aspirationsgefahr, insb. bei Flüssigkeiten und krümeligen Speisen.

Therapie

- Veränderung der Speisenkonsistenz zugunsten dickflüssiger, pürierter, kalorienreicher Kost (ein speziell für ALS-Pat. konzipiertes Kochbuch kann im Buchhandel bezogen werden: „Ernährung bei Schluckstörungen“, Kohlhammer-Verlag).

- Pat. erlernt Schlucktechniken wie das sog. supraglottische Schlucken, welche die Aspirationsgefahr reduzieren (durch speziell ausgebildete Ergotherapeuten, Logopäden oder Krankengymnasten).
- PEG (▶ 16.1.2): wenn der Kalorienbedarf des Pat. nicht mehr zu decken ist (Gewichtsverlust > 10–20 %) oder die orale Nahrungsaufnahme wegen ständigen Verschluckens zur Qual wird.

!
- Bei **reduzierter Vitalkapazität** (< 50 %) kann die Anlage einer PEG gefährlich sein: Der Druck des luftgefüllten Magens gegen das geschwächte Zwerchfell kann zu basalen Atelektasen führen und damit eine akute Ateminsuff. hervorrufen. → Option einer PEG frühzeitig mit Pat. und Familie diskutieren, ggf. PEG-Anlage in Komb. mit nichtinvasiver Heimbeatmung (s. u.) einleiten oder eine radiolog. Gastrostomie (RIG) erwägen.
- Eine PEG stellt keinen sicheren Schutz gegen Aspirationspneumonie dar; diese kann sogar provoziert werden, falls zu viel Nahrung über die PEG zugeführt wird.

Zur Verringerung der oft hohen Hemmschwelle („künstliche Ernährung“) hat es sich bewährt, Kontakte zu anderen ALS-Pat. herzustellen, die schon PEG-Träger sind. Eine Lebensverlängerung durch die PEG bei ALS ist nicht sicher nachgewiesen. Im Vordergrund steht die Verbesserung der Lebensqualität.

Dyspnoe

Das bedrohlichste Symptom der ALS. Oft reagieren die Pat. auf die ersten Dyspnoe-Zeichen mit ausgeprägten Angstzuständen (▶ 5.1).
In allen Stadien der Ateminsuff. muss versucht werden, den Teufelskreis Dyspnoe-Angst-Dyspnoe zu durchbrechen:

- Zu Beginn kann eine **Oberkörperhochlagerung** um 30–40°, verbunden mit regelmäßiger Atemgymnastik, schon eine wesentliche Linderung bringen.
- Wichtig: Die ruhige Anwesenheit von Vertrauenspersonen.
- Bei Auftreten von Panik: Lorazepam s. l. (Tavor expidet® 0,5–1 mg). Die atemdepressive Komponente ist bei dieser Dosierung, insb. zu Beginn der Dyspnoe, vernachlässigbar.

Klinik Bei fortschreitender Ateminsuff. treten die folgenden Symptome der **nächtlichen Hypoxie** in unterschiedlicher Ausprägung auf:

- Schlafstörungen (Ein- und Durchschlafstörungen, Albträume).
- Müdigkeit und Einnicken am Tag.
- Morgendlicher Kopfschmerz, Abgeschlagenheit.
- Zunehmender Leistungsabfall, Konzentrationsstörungen.
- Nervosität, Hyperhidrosis, Tremor.
- Depressionen, Angstzustände.
- Tachykardie und Tachypnoe.
- Sichtbarer Einsatz der auxiliären Atemmuskulatur.
- Dyspnoe, z. B. beim Sprechen, Stimmveränderungen.
- Hartnäckige Bronchialverschleimung.
- Rezid. oder persistierende respiratorische Infekte.
- Appetitlosigkeit, Gewichtsverlust.
- Rezid. Gastritiden.
- Persistierende Ödeme.

- Kopf-, Nacken- und Gliederschmerzen.
- Sehstörungen, Schwindelanfälle, Synkopen.
- Zyanose.

Therapie

- **Intermittierende nächtliche Heimbeatmung über Maske:**
  - Sollte mit dem Pat. und den Angehörigen schon nach Auftreten der ersten Dyspnoezeichen besprochen werden. Dabei betonen, dass es sich nur um eine temporäre Maßnahme handeln kann, die prim. der Erhöhung der Lebensqualität und – im Unterschied zur Tracheostomie – nicht der Lebensverlängerung dient.
  - Die pflegerische Betreuung (nicht die technische) steht bei der Heimbeatmung als soziales Problem im Vordergrund.
  - Günstige Voraussetzungen: eine zufriedenstellende Gesamtmobilität des Pat., ein nicht zu rasch progredienter Verlauf und v. a. eine starke Motivation und ein gutes familiäres Umfeld.

> ! Die Pat. müssen darüber aufgeklärt werden, dass sie jederzeit beschließen können, die Beatmung zu beenden, und dass geeignete medikamentöse Maßnahmen zur Verfügung stehen, um einen Erstickungstod zu verhindern.

> ! **Eine Sauerstoffgabe…**
> … ist bei ALS i. d. R. nicht zu empfehlen, da eine restriktive Ventilationsstörung aufgrund einer Zwerchfellparese besteht, aber keine Gasaustauschstörung. Die für die Symptomatik mit entscheidende **chron. Hyperkapnie** kann durch den exogen zugeführten Sauerstoff sogar verstärkt werden.

- **Dauerbeatmung über Tracheostoma:** wird bei umfassender Aufklärung nur von einzelnen Pat. gewünscht (meist Fälle mit langsamem, prim. bulbärem Verlauf und eher frühem Krankheitsbeginn). Aus den USA werden Pat. mit guter Lebensqualität über 10 J. und mehr unter Dauerbeatmung beschrieben. Es kommt leider nicht selten vor, dass nicht aufgeklärte ALS-Pat. wegen akuter Ateminsuff. vom Notarzt intubiert werden, ohne dass eine echte Entscheidungsmöglichkeit bestanden hätte. Diese Pat. können bei guter Pflege monate- bis jahrelang auf der Intensivstation überleben, wobei die Krankheit bis zur totalen Kommunikationsunfähigkeit progredieren kann (sog. „Locked-in"-Sy. bei kompletter Tetraplegie einschl. Augenmuskulatur). Wenn invasiv beatmete Pat. angesichts dieser Perspektive den Wunsch nach Abschalten des Respirators äußern, stellen sie den Arzt vor eine rechtlich zwar eindeutige (Zwangsbehandlung ist unzulässig), psychologisch aber belastende Entscheidung. Deshalb wichtig: ein gutes Arzt-Pat.-Verhältnis mit der Intention, eine solche Situation durch rechtzeitige Aufklärung und Erstellung einer entsprechenden PV (▶ 20.2.1) zu verhindern.
- **Keine Beatmung – Tod durch CO_2-Narkose:** Wenn ALS-Pat. nicht künstlich beatmet werden, tritt der Tod meist während des Schlafs ein: Die Pat. atmen nicht mehr genügend CO_2 aus und fallen in ein leichtes Koma (sog. „CO_2-Narkose"). In diesem Stadium sind nur Maßnahmen angebracht, die das Leiden des Pat. lindern. Bei Unruhe oder Zeichen der Luftnot ist eine medikamentöse Intervention (z. B. Morphin, beginnend mit 5 mg s. c. oder i. v.) zu empfehlen.

Pat. mit ALS werden in der Endphase nicht „schrecklich ersticken“, sondern friedlich in der entstehenden CO_2-Narkose „einschlafen“.

Pathologisches Lachen/Weinen

Das Symptom „path. Lachen/Weinen“ ist oft sozial belastend und ther. gut zugänglich, wird aber selten von den Pat. erwähnt. Der Arzt sollte explizit danach fragen.

Typisch für die ALS ist das Auftreten von unkontrolliertem Lachen oder Weinen (früher auch als „pseudobulbäre Labilität“ oder „pseudobulbärer Affekt“ bezeichnet), eine für den Kranken und seine Umgebung oft sehr belastende Symptomatik. Therapie ▶ Tab. 12.5.

12

Tab. 12.5 Medikation bei pathologischem Lachen/Weinen

Medikament	Mittlere Tagesdosis (mg)
Amitriptylin (z. B. Saroten®)	10–150
Fluoxetin (Fluctin®)	20–60
Dextromethorphan/Chinidin (Nuedexta®, über internat. Apotheke erhältlich)	2 × 20/10 mg

DD: depressive Stimmungslage.

Psychische Probleme

Fast alle Pat. mit ALS durchlaufen nach Diagnosestellung eine Phase der **reaktiven Depression.** Eine psycholog. Beratung ist in dieser Phase wünschenswert, aber nicht immer leicht zugänglich. In ausgeprägten Fällen empfiehlt sich eine zeitlich begrenzte, stützende Psychotherapie (oft als Familientherapie sinnvoll). **Suizidgedanken** treten in dieser Phase vermehrt auf, Suizidversuche sind allerdings bei ALS-Pat. eher selten. Das Gefühl, der eigenen Familie „zur Last zu fallen“ ist ein häufiger Auslöser von Kurzschlusshandlungen. Dieses Problem kann durch dir. Ansprechen und offene Diskussion mit Pat. und Angehörigen entschärft werden. Eine klin. relevante Depression sollte in allen Krankheitsstadien eruiert und behandelt werden.

! Der psycholog. Status von ALS-Pat. korreliert mit der Überlebenszeit.

Schlafstörungen

Ursachen Häufige Ursachen bei Pat. mit ALS:

- Psychische Störungen, Ängste, Depression, Albträume.
- Paresen mit Unfähigkeit zum Positionswechsel im Schlaf.
- Faszikulationen und Muskelkrämpfe.
- Schluckstörungen mit Aspiration von Speichel.
- Atemstörungen mit Hypoxie und Dyspnoe.

Therapie Genaue Anamnese und gezielte Behandlung der Ursache. Die Verordnung eines Schlafmittels (▶ Tab. 12.6) ist bei guter Symptomkontrolle in den wenigsten Fällen notwendig.

Tab. 12.6 Medikamentöse Therapie von Schlafstörungen bei ALS

Medikament	Dosis z. N. (mg)
Chloralhydrat (z. B. Chloraldurat®)	250–1.000
Diphenhydramin (z. B. Dormutil N®)	50–100
Zopiclon (z. B. Ximovan®)	7,5
Flurazepam (z. B. Dalmadorm®). **Cave:** Atemdepression	5–30

12

Speichelfluss und Verschleimung

Ursachen Die von vielen ALS-Pat. als sehr unangenehm empfundene **Pseudo-Hypersalivation** ist nicht auf eine verstärkte Speichelproduktion, sondern auf die verminderte Schluckfähigkeit zurückzuführen. Eine Schwäche der mimischen Gesichtsmuskulatur kann zu sozial unangenehmen Speichelfluss aus dem Mund führen.

Therapie ▶ Tab. 12.7.

- **Bei erhöhter Sekretkonsistenz und ausreichender Flüssigkeitszufuhr:**
  - Acetylcystein (z. B. Fluimucil®).
  - Vernebeln von Salzlsg.
  - Evtl. Vernebeln von Ipratropiumbromid.
  - Evtl. Inhalationen.
  - Absaugen des Speichels (oft nur gering wirksam).
- **Bei unzureichender Flüssigkeitszufuhr und reduziertem Hustenstoß:** Im Spätstadium kann eine als quälend empfundene zähe Verschleimung der oberen Atemwege entstehen. Ther. schwer zugänglich.
  - Manuell unterstütztes Husten, zusätzlich Atemgymnastik.
  - Anwendung eines Hustenstoß-Unterstützungsgeräts (Cough Assist).

Tab. 12.7 Medikamentöse Therapie zur Verringerung der Speichelproduktion bei ALS

Medikament	Mittlere Tagesdosis
Amitriptylin (z. B. Saroten®)	10–100 mg
Transdermales Scopolamin (Scopolamin TTS®)	1–2 Pflaster
Butylscopolamin (z. B. Buscopan®)	10–60 mg
Glykopyrroniumbromid (Robinul®)	0,6–1,2 mg s. c.

Schmerzen

Auch wenn die ALS i. d. R. keine klin. Beteiligung der sensorischen Fasern zeigt, sind Schmerzen, v. a. in späten Krankheitsstadien, nicht selten.

Ursachen

- Vor allem lagerungs- und immobilitätsbedingte unphysiolog. Belastungen der Knochen, Ligamente und Gelenke, die ihre schützende Muskelhülle infolge Atrophie verloren haben.
- Muskelkontrakturen und Gelenkversteifungen (z. B. Frozen-Shoulder-Sy.).

Therapie

- Komb. aus NSAR und Physiotherapie.
- Bei stärkeren Schmerzen Opioide noch WHO-Schema (Obstipationsprophylaxe!).

Prophylaxe Regelmäßige, v. a. passive krankengymnastische Übungen und häufige Lagewechsel (auch nachts).

> **!** Im Vergleich zu anderen bettlägerigen Pat. tritt bei Pat. mit ALS seltener Dekubitus auf. Ursache sind vermutlich biochem. Veränderungen in den Kollagen- und Elastinfasern der Haut.

Obstipation

(▶ 6.12).

Ursachen Bewegungsmangel, Medikamente, Dehydratation und falsche Diät bei Dysphagie.

Therapie

- Diätetische Maßnahmen (Ballaststoffe).
- Nahrungsmittel mit hohem Wassergehalt (Apfelmus, Pudding): Die Dysphagie führt häufig zu reduzierter Flüssigkeitsaufnahme mit die Obstipation verstärkender Dehydratation.
- Überprüfen der Medikation: So können z. B. Muskelrelaxanzien, Sedativa und Anticholinergika über eine Hemmung der Darmmotilität eine Obstipation auslösen bzw. verstärken.
- Milde Laxanzientherapie: bei allen bettlägerigen ALS-Pat. sowie immer begleitend zu einer Opioidtherapie.

> **!** Beim Auftreten von abdom. Schmerzen muss ein Ileus oder Subileus ausgeschlossen werden.

Sonderform: ALS und kognitive Beeinträchtigung

Neuere Arbeiten zeigen, dass – bei sorgfältiger neuropsycholog. Testung – ca.15–35 % aller ALS-Pat. auch kognitive Auffälligkeiten aufweisen. Zudem gibt es eine enge pathogenetische Verbindung zum Krankheitsbild der frontotemporalen Demenz (FTD, ▶ 12.10.2). Es kann jedoch davon ausgegangen werden, dass bei weniger als 10 % der Pat. diese kognitiven Auffälligkeiten auch klin. relevant werden. Daher wird nicht empfohlen, gleich zu Beginn der Erkr. über mögliche demenzielle Symptome aufzuklären. Auf das Auftreten demenzieller Symptome muss jedoch geachtet werden bzw. sind solche Symptome auch zu erfragen, um zeitgerecht entsprechende Maßnahmen einleiten zu können.

12.9.2 Hirntumoren

Heidrun Golla und Raymond Voltz

> ! Pat. mit Hirntumoren sind in palliativmed. Einrichtungen oft unterrepräsentiert. Es bestehen Vorurteile, sie würden „zu lange" leben und hätten keine Symptome, die einer palliativmed. Betreuung bedürften.
> Tumormanifestationen des Gehirns treten auf als hirneigene Tumoren, in Form von Metastasen oder in Form einer Zellaussaat (Meningeosis carcinomatosa).

12

Symptomkomplex

- Hirntumoren können benigne (Meningeome, Hypophysenadenome) und – je nach Lage innerhalb des Hirnparenchyms – kurativ behandelbar sein, die meisten lassen sich jedoch nicht kurativ behandeln und führen innerhalb weniger Monate bis Jahre zum Tod (Astrozytom, Glioblastom, Metastasen, Meningeosis carcinomatosa).
- Die Prognose der prim. Hirntumoren ist je nach Histologie sehr unterschiedlich. So beträgt z. B. die 2-J.-Überlebensrate bei Pat. mit Oligodendrogliom 80 %, bei Pat. mit Glioblastom 9 % (mittlere Überlebensdauer nach Glioblastom-Diagnose 11–14 Mon.).
- Hirnmetastasen (▶ 12.3.5) treten bei 15–30 % aller Pat. mit systemischen Malignomen auf und sind damit deutlich häufiger (5- bis 10-fach) als prim. Hirntumoren. Sie treten v. a. bei fortgeschrittener systemischer Erkr. auf, sind oft multipel und gehen mit multifokal auftretenden neurolog. Defiziten einher.
- Metastasen können sich auch als epidurale Raumforderung oder als Meningeosis carcinomatosa/lymphomatosa zeigen. Letztere kann zu multiplen Hirnnerven- und Nervenwurzelaffektionen oder -ausfällen führen. Die mediane Überlebenszeit beträgt oft nur wenige Wo. bis Mon.

Palliativansatz

- **Kopfschmerzen:**
  - Die Kopfschmerzen korrelieren oftmals mit der Höhe des intrakraniellen Drucks. Durch den Hirndruck werden schmerzleitende Strukturen (z. B. Meningen, Hirnnerven) gereizt (▶ 15.4).
  - Plötzlich auftretende Schmerzspitzen können durch eine Tumoreinblutung bedingt sein und gehen dann i. d. R. auch mit einer akuten Verschlechterung der neurolog. Symptomatik einher.
  - Kopfschmerzen können auch vollkommen unabhängig vom Tumor auftreten und werden dann oft nicht als prim. Kopfschmerzsy. erkannt (z. B. Migräne).
  - Da es sich beim Tumorhirnödem um ein vasogenes Ödem handelt, spielen Steroide (Dexamethason) bei der Behandlung tumorbedingter Kopfschmerzen eine herausragende Rolle (Beginn mit 16–24 mg, selten auch höher mit bis zu 40 mg, allmähliche Reduktion auf 4 mg anstreben; i. d. R. einmalige morgendliche Gabe).
  - Falls Steroide zur Behandlung des Kopfschmerzes nicht ausreichen, ist eine Analgesie nach dem WHO-Stufenschema indiziert (▶ 4.3.1).

> ! Kopfschmerzen treten bei etwa 50 % der Hirntumorpat. auf. In den meisten Fällen handelt es sich um Schmerzen wie beim Spannungskopfschmerz. Der klassische morgendliche Kopfschmerz ist selten.

- **Übelkeit:**
  - Aufgrund des erhöhten Hirndrucks kann Übelkeit entstehen; sie kann kontinuierlich oder mit morgendlichem Schwerpunkt auftreten und mit Erbrechen gepaart sein.
  - Neben Dexamethason zur Hirndrucksenkung helfen insb. antihistaminerg wirkende Antiemetika wie Dimenhydrinat.
  - Der Einsatz von Dexamethason sollte nicht unkritisch erfolgen und eine möglichst niedrige Dosis angestrebt werden, da NW wie BZ- oder E'lytentgleisung, übermäßiges Essen mit starker Gewichtszunahme, steroidbedingte Myopathie, Schlafstörungen und Stimmungsschwankungen auch für den Palliativpat. störende Symptome sind.
- **Epileptische Anfälle:**
  - Erstsymptom des Hirntumors bei 20–40 % der Pat., im Verlauf treten epileptische Anfälle je nach Tumorart unterschiedlich häufig auf. Bei niedriggradigen Gliomen ist die Inzidenz mit bis zu 70 % höher als bei höhergradigen Gliomen (bis zu 45 %). Hirnmetastasen führen in bis zu 35 % zu epileptischen Anfällen, mit Ausnahme der Pat., die an Hirnmetastasen eines malignem Melanoms leiden (epileptische Anfälle bis zu 70 %).
  - Konvulsive epileptische Anfälle, die fokal oder generalisiert auftreten können, werden i. d. R. erkannt. Nonkonvulsive fokale oder generalisierte epileptische Anfälle, die mit einer Vielzahl von neuropsychiatrischen Symptomen und Verhaltensauffälligkeiten einhergehen, bleiben oftmals unerkannt und damit auch unbehandelt. Ähnliches gilt für den konvulsiven vs. nonkonvulsiven Status epilepticus (▶ 13.7). Wird Letzterer z. B. mit einem Delir verwechselt, führt dies fälschlicherweise zur Behandlung mit Antipsychotika, die zumeist wiederum die Schwelle für epileptische Anfälle senken.
  - Eine prophylaktische Behandlung mit Antikonvulsiva erfolgt nach dem ersten epileptischen Anfall (sek. Prophylaxe) i. d. R. mit einer Monotherapie. Erst nach Versagen der 2. Monotherapie sollte eine Behandlung mit einer Medikamentenkomb. erwogen werden.
  - Dexamethason wirkt bei Vorliegen eines Hirnödems bei der Behandlung von epileptischen Anfällen unterstützend (Senkung des Hirndrucks). Fällt die Entscheidung am Lebensende für ein Absetzen der Steroide, ist daran zu denken, dass die Wahrscheinlichkeit für epileptische Anfälle steigt, sodass eine entspr. Behandlung mit Antikonvulsiva oder aber kurzfristig auch mit Benzodiazepinen erforderlich ist.
  - Bei der Auswahl des Antikonvulsivums sind Medikamenten-NW und -interaktionen zu bedenken (▶ 13.7).
- **Kommunikationsprobleme:**
  - Vielfältige Ursachen für Kommunikationsprobleme: psychiatrische Komplikationen (s. u.), Vigilanzminderung (Somnolenz/Sopor/Koma), z. B. durch Hirndruck, neuropsycholog. Defizite wie Gedächtnisstörungen, Aphasie, Apraxie, Neglect, Agnosie oder neurolog. Defizite wie Dysarthrie.
  - Das Auftreten von Kommunikationsproblemen sollte antizipiert werden, sodass Therapieentscheidungen frühzeitig mit dem Pat. besprochen werden müssen (vorausschauende Behandlungsplanung).
  - Rechtzeitig PV, Vorsorgevollmacht oder Betreuungsverfügung ausfüllen helfen.

- **Psychiatrische Komplikationen:**
  - Für Hirntumorpat. typische psychiatrische Komplikationen sind: Angst (▶ 10.3), Depression (▶ 10.4), Delir (▶ 13.8).
  - Insb. beim Delir nach Ursachen forschen und diese wenn möglich beheben. Typische auslösende Faktoren können sein: neben zahlreichen anderen Medikamenten: Steroide, Antikonvulsiva, Antibiotika, Infekte, E'lytentgleisungen, metabolische Störungen, Radio- und Chemotherapie. Eine vorübergehende Behandlung mit Antipsychotika in Ergänzung mit Benzodiazepinen kann erforderlich sein (▶ 13.8).
- **Psychosoziale Probleme:** Abhängig von der Tumorlokalisation treten häufig Wesensveränderungen auf. Diese belasten Angehörige und das Team oftmals stark, z. B.:
  - Frontalhirnsy. mit Enthemmung, Oberflächlichkeit, Verlust des Problembewusstseins.
  - Temporallappensy. mit Manie, Depression, Panikepisoden.
- **Terminalphase**
  - 85–90 % der Pat. versterben friedlich, möglicherweise infolge des erhöhten Hirndrucks.
  - Als am häufigsten auftretende Symptome in der Terminalphase von Hirntumorpat. wurden in einer retrospektiven Studie beschrieben: Somnolenz (84 %), Schmerz (33 %), „Todesrasseln" (18 %), epileptische Anfälle (9 %) und Unruhe (9 %). Besondere Aufmerksamkeit muss der adäquaten Symptomkontrolle gewidmet werden.
  - Kommt es in der Terminalphase trotz Erhöhung der Steroiddosis zu keiner Symptombesserung, so kann überlegt werden, die Steroide schrittweise abzusetzen, um eine unnötige Verlängerung der Terminalphase zu verhindern. Insb. dann muss auf eine adäquate Analgesie und antikonvulsive Behandlung geachtet werden (Erhöhung des Hirndrucks).

12.9.3 Schlaganfall

Heidrun Golla und Raymond Voltz

Etwa ⅓ aller Pat. mit Schlaganfall versterben innerhalb von 2 J. Dabei versterben ⅔ plötzlich und ⅓ nach längerer Zeit, in der palliativmed. Maßnahmen sinnvoll sein können.

Epidemiologie

- 262.000 Pat. erleiden in Deutschland jährlich einen Schlaganfall. Die altersstandardisierten Inzidenzraten des Schlaganfalls sind bei Männern höher als bei Frauen (6/1.000 Männer und 4,5/1.000 Frauen), jedoch erkranken aufgrund der höheren Lebenserwartung mehr Frauen (55 %) als Männer (45 %). 8 % aller Todesfälle in Deutschland sind auf einen Schlaganfall zurückzuführen, sodass er die dritthäufigste Todesursache darstellt.
- Der Schlaganfall stellt in Deutschland die häufigste Ursache einer erworbenen Behinderung dar (3 Mon. nach Ereignis weisen 25 % schwere Einschränkungen in den Aktivitäten des täglichen Lebens [ADL] auf).
- Etwa 20 % aller Pat. mit Schlaganfall versterben innerhalb von 1 Mon., weitere 10 % im 1. J. und weitere 5 % im 2. J., wobei die unterschiedlichen Schlaganfallarten und -subtypen erhebliche Unterschiede in der Mortalität aufweisen.

Ursachen

- 60 % der Schlaganfälle sind atherosklerotisch bedingt (Risikofaktoren: art. Hypertonie, Rauchen, Diab. mell., Hypercholesterinämie, Übergewicht und Bewegungsmangel; Sekundärprävention meist durch Reduktion der Risikofaktoren und Behandlung mit Thrombozytenaggregationshemmern, Statinen und Antihypertonika).
- 23 % durch kardiale Embolien verursacht (Risikofaktoren z. B. Vorhofflimmern; Sekundärprävention durch orale Antikoagulation oder Thrombozytenaggregationshemmer).
- 10–17 % durch eine intrazerebrale Blutung (Risikofaktoren: art. Hypertonie, Rauchen, Alkoholkonsum, Gerinnungsstörungen, prim. und sek. Hirntumoren, insb. Melanom, Nierenzell-Ca).
- 5–7 % durch eine Subarachnoidalblutung (Risikofaktoren: Aneurysmen des hinteren Stromkreislaufs, große Aneurysmen, hohes Alter).

12

Formen Folgende Schlaganfallformen sind mit einer bes. hohen Mortalität assoziiert:

- **Maligner Mediainfarkt:** Bei einem Infarkt des kompletten Versorgungsgebiets einer A. cerebri media kommt es durch die nachfolgende Hirnschwellung zur Raumforderung, die durch Einklemmung zum Tod führen kann. Initialzeichen: Hemiparese, Hemihypästhesie, Aphasie, Neglect, Apraxie, Blick- und Kopfwendung zur betroffenen Seite.
- **Multiple supratentorielle Infarkte:** selten, können jedoch auch letal verlaufen wie ein maligner Mediainfarkt.
- **Basilaristhrombose:** Bei Thrombose der A. basilaris kommt es zu einer Infarzierung und dadurch bedingten Funktionsstörung des Hirnstamms mit Beteiligung lebenswichtiger Funktionen (Atmung, Kreislauf). Meist kommt es vor Einsetzen schwerer klin. Sympt. (z. B. in Form von Tetraparese/-plegie bis hin zum Locked-in-Sy.) zu Prodromalsymptomen, die rechtzeitig als potenziell lebensbedrohlich erkannt werden sollten (Schwindel, Doppelbilder, Dysarthrie, Dysphagie, Somnolenz).
- **Locked-in-Sy.:** schwerer Hirnstamminfarkt auf Höhe der Pons; der Pat. ist bei erhaltenem Bewusstsein fast vollständig gelähmt und unfähig, sich durch Sprache oder Bewegungen verständlich zu machen; die vertikalen Augenbewegungen sind i. d. R. noch erhalten und können zur Kommunikation genutzt werden (außerdem elektronische Hilfsmittel möglich). Langzeitüberleben möglich.
- **Zerebrale Massenblutung:** 30-Tages-Mortalität bei Blutungsvolumina über 60 ml: Mortalität für tief gelegene Blutungen 93 %, für lobäre Blutungen 71 %.
- **Subarachnoidalblutung:** 30-Tages-Mortalität ca. 35 %.
- **Sinusvenenthrombosen:** Mortalität ist aufgrund verbesserter Therapiemöglichkeiten in den letzten Jahren auf 10 % zurückgegangen. Sie betrifft oft junge Frauen, die gerade entbunden haben.

Spezifische palliativmedizinische Problemkreise

- **Bewusstseinsstörungen:**
  - Plötzlicher, unvorbereiteter Beginn der Symptome (s. u.) und Bewusstseinsstörung sind typisch für einen Schlaganfall.
  - Sie sind direkt infarktbedingt (z. B. Basilaristhrombose) oder indir. durch Erhöhung des intrakraniellen Drucks (z. B. Einklemmung bei malignem Mediainfarkt).

- Adäquate Symptomkontrolle (z. B. Schmerztherapie) und pflegerische Versorgung (Lagern, Dekubitus) sind wegen der Bewusstseinsstörung erschwert, aber dennoch so gut wie möglich sicherzustellen.
- Gefahr des „sozialen Todes“ noch vor dem eigentlichen Lebensende.
- Ermittlung des Patientenwillens und danach Ausrichtung der Therapieentscheidungen. Dabei ist zu beachten, dass Willensäußerungen vor Eintreten des Schlaganfalls und eine vorhandene PV (▶ 20.2.1) beachtet werden müssen. Ggf. Ermittlung des mutmaßlichen Willens (▶ 20.1.1).

• **Neuropsychiatrische Symptome:** dir. durch Infarkt bedingt (z. B. Thalamus) oder indir. durch Begleitphänomene (z. B. Hypoglykämie, Alkoholentzug, Thiaminmamgel).
• **Kommunikationsprobleme:**
  - Durch Sprach- (Aphasie; Mediainfarkt) oder Sprechstörung (Dysarthrie; hinteres Stromgebiet).
  - Durch neuropsycholog. Defizite, die auch die nonverbale Kommunikation und Kontaktaufnahme beeinträchtigen können (z. B. Apraxie, Neglect, Agnosie, Anosognosie). Beim Neglect nimmt der Pat. eine Hälfte seines Körpers und seiner Umgebung nicht oder nur eingeschränkt wahr, obwohl er keinen Gesichtsfeldausfall hat – Näherung von der gesunden Seite!
  - Durch neuropsychiatrische Störungen wie Vigilanzminderung (z. B. ausgeprägter Infarkt mit Ödem, bds. Thalamusinfarkt), Desorientiertheit, etwa i. R. eines deliranten Sy. (▶ 13.8).
  - Gefahr, Symptome (Schmerz u. a.) durch diese Kommunikationsprobleme zu unterschätzen.
  - Kommunikation zwischen Angehörigen und Personal aus Sicht der Angehörigen oft unzureichend.
  - In Bezug auf Therapieentscheidungen ist nur der Wille des Pat., ggf. auch vorausverfügt oder mutmaßlich, relevant, auch wenn die Meinung der Angehörigen oft leichter zu erhalten ist.

> Schlaganfall-Pat. mit Aphasie erhalten derzeit signifikant weniger Schmerzmittel als Pat. ohne Aphasie.

• **Inkontinenz:** dir. oder indir. auf Schlaganfall zurückzuführen:
  - Harninkontinenz bei 30–80 % der Pat.
  - Stuhlinkontinenz bei 30–40 % der Pat.
  - Assoziiert mit erhöhter Mortalität.
  - Oft sehr belastendes Symptom.
• **Hemiparese:** Multimodal zu behandeln mit:
  - Krankengymnastik, Ergotherapie.
  - Pflegemaßnahmen, insb. Verhinderung von Dekubitus.
  - Medikamentös: Antispastika.
• **Epileptische Anfälle:** Als dir. Folge von Schlaganfällen mit kortikaler Beteiligung kann es akut oder im Langzeitverlauf zu epileptischen Anfällen kommen (fokal beginnend im betroffenen Kortexgebiet, evtl. sek. generalisiert, ▶ 13.8).
• **Schluckstörungen:** in der Akutphase des Schlaganfalls > 60 % aller Pat.; in > 20 % der Pat. tritt eine Aspiration auf.
  - Neg. Prädiktor (innerhalb von 2 Wo. versterben 25 % der dysphagischen Schlaganfallpat.). Sehr belastendes Symptom.

- Dysphagie-Bedsidescreening, frühzeitige Einbindung von Logopäden.
  - Evtl. (vorübergehende) PEG-Anlage bedenken.
- **Schmerzen:**
  - Bis zu 72 % Schulter-Hand-Sy.
  - Bis zu 40 % Kopfschmerzen, als dir. Folge des Schlaganfalls oder unabhängig davon.
- **Depression und Angst:**
  - Bei bis zu 40 % aller Schlaganfallpat.
  - Pflegebedürftigkeit und depressives Sy. vor Schlaganfall wichtigste Prädiktoren für das Auftreten einer Depression nach dem Schlaganfall.
  - Angehörige fühlen sich hier bes. allein gelassen.

Schlaganfall bei Tumorpatienten

- 15 % aller Tumorpat. zeigen bei Autopsie Zeichen eines Schlaganfalls, wobei etwa nur 50 % davon klin. Symptome gezeigt haben.
- Häufigste Ursachen: Einblutung in zerebrale Metastasen, Hyperkoagulopathie, leukämische Hypokoagulation, HNO-Tumoren mit Einwachsen in A. carotis, nichtbakt. thrombotische Endokarditis (Inzidenz bei Autopsie 10 %).

Angehörige

- Drastische Reduktion der Lebensqualität und erhöhte Morbidität bei Angehörigen.
- Psychosoziale Isolation und weitere Folgen der Langzeitpflege zu Hause.
- Manchmal Aggression ggü. Pat. durch Überforderung bei Langzeitpflege.
- Derzeit nur wenige Hilfen verfügbar (Kurzzeitpflege, Nacht-, Tagespflege).

12

12.10 Geriatrische Besonderheiten

Gian Domenico Borasio, Klaus Maria Perrar, Susanne Roller und Raymond Voltz

12.10.1 Multimorbidität

Susanne Roller

Definition Durch Alter und Multimorbidität bedingtes „Abbau"-Sy., sozial als „Pflegefall" unterschiedlichen Schweregrades eingestuft.

Symptomkomplex

- **Einschränkung der zerebralen Leistungsfähigkeit** mit Vergesslichkeit, Orientierungsverlust, Kritiklosigkeit, Unruhe.
- **Einschränkung vitaler Organfunktionen** kardial, pulmonal, renal, vaskulär, neurolog.
- **Kontrollverlust für die vitalen Basisfunktionen** Nahrungs- und Flüssigkeitsaufnahme, Stuhl- und Urinausscheidung.
- **Verlust der sozialen Bezüge** mit Regression bis zum Nichterkennen der Angehörigen und völlig fehlendem Kontakt zur Umwelt.

Die Diagnose wird meist spät gestellt, sodass bereits schwere Symptome vorliegen. Spez. Therapiemaßnahmen gibt es i. d. R. nicht bzw. können den bestehenden Defekt nicht mehr beheben. Allerdings gibt es prophylaktische Maßnahmen, um eine Verschlechterung zu verhindern oder zumindest zu verlangsamen.

Palliativansatz Die Aufrechterhaltung einer Vita minima ist z. B. durch künstliche Ernährung (PEG-Sonde etc.) oft längerfristig möglich. So früh wie möglich sollte daher der Patientenwille ermittelt und dokumentiert werden. Wenn erkennbar ist, dass eine bewusste und vom Pat. erlebbare Lebensqualität nicht mehr zu erreichen ist, muss über die Ind. lebenserhaltender Maßnahmen nachgedacht werden. Ggf. müssen Maßnahmen beendet werden. Hierbei ist der (mutmaßliche) Wille des Pat. entscheidend (▶ 20.1.1). Darüber hinaus müssen die „Grundsätze der Bundesärztekammer zur ärztlichen Sterbebegleitung" (▶ 20.3) beachtet werden. Eine Verlängerung des Sterbens ist nicht indiziert.

Zielvorstellung Der aktuelle Patientenwille ist meist nicht mehr erfragbar. Zum Therapieentscheid, v. a. bei der Frage, ob lebensverlängernde Maßnahmen durchgeführt werden sollen, muss er aus früheren Festlegungen (PV, ▶ 20.2.1) oder Äußerungen ermittelt werden. Hierzu ist das Gespräch mit betreuenden Pflegepersonen und vorbehandelnden Ärzten hilfreich. Aussagen von Angehörigen sind auf ihre Zuverlässigkeit zu prüfen. Entscheidend ist die Überzeugung des Arztes, i. S. des Pat. zu handeln. Dies ist immer eine individuelle Entscheidung. Allg. gilt aber:

- Sorgfältige Indikationsstellung. Nicht die „Machbarkeit" entscheidet, sondern die Sinnhaftigkeit für diesen Pat. in dieser Situation.
- Es ist leichter, eine (lebensverlängernde) Maßnahme nicht einzuleiten als sie zu beenden.
- Die ärztliche Entscheidung, basierend auf dem mutmaßlichen Willen des Pat., muss durch glaubwürdige Argumente gewonnen werden.
- Kein Arzt darf gezwungen werden, gegen seine ethischen Werte zu verstoßen. Falls dies dem mutmaßlichen Willen des Pat. entgegensteht, muss er die Behandlung einem anderen Arzt übertragen.
- Die Unterlassung von spez. ther. Maßnahmen bei akuten, lebensbedrohlichen Komplikationen (z. B. Antibiotika bei Infekt, Intervention bei GI-Blutung) bei gleichzeitiger Intensivierung symptomorientierter palliativmed. Behandlung ist gerechtfertigt.
- Eine Behandlung entgegen dem (mutmaßlichen) Willen des Pat. entspricht einer Körperverletzung.

> ! Jeder Mensch – auch der „Bewusstlose" – kann Nähe und Zuwendung geliebter Menschen tröstlich wahrnehmen.

Lässt sich durch Befragung der Angehörigen oder hilfsweise durch allg. Wertvorstellungen der mutmaßliche Wille des Pat. ermitteln, z. B. ihm keine Nahrung und/oder Flüssigkeit zuzuführen, so ist ein dementsprechendes Handeln nicht nur erlaubt, sondern ethisch und rechtlich geboten. Andernfalls würde die Selbstbestimmung des Pat. missachtet (Art. 2 GG, ▶ 20.1.1). In diesem Fall **darf** dem Pat. keine Nahrung und/oder Flüssigkeit zugeführt werden.
Nach geltender Rechtsprechung ist die „Ermöglichung eines Todes in Würde und Schmerzfreiheit gemäß dem erklärten oder mutmaßlichen Willen des Pat." ein höher zu wertendes Rechtsgut als ein durch med. Maßnahmen womöglich sogar verlängerter unwürdiger Leidens- und Sterbevorgang (▶ 20.1.2).

> Entscheidungen über den Abbruch lebensverlängernder Maßnahmen wurden bisher nicht bundesweit einheitlich getroffen. Durch das Urteil des Bundesgerichtshofes (BGH Beschluss vom 17.3.2003 – XII ZB 2/03) muss die Entscheidung über das weitere Vorgehen bei nicht einwilligungsfähigen Pat. vom Betreuungsgericht getroffen werden, sobald über die Therapie keine Einigkeit besteht (▶ 20.1.2, Behandlungsabbruch).

Pflege in der Finalphase Am Ende des Lebens nimmt bei vielen Pat. das Interesse an aktiver Gestaltung des Tagesablaufs und Teilnahme ab. Für die Pflege stellt sich in diesem Stadium die Frage: Wie viele und welche pflegerischen Maßnahmen sind in dieser Situation für den Pat. angemessen?
Hilfreich ist eine frühzeitige Dokumentation von Verhaltensweisen des Pat., die auf Zustimmung oder Ablehnung hinweisen. So kann auch bei nonverbaler Kommunikation der aktuelle Patientenwille ermittelt werden.

Pflegetipps

! Weniger ist mehr.

- Wie oft soll der Pat. eine Ganzkörperwaschung erhalten? Täglich?
- In welchen Abständen soll der Pat. gelagert werden? Alle 2 h?
- Wie oft sollen noch Abführmaßnahmen durchgeführt werden?
- Der Pat. hat das Recht, Pflegemaßnahmen abzulehnen (Dokumentation!).

12.10.2 Demenz

Klaus Maria Perrar, Gian Domenico Borasio und Raymond Voltz

Durch den demografischen Wandel steigt der Anteil an älteren Pat. in der Bevölkerung und damit der Anteil an Demenzkranken. Die Schnittstelle zwischen Geriatrie, Gerontopsychiatrie und Palliativmedizin wird in der Zukunft eine entscheidende Bedeutung bekommen.

Epidemiologie

- 6,8 % der über 65-Jährigen und ca. 30 % der über 85-Jährigen leiden an einer Demenz (in Deutschland insgesamt ca. 1,5 Mio.).
- Weniger als 3 % der Krankheitsfälle treten im Alter < 65 J. auf (in Deutschland ca. 20.000 Personen/J.).
- Die häufigste Form der senilen Demenz ist der M. Alzheimer (50–70 %). Weitere Formen der Demenz sind die vaskulären Demenzen, die Demenz bei M. Parkinson, die Demenz mit Lewy-Körperchen und die frontotemporalen Demenzen.
- Nach WHO-Angaben ist die alterspez. Sterberate bei Demenzkranken weltweit um das 2,77-Fache erhöht.
- Die mittlere Überlebenszeit von Pat. mit M. Alzheimer beträgt ca. 7–9 J., Verläufe von 20 J. und länger sind keine Seltenheit. Andere Demenzformen verlaufen jedoch rascher. Ausschlaggebend für die Überlebenszeit ist u. a. das Alter der Betroffenen bei Erstdiagnose.

Spezifische palliative Problemkreise

- Fortgeschritten Demenzkranke können über Wirkungen und NW der Therapie nicht berichten.
- Diagn. (z. B. Blutabnahmen) und ther. Interventionen sind für Demenzpat. belastender als für nicht kognitiv beeinträchtigte Menschen.
- Pat. mit Demenz haben eine reduzierte Lebenserwartung.
- Pat. mit Demenz reagieren häufiger mit unerwünschten Medikamentenwirkungen.

- **Reanimation:** Die Ind. zur Reanimation muss rechtzeitig hinterfragt werden. Eine Reanimation führt i. d. R. zum Aufenthalt auf einer Intensivstation, der bei einem schwer dementen Pat. zum Auslöser für eine delirante Episode werden kann. Der Stress für Pat. und Familie ist erheblich, insb. wenn der Tod in diesem Zusammenhang eintritt.
- Es empfiehlt sich, frühzeitig den Willen des Pat. zu ermitteln und das Vorgehen in Notfallsituationen mit Angehörigen und Pflegenden zu besprechen (▶ 20.2).

! Vermutlich würde nur ca. 1 % der Pflegeheimbewohner mit fortgeschrittener Demenz eine kardiopulmonale Reanimation nach Herzstillstand überleben.

- **Hospitalisierung:**
  - Hospitalisierung von Demenzpat. führt häufig zu einer funktionellen Verschlechterung.
  - Krankenhauseinweisungen von fortgeschrittenen Demenzpat. Sind in mind. ⅓, wahrscheinlich in bis zur Hälfte aller Fälle unnötig oder nicht sinnvoll.
  - Das med. Ergebnis ist z. B. bei der Behandlung der Pneumonie bei nicht hospitalisierten Pat. besser als bei Krankenhauseinweisung.

! Krankenhauseinweisungen von Demenzpat. nur nach sorgfältiger Abwägung des Therapieziels sowie ther. Alternativen und nicht als „Reflexhandlungen".

- **Ernährung/Flüssigkeit:** Probleme mit der Nahrungsaufnahme treten bei allen Demenzpat. im Verlauf der Erkr. auf. Ursachen und Therapie:
  - Apraxie oder Agnosie mit Unfähigkeit zur selbstständigen Nahrungsaufnahme: Essensanreichung und demenzgerechte Milieugestaltung.
  - Mundtrockenheit, medikamentös bedingte Störungen des Schluckaktes oder Schmerzen wirken sich neg. auf eine Nahrungsaufnahme aus: Überprüfung der Medikation.
  - Mangelnde Nahrungsaufnahme aufgrund von Depression, Inappetenz oder Ablehnung von Krankenhauskost: appetitliche Zubereitung des Essens, ggf. Finger-Food; Antidepressiva, Memantin bzw. Appetitstimulanzien können hilfreich sein.
  - Dysphagie mit Aspirationsepisoden: Veränderung der Diät und Speisenkonsistenz hin zu dickflüssigeren Speisen (Joghurt, Püree) notwendig.
  - Den Pat. überfordernde Darreichung der Nahrung wie große Unruhe im Umfeld, zu viele unterschiedliche Speisen auf einmal oder nicht der Geschwindigkeit des dementen Menschen angepasste Anreichung.

! Die Einleitung einer Ernährung über Nasen- oder Magensonde ist bei Pat. mit schwerer Demenz i. d. R. nicht sinnvoll.

Sondenernährung bei Demenzpatienten
- Verhindert nicht die Aspiration von Sekret oder regurgitiertem Mageninhalt und reduziert nicht die Inzidenz von Aspirationspneumonien (die im Gegenteil sogar erhöht sein kann).

- Nasen- und Magensonden sind für die meisten Pat. unangenehm und können Infektionen und Abszesse provozieren.
- Ernährung über Sonde erlaubt es dem Pat. nicht mehr, den Geschmack der Nahrung und damit die Freude an Speisen zu erfahren, und verhindert den Kontakt zu den Pflegenden während der Mahlzeiten.
- Es gibt keine Evidenz dafür, dass Sondenernährung bei Pat. mit schwerer Demenz die Heilung von Dekubituswunden beschleunigt, den funktionellen Status verbessert, Unterernährung verhindert oder das Überleben verlängert.
- Auch wenn Sondenernährung schon begonnen wurde, kann man wieder zur manuellen Essensanreichung zurückkehren. Einige Pat. können sogar wieder selbstständig essen.

- **Antibiotische Behandlung:**
  - Antibiotika sind effektiv in der Behandlung einer isolierten Infektion (z. B. Pneumonie). Orale Behandlung vorziehen, da demente Pat. den Grund für einen i. v. Zugang nicht nachvollziehen können und oft versuchen, diesen zu entfernen. Alternativ Cephalosporine i. m.
  - Der Nutzen einer antibiotischen Therapie ist bei schwerer Demenz nicht erwiesen.
  - Einer möglichen Verlängerung der Überlebenszeit steht eine deutliche Reduktion des Wohlbefindens gegenüber.
  - Die Symptomkontrolle wird durch die Gabe von Antibiotika nicht signifikant verbessert.
  - Die Gabe von Analgetika, Antipyretika und wenn nötig Opioide zur Linderung der Atemnot ist für die Symptomkontrolle wesentlich effektiver als die antibiotische Therapie.
  - Antibiotika können NW (z. B. Durchfall, GI-Beschwerden, Allergien etc.) verursachen und Auslöser eines Delirs sein.
  - Im Zusammenhang mit einer Antibiose notwendige diagn. Prozeduren (Blutabnahmen, Sputumgewinnung etc.) sind für demente Pat. belastend, weil sie den Grund dafür nicht verstehen.
  - Die meisten Infekte kehren bei dementen Pat. wieder, weil die Grundursache wie Dysphagie mit Aspirationen weiter bestehen bleibt.

! Antibiotische Therapie ist bei Pat. mit schwerer Demenz meist nicht hilfreich, da Infekte rekurrent sind und die Symptome nicht verbessert werden.

- **Kommunikation und Symptomkontrolle:**
  - Kommunikation ist die Voraussetzung jeder palliativmed. Tätigkeit. Dies gilt bes. für sog. „nicht kommunikationsfähige" Demenzpat.
  - Nonverbale Kommunikationsformen sind entscheidend (Berührung, Beobachtung der Gefühlsäußerungen und des Verhaltens, vegetative Zeichen wie Puls-/Atemfrequenz, Schwitzen, Hautfarbe etc.) ▸ 5.7.
  - Die Symptomintensität wird regelmäßig wegen der Kommunikationsprobleme unterschätzt.
  - Depression und Angst sind Folge einer unzureichenden Symptomkontrolle und verschlechtern wiederum die Kommunikation.

! Demenzpat. erhalten als Folge ihrer reduzierten verbalen Kommunikationsfähigkeit oft zu wenig Schmerzmittel. Bis zu 80 % aller Pflegeheimbewohner haben chron. Schmerzen. Nur etwa die Hälfte erhält eine suffiziente Therapie. Verhaltensänderungen können durch Schmerzen verursacht sein.

- **Angehörige:**
  - Dramatische Reduktion der Lebensqualität bei pflegenden Angehörigen von dementen Pat. ▶ 20.3.
  - Hohes Risiko für Burnout ▶ 5.5.5.
  - Im fortgeschrittenen Stadium erfolgt meist der Einzug in ein Pflegeheim (50–80 % aller Pflegeheimbewohner sind dement).
- **Entscheidungen zur Nichteinleitung/Einstellung lebensverlängernder Maßnahmen:** ▶ 20.1.2.

12

Pflege von Demenzpatienten Pflege und Betreuung von an Demenz erkrankten Menschen bedarf einer Haltung der Akzeptanz, Geduld, Gelassenheit und liebevollen, zugewandten Fürsorge. Da die Pat. ihre Beeinträchtigungen – je nach Krankheitsstadium – teilweise selbst noch wahrnehmen, sind ihre Äußerungen und Verhaltensweisen ein Abbild der Erschütterung ihres Selbstbildes und Selbstwertgefühls. Ein Zugang zu den Pat. gelingt neben der verbalen Kommunikation auch gut durch nonverbale Kommunikation: über die Gefühlswelt des Betroffenen. Hierbei ist die Kongruenz in der Begegnung von bes. Bedeutung.

Pflegetipps bei Demenzpatienten

- Sprechen Sie mit demenzkranken Pat. nicht lauter, sondern deutlicher und wenden Sie ihnen beim Reden das Gesicht zu. Sprechen Sie den Pat. mit seinem vollständigen Namen oder ggf. seinem Geburtsnamen an. Vermeiden Sie Verniedlichungen.
- Nähern Sie sich von vorn, am besten auf gleicher Augenhöhe.
- Passen Sie Ihren Sprachstil an, sodass er für den Pat. verständlich ist. Verwenden Sie einfache Sätze und Fragen. Versuchen Sie den Sinn des Gesprochenen kreativ herauszufinden.
- Machen Sie niemals vorschnell Wortvorschläge. Fragen Sie sich nicht, was an den Sätzen falsch, sondern was richtig ist.
- Stellen Sie sicher, dass die Verständigung nicht durch körperliche Beeinträchtigungen eingeschränkt ist (z. B. Hörgerät).
- Das Absenken der Stimme wie auch Flüstern beruhigt aufgeregte oder ängstliche Personen.
- Geben Sie dem Pat. Zeit. Werden Sie im Umgang mit Demenzkranken langsamer; arbeiten und sprechen Sie „gefühlt" in Zeitlupe.
- Bereiten Sie den Pat. sowohl verbal als auch pantomimisch darauf vor, welche Tätigkeiten Sie an ihm ausführen wollen.
- Berühren Sie den Pat. nur leicht. Achten Sie jedoch auf ablehnendes Verhalten.
- Achten Sie auf die nichtsprachliche Verständigung: Tonfall, Tonhöhe, Körperhaltung, Mimik und Gesten. In späten Stadien der Demenz ist Körperkontakt (Berührung) oft die einzige Kommunikationsmöglichkeit. Ein Lächeln, eine Berührung an der Schulter, das Ergreifen der Hand oder – wenn der Demenzkranke dies möchte – das In-den-Arm-Nehmen drückt vieles aus, wenn Worte nicht mehr greifen. Vermeiden

Sie jedoch ein aufgesetztes Lächeln. Das durchschauen Demenzkranke nicht nur, es macht sie auch misstrauisch und unkooperativ.
- Geben Sie dem Pat. Sicherheit!

12.10.3 Stürze und Sturzprophylaxe

Klaus Maria Perrar und Raymond Voltz

Definition Ein Sturz ist jedes Ereignis, in dessen Folge eine Person auf dem Boden oder auf einer tiefer gelegenen Ebene zu liegen kommt.
Sturzverursachende Faktoren werden in drei Gruppen eingeteilt:
- Intrinsische Faktoren: bedingt durch den aktuellen oder chron. Zustand des Pat.
- Extrinsische Faktoren: bedingt durch Umgebungsfaktoren.
- Lokomotorische Faktoren: bedingt durch aktuelle Bewegungsabläufe.

Jeder Dritte über 65-Jährige sowie jeder Zweite über 80-Jährige stürzt mind. 1 ×/J. 10–20 % der Stürze führen zu Verletzungen, wobei es bei ca. 5 % der Verletzungen zu Frakturen kommt.

Ursachen und Risikofaktoren Meist multifaktoriell:
- Erkr. des Bewegungsapparats.
- Neurologische Erkr.
- Kardiovaskuläre Erkr.
- Psychische Störungen wie Depression oder Demenz.
- Medikamenten-NW.
- Angst vor Schmerzen oder Stürzen.

Sturzrisikofaktoren entsprechend dem Expertenstandard „Sturzprophylaxe in der Pflege“:
- **Intrinsische Risikofaktoren:**
  - Funktionseinbußen und Funktionsbeeinträchtigungen.
  - Probleme mit Körperbalance/Gleichgewicht.
  - Gangveränderungen.
  - Eingeschränkte Bewegungsfähigkeit.
  - Sehbeeinträchtigungen (reduzierte Kontrastwahrnehmung und Sehschärfe, ungeeignete Brillen).
  - Beeinträchtigung von Kognition und Stimmung (z. B. bei Demenz, Depression oder Delir).
  - Angst z. B. vor Stürzen.
  - Sturzvorgeschichte.
  - Veränderung des Ausscheidungsverhaltens (z. B. Dranginkontinenz, Nykturie, andere Probleme beim Toilettengang).
  - Erkr., die mit veränderter Mobilität, Motorik und Sensibilität einhergehen (z. B. MS, M. Parkinson, Schlaganfall, PNP).
  - Arthrose.
  - Karzinomerkr.
  - Chronische Erkr./schlechter AZ.
  - Dehydratation, Anämie.
  - Erkr., die zu einem kurzeitigen Bewusstseinsverlust führen können (z. B. Hypoglykämien bei Diab. mell., Hypo-/Hypertonie, Herzrhythmusstörungen, TIAs, epileptische Anfälle).

- **Extrinsische Risikofaktoren:**
  - Medikamente (z. B. Anxiolytika, Sedativa, Hypnotika, Antipsychotika, Antidepressiva, Antikonvulsiva, Antihistaminika, Antihypertensiva, Antiarrhythmika, Opioide, Kortikosteroide).
  - Angewiesensein auf Hilfsmittel bzw. Verwendung ungeeigneter Hilfsmittel.
  - Ungeeignete Schuhe/Kleidung.
  - Gefahren in der Umgebung:
  - Innerhalb von Räumen und Gebäuden: z. B. schlechte Beleuchtung, steile Treppen, mangelnde Haltemöglichkeiten, glatte Böden, Stolperfallen (Teppichkanten, herumliegende Gegenstände, Haustiere).
  - Außerhalb von Räumen und Gebäuden: z. B. unebene Gehwege und Straßen, mangelnde Sicherheitsausstattung (Haltemöglichkeiten, Beleuchtung), Wetterverhältnisse (Nässe, Glatteis, Schnee).

Risikoerfassung Die vordringlichste Aufgabe zur Sturzprophylaxe besteht darin, die möglichen Risikofaktoren zu erkennen. Assessment-Instrumente können zur Risikoeinschätzung hilfreich sein. Da ein Sturzereignis jedoch meist ein komplexes und multifaktorielles Geschehen ist, sind Risikoerfassungsinstrumente nicht ausreichend valide. Sie identifizieren die tatsächlich sturzgefährdeten Betroffenen nicht zuverlässig. Die beste Vorhersagekraft für einen Sturz hat ein vorangegangener Sturz. Alle Risikofaktoren müssen deshalb individuell geprüft werden.

Maßnahmen zur Sturzprophylaxe Zur Pflege und Behandlung von sturzgefährdeten Menschen gehört die Information und Beratung über Risikofaktoren und mögliche Prophylaxe. Die Beratung der Betroffenen ist allerdings oft nicht möglich. In diesen Fällen benötigen die Angehörigen die Informationen, um geplante Maßnahmen (z. B. anstelle eines Pflegebetts eine Matratze direkt auf den Boden legen) einschätzen und beurteilen zu können. Bei psychomotorisch unruhigen Pat. muss abgewogen werden, ob eine Sedierung das Leiden vermindert oder das Sturzrisiko erhöht. Bei Menschen mit Demenz ist die Möglichkeit zur Bewegung ein wesentlicher Aspekt ihrer Lebensqualität. Sie sollte so lange wie möglich erhalten bleiben.

Pflegeinterventionen Sturzprophylaxe lässt sich häufig in pflegerisches Handeln integrieren. Aufgabe der Pflegenden ist es, zusammen mit den Betroffenen Strategien zum Umgang mit der Sturzgefährdung zu entdecken, weiterzuentwickeln und zu schulen. Innerhalb des gesamten Teams gilt es, die Strategien und Maßnahmen deutlich und für alle Beteiligten verbindlich zu machen. Maßnahmen zur Sturzprophylaxe müssen Bestandteil der Dokumentation sein. Sturzprävention ist nur sinnvoll, wenn alle Beteiligten, auch die Angehörigen, davon Kenntnis haben und sie anwenden. Es ist mit allen Beteiligten abzuklären, worauf der Fokus der Präventionsmaßnahme liegt: den Sturz zu verhindern oder die Folgen eines Sturzes zu reduzieren.

Geeignete **Einzelinterventionen** zur Sturzprophylaxe sind:

- Anpassen der individuellen Medikation.
- Modifikation und ggf. Kompensation der Sehbeeinträchtigungen.
- Balance- und Kraftübungen (mind. 2 ×/Wo.).
- Andere krankengymnastische, physiother. oder ergother. Maßnahmen zum Erhalt der Beweglichkeit.
- Hilfsmittel wie Gehhilfen, leicht erreichbarer Toilettenstuhl.
- Leicht erreichbare Schwesternrufanlagen.
- Niederflurbetten, die die Sturzhöhe vermindern.

- Matten oder Matratzen neben dem Bett auslegen bzw. Pat. auf Bodenmatratze legen (sog. Bodenpflege).
- Hilfsmittel, die eine Frakturgefahr vermindern (z. B. Sturzhelme, Trochanterschutzhosen, Knie- oder Ellenbogenschoner).
- Signalmatten, die bei Berührung einen Ruf auslösen.

! Soweit der Pat. selbst nicht zustimmen kann, ist der Einsatz von Signalmatten (analog dem Einsatz von Bettgittern) abgesehen von Notfallsituationen zustimmungspflichtig durch den gesetzlichen Vertreter des Pat. oder den zuständigen Amtsrichter.

Interventionsprogramme: Auf Balancefähigkeit und Krafttraining ausgerichtete Trainingsprogramme sind zur Reduktion von Sturzereignissen am effektivsten. Weitere Maßnahmen für Interventionsprogramme sind:

- Beratung der betroffenen Pat. und ihrer Angehörigen.
- Fort- und Weiterbildung von Pflegenden und Betreuenden im Sturzmanagement.
- Beratung zu Gehhilfen und deren Anpassung.
- Erkennen und Modifikation von Gefahrenquellen in der baulichen Umgebung (z. B. Anbringen von Haltegriffen, Einsatz von wohnungsangepassten Mobilitätshilfen).
- Regelmäßige Erfassung und Analyse von Sturzereignissen.

Freiheitsentziehende Maßnahmen

Auf körpernahe oder andere freiheitsentziehende Maßnahmen als Maßnahme zur Sturzprophylaxe sollte nicht mehr zurückgegriffen werden. Die Wirksamkeit dieser Maßnahmen hinsichtlich einer Reduktion von Sturzgefahren ist unklar. So kann das Anbringen eines Bettgitters die Frakturgefahr deutlich erhöhen, wenn der Pat. den Sinn der Maßnahme nicht mehr erfassen kann und versucht, über das Bettgitter zu steigen. Werden Bettgitter vom Pat. aus einem Sicherheitsbedürfnis heraus explizit nachgefragt oder wegen eines unruhigen Schlafes in unbekannter Umgebung als notwendig erachtet, können Teilbettgitter verwendet werden.

Literaturhinweis:

www.ratgeber-arzthaftung.de/Freiheitsentziehende_Massnahmen.pdf.

13 Akutsituationen

Claudia Bausewein, Heidrun Golla, Klaus-Maria Perrar, Susanne Roller und Raymond Voltz

13.1 Vorhersehbare Akutsituationen

Susanne Roller

Umgang mit „vorhersehbaren" Akutsituationen

- Wichtiges Prinzip der Palliativmedizin: Mögliche „Notfälle" bzw. lebensbedrohliche Komplikationen rechtzeitig in Erwägung ziehen und mit Pat. und/oder Angehörigen und Personal Therapiemaßnahmen im Voraus besprechen (Patientenverfügung ▸ 20.2.1).
- In der häuslichen Betreuung entspr. Anweisungen für den Notarzt am Bett des Pat. hinterlassen. Notfallmedikation bereitstellen.

! Bei einer lebensbedrohlichen Komplikation nachdenken: Bin ich berechtigt, eine potenziell tödliche Komplikation bei einem sterbenden Pat. zu behandeln?

13

13.2 Schmerzattacken

Claudia Bausewein und Susanne Roller

Die größte Angst, unter der Sterbende und Angehörige leiden, ist die Angst vor unerträglichen Schmerzen.

Voraussetzung für eine erfolgreiche Schmerztherapie (▸ 4) in der Akutsituation ist ein vollständig informierter Pat., der das Geschehen versteht.
Schmerz ist selbst keine lebensbedrohliche Komplikation. Ein akut einsetzender Schmerz bei einer unheilbaren, lebensbedrohlichen Erkr. löst jedoch beim Pat. Todesangst und Panik aus, wodurch der Schmerz verstärkt wird. Ca. 70 % der Tumorpat. leiden an Schmerzen, davon sind ca. 70–80 % nicht ausreichend behandelt.
Der Schmerz von Tumorpat. ist nicht mit dem akuten Schmerz nach OPs oder Verletzungen zu vergleichen, bei dem in absehbarer Zeit eine Besserung zu erwarten ist. Die Vorstellung von „lebenslänglichen Schmerzen" senkt die Schmerzschwelle und kann zu vermehrten Schmerzattacken führen (▸ 4.1).

Ursachen

- Path. Fraktur bei Knochenmetastasen.
- Tumorinfiltration und Nervenkompression.
- Verschluss eines Hohlorgans (z.B. Harnleiterkompression) mit Kolik.
- Hirndrucksymptomatik.
- Viszeraler Schmerz bei Organdestruktion.
- Angst u. a. psychische Belastungen.

Klinik

- Meist nicht erstes Schmerzereignis.
- Meist bereits regelmäßige Schmerztherapie.
- Meist mit anderen Symptomen wie Übelkeit, Erbrechen, Atemnot, Angst, Depression verbunden.

Beim bewusstseinsgetrübten Pat. indir. Zeichen für eine Schmerzattacke beachten: Unruhe, Schwitzen, Tachykardie, Tachypnoe, Hautrötungen, Schonhaltung etc.

Diagnostik

> **! Therapie vor Diagnostik**
> Im Vordergrund steht die Schmerzlinderung. Durch eine ausreichende Schmerztherapie wird i. d. R. keine erforderliche Diagnostik verhindert, lediglich etwas verzögert.

Wiederholte Schmerzattacken unter ansonsten ausreichender Schmerztherapie müssen diagn. abgeklärt (▶ 4.2) und wenn möglich behandelt werden (z. B. Bewegungsschmerz bei Mobilisation durch pflegerische Maßnahmen → vor jeder Pflege Bedarfsmedikation geben).

Therapie

> **!** Schmerzattacken sind umso besser behandelbar, je früher eine suffiziente Therapie einsetzt.

Vorbereitung zu erwartender Schmerzattacken:

- Pat. und Angehörige über mögliches Auftreten und Ursache einer Schmerzattacke aufklären.
- Vorausplanen und immer „Bedarfsmedikation" anordnen.
- Schnell wirksame Präparate und Darreichungsformen (keine Retardpräparate).
- Einfache Applikation (z. B. oral, bukkal, s. l., s. c., rektal, Bolusinjektion bei Spritzenpumpen).
- Medikamente vorrätig haben (z. B. „Notfall"-Morphin-Amp.).
- Pat. und/oder Angehörige in die Gabe (z. B. s. c. Injektion) einweisen.
- Bei häufigen oder schweren Schmerzattacken i. v. Gabe erwägen (z. B. um rasch einen Wirkspiegel bei Morphin-Erstgabe zu erreichen).

Medikamentöse Therapie:

- Bisher nur peripher wirksame Analgetika (WHO-Stufe I, ▶ 4.3.2): Opioid der Stufe II hinzufügen, z. B. Tramadol 50–100 mg p. o. oder s. c.
- Bisher Therapie Stufe II: stark wirksames Opioid (WHO-Stufe III, ▶ 4.3.3) in mittlerer Dosis (z. B. 5–10 mg Morphin-Lsg. p. o. oder 2,5–5 mg s. c.).
- Bisher bereits Therapie mit stark wirksamen Opioiden: ⅙–¼ der Tagesdosis als Bolusgabe.
- Bei tgl., wiederholten Schmerzattacken Tages-Gesamtdosis um 10–20 % bzw. die benötigten „Bedarfsgaben" erhöhen, Bedarfsmedikation entspr. anpassen (mind. 10 % der Tagesdosis).
- Bei kolikartigen Schmerzen Butylscopolamin 20 mg s. c. oder i. v.
- Schmerzen bei leichtester Bewegung (z. B. bei V. a. eine path. Fraktur): falls zweimalige Opioid-Bedarfsgabe ohne folgende Schmerzlinderung Ketamin 5 mg bukkal bzw. 5–10 mg s. c.
- Bei V. a. Peritonitis und bei inoperablem Pat.: auf der Seite mit dem geringeren Schmerz 20 ml Bupivacain 0,25 % und 8 mg Dexamethason intraperitoneal.
- Koanalgetika und nichtmedikamentöse Schmerztherapie sind bei akuten Schmerzattacken meist nicht hilfreich, sondern müssen in das Gesamttherapiekonzept eingebaut werden.

> **!** **Patientenkontrollierte Selbstmedikation**
> Damit der Pat. so unabhängig wie möglich bleibt, sollte er angeleitet werden, seine Medikamente nach genauer Anordnung selbst einzunehmen. Dadurch wird seine Autonomie gefördert und ihm Sicherheit durch eigenverantwortliches Handeln gegeben. Die Zeit zwischen Schmerzereignis und Therapie wird verkürzt, die Angst vor einer weiteren Schmerzattacke reduziert und damit die Schmerzschwelle angehoben.

13.3 Blutungen

Claudia Bausewein und Susanne Roller

Ursachen

Chron. Blutungen können bei allen Tumoren des HNO-Bereichs und GIT, Bronchial-Ca, Karzinomen mit Infiltration oder Metastasierung in die Haut, ausgedehnter Knochenmarkkarzinose (Thrombopenie) oder hämorrhagischer Diathese (evtl. paraneoplastisch) auftreten. Sie sind immer ein Warnsymptom für mögliche lebensbedrohliche massive Blutungen.

> **!** Akuter Blutverlust – auch kleine Mengen – löst bei Pat., Angehörigen und Personal Panik aus. Die verlorene Blutmenge wird meist stark überschätzt.

Lokalisationen

- Oberer und unterer GIT.
- Mund, Hals, Nase.
- Pulmonal (Hämoptysis).
- Urogenitaltrakt (Niere, Blase, vaginal).
- Selten: Epistaxis, Gefäße (z. B. Hals), Haut (Petechien).

> **!** Bei fortgeschrittener Tumorerkr. mit akuter Blutung rechnen, Pat. und Angehörige informieren, Therapieoptionen klären (inkl. Wunsch des Pat., Patientenverfügung), vorbereitet sein (z. B. dunkle [blaue oder grüne] Tücher zum Aufsaugen des Blutes), Morphin und Sedierung (Diazepam, Midazolam, Levomepromazin o. Ä.) bereithalten.

Ursachen

- Tumor exulzeriert.
- Gefäß oder Hohlorgan arrodiert oder penetriert.
- Iatrogen (nach Manipulation in Körperhöhlen, Chemo-, Strahlentherapie).
- Massive Gerinnungsstörung (DIC), z. B. bei Tumorlyse, Sepsis, Leberausfall.

> **!** An Ursachen denken, die nichts mit der Grunderkr. zu tun haben, z. B. blutendes Magenulkus.

Diagnostik

Keine oder, falls ther. Konsequenzen geklärt, minimal: RR, Puls, Labor (Quick, Hb, Thrombozyten, Kreuzblut).

Therapie

Akutsituation

> **!** Pat. und Angehörige nicht allein lassen, beruhigen, Sicherheit ausstrahlen.

- Sedierung:
  - Midazolam 5–10 mg s. c. oder i. v. oder
  - Diazepam 10–50 mg bzw. bis zur Sedierung i. v. oder rektal.
- Lokale Therapie, wenn möglich:
  - Tamponieren (evtl. mit Hämostyptika, Clauden®).
  - Lokal Suprarenin 1 : 10 mit NaCl 0,9 % mit Kompresse auftragen.
  - 1 % Alaun-Lsg. (Kaliumaluminiumsulfat) auftupfen.

Prophylaxe weiterer Blutungen

- Bei entzündlicher Komponente (z. B. exulzerierte Tumoren, ▶ 8.3) Antibiotika, z. B. Metronidazol 250 mg 1–2 ×/d.
- Absetzen gerinnungshemmender Substanzen (z. B. ASS, Thromboseprophylaxe, Cumarine).
- Substitution von gerinnungsaktiven Substanzen:
  - Vit. K (z. B. 10 mg p. o.) einmalig, Wirkeintritt nach 12–24 h bei ausreichender Lebersyntheseleistung. Nur sinnvoll, wenn Gerinnung aufgrund eines Vit.-K-Mangels (Ernährung, Malabsorption, Verschlussikterus) verändert ist.
  - Thrombozyten (▶ 15.1.6): nur bei ausdrücklichem Wunsch des Pat. und zu erwartender Besserung einer bestehenden Thrombopenie, z. B. nach Chemotherapie. Haltbarkeit der transfundierten Thrombozyten ca. 2–3 d.
  - Plasma und Gerinnungsfaktoren (▶ 15.1.6) in Ausnahmefällen (z. B. nach massivem Blutverlust bei Gabe von mehreren Blutkonserven und Entscheidung, noch aktiv vorzugehen, um Blutung in Griff zu bekommen), am ehesten bei iatrogenen Komplikationen.

> **!** **Tipps für den Umgang mit akuten Blutungen**
> - Für einen Pat., der sterben will, kann eine (erwartete) akute Blutung ein gnädiges Ende seines Leidens bedeuten.
> - Für nicht informierte Pat., Angehörige oder Personal kann eine akute Blutung ein grauenvolles Ereignis bedeuten.
> - Für den hinzugezogenen Notarzt/diensthabenden Arzt kann es ohne entspr. Informationen unmöglich sein, eine adäquate Entscheidung zu treffen.
> - Mit Pat. und Angehörigen im Vorfeld über mögliches Blutungsereignis sprechen.
> - Angehörigen, insb. im häuslichen Bereich, klare Anweisungen geben, wann Notarzt gerufen werden soll (z. B. wenn Pat. Schmerzen hat, aspiriert und Atemnot bekommt).
> - Für den behandelnden Arzt ist es leicht, an eine akute Blutung zu denken und vorbereitende Maßnahmen zu ergreifen.

Kausale Therapie Bei fortgeschrittenem Tumorleiden meist nicht möglich bzw. sinnvoll.

- Endoskopische Laserung (▶ 18.4.3 und ▶ 18.4.4).
- Unterspritzen, Unterbinden oder Sklerosieren.

13

- Kurzzeitige, hoch dosierte Bestrahlung ulzerierter Tumoren (▶ 18.3).
- Hormontherapie (Gestagene) bei vaginaler Blutung (▶ 18.2.4).

! Wirkliche terminale Blutungen sind seltener, als befürchtet wird. Häufiger kommt es zu starken Blutungen, die zwar zu einem relativ großen Blutverlust führen, nach Hb-Abfall tritt aber oft eine Kreislaufstabilisation ein, und die Blutung sistiert. Der Pat. lebt auf niedrigem Niveau weiter. Nach Transfusion und Anhebung des Blutdrucks kann es aber zu einer erneuten Blutung kommen!

Tipps für die Pflege

Für den „Notfall" hat es sich bewährt, mit allen Beteiligten gemeinsam einen Notfallplan zu erstellen, der sowohl im stationären als auch ambulanten Bereich eingesetzt werden kann. Der Plan gibt dem Pat., seinen Angehörigen, den Pflegenden und behandelnden Ärzten mehr Sicherheit.
Neben dem Plan hat sich auch die Bereitstellung einer **Notfallbox** für eine akute Blutung bewährt.

13

Inhalt der Notfallbox

- Tücher (dunkel: blau/grün).
- Einmalhandschuhe, Schutzkittel, Einmalplastikschürze.
- Spritzen, Kanülen, Butterfly, Dreiwegehahn, kleiner Spritzenabwurfbehälter.
- Kompressen, Mullbinden, Pflaster.
- Schere, sterile Pinzetten.
- Desinfektionsspray, Hämostyptika (z. B. Clauden®).
- Stauschlauch.
- NaCl, Midazolam, Lorazepam, Epinephrin.

13.4 Dyspnoe (Atemnotattacken)

Claudia Bausewein und Susanne Roller

Atemnot kann kontinuierlich als Symptom bestehen und durch Attacken verstärkt werden. Viele Pat. leiden ohne ständige Atemnot „nur" anfallsweise unter Atemnot. Beide Situationen werden als sehr bedrohlich erlebt, häufig verbunden mit akuter Todesangst, und müssen schnellstmöglich gelindert werden. Atemnotattacken sind durch die psychische Situation eines Pat. stark mit beeinflusst.

! Ruhe bewahren! Atemnot löst beim Pat. Panik aus, die sich auf Angehörige und Personal überträgt und dadurch die Atemnot verstärkt (Teufelskreis).

Ursachen

- Psychisch: Angst, Erregung, Alleinsein, Dunkelheit, Enge.
- Körperliche Belastung (z. B. Gehen, Sprechen).
- Krankheitsbedingt: Atemwegsverlegung durch Tumor, Lymphangiosis, Lungenmetastasen, Rekurrensparese durch Tumorinfiltration, Kompression von außen durch Mediastinal- oder Ösophagustumor.

- Begleiterkr.: Pleuraerguss, Lungenödem, Lungenembolie, Pneumonie, Asthma bronchiale, Anämie (selten akut einsetzend).
- Ermüdung der Atemmuskulatur (Respiratory-Fatigue-Sy.).
- Äußere Einflüsse: Temperatur, Staub.

! Zentrale Atemstörung (Hirndruck) führt meist nicht zum subjektiven Gefühl der Atemnot, sondern zu objektiver Atemdepression, Eintrübung und Atemlähmung.

Diagnostik

- Anamnese (wenn möglich), körperliche Untersuchung (Zyanose, Atemfrequenz, Puls, Atembewegungen), Auskultation (bds. Belüftung, pneumonische RG, Bronchialatmung).
- Pulsoxymeter (art. Blutgase meist zu aufwendig bzw. belastend und u. U. schmerzhaft für den Pat.).

Pulsoxymetrie
Mithilfe der Pulsoxymetrie kann schnell und nichtinvasiv die Sauerstoffsättigung transkutan an der Fingerspitze oder am Ohrläppchen gemessen werden. Abhängig vom Grad der Hypoxie kann entschieden werden, ob eine Sauerstoffgabe (▶ 15.1.4) sinnvoll ist: ab S_aO_2 (Anteil des mit Sauerstoff gesättigten Hb) < 92 % und wenn Pat. nicht adaptiert.

13

Therapie

Erste allgemeine Maßnahmen

- Die meisten Atemnotattacken sind binnen 10 Min. selbstlimitierend.
- Pat. zu eingelernten Ritualen anleiten (Nutzung eines Handventilators, Mantra bei Atemnotattacken, ▶ 5.1)
- Lagerung optimieren, Kleider lockern, Luftzug (Fenster auf).
- Ruhe bewahren.
- Pat. nicht allein lassen.
- Oberkörper hochlagern bzw. nach Wunsch des Pat.
- Atemluft befeuchten (US-Vernebler).
- O_2-Gabe 2–4 l/Min. als Versuch über 10 Min. **Cave:** Bei chron. Ateminsuff. Atemstillstand möglich, da Atemantrieb über O_2-Mangel entfällt (▶ 15.1.4).

Linderung des Gefühls der Atemnot Symptomkontrolle mit Morphin.

- 5–10 mg p. o. oder 2,5–5 mg i. v. oder s. c. bei morphinnaivem Pat., steigern um 2,5–5 mg bis Symptomkontrolle.
- ⅙–¼ der Tagesdosis bei vorbestehender Morphintherapie, steigern bis Symptomkontrolle.
- Bei Spastik: Bronchodilatation.
  - Inhalativ: β_2-Sympathomimetika (1–2 Hübe).
  - Systemisch: Terbutalinsulfat 0,25–0,5 mg s. c.
- Bei asthmatischer Komponente, Lymphangiosis carcinomatosa der Lunge, multiplen Lungenfiliae, möglicher Tumorobstruktion: Steroide.
  - Inhalativ: Beclometason (2–4 Hübe).
  - Systemisch: Stoßtherapie mit Dexamethason (z. B. 8–12 mg Fortecortin® i. v., s. c. oder p. o.).
- Bei Lungenödem: Furosemid 40–80 mg i. v.

- Bei ödematöser Ursache:
  - Dexamethason 8–12 mg i. v., s. c.
  - Inhalation mit Epinephrin (1 : 5 mit NaCl 0,9 % verdünnt) führt zu rascher Vasokonstriktion und damit Abschwellung.

Sedierung (▶ 15.1.3).
Bis der Pat. beruhigt ist alternativ:
- Lorazepam 1,0–2,5 mg s. l. (anxiolytisch) oder
- Midazolam 2,5–5 mg s. c. oder i. v. oder
- Diazepam 5–10 mg p. o., i. v. oder supp. oder
- Promethazin 25–50 mg p. o., i. m., s. c. oder i. v.

Tipps zum Umgang mit akuter Dyspnoe
- Bei drohendem Bronchusverschluss rechtzeitig (vor Auftreten der Akutsituation) klären:
  - Kausale Therapie möglich und erwünscht?
  - Tracheotomie möglich und erwünscht?
- Fachgerechte Morphintherapie macht **keine Atemnot,** sondern reduziert Tachypnoe durch zentrale Atemdämpfung und führt dadurch zu einer ökonomisierten Atmung (subjektiv **weniger** Atemnot).
- Nachdenken über spezifische Therapie (z. B. Bestrahlung mediastinaler Lymphome, Chemotherapie, Stent) im symptomfreien Intervall.

13

13.5 Hyperkalzämie

Claudia Bausewein und Susanne Roller

Häufigkeit Häufigster „endokriner Notfall" in der Onkologie (10–20 % aller Tumorpat., ▶ 12.3.2).

! Wichtigste Maßnahme: Rechtzeitige Aufklärung des Pat., Konsequenzen gemeinsam überlegen, evtl. Patientenverfügung (▶ 20.2.1).

Ursachen
! Bes. häufig bei Pat. mit chemotherapieresistentem Tumor.
- Knochenmetastasen (v. a. Mamma-, Prostata-Ca). **Cave** Ausmaß der Knochenmetastasen korreliert nicht mit Serumkalzium oder Häufigkeit der Hyperkalzämie.
- Paraneoplastisch (Bronchial-, Nierenzell-Ca).
- Endokrine Tumoren (Schilddrüse).
- Hämatolog. Systemerkr. (z. B. Plasmozytom).
- Immobilisation.
- Medikamente: Tamoxifen, Östrogene, Androgene.
- Niereninsuff. in der Terminalphase.

Klinik Schwäche, Fieber, Unruhe, Erbrechen, Somnolenz bis Koma, psychische Veränderungen, Herzrhythmusstörungen, Oberbauchbeschwerden (Pankreatitis, ca. 20 %), Polyurie, Exsikkose, Obstipation.

> **!** Bei der in der Palliativmedizin häufigen Symptomkonstellation aus Übelkeit/ Erbrechen, Obstipation und psychischen Veränderungen sollte immer an eine Hyperkalzämie gedacht werden.
> Häufig ist Schläfrigkeit das einzige Symptom einer Hyperkalzämie.

Diagnostik

- Labor: Kalzium, Krea, Albumin.
- Evtl. EKG (QT-Verkürzung, bradykarde Rhythmusstörungen).

> **!** Wegen hohem Anteil an eiweißgebundenem Kalzium falsch niedrige Plasmakalzium-Konz. (Summe aus eiweißgebundenem und -ungebundenem Kalzium) bei Hypalbuminämie.

Therapie

> **!** Obwohl die Hyperkalzämie eine lebensbedrohliche E'lytentgleisung ist, entsteht sie langsam über Tage und muss entsprechend innerhalb von 1–2 Tagen therapiert werden, nicht jedoch „notfallmäßig". Vor jeder Therapie einer Hyperkalzämie sollte die Entscheidung stehen, ob es sich nicht um eine letale Komplikation bei einem sterbenden Pat. handelt.

- Flüssigkeitsgabe (NaCl 0,9 % 500–1.000 ml).
- Bisphosphonate (Osteoklastenhemmung) alternativ:
  - Pamidronsäure 30–60 mg in NaCl 0,9 % 1.000 ml über 4 h i. v.
  - Ibandronsäure 1–2 mg i. v.
  - Zoledronat-Pulver für Injektionslsg.: abhängig vom Ausgangskalzium im Serum bis 1 × 4 mg i. v. über 15 Min.
- Glukokortikoide, z. B. 100 mg Prednisolon p. o.
- Kalzitonin, 100 IE (1 Amp.) s. c., i. m., i. v.
- Forcierte Diurese nur, wenn Flüssigkeitsgabe nicht toleriert wird, z. B. Furosemid 40 mg i. m. oder i. v. (Benefit nicht gesichert, Gefahr der Exsikkose).

13.6 Obere Einflussstauung

Claudia Bausewein und Susanne Roller

Ursachen/Häufigkeit Klin. Sy., das durch eine Obstruktion der Vena cava superior (VCS) entsteht.

- Kompression der VCS von außen durch vergrößerte Lk oder Bronchialtumor. Weitere mediastinale Strukturen, die mit betroffen sein können: Trachea, Ösophagus, Perikard und Rückenmark.
- Manchmal auch Infiltration der VCS durch Tumor.

In > 80 % d. F. maligne Erkr. als Ursache: Bronchial-Ca (75–80 %), Lymphome (15 %), andere Tumorerkr. im metastasierten Stadium (5–10 %). Ca. 3 % der Pat. mit Bronchial-Ca und 8 % der Pat. mit Lymphom entwickeln eine obere Einflussstauung. In > 50 % d. F. ist die obere Einflussstauung die Erstmanifestation der Erkr. Deshalb werden die Pat. häufiger auf onkolog. Stationen als in Hospizen oder Palliativstationen behandelt.

13

Klinik

- Dyspnoe (60 %).
- Hals- und Gesichtsschwellung (50 %): Gesichtsödem, Gesichtsröte, periorbitales Ödem.
- Druckgefühl im Kopf und Kopfschmerzen (50 %).
- Husten (25 %).
- Schwellung (Ödeme) der Arme (20 %).
- Halsvenenstauung, Umgehungskreislauf der Brustwandvenen, Stauung der Armvenen auch beim Heben der Arme.
- Sehstörungen.
- Horner-Sy.
- Schwindel, Somnolenz.
- Stimmbandparese.
- Schluckstörungen.
- Zyanose.
- Verstärkung der Symptome durch flaches Liegen.

Differenzialdiagnosen Thrombose der VCS, z. B. durch ZVK (Therapie: Antikoagulation), Aortenaneurysma, chron. Mediastinitis.

Komplikationen Kompression der Atemwege, verminderte kardiale Auswurfleistung, Hirnödem.

Diagnostik

- Rö-Thorax: Verbreitertes Mediastinum, hiläre Lymphadenopathie, Pleuraerguss (meist re.).
- Falls noch keine Histologie vorhanden: Biopsie mittels CT, Bronchoskopie oder Mediastinoskopie.

Therapie

> Obere Einflussstauung ist ein Notfall, wenn eine Kompression der Atemwege, eine verminderte kardiale Auswurfleistung oder ein Hirnödem auftreten. Die Therapie muss dann schnellstmöglich eingeleitet werden.
> Bei Fehlen dieser Organbeteiligung muss die Therapie innerhalb von 24 h eingeleitet werden, da es sonst zu den beschriebenen Komplikationen kommen kann.

Allgemeine Maßnahmen:

- Hochlagerung des Oberkörpers.
- Sauerstoffgabe (2–4 l/Min.).
- Diurese: Furosemid 40 mg i. v.
- Steroidtherapie: Initial 16–24 mg Dexamethason p. o., s. c. oder i. v., langsame Dosisreduktion, Ansprechen binnen 12–24 h möglich.

Spezielle Maßnahmen:

- Stent in VCS.
- Strahlentherapie: z. B. 20–30 Gy in 1–2 Wo. (▶ 18.3).
- Chemotherapie: zu erwägen bei chemotherapiesensiblen Tumoren (kleinzelliges Bronchial-Ca, Lymphome, Hodentumoren), die bisher noch nicht therapiert wurden.

> ! Besserung der Sympt. nach Beginn der Chemo- oder Strahlentherapie nach ca. 72 h zu erwarten.

13.7 Epileptischer Anfall und Status epilepticus

Heidrun Golla und Raymond Voltz

Formen

Epileptische Anfälle können **fokal, primär oder sekundär generalisiert** auftreten. Sie können mit motorischen Entäußerungen (Konvulsionen) – leichte Zuckungen bis hin zu komplexen Bewegungsabläufen – einhergehen, aber auch alle Formen von sensiblen und sensorischen Symptomen oder auch Verhaltensänderungen und/oder -auffälligkeiten zeigen. Diejenigen Anfälle, die ohne motorische Entäußerungen einhergehen, sog. nonkonvulsive epileptische Anfälle werden häufig fehlinterpretiert oder auch gar nicht erst erkannt.

- Anfallsformen generalisierter Anfälle:
  - Tonisch-klonisch generalisierter Anfall („Grand-Mal").
  - Absencen, z. B. myoklonische Absencen.
  - Myoklonische Anfälle.
  - Klonische Anfälle.
  - Tonische Anfälle.
  - Atonische Anfälle.
- Fokale Anfälle:
  - Ohne Bewusstseinseinschränkung.
  - Mit Bewusstseinseinschränkung (= psychomotorischer epileptischer Anfall).
  - Mit Entwicklung zu einem bilateralen tonisch-klonischen Anfall (= sek. Generalisierung).
- Unbekannte Anfälle, z. B. epileptische Spasmen.

In der Palliativmedizin handelt es sich zumeist um fokale oder fokal eingeleitete, sek. generalisierte Anfälle.

Epileptische Anfälle dauern i. d. R. nicht länger als 2 Min. Hält ein epileptischer Anfall jedoch > 5 Min. an oder aber treten zwei (oder mehr) epileptische Anfälle auf, zwischen denen klinisch (oder elektroenzephalografisch) keine vollständige Remission erfolgt, liegt ein Status epilepticus vor. Jede Anfallsform kann sich zu einem Status epilepticus entwickeln.

> **!** Insb. der nonkonvulsive Status epilepticus ist schwer zu erkennen und kann aufgrund von Verhaltensänderungen und/oder -auffälligkeiten differenzialdiagn. Schwierigkeiten bereiten (z. B. Abgrenzung zum Delir, ▶ 13.8).

Häufigkeit

Prävalenz der Epilepsie in der Bevölkerung: 0,7–0,8 %, bei Pat. mit fortgeschrittenem Tumorleiden: ca. 1 %, bei Pat. mit prim. Hirntumoren: ca. 38 %, bei Pat. mit Hirnmetastasen: ca. 20 %.

Ursachen

Bei epileptischen Anfällen kommt es zur vorübergehenden plötzlichen Dysfunktionen des Gehirns, deren Phänomenologie auf abnorme Entladungen der Hirnrinde basiert. Diese sind durch eine Vielzahl von Ursachen bedingt. Unterschieden werden:

- Genetische Epilepsien.
- Strukturell/-metabolische Epilepsien.
- Unbekannte Epilepsien.

Die in der Palliativmedizin auftretenden Epilepsien gehören i. d. R. zu den strukturell-metabolischen Epilepsien, da zumeist eine strukturelle Veränderung bzw. Grunderkr. des ZNS zugrunde liegt (z. B. prim. oder sek. Hirntumoren oder metabolische Störungen).

Klinik

- **Tonisch-klonischer generalisierter Anfall:** Initialschrei; tonische Verkrampfung der Muskulatur an Rumpf, Extremitäten, Kaumuskulatur; gefolgt von klonischen Zuckungen der Extremitäten; oft (seitlicher) Zungenbiss, Wasserlassen. In der postiktalen Phase, die v. a. in höherem Alter 24 h und länger anhalten kann, kann es zu unterschiedlichen neuropsychiatrischen Symptomen kommen, z. B. Lähmungen (Todd-Parese), Sprach-, Gedächtnisstörungen oder psychotischem Erleben.
- **Fokale epileptische Anfälle** betreffen nur bestimmte Teile des Körpers in Form von motorischen (z. B. tonischen Verkrampfung, klonischen Zuckungen), sensiblen oder sensorischen Phänomenen. Diese können sich auf weitere Körperteile ausdehnen (z. B. von der Hand über den Arm auf das Bein = „Jackson march"). Bei Erhalt des Bewusstseins spricht man von **einfachen fokalen epileptischen Anfällen,** bei Bewusstseinsveränderungen von **komplex fokalen epileptischen Anfällen.** Letztere können auch mit einer – i. d. R. epigastrischen – Aura einhergehen, die bereits Teil des Anfalls selbst ist.
- Fokale epileptische Anfälle können **sekundär generalisieren** und dann sek. die klin. Kennzeichen eines Grand-Mal aufweisen.

13

> **! Epileptische Anfälle machen dem Pat. und der Familie Angst**
> - Nach einem Anfall, insb. nach dem ersten, sollte sich der behandelnde Arzt viel Zeit für den Pat. und seine Angehörigen nehmen: Was ist ein epileptischer Anfall? Was können Ursachen sein? Wie kann er behandelt werden? Für die Pat. besteht Amnesie für das Ereignis. Aufklärung über mögliche postiktale Symptome und Verhaltensauffälligkeiten, fehlende Fahrtauglichkeit etc.
> - Typische Fragen der Angehörigen sind: Was merkt der Pat. von dem Anfall? Wird der Pat. seine Zunge verschlucken oder während eines Anfalls ersticken? Wird er bleibende Schäden davontragen? Wird der Anfall den Tod beschleunigen?

Diagnostik

EEG bei unklarer Sympt., v. a. bei plötzlich einsetzenden neuropsychiatrischen Symptomen und/oder Verhaltensauffälligkeiten, zum Ausschluss komplex fokaler Anfälle oder eines nonkonvulsiven Status epilepticus.
Sollte eine EEG-Diagnostik nicht oder nur mit großem Aufwand für den Pat. verfügbar sein, kann eine Benzodiazepin-Gabe versucht werden, um zu sehen, ob danach eine Besserung der Sympt. erfolgt.
Sinnvolle Laborparameter können sein:

- Glukose.
- Na, K, Ca, Mg.
- Harnstoff.
- Leber-/Nierenparameter.
- Thiamin.
- Nur in seltenen Fällen Spiegelbestimmung des Antikonvulsivums.

> **!** **Medikamentenanamnese**
> Nimmt der Pat. Medikamente, die die Schwelle für epileptische Anfälle erniedrigen, z. B. Theophyllin, Neuroleptika?

Therapie

Unterscheide:

- Akuttherapie des epileptischen Anfalls und Status epilepticus mit dem Ziel, den Anfall bzw. den Status epilepticus zu durchbrechen.
- Prophylaxe mit dem Ziel, weiteren epileptischen Anfällen vorzubeugen.

Akuttherapie

Indikation

- Epileptischer Anfall > 5 Min.
- Innerhalb der nächsten Stunde erneuter epileptischer Anfall.

Nach einem einzelnen epileptischen Anfall < 5 Min. i. d. R. keine Akutmedikation, es sei denn, es besteht eine zerebrale Vorschädigung (z. B. Schlaganfall, Hirntumor) oder anamnestisch ein Status epilepticus in der Vorgeschichte.

Akutmedikation ▶ Tab. 13.1.

- Benzodiazepine. Die Gabe muss möglichst früh und ausreichend lange erfolgen.
- Lang wirksame Benzodiazepine sind zu bevorzugen. Lorazepam wirkt am längsten antikonvulsiv. Diazepam macht lange müde, wirkt aber wegen der schnellen Umverteilung ins Fettgewebe am kürzesten antikonvulsiv. Clonazepam kann zu vermehrter Sekretbildung in den oberen Luftwegen führen.
- Länge der antikonvulsiven Wirkung: Lorazepam > Clonazepam > Midazolam > Diazepam.
- Lorazepam i. v. ist das Benzodiazepin der 1. Wahl (evidenzbasierte Initialtherapie: Lorazepam i. v. 2[–4] mg, ggf. nach 5 Min. wdh.).
- Laut Fachinformation muss Lorazepam bis zur Verwendung gekühlt aufbewahrt werden. Es konnte jedoch nachgewiesen werden, das Lorazepam bei 30 °C bis zu 60 d ohne wesentlichen Wirkverlust ungekühlt haltbar ist.
- Bei angestochenem Port oder vorhandenem anderem i. v. Zugang ist auch in der Palliativmedizin die i. v. Gabe von Benzodiazepinen im Akutfall zu bevorzugen.
- Unter Berücksichtigung der äußeren Umstände, z. B. häusliche Versorgung, kein i. v. Zugang, Vorerfahrung des Behandlers mit nur bestimmten Benzodiazepinen, sollten im Einzelfall jedoch das Benzodiazepin und die Applikationsform gewählt werden, die unter den gegebenen Umständen überhaupt möglich ist.

> **!** Auch für Palliativpat. ist eine schnelle Durchbrechung epileptischer Anfälle und insb. eines Status epilepticus von großer Bedeutung, um im Fall eines Status epilepticus generalisierter tonisch-klonischer Anfälle Hirnschädigungen zu vermeiden und im Fall eines fokalen Status epilepticus oder Absence-Status wieder Handlungskontrolle herzustellen.

Tab. 13.1 Beispiele für Akutmedikation bei epileptischen Anfällen (Applikationsform z. T. Off-Label)

Wirkstoff	Handelsname (Bsp.)	Applikationsform	(Einzel) Dosis
Lorazepam	Tavor inject®	i. v.	2 mg (als Kurzinfusion in 50 ml NaCl 0,9 %)
	Tavor expidet®	bukkal	2,5 mg
	Apothekenrezeptur	nasal	2–3 mg
Clonazepam	Rivotril®	i. v.	1–2 mg (als Kurzinfusion in 50 ml NaCl 0,9 %)
		s. c. (kann unangenehm brennen)	1–2 mg
Midazolam	Dormicum®	s. c.	5–10 mg
		i. m.	5–10 mg
		i. v.	5 mg (als Kurzinfusion in 50 ml NaCl 0,9 %)
	Buccolam®	bukkal	5–10 mg
	Apothekenrezeptur	nasal	5–10 mg
Diazepam	Diazepam Desitin® rectal tube, Diazepam ratiopharm® supp.	rektal (Rektiole oder Supp.)	5–10 mg
	Diazepam ratiopharm®	i. v.	5–10 mg (als Kurzinfusion in 50 ml NaCl 0,9 %)
	Apothekenrezeptur	nasal	5–10 mg

! Für die Initialtherapie durch Laienhelfer wird folgendes Vorgehen empfohlen (Internationale Liga gegen Epilepsie, Deutsche Gesellschaft für Neurologie): intranasale oder bukkale Gabe von Midazolam (5–10 mg, ggf. wdh., max. 20 mg) oder rektale Applikation von Diazepam (10–20 mg, ggf. wdh., max. 30 mg).
Alternativ: Gabe von Lorazepam 2–4 mg (bukkal, intranasal). Nach neuen Kenntnissen wird Lorazepam auch über die Mundschleimhaut resorbiert und braucht zur Wirkungsentfaltung nicht geschluckt zu werden.

Können epileptische Anfälle oder ein Status epilepticus durch Benzodiazepine nicht durchbrochen werden, ist der Einsatz anderer Stoffgruppen erforderlich. Für die Reihenfolge der Akutbehandlung gilt:

- **1. Wahl:** Benzodiazepine.
- **2. Wahl:** Valproat, Levetiracetam (Phenytoin, Phenobarbital, Lacosamid); in Klammern: nur eingeschränkt für den palliativmed. Kontext geeignet.
- **3. Wahl:** Narkotika (z. B. Thiopental, Propofol) oder Midazolam für 24 h; insgesamt nur eingeschränkt für den palliativmed. Kontext geeignet.

Ratschläge für die Angehörigen zum Verhalten während eines Grand-Mal

- Ruhe bewahren.
- Den Pat. ggf. auf den Boden legen, Kissen oder Polster unter den Kopf legen.
- Den Pat. von scharfen oder spitzen Gegenständen fernhalten: Verletzungsgefahr.
- Den Pat. in seinen Bewegungen während des Anfalls nicht einengen. Dadurch wird die Verletzungsgefahr nur erhöht.
- Nicht versuchen, dem Pat. etwas (z. B. einen Keil) in den Mund zu stecken.
- Wenn der Anfall aufgehört hat, den Pat. möglichst auf die Seite drehen.
- Der Pat. kann nach dem Anfall in der postiktalen Phase 24 h, teils auch länger, Bewusstseinsstörungen und/oder andere neuropsychiatrische Symptome oder Verhaltensauffälligkeiten zeigen.
- Falls der Anfall nach 5 Min. nicht beendet ist oder innerhalb von wenigen Stunden ein zweiter folgt, med. Hilfe rufen und Benzodiazepin (z. B. Diazepam 10 mg rektal) verabreichen.

Prophylaxe

Die prophylaktische Behandlung erfolgt mit Antikonvulsiva (*antiepileptic drugs*, AED, ▶ Tab. 13.2). Grundsätze:

- Keine Primärprophylaxe → d. h., Pat. mit prim. oder sek. Hirntumoren o. a. Hirnschädigungen erhalten nicht automatisch eine prophylaktische Behandlung mit AED. Pat. mit niedriggradigen Gliomen oder mit Hirnmetastasen eines malignen Melanoms haben unter den Hirntumorpat. das höchste Risiko, epileptische Anfälle zu entwickeln.
- Die sek. Prophylaxe ist der Standard → d. h., Pat. erhalten erst nach dem ersten epileptischen Anfall AED.
- Keine Evidenz für eine perioperative Prophylaxe.
- Eine Monotherapie ist zu bevorzugen. Ist der Pat. nicht anfallsfrei, wird vor einer Kombinationsbehandlung i. d. R. eine Monotherapie mit einem anderen AED versucht.
- Die Bestimmung von Medikamentenspiegeln ist nicht erforderlich. Das AED wird so hoch dosiert, bis keine epileptischen Anfälle mehr auftreten oder sich Medikamenten-NW zeigen, was dann bei fortbestehenden Anfällen die Eindosierung eines alternativen AEDs notwendig macht.
- Die Auswahl des AEDs ist abhängig von NW-Profil, Medikamenteninteraktion, Toleranz des Pat. und Therapiekosten.
- Eine Einstellung auf generische AEDs ist prinzipiell möglich; ein Präparatewechsel, gerade bei anfallsfreien Pat. sollte vermieden werden.
- Benzodiazepine sollten nicht als Prophylaxe eingesetzt werden, da Wirkungsverlust droht. Ausnahme: sterbende Pat., denen es nicht möglich ist, AEDs zuzuführen.
- Bei Hirntumorpat. mit Anfallsexazerbation kann es sinnvoll sein, zusätzlich Dexamethason einzusetzen oder dessen Dosis zu erhöhen.

Tab. 13.2 Beispiele „alter“ und „neuer“ Antikonvulsiva

Wirkstoff und Handelsname (Bsp.)	Dosierung (mg/d)	Enzyminduktion	Gewichtsänd.	I. v. Gabe	Auswahl einiger besonderer Eigenschaften und/oder NW
Valproat (VPA) (Ergenyl®, Orfiril®)	750–2.000	–	+	Ja	Stimmungsstabilisierend bei bipolaren Störungen, Vorsicht bei Blutungsneigung, Übelkeit
Phenytoin (PTH) (Phenhydan®)	200–400	+	+	Ja	Nichtlineare Kinetik, Herzrhythmusstörungen
Carbamazepin (CBZ) (Tegretal®, Timonil®)	600–1.600	+	+	Nein	Reduktion neuropathischer Schmerzen, Hyponatriämie
Oxcarbazepin (OXZ) (Trileptal®)	900–2.400	(+)	+	Nein	Hyponatriämie, Folgepräparat von CBZ
Eslicarbazepin (Zebinix®)	800–1.200	(+)	(+)	Nein	Folgepräparat von CBZ und OXZ, soll weniger Hyponatriämien hervorrufen, Add-on
Lamotrigin (LTG) (Lamictal®)	100–600	–	–	Nein	Stimmungsstabilisierend bei bipolaren Störungen, sehr langsame Eindosierung (**cave:** sonst allergische Reaktionen)
Gabapentin (GBP) (Neurontin®)	900–3.600	–	+	Nein	Reduktion neuropathischer Schmerzen, Anxiolyse, selten Pankreatitis
Levetiracetam (LEV) (Keppra®)	1.000–4.000	–	–	Ja	Gut verträglich, Auslösung von psychotischem Erleben möglich
Topiramat (TPM) (Topamax®)	100–400	–	–	Nein	Auslösung kognitiver Defizite möglich
Lacosamid (LCM) (Vimpat®)	200–400	–	–	Ja	Schwindel, Kopfschmerz, Übelkeit
Zonisamid (Zongegran®)	200–500	–	–	Nein	Auslösung kognitiver Defizite und pychotischem Erleben möglich

Im palliativmed. Kontext werden aufgrund des günstigen NW-Spektrums, des geringen Interaktionspotenzials und der möglichen i. v. Gabe bevorzugt **Valproat** und **Levetiracetam** (Letzteres auch für s. c. Gabe beschrieben) verabreicht.

13.8 Delirantes Syndrom

Klaus-Maria Perrar und Raymond Voltz

Definition Ätiologisch verschiedenes, aber klin. einheitliches Bild mit meist subakut einsetzende Veränderung des Bewusstseins und Störung von Orientierung, Auffassung, Gedächtnis, Affekt und Antrieb.
Verwirrtheit ist ein vielschichtiges, verwirrendes und sehr häufiges Bild in der Palliativmedizin. Meist handelt es sich hierbei um ein delirantes Sy., das oft übersehen wird, in der Hälfte d. F. beim erstmaligen Auftreten jedoch potenziell reversibel und gut behandelbar ist. Tritt ein delirantes Sy. in der Endphase auf, ist es oft ein Anzeichen des nahen Todes.
Bzgl. der psychomotorischen Symptome kann zwischen hyperaktivem, hypoaktivem und gemischtem Delir unterschieden werden. Der hypoaktive Typ ist in der Palliativmedizin mit bis zu 86 % der Delirformen der häufigste und wird nicht selten mit einer depressiven Episode verwechselt. Er besitzt eine insgesamt ungünstigere Prognose als der hyperaktive Typ.

Häufigkeit
- Delir tritt in Palliativmedizin häufig auf, berichtete Inzidenz 20–70 %.
- In den letzten 6–48 h steigt die in Studien berichtete Inzidenz bei Karzinompat. auf bis zu 88 %.
- Delir und Demenz können gemeinsam auftreten (DD, ▶ Tab. 13.3).

13

Tab. 13.3 Differenzialdiagnose Delir und Demenz

	Delir	Demenz
Beginn	Subakut, über Stunden bis Tage	Meist langsam progredient, über Mon. bis J.
Bewusstseinslage	Reduziert, getrübt	Klar, erst in schweren Stadien reduziert
Dauer	Stunden bis wenige Wochen	Monate bis Jahre
Tagesverlauf	Fluktuierend mit manchmal klaren Intervallen tagsüber, nächtliche Verschlechterung	Relativ gleichbleibend über den Tag hinweg
Schlafrhythmus	Oft stark gestört	Zerklüftete Schlafarchitektur
Wahrnehmung	Oft optische Halluzinationen	Meist illusionäre Verkennungen
Aufmerksamkeit	Stark gestört, fluktuierend	Weniger stark gestört
Psychomotorik	Gesteigert oder verlangsamt	Unverändert, erst in schweren Stadien reduziert

Ursachen Oft multifaktoriell (▶ Tab. 13.4); in der Palliativmedizin bis zu sechs Ursachen gleichzeitig. Auch in der Palliativmedizin gilt: Soweit die delirante Symptomatik nicht Zeichen des unmittelbar begonnenen Sterbeprozesses ist, ist die Suche nach behebbaren Ursachen essenziell.

Klinik

Symptomatik (nach ICD-10):
- Störung von:
  - Bewusstsein und Aufmerksamkeit.
  - Kognition und Wahrnehmung.

13

Tab. 13.4 Ursachen eines Delirs (Auswahl)

Kategorie	Beispiele
Metabolisch	Hypo-/Hyperglykämie (Steroide!), Exsikkose, Hyponatriämie, Hyperkalzämie
Medikamente	Steroide, Opioide, Antipsychotika, Cimetidin, Medikamente mit ausgeprägter anticholinerger NW (Amitriptylin!), Antiemetika, Antihistaminika, Aciclovir
Effekt des Tumors	• Anämie • Prim. Hirntumor oder Metastasen • Meningeosis carcinomatosa
Therapiebedingte NW	• Chemotherapie, v. a. MTX, Cisplatin, Vinca-Alkaloide, Bleomycin, Procarbazin • Bestrahlung des Gehirns
Entzug	Medikamente, Drogen oder Alkohol
Unbeherrschte Symptome	Todesangst, Schmerz, Atemnot, volle Blase, Obstipation
Organversagen	Urämie, hepatische Enzephalopathie, Hypoxämie, Schilddrüsenfunktionsstörungen, Nebenniere, Ileus
Infektion	ZNS, Harnwege, Lunge, Sepsis (Infektionszeichen ggf. durch Schwäche und Steroide nur schwach ausgeprägt!)
Mangelerscheinungen	• Thiamin: Wernicke-Korsakow • Folat/Vit. B_{12}

  - Auffassung und abstraktem Denken.
  - Kurzzeitgedächtnis.
  - Orientierung (Zeit, Ort, Situation, Person).
  - Psychomotorik (hyper- oder hypoaktiv).
  - Schlaf-Wach-Rhythmus.
  - Affekt (Depression, Angst, Reizbarkeit, Euphorie, Apathie, Ratlosigkeit).
- Gesamtdauer: < 6 Mon.

Diagnostik

Weitere Diagnostik:

- Prüfen: Verlauf der Symptomatik, Schlafverhalten (Dokumentation des Pflegepersonals, wichtige Bezugspersonen fragen)? Medikamente? Dosisänderung? Entzug?
- Mentaler Status: regelmäßige Untersuchung.
  - Frühe Zeichen: Schlafstörung, Albträume, verzögertes Wachwerden, Zurückgezogenheit, Irritierbarkeit, neu aufgetretene Vergesslichkeit, neu aufgetretene Inkontinenz.
  - Im Verlauf: Wutattacken, Verweigerung der Kooperation, Agitation, illusionäre Verkennungen, Halluzinationen, oft paranoide Deutungen.

Sinnvolle Laboruntersuchungen:

- Blutglukose.
- BB, E'lyte, Harnstoff, Krea, TSH.
- Transaminasen, Bilirubin.
- CRP, Bakteriologie des Urins (U-Bakt.).

Differenzialdiagnosen **Steroide** rufen Wohlgefühl hervor, können jedoch auch Schlaflosigkeit, Unruhe, Depression oder ein delirantes Sy. (Steroidpsychose) verursachen. Diese NW können bei jeder Dosis und zu jedem Zeitpunkt auftreten.

- Häufiger bei höheren Dosen.
- Meist in ersten 2 Wo. der Therapie.
- Oft bei raschem Dosiswechsel (Erhöhen und Senken).

Prophylaxe Eine evidenzbasierte medikamentöse Prophylaxe existiert nicht. Allerdings reduziert eine Schulung im Erkennen und im Umgang mit einem deliranten Sy. die Inzidenz des Delirs.

Therapie

- Ruhe und Orientierung für Pat.
  - Beruhigendes Gespräch mit Pat. und Angehörigen, Ursachen erläutern.
  - Häufige Orientierung (Ort, Uhrzeit, Person, Situation) geben.
  - Sichtbarer Kalender, Uhr etc.
  - Illusionäre Verkennungen korrigieren.
  - Ruhiges, gut beleuchtetes Zimmer (nachts Licht anlassen).
  - Bekannte Objekte im Gesichtsfeld des Pat.
  - Häufiger Kontakt mit bekannten Personen (Familie, Personal).
- Metabolische Störungen, soweit möglich (Glukose, E'lyte etc.) korrigieren.
- Möglichst viele Medikamente absetzen oder Dosis reduzieren.
  - Bei Opioiden ggf. Opioidwechsel.
  - Steroide ausschleichen.
  - Bei Entzug Wiederansetzen oder Substitution der Substanzen und langsames Ausschleichen.
- Harn- und Stuhlverhalt behandeln.
- Medikamente:
  - Haloperidol (Haldol®): Therapie der 1. Wahl bei unbekannter Ursache, 4 × 1 mg p. o. bei leichter Sympt., bei stark ausgeprägter Sympt. initial 1–2 mg s. c., alle 30–60 Min. wdh., bis Sympt. unter Kontrolle, wenn möglich danach oral, beginnend mit 50 % der parenteralen Dosis, ansonsten Fortführung der s. c. Dosis unter Verteilung des jeweiligen Tagesbedarfs auf 2–4 Einzelgabengaben.
  - Risperidon (Risperdal®) ebenfalls wirksam, jedoch keine parenterale Gabe möglich: einschleichend 0,5–1 mg/d bis zu max. 3–4 mg/d.
  - Falls stärkere Sedierung nötig: Midazolam (Dormicum®) 10–30 mg/d s. c. oder als i. v. Infusion, oder Levomepromazin s. c. (Neurocil® 12,5–25 mg alle 4–6 h, max. 200 mg/d).

> **!** Die alleinige Gabe von Benzodiazepinen beim deliranten Pat. kann zur Verstärkung des Delirs führen. Deshalb immer Komb. mit Antipsychotika (z. B. Haloperidol).

13.9 Rückenmarkkompression

Heidrun Golla und Raymond Voltz

> **ϟ** Ein drohender Querschnitt ist auch in der Palliativmedizin eine Notfallsituation, da die Prognose bzgl. der neurolog. Sympt. unmittelbar mit der Zeitspanne zwischen ersten Symptomen und Behandlungsbeginn korreliert. Die

Prognose bzgl. der Überlebenszeit wird wesentlich durch systemische und zerebrale Tumormanifestationen bestimmt, was bei der Wahl des Behandlungskonzepts berücksichtigt werden sollte. Realistisches Ziel bei den meisten Pat. ist die Symptomkontrolle und die Verhinderung einer weiteren neurolog. Verschlechterung.

Häufigkeit Rückenmarkkompression tritt meist bei Pat. mit weit fortgeschrittenem Tumorleiden auf.
- Bei ca. 3 % aller Pat. mit fortgeschrittener Krebserkr.
- In 20 % mehr als eine Höhe betroffen.
- Bes. häufig bei Pat. mit Hypernephrom, Lymphom, Myelom, Melanom, Sarkom, HNO-Tumoren, auch bei Prostata-, Bronchial- und Mamma-Ca.

Lokalisationen
- Zervikal 10 %.
- Thorakal 70 %.
- Lumbal 20 %.
- Unterhalb L1–L2 Kompression der Cauda equina, d. h. periphere Nerven können betroffen sein.

13

Ursachen
- Metastase im Wirbelkörper 85 %.
- Tumorwachstum durch Foramen intervertebrale 10 %.
- Prim. spinaler Tumor 4 %.
- Hämatogene Ausbreitung in Epiduralraum 1 %.

Klinik
- Schmerzen > 90 %.
- Progredientes Querschnittssy. mit
  - Paresen > 75 %.
  - Sensiblem Niveau (Sprung der Berührungsempfindlichkeit auf einer Dermatomhöhe, meist erst durch Untersuchung bemerkt) > 50 %.
  - Sphinkterinsuffizienz > 40 %; initial jedoch: Überlaufblase, neurogener Ileus.
  - Gestörter Sudoromotorik mit Beeinträchtigung der Körpertemperaturregulation, kardiovaskuläre Dysregulation.

Schmerzen können radikulär (hell, einschießend) oder funikulär (dumpf, konstant, oft als kalt beschrieben) sein. Das sensible Niveau wird von den Pat. oft als Enge-/Gürtelgefühl beschrieben. Die Schmerzen werden durch meningeale Dehnungsreize wie Nackenbeugung, Pressen oder Husten verstärkt.

Rückenschmerzen bei Tumorpat. sollten immer an eine drohende Rückenmarkkompression denken lassen. Besondere Warnzeichen sind ausstrahlende Schmerzen und Sensibilitätsstörungen.

Diagnostik
- Anamnese und Untersuchung, insb. Suche nach segmentalem sensomotorischem Defizit, nach sensiblem und motorischem Niveau, nach vegetativen Störungen. Die Symptome finden sich anfangs oft wesentlich kaudaler, als es die Lokalisation des spinalen Prozesses vermuten ließe.
- Spinales MRT oder CT (wenn ther. Konsequenz).

- Rö der Wirbelsäule zeigt Kollaps oder weitere indir. Zeichen einer Metastase in ca. 80 %.

Therapie

- Dexamethason: rasche Besserung der Symptome durch Reduktion des Ödems.
  - Initial hohe Dosis mit 40 mg Dexamethason i. v., dann 32 mg/d oral.
  - Mittelfristig 6–12 mg/d (morgens).
  - Weiteres Ausschleichen nach Klinik.

> **!** Bereits beim V. a. eine Rückenmarkkompression sollte sofort hoch dosiert Dexamethason verabreicht werden.

- Überprüfung der Ind. zur operativen Dekompression und Stabilisierung (▶ 18.4.6):
  - Wenn Entlastungs-OP indiziert, dann möglichst schnell, da Reversibilität der neurolog. Symptome > 24 h deutlich reduziert ist.
  - Nach OP Bestrahlung zur Rezidivvermeidung, Verhinderung der Lockerung des Osteosynthesematerials und Rekalzifizierung.
- Bei fehlender OP-Ind. kann die alleinige Strahlentherapie indiziert sein, die bei akuter Sympt. binnen 24 h beginnen sollte. Gesamtdosis und Fraktionierung sind abhängig von der Prognose des Pat.; bei schlechter Prognose werden hohe Bestrahlungsdosen und kurze Therapieschemata gewählt. In dem Fall ist insb. auch die rasch einsetzende Analgesie ein entscheidender Faktor (▶ 18.3).
- Neue Methode der Schmerzbehandlung bei metastatisch befallenen Wirbelkörpern: Vertebroplastie (perkutanes Einbringen von Knochenzement in den Wirbelkörper); kann auch zusammen mit oder nach Strahlentherapie angewendet werden.
- Schmerztherapie, mit bes. Fokus auf den oftmals schwer zu behandelnden neuropathischen Schmerzen (▶ 4.1, ▶ 4.8.4).

> **!** Schlechte prognostische Faktoren
> - Vollständige Paraplegie.
> - Sphinkterinsuffizienz.
> - Rascher Beginn (Entwicklung über 24–36 h) der Parese.

13

13.10 Harnverhalt

Claudia Bausewein und Susanne Roller

(▶ 7.7).

Ursachen

> **!** Eine häufige Ursache für Harnverhalt in der Palliativmedizin ist der Beginn einer Therapie mit Opioiden.

- Medikamente: Opioide, Medikamente mit anticholinergen NW (Amitriptylin, Haloperidol, Antihistaminika).

- Tumorbedingt: intravesikales Wachstum, Kompression des Blasenhalses von außen, neurogene Blasenentleerungsstörung bei Rückenmarkkompression, Prostatavergrößerung.
- Andere Ursachen: mit Stuhl gefülltes Rektum, HWI, beginnende Prostatahypertrophie.

Klinik

- Unruhe, Verwirrtheit.
- Fehlende Ausscheidung, imperativer Harndrang, Inkontinenz.
- Schmerzen.
- Urämie.

Differenzialdiagnosen Prärenales (Hypovolämie!) oder renales Nierenversagen.

Diagnostik

- Palpation des Abdomens: Vergrößerte Blase zu tasten?
- Rektale Untersuchung: Prostatagröße? Mit Stuhl gefülltes Rektum?
- Sono auf Station: Blasenfüllung, Prostata, Nieren.
- Ggf. Einmalkatheterisierung zur Bestimmung des Restharns (gleichzeitig auch Therapie).
- Prüfen, ob Gründe für eine verminderte Urinproduktion vorliegen, z. B. Exsikkose, Infekt.

Therapie

- Bei akutem infravesikulärem Harnverhalt unabhängig von der Ursache schnelle Entlastung durch Katheterisierung der Harnblase, dann ursächliche Therapie.
- Medikamenteninduzierter Harnverhalt: Versuch mit dem Parasympathomimetikum Distigminbromid 5 mg/d in den ersten Tagen, dann 5–10 mg alle 2–3 d, falls nicht ausreichend, Reduktion oder Wechsel des Medikaments mit anticholinerger NW.
- Tumorbedingt: Steroide zur Reduktion des peritumorösen Ödems, z. B. Dexamethason (8–12 mg/d).
- Obstipation (▶ 6.12), mit Stuhl gefülltes Rektum: manuelles Ausräumen des Rektums, evtl. vorher Sedierung mit Midazolam s. c. (5–10 mg).
- Querschnittslähmung aufgrund von Rückenmarkkompression (▶ 13.9): intermittierende Katheterisierung der Harnblase.
- Benigne Prostatahypertrophie: Pat. soll im Sitzen Wasser lassen, mit manuellem Druck auf die Blase; ggf. Therapie mit Pflanzenextrakten (z. B. 2 × 1 Kps./d).

13.11 Fieber und Infektionen

Claudia Bausewein und Susanne Roller

Ursachen Fieber tritt häufig bei Pat. mit einer fortgeschrittenen Grunderkr. auf und ist häufig Teil des natürlichen Sterbevorgangs, wenn in dieser Phase eine Infektion hinzukommt.

> **!** Fieber kann ohne Infektion auftreten, und eine Infektion kann ohne Fieber auftreten.

Fieber durch Infektion:
- Respirationstrakt: Bronchitis, Pneumonie (häufig in der Terminalphase), auch durch Aspiration.
- Harntrakt: HWI (insb. bei Pat. mit Dauerkatheter).
- Bei AIDS-Pat.: opportunistische Infektionen.

Infektion ohne Fieber:
- Schlechter AZ.
- Steroidtherapie.
- Nichtsteroidale antiinflammatorische Medikamente (z. B. bei Schmerztherapie).

Fieber ohne Infektion:
- Neoplastisch bedingtes Fieber (paraneoplastisch, Ausschüttung von Pyrogenen oder durch Tumornekrose/Blutungen), insb. bei:
  - Lymphomen, myelodysplastischen Sy., Leukämien.
  - Nierenzell-Ca.
  - Prim. oder sek. Lebertumor.
- NW der Behandlung.
  - Chemotherapie: Bleomycin, Cisplatin, Interferon, Interleukin, Colony-Stimulating Factors (v. a. GM-CSF).
  - Mistelextrakte.
  - Bestrahlung.
  - Reaktion auf Bluttransfusion.
  - Allergische Reaktion auf Medikamente.
- ZNS-bedingt:
  - Metastasen.
  - Meningeosis carcinomatosa.
  - Infarkt.
- Dehydrierung.
- Hyperthyreose.
- Nebenniereninsuff., z. B. bei Steroidentzug.

Klinik Temperaturerhöhung ≥ 38 °C. Begleitend Müdigkeit, Abgeschlagenheit, Schwitzen, Appetitlosigkeit, Verwirrtheit, Tachykardie. Bei älteren Menschen kann die Temperaturerhöhung weniger ausgeprägt sein bzw. eher übersehen werden. Auch subfebrile Temperaturen schließen eine Sepsis nicht aus.

Diagnostik Diagn. Maßnahmen werden nur dann durchgeführt, wenn sich daraus eine ther. Konsequenz für den Pat. ergibt. Im Vordergrund steht auf jeden Fall immer die körperliche Untersuchung.
- Körperliche Untersuchung (Lunge, Rachenraum, Abdomen).
- Labor zum Ausschluss eines bakt. Infekts: Leukozyten, CRP, evtl. Blutkulturen.
- Bei V. a. Pneumonie: Bakteriologie des Sputums, Rö-Thorax.
- Bei V. a. HWI: Urinstreifentest, Urinkultur.

Therapie

> ! Nicht jedes Fieber muss sofort behandelt werden.

Allgemeine Maßnahmen:
- Bei Temperatur ≥ 38,5 °C: Paracetamol 500–1.000 mg p. o. oder rektal bzw. Metamizol 500–1.000 mg p. o., rektal oder s. c. alle 4–6 h, regelmäßig.

- Bei Schüttelfrost: Pethidin 25–50 mg als Kurzinfusion i. v. alle 6–8 h bei Bedarf.
- Physikalische Maßnahmen (Wickel, Eiswasser, Körperwaschung).

Antibiose:

- Die antibiotische Therapie wird zunächst pragmatisch nach der möglichen Ursache bzw. den möglichen Erregern gewählt und evtl. nach Antibiogramm angepasst (▶ 15.1.7).
- Bei V. a. Pneumonie: Amoxicillin/Clavulan 2 × 1.000 mg p. o. oder Ampicillin/Sulbactam 3 × 3 g i. v. oder Cephalosporine (z. B. Cefuroxim) 3 × 750 mg bis 2 × 1.500 mg i. v. oder Clarithromycin (2 × 1 Tbl.).
- Bei V. a. HWI (▶ 7.2): Trimethoprim/Sulfamethoxazol 2 × 1 Tbl. oder Ofloxacin 2 × 1 Tbl. p. o.

! Die antibiotische Therapie hat in der Palliativmedizin nicht immer den Sinn, den Infekt zu behandeln, sondern kann häufig das Mittel der Wahl zur Symptomkontrolle sein.

14 Terminalphase und Tod

Elisabeth Albrecht und Susanne Roller

14.1 Betreuung in der Sterbephase

Susanne Roller

Ars moriendi, der Tod als würdevoller Abschluss des individuellen Lebens – eine Fiktion? Unheilbare Erkr. mit ihrem Prozess des Sterbens bieten die Möglichkeit zu einem vorbereiteten Tod. Das von den meisten Menschen gefürchtete Sterben kann gestaltet werden. Die Krankheit tritt in den Hintergrund, die Einmaligkeit des zu Ende gehenden Lebens wird bewusst. Voraussetzung ist, dass die Betreuer den nahenden Tod rechtzeitig wahrnehmen und die Unterstützung von Sterbenden und Angehörigen darauf einstellen. Die letzten Stunden haben für die Hinterbliebenen entscheidende Bedeutung: Ist auch nur eine davon qualvoll, zerstört sie die gute Betreuung von Wochen. Gelingt der Übergang, verliert der Tod an Schrecken – auch für die professionellen Begleiter.

! Ziele einer Betreuung in der Sterbephase
- Die Situation für den Pat. so angenehm wie möglich gestalten.
- Die Würde des Pat. erhalten.
- Das Sterben weder beschleunigen noch verzögern – der Natur ihren Lauf lassen.
- Die Angehörigen zur Begleitung des Sterbenden befähigen und sie in dieser Phase unterstützen.

14.2 Der Sterbevorgang

Elisabeth Albrecht

14.2.1 Psychische Anpassung

Psychische Reaktionen auf die Konfrontation mit dem eigenen Sterben (nach Elisabeth Kübler-Ross, ▶ 2.7.4)
- **Verleugnen:** „Ich bin doch gesund“, „Ich werde noch 100 Jahre alt“, „Die Proben sind im Labor vertauscht worden“.
- **Aggressivität:** gereiztes Verhalten, sehr häufig Vorwürfe an die behandelnden Ärzte, nichts kann recht gemacht werden.
- **Verhandeln:** „Ich gehe jetzt jeden Sonntag in die Kirche, dann wird mich der liebe Gott heilen“, „Wie viel soll ich Ihnen geben, damit ich die nächste Therapie bekomme?“
- **Deprimierte Verstimmung:** Weinen, Gesprächsverweigerung, „Das hat doch alles keinen Sinn“.
- **Annahme:** „Ich habe ein gutes Leben gehabt“, gelöste Stimmung, friedliche Atmosphäre, auch bei komatösen Pat. spürbare Entspannung.

- Es gibt kein Durchlaufen der Sterbephasen in einer Richtung, sondern Schwankungen und Mischbilder.
- Hinweise auf Reaktionsmuster des Sterbenden ergeben sich aus der Biografie; meist ist ein individuelles Muster erkennbar, wie mit Verlust umgegangen wurde.
- Schwierigkeiten für das betreuende Team (bes. bei Verdrängung oder Aggressivität) erfordern gute Absprachen und gegenseitige Unterstützung (▶ 2.6.2).

- Als Begleiter kann man die Phasen kaum beeinflussen, wohl aber die Rahmenbedingungen so gestalten, dass der Betroffene sich psychisch mit seiner Situation auseinandersetzen und auf seine Weise damit umgehen kann.

14.2.2 Die letzten Tage (Terminalphase)

Allgemeine Veränderungen

Zunehmende Schwäche, vermehrtes Schlafbedürfnis, Pat. kann nur noch mühsam essen, trinken, sprechen. Symptome wie Angst, Schmerzen, Atemnot, Verwirrtheit, Unruhezustand, Delir können stärker werden, sich aber auch abschwächen. Ein plötzlicher Tod ist bei Tumorkranken die Ausnahme; häufig kündigen sich die letzten Stunden etwa 1–2 d vorher mit folgendem Zustand an: Der bettlägerige Pat. ist zu schwach zum Schlucken (auch der Medikamente), es kostet ihn viel Anstrengung, aus seinem Dämmerzustand heraus so wach zu werden, dass er einige wenige Worte flüstern kann. Die Ruhebedürftigkeit nimmt zu, die wachen Intervalle nehmen ab.

Medizinische Komplikationen

Die Betreuung Sterbender wird erleichtert, wenn dem betreuenden Team klar ist, auf welche med. Komplikationen es sich einstellen muss. Häufig fragen auch Angehörige und Betroffene nach, was noch alles auf sie zukommt. Jede Krankheit weist zwar ihre eigene Dynamik auf, es lassen sich aber je nach hauptsächlich betroffenem Organ typische Abläufe erkennen (▶ Tab. 14.1 und ▶ 12).

14

Tab. 14.1 Häufige Sterbevorgänge

Befallenes Organ	Verlauf	Spezifische Komplikationen
Leber	Zunehmender Leberausfall (▶ 12.8), Koma (▶ 9.2)	Enzephalopathie (▶ 12.7), Juckreiz (▶ 8.4), Blutungsneigung
Nieren, ableitende Harnwege	Urämie (▶ 12.8), Koma (▶ 9.2)	Unruhe (▶ 10.2), Delir, Übelkeit und Erbrechen, Myoklonie
Gastrointestinaltrakt	Ileus (▶ 6.14), Blutung (▶ 6.9)	Übelkeit und Erbrechen (▶ 6.8), Schmerzen (▶ 4.3), Hämatemesis (▶ 6.9)
Lunge	CO_2-Anstieg, CO_2-Narkose, Koma (▶ 9.2)	Atemnot, Angst (▶ 5.1), selten Hämorrhagie (▶ 5.3)
Knochenmark	Sepsis	Blutungsneigung
ZNS	Steigender Hirndruck (▶ 9.3), Koma (▶ 9.2)	Kopfschmerzen, selten epileptische Anfälle (▶ 13.7), neurolog. Ausfälle
Tumoren im HNO-Bereich	Lokale Infiltration (▶ 8.3), gelegentl. Arrosion eines Gefäßes	Äußerliche Entstellung, starke Schmerzen (▶ 4.8.3), Blutung (▶ 13.3)

Umgang mit implantiertem Schrittmacher (PM) oder Defibrillator (ICD) in der Terminalphase

Pat. und Angehörige haben nach Implantation eines Schrittmachers oder Defibrillators oft Angst, dass das Gerät den Sterbeprozess verzögern könnte.
Bei den meisten Pat. verläuft das Sterben trotz PM oder ICD „friedlich" i. R. der Grunderkr. Ein Abstellen ist durch ein Programmiergerät von außen leicht möglich, aber selten nötig.

Herzschrittmacher (PM) in der Terminalphase Ein PM *(pacemaker)* ist ein Gerät, das über Elektroden Impulse vom Herzmuskel erhält und an den Herzmuskel zurücksendet, da der eigene Impulsgeber des Herzens erkrankt ist. Die Pumpleistung des Herzens wird durch den Zustand des Herzmuskels vor PM-Implantation bestimmt.

! Der PM verzögert nicht den Sterbeprozess.
- Ein schwaches Herz wird durch einen PM nicht kräftiger.
- Beim Versagen des Herzmuskels folgt den elektrischen PM-Impulsen keine adäquate Muskelantwort mehr, und das Herz kommt zum Stillstand.
- Beim Versagen anderer lebenswichtiger Organsysteme, z. B. der Atmung, wird der PM nicht aktiviert.

> **!** Bei Schrittmacherpatienten die Möglichkeit des Abstellens frühzeitig besprechen, um Ängste in der Sterbephase zu verhindern. Das Abstellen beeinflusst den Sterbevorgang nicht.

14

Implantierter Defibrillator (ICD) in der Terminalphase Ein ICD *(implantable cardioverter defibrillator)* unterbricht durch „Elektroschocks" lebensbedrohliche Herzrhythmusstörungen und wirkt daher lebensverlängernd. Da in der Terminalphase oft Herzrhythmusstörungen durch E'lytverschiebungen auftreten, kann ein natürlicher Tod durch den ICD verzögert werden.

- Spätestens nach der ersten spürbaren Aktion des ICD muss über die Ind. zu weiteren Defibrillationen nachgedacht werden.
- Das Abstellen eines ICD ist durch Auflegen eines speziellen Magneten auch ambulant leicht möglich.
- Entscheidend ist der Patientenwille (▶ 20).

> **!** Bei Pat. mit ICD muss die Möglichkeit des Abstellens immer wieder besprochen werden, v. a. bei weiteren lebensbedrohlichen Erkr., da es sich beim ICD um eine eindeutig lebensverlängernde Maßnahme handelt.
> Wird der ICD im Einverständnis mit dem Pat. abgestellt, entspricht dies der Beendigung einer lebensverlängernden Maßnahme i. S. der passiven Sterbehilfe.

14.2.3 Die letzten Stunden (Sterbephase)

> **!** Den größten Einfluss auf die letzten Stunden hat die Betreuung davor. Bei bisher ausreichender Symptomkontrolle ist eine dramatische Verschlimmerung der Beschwerden nicht mehr zu erwarten.

- Bei ca. 75 % der Sterbenden besteht ab ca. 48 h vor dem Tod eine Bewusstseinstrübung, über 90 % sind in der letzten Stunde bewusstlos. Einige Schwerkranke sind also bis wenige Stunden vor ihrem Tod ansprechbar; es gibt auch Sterbende, die bis zuletzt bewusstseinsklar bleiben.
- Die zu erwartenden Veränderungen in den letzten Stunden sollten den anwesenden Angehörigen behutsam vorher erklärt werden, um Ängste abzubauen (▶ Abb. 14.1).
- Sterben ist ein Prozess über mehrere Stunden (einzelne Körperzellen leben deutlich über den klin. Tod hinaus weiter). Abschiedsrituale aller Religionen spiegeln dies wider und begleiten diesen Prozess.

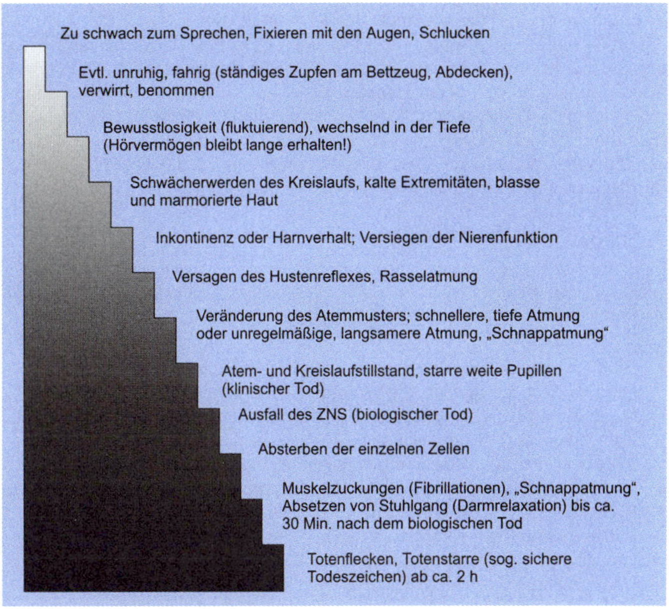

Abb. 14.1 Häufig zu beobachtender Ablauf des Sterbevorgangs [L157]

Unsichere Todeszeichen:
- Atemstillstand. **Cave:** Atempausen.
- Pulslosigkeit. **Cave:** Intoxikationen, starke Unterkühlung.
- Weite, lichtstarre Pupillen. **Cave:** Glasauge, Blindheit.

Sichere Zeichen:
- Totenflecken (ab ca. ½–1 h, wegdrückbar, an abhängigen Körperpartien).
- Totenstarre (beginnt nach 1–4 h zunächst in den kleinen Gelenken, voll ausgeprägt nach 6–12 h, löst sich wieder nach 2–3 d). Autolyse (Abbau durch körpereigene Enzyme) und Fäulnis (Abbau durch Bakterien).

14.3 Betreuung in den letzten Stunden

Elisabeth Albrecht

14.3.1 Umgang und Pflege

Im Krankenhaus fällt es oft schwer, den Menschen im Sterbenden zu erkennen. Es erleichtert die Arbeit, vielleicht auch den Sterbeprozess, die Persönlichkeit des Sterbenden weiter zu respektieren: Vorlieben und Abneigungen (z. B. Hintergrundmusik) beachten, Halten von Absprachen (z. B. bzgl. lebensverlängernder Maßnahmen), das Verhalten auch beim Bewusstlosen so, als ob er wach wäre, da er alles hören kann. Je besser man den Sterbenden kennt, desto leichter fällt die Betreuung in der Zeit der schwindenden Kommunikation.
Ein umfassendes, schrittweises Vorgehen einschl. Dokumentation bei der Betreuung Sterbender in den letzten Lebenstagen bietet der *Liverpool Care Pathway.* Insb. in Einrichtungen, deren Hauptarbeitsfeld nicht die Palliativversorgung ist (z. B. Nichtpalliativstationen im Krankenhaus, stationäre Pflegeeinrichtungen, Sozialstationen) kann er helfen, den komplexen und anspruchsvollen Aufgaben, die die Betreuung in der Sterbephase mit sich bringt, gerecht zu werden (weitere Informationen unter http://palliativzentrum.uk-koeln.de).

Anregungen für die Betreuung

14

! Die wichtigsten Begleiter für den Sterbenden sind die Angehörigen und Freunde. Diese müssen unterstützt werden.

- Häufig vorbeischauen; Sterbende werden leicht übersehen, da sie sich nicht mehr von sich aus melden, die Symptome können sich jedoch rasch ändern.
- Die meisten Menschen (nicht alle!) möchten in den letzten Stunden nicht allein bleiben; auch beim Bewusstlosen Sitzwachen organisieren (meist von Familie oder Freunden übernommen); aber auch: Allzu viele Besuche vorsichtig steuern, wenn dem Sterbenden die Unruhe unangenehm ist.
- Rechtzeitig klären, ob und welche religiöse Begleitung gewünscht ist, rechtzeitig religiöse Riten veranlassen (▸ 3).
- Umgebungsfaktoren überprüfen: Ist der Raum zu hell oder zu dunkel? Lärm? Unangenehme Gerüche? Genügend Platz für Besuch? Übernachtungsmöglichkeit für Angehörige? Verpflegung für Angehörige?
- Umstellen bei Essen und Trinken: Der Sterbeprozess wird durch parenteral erzwungene Kalorien- und Flüssigkeitszufuhr erschwert (Ödeme, Wasser in der Lunge, ▸ 14.5.1). Eine med. Ind. für Infusionen in den letzten Stunden gibt es nicht, wohl aber manchmal den Wunsch durch den Sterbenden und seine Angehörigen (▸ 15.1.1, ▸ 15.1.2).

! Die pflegerischen Tätigkeiten erhalten einen anderen Schwerpunkt (▸ Tab. 14.2). Dies sollte den Angehörigen erklärt werden.

Tab. 14.2 Pflegeschwerpunkte bei Sterbenden

Weniger wichtig	Verstärkt wichtig
Essen und Trinken (▸ 15.1.1, ▸ 15.1.2)	Häufiges Anfeuchten des Mundes, Mundpflege stdl.

Tab. 14.2 Pflegeschwerpunkte bei Sterbenden *(Forts.)*

Weniger wichtig	Verstärkt wichtig
Dekubituspro-phylaxe (▶ 8.2)	Lagerung: „Lieblingsposition" (meist Rückenlage mit erhöhtem Oberkörper und leicht überstrecktem Kopf, erleichtert die Atmung), Druckstellen unterpolstern
Ganzkörper-waschung	Individuelle Hautpflege (abreiben/pudern/einreiben/sanfte Massage)
Darmfunktion	Nur bei Beschwerden Abhilfe schaffen (rektal ausräumen, Supp., Klistier)
Blasenfunk-tion	Bei häufigem Nassliegen/Blasenentleerungsstörung Katheter erwägen

14.3.2 Medikamente

Medikamente: Absetzen – Umsetzen – Vorausplanen

! Die zur Symptomkontrolle notwendigen Medikamente müssen weitergegeben werden, auch wenn Schlucken nicht mehr möglich ist, um ein ruhiges Sterben zu ermöglichen.

Bei einem sterbenden Pat. empfiehlt sich zusätzlich zur Visite am Bett mind. 2 × tgl. eine „Kurvenvisite" und Absprache mit dem Pflegepersonal in jeder Schicht über abgesetzte, umgesetzte oder neu verordnete Medikamente.

- **Absetzen:** Abgesetzt werden können meist Herz-Kreislauf-Medikamente, Antidiabetika, Antibiotika, Antidepressiva, Laxanzien, Steroide u. a. Hormone, Diuretika, evtl. NSAR.
- **Umsetzen:** Die notwendigen Medikamente auf parenteral umsetzen, sobald Schlucken schwierig wird (▶ Tab. 14.3). Bewährt hat sich in der Sterbephase die s. c. Gabe (▶ 22.4.3) im Pectoralis-Bereich (zunehmende Zentralisation des Kreislaufs), mit Pumpe kann auch ein vorhandener Port benutzt werden. Umsetzen von Opioiden auf transdermale Systeme ist im Sterbeprozess nicht zu empfehlen, da zu langsame Anflutung.
- **Vorausplanen:** Bedarfsmedikation (Ind., Dosisspielraum und -intervall) für Angehörige und Pflegepersonal vorgeben. Notfallmedikation für Komplikationen anordnen und bereithalten, ggf. klären, wer sie verabreicht. (▶ Tab. 14.4).

Tab. 14.3 Parenterale statt oraler Gabe wichtiger Medikamente (▶ 22) mit üblichen Dosierungen

Medikament	Parenteral
Morphin oral/retardiert	⅓ der oralen Dosis/d s. c./i. v.
Andere Opioide	Umrechnen in parenterales Morphin oder Hydromorphon (▶ 22)
Metamizol	2,5–5 g/d s. c. oder i. v. oder Supp.

Tab. 14.3 Parenterale statt oraler Gabe wichtiger Medikamente (▶ 22) mit üblichen Dosierungen *(Forts.)*

Medikament	Parenteral
Antiemetika	Metoclopramid 40–80 mg/d s.c./i.v. Dimenhydrinat 100–300 mg/d s.c./i.v. Beides auch als Supp.
Antiemetika/ Neuroleptika	Haloperidol 2,5–10 mg/d s.c./i.v. Levomepromazin 1–10 mg/d s.c./i.v.
Butylscopolamin	40–100 mg/d s.c., Supp.

Tab. 14.4 Wichtige Notfallmedikamente zur Symptomkontrolle in den letzten Stunden

Symptom	Medikament
Schmerzen (▶ 4.3)	Morphin 10 mg oder ⅙ der Tagesdosis s.c.
Unruhe (▶ 10.2, ▶ 14.5.2)	Midazolam 2,5–5 mg s.c. Promethazin 25 mg sc.
Delir (▶ 13.8)	Haloperidol 5–10 mg s.c.
Übelkeit, Erbrechen (▶ 6.8)	Haloperidol 5 mg s.c. oder Dimenhydrinat 100 mg s.c./Supp.
Atemnot (▶ 13.4, ▶ 5.1)	Morphin 5 mg oder ⅙ der Tagesdosis s.c. Lorazepam 1–2,5 mg s.l. Midazolam 2,5 mg s.c. nach Klinik
Terminale Rasselatmung (▶ 14.5.1)	Butylscopolamin 20 mg s.c. Glykopyrroniumbromid 0,2 mg s.c.
Blutsturz/Notsituation (▶ 13.3)	Morphin und Midazolam i.v. oder tief i.m. bis zur Symptomkontrolle bzw. ausreichenden Sedierung

Die letzten Stunden in häuslicher Umgebung

Der erkennbare Beginn des Sterbeprozesses ist kein Grund für eine überstürzte Einweisung ins Krankenhaus. Durch ausführliche und offene Information der Angehörigen und regelmäßige Absprachen mit dem Pflegeteam können alle Maßnahmen auch zu Hause durchgeführt werden. Voraussetzung ist die 24-h-Erreichbarkeit eines Arztes oder einer speziell geschulten Pflegekraft (▶ 19.4.1). Die Unterstützung der Angehörigen muss vorbereitet sein, z. B. durch rechtzeitiges Einschalten eines Hospizvereins.

Für die letzten Stunden in häuslicher Umgebung bes. wichtig (▶ 19.4):

- Bereits **vor** den letzten Stunden muss geklärt sein, ob das Sterben zu Hause stattfinden darf.
- Besprechen, wer was im Notfall tut bzw. wer verständigt wird (Hausarzt, Hospizschwester, ehrenamtliche Helfer, Seelsorger, Angehörige usw.).
- Telefonnummern aufschreiben und neben dem Telefon deponieren.
- Ein palliativer Notfallplan (▶ 19.3.3) dokumentiert den Patientenwillen bzw. die fehlende Ind. zur Reanimation und schafft eine rasche Orientierung für Not- oder KV-Arzt.
- Auch eine evtl. vorhandene Patientenverfügung (▶ 20.2.1) schafft Klarheit für einen herbeigerufenen Arzt, bereitlegen.

- Ggf. Organisation einer Nachtwache.
- Verordnung und Bevorratung der wichtigsten Bedarfs- und Notfallmedikamente (Morphin, Haloperidol, Midazolam, Butylscopolamin, Lorazepam) (▶ 19.4.2).
- Rechtzeitig klären, wer sich um den Angehörigen kümmert, gerade wenn dieser nach dem Tod allein sein wird.

Dauergabe von s. c. Medikamenten:

- Regelmäßige Gabe über Butterfly/Braunüle/Therastix s. c.: z. B. benötigte Medikation für 24 h aufziehen, mit NaCl auf ein geeignetes Volumen verdünnen (z. B. auf 12 ml, dann alle 2 h 1 ml verabreichen lassen).
- Pumpen/Perfusoren verwenden; es gibt auch Einmalpumpen, z. B. Baxter-Ballonpumpe 2 ml/h, bei onkolog. versierter Apotheke nachfragen.
- Notfalls 500 ml NaCl 0,9 % plus Medikamente für 24 h mit etwa 7 gtt/Min: s. c. laufen lassen (ergibt eine Laufzeit von 24 h).

14.4 Betreuung der Beteiligten

Elisabeth Albrecht

14.4.1 Angehörige

Information:

- Bei großen Familien klären, wer der Hauptansprechpartner der Familie ist. Dieser sorgt dann für die Weitergabe der Information. Manchmal ist eine „Familienkonferenz" ratsam, gerade um unterschiedliche Standpunkte innerhalb der Familie zu besprechen. Nimmt man sich einmal die Zeit dafür, können viele Einzelgespräche mit den verschiedenen Familienmitgliedern vermieden werden.
- Zeichnen sich die letzten Stunden ab, dies explizit mitteilen.
- Umstellen der Medikamente erklären: Wegen der Verschlechterung werden nun Spritzen gegeben, damit der Sterbende auch weiterhin wenig Beschwerden hat; die Spritzen verursachen nicht die Verschlechterung oder gar den Tod.
- Ebenfalls mit allen besprechen: Frage nach Essen und Trinken, Zeichen für den nahenden Tod, Umgang mit Bewusstseinseinschränkung, Somnolenz und Bewusstlosigkeit.

Mithelfen lassen:

- Bei der Pflege können und wollen die Angehörigen oft mit Hand anlegen, insb.: regelmäßig einige Tr. Wasser in den Mund geben oder sprühen, Mundpflege.
- Sitzwache durch Angehörige, dazu Anregungen geben, z. B. ist es erlaubt, auch einmal selbst Zeitung zu lesen oder Musik zu hören oder sich ins Bett zum Sterbenden zu legen.
- Das bewusste Integrieren der Angehörigen kostet vielleicht etwas Geduld, verringert aber ihre Hilflosigkeit angesichts der nicht beeinflussbaren Erkr. und erleichtert die Trauerarbeit.

Unterstützen:

- Sagen, dass sie einen wertvollen Dienst leisten.
- Rechtzeitig entlasten, z. B. nachts durch Sitzwachen ablösen, Pausen erlauben und ermöglichen; dazu ermuntern, selbst Unterstützung zu suchen.
- Hospizbegleiter rechtzeitig einbinden.

14.4.2 Betreuendes Team

> **!** Jeder stirbt seinen individuellen Tod, der geprägt ist von der jeweiligen Persönlichkeit. Das bedeutet auch bei bester Betreuung, dass Menschen in Unfrieden sterben können, wenn sie ihr Leben in Unfrieden gelebt haben. Mangelnde Symptomkontrolle muss also nicht ein Fehler der Betreuer sein. Gerade bei ungelösten psychischen Problemen steht man als Betreuer oft hilflos daneben. Dies zu erkennen, sich gegenseitig zu unterstützen und gemeinsam die Situation auszuhalten, zeichnet ein gutes Betreuungsteam aus.

- Belastungsgrenzen bei sich und dem Personal erkennen. Schwierig ist die Betreuung eines Sterbenden gleichen Alters, in gleicher Lebenssituation, zu dem man eine enge Beziehung gefunden hat.
- Ein „Rezept" gegen „Burnout" (▶ 2.5.5) gibt es zwar nicht, aber es hilft, wenn alle in der Begleitung gemeinsame Ziele haben u. ä. Ansprüche an die Qualität der geleisteten Arbeit stellen. Möglichst wenige Überstunden und regelmäßiger Urlaub helfen, das eigene Gleichgewicht zu wahren. Jeder muss entbehrlich sein und guten Gewissens nach der Arbeit ohne „Pat. im Kopf" nach Hause gehen können.
- Bei großer Belastung durch Todesfälle empfiehlt sich eine regelmäßige Supervision oder Balint-Gruppe (▶ 17.1.2).
- Selbsterfahrungsgruppen (z. B. Auseinandersetzung mit den eigenen Ängsten, ▶ 2.5.4).

14

14.4.3 Mitpatienten

- Bei den Mitpatienten im Zimmer behutsam eruieren, ob sie im Zimmer bleiben mögen; falls ja, dann bewusst mit einbinden; falls nein, ihnen anderes Zimmer anbieten.
- Die Angehörigen des Mitpatienten um Zurückhaltung bitten. **Cave:** Schweigepflicht.
- Auf ausreichenden Schutz der Intimsphäre achten (Trennwand).
- Der Tod eines Zimmernachbarn bietet Gelegenheit, den eigenen nahen Tod zu bedenken – immer wieder, v. a. auch nach dem Tod, dem Mitpatienten Gesprächsangebote machen.
- Ggf. Mitpatienten in Rituale und Handlungen einbeziehen, z. B. zusammen beten, gemeinsames Abendmahl bzw. Kommunion, gemeinsam Musik hören.
- Dem Mitpatienten Gelegenheit geben, sich vom Verstorbenen zu verabschieden.

> **!** Eine Verlegung des Sterbenden sollte vermieden werden.

14.4.4 Mitbehandelnde Ärzte

- Im Krankenhaus Absprache mit diensthabendem Kollegen, damit dieser auf mögliche Komplikationen und den nahen Tod vorbereitet ist und den Behandlungsplan kennt.
- Im ambulanten Bereich schriftliche Mitteilung über den Zustand des Pat. und mögliche Komplikationen bzw. Konsequenzen. Krankenhauseinweisung er-

wünscht? Patientenverfügung (▶ 20.2.1) oder palliativen Notfallplan (▶ 19.3.3) für andere herbeigerufene Kollegen (Ärztlicher Bereitschaftsdienst, Notarzt) hinterlegen.
- Nach dem Tod eines Pat. Information an den Hausarzt (evtl. auch ambulant → Klinikarzt), am besten telefonisch: Im Krankenhaus Verlauf der Erkr., Umstände in den letzten Stunden, eigene Einschätzung der Angehörigen. Dies erleichtert dem Hausarzt die weitere Unterstützung der Angehörigen in der Trauerzeit.

14.5 Symptome in der Sterbephase

Elisabeth Albrecht

! Bei guter Betreuung und Symptomkontrolle bleibt ca. ⅓ der Pat. ohne neu auftretende Symptome, die behandelt werden müssen.

14.5.1 Rasselatmung

Definition Ein rasselndes, meist ex-, evtl. auch inspiratorisches Atemgeräusch, hervorgerufen durch Sekretionen in Hypopharynx und Trachea, die vom Pat. aufgrund seiner Schwäche nicht mehr abgehustet werden können.
Obwohl dieses Symptom nicht pathognomonisch für den nahen Todeseintritt ist, wird es i.d.R. bei Pat. beobachtet, die sich in der Sterbephase befinden und zu schwach zum Abhusten sind.

14

! Inwieweit der Pat. selbst durch die Rasselatmung beeinträchtigt wird und sie ihn belastet, ist ungeklärt. Für Angehörige und Betreuer ist sie ein unangenehmes, beunruhigendes und manchmal quälendes Phänomen. Wichtig ist die Aufklärung der Angehörigen. Solange die Einatmung frei ist, besteht mit Sicherheit keine Atemnot oder Erstickungsangst.

Differenzialdiagnosen Pneumonie und Linksherzinsuff. führen ebenfalls zu rasselnder Atmung (▶ 5.1), sprechen aber wenig auf antisekretorische Therapie an. Bei Pneumonie Antibiose erwägen (▶ 15.1.7), Ziel: Schleimreduktion.

Therapie
- Spätestens jetzt Infusionen absetzen.
- Linderung des Symptoms durch Lagerung (Halbseitenlagerung, Sekret fließt leichter ab).
- Medikamentöse Reduktion der weiteren Produktion des Bronchialsekrets.
- Oro-/nasopharyngeale Absaugung nur, wenn Sekrete die Einatmung behindern, da die Prozedur für Pat. unangenehm sein kann, zur Geräuschreduktion Absaugen manchmal erforderlich.

! Grundsätzlich aber nicht absaugen, wenn Einatmung frei ist.

Medikamentöse antisekretorische Therapie
Ziel ist die Unterdrückung der Produktion von Bronchialsekreten. Trotz medikamentöser Therapie ist es manchmal nicht möglich, die Rasselatmung zufriedenstellend zu kontrollieren.

Da eine Wirkung auf bereits vorhandene Sekretionen durch Medikamente nicht möglich ist, ist ein frühzeitiger Beginn der Therapie notwendig. Die angegebenen Medikamente haben bis auf Furosemid keine Wirkung bei Lungenödem.

- **Butylscopolamin** (Buscopan®): 20 mg s. c., dann, 40–60 mg/d s. c. in der Spritzenpumpe. Der antisekretorische Effekt hält bei s. c. Bolus-Gabe nur ca. 1 h an, daher besser s. c. Dauerinfusion.
- **Scopolamin**
  - Anticholinergikum mit zentraler Wirkung, daher häufig Sedierung als „Nebenwirkung", die in der Terminalphase auch erwünscht sein kann. Gefahr der paradoxen Wirkung (cholinerges Sy.). Transdermale Gabe (Scopoderm TTS Membranpflaster®), Wirkungsbeginn nach ca. 6 h. Meist werden zwei Pflaster benötigt, um eine Wirkung zu erzielen. In den letzten Stunden Gefahr der schlechten Resorption.
- **Glykopyrronium** (Robinul®): 0,2 mg 6-stdl. s. c., 0,6 mg/d s. c. 3-mal stärker wirksam als Scopolamin, keine zentralen NW.
- **Furosemid** (Lasix®): 20–40 mg i. v. oder i. m. Falls die Rasselatmung eher auf eine Linksherzinsuff. zurückzuführen ist, sollte die Gabe von Furosemid® erwogen werden. Wegen der zu erwartenden Diurese ggf. einen Dauerkatheter in Erwägung ziehen.

14

14.5.2 Terminale Agitation, delirantes Syndrom

Definition Gesteigerte motorische Unruhe und mentale Beeinträchtigung in der terminalen Sterbephase (ca. 1 Tag bis wenige Min. vor dem Tod eintretend, ▶ 13.8).

Spezifische Ursachen

- **Psychisch:** Angst, Alleinsein, unerledigte Geschäfte, Nicht-sterben-Wollen.
- **Körperliche Beschwerden:** Schmerzen, Dyspnoe, Durst, Mundtrockenheit, Harnverhalt, Obstipation (insb. Rektum), Pruritus, Übelkeit.
- **Medikamente:** Opioide, Kortikosteroide, Neuroleptika, Sedativa (paradoxe Reaktion), Entzugssy.
- **ZNS-Veränderungen:** metabolische Enzephalopathie (bei E'lytveränderungen, Organversagen, Sepsis), zerebrale Beteiligung der Tumorerkr., zerebrale Hypoxie.

Klinik Unruhe, unzusammenhängendes Sprechen, Desorientiertheit, Verlust des Kurzzeitgedächtnisses, Halluzinationen, paranoide Wahnideen, aggressives Verhalten, multifokale Myoklonien.

Differenzialdiagnosen Motorische Unruhe ohne mentale Beeinträchtigung.

Therapie

- Beruhigen verbal, durch Körperkontakt, auch beim Bewusstlosen; eine ruhige Person beim Sterbenden ersetzt meist viele Medikamente.
- Schaffen einer vertrauten Atmosphäre (bekannte Musik, eigene Bettdecke).
- Schmerzmedikation beim Bewusstlosen erhöhen, da Schmerzen eine häufige Ursache für Unruhezustände darstellen.
- Medikamentöse Therapie ▶ Tab. 14.5.

Tab. 14.5 Medikamente bei terminaler Agitation	
Bei überwiegend motorischer Unruhe	
Lorazepam (Tavor expidet®)	0,5–2,5 mg s. l. oder p. o.
Midazolam (Dormicum®)	2,5–5 mg s. c. oder p. o. bei Bedarf, 1–2,5 mg i. v. bei Bedarf, 10–60 mg/d in s. c. Spritzenpumpe
Diazepam (Valium®)	2–10 mg p. o. oder i. v. (nicht s. c.!), 10–20 mg rektal 8-stdl.
Flunitrazepam (Rohypnol®)	1–2 mg s. c. oder p. o., 0,5–2 mg i. v. oder i. m.
Bei delirantem Syndrom mit Halluzinationen, paranoiden Symptomen	
Haloperidol (Haldol®)	5–20 mg p. o., s. c. oder i. v.
Levomepromazin (Neurocil®)	10–50 mg 4- bis 8-stdl. p. o., s. c. oder i. m. (sedierend, als Tr. gut dosierbar)
Bei ausgeprägter psychomotorischer Unruhe/ausgeprägter Agitiertheit	
Prothipendyl (Dominal®)	20–80 mg p. o. (gtt) oder i. v., evtl. 3 ×/d
Pipamperon (Dipiperon®)	20–80 mg p. o., evtl. 3 ×/d
Melperon (Eunerpan®)	25–100 mg p. o. evtl. 3 ×/d

14.6 Nach dem Tod

Elisabeth Albrecht

14.6.1 Am Totenbett

! Ruhe bewahren – Zeit lassen – keine Hektik am Totenbett.

- Richten des Leichnams: Die Angehörigen nach Wunsch beteiligen; dem Toten die Augen schließen, ihn evtl. abwaschen, Totenhemd oder bes. dafür gewünschte Kleidung anlegen, Gebiss einsetzen, Kinn hochbinden bzw. so unterstützen, dass Mund geschlossen bleibt. **Cave:** Arzt muss die Leichenschau „am unbekleideten Leichnam" durchführen, An- und Auskleiden ist aber bei eingetretener Totenstarre schwierig.
- Friedliche Atmosphäre schaffen: entfernen/wegräumen, was an Krankheit erinnert (Katheter, Mundspülutensilien, Windeln usw.); Blumenstrauß ans Bett stellen, evtl. Kerze brennen lassen; individuelle Wünsche der Angehörigen erfragen.
- Der Familie ungestört Zeit zum Abschied lassen.
- Religiöse Riten nach (evtl. vermutetem) Wunsch des Verstorbenen.
- Auf manchen Stationen ist es eingeführt, dass sich alle anwesenden Mitarbeiter um das Totenbett versammeln und gemeinsam mit den Angehörigen ein einfaches Gebet sprechen; auch viele nicht religiös gebundene Menschen schätzen diesen bewussten Abschied sehr.
- Ein Arzt muss nach sorgfältiger Leichenschau (▶ 14.6.4) die Todesbescheinigung ausfüllen. Dazu ist es erforderlich, dass sichere Todeszeichen vorliegen.
- Werden weiter entfernt wohnende Angehörige erwartet, ist es vorteilhaft, wenn der Leichnam in einem Zimmer aufgebahrt bleibt und nicht gleich ins

Kühlfach gebracht wird. Bei den in unseren Breiten herrschenden Temperaturen ist nicht zu erwarten, dass sich in den ersten 12 h bereits Gerüche bilden. Auch das „Leichengift" ist ein hartnäckiger Aberglaube.

14.6.2 Begleitung der Hinterbliebenen

Palliativmedizin bedeutet auch Begleitung der Angehörigen über den Tod hinaus. Neben hilfreichen Ritualen unmittelbar nach dem Tod benötigen manche Hilfe bei der Bewältigung der nächsten Tage.

Auch wenn der Tod eines nahen Angehörigen sich lange vorher schon abgezeichnet hat, sind viele Menschen unmittelbar danach in einer Art Schockzustand. Meist erleben sie zum ersten Mal den Tod einer nahe stehenden Person und wissen nicht, was sie jetzt tun sollen. Neben einem ausführlichen, ruhigen Gespräch ist z. B. ein Handzettel als Merkhilfe sinnvoll (▶ Abb. 14.2), da in solchen Ausnahmesituationen oft nur „die Hälfte" gehört bzw. verstanden wird. Hierauf sollten allg. organisatorische und stationsspez. Hilfen aufgeführt sein.

- Eine einfache Geste der Fürsorge nach dem Tod ist z. B. eine Tasse Kaffee anbieten.
- Der Familie anbieten, 1 Tag später oder ggf. auch nach längerer Zeit nochmals zu kommen, um noch offene Fragen zu klären.
- Ggf. besprechen, ob eine Aufbahrung zu Hause gewünscht wird. Dies ist rechtlich je nach Bundesland 36–72 h ohne Weiteres möglich (Anfrage bei städtischer Friedhofsverwaltung oder Bestatter). Ist der Tod in der Klinik eingetreten, erfordert dies einen weiteren Transport (Kosten) durch ein Bestattungsinstitut.
- Notieren, wer vom Personal beim Sterben dabei war, welcher Arzt zuständig war, wie die Sterbezeit verlief, um spätere Nachfragen zu erleichtern (bes. wichtig, wenn Angehörige verspätet eintreffen). Häufig haben die Angehörigen unter Schock zunächst keinerlei Fragen; zu einem späteren Zeitpunkt benötigen sie den richtigen Ansprechpartner.
  - Spezielle Trauerhilfen (z. B. Palliativstation, Hospizverein, SAPV): Gedenkgottesdienst für Verstorbene (z. B. monatl. oder ½-jährl.).
  - Abschiedsbuch: Ein Gedenkbuch, in dem z. B. von Angehörigen oder Personal für den Verstorbenen eine Seite gestaltet wird.
  - Gedenkkarten, die den Angehörigen nach einem bestimmten Zeitraum zugesandt werden.
  - Ehrenamtliche, die die Angehörigen auch nach dem Tod begleiten.
  - Gesprächsangebot auf der Station, da viele Angehörige nach einiger Zeit das Bedürfnis haben, nochmals mit der Person zu reden, die in den letzten Lebensstunden beim Kranken war.
  - Psychologisch begleitete Trauergruppen für Menschen, die in ihrem eigenen Umfeld wenig Ansprechpartner in ihrer Trauer haben (▶ 14.7.3).
- Wenn sich ein Nachgespräch ergibt bzw. beim Hausarzt: Auf die normalen Trauerreaktionen (▶ 14.7.1) hinweisen (ambivalente Emotionen, auch Wut auf den Verstorbenen, Fragen nach eigenen Versäumnissen, das Gefühl, den Verstorbenen zu sehen oder zu hören). Trauer ist keine Krankheit, sondern ein unvermeidlicher, notwendiger menschlicher Prozess.
- Anlaufstellen nennen, bes. wenn Risikofaktoren für eine path. Trauerarbeit vorliegen (ambivalente Beziehung, ungelöste Konflikte), auf professionelle Hilfsmöglichkeiten hinweisen:

- Beratungsstellen für Lebenskrisen.
- Psychotherapeuten.
- Selbsthilfegruppen für Trauernde.
- Angebote eines Hospizvereins (Gruppen-, Einzelgespräche).

Sie haben einen Menschen in seiner letzten Lebenszeit und im Sterben begleitet und ihm damit einen großen Dienst getan.

Auch wenn der Tod dieses Menschen für Sie noch schmerzlich nah ist, müssen jetzt einige organisatorische Dinge geklärt und erledigt werden.
Wir möchten Ihnen dabei helfen und haben eine Liste der wichtigsten Formalitäten zusammengestellt.

➤ Der **Totenschein** wird dem Bestattungsunternehmen für den Transport ausgehändigt. Er wird beim zuständigen Standesamt (der Bezirk, in dem der Mensch verstorben ist) abgegeben. Dort erhalten Sie die

➤ **Sterbeurkunden**. Dazu bitte mitbringen: Beglaubigte Abschrift aus dem Familienbuch des Verstorbenen (Geburts- bzw. Heiratsurkunde), eigenen Ausweis. Sie benötigen Sterbeurkunden für:

✓ Versicherungen (Lebensversicherung, Bausparvertrag, Haftpflicht u.a.)
✓ Beantragung von Altersversicherung (Rente)
✓ Benachrichtigung des Arbeitgebers und der Gewerkschaft
✓ Benachrichtigung des Finanzamts (vorzeitiger Lohnsteuerjahresausgleich)
✓ Verträge, die Sie kündigen bzw. umschreiben lassen wollen: Zeitung und andere Abonnements, Strom, Wasser, Gas, Telefon, Rundfunk/Fernsehen, Mietvertrag, Kfz-Versicherung, andere private Versicherungen

➤ Das **Bestattungsinstitut** regelt mit Ihnen alle Formalitäten der Bestattung **(Todesanzeige, Trauerfeier, Grabkauf, Bestattung, Danksagungen u.a.)** und ist Ihnen gerne auch bei anderen formalen Dingen behilflich. Falls nicht bereits Absprachen getroffen wurden, lohnt es sich, einen Preisvergleich zu machen. Das teuerste Angebot ist nicht unbedingt das beste

➤ **Benachrichtigen der Kirchengemeinde** bzw. des Seelsorgers zur Vorbereitung der Trauerfeier

➤ Bank/Sparkasse benachrichtigen. Nur mit einer entsprechenden Vollmacht für den Todesfall bzw. über den Tod hinaus können Sie über das Konto des Verstorbenen sofort verfügen

➤ Wird ein **Testament** aufgefunden, muss es ungeöffnet beim Amtsgericht (letzter Wohnsitz des Verstorbenen) eingereicht werden

➤ Wünschen Sie eine Überführung des Toten in eine andere Gemeinde, müssen die notwendigen Formalitäten mit dem Bestattungsinstitut geklärt werden.

Wir möchten Ihnen weiter helfen

Falls Sie Fragen haben, sind wir gerne für Sie da, jetzt oder zu einem späteren Zeitpunkt.
Wir würden uns freuen, wenn Sie für den Verstorbenen eine Seite in unserem Gedenkbuch gestalten würden. Falls Ihnen das nicht möglich ist, bitten wir um ein Foto des Verstorbenen und gestalten die Seite für Sie.

Wir möchten Sie auch einladen zu weiteren Gesprächen

Gedenkgottesdienst für die Verstorbenen des Monats ____________________

am ______________ um ______________ Uhr

Trauergruppe (Anmeldung unter Tel. Nr. ______________)

Wir wünschen Ihnen für die kommende Zeit die nötige Kraft und Hilfe und Gottes Segen.

Abb. 14.2 Beispiel für ein Informationsblatt für die Angehörigen über die notwendigen Formalitäten nach dem Todesfall [A300]

Formalitäten

Bestattungsunternehmen führen nicht nur die Bestattung durch, sondern bieten auch ihre Hilfe bei allen sonstigen Formalitäten an.

Falls nicht vom Bestattungsinstitut ausgehändigt: Informationsblatt über Formalien nach dem Tod mitgeben (▶ Abb. 14.2).

- **Sterbeurkunde:** Auf dem Standesamt, in dem der Verstorbene gemeldet war, wird die Sterbeurkunde ausgestellt. Dabei sind vorzulegen: Totenschein, beglaubigter Auszug aus dem Familienbuch des Verstorbenen, eigener Ausweis; die Angehörigen sollten gleich mehrere Abschriften der Sterbeurkunde beantragen (z. B. für Versicherungen).
- **Formalitäten der Bestattung:** Todesanzeige, Trauerfeier, Grabkauf, Bestattung, Danksagungen u. a. klären (ggf. mit Bestattungsinstitut).
- Wird ein **Testament** aufgefunden, muss es ungeöffnet beim Amtsgericht (letzter Wohnsitz des Verstorbenen) eingereicht werden.
- **Versicherungen,** die rasch zu benachrichtigen sind: Lebensversicherung, Risikolebensversicherung (z. B. auch beim Bausparvertrag). In den jeweiligen Unterlagen genauere Informationen beachten (Fristen).
- **Gesetzliche Altersversicherung** benachrichtigen, evtl. Witwen-/Waisenrente beantragen.
- **Arbeitgeber** benachrichtigen, Sterbeurkunde vorlegen.
- **Verträge** kündigen bzw. umschreiben lassen (Vorlage Sterbeurkunde): Zeitung, Strom, Wasser, Gas, Telefon, Rundfunk/Fernsehen, Mietvertrag, Kfz-Versicherung, andere private Versicherungen. Die meisten Verträge werden durch Tod nicht automatisch beendet.
- **Bank/Sparkasse** benachrichtigen; nur mit entsprechender Vollmacht für den Todesfall bzw. über den Tod hinaus kann man über das Konto des Verstorbenen sofort verfügen.
- Ggf. **Überführung des Verstorbenen** in seine Heimat durch ein Bestattungsinstitut (z. B. in die Türkei wird das von speziellen Unternehmen innerhalb weniger Stunden organisiert, Tel.-Nr. aus dem Branchenbuch oder von der türkischen Botschaft).

Bestattungsvorsorge

Immer mehr Menschen bereiten ihre eigene Bestattung vor. Viele Bestattungsinstitute bieten hierfür extra Beratung und Unterlagen an. Je detaillierter die Angaben sind, desto einfacher haben es die Hinterbliebenen, die Wünsche des Verstorbenen umzusetzen. Wenn ein Schwerkranker seine Wünsche äußert, sollten sie schriftlich festgehalten werden.

- Bekleidung.
- Schminken, Schmuck und Gold (z. B. Zähne).
- Art der Bestattung (Erde, Feuer, Wasser).
- Sarg oder Urne und Ausstattung.
- Aufbahren, wenn ja, wo, wie lange und mit oder ohne Totenwache.
- Ort und Art des Grabes, Grabstein und Aufschrift, Grabschmuck und -pflege.
- Art, Ort und Umfang der Trauerfeier, wer soll eingeladen werden.
- Trauerfeier am offenen oder geschlossenen Sarg (je nach Bundesland möglich).
- Art, Ort und Umfang des Leichenschmauses.
- Form und Inhalt von Todesanzeige, Trauerkarten, Dankeskarten.

- Wer soll benachrichtigt werden.
- Geschenke und Andenken für bestimmte Personen.

14.6.3 Begleitung des Personals

Der Tod eines Pat., auch wenn er nur wenige Stunden begleitet wurde, sollte immer ein Anlass zum Innehalten sein. Nur so kann vermieden werden, dass Sterben zur Routine wird. Auf der Palliativstation haben sich eigene Rituale bewährt, die dem Personal Gelegenheit geben, der Toten zu gedenken, und die in jedem Krankenhaus möglich sind:

- Ungestörtes Richten des Verstorbenen mit Blumenschmuck, persönlichen Gegenständen, evtl. Duft, Musik, Sprechen von Gebeten oder anderen Texten.
- Einrichten eines „Abschiedszimmers", in dem Verstorbene auch noch Stunden bis Tage nach dem Tod verbleiben können.
- Der Verstorbene bleibt so lange auf Station, bis alle, die ihn gepflegt haben, von ihm Abschied nehmen konnten (d. h. ca. 24 h).
- Aufstellen einer Gedenkkerze für den Verstorbenen, die z. B. 24 h vor seiner Zimmertür brennt.
- Abschiedszeit beachten, d. h. das Bett (der Platz im Zimmer) bleibt z. B. 24 h leer (d. h. von dem Zeitpunkt, an dem der Tote den Platz verlassen hat).
- Regelmäßiges Totengedenken in Form einer Besinnung bzw. Andacht für die Verstorbenen, mit ausreichend Gelegenheit, über die Verstorbenen und die eigenen Erfahrungen und Gefühle zu reden.
- Individuelle Angebote zur Fortbildung und Selbsterfahrung mit Trauer.
- Beachten der persönlichen Belastungsgrenzen und gegenseitige Achtung von Grenzen z. B. bei der Pflege von Pat. mit ähnlichem Krankheitsverlauf kurz nacheinander.

14.6.4 Leichenschau und Todesbescheinigung

Leichenschau Die Ausstellung der Todesbescheinigung ist Aufgabe des behandelnden Arztes bzw. des hinzugezogenen Bereitschafts- oder Notarztes. Bei Pat. in der palliativen Situation (d. h. wahrscheinliche Todesursache vorhersehbar) empfiehlt es sich, als behandelnder Arzt eine Notiz (Diagnose, Verlauf) am Krankenbett zu hinterlassen (z. B. palliativer Notfallplan, ▶ 19.3.3). So kann die „unklare Todesursache" als Angabe auf der Todesbescheinigung und damit eine postmortale Untersuchung durch Polizei bzw. Staatsanwaltschaft vermieden werden.

- Nach Eintritt sicherer Todeszeichen (▶ 14.2.3), i. d. R. nach 3 h möglich.
- Erfordert die vollständige Untersuchung der unbekleideten Leiche (Vorschrift).
- Bei begründetem Verdacht für nichtnatürlichen Tod (Gewaltanwendung, Selbsttötung, Unfall, Vergiftung, Folge eines ärztlichen Eingriffs) sofort Polizei bzw. Staatsanwaltschaft benachrichtigen.
- Bei begründeten Zweifeln an der Identität des Toten Polizei und Staatsanwaltschaft informieren.
- Eine Bestattung kann nur bei „natürlicher Todesursache" ohne weitere Untersuchungen der Staatsanwaltschaft erfolgen.

! „Unklare Todesursache" und „nichtnatürlicher Tod" sind in der Palliativmedizin extrem selten.

Todesbescheinigung
- Landesrechtliches Dokument, Aussehen unterscheidet sich je nach Bundesland.
- Wird benötigt für die Überführung und Bestattung sowie zur Vorlage beim Standesamt, das dann die Sterbeurkunde(n) ausstellt.
- Die Leichenschau ist eine ärztliche Tätigkeit, die nicht über die jeweilige Krankenkasse abrechenbar ist, sondern eine Privatrechnung an die Hinterbliebenen erfordert (GOÄ).

14.6.5 Organspende und Obduktion

Organspende I. d. R. sind palliativmed. betreute Pat. aufgrund der Grunderkr., der langen Behandlung und des Alters als Organspender nicht geeignet (▶ 20.2.3). Dennoch wird die Frage oft von Pat. oder Angehörigen gestellt.
Dahinter steckt meist die Angst vor einer (ungewollten) postmortalen Untersuchung bzw. heimlichen Organentnahme. Beruhigendes Gespräch notwendig:
- Eine Organentnahme erfolgt nur mit Einwilligung des Pat. (Organspenders) oder eines nahe stehenden Angehörigen.
- Eine Organentnahme wird bei Krebspat. nicht durchgeführt.
- Hirntod als Todesursache ist in der Palliativsituation eher selten.

Obduktion Eine Obduktion ist vorgeschrieben bei nichtnatürlicher Todesursache, unklarer Todesursache (sofern die Todesursache nicht anders geklärt werden kann) oder Seuchengefahr.
In allen anderen Fällen erfolgt die Obduktion nur nach Einwilligung der Angehörigen. Manche Krankenhäuser setzen die Einwilligung im Krankenhausbehandlungsvertrag voraus. Eine Obduktion kann dann durchgeführt werden, wenn nicht innerhalb einer Frist (meist 24 h) Einspruch durch die Angehörigen erfolgt. Eine von den Angehörigen gewünschte bzw. beauftragte Obduktion muss von ihnen bezahlt werden.

14

14.7 Trauer

Susanne Roller

Trauer ist der Ausdruck eines Verlusts (z. B. eines Menschen oder eines geliebten Objekts), mit der Folge unterschiedlichster Gefühle und Verhaltensweisen. Trauer kann ein Entwicklungs- und Lernprozess sein, eine Krise, durch die der Trauernde langsam und schmerzhaft hindurch muss, ein Weg, den er selbst gehen muss und den niemand für ihn gehen kann (Trauerarbeit).
Trauerbegleitung ist ein Bestandteil der Palliativmedizin und damit eine Aufgabe des ganzen Teams, egal, ob der Begleitete im Krankenhaus oder zu Hause gestorben ist.

14.7.1 Normale Trauer

Reaktionen auf einen Verlust
- Physisch: Überaktivität des autonomen Nervensystems, Übelkeit, Erbrechen, Schwindelanfälle, tiefes Seufzen, Frösteln oder Zittern, Appetit- und Gewichtsverlust, veränderte Darmfunktion (erst Diarrhö, später Obstipation), Herzklopfen, Schlafstörungen, Müdigkeit, Gewichtszu- oder -abnahme, Verschlechterung einer vorbestehenden physischen oder psychischen Erkr.

- Psychisch: Weinen, Angstgefühle, Schock, Verleugnung, Wut, Zorn, Aggression, Schuldgefühle, Einsamkeit, Verzweiflung, Rastlosigkeit, Konzentrationsstörungen, Verwirrtheit, Suchen nach dem Verstorbenen, Gefühl der Anwesenheit des Verstorbenen, Hören seiner Stimme, Halluzinationen, Hoffnungslosigkeit, Apathie, Desinteresse.
- Sozial: Rückzug aus Beziehungen und Aktivitäten.
- Spirituell: Hadern, Anklagen, Zweifel an bestehenden Gottesbildern, Sinnleere.

! Die Reaktionen können in Stärke und Dauer variieren.

> ! Wenn die beschriebenen Trauerreaktionen unterdrückt, nicht anerkannt oder nicht ausgedrückt werden, kann Trauer kompliziert werden.

- Normale Trauer kann Monate bis Jahre dauern.
- Eine verbleibende „Resttrauer" wird als normal angesehen.
- Kein definierter Endpunkt der Trauer, vielmehr allmähliches Entdecken der neuen Identität ohne den Verstorbenen.
- Medikamente (Sedativa und Antidepressiva) sind bei einem normalen Trauerprozess nicht notwendig und nicht hilfreich.

Phasenmodelle Es gibt verschiedenste Stufen- und Phasenmodelle, die helfen zu verstehen, was beim komplexen Verlauf eines Trauerprozesses abläuft (▶ Tab. 14.6). Diesen Phasen können „Grundaufgaben" (nach William Worden) zugeordnet werden, die der Trauernde erledigen muss und die sich immer wieder stellen, solange sie nicht erledigt sind.

Tab. 14.6 Phasenmodelle des Trauerprozesses

Phasenmodell nach V. Kast (1982)		Zielorientiertes Modell nach W. Worden (1991)	
Phase I:	Nicht-wahrhaben-Wollen	**Ziel I:**	Die Realität des Verlusts akzeptieren
Phase II:	Ausbruch der Emotionen	**Ziel II:**	Den Trauerschmerz erfahren und durcharbeiten
Phase III:	Suchen und sich Trennen	**Ziel III:**	Sich einer Umgebung anpassen, in der der Verstorbene fehlt
Phase IV:	Neuer Selbst- und Weltbezug	**Ziel IV:**	Dem Verstorbenen emotional einen neuen Platz zuweisen und das eigene Leben wieder aufnehmen

> ! Einzelne „Phasen" verlaufen nicht chron.-linear, sondern ihre Elemente tauchen zyklisch immer wieder auf.

14.7.2 Erschwerter Trauerverlauf

Definition Verharren, Intensivierung oder Somatisierung von Elementen normaler Trauerreaktionen; (früher) auch als path. Trauer bezeichnet.
Syn.: „erschwert", „atypisch", „prolongiert", „neurotisch", „fixiert", „maskiert", „psychopathologisch", „kompliziert".

- Keine klare Trennung zwischen normaler und path. Trauer, vielmehr sind die Übergänge fließend.
- Zeitliche Dimension allein ist kein Kriterium für path. Trauer.
- S. Freud („Trauer und Melancholie") stellt dem „Normalaffekt der Trauer" die path. „Melancholie" gegenüber. Die Anlässe zu beiden fallen zusammen, beide weisen dieselben Züge auf („schwere Abweichungen vom normalen Lebensverhalten"). Einziger Unterschied: Die „Störung des Selbstwertgefühls" fällt bei der Trauer weg. In ihr „ist die Welt arm und leer geworden", in der Melancholie „ist es das Ich selbst".

! Trauer an sich ist keine Krankheit; im Einzelfall kann sie aber einen komplizierten Verlauf nehmen, sodass ther. Hilfe notwendig ist.

Pathologische Reaktionen
- **Verzögerte oder vermiedene Trauer:** bei unerwarteten Todesfällen. Schock oder Unglauben über den Tod verzögern die volle emotionale Reaktion.
- **Chronische Trauer:** Trauerprozess mit abnormaler Dauer, oft verbunden mit ausgeprägter Hilflosigkeit bei abhängigen Beziehungen.
- **Verstärkung vorbestehender Probleme:** Persönlichkeitsprobleme, Alkohol- und Medikamentenmissbrauch, Depression, phobische und angstneurotische Sy., suizidale Entwicklungen.
- **Somatisierung:** Trauernde sind anfälliger für Krankheiten, Verwitwete haben ein erhöhtes Mortalitätsrisiko.
- **Posttraumatische Stressreaktionen:** entstanden nach schwersten Ereignissen wie Krieg, Erdbeben, plötzlicher schrecklicher Todesbedrohung, traumatisierenden Kindheitserfahrungen – können durch einen Trauerfall erneut aktiviert werden.

Differenzialdiagnostische Hilfen Zeitlicher Verlauf, Maß und Intensität der Trauer, Gesundheit, Zulassen von unbekannten Gefühlen, Ausmaß von Schuldgefühlen und Depression, Art der beim Begleiter oder Therapeuten ausgelösten Gegenübertragungsreaktionen (Mitgefühl, Traurigkeit bzw. Distanziertheit, Ungeduld, Gereiztheit u. a.).

! Path. Trauerreaktionen sind durch Therapie in normale Trauerreaktionen zu transformieren und können dann bearbeitet werden. Path. Entwicklungen, die in manchen Fällen fast voraussehbar sind, lassen sich durch rechtzeitige ther. Intervention verhindern.

Risikofaktoren für einen pathologischen Trauerprozess
- Beziehung zum Verstorbenen: ambivalente, narzisstische oder von starker Abhängigkeit geprägte Beziehung.
- Umstände des Todes: Der Tote kann nicht mehr gesehen werden, unerwarteter Tod, Tod nicht sicher (Flugzeugunglück, im Krieg vermisst), mehrfache Verluste (Unfälle, Erdbeben, Feuer), gewaltsamer Tod, Suizid, entstellter Körper des Verstorbenen, Tod eines Kindes, abwesend beim Tod, Fehlgeburt, Abtreibung.
- Der Hinterbliebene: unsichere, ängstliche, depressive Persönlichkeit, Unfähigkeit, Gefühle auszudrücken, eigene körperliche oder psychische Erkr., andere Lebenskrisen, Alkoholkrankheit, Einsamkeit, Schwierigkeiten bei Umgang mit früheren Verlusten.

- Die Familie: hinterbliebene Kinder, andere abhängige Familienmitglieder (behinderte, ältere, kranke Menschen), Kommunikationsschwierigkeiten in der Familie, Verlust des Heims, finanzielle Schwierigkeiten.
- Soziale Umstände: fehlende soziale Unterstützung (Familie, Freunde), gesellschaftlich nicht anerkannte Todesursache (AIDS, Suizid), Arbeitslosigkeit, unterschiedlicher kultureller oder religiöser Hintergrund.

! Risikofaktoren bedeuten nicht, dass eine path. Trauerreaktion folgen muss, sondern dass eine entsprechende Begleitung notwendig sein kann, um einen normalen Trauerweg zu ermöglichen und zu stabilisieren.

14.7.3 Trauerbegleitung

Familie und Freunde unterstützen die Trauernden oft bis zur Beerdigung und vielleicht noch einige Wochen darüber hinaus, aber in vielen Fällen lässt die Unterstützung dann nach, und sie meinen, dass die Trauer endlich vorüber sein müsse. I. d. R. ist das nicht der Fall, und die Trauernden sind dankbar für Unterstützung von außen: Hier einen Raum zu finden, in dem sie ganz sie selbst sein und Impulse aufnehmen können, ihre Trauer besser zu leben. Wichtig ist v. a. das 1. Jahr mit all seinen „Jahrestagen" (z. B. erstes Weihnachten, Silvester, Geburtstag, Hochzeitstag ohne den Verstorbenen).

Zehn Leitlinien der Beratung und Begleitung (nach William Worden)

1. Dem Trauernden voll bewusst machen, dass der Verlust **tatsächlich geschehen** ist. Den Hinterbliebenen ermuntern, über den Verlust und seine Umstände zu sprechen, immer wieder von Neuem – während er im Gegenüber einen geduldigen Zuhörer finden sollte.
2. Dem Hinterbliebenen Beistand leisten, **negative Gefühle** (insb. Zorn, Schuld, Angst, Hilflosigkeit, Tränen) als solche zu erkennen und zuzulassen.
3. Dem Trauernden bewusst machen, was es heißt, **ohne den Verstorbenen** und dessen Rollen (die dieser z. B. in der Partnerschaft übernommen hatte) weiterzuleben.
4. Dem Trauernden vermitteln, dass er sich **Zeit lassen** kann. Der Begleiter hat sich darauf einzustellen, dass er möglicherweise länger beansprucht wird. Abzuraten ist von schnellen, wichtigen Entscheidungen.
5. Das Gefühl eines **kontinuierlichen Beistands** vermitteln (wenigstens über 1 J.). Dies kann gut durch eine Gruppe geschehen, die der Begleiter leitet.
6. Verdeutlichen, dass bestimmte, in der Trauer neu gemachte Erfahrungen i. d. R. nicht „verrückt", sondern **„normal"** sind, und den Trauernden ggf. beruhigen.
7. **Individuelle Unterschiede** im Trauern einkalkulieren. Diese führen etwa bei Eltern, die ein gemeinsames Kind verloren haben, nicht selten zu einer Verschärfung der Trauersituation und zu Problemen in der Beziehung bis hin zur Trennung.
8. **Abwehrmechanismen und Bewältigungsstile** des Trauernden im Einzelnen untersuchen. Sie offenbaren teils gesundes Verhalten, teils nicht (z. B. Rückzugstendenzen, Verdrängung, Alkohol).
9. Die **emotionale Ablösung** vom Verstorbenen unterstützen. Hierzu kann die Ermutigung zu neuen menschlichen Beziehungen gehören.

14

Dadurch wird weder die Erinnerung an den Verstorbenen befleckt noch seine Unersetzlichkeit angezweifelt. Gemeint ist nach Partnerverlust nicht die schnelle Suche nach einem Ersatzpartner. Vielmehr muss zunächst die ganze Tiefe, Intensität und Unverrückbarkeit des Verlusts erfahren und ausgelotet werden und so die Trauerarbeit zum Abschluss kommen, damit der Trauernde wirklich frei wird und den neuen Partner um seiner selbst willen schätzen kann.

10. **Krankhaftes** als solches erkennen und für eine ther. Behandlung eintreten. Der Begleiter muss seine Grenzen kennen und ggf. für eine Überweisung an den Fachmann sorgen.

Vorbeugung pathologischer Reaktionen

- Begleitung der Angehörigen in der Krankheits- und Sterbephase des Pat. Genaue Informationen, Unterstützung, eigene Gefühle und Trauer auszudrücken, Möglichkeiten, den Sterbenden zu begleiten und Gespräche zu führen, Aussöhnung mit dem Sterbenden, Klärung offener Fragen, Einbindung in die Pflege.
- Übermittlung der Nachricht des Todes von Angehörigen: empathische Einfühlung, passender Ort, genügend Zeit für ein Gespräch (▶ 2.3.4).
- Frühzeitige ther. Hilfe beim Vorhandensein von Risikofaktoren.

Angebot der Trauerbegleitung

Zielgruppe:

- Betroffene, die von sich aus oder durch Anregung Dritter einen solchen Raum zum gegenseitigen Austausch suchen.
- Hinterbliebene mit Risikofaktoren (s. oben).
- Frauen, bes. bei Verlust eines Kindes.
- Männer (die sich gerade als Männer schwer tun, Trauer zuzulassen).
- Familien mit kleineren Kindern.
- Kinder aller Altersgruppen, bes. ältere Geschwisterkinder, Adoleszente und junge Erw., bes. bei Verlust eines Elternteils.
- Trauernde mit starken Affekten kurz nach Eintritt des Trauerfalls.
- Suizidbetroffene.
- Betreuer, die einen Pat. über einen langen Zeitraum begleitet haben.

Zeitpunkt:

- Sofortiges interventionelles ther. Eingreifen bei:
  - Gewalttätigem oder schädigendem Verhalten gegen sich selbst und andere.
  - Verschlossener Haltung, verbunden mit der Unfähigkeit, über den Verlust zu sprechen.
  - Offensichtlichem Realitätsverlust des Betroffenen.
- 4–6 Wo. nach dem Verlust Kontaktaufnahme zwischen Hinterbliebenem und Therapeuten zur Einschätzung des Trauerprozesses bzw. Klärung, ob und welche Hilfe notwendig ist.
- Bei unauffälligem Trauerprozess nach weiteren 4–6 Mon. und nach 1 J. erneute Kontaktaufnahme.

! Frühzeitige Begleitung kann einen vermeintlich schwierigen Trauerprozess auf einem normalen Weg halten und die Notwendigkeit einer ther. Intervention vermeiden.

Form der Trauerbegleitung:
- Einzel- und/oder Gruppenbegleitung.
- Schriftliche Informationen über Trauer, Literaturhinweise.
- Informationsgespräch, z. B. durch das Team.
- Begleitete und nicht begleitete Selbsthilfegruppen.
- Ehrenamtliche, geschulte und supervidierte Begleitung durch Hospizhelfer.
- Trauerbegleitung mit Supervision.
- Begleitung durch einen spez. ausgebildeten und/oder erfahrenen Trauerbegleiter.
- Psychother. Intervention durch einen spezialisierten Psychotherapeuten.
- Ggf. pharmakolog. Unterstützung zusätzlich zu oben genannten Maßnahmen (z. B. Antidepressiva), ggf. in Zusammenarbeit mit dem Hausarzt.

15 Tipps für die tägliche Arbeit

Claudia Bausewein, Susanne Roller und Raymond Voltz

15.1 Häufige Probleme

! Unabhängig von der Grundkrankheit tauchen in den letzten Lebenstagen oft ähnliche Probleme auf.

15.1.1 Ernährung

„Liebe geht durch den Magen."
„Der Mensch ist, was er isst."

Parenterale Ernährung
Ernährung über eine Sonde oder i. v. ist eine (potenziell lebensverlängernde) med. Maßnahme, die nicht ohne Zustimmung des Pat. erfolgen darf!

Die Frage der Ernährung stellt sich bei nahezu jedem Sterbenden irgendwann und betrifft alle Beteiligten (Pat., Angehörige, Pflegende und Ärzte). Kaum ein Thema wird so oft „über den Kopf des Pat. hinweg" mit den Angehörigen besprochen. Meist gibt es neben rein sachlichen Fragen viele emotionale Argumente:

- „Man kann den Pat. doch nicht verhungern lassen!".
- Ernährung und Flüssigkeit haben für die Behandelnden oft einen irrationalen Stellenwert.
- Die Infusion ist „das Letzte, was wir noch für ihn tun können".
- „Wir haben noch nie jemanden umgebracht bzw. verhungern lassen": Das Beenden der Ernährung wird oft mit aktiver Sterbehilfe (▶ 20.3) verwechselt.

! Vor einer geplanten Ernährungstherapie klären: Für wen ist es wichtig, dass der Pat. isst?

15

Solange der Pat. zu einer (auch noch so geringen) Willensäußerung fähig ist (▶ 20.1.1), muss sein Wille erfragt und respektiert werden. Eine „Zwangsernährung" ist nicht möglich. Dies gilt sowohl für die Ernährung über Sonden als auch für die parenterale (i. v.) Kaloriengabe. Gerade bei der Frage der Ernährung besteht oft Unklarheit über die med. und rechtlichen Fakten. Deshalb muss vorab geklärt werden:

- Hat der Pat. Hunger? Die meisten schwerkranken und sterbenden Pat. haben keinen Hunger.
- Welche Symptome sollen durch eine Ernährung gelindert werden (symptomorientierte Therapie)?
- Was will der Pat.? Jeder Mensch hat das Recht, Nahrungsaufnahme von sich aus zu beenden (Ausnahme Strafvollzug!).
- Gibt es andere Möglichkeiten zur Symptomkontrolle bzw. zum Erhalt oder zur Wiedererlangung der oralen Nahrungszufuhr?
- Welche Lebenserwartung hat der Pat.?

Das Problem der Ernährung

! Das Legen einer Sonde oder eines venösen Katheters ist ein Eingriff in den Körper, der das (schriftliche) Einverständnis des Pat. oder eines Bevollmächtigten bzw. Betreuers voraussetzt (Körperverletzung, ▶ 20.3.1).

- Solange der Pat. noch kleine Mengen essen kann, sollte dies unterstützt werden.
- Parenterale Ernährung bzw. Ernährung über Sonde bei fortgeschrittenen Erkr. führt nicht sicher zu Gewichtszunahme oder mehr Lebensqualität.
- Parenterale Ernährung kann zu Problemen wie Einlagern, Hirndruck, Anregung des GIT mit Erbrechen und Notwendigkeit eines DK führen.
- Ernährung über Sonde kann zu Reflux, Aspiration, Diarrhö mit Inkontinenz, Übelkeit und Erbrechen führen.
- Mit Beginn der Sondenernährung fällt meist viel Zuwendung weg: Der Pat. wird „abgefüttert".

Hilfen für die Entscheidung

Die Frage nach einer Ernährungstherapie lässt sich nicht „exemplarisch" beantworten, sondern muss individuell für jeden Pat. vom gesamten Team gestellt und beantwortet werden. Es muss gemeinsam mit den Angehörigen und dem Pat. ein für alle akzeptabler Kompromiss gesucht werden. Vorausschauende Willenserklärungen (PV, ▶ 20.2.1) müssen dabei berücksichtigt werden.
Ist das erwünschte Therapieziel nach ca. 1–2 Wo. Ernährungstherapie nicht erreicht bzw. keine eindeutige Besserung der Symptome eingetreten, muss die Ind. überprüft werden.
Wenn die Entscheidung für eine Sondenernährung getroffen wird, ist die PEG weniger belastend und störend, da kein Fremdkörper im Hals wahrgenommen wird.

> **!** Eine einmal begonnene Ernährung kann auch wieder beendet werden!

- Das Gespräch über Ernährung ist ein guter Anlass, mit Pat. und Angehörigen über Therapieziel und Prognose zu sprechen (▶ 5.5.2) (Wie viel „Energie" hat bzw. braucht der Pat. noch? – Im Sterben reduziert sich auch der Bedarf).
- Die Hilflosigkeit der Angehörigen erkennen und ihnen andere Möglichkeiten der Zuwendung aufzeigen (Mundpflege, ▶ 6.2; Massage, Vorlesen etc.).
- Nach vorbestehenden Ernährungsgewohnheiten fragen.
- Häufig kleine Mahlzeiten anbieten, Gewohnheiten beibehalten (z. B. Aperitif, ein Glas Wein zum Essen, Nachtisch, Stoffserviette u. Ä.).
- Gemeinsame Mahlzeiten (lat. *cum pane*, „der das Brot mit mir teilt").
- Lieber einen kleineren Teller mit kleinen Portionen wählen.
- Auch passierte Kost oder Breikost kann appetitlich zubereitet werden.
- Eine liegende Sonde muss nicht für die Nahrungsgabe benutzt werden.
- Ernährungstagebuch, um zu erkennen, was und wie viel der Pat. noch isst und trinkt – meist ist es viel mehr, als die Angehörigen meinen.
- Ernährungsberatung (▶ 6.1), um möglichst lange orale Nahrungszufuhr zu erhalten.
- Auch flüssige Nahrung ist Nahrung (z. B. Bier, Wein, Milch, Eis, Suppe).
- Gute Mundpflege (▶ 6.2) und Dekubitusprophylaxe (▶ 8.2), um Symptome und Soor-Infektionsrisiko zu vermindern.

> **!** Für die Betreuung der Pat. und ihrer Angehörigen, für das Verständnis ihrer Ängste und Nöte und um zwischen dem Pat. mit seinen Wünschen und dem Team vermitteln zu können, ist eine (gemeinsame) Reflexion aller Berufsgruppen des Behandlungsteams über das Thema Ernährung ausschlaggebend.

15.1.2 Flüssigkeitsgabe

Hintergrund

Für viele Menschen ist es unvorstellbar, auch nur einen Tag ohne Flüssigkeit auszukommen. Die Gabe von Flüssigkeit – v. a. parenteral – ist daher fast schon ein Reflex.

Dabei ist es nicht bewiesen, dass Durst bei Sterbenden durch parenterale Flüssigkeitsgabe gelindert werden kann. Allg. gültige Regeln gibt es nicht. Die Entscheidung muss im Einzelfall vom behandelnden Team gemeinsam mit dem Pat. (und Angehörigen) neu getroffen werden. Ein Zuviel an Flüssigkeit kann die Lebensqualität einschränken und das Sterben qualvoll verlängern. Der Arzt muss sich selbst Klarheit verschaffen, warum er die parenterale Flüssigkeitsgabe befürwortet oder ablehnt. Im Vordergrund steht immer die optimale Symptomkontrolle.

! Es wurden viele friedliche Sterbeverläufe ohne parenterale Flüssigkeitsgabe beobachtet. Die automatische Gabe von parenteraler Flüssigkeit führt eher zu einer Hyperhydratation, v. a. in den letzten Stunden, was verschiedene Symptome (Rasselatmung, Dyspnoe, Einlagerung, terminales Delir, ▶ 14.5.1 und ▶ 14.5.2) erst auslösen kann.

Hilfreiche Erfahrungen

- Durst und Mundtrockenheit dürfen nicht gleichgesetzt werden. Meist leiden die Pat. an **Mundtrockenheit,** die durch die meisten zur Symptomkontrolle nötigen Medikamente ausgelöst wird (▶ 6.3).
- Flüssigkeitsgabe nur, wenn Durst trotz regelmäßiger Mundpflege besteht.
- Enterale Zufuhr solange wie möglich – die meisten Sterbenden können bis kurz vor ihrem Tod kleine Schlucke zu sich nehmen bzw. äußern, ob sie Durst haben (z. B. indem sie an dargebotenen feuchten Tüchern „nuckeln" oder bei tropfenweiser Gabe von Wasser den Mund öffnen oder den Kopf wegdrehen, während z. B. Schmerztropfen geschluckt werden).
- Durch eine sorgfältige **Mundpflege** (▶ 6.2) kann das Austrocknen der Schleimhaut (meist qualvoller als der Durst!) verhindert und das Durstgefühl gemindert werden.
- Flüssigkeitsgabe bessert nicht unbedingt die Mundtrockenheit und ersetzt keine Mundpflege (oft wird eine Infusion gelegt und die Mundpflege vergessen).
- Eine künstliche Flüssigkeitszufuhr bedeutet immer einen Eingriff in den Körper, Angebundensein an einen Schlauch, Angewiesensein auf professionelle Pflege.
- Um „etwas tun zu können", gibt es auch andere Dinge:
  - Mundpflege bzw. häufiges Anreichen kleinster Flüssigkeitsmengen (Pipette, Mundspray).
  - Hautpflege durch Einreibung (Aromaölmischungen), Massagen.
  - Lagern, Spezialmatratzen (Dekubitusprophylaxe).
  - Feuchte Wickel: lauwarmes bis warmes Wasser (32–37 °C), evtl. mit Zusatz von ätherischen Ölen (▶ 22.4.6). Wickel über Oberkörper, Bauch, Arme und/oder Beine.
- Rechtzeitige Aufklärung von Pat. und Angehörigen kann die Angst vor dem Verdursten nehmen – es gibt viele pos. Erfahrungen mit friedlichem Sterben in der terminalen Dehydratation.

- Die Rolle der Angehörigen ist schwierig, v. a. wenn sich deren Wünsche von denen des Pat. unterscheiden, da sie sich so hilflos fühlen und sich „Nicht-trinken" selbst nicht vorstellen können.
- Vorausschauende Willenserklärungen (PV, ▶ 20.2.1) müssen berücksichtigt werden.
- Immer im Team klären, **wer warum wann wo welche** Therapie wünscht (zu Hause fällt die Entscheidung für oder gegen Flüssigkeitszufuhr meist anders aus als im Krankenhaus).

Pseudoargumente für parenterale Flüssigkeitsgabe
- Flüssigkeitszufuhr ist die letztmögliche Therapiemaßnahme, zeugt von Respekt vor Leben (dabei ist es mehr ein Nicht-wahrhaben-Wollen des Sterbens).
- „Man kann den Pat. doch nicht einfach verdursten lassen."
- Weiterführung einer Infusion ist leichter als deren Absetzen.
- Infusion ist ein letztes Zeichen, dass „etwas getan" wird (dabei könnte viele andere Dinge getan werden).

Terminale Dehydratation

Der **akute** Verlust von Flüssigkeit kann lebensbedrohlich und sehr qualvoll sein (z. B. schwere Blutung, schweres Erbrechen und Durchfall) und ist immer behandlungsbedürftig.
Die langsame, allmähliche Verminderung von Wasser und Salzen in der Sterbephase (terminale Dehydratation) wird heute als „physiologisch", also dem Sterbeprozess natürlich zugehörig angesehen. Sie verursacht einige typische Symptome in der Sterbephase, die von den Kranken sehr unterschiedlich bewertet und oft nicht als störend empfunden werden.

Die Beendigung einer (nicht mehr indizierten oder vom Pat. nicht mehr gewünschten) Flüssigkeitsgabe ist ethisch und rechtlich mit der Beendigung jeder anderen lebensverlängernden Maßnahme vergleichbar.

15

Symptome der Dehydratation:
- Erschlaffen der Haut: weniger Ödeme ↓, geringere Dekubitusgefahr.
- Veränderungen an den Blutgefäßen: Verlangsamung des Pulsschlags, Blutdrucksenkung, Durchblutungsstörungen mit erhöhter Dekubitusgefahr.
- Veränderung der Nierenfunktion: weniger Urin, weniger Wenden und Drehen zum Trockenlegen, kein Katheter nötig.
- Veränderung der Flüssigkeitsverteilung im Körper: weniger Wasser im Gewebe (Ödeme) oder in Körperhöhlen (Aszites, Pleuraerguss).
- Psychische Veränderungen: Schläfrigkeit, evtl. abnehmende Unruhe, geringeres Schmerzempfinden, aber manchmal mehr Verwirrtheit.
- Veränderungen der Verdauung: weniger Darmbewegung, Erbrechen und Übelkeit, dafür Neigung zur Verstopfung.
- Veränderung der Atmung: weniger Atemnot, Husten und Erstickungsgefühl, aber evtl. zäher, trockener Schleim.
- Veränderung der E'lytzusammensetzung: natürliche Anästhesie, Entspannung, aber manchmal auch Muskelkrämpfe.
- Die natürliche Produktion von Endorphinen bei der Dehydratation führt zu weniger Leiden durch geringere Schmerzempfindung.

Entscheidungshilfen pro und kontra Flüssigkeitsgabe

Flüssigkeitsgabe
- Eine einmal begonnene Flüssigkeitsgabe kann und darf auch wieder beendet werden, ihre Ind. muss immer wieder überprüft werden.
- Laborwerte helfen bei der Entscheidung, ob Flüssigkeit gegeben werden soll, nicht weiter.

- Eine vorsorglich gelegte Ernährungssonde (z. B. zur Medikamentengabe) muss nicht zur Ernährung und Flüssigkeitsgabe benutzt werden.
- Ein Kranker, der schlucken kann – aber nicht will – darf nicht künstlich ernährt werden und braucht i. d. R. keine Flüssigkeit.
- Ein Kranker, der keinen Durst hat oder keine Infusion will, darf diese nicht gegen seinen Willen bekommen (Recht auf Selbstbestimmung, ▶ 20.1.1 – Infusion als Körperverletzung. Ausnahme Strafvollzug).
- Bei Beschwerden durch Dehydratation sollte ein Versuch mit Flüssigkeitsgabe (500 ml/d, am besten s. c.) gemacht werden (und nach 3–5 d wieder beendet werden, falls erfolglos).
- Meist reichen 500 ml/d NaCl 0,9 % (s. c.) beim Sterbenden, um Symptome zu behandeln.
- Da die meisten Medikamente s. c. gegeben werden können (▶ 22.4.3), muss keine Infusion „zum Offenhalten" angelegt werden.
- Es gibt keinen Beweis dafür, dass eine nur minimale Flüssigkeitsgabe (z. B. schluckweise Trinken bei der Mundpflege) das Sterben verkürzt – aber es vergrößert auch nicht das Leiden.
- Es gibt keinen Beweis dafür, dass Flüssigkeitsgabe die Zeit bis zum Tod verlängert – aber es treten oft mehr Probleme auf.

15

Argumente für terminale Dehydratation
- Weniger GI-Sekretionen, weniger Erbrechen, weniger Aszites.
- Weniger pulmonale Sekretionen mit Husten und Atemnot.
- Minimierung von Ödemen (z. B. Hirnödem).
- Weniger Urinproduktion, weniger Vorlagenwechsel, geringeres Dekubitusrisiko, seltener Notwendigkeit für DK.
- Relative Hypohydratation führt zu einer natürlichen Produktion von Endorphinen und dadurch zu weniger Leiden.
- Die parenterale Flüssigkeitsgabe begrenzt Beweglichkeit des Pat., schafft Barriere für Angehörige.
- Das Symptom Mundtrockenheit kann durch regelmäßige Mundpflege und kleine Schlückchen effektiv behandelt werden.
- Mehr persönliche Zuwendung durch das Anreichen von Essen und Trinken oder die Mundpflege.

Optimale Mundpflege reduziert meist Symptome wie Durst und Mundtrockenheit (1–2 ml Flüssigkeit alle 30–60 Min. in Mund träufeln, z. B. mit Plastikpipette oder Spritze, kleine Eisstückchen, Ananas, gefrorener Saft/Sekt/Bier etc., ▶ 6.2).

Indikationen für Rehydratation in der Terminalphase

> ! Versuch einer Rehydratation über 24 h, dann erneutes Überprüfen der Ind.

- Unruhe.
- Delir.
- Übelkeit.
- Durstgefühl (**cave:** oft durch Mundtrockenheit hervorgerufen. Dann bringt Flüssigkeitsgabe kaum Symptomlinderung).
- Muskelkrämpfe.
- Toxische Medikamentenkonz.
- Wunsch des Pat.
- Akuter Flüssigkeitsverlust bei sonst relativ guter Lebensqualität.

> ! Bei bewusstlosen Pat. gibt es nur indir. Parameter für unzureichende Flüssigkeitsgabe, z. B. Tachykardie, Hypotonie, Tachypnoe, Schwitzen, motorische Unruhe – im Zweifelsfall eher substituieren (z. B. NaCl 0,9 % 500 ml/d s. c.).

Möglichkeiten der Flüssigkeitsgabe beim Sterbenden

- Oral.
- Sonden (nasal, PEG).
- Katheter (peripher, zentral).
- Subkutan.
- Rektal.

Vorteile der s. c. Gabe (▸ 22.4.3).

- Es kann schwierig sein, einen i. v. Zugang zu legen.
- S. c. Gabe ist auch bei Kachexie möglich (▸ Abb. 15.1).
- S. c. Infusionen können auch vom Pflegepersonal angelegt werden.
- Eine s. c. Nadel kann ohne Sorge um Thrombose gelegt oder gezogen werden.
- Eine einmalige Anlage kann bis zu 7 d reichen, i. d. R. 2–3 d.
- Resorption erfolgt langsam, dadurch geringere Ödembildung und geringere Kreislaufbelastung.
- Bei Resorptionsschwierigkeiten Versuch mit Hyaluronidase in der Infusion (150–750 U/l über 24 h).
- Bei Bedarf können Medikamente zur Symptomkontrolle in die Infusion gegeben werden (z. B. Metamizol, Midazolam, Opioide, N-Butylscopolamin, Dexamethason).

> ! **Subkutane Flüssigkeitsgabe**
> Ausreichend sind 1–2 × 500 ml NaCl 0,9 %/d.

Für die Betreuung der Pat. und ihrer Angehörigen, für das Verständnis ihrer Ängste und Nöte und um zwischen dem Pat. mit seinen Wünschen und dem Team vermitteln zu können, ist eine (gemeinsame) Reflexion aller Berufsgruppen des Behandlungsteams über das Thema Flüssigkeitsgabe ausschlaggebend.

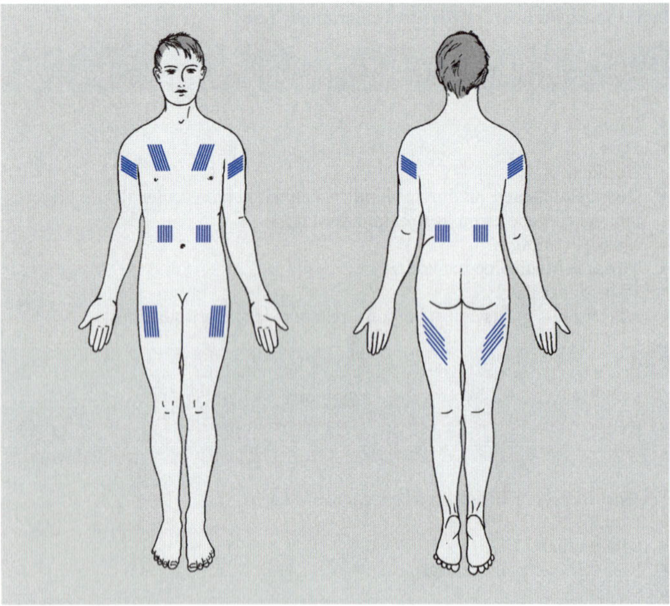

Abb. 15.1 Geeignete Körperareale zur subkutanen Flüssigkeitsgabe [L157]

15.1.3 Sedierung

Drei verschiedene Ziele von Sedierung
- Sedierung als Therapie von motorischer Unruhe oder delirantem Sy. (▶ 15.7).
- Sedierung als Ultima Ratio zur Symptomlinderung (palliative Sedierung).
- Sedierung mit dem Ziel der Unterdrückung des Atemzentrums (= verbotene aktive Sterbehilfe, ▶ 20.3).

Sedierung als Ultima Ratio zur Symptomlinderung Ind. nur bei einem bisher therapierefraktären Symptom, d. h.:
- Keine weiteren Maßnahmen (außer der Sedierung) versprechen Linderung.
- Nur andere Maßnahmen mit intolerablen NW stehen zur Verfügung.
- Diese Maßnahmen würden nicht innerhalb einer angemessenen Zeit Linderung verschaffen.

! Vor allem Dyspnoe, Delir oder Schmerzen können manchmal nur mit Sedierung ausreichend gelindert werden.

Die Häufigkeit der Notwendigkeit einer Sedierung wird in der Literatur sehr unterschiedlich angegeben (10 bis >70 %).

Kontraindikationen zur Sedierung

- Wenn der Wunsch zur Sedierung ausschl. aufseiten der Angehörigen oder des betreuenden Personals besteht und nicht beim Pat. (Wessen Leid wird behandelt?). Die Sedierung nimmt dem Pat. nämlich auch die Chance, Abschied zu nehmen und seine letzten Dinge zu regeln.
- Wenn es sich nicht um ein refraktäres Symptom handelt, sondern um ein für die Betreuenden schwierig durchzuführendes, aber erforderliches Prozedere:
  - Erfahreneren Kollegen (insb. Kollegen auf einer Palliativstation oder in einem Hospiz) fragen.
  - Nachfrage in einer der bestehenden Internetgruppen (▶ 21).

Vorgehen

Vor Einleitung der Sedierung:

- Ausführliche Diskussion im Team (Teambesprechung, Konsile einholen), danach Diskussion mit Pat. und Angehörigen. Dies allein macht oftmals eine Sedierung überflüssig!
- Sind alle med., psycholog., sozialen, spirituellen Aspekte der Symptomkontrolle ausgenutzt?
- Immer offen und klar über die Therapieziele, die verwendeten Medikamente und sogar die Dosierungen sprechen. Klare Abgrenzung zur aktiven Sterbehilfe (Euthanasie) (▶ 1.1.2 und ▶ 1.1.4).
- Genaue Dokumentation der Vereinbarungen und des Vorgehens.

> **!** Das Angebot der Sedierungsmöglichkeit als Ultima Ratio wird oft gern von Pat. und Angehörigen aufgenommen, muss aber dann häufig gar nicht realisiert werden.

Medikamente:

- Bei Unruhe, Depression, Angst, Sedierung mit Benzodiazepinen empfohlen, beginnend mit z. B. 2,5–5 mg Midazolam s. c. (Dormicum®), und schrittweiser Steigerung. Im Notfall (z. B. massive terminale Blutung, Atemnot): Midazolam i. v. oder i. m., beginnend mit 5–10 mg (▶ 15.2).
- Bei länger andauernder Sedierung kann Midazolam (sehr kurze HWZ) kontinuierlich s. c. oder i. v. gegeben werden.
- Monotherapie mit Barbituraten oder Propofol, wenn Erfahrung mit diesen Medikamenten besteht.

> **!** Es darf **keine weitere Dosissteigerung** erfolgen, wenn das Symptom beherrscht ist oder die indir. Auswirkungen des Symptoms nicht mehr nachweisbar sind, wie:
> - Tachykardie.
> - Hypertonie.
> - Tachypnoe.
> - Schwitzen etc.
>
> Keine weitere Erhöhung der Medikation bei ausreichender Symptomkontrolle, da sonst die Grenze zur **aktiven** Sterbehilfe (Euthanasie) überschritten wird! Alle weiteren Maßnahmen, die nicht ausschließlich dem Ziel der Symptomlinderung dienen, sollten unterbleiben (z. B. keine Veränderung der Flüssigkeitszufuhr!).

15

Damit Entscheidungen mitgetragen werden und wirkliche Unterstützung des Pat. und der Angehörigen gelingt, ist es wichtig, dass das gesamte Behandlungsteam in die Entscheidungsfindung eingebunden bzw. zeitnah über die Prozesse der Entscheidungen informiert wird.

15.1.4 Sauerstoff

> **!** **Atemnot** ist das Symptom, das Pat., Angehörige und Personal am meisten belastet und ängstigt. Sauerstoff wird in der palliativen Situation häufig mit der irrationalen Begründung eingesetzt, man könne dem Pat. die „Luft" nicht verwehren. Es gibt jedoch rational begründbare KI und Ind. für Sauerstoff.

Diagnostik

- Pulsoxymetrie: Einfache, nichtinvasive (transkutane) Methode zur Messung der Sauerstoffsättigung (O_{2sat}) im Blut, Norm 94–98 %, pO_2 und O_{2sat} verändern sich immer gleichsinnig. Sehr hilfreich und ausreichend zur schnellen Erfassung der Oxygenierungssituation des Pat.
- Blutgasanalyse (BGA): Messung der Gasaustauschfunktion (pO_2 und pCO_2) durch art. Blutabnahme (A. radialis oder A. femoralis). In der Palliativmedizin selten notwendig.

Applikation von Sauerstoff

- Nasensonde mit Schaumstoffpolsterung, Nasenbrille: zur Applikation von 2–8 l O_2/Min. Irritation der Nasenschleimhäute möglich, deshalb regelmäßige Nasenpflege.
- Sauerstoffmaske, die auf Mund und Nase aufgesetzt wird (▶ Abb. 15.2). Zur Applikation von 6–10 l O_2/Min. Erschwert Sprechen und damit die Kommunikation. Viele Pat. empfinden die Sauerstoffmaske als sehr unangenehm. Sie sollte nur verwendet werden, wenn die Sauerstoffzufuhr mit Nasensonde oder -brille nicht ausreicht.

15

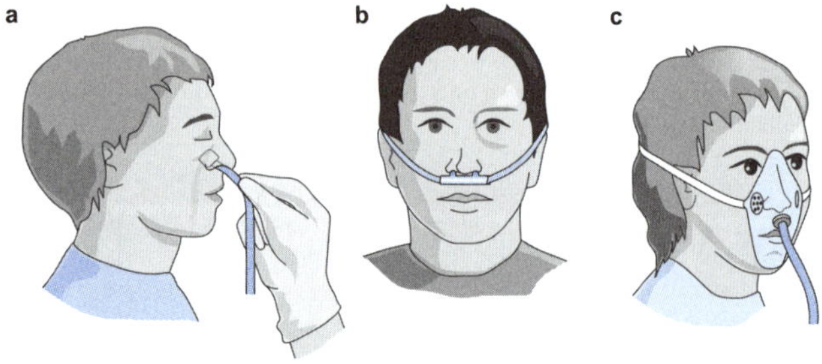

Abb. 15.2 O_2-Sonde (a), O_2-Brille (b), O_2-Maske (c) [L157]

Indikationen

- Bei Pat. mit nachgewiesener Hypoxie (O_2-Sättigung < 90 %) **und** gleichzeitiger Dyspnoe (▶ 5.1) aufgrund einer pulmonalen Vorschädigung (Lungentumor, -metastasen, Lymphangiosis carcinomatosa der Lunge, COPD). Häufig

sind Pat. über längere Zeit an den niedrigeren Sauerstoffpartialdruck im Blut so gut adaptiert, dass sie keine Dyspnoe empfinden. Dann sollte kein Sauerstoff gegeben werden.
- Bei Pat. mit Belastungsdyspnoe reicht intermittierende Sauerstoffgabe oft aus. Sauerstoff kann vor, während oder nach der Belastung gegeben werden.

Kontraindikationen
- Chron. Hyperkapnie (O_2 dämpft in dieser Situation den Atemantrieb) oder wenn pCO_2 unter O_2-Gabe ansteigt.
- Fehlende Hypoxie: Bei O_2-Sättigung > 94 % ist eine Sauerstoffgabe nicht indiziert. Falls ein Pat. trotzdem über Dyspnoe klagt, ist an eine Hyperventilation oder einen Angstzustand zu denken.
- „Ich will wenigstens etwas tun."

Nebenwirkungen
- Die Kommunikation mit dem Pat. wird durch Gesichtsmaske, Nasensonde etc. behindert.
- Der Pat. wird an die Sauerstoffflasche gebunden; dies verhindert durch Gewöhnung und Angstentwicklung ggf. sogar eine Entlassung nach Hause.
- Austrocknung der Schleimhäute.
- Druckulzera bei nasaler Gabe.
- Hyperkapnie bei gleichzeitiger Morphingabe.

! Alternativ oder ergänzend zur Sauerstoffgabe können Atemtherapie, atemstimulierende Einreibungen, Inhalieren, (Hand-)Ventilator, Lüften, Düfte, Zuwendung, Entspannungsübungen angeboten werden.

15.1.5 Dialyse

Indikationen in terminaler Situation
- Bei Pat., die aufgrund einer weit fortgeschrittenen Erkr. (Tumorleiden) in eine Niereninsuff. (▶ 12.8) geraten, ist eine Dialyse nur in Einzelfällen indiziert. Bei Versiegen der Nierenfunktion in der Sterbephase ist eine Dialyse nicht indiziert.
- Die Indikationsstellung zu einer Dialysebehandlung sollte bereits deren spätere Beendigung mit bedenken.

Indikationen zum Abbruch einer Dialyse
- Der Abbruch einer Dialyse erfolgt meist auf ausdrücklichen Wunsch des Pat. oder wenn eine weitere Erkr. mit tödlicher Prognose auftritt (z. B. Multiorganversagen).
- Abbruch der Dialyse ist dritthäufigste Todesursache von Dialysepat. (ca. 10 % aller Todesfälle bei Dialysepat.).
- Der Tod tritt Stunden bis Tage nach Abbruch der Dialyse ein (im Schnitt 8–9 d).
- Die Mehrzahl der Pat. verstirbt ohne belastende Symptome am progredienten Nierenversagen (▶ 12.8).
- Einige Pat. stabilisieren sich nach Abbruch der Dialyse nochmals für mehrere Wo.

Symptome nach Abbruch der Dialyse Die Symptome einer **Urämie** treten in den Tagen nach Beendigung der Dialyse auf. Es kann zu Schwäche, Übelkeit und Erbrechen, Diarrhöen, urämischer Gastritis, pulmonaler Stauung und neurolog.

Beschwerden (Verwirrtheit, Krampfneigung, Bewusstlosigkeit bis Koma) kommen. Pat. und ihre Angehörigen sollten über diese möglichen Symptome und auch über die Möglichkeiten der Symptomkontrolle (▶ Tab. 15.1) informiert sein. Meist ist die Situation von einer vergleichsweise symptomarmen Zunahme von Müdigkeit und Bewusstseinsstörung bis zum Koma geprägt.

Tab. 15.1 Therapiemöglichkeiten von Symptomen nach Abbruch der Dialyse

Pathophysiologie	Symptom	Therapiemöglichkeiten
Azidose	Keine (rasche Atmung ohne Gefühl der Atemnot)	Keine Therapie notwendig
Hyperkaliämie	Rhythmusstörungen	Keine Therapie notwendig
Hypervolämie	Dyspnoe (▶ 5.1)	Sinnlose parenterale Flüssigkeitsgabe vermeiden, dem Pat. oral Flüssigkeit anbieten, ggf. Opioid (**cave** bei Niereninsuff.) oder Benzodiazepine
Urämie	Übelkeit (▶ 5.8), Gastritis	Antazida, Antiemetika
	Perikard- oder Pleuraerguss	Ggf. Opioid, Sedierung
	Somnolenz bis Koma	Keine Therapie notwendig
	Epileptischer Anfall (▶ 13.7)	Ggf. Benzodiazepine, Levotirazetam
	Unruhe, delirantes Sy. (▶ 10.6)	Benzodiazepine, Neuroleptika
	Pruritus (▶ 8.4), trockene Haut	Haut- und Mundpflege, Antihistaminika

15

15.1.6 Blutprodukte/Transfusion

(auch ▶ 12.2).

Erythrozyten

Die Gabe von Erythrozytenkonzentraten (EK) ist indiziert bei niedrigem Hb mit Symptomen der Anämie. I.d.R. genügen 2 EK für 3–4 Wo. Für den Pat. belastend und gut beeinflussbar sind v. a.:

- Atemnot.
- Müdigkeit und Schwächegefühl.
- Herzrasen.

! Keine Substitution von Erythrozyten ohne Symptome.

In der frühen Phase einer unheilbaren Erkr. kann die EK-Gabe zur Symptomkontrolle sinnvoll sein, wenn:

- Der Pat. es wünscht.
- Die Ursache der Anämie nicht anders behoben werden kann (z. B. Therapie einer Blutung, Eisensubstitution).

- Die Symptome auf die EK-Gabe ansprechen, d. h. nach dem ersten EK eine Symptombesserung eintritt.
- Der Aufwand der EK-Gabe in einem realistischen Verhältnis zum Nutzen steht (d. h. z. B. ambulant durchführbar bei mobilem Pat.).

In der Terminalphase ist die EK-Gabe nur selten sinnvoll und muss gegen den lebens- und leidensverlängernden Effekt abgewogen werden. Die leichte Müdigkeit durch eine Anämie kann durchaus erwünscht sein. Ggf. ist eine einmalige Gabe eines EK hilfreich, um den ther. Nutzen abschätzen zu können oder nochmals eine Entlassung nach Hause zu ermöglichen. Schwerstkranke und kachektische Pat. spüren oft keinen oder einen neg. Effekt nach EK-Gabe, z. B.:

- Hitzegefühl.
- Herzklopfen.
- Albträume.

Der logistische Aufwand (i. v. Zugang, Blutabnahmen zur Kreuzprobe, Transport) und die Kosten sind i. d. R. höher als der Nutzen für die Symptomkontrolle.

Thrombozyten

Die Gabe von Thrombozytenkonzentraten (TK) ist indiziert bei thrombopenischer Blutung auf dem Boden einer reversiblen Thrombopenie. I.d.R. sind 4–6 TK alle 4–14 d erforderlich. Für den Pat. belastend und gut beeinflussbar sind v. a.:

- Schleimhautblutungen.
- Nasenbluten.
- Hämaturie.

> **!** Keine Substitution von Thrombozyten ohne Blutungszeichen.

Irreversible Thrombopenie Bei einer (nach menschlichem Ermessen) irreversiblen Thrombopenie (z. B. durch Knochenmarkinfiltration) muss die Option einer Thrombozytensubstitution sehr genau überlegt werden, da i. d. R. mind. wöchentl. Substitutionen mit hohem logistischem und finanziellem Aufwand erforderlich sind (mittlere Lebenszeit substituierter Thrombozyten ca. 7–14 d). Mit zunehmender Substitutionsdauer kann durch Sensibilisierung das **Allergierisiko** steigen bzw. die Wirksamkeit nachlassen. In ausführlichen Gesprächen mit dem Pat. müssen die lebensbedrohliche **thrombopenische Blutung** (z. B. zerebrale Massenblutung, sehr selten; wenn, dann meist erst bei Thrombozytenwerten < 10 000/mm^3) als „finales, todbringendes Ereignis" besprochen werden und die ther. Möglichkeiten zur Symptomkontrolle bei einer solchen Blutung vorab geklärt werden. Die meisten thrombopenischen Blutungen sind nicht akut lebensbedrohlich (z. B. Nasenbluten) bzw. nicht behandlungsbedürftig (z. B. petechiale Hautblutungen), sodass Zeit zum Überlegen bleibt. Oft reicht eine sympt. Behandlung (z. B. Nasentamponade).

> **!** In der Terminalphase ist eine Thrombozytensubstitution nicht indiziert.

Indikationen zur Thrombozytensubstitution

- Reversible Thrombopenie mit Blutungszeichen (z. B. nach palliativer Chemotherapie).
- Erstmaliges, akut lebensbedrohliches Blutungsereignis bei bestehender Thrombopenie, um Zeit für eine Entscheidung zu finden.
- Geplanter invasiver Eingriff zur Symptomkontrolle (z. B. Pumpenimplantation).

- Pat. und Angehörige sind in ihrem Verarbeitungsprozess noch nicht soweit, die palliative bzw. terminale Situation zu erkennen.
- Sehr gute Lebensqualität des Pat., die durch thrombopenische Blutung deutlich beeinträchtigt wird (Substitution dann unabhängig von der geschätzten verbleibenden Lebenszeit).

Plasma/Eiweiß

Die Gabe von Blutplasma und Humanalbumin ist in der palliativen Situation extrem selten indiziert.

Ursachen von Eiweißmangel bei Schwerkranken

- Appetitlosigkeit, Kachexie.
- Malabsorption und -digestion bei intestinalen Tumoren.
- Leberzirrhose, Lebertumoren.
- Aszites, Peritonealkarzinose.
- Ileus (mechanisch und paralytisch).
- Nierenschädigungen (Tumor, Medikamente, paraneoplastisch).

Symptome Können völlig fehlen oder die Lebensqualität schwer beeinträchtigen.

- Generalisierte Ödeme (▸ 8.6).
- Ergüsse in Körperhöhlen (Aszites, Pleuraerguss, Perikarderguss).
- Infektanfälligkeit.
- Durchfall (▸ 6.13).

Eiweißsubstitution Eine parenterale Eiweißsubstitution ist i. d. R. wenig hilfreich, da die Ursache des Mangels nicht behoben werden kann.
Die Eiweißsubstitution nach Aszitespunktion (▸ 10.2.1) verhindert das Nachlaufen nicht und hat meist keinen Einfluss auf andere aszitesbedingte Symptome (▸ 6.11).
Orale Eiweißzufuhr kann auf Wunsch des Pat. durch entsprechende eiweißreiche Kost (Diätberatung) erfolgen. Meist scheitert dies aber an der – krankheitsbedingten – Appetitlosigkeit (▸ 6.1).

15

Gerinnungsfaktoren

Bei bekannter Hämophilie wird die Faktorensubstitution wie bisher fortgesetzt, d. h. Dauersubstitution oder bei Bedarf. Es kann jedoch Wunsch des Pat. sein, die Substitution zu beenden. Dies ist sein gutes Recht und kann vom behandelnden Arzt mitgetragen werden. Meist kommt es beim terminal kranken, bettlägerigen Hämophilen zu keinen nennenswerten Blutungen, da das Blutungsrisiko durch die Bettruhe deutlich geringer ist. Vorsicht bei Lagerung und Pflege.
Ein neu aufgetretener Faktorenmangel ist extrem selten. Substitution nur bei sympt. Blutung, ausreichender Lebensqualität und geschätzter verbleibender Lebenszeit > 3 Mon. sowie reversibler Ursache für den Faktorenmangel.

15.1.7 Antibiose

Indikationen zur Antibiotikagabe

- Antibiotika sind in der palliativmed. Situation dann indiziert, wenn die Infektion belastende Symptome hervorruft, die durch die Antibiotikagabe wahrscheinlich gelindert werden können.

- Alle Pat. mit einer Infektion sollten unabhängig vom Einsatz von Antibiotika eine symptomorientierte Therapie erhalten.

Pat. in der Palliativphase sind häufig für Infektionen anfällig. Bei Tumorerkr. kann dies durch die spez. Therapie noch verstärkt werden. Dazu kommt es durch Haut- und Schleimhautdefekte (venöse Katheter, Ulzera nach Strahlentherapie, Dekubitus) zum erleichterten Eindringen von Keimen. Folge sind schwere bakt. Infektionen (Sepsis, Abszess, Phlegmone), Pilzinfekte und seltener Virusinfektionen.

Ist der Infekt nicht mit gängigen Substanzen beherrschbar, muss das weitere Prozedere gut überdacht werden.

- Intensivierung der Antibiose (Keimisolierung, Austestung).
- Invasive diagn. Maßnahmen zur Infektionslokalisation (Blutkulturen, Abszesspunktion, Biopsie).
- Begrenzen der Therapie, Übergang zur rein sympt. Therapie.

Harnwegsinfekt und Bakteriurie

(auch ▶ 7.2).

> **!** Keine Labordiagn. ohne Symptome, da Bakteriurie nicht behandelt werden muss.

Vorkommen

- Kommt bei fast 100 % aller Pat. mit Blasenkatheter vor.
- Ist häufig bei Pat. mit fortgeschrittener Grunderkr.

Indikationen für weitere Diagnostik und Antibiose

- Fieber.
- Schüttelfrost.
- Dysurie.
- Geruch.
- Infekt bei liegendem suprapubischem Katheter.

Diagnostische und therapeutische Maßnahmen

- Urinkultur.
- Trimethoprim-Sulfamethoxazol 2 × 160 mg/800 mg p. o. oder Ofloxacin 2 × 100–200 mg p. o.
- Bei liegendem Blasenkatheter Spülen mit NaCl 3 × 100 ml/d oder antiseptischen Spüllsg. (z. B. Urocredin®).

Pneumonie/Bronchitis

(auch ▶ 5.1).

> **!** Die Pneumonie kann die „erlösende" Komplikation sein, die das Leben jetzt friedlich beendet („old man's friend").

Eine Pneumonie kann relativ symptomlos verlaufen oder mit Fieber, Verschleimung und ausgeprägter Dyspnoe einhergehen. Bes. in der Terminalphase steht die Symptomkontrolle im Vordergrund.

Symptomatische Maßnahmen

- Mukolytika oder Flüssigkeitsgabe gegen zähes Sputum.
- Lagerung zur Erleichterung des Abhustens (▶ 10.4.2).

- Atemstimulierendes Einreiben.
- Klopfmassagen. **Cave:** WS-Metastasen.
- Atemtherapie (▶ 17.5).
- Fiebersenkung, z. B. mit Paracetamol 1 g Supp.
- O_2-Gabe.
- Evtl. Antibiose.

Indikationen für weitere Diagnostik und Antibiose

- Starke Dyspnoe.
- Für Pat. belastender Schüttelfrost.
- Produktiver Husten mit eitrigem Sputum.
- Pat. noch nicht in der Terminalphase.

Diagnostische und medikamentöse Maßnahmen

- Körperliche Untersuchung, Auskultation.
- Evtl. Rö-Thorax, wenn sich daraus eine ther. Konsequenz ergibt.
- Ggf. Gram-Färbung und Kultur des Sputums.
- Ampicillin/Sulbactam 2 × 750 mg p. o. oder 3 × 3 g i. v. oder Cephalosporine i. v. oder Clarithromycin 2 × 250 mg p. o.; spez. Nebeneffekt: Reduktion der bronchialen Sekretion.

15.1.8 Abbruch einer Beatmung

Entscheidungskriterien

> ! Der Abbruch einer Beatmung unterscheidet sich ethisch und juristisch nicht vom Abbruch anderer Therapiemaßnahmen wie Chemotherapie oder Dialyse. Ein Problem entsteht dadurch, dass sich der Pat. meist nicht mehr selbst dazu äußern kann.

15

- Ein Pat., der bei vollem Bewusstsein beatmet werden muss (z. B. bei ALS, ▶ 12.9.1), hat das Recht, den Abbruch dieser Beatmung zu fordern (▶ 20.1.2) und den natürlichen Krankheitsverlauf zu ermöglichen (Therapieziel Sterben).
- Bei einem bewusstlosen Pat. muss diese Entscheidung in vollem Einverständnis mit allen Betroffenen erfolgen (Angehörige, PV, Pflegepersonal, Ärzte).
- Ideal ist das Vorliegen einer spez. PV, in der explizit auf dieses Problem Bezug genommen wird (▶ 20.2.1).
- Vor dem Abbruch alle Betroffenen über die mögliche Lebensdauer des Pat. informieren: Pat. mit Apnoe versterben wahrscheinlich innerhalb von Min., während andere länger weiterleben können. Der Tod tritt nicht in allen Fällen „mit Sicherheit“ ein.
- Alle Maßnahmen erläutern.

Methoden des Abbruchs mechanischer Beatmung

- Ziehen der Trachealkanüle: Befeuchtete Luft oder Sauerstoff wird z. B. durch Nasensonde zugeführt. Nach Absaugen wird die Endotrachealkanüle entfernt. Vorher Pat. mit 2–5 mg Midazolam i. v. bzw. nach Bedarf sedieren (▶ 15.1.3).
- Terminales Weaning am Gerät: schrittweise Verringerung der Beatmungsparameter (z. B. Beatmungsfrequenz, PEEP oder Sauerstoffanteil). Trachealkanüle wird dabei meist nicht gezogen.

! Verschiedene Variationen dieser beiden prinzipiellen Methoden werden verwendet, dabei gibt es keine klaren Unterschiede bzgl. Art und Häufigkeit von Symptomen im Rahmen des Behandlungsabbruchs.

- **Abbruch der Beatmung unter Vollnarkose:** Kann eine Alternative darstellen, um jegliches Leiden zu verhindern und ist med. eigentlich zu befürworten. Juristisch könnte argumentiert werden, dass der Pat. nicht bis zuletzt seine Meinung ändern kann und somit das Einverständnis mit der Vollnarkose endet. Dies ist jedoch die gleiche Situation wie bei einer OP, wo sich das Einverständnis des Pat. auf den gesamten Vorgang (Narkose und OP) bezieht. Namhafte deutsche Strafrechtler sehen diese Möglichkeit des Abbruchs sogar als die juristisch zu bevorzugende an (▶ 20.1.2).

Praktisches Vorgehen

- Vorbereitung und eingehende Aufklärung (▶ 20.1.4) des Pat. und der Angehörigen.
- Absprache im ther. Team. Damit Entscheidungen mitgetragen werden und wirkliche Unterstützung des Pat. und der Angehörigen gelingt, ist es wichtig, dass das gesamte Behandlungsteam in die Entscheidungsfindung eingebunden bzw. zeitnah über die Prozesse der Entscheidungen informiert wird.
- Dokumentation der Absprachen und Vorgehensweise.
- Angehörige und ggf. Seelsorger sollten anwesend sein, kein „heimliches Abschalten".
- Zeitpunkt und Umstände beachten (z. B. nicht während des Schichtwechsels, nicht am Abend).
- Vor Abbruch: zur Sedierung Bolus von 5 mg Midazolam i. v.
- Während des Weanings: gegen erwartete Dyspnoe Bolus von 5–10 mg Morphin, danach kontinuierliche Morphin-Infusion (50 % der Bolusdosis/h). Bei Pat. mit bereits laufender Opioidgabe Tagesdosis zunächst um ca. 30 % erhöhen.
- Bei unzureichender Symptomkontrolle von Agitation und Dyspnoe erneuter Bolus von 5–10 mg Morphin, ggf. weiterer Bolus von 5 mg Midazolam.
- Bei manchen Pat. sind deutlich höhere Morphin- und Midazolam-Dosen erforderlich. Ggf. kontinuierliche Gabe, um Dosis bedarfsadaptiert steigern zu können.

15

Symptome nach dem Abbruch der Beatmung Nach dem Abbruch der Beatmung kann es zu Agitation des Pat. kommen, die wahrscheinlich v. a. durch das Gefühl der Dyspnoe ausgelöst wird. Gegen Dyspnoe helfen unretardierte Opioide in relativ niedriger Dosierung (▶ 15.3 und ▶ 5.1). Benzodiazepine können bei vorwiegender motorischer Unruhe ohne offensichtliche Dyspnoe und als zusätzliches Medikament bei Dyspnoetherapie eingesetzt werden (▶ 15.3, ▶ 5.1 und ▶ 10.2). Pat. müssen intensiv überwacht werden, um sofort auf die Entstehung von Agitation und Dyspnoe reagieren zu können.

- Medikation (z. B. Midazolam) muss sofort verfügbar sein (i. v. Nadel muss liegen).
- Rasche und ausreichende Dosistitration des verwendeten Medikaments gegen die Agitation. Wenn der Pat. ruhig ist und keine indir. Zeichen von Leiden zeigt (z. B. Tachykardie, Schwitzen), darf die Dosis nicht weiter gesteigert werden.
- Neuromuskulär blockierende Medikamente vorher absetzen, da sie die evtl. entstehenden Symptome maskieren können.

15.1.9 Steroide bei Hirntumoren

Entscheidungskriterien

> **!** Bei einem Pat. mit nicht mehr beherrschbarem Hirntumor und trotz ausreichender Steroidtherapie progredientem Hirndruck kann eine Fortführung der Steroidtherapie ausschließl. eine Verlängerung des Leidens darstellen, ohne einen symptomlindernden Effekt zu haben.

- Kann ein Pat. aufgrund der fortschreitenden Grunderkr. die Steroide nicht mehr oral zu sich nehmen, so muss die Ind. für eine parenterale Gabe überprüft werden. Evtl. ausschleichen. Auf zusätzliche sympt. Therapie achten.
- Manche Pat. bitten aufgrund fortschreitender Symptome und nicht mehr akzeptabler Lebensqualität darum, die Steroide abzusetzen (▶ 20.1.1). Dies führt meist zu Spannungen im Team und mit den Angehörigen. Besser ist es daher, die Steroide langsam zu reduzieren: kein Entzug, kein Rebound. Der Pat. kann seine Entscheidung widerrufen!

Begleitende medikamentöse Therapie bei Beendigung der Steroidgabe

Zusätzliche Analgetikagabe (▶ 4.3):
- Pat. ist auf Stufe 1 der WHO-Empfehlungen (Nicht-Opioidanalgetika, z. B. Paracetamol): zusätzlich Stufe 2 (zentral schwach wirksame Opioide, z. B. Tramadol) verschreiben.
- Pat. ist auf Stufe 2: zentral schwach wirkende Opioide durch stark wirkende ersetzen (z. B. Morphin 10–20 mg).
- Pat. ist auf Stufe 3: adäquate Dosiserhöhung, ggf. bei Erbrechen parenteral (s. c.).

15

> **!** **Auswahl des Analgetikums**
> - Meist helfen NSAR besser als Opioide.
> - Auch tumorbedingte Kopfschmerzen können auf Opioide ansprechen.
> - Am besten Komb. mit NSAR.

Zusätzliche Gabe von Antikonvulsiva (▶ 13.7):
- Erhöhung evtl. bereits gegebener Antikonvulsiva.
- Falls nicht mehr oral einzunehmen oder falls bisher keine Antikonvulsiva: Midazolam s. c., beginnend bei 5–10 mg/d.

15.1.10 Beendigung prophylaktischer Maßnahmen

Entscheidungskriterien Juristisch gesehen handelt es sich bei der Beendigung prophylaktischer Maßnahmen (z. B. Heparinisierung oder kardiolog. Medikation) in der Palliativmedizin um erlaubte passive Sterbehilfe (▶ 20.3). In der Praxis ist die Beendigung oft sehr schwierig: Ab wann sind prophylaktische Maßnahmen nicht mehr indiziert (▶ 20.3.2)? Wie weit sollten Pat. und Angehörige aufgeklärt sein?

Abzuwägende Faktoren:
- Wunsch des Pat. (▶ 20.1.1).
- Prognose der Grunderkr. und Therapieziel.
- Vom Pat. empfundene Lebensqualität.

- Pat. und Angehörige einverstanden mit Verzicht auf intensivmed. Maßnahmen.
- Entscheidung im Einzelfall.

! Wenn möglich, Pat. in die Entscheidung einbeziehen.

Kriterium „Empfundene Lebensqualität"

- Ist die empfundene Lebensqualität trotz progredienter Grunderkr. noch hoch oder möchte der Pat. ein bestimmtes Ereignis noch erleben, so kann ein akutes tödliches Ereignis (Lungenembolie, Herzinfarkt etc.) als eine vermeidbare Verkürzung des Lebens angesehen werden. Die Fortführung prophylaktischer Maßnahmen ist gerechtfertigt.
- Ist die empfundene Lebensqualität gering und gibt der Pat. zu verstehen, dass er mit seinem Leben abgeschlossen hat, so ist die Fortführung prophylaktischer Maßnahmen eine ungerechtfertigte Verlängerung des Leidens (▶ 20.1.2).

> **! Akzeptanz des Sterbens**
> Die Beendigung prophylaktischer Maßnahmen steht am Ende eines Prozesses, den der Pat., seine Angehörigen und das Personal in der Akzeptanz des Sterbens durchlaufen. Daher ist das schrittweise Absetzen verschiedener Maßnahmen gerechtfertigt. Man muss mit dem Pat. ausführlich über die Folgen und die Möglichkeit des Wiederansetzens der Medikamente sprechen. In diesen Gesprächen zeigt sich oft der Zwiespalt des Pat. zwischen der Akzeptanz des Sterbens und seinem Lebenswillen (▶ 2.5.3).

15.2 Diagnostik in der Palliativmedizin

15.2.1 Entscheidungskriterien

Bei der Betreuung von schwerkranken und sterbenden Menschen werden alle **notwendigen** diagn. Verfahren durchgeführt. Die Tatsache, dass ein Mensch stirbt, bedeutet nicht, dass man nichts mehr für ihn tut, d.h. keine Diagnostik durchführt.

Die Realität zeigt aber leider, dass bei sterbenden Menschen häufig unnötige Untersuchungen ohne Konsequenz angeordnet werden. Dies geschieht oft unbedacht, aber auch, um durch einen gewissen Aktionismus den eigentlichen Problemen nicht ins Auge schauen zu müssen. Die Diagn. darf nicht Ersatz für das Gespräch und die Begleitung sein. Im Gegenteil: Vor jeder Diagn. muss mit dem Pat. geklärt werden:

- Welche Beschwerden bestehen? (z. B. Pat. mit bekannt in Knochen, Leber, Lunge metastasiertem Mamma-Ca und Kopfschmerzen).
- Welche Ursachen werden vermutet? (z. B. Hirnmetastasen oder andere nicht tumorspez. Ursachen).
- Können diese Beschwerden behandelt werden?
- Welche Therapie steht hierfür zur Verfügung? (z. B. zunächst symptomorientierte Schmerztherapie, bei Metastasen Bestrahlung oder Steroide).
- Ist diese Therapie vom Pat. gewünscht? (Schmerztherapie und Steroide ja, Bestrahlung evtl.).

- Welche diagn. Maßnahmen sind notwendig, um die Diagnose zu sichern und die Therapie durchzuführen? (CT des Schädels wird bei Bestrahlung immer notwendig sein, sonst eher nicht).
- Welche logistischen Maßnahmen sind notwendig, und kann der Pat. diese tolerieren? (z. B. 30 km Fahrt zum Radiologen mit ca. 2 h Wartezeit werden nicht in Kauf genommen).
- Ist die Diagnose klinisch sicher genug, sodass auf weitere Diagn. verzichtet werden kann, und welche Risiken beinhaltet dies? (z. B. ein zusätzlicher epileptischer Anfall macht die Diagnose Hirnmetastasen sehr wahrscheinlich).
- Wie sieht die notwendige Therapie konkret aus? (z. B. Bestrahlung ambulant im 30 km entfernten Zentrum mit tgl. Fahrten sind für die Pat. nicht akzeptabel, deshalb rein sympt. Anfallsprophylaxe und Steroide).
- Welche Therapiealternativen bestehen ohne ausgedehnte Diagn.? (z. B. rein symptomorientierte Schmerztherapie und antikonvulsive Therapie).

Dies setzt ein ausführliches offenes Gespräch voraus (▶ 2.4), ggf. in Anwesenheit der Angehörigen (die z. B. evtl. Fahrdienste übernehmen müssen).

> **!** **Gerade für die palliativmedizinische Situation gilt**
> - Diagnostik wird nur durchgeführt, wenn sie eine Konsequenz für die Therapie des Pat. hat.
> - Keine Routineuntersuchungen (z. B. Rö-Thorax, EKG), keine routinemäßige Erhebung von Blutdruck, Herzfrequenz und Temperatur.
> - Symptomorientierte Diagn. (z. B. wo nichts weh tut, muss nicht geröntgt werden).
> - Einbeziehung des Pat. in alle Entscheidungen.
> - Verständliche Erklärung von Diagn. und Konsequenz für Pat. und Angehörige.

15.2.2 Auswahl hilfreicher Untersuchungen

> **Beispiel für ein „Aufnahmelabor" in der Palliativstation**
> - Kleines BB.
> - Natrium, Kalium, Kalzium, Krea.
> - Quick, CHE.
> - GOT.

- Hb zur Diagn. einer transfusionsbedürftigen Anämie (bei bestehenden Anämiesymptomen), falls der Pat. mit Transfusionen einverstanden ist.
- Kalzium zum Ausschluss einer Hyperkalzämie, falls es sinnvoll ist, die Hyperkalzämie zu behandeln (▶ 12.3.2).
- Spiegelbestimmung von Digitalis, Theophyllin u. a. bei entspr. Medikamenteneinnahme und gleichzeitiger Übelkeit.
- Krea und Harnstoff bei ungeklärter Übelkeit, zur Anpassung nierenpflichtiger Medikamente oder bei klin. Zeichen einer Morphinüberdosierung.
- CHE, Quick, GOT zur Beurteilung der Leberfunktion bei der Gabe hepatisch verstoffwechselter Medikamente.
- Rö-Thorax bzw. Sono zur Abklärung eines punktionswürdigen Pleuraergusses.
- Sono des Abdomens bei Aszites, Ileus, Harnverhalt, Restharn.
- EEG bei V. a. nichtkonvulsive Krampfanfälle und Status.

Beispiele für unnötige Diagnostik

- Bili: Erhöhung ohne Ikterus hat keine Konsequenz, bei bestehendem Ikterus ist es erhöht, muss also nicht noch gemessen werden (es sei denn, die Klinik lässt keinen eindeutigen Rückschluss auf hepatische Genese zu, sodass ein Unterscheiden von dir. und indir. Bili nötig ist).
- Routine-EKG: I. d. R. liegen mehrere EKG-Befunde in der Akte.
- Rö-Thorax nach Punktion eines großen Pleuraergusses ohne klin. Zeichen des Pneumothorax.
- Abdomenübersicht bei klin. Zeichen des Ileus und klarer Entscheidung (z. B. des Pat.) gegen eine OP.
- Blutbildkontrolle nach Transfusion.
- CT des Kopfes bei bekannten Hirnmetastasen und epileptischem Anfall.
- Laborkontrolle beim Sterbenden.
- BGA bei Zyanose, wenn klar ist, dass eine Intensivtherapie nicht gewünscht bzw. nicht sinnvoll ist.

16 Arbeitstechniken

Susanne Roller

16.1 Sonden und Katheter

16.1.1 Harnableitung

Transurethraler Blasenkatheter

Indikationen Harnverhalt (▸ 7.7), Harninkontinenz, Kloakenbildung, Überlaufblase, Nieren- bzw. Blasenblutung, Prostatavergrößerung, Dekubitus, Schwäche, Wunsch des Pat. in der Terminalphase.

Kontraindikationen Fehlende Ind. bzw. „Bequemlichkeit" des Personals.

> **!** Katheter kann durch geringe Ausscheidungsmenge bzw. Dehydratation (▸ 15.1.2) in der Terminalphase (▸ 14.2.2) unnötig werden. Dauerkatheter ggf. jedoch belassen, um bei stark konz. Urin Blasenspülungen durchführen zu können.

Katheterarten
- Einmalkatheter (bei Überlaufblase, vorher Ultraschallkontrolle) aus PVC-Kunststoff: Tiemann-Katheter (Mann), Nelaton-Katheter (Frau).
- Verweilkatheter (mit Blockballon) aus Silikon (ggf. mit Teflonbeschichtung) zur Harnableitung über längere Zeit. Wechsel in Abhängigkeit vom Material nach 2–6 Wo. (Silastik-Katheter alle 3 Mon.), ambulant möglich.
- Spülkatheter (bei massiver Blasenblutung, Tumoreinbruch mit nekrotischem Material) zweiläufig mit Dreiwegehahn.
- Katheterstärken: Männer 14–18 Ch, Frauen 12–14 Ch, Kinder 8–10 Ch.

Material Steriler Katheter, steriles Set, Nierenschale, Urinbeutel, Tupfer, Handschuhe, Unterlage, Desinfektionsmittel, Gleitmittel, Gel mit Anästhetikum.

Durchführung Immer mit dem (auch „bewusstlosen") Pat. und den Angehörigen besprechen, Einverständnis erforderlich.

> **!** Bei geringer Lebenserwartung und absoluter Notwendigkeit eines Katheters die Belastung durch wiederholten Einmal- bzw. einmaligen Dauerkatheter (evtl. nur für wenige Stunden) abwägen bzw. mit dem Pat. klären.

16

Kontraindikationen Urethritis, Prostatitis, Epididymitis, Harnröhrenabriss. Relative KI: Harnröhrenengen, alte Via falsa.

Pflege
- Beim Mann tgl. Glans und Katheter reinigen und mit z. B. Braunovidon® desinfizieren. Wechsel mind. alle 2–6 Wo. (Silastik-Katheter alle 3 Mon.).
- Bei der Frau regelmäßige Genitalhygiene. Auf Begleitvaginitis und -vulvitis achten, ggf. Vaginalspülungen mit Schleimhausdesinfektionsmittel (Octenidin).

> **!** Bei vorgeschädigter Blase (z. B. Tumor, intravesikale Chemotherapie, Strahlentherapie) nach 500 ml zunächst ca. 30 Min. Pause, dann Rest ablaufen lassen.

Vorgehen bei nicht entblockbarem Dauerkatheter Trotz ständig verbesserter Qualität der Katheter kann es vereinzelt zu Verlegungen oder Verstopfungen des Ballonkanals kommen.

Torsion und Aspiration
- Leere Spritze (ca. 10 ml) auf den Ballonzugang aufsetzen.
- Katheter ca. 2 cm distal der Urethraöffnung bzw. über dem Hautniveau (suprapubischer Katheter) festhalten.
- Katheter im gesamten extrakorporalen Verlauf li.-re. drehen (zwirbeln) und kneten.
- Aspirationsversuch durchführen.
- Bei fehlendem Erfolg: vorsichtig den intrakorporal verlaufenden Katheterteil um seine Achse drehen; Aspirationsversuch durchführen.

Katheterballon sprengen
- Ballon mit Kochsalzlsg. oder Luft bis zum Platzen füllen (70–200 ml je nach Kathetertyp).
- Einspritzen mehrmals durch Aspirationsversuch unterbrechen.
- Bei fortgeschrittener Ballonfüllung auf Schmerzäußerungen achten (z. B. bei Schrumpfblase), ggf. Ballonsprengung abbrechen.
- Nach erfolgreicher Sprengung perforierten Ballon auf Vollständigkeit überprüfen.
- Ggf. in der Blase verbliebene Ballonfragmente durch viel Trinken oder Blasenspülung entfernen (Urin auffangen und sieben). Im Notfall Fragmente durch Zystoskopie entfernen.

Katheter kürzen: vermutete Störung im extrakorporalen Katheteranteil.
- Katheter ca. 5 cm distal der Urethralöffnung bzw. über Hautniveau (suprapubischer Katheter) abschneiden.
- Spontane Ballonentleerung abwarten.

Katheterballon sondieren und ggf. perforieren
- Eine dünnlumige Sonde (Mandrin von Ureter-, zentralem Venen- oder Angio-Katheter) durch den Ballonkanal einführen (ggf. Gleitmittel).
- Sonde entfernen und Aspirationsversuch durchführen.
- Bei fehlendem Erfolg: erneut sondieren, Katheter anziehen und festhalten; Sonde bis zur Ballonperforation vorschieben; Katheter entfernen, Ballon auf Vollständigkeit prüfen. Ggf. in der Blase verbliebene Ballonfragmente durch viel Trinken oder Blasenspülung entfernen (Urin auffangen und sieben). Im Notfall Fragmente durch Zystoskopie entfernen.

Katheterballon perkutan oder transurethral punktieren: Aufgabe eines Urologen.

Suprapubischer Blasenkatheter

> ! Nicht selten kommt es in der Terminalphase zu einem Harnverhalt, der erst spät diagnostiziert wird. Ist bei vorbestehender Prostatahyperplasie kein transurethraler Katheter möglich, muss bei entspr. Sympt. (Unruhe, Schmerz) notfallmäßig eine suprapubische Punktion erfolgen. Diese „Entlastung“ kann dazu führen, dass der Pat. danach relativ rasch verstirbt (Adrenalinabfall, vagovasale Reaktion). Die Angehörigen sollten entsprechend darauf vorbreitet werden.

Indikationen Lang dauernde Harnableitung zu erwarten, Entlassung geplant, große Prostatatumoren, neurogene Blasenstörung, verwirrter Pat. (transurethralen Katheter mehrfach entfernt), Harnröhrenstriktur, Wunsch des Pat.

Kontraindikationen Massiver Aszites, Blaseninfiltration durch Tumor, Peritonealkarzinose (relativ), Terminalphase, fehlendes Einverständnis.

Material Zystostomie-Set, Katheter, Lokalanästhetikum und Kanüle, Skalpell, sterile Abdeckung (Schlitztuch), sterile Handschuhe, Einmalrasierer.

Durchführung
- Pat. und/oder Angehörige informieren, Einverständnis einholen.
- Gefüllte Blase palpieren, perkutieren (ggf. Ultraschall, ggf. Flüssigkeit oral geben oder Blase retrograd füllen).
- Rasur, Desinfektion der Haut, Lokalanästhesie (2–3 cm über Symphyse in Medianlinie), Punktionsversuch mit Lokalanästhesienadel.
- Steril abdecken, sterile Handschuhe, Stichinzision.
- Punktionskanüle in die Blase einführen, Katheter vorschieben, Kanüle zurückziehen, entfernen (an Perforationsstelle aufklappen).
- Katheter mit Naht gut fixieren, Durchgängigkeit prüfen, steriler Verband.

> ! Katheterwechsel nur bei Infektion des Einstichkanals, Notwendigkeit eines großlumigen Katheters (Konsistenzänderung des Urins durch Blut, Eiter, Tumornekrose o. Ä.) oder verstopftem Katheter.

Nierenfistel

Die Anlage einer Nierenfistel ist relativ schnell und einfach durchführbar und kann operative Harnableitungssysteme ersetzen. Sie kann bei entspr. Patientenwunsch auch bei geringer Lebenserwartung zur Symptomkontrolle indiziert sein.

Indikationen Harnstauungsniere, Ummauerung der Uretheren u. a. Ursachen der supravesikalen Obstruktion, fortgeschrittenes Blasen-Ca, Schrumpfblase, Harnfistel in Darm oder Vagina.

Kontraindikationen Lebenserwartung Tage bis Wochen (relativ), massiver Aszites, Gerinnungsstörungen.

16

> ! Bei terminaler Dehydratation (▶ 15.1.2) mit sinkender Urinausscheidung kann bei einseitiger Abflussstörung auf eine Nierenfistel verzichtet werden.

Durchführung
- Pat. und/oder Angehörige durch behandelnden Arzt aufklären, schriftliches Einverständnis erforderlich.
- Anlage i. d. R. durch den Urologen.
- Unter Ultraschallkontrolle nach Lokalanästhesie.
- I. d. R. einseitig an der „besseren" Niere perkutane Punktion und Einlage eines Nephrostomas (meist Silikonkatheter 7 Ch) über Führungsdraht.
- Bei stärkerer Blutung direkt nach Einlage eines Katheters abstöpseln und spontane Blutstillung durch Tamponade des Nierenbeckens abwarten.
- Kontrolle durch antegrade Kontrastmittelgabe.
- Ggf. Antibiotikaprophylaxe periinvasiv.
- Wechsel bei Blutung, Verstopfung z. B. durch Tumornekrosemassen, Infektion an der Einstichstelle, Urosepsis oder nach ca. 4–8 Wo.

- Selten nach Besserung Wechsel auf „endgültige Harnableitung“ sinnvoll (z. B. operative Anlage eines Ureterostomas).

! Die supravesikale Harnableitung bedeutet meist eine Lebensverlängerung (Verhinderung oder Therapie der Urämie) und sollte daher von einer akzeptablen Lebensqualität begleitet sein.

Komplikationen Blutung, lokale oder systemische Infektion, Dislokation.

Versorgung
- Beutel mit Ablaufsystem (evtl. zusätzlich Bettbeutel zur Nacht oder Beinbeutel am Tag).
- Beutelwechsel wegen ständigem Urinfluss nur bei abgeklemmtem Katheter.
- Katheterwechsel kann ambulant erfolgen.

! Bei Katheterverlust ist binnen 1–2 h die Neuanlage über den alten Punktionskanal möglich, ggf. sterilen „Platzhalter“ (z. B. dünnen Einmalkatheter) einführen.

Operativ angelegte Harnableitungssysteme

Urostoma
Ein Urostoma (Ausleitung des Urins durch eine künstliche Körperöffnung in der Haut, ▶ 16.3.3) als operativer Eingriff (ggf. mit Neoblase) ist nur bei ausreichender Lebensqualität sinnvoll (großer Aufwand). Oft wird es bereits bei der Erstdiagnose angelegt und ist dann in der Palliativphase Pat. und Angehörigen vertraut.
Häufige Formen:
- Ureterokutanostomie (Harnleiterhautfistel) ein- oder beidseitig.
- Conduit mit Darminterponat (i. d. R. Ileumconduit) als Blasenersatz.

Versorgung:
- Spezielle Beutelsysteme erforderlich.
- Dichtigkeit bei starker Kachexie nicht sicher gewährleistet (Stomatherapie).
- In der Terminalphase mit geringerem Harnfluss erhöhtes Infektionsrisiko und Hautprobleme durch Mazeration.
- Bei erhöhtem intraabd. Druck (Tumor, Aszites, Ileus) Gefahr der Hernie mit Nekrose oder Prolaps.
- Bei Lokalrezidiv Gefahr des Verschlusses durch Tumorinfiltration.

16

Ureterschienung
Die zystoskopische Anlage einer internen Ureterschienung (Pigtail, Double-J) ist sinnvoll bei Kompression der Ureteren durch externe Tumormassen.
- Meist Kurznarkose erforderlich.
- Wechsel bei Verschluss oder routinemäßig nach 2–3 Mon.
- Erhöhtes Infektionsrisiko (Antibiotikaprophylaxe periinterventionell).
- Gefahr der Perforation und Dislokation.

16.1.2 Ernährungssonden

Ehe über eine Sonde zur Ernährung gesprochen wird, muss geklärt sein, ob der Pat. nicht essen **kann** oder nicht essen **will** (▶ 4.1).

An eine Ablaufsonde bei hohem Ileus (▶ 6.14) mit rezid. Erbrechen rechtzeitig denken – kleiner Eingriff mit großer Wirkung.

Magensonde

Indikationen Nasale Sonden zur Entlastung bei Pat. mit Ileus (▶ 6.14), die keine Verweilsonde tolerieren und rezid. erbrechen (Ablaufsonde) oder (selten) zur vorübergehenden Gabe von Medikamenten, Flüssigkeit oder Ernährung (Indikationsstellung ▶ 4.1.1).

Kontraindikationen

- Ernährungssonde: Pat. hat keinen Hunger und/oder will nicht ernährt werden, HNO-Tumoren, Finalstadium.
- Ablaufsonde: Tumor im Mund-Rachen-Ösophagus-Bereich mit Gefahr der Perforation.

> ! Eine bereits gelegte Ernährungssonde darf nur benutzt werden, wenn der Pat. es ausdrücklich will! Vor jeder Gabe Einverständnis einholen.

Material Verweilsonde aus Silikonkautschuk oder Polyurethan, 12 Ch (Ernährung) bis 16 Ch (Sekretableitung). Liegedauer bis zu 1 J. und länger, wenn die Eintrittsstelle reizlos ist.

> Sonden ohne Führungsdraht im Kühlschrank aufbewahren. Lassen sich kalt und dadurch steif besser einführen.

Durchführung

- **Legen der Sonde:**
  - Pat. und Angehörige über Sinn und Ablauf aufklären.
  - Zahnprothese entfernen.
  - Sonde mit Gleitmittel bzw. Lokalanästhetikum bestreichen.
  - Sonde durch die Nase (bei liegendem Pat. senkrecht nach unten) ca. 50–60 cm tief einführen (nicht, wenn der Pat. hustet).
  - Pat. wenn möglich schlucken lassen (z. B. Wasser geben).
  - Ggf. Führungsdraht entfernen.
  - Lagekontrolle, falls kein spontaner Sekretfluss (Luft mit Magenspritze einblasen, dabei auskultieren).
  - Bei anhaltendem Hustenreiz oder Atemnot Sonde bis oberhalb der Epiglottis zurückziehen, nach „Atempause“ unter Schluckakt neu vorschieben.
  - Markierung der Lage auf der Sonde (vermeidet versehentliches Herausziehen bei Pflegemaßnahmen).
- **Entfernen der Sonde:** Abklemmen, Pat. einatmen lassen, rasches gleichmäßiges Zurückziehen.

Komplikationen

- Katheterbedingt (Dislokation, Verstopfung, Knotenbildung): Sondenwechsel.
- Ernährungsbedingt (Diarrhö, Reflux, Erbrechen, Aspiration): Wechsel der Sondennahrung, motilitätssteigernde Medikamente (z. B. Cisaprid 3 × 10 mg, Metoclopramid 4-stdl. 10–20 mg), Reduktion oder Stopp der enteralen Ernährung.

- Metabolisch (E'lytverlust bei Sekretabsaugung): Meist nicht ausgleichsbedürftig.
- Mechanisch (Druckulkus an Nase oder Rachenwand, Refluxösophagitis): Wechsel auf andere Sondenart.

Perkutane endoskopische Gastro-/Jejunostomie (PEG/PEJ)

Definition Endoskopisch kontrolliert transkutan gelegte Sonde zur enteralen Ernährung oder Sekretableitung. Anlage auch ohne Endoskopie unter US-Kontrolle möglich (z. B. bei Ösophagusstenose).

Indikationen
- Zur Ernährung bei absehbarer Stenose im oberen GIT, neurolog. Schluckstörung (Dysphagie, ▶ 6.6) oder frühzeitig bei ALS (▶ 12.9.1), um dysphagiebedingte Komplikationen und Kachexie zu vermeiden.
- Als Ablaufsonde (wenn keine nasale Verweilsonde möglich oder gewünscht) bei Ileus.
- Geriatrische Erkr. (z. B. M. Alzheimer) nur nach sorgfältiger Aufklärung und Indikationsstellung.

> **!** Tumorkachexie und Anorexie sind keine zwingende Ind. für eine PEG. Ausführliches Gespräch über die Diagnose und Prognose erforderlich. Bei nicht einwilligungsfähigem Pat. vorher Patientenwillen eruieren und schriftliches Einverständnis vom gesetzlichen Betreuer/Bevollmächtigten einholen.
> Eine einmal gelegte PEG muss nicht zur Ernährung genutzt werden. Sie kann jedoch die Medikamenten- und Flüssigkeitsgabe in der Terminalphase im häuslichen Umfeld erleichtern.

Kontraindikationen Fehlender Patientenwille, Ileus (außer als Ablaufsonde), Finalstadium, Peritonealkarzinose, massiver Aszites, Gerinnungsstörungen, M. Crohn.

Durchführung
- Eingriff immer unter aseptischen Bedingungen in Endoskopieabteilung mit chir. Interventionsmöglichkeit.
- Präinterventionelle Antibiose (Single-Shot, 30 Min. vor Eingriff Cephazolin 2 g i. v.).
- Pat. und Angehörige aufklären (operativer Eingriff → schriftliches Einverständnis).
- Gastroskopische Lokalisation der Punktionsstelle durch Diaphanoskopie (▶ Abb. 16.1a).
- Punktionsstelle steril abdecken (so hoch im Magen wie möglich, um intraperitonealen Austritt von Mageninhalt durch die Punktionsstelle zu verhindern).
- Desinfektion, Lokalanästhesie, Probepunktion (2. Untersucher, ▶ Abb. 16.1b).
- Punktion des Magens mit Spezialkanüle, Einführen des Zugfadens über die Kanüle (2. Untersucher).
- Greifen des Zugfadens endoskopisch mit der Biopsiezange und orales Zurückziehen des Endoskops mit dem Zugfaden (1. Untersucher).
- Ernährungssonde mit Zugfaden verknoten und durch Mund, Magen und Bauchdecke durchziehen (▶ Abb. 16.1c, d).

- Ziehen, bis die gastrale Andruckplatte der Magenschleimhaut anliegt (▶ Abb. 16.1e).
- Äußere Andruckplatte anbringen und mit Verschluss festklemmen. Nach 24 h erstmals lockern. Alle 3 d wiederholen, verhindert Einwachsen der Andruckplatte (Buried-Bumper-Sy.).
- Punktionsstelle steril verbinden bis zum Abschluss der Wundheilung und Epithelisierung. Danach bei reizlosen Wundverhältnissen kein Verband mehr nötig. Pat. kann baden und schwimmen.
- Pat. 12–24 h nüchtern lassen, dann Gabe von Tee und, falls gewünscht, Kostaufbau.

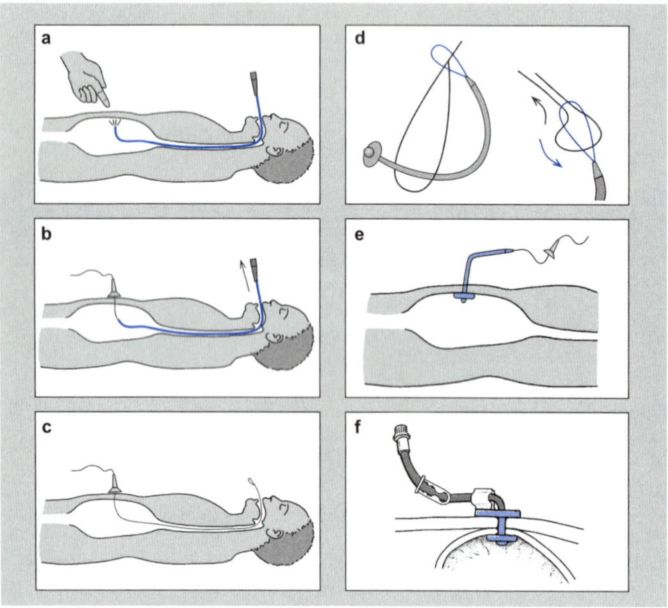

Abb. 16.1 Anlegen einer perkutanen endoskopischen Gastrostomie (PEG) [L157]

Komplikationen

- Wundinfektion: häufiger Verbandswechsel mit Hautdesinfektion (Octinisept).
- Pneumoperitoneum: meist spontane Rückbildung.
- Fehlpunktion (Fistelbildung, Peritonitis): OP.
- Dislokation mit Dehiszenz von Magenwand und Bauchdecke → Peritonitis: Sonde stilllegen, sympt. Maßnahmen, ggf. Antibiose.
- Verlegung der Sonde: Durchspülen (z. B. Cola für einige Min. belassen, Phosphorsäure und Kohlensäure fungieren als „chemische Bürste"; Ascorbinsäure-Lsg./Vit.-C-Brause-Tbl.; Preiselbeersaft), Inhalt einer Kapsel Kreon® in Natriumbikarbonat 8,4 % auflösen und instillieren.
- Ggf. Sondenwechsel, kann ohne erneute Endoskopie durch den epithelialisierten Stichkanal gelegt werden.

- Rezid. Aspiration oder Erbrechen: Oberkörper hoch lagern, Nahrungsmenge reduzieren, Gabe von kleinen Einzelportionen, Propulsiva, Nahrungspause, ggf. Ernährung beenden.
- Mukositis, Soorstomatitis und -ösophagitis wegen fehlendem Speichelfluss: sorgfältige Mundpflege (▶ 6.3).
- Sonde rückläufig: nur Tee geben, Oberkörper hochlagern, evtl. motilitätssteigernde Medikamente (s. o.). In der Terminalphase häufige Folge der terminalen Magenatonie. Sonde dann als Ablaufsonde nutzen.
- Eintrittsstelle undicht: Andruckplatte unter leichtem Zug neu fixieren, kleinere Nahrungsportionen, Prokinetika. Ggf. Wechsel auf dickere Sonde, endoskopisch oder mit blockbarem Ballon von außen (Gastrotube).

! Sondenverlegung nie mechanisch (z. B. mit Draht) beseitigen. Perforationsgefahr.

Medikamentengabe über PEG/PEJ (Tipps ▶ Tab. 16.1).
- Nicht alle Medikamente sind sondengängig, wenn möglich handelsübliche Lsg. rezeptieren.
- Zusätzliche Flüssigkeitsmenge (Spüllsg.) beachten.
- Sonde rückläufig: keine Medikamentengabe, Resorption fraglich (Magenatonie, Ileus).
- Resorption magensaftlöslicher Substanzen bei Gabe über PEJ eingeschränkt bzw. aufgehoben (PEJ endet im Jejunum: alkalisches Milieu). Herstellerhinweise beachten.
- Ggf. Substanz in Apfelsaft auflösen und über PEJ verabreichen. Nachspülen.
- Prinzipiell ist die Applikation parenteraler Medikamentenzubereitungen über Sonde möglich, wenn der Wirkstoff resorbierbar und verträglich ist. Ggf. Herstellerhinweise beachten.

Tab. 16.1 Tipps für Medikamentenapplikation über PEG/PEJ

Brausetabletten	Mit 100 ml Wasser verdünnen
Filmtabletten/Dragees	Mörsern und mit lauwarmem Wasser vermischt rasch verabreichen (Lichtempfindlichkeit des Wirkstoffs)
Hartgelatine-Kapseln	Öffnen, Inhalt in 10 ml Wasser auflösen
Weichgelatine-Kapseln	Ganze Kapsel in warmem Wasser auflösen
Magensaftresistente Tabletten	Applikation über PEG nicht sinnvoll; Alternativpräparate wählen
Retardformen	Zerkleinern zerstört die Retardwirkung. Gefahr der Überdosierung! Unretardierten Wirkstoff verwenden

16.1.3 Venenkatheter

Vor jeder (Neu-)Anlage eines Venenkatheters überprüfen:
- Gibt es auch eine weniger belastende Applikationsform (z. B. s. c., bereits implantierter Port)?
- Ist die Therapie (noch) indiziert bzw. vom Pat. gewünscht?
- Für welche Zeitdauer ist voraussichtlich eine i. v. Gabe nötig?
- Ist das beabsichtigte Ziel auch ohne i. v. Gabe erreichbar?

> **!** Für viele Ärzte und Pat. ist die Anlage eines venösen Zugangs v. a. ein Reflex, damit „etwas getan wird". Die Ind. für eine i. v. Therapie muss aber vorher geklärt sein.

Venenverweilkanülen

Indikationen

- Sinnvoll, wenn kurzfristig i. v. Gabe von Medikamenten oder Flüssigkeit notwendig. Bei absehbar längeren Zeiträumen rasch an andere Möglichkeiten denken (s. c. Gabe, ▶ 22.4.3, implantierter ZVK oder Absetzen).
- Meist sind kleine Größen (z. B. 20 G, Durchfluss bis zu 50 ml/h wässrige Flüssigkeit) ausreichend.

! Möglichst „sichere" Vene suchen, d. h. spezielle Lagerungspositionen, terminale Zentralisierung, Restmobilität und ästhetische Gesichtspunkte beachten.

! Max. zwei Versuche, dann Kollegen holen.

! Bei Kachexie, Bettlägerigkeit und terminaler Unruhe hohes Entzündungsrisiko.

Relative Kontraindikationen Reine Flüssigkeitssubstitution in der terminalen Phase (geht auch s. c.), sterbender Pat., Ödeme an der Punktionsstelle.

Material Verweilkanüle max. 18 G (grün), Hautdesinfektionsmittel, Pflaster (spezielles Kanülenpflaster), Verschluss (Mandrin, Stöpsel).

Zentraler Venenkatheter

Indikationen In der Palliativmedizin selten sinnvoll, z. B. kurzfristige volle parenterale Ernährung, venenreizende Infusionen, keine peripheren Venen mehr zu finden.

Kontraindikationen Nur kurzzeitige i. v. Gabe nötig, sterbender Pat., schwere hämostasiolog. Störungen, Entlassung nach Hause geplant.

Zugangswege

- **Peripher** (V. basilica, V. cephalica). *Vorteil:* Geringe Infektionsrate, geringe Blutungsgefahr. *Nachteil:* Hält nur wenige Tage bis Wochen, hohe Thromboserate, große Variationsbreite der Anatomie (häufig erfolgloser Punktionsversuch). Nicht sinnvoll in der Palliativsituation, da kein Vorteil ggü. Verweilkanülen.
- **Zentral** (V. jugularis ext. und int., V. subclavia). *Vorteil:* lange Liegedauer, mehrlumige Katheter möglich. *Nachteil:* Anlage belastend für Pat., viele mögliche Komplikationen, braucht erfahrenen Arzt und oft Rö-Kontrolle, i. d. R. nicht im häuslichen Bereich legbar.

Material Punktionsset mit entspr. Plastikkatheter (Länge und Dicke von Punktionsort abhängig), Lokalanästhetikum, sterile Handschuhe, 10-ml-Spritze mit NaCl (steril), sterile Abdeckung und Kleidung.

Durchführung

- Trendelenburg-Lagerung (Kopftieflagerung 20°, V. jugularis, V. subclavia), wenn Pat. es toleriert (bessere Venenfüllung, Vermeidung von Luftembolien).
- Punktion unter sterilen Bedingungen mit speziellem Katheterset in Seldinger-Technik (Vorschieben des Plastikkatheters über Führungsdraht) oder durch Vorschieben des Katheters durch Punktionskanüle.
- Lage überprüfen: Rückläufigkeit (peripher), Rö (zentral).

- Aufheben der Kopftieflage nach Anschluss eines Infusionssystems.
- Katheter gut fixieren, evtl. annähen.

Rö-Kontrolle kann bei gut rückläufigem, komplikationslos gelegtem Katheter entfallen, wenn keine ZVD-Messung erforderlich und keine hochkalorische Ernährung geplant ist.

Komplikationen
- Thrombose, Phlebitis, Infektion *(Staph. aureus)* deutlich häufiger als bei peripheren Verweilkanülen.
- Beim Legen Risiken in Abhängigkeit der anatomischen Strukturen.
  - Peripher: art. Punktion, Nervenverletzung, Vorschieben nicht möglich wegen atypischem Venenverlauf.
  - Zentral: art. Punktion, Pneumothorax, Hämatothorax, Hämatom, Nervenverletzung (Plexus brachialis), Luftembolie.
- Endokardverletzung, Rhythmusstörung durch zu weites Vorschieben.
- Bei exsikkiertem Pat. kann Punktion schwierig sein. Ind. überprüfen, ggf. Pat. vorher über peripheren Venenzugang oder s. c. infundieren.
- Bei Fieber oder infizierter Einstichstelle Katheter entfernen. Vor Neuanlage Ind. überprüfen.

! Ein Pat. muss nicht unbedingt eine Infusion haben, nur weil ein ZVK liegt. Nach „Blocken" mit Heparin (Instillieren von ca. 2 ml Heparin) kann der Katheter mehrere Tage (bis Wochen) „stillgelegt" werden.

Implantierter Venenkatheter („Port")

Definition Operativ in Lokalanästhesie oder Vollnarkose in die V. basilica oder V. subclavia eingeführter und subkutan implantierter zentraler Venenzugang, der i. d. R. lebenslang verbleiben kann (▶ Abb. 16.2).

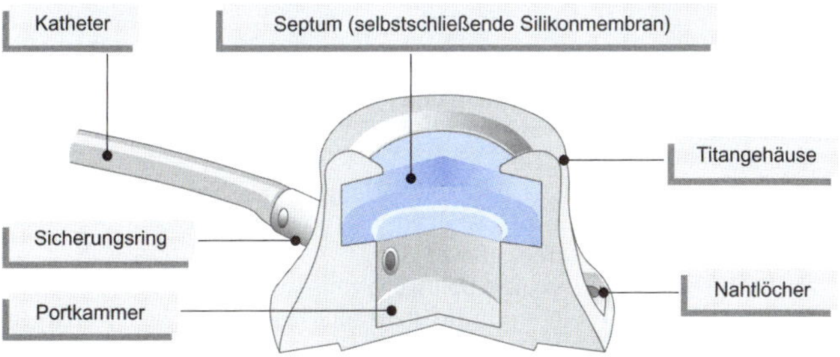

Abb. 16.2 Portsysteme [L157]

Der „Port" besteht aus einem Reservoir, das mit einer Silikonmembran (ca. 1 cm dick) verschlossen ist. Anstechen nur mit Spezialnadeln („Huber-Nadeln") erlaubt, da sonst Löcher in die Membran gestanzt werden. Blutabnahmen aus dem Port sind mit Einschränkung möglich (evtl. 10 ml verwerfen, Messfehler v. a. für Gerinnungsparameter). ZVD-Messung ist nicht möglich.

Indikationen Längerfristige Infusionstherapie (Ernährung, Medikamentengabe, Chemotherapie, Schmerztherapie) bei schlechten peripheren Venenverhältnissen und fehlender Alternative (z. B. s.c. Gabe).
Ind. für implantierte Ports an anderer Lokalisation:

- Lokale Chemotherapie (z.B. Lebermetastasen, ▶ 18.2.1).
- Medikamentenpumpen (z.B. Schmerztherapie intrathekal, ▶ 4.4.1).

> ! Ind. zur Implantation früh genug stellen, da bei gutem AZ weniger Komplikationen bei der Implantation.

Kontraindikationen Schlechter AZ (Narkose), Koagulopathie, geringe Lebenserwartung.

Komplikationen Postop. lokale Wundinfekte, Serom, Hämatom, Dislokation des Reservoirs, Leck an der Eintrittsstelle in die Vene. Infizierter Port mit Sepsis, Thrombose mit Verschluss, Armvenenthrombose, Abriss des Katheters, Dislokation.

Injektion oder Infusion in den Port

Material Huber-Nadel (90° gewinkelte Kanüle mit Innenschliff), Hautdesinfektionsmittel, sterile Kompressen, Spritze mit 10 ml NaCl, Kanülenpflaster.

Durchführung

- Steriles Arbeiten.
- Ggf. alten Verband und alte Nadel entfernen, dabei Port von außen mit der Hand im Unterhautgewebe fixieren (**cave:** Verletzungsgefahr durch „Zurückschnellen" der Hand beim Ziehen).
- Hautdesinfektion. Portnadel (steril) mit NaCl füllen.
- Port mit der einen Hand im Unterhautgewebe fixieren, Membran lokalisieren, darüberliegende Haut verschieben (reizfreie Punktionsstelle).

> ! Bei schwerer Kachexie kann sich der Port lockern und um 180° drehen, sodass die Membran unten liegt. Drehversuch möglich, meist aber operative Revision nötig.

16

- Nadel rasch senkrecht durch Haut und Membran (1 cm Dicke!) stechen, bis Kontakt mit dem Portboden (metallisch) sicher.
- Aspiration von Blut bzw. Heparingemisch, wenn möglich.
- Bolusgabe von 10 ml NaCl („Anspülen"), Einstichstelle beobachten (Paravasat?).
- Infusion anschließen (Mindestflow 2 ml/h).
- Nach Abschluss einer i.v. Gabe Bolusgabe von 10 ml NaCl.
- Portnadel kann bei reizloser Einstichstelle auch länger (z.B. 1–2 Wo.) liegen bleiben.
- Vor Entfernen der Nadel immer mit NaCl gut durchspülen.

Wenn der Port nicht läuft

> ! Ein Port, der nicht rückläufig ist oder nicht läuft, muss nicht zwangsläufig entfernt werden. Bei Unklarheiten Port-Erfahrenen zu Rate ziehen!

- Nadel steckt nicht tief genug (Spitze in der Membran): Nadel vorsichtig wieder reindrücken, bis metallischer Widerstand spürbar.
- Nadel steckt nicht im Port (kein „metallischer" Widerstand), sondern daneben: Nadelwechsel.
- Klemme an der Portnadel ist noch zu.
- Infusionsschlauch abgeknickt.
- Nadel verstopft: Nadelwechsel.
- Port zuthrombosiert.
  - Bolusgabe von NaCl-Heparin-Gemisch, evtl. mit Insulinspritze (höherer Druck möglich. **Cave:** Port kann platzen!).
  - Instillation von Heparin pur, 2–4 h belassen, dann erneuter Bolusversuch mit NaCl.
  - Instillation von Vit.-B-Komplex und bis zu 12 h belassen (Erfahrungswissen, Wirkweise unbekannt). **Cave:** unangenehmer Geruch. Bei hohem Injektionsdruck besteht Gefahr, dass es spritzt!
  - Ultima Ratio: Mini-Lyse z. B. mit Streptokinase 5.000 IE über 1–4 h, Urokinase 2.000 IE über 2–8 h.
- Port disloziert (Paravasat erkennbar, evtl. Kontrastmitteldarstellung).
- Armvenenthrombose (Klinik).

Portinfektion

Meist Ind., den Port zu entfernen. Bei geringer Lebenserwartung und fehlender Alternative zur i. v. Gabe (sehr selten!) Sanierungsversuch mit Antibiose über den Port, z. B. Vancomycin 1 g/d bzw. nach Austestung. Evtl. „Antibiotika-Block" über 24 h. Erfolgsrate ca. 10–20 %.

16.2 Punktionen

16.2.1 Peritonealpunktion (Aszitespunktion)

Indikationen Entlastungspunktion bei aszitesbedingten Beschwerden, selten Diagnostik. In der Terminalphase oft sinnvoll zur Erleichterung der Atmung.

Kontraindikationen Asympt. Aszites (außer zur Diagnostik). Vorsicht bei Gerinnungsstörung, Thrombopenie, Leberausfall (Quick), Peritonealkarzinose (Bauchwandverdickung durch Tumor, Blutungsgefahr).

Punktionsort Oberhalb der Blase bzw. auf der Linie zwischen Spina iliaca ant. und Nabel, meist li. (weniger Verwachsungen). Bei ultraschallgeführter Punktion überall, wo reichlich Aszites und keine soliden Strukturen zu erkennen sind.

Durchführung Da in palliativer Ind. i. d. R. große Aszitesmengen punktiert werden, ist eine Fehlpunktion relativ selten. Das routinemäßige vorherige Entleeren der Blase kann entfallen.
Eine Eiweißsubstitution ist selten sinnvoll. Meist ist sowohl die Nachlaufgeschwindigkeit als auch das Allgemeinbefinden des Pat. unabhängig von dieser (teuren) Maßnahme (▶ 15.1.6).

> **!** Immer so viel Aszites entnehmen wie möglich bzw. für den Pat. tolerabel. Eine „obere Grenze" existiert nicht. Es gilt: „So oft wie nötig, so viel wie möglich."

- Da für einen Pat. mit massivem Aszites das Liegen auf dem Rücken sehr belastend ist, diesen vorher ausführlich informieren, alle Instrumente sorgfältig vorbereiten und zügig arbeiten (▶ Abb. 16.3): Hautdesinfektion, Lokalanästhesie, „Zick-Zack-Punktion" (subkutan stechen, Nadel mit der Haut entlang des Unterhautfettgewebes 1–2 cm verschieben, dann erst peritoneal stechen) mit großlumiger Verweilkanüle (14 G), Entfernen der Nadel (es fließt Aszites im Strahl), Anbringen eines Ablaufsystems (fertig abgepackte Sets oder Infusionsverlängerungssystem mit Dreiwegehahn und großvolumiger Spritze).

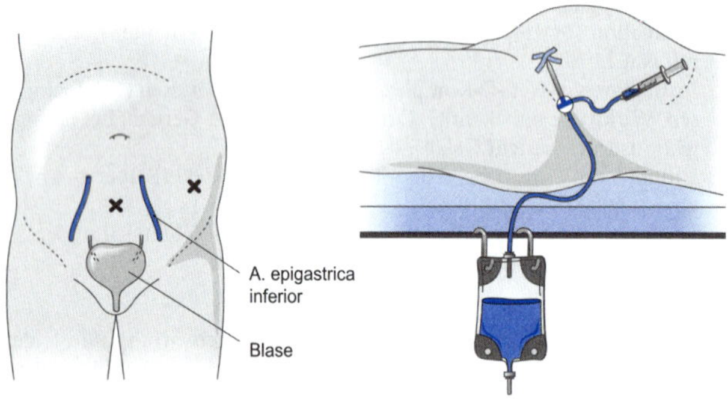

Abb. 16.3 Peritonealpunktion [L190]

- Bei ruhigen, wachen, kooperativen Pat. und klarem Aszites kann die Aszitesflüssigkeit frei in ein bereitgestelltes Gefäß ablaufen, dennoch immer dabeibleiben. Eiweißreicher Aszites bei Peritonealkarzinose verklebt leicht und muss daher meist manuell abgezogen werden.
- Bei rasch nachlaufendem Aszites Anlage eines Verweilsystems erwägen (▶ 6.11).

16

! Eine Aszitespunktion, bei der der Arzt am Bett bleibt und die Flüssigkeit manuell abzieht, kann eine sehr gute Gelegenheit für intensive Zuwendung zum Pat. und ein ausführliches Gespräch sein.

- Bei auslaufendem Aszites („Punktionsleck") Punktionsstelle mit Stomabeutel verschließen.
- Ist eine intraperitoneale Chemotherapie geplant, sollte eine max. Entleerung angestrebt werden. Evtl. Sono-Kontrolle (▶ 18.2.3).

Komplikationen Blutung, Verletzung intraabdom. Strukturen (v. a. nach wiederholten Punktionen, mehrfachen OPs, Peritonealkarzinose), Fistelbildung (deshalb tangentiales Einführen der Punktionsnadel).

16.2.2 Pleurapunktion

Indikationen Sympt. Pleuraerguss (v. a. bei Mamma-, Bronchial- und Ovarial-Ca), Zytostatika-Instillation zur Pleurodese bei rezid. Erguss, selten zur Diagnostik, gelegentlich „notfallmäßig“ bei schwerer Dyspnoe und bekanntem bzw. klinisch nachgewiesenem Erguss.

Kontraindikationen Asympt. Erguss bei bekannter Genese.

> **!**
> - Bei gleichzeitigem ausgeprägtem Aszites erst Aszites punktieren, dann Pleuraerguss, falls noch erforderlich.
> - Nach wiederholten Pleurapunktionen, lang bestehendem Erguss und fortgeschrittener Erkr. kann eine Punktion wegen ausgeprägter Verwachsungen erfolglos sein.
> - Pneumothorax-Risiko muss vorher mit dem Pat. besprochen werden, um evtl. gewünschte oder verweigerte Notfallmaßnahmen zu kennen! Bei bds. Pleuraergüssen nicht beide Seiten in einer Sitzung punktieren (Gefahr des bds. Pneumothorax mit schwerster Dyspnoe).

Punktionsort Unterhalb des Ergussdämpfungsrandes, 4. bis 7. ICR (nicht tiefer!), im ICR „obere Kante untere Rippe“ (▸ Abb. 16.4). Wenn möglich, vorher Sono-Kontrolle (häufig gekammerter Erguss).

Durchführung

- Vorbereiten des Pat. auf die Prozedur und die Notwendigkeit des „aufrechten Sitzens“ (ist für schwache Pat. oft kaum möglich → Hilfsperson).
- Evtl. 15 Min. vorher Prämedikation mit Antitussivum (Codein 40 mg p. o. oder s. c.) und Sedativum (z. B. Promethazin 5–10 mg p. o. oder s. c.), bei großer Angst vor Schmerzen und Atemnot Morphin (1/10 der Tagesdosis oder 5 mg s. c.).
- Pat. in sitzende Position bringen. Ergusshöhe perkutorisch oder mit US feststellen, Punktionsstelle markieren.
- Hautdesinfektion, Lokalanästhesie mit Probepunktion.
- Punktionskanüle des fertigen Punktionssets oder großlumige Verweilkanüle (14 G) mit aufgesetzter Spritze senkrecht zur Haut einführen und unter ständiger Aspiration in „Zick-Zack-Technik“ (abwechselnd schräg nach oben und gerade vorschieben, reduziert Pneurisiko) vorschieben, bis sich Ergussflüssigkeit aspirieren lässt. Stahlnadel zurückziehen und Plastikkanüle vorschieben.
- Wenn möglich, Pat. pressen lassen („Valsalva-Manöver“, für Schwerkranke oft nicht möglich), um Ablaufschlauch anzuschließen (fertiges Set oder Infusionsverlängerungsschlauch, Dreiwegehahn und großvolumige Spritze).
- So viel Erguss entnehmen wie möglich bzw. für den Pat. tolerabel. Hustenreiz (Aneinanderreiben der Pleurablätter) kündigt vollständige Drainage an. Bei sehr großen Ergüssen (> 2 l) evtl. zweizeitige Punktion.
- Entfernen der Kanüle unter erneutem Valsalva-Manöver (wenn möglich) und Kompression mit Tupfer und Pflasterverband.

> **!** Rezid. Pleuraergüsse, bei denen keine Verklebung geplant oder möglich ist, nie vollständig drainieren, da der Hustenreiz sehr quälend sein kann.

Besonderheiten in der Palliativmedizin

- Bei einigen Pat. kommt es nach einmaliger Entlastung nicht mehr zu einem signifikanten Erguss (Verklebung nach Entleerung, verbleibende Lebenszeit zu kurz, um das „Nachlaufen“ zu erleben).

16

- Bei rasch nachlaufendem Erguss Pleurodese erwägen (▶ 18.2.3).
- Bei stark kachektischen Pat. evtl. Salbenverband, um Punktionsstelle „abzudichten“ (vermindert das Pneumothoraxrisiko).
- Keine routinemäßige Rö-Kontrolle, sondern klin. Kontrolle.

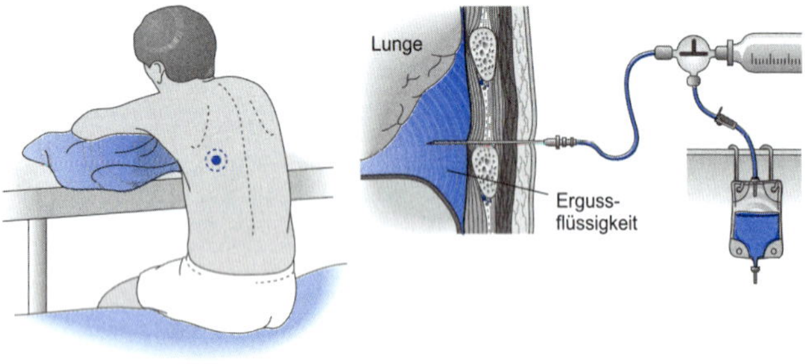

Abb. 16.4 Pleurapunktion [L157]

16.2.3 Lumbalpunktion

Indikationen Diagnostik und Therapie der Meningeosis carcinomatosa, Lumbalanästhesie zur Schmerztherapie, Diagnostik und selten Therapie infektiöser ZNS-Erkr.

Kontraindikationen Erhöhter Hirndruck (Augenspiegeln beider Augen: Stauungspapille, Klinik, CT-Befund).

Punktionsstelle L4/5 oder L3/4 in der Medianebene genau zwischen den Dornfortsätzen (▶ Abb. 16.5).

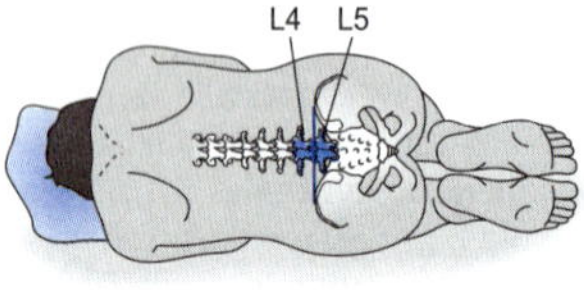

Abb. 16.5 Lumbalpunktion [L106]

16

Durchführung
- Pat. aufklären, evtl. Prämedikation (z. B. Midazolam 2,5–5 mg s. c. oder i. v.).
- Material und ggf. Medikamente bereithalten.
- Pat. auf die Seite mit angezogenen Knien lagern, falls möglich auch sitzend (Punktion einfacher. **Cave:** Kollapsneigung → Hilfsperson).
- Hautdesinfektion, Lokalanästhesie (nicht routinemäßig) evtl. auch interspinal (Punktionsweg eruieren. **Cave:** „Spinalanästhesie“), streng aseptisches Arbeiten.
- Punktion mit Spinalnadeln (G 22, 25, 27 oder 29 mit Mandrin; je dünner die Nadel, desto weniger postpunktionelle Probleme), Nadelöffnung nach lateral zeigend, schräg nach kranial vorschieben. Dabei am Rücken des Pat. abstützen (verhindert Fehlpunktion bei Abwehrreaktion des Pat.). Nach Überwinden des Widerstands des derben Lig. interspinale Nadel vorsichtig millimeterweise weiterschieben, bis Liquor fließt („loss of resistance“), dabei zur Kontrolle Mandrin jeweils kurz zurückziehen.

- Pat. verspürt evtl. kurze, einschießende Schmerzen mit Ausstrahlung in das Bein. Pat. beruhigen und vorsichtig weiter vorschieben.
- Falls Punktionsnadel auf Widerstand stößt (Periost), Nadel weit (bis ins Unterhautfettgewebe) zurückziehen und kranial ansteigend vorschieben.
- Vor Gabe des Medikaments ca. 5 ml Liquor abtropfen lassen, ggf. zur Diagnostik in sterile Röhrchen auffangen.
- Kein Rückfluss von Liquor: Nadel langsam um ca. 90° drehen, evtl. etwas vor- und zurückschieben, evtl. Lage korrigieren.
- Bei blutigem Liquor abtropfen lassen, bis Liquor klar. Keine Injektion bei Rückfluss von Blut aus der Punktionsnadel (Punktion einer Periduralvene bzw. eines Subarachnoidalgefäßes → Kanülenlage korrigieren).
- Medikament(e) langsam unter regelmäßiger Kontrollaspiration applizieren. **Cave:** Nadel wird leicht versehentlich weiter vorgeschoben.
- Nadel entfernen, steriles Pflaster, Punktionsstelle komprimieren, Pat. mind. 1 h flach lagern mit Sandsack auf der Punktionsstelle (in Rücken- oder Bauchlage möglich).

!
- Keine Medikamenteninjektion ohne Liquorrückfluss.
- Klagt der Pat. bei der Punktion über anhaltende, ins Bein ausstrahlende Schmerzen ist die Nadel am Lig. nach lateral ausgewichen. Nadel bis ins Subkutangewebe zurückziehen und erneuter Punktionsversuch, evtl. mehr nach kranial. **Cave:** Lumbalpunktionsnadel ist sehr elastisch, sodass Abweichung von außen nicht erkennbar sein muss.

Geeignete Medikamente Dexamethason (4–8 mg), Cytarabin, z. B. Alexan® (40 mg), Methotrexat (15 mg). Lokalanästhetika (je nach Ind. und Konz.) zur Schmerztherapie (▶ 4.4.1).

Komplikationen Postpunktionelles Sy. mit diffusen Kopfschmerzen, Übelkeit, Kreislaufstörungen über 12–24 h. **Prävention und Therapie:** möglichst dünne, atraumatische Punktionsnadel (z. B. Sprotte-Nadel) verwenden. Nach Punktion 24 h Bettruhe (flach lagern) und reichlich Flüssigkeit (ca. 1 l zusätzlich, Benefit nicht gesichert), evtl. Paracetamol 0,5–1 g.

16.2.4 Perikardpunktion

Indikationen Sympt. Perikarderguss unterschiedlicher Genese, intrakavitäre Chemotherapie (▶ 18.2.3) bei malignem Erguss, Diagnostik.

Symptomatik des Perikardergusses Linksthorakaler Schmerz, retrosternaler Druck, Angst, Atemnot, Blutdruckabfall, Tachykardie.

Kontraindikationen Fehlende Symptome, Blutungsneigung.

! Nicht die Ergussmenge, sondern die Geschwindigkeit des Auftretens ist entscheidend für die Beschwerden. Bei raschem Entstehen des Ergusses können bereits 100 ml sympt. sein, bei langsamer Entstehung werden bis > 1 l Erguss toleriert.

Durchführung
- Pat. mit 45°-Oberkörperhochlagerung gut abstützen.
- Hautdesinfektion und Lokalanästhesie.
- Punktionsstelle zwischen Xyphoid und li. Rippenbogen (▶ Abb. 16.6).
- Wenn möglich unter US-Kontrolle Punktion mit langer Nadel (z. B. Lumbalpunktionsnadel G 25, 27) 45° nach kranial gerichtet unter ständiger Aspiration.
- Bei nachlaufendem, nachgewiesen malignem Erguss Sklerosierungsversuch mit Tetrazyklin (500 mg), Bleomycin (15–30 mg), Mitoxantron (20 mg). Erfolgsrate 50 %.
- Steriler Verband.
- Nach Punktion ca. 6–12 h Bettruhe, Puls- und RR-Kontrolle.

> **!** Meist sind die Beschwerden bereits nach geringen Punktionsmengen besser, wenn möglich dennoch max. Ergusspunktion.

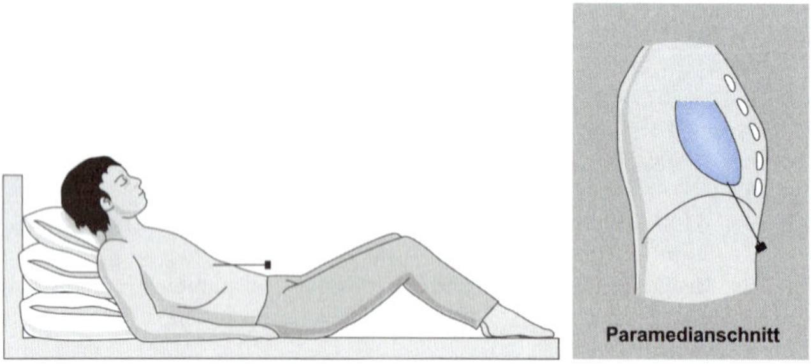

Abb. 16.6 Topografische Orientierung bei Perikardpunktion [L157]

16

16.3 Stomata

Definition Künstlich geschaffene Verbindung zwischen Hohlorgan und Haut.

> **!** Pat. präop. ausführlich auf die Stomaanlage vorbereiten. Es ist das Recht jedes Pat., das Einverständnis zur Stomaanlage zu verweigern (▶ 20.1.1).

16.3.1 Tracheostoma

Definition Künstliche Trachealöffnung nach zervikal zur Sicherung der Atmung (maschinell oder normal).

Indikationen Notfallmaßnahme bei akuter mechanischer Atemwegsverlegung (▶ 13.4), z. B. Fremdkörper, Ödem, Tumor, Entzündung, geplant bei drohender Atemwegsverlegung, Langzeitbeatmung, OPs mit Risiko der Trachealverlegung.

> **!** Bei Pat. mit HNO-Tumor rechtzeitig an die drohende Atemwegsverlegung denken und Vorgehen im Notfall klären.

Kontraindikationen Fehlende Ind., fehlendes (mutmaßliches) Einverständnis des Pat.

Lokalisation

- Unterhalb des Kehlkopfknorpels, ober- oder unterhalb der Schilddrüse median.
- Selten (bei Notfalltracheotomie) transthyreoidal oder lateral.

Komplikationen

- Nervenläsion (N. recurrens) bei Stomaanlage.
- Lokale Infektion.
- Stomaverlegung (v. a. in der 1. Wo. postop.) durch Sekret, Borken, Blut, Tumor o. Ä.
- Ausfall der Luftbefeuchtung (Nasen-Rachen-Raum) → Infektrisiko, Borkenbildung → „künstliche Nase", Vernebler.
- Schleimbildung mit erschwertem Abhusten → Atemnot, Sekretstau, Infekt → Sekretolyse, Flüssigkeitszufuhr, Absaugen.
- Psychosoziale Probleme, Angst vor Ersticken (▶ 5.1).

Stomaversorgung

- Anpassen einer geeigneten Kanüle (flexibel, starr, blockbar, doppel-, einwandig, Tracheotomie- oder Laryngektomiekanüle, ▶ Abb. 16.7).
- Verbandswechsel ein- oder mehrmals tgl., je nach Sekretion:
  - Ggf. Absaugen bei starker Sekretbildung.
  - Entfernen der Halterung und Kanüle.
  - Hautreinigung (Wasser oder Öl, keine Seife – Aspirationsgefahr).
  - Ggf. Hautschutzmittel.
  - Kanülenreinigung (Wasser, Spezialbürste für innen).
  - Schlitz- bzw. Hautschutzkompresse.
  - Kanüle einführen, fixieren (Halsband).
- Bei starker Speichelsekretion oder Blutungen aus dem oberen Rachenbereich geblockte Kanüle verwenden.
- Bei lokaler Hautreizung oder starker bronchialer Sekretion Silberkanüle (lokal antiseptische Wirkung des Silbers).
- Immer Ersatzkanüle bereithalten.
- Auch beim bewusstlosen Pat. jeden Handgriff kommentieren (Panikattacke beim Absaugen oder Entfernen der Kanüle, Atemnot).
- Auch leichte Blutungen beim Kanülenwechsel sofort abklären, Gefahr der Aspiration.

> **!** Plötzliche Atemnot beim tracheotomierten Pat. bedeutet meist Verlegung der Kanüle durch Borken → Ruhe bewahren, Kanüle entfernen, reinigen, neu einsetzen.

In den ersten 1–2 Wo. darf die Trachealkanüle (▶ Abb. 16.7) nicht für längere Zeit entfernt werden (v. a. bei dilatativ angelegtem Tracheostoma). Danach bleibt die Stomaöffnung i. d. R. offen, sodass ein Kanülenwechsel unkompliziert und ohne Zeitdruck durchgeführt werden kann (Pat. beruhigen). Evtl. kleines Spekulum (Klinaspekulum) bereithalten.

> **!** Ein Tracheostoma bedeutet nicht zwingend den Verlust der Sprache, aber meist große Einschränkung der Lebensqualität.

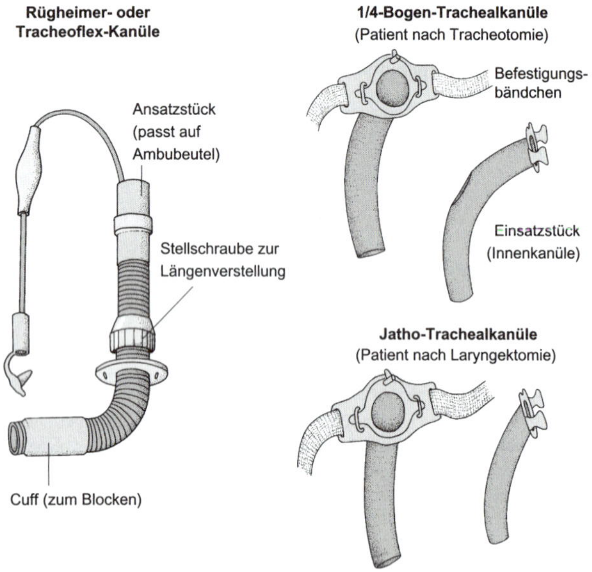

Abb. 16.7 Trachealkanülen [L157]

Information von Patient und Angehörigen

- Umgang mit dem Stoma.
  - Kein Wasser und keine Seifenlsg. ins Stoma bringen (Baden und Duschen!).
  - Steriles Arbeiten beim Kanülenwechsel.
  - Ausreichende Luftfeuchtigkeit v. a. in der Heizperiode.
  - Psychosoziale Hilfen, Selbsthilfegruppen.
- Anleitung zu selbstständiger Pflege, Absaugen und Kanülenwechsel (Üben vor dem Spiegel, braucht viel Geduld und Verständnis).
- Anleitung zur Ernährung (Aspirationsgefahr → blockbare Kanüle).
- Anleitung zum Sprechen (Sprechkanüle, Logopädie).
- Ggf. alternative Kommunikationssysteme anbieten (Schreibtafel).
- Kontakt zur lokalen Selbsthilfegruppe vermitteln: Bundesverband der Kehlkopflosen, Annabergerstr. 231, 09120 Chemnitz (Tel. 03 71–22 11 18 oder 22 11 23).

16

16.3.2 Enterostoma

Definition Künstlicher Darmausgang zur Ausleitung des Darminhalts aus Dünn- oder Dickdarm.

Indikationen

- Entlastung bei akutem Darmverschluss.
- Permanente Inkontinenz durch Defekt oder Verlust des Kontinenzorgans.
- Palliativ bei rezid. Subileus-/Ileusbeschwerden.

- Vorübergehend zur Entlastung kritischer Darmanastomosen oder bei entzündlichen Darmerkr.

> **!** Bei drohendem Ileus und zu erwartender Notwendigkeit eines Stomas Pat. rechtzeitig informieren.

Kontraindikationen Fehlende Ind., fehlendes (mutmaßliches) Einverständnis des Pat.

Lokalisation
- Endständig oder doppelläufig, definitiv oder vorübergehend, das Ileum oder Kolon ausleitend.
- Wenn möglich, Lage des Stomas präop. am liegenden, sitzenden, stehenden und sich bewegenden Pat. testen.
- Stoma muss für Pat. einsehbar und handhabbar sein.
- Innerhalb des Rektusmuskels.
- Ausreichend Abstand zu Nabel, Leiste, Taille, knöchernen Strukturen, Narben, vorbestrahlten Hautarealen.
- Lage des leeren und vollen Stomabeutels in verschiedenen Körperhaltungen bedenken.
- Ileostoma (re. Mittel- und Unterbauch, prominent, dünner Stuhl, wenig Luft) oder Kolostoma (li. Mittel- und Unterbauch, flach im Hautniveau, dicker Stuhl, viel Luft) erfordern unterschiedliche Vorsichtsmaßnahmen.

Komplikationen ▶ Tab. 16.2.

Tab. 16.2 Komplikationen bei Enterostoma

Komplikation	Ursachen	Folgen	Therapie
Hernien	Infektion, Adipositas, Peritonealkarzinose, Aszites, Rezidiv	Schmerzen, Entleerungsstörungen	Operative Revision, Bruchband
Prolaps	Zu große Faszienlücke	Ulzera, Pseudopolypen, Blutungen	Prolapskappe
Stenose	Rezid. Entzündungen, Nahtinsuff., Narbenschrumpfung	Stuhlverhalt	Bougieren, operative Korrektur
Retraktion	Ungenügende intraop. Mobilisierung des Darms, Adipositas	Nahtdehiszenz, Zurückrutschen des Darms	Sofortige Reoperation, konvexe Stomaplatte
Hautprobleme	Irritation durch ungenügende Pflege, falsche Beutelwahl, zu seltener Wechsel		Prävention, exaktes Ausschneiden der Platten, Wechsel auf Karayaprodukte und Adhäsivplatte
	Allergie, Kontaktekzem auf Klebeflächen, Plastikmaterial, Hautpflegemittel, Adhäsivplatte u. a.		Allergen eruieren. Weglassen. **Weniger ist mehr!**
	Follikulitis durch Ausreißen der Haare beim Plattenwechsel		Rasur, vorübergehend Adhäsivplatte

Tab. 16.2 Komplikationen bei Enterostoma *(Forts.)*			
Komplikation	**Ursachen**	**Folgen**	**Therapie**
	Pilzinfektion (Candida) v. a. bei immunabwehrgeschwächten Pat.		Abstrich, antimykotische Lotionen lokal, evtl. systemisch Antimykotika
	Hyperkeratose und Kristallbildung (v. a. bei Urostoma, ▶ 16.3.3) durch ständige Feuchtigkeit		Exakte Anpassung der Klebefläche, 12 ×/d Spülung mit Essigwasser (1 : 1, 10 Min. einwirken lassen), reichlich Flüssigkeit (senkt Harnkonz.)
Psychosoziale Probleme	• Eingriff in die Intimsphäre • Angst vor Rezidiv • Störung des Sexuallebens		

Stomaversorgung

- **Kolostomie:** postop. durchsichtiger Ausstreichbeutel (Kontrolle auf Blut, Nahtausriss, Nekrose, Vermeiden unnötiger Wechsel), später meist 1–2 ×/d unproblematische, kontrollierte Entleerungen (fester Stuhl).
- **Transversostomie:** meist Notfalleingriff → Pat. nicht vorinformiert. Lage oft ungünstig unter Rippenbogen, großes Stoma. Immer Ausstreichbeutel, da häufige, unkontrollierte Entleerung von dünnem Stuhl.
- **Ileostoma:** exakt abdichtende Platte mit Ausstreifbeutel wegen häufiger, unkontrollierter Entleerungen von sehr dünnem, hautschädigendem Stuhl (Dünndarmsaft).

Beutelsysteme

- Verschiedene Klebeflächen mit verschiedenen Lochgrößen (vorgegeben oder variabel).
- Klebeplatte konvex, plan oder konkav, je nach Anatomie des Stomas; Beutel jeweils mit zusätzlichem Gürtel sicherbar.
- Beutel zum Einmalgebrauch oder ausstreichbar, evtl. mit Aktivkohlefilter zur Geruchsminderung.
- Für alle Stomata Abdeckung mit Minibeutel oder Stöpsel möglich (Sport, elegante Kleidung).
- Möglichkeit zur Irrigation bei endständiger Sigmoidostomie gegeben.
- Einteilig: fest mit Klebefläche verbunden, beim Wechsel vollständig entfernt, hohe Belastung für die Haut.
- Zweiteilig: Hautschutzplatte mit integriertem Rastring und separatem Beutel, der problemlos gewechselt werden kann.

16

Hautschutzmaßnahmen

- Vollständiger Wechsel alle 3 d.
- Sorgfältige Reinigung der Haut (Wasser, Seife, spezielle Reinigungsmittel vom Beutelhersteller).
- Trockenföhnen.
- Spezielle Hautschutzmittel zum Gerben oder Abhärten der Haut.
- Exaktes Anpassen der Stomaplatte.
- Regelmäßige Kontrolle der Stomagröße, da das Stoma postop. und bei starker Kachexie schrumpfen kann.

! Zur Hautreinigung nie Ether, Alkohol, Benzin oder Öl verwenden, da sie die Haut zerstören und die Haftung der Platten vermindern.

Information von Patient und Angehörigen

- Immer Kontakt zur lokalen Selbsthilfegruppe der ILCO (Ileostomie-Colostomie-Urostomie-Vereinigung: Deutsche ILCO e. V. Landshuter Str. 30, D-85356 Freising, Tel. 081 61–93 43 01, Fax 081 61/93 43 04) herstellen, die präop., postop. und ambulant beraten und medizinisch, pflegerisch, psychisch und sozial betreuen.
- Ausführliche Information über Notwendigkeit, Funktion und Risiken des Stomas.
- Mögliche Wirkungen bestimmter Nahrungsmittel auf die Stuhlbeschaffenheit erläutern.
- Pat. und Angehörige baldmöglichst in die Versorgung einbeziehen.

16.3.3 Urostoma

Definition Ableitung des Urins aus dem Nierenbecken (Nephrostoma) oder einer Ersatzblase (Urostoma) durch eine künstlich angelegte transdermale Öffnung.

Durchführung Direktes Einnähen des Nierenbeckens in die Haut zur Harnableitung, wenn eine Nephrektomie nicht möglich ist, oder Anlage eines Ileum-Conduits oder Sigma-Implantat als Harnblasenersatz und Ausleitung des implantierten Darmsegments mit einem Hautstoma (meist im re. Unterbauch).
Aufgrund der Beschaffenheit des ausgeleiteten Urins sind neben den allg. Regeln der Stomaversorgung spezielle Probleme zu beachten:

- Auf guten, dichten Sitz des Stomabeutels achten.
- Wechsel des Stomabeutels am besten morgens (weniger Urinfluss bei geringer Flüssigkeitsaufnahme in der Nacht).
- Regelmäßig entleeren, da Urin die Haut angreift.
- Bei Hautproblemen 1–2 ×/d mit Essigwasser (1 : 1) spülen, reichlich trinken (verdünnt den Urin).
- Aufsteigende HWI sofort behandeln.
- Stenosen im Stomabereich sind häufig – Urinmenge regelmäßig kontrollieren.
- Urat- u. a. Harnsteine können zu Stomaverschluss führen.

16.4 Lagerungs- und Pflegetechniken

Wie man sich bettet, so liegt man.
Wer nie sein Brot im Bette aß, weiß nicht, wie Krümel pieksen.
Wer in einem silbernen Bett schläft, hat goldene Träume.
Wessen Bett zu kurz ist, der muss krumm liegen.

16.4.1 Ziele richtiger Lagerung

- **Wohlbefinden** des Pat. durch Bewegung, Körperkontakt, Zuwendung.
- **Lagewechsel** mit neuer Stellung und neuem Platz im Raum verbinden, um dem Pat. neue Eindrücke zu ermöglichen (basale Stimulation, ▶ 16.4.5).
  - Blickwechsel zwischen Fenster, Tür und Wand (Bilder anbringen).
  - Kontaktaufnahme mit Bettnachbar ermöglichen.
  - Blumen, Bilder, Mobile von der Decke oder Aufrichthilfe, Licht und Farben bewusst einsetzen.
  - Nicht immer horizontal lagern.
- **Druckentlastung** als Prophylaxe und Therapie von Dekubitus.

- Druckumverteilung: häufiges Umlagern.
- Hohllagern: Würfelbett, Wechseldruckmatratze, Lagerungskissen.
- Weichlagerung: Matratzenauflagen wie Schaffell, Gelkissen, Schaumstoff.
- **Ruhigstellen, Stützen und Entlasten,** z. B.:
  - Lagern in Schiene bei path. Fraktur.
  - Kissenlagerung bei Parese.
  - Hochlagern bei Lymphödem.
- **Therapie und Prophylaxe von Kontrakturen:**
  - Vorsichtige Mobilisation der Extremitäten beim Lagewechsel (Kinästhetik, ▶ 16.4.5).
  - Einreibungen und Massage, Krankengymnastik, Anleitung zur Bewegung.
- **Verminderung der Spastizität gelähmter Gliedmaßen:**
  - Sandsack unter gelähmte Extremität.
  - Vorsichtiges „Durchbewegen" beim Umlagern.

16.4.2 Lagerungsarten

▶ Abb. 16.8; ▶ Tab. 16.3.

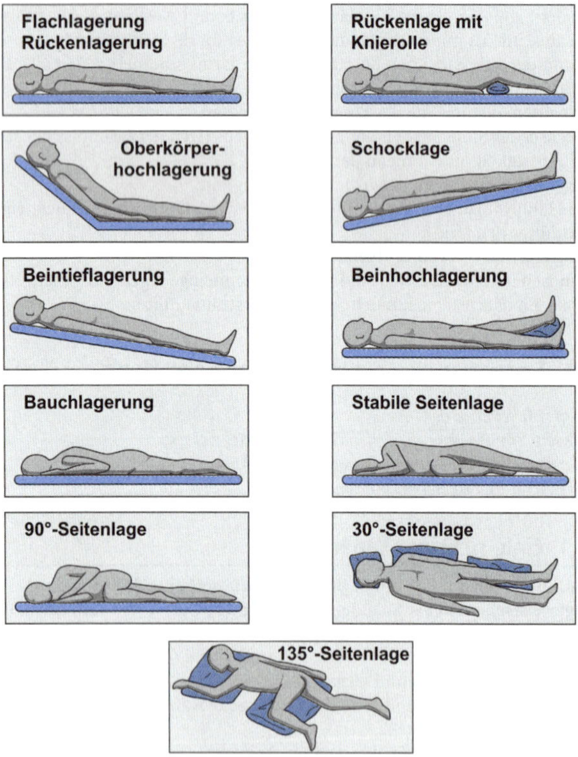

Abb. 16.8 Lagerungsarten [L157]

16

Tab. 16.3 Lagerungsarten (▶ Abb. 16.8)

Art der Lagerung	Durchführung	Wann anwenden
Flachlagerung/ Rückenlage	• Bett flach • Nur kleines Nackenkissen • Fußstütze • Evtl. kleine Knierolle	• Schädelverletzungen • Rücken-OPs • Wirbelsäulen- oder Beckenfrakturen
Rückenlage mit Knierolle	Flachlagerung mit Knierolle	• Zur Entspannung der Bauchmuskeln bei Bauchschmerzen • Bauchverletzungen
Oberkörperhochlagerung	• Kopfteil des Betts erhöhen • Gesäß sollte an der Abknickstelle des Betts sein • Knierolle oder „Knieknick"	• Zur Atemerleichterung • Herz- und Lungenerkr. • Zum Essen und Trinken
Trendelenburg-Lage/Schocklage	Ganzes Bett schräg stellen (Kopf tief)	• Schock • Akute Blutungen • Kreislaufversagen
Beintieflagerung/schiefe Ebene	• Ganzes Bett schräg stellen • Fußstütze • Evtl. Knierolle oder „Knieknick"	• Art. Durchblutungsstörungen • Nach Gefäß-OPs im art. System
Beinhochlagerung	• Ganzes Bett schräg stellen • Oder erkrankte Extremität auf einer Schiene • Weiche Fußstütze	• Fördert den venösen Rückfluss • Venen-OPs • Venenentzündungen
Bauchlagerung	• Bett flach • Kleines Kopfkissen • Fußkissen (Zehen entlasten)	• Entlastungslage (z. B. bei Dekubitus) • Korrekturlage (z. B. bei Kontraktur)
Stabile Seitenlage	• Bett flach • Pat. auf den Rücken legen, Arm unter die Hüfte; Knie derselben Seite beugen, an Schulter und Hüfte fassen und zu sich ziehen; unten liegenden Arm nach hinten ziehen, Kopf überstrecken, Gesicht in Richtung Boden wenden, Finger unter die Wange schieben	• Bewusstlosigkeit (Freihalten der Atemwege) • Erbrechen (Verhinderung von Aspiration)
90°-Seitenlage	• Bett flach oder leicht erhöht • Evtl. Stützkissen (Nacken, Rücken, Extremitäten, Füße)	• Nach Lungen-OPs • Bei Hemiplegie • **Cave:** ungeeignet zur Dekubitusprophylaxe, da Trochanterbereich hohem Druck ausgesetzt wird
30°-Seitenlage	• Wie 90°-Seitenlage mit flachen Kissen unter Rumpf und einem Bein • 2. Variante: Matratze auf einer Seite in ganzer Länge mit Kissen unterlegen (Protektro plus®)	• Dekubitusprophylaxe und -therapie • Zum Essen und Trinken bei Dekubiti im Sakralbereich
	Wichtig: Unten gelegene Schulter nach Lagerung nach vorn ziehen. Kissen zwischen die Knie!	

Tab. 16.3 Lagerungsarten *(Forts.)*		
Art der Lagerung	**Durchführung**	**Wann anwenden**
135°-Seitenlage	Zwei Kissen neben Rumpf des Pat. legen und ihn „darauf rollen"	Zum Verbandswechsel im Rücken- und Sakralbereich, wenn keine 2. Pflegekraft vorhanden ist

16.4.3 Spezielle Hinweise zur Lagerung bei Sterbenden

! Beim Sterbenden gelten alle und keine Lagerungsregeln.

Für alle Lagerungen gilt:
- Lagerung mit dem Pat. absprechen, jeden Handgriff vorbereitend erklären, keine plötzlichen Lagewechsel.
- Möglichst immer zu zweit umlagern (Schonung des Rückens von Pat. und Pflegenden).
- Mithilfe des Pat. fördern.
- Gebrauch des „Bettgitters" immer (auch bei „nicht ansprechbaren" Pat.) mit Pat. und Angehörigen besprechen (rechtliche Situation, ▶ 20). Alte und verwirrte Menschen werden durch die Bettumrandung oft eher unruhiger und ängstlicher (Freiheitsberaubung, Platzangst).
- Auf Wunden, Verbände, Katheter, Infusionen, Drainagen, Sauerstoffschlauch o. Ä. achten.

Beim Sterbenden gilt zusätzlich:
- Wohlbefinden ist wichtiger als Prophylaxe von Langzeitfolgen (die der Pat. wahrscheinlich nicht mehr erleben wird).
- Wünsche und persönliche Vorlieben des Pat. beachten.
- Angehörige, wenn möglich, in die Pflege integrieren.
- Bei Bedarf vor Wäschewechsel und Lagerung Schmerzmittel geben (Bedarfsanordnung in Patientenkurve).
- Vor Beginn der Lagerung klären, ob gleichzeitig Wäschewechsel, Kontrolle der Ausscheidungen und Körperpflege nötig ist → alle evtl. notwendigen Utensilien bereitstellen.
- Wäschewechsel nutzen, um dem Pat. Zuwendung, Körperkontakt und Stimulation aller Art anzubieten.
- Eigene Kissen und Decken des Pat. verwenden.
- Möglichst häufiger Lagewechsel beim unruhigen Pat. (Zuwendung).
- Umlagern in ein anderes Bett (z. B. „Luftmatratze") so bald wie möglich, da Umgewöhnungsphase für Pat. lästig sein kann und umso besser toleriert wird, je besser der Zustand des Pat. noch ist.
- Bei geplanter Entlassung nach Hause vor dem Einsatz eines Spezialbetts klären, ob dies auch ambulant zur Verfügung steht (Anfrage bei der Pflegekasse). Sonst lieber gleich nach Alternativen suchen und Pat. die zweimalige Umstellung ersparen.
- Je weicher die Lagerung, desto schwieriger ist es für den Pat., sich wahrzunehmen → Gefahr der Desorientiertheit und Unruhe → Kinästhetik, basale Stimulation (▶ 16.4.5).

16

> **!** Im Notfall können die richtige Lagerung und die Anwesenheit eines Menschen Beschwerden lindern.
> - Oberkörperhochlagerung bei akuter Dyspnoe (▶ 13.4).
> - Seitenlage bei Hämatemesis, um Aspiration zu vermeiden.
> - Knierolle oder Kistenlagerung bei Perforation eines Hohlorgans mit akuter peritonitischer Reaktion.
> - Sitzen am Bettrand bei finaler Unruhe (▶ 14.5.2; Dabeibleiben!).

16.4.4 Krankenbett und Hilfsmittel

Krankenbett

Die sachgemäße Ausstattung des Pflegebetts (auch im ambulanten, häuslichen Bereich) erleichtert die Pflege, vermittelt dem Pat. Sicherheit und fördert sein Wohlbefinden. Bei speziellen Lagerungsproblemen ist einerseits Improvisation gefragt, andererseits sollten auf lange Sicht spezielle Hilfsmittel eingesetzt werden.

> **!** Zur Erhaltung der Selbstständigkeit immer elektrisch höhenverstellbares Bett mit Steuerungsmöglichkeit verwenden.

Normalbett Länge 2 m, Breite 1 m, Höhe ab 60 cm, Bettverlängerung 30–50 cm, Rollen mit Feststellbremse, Kopf- und Fußteil getrennt (elektrisch) höhenverstellbar, Aufrichthilfe (ideal ist Griff über dem Kopfende **und** Strickleiteraufrichthilfe am Fußende), einteilige Matratze mit Schutzbezug, Spannbett-Tuch (größere Faltenfreiheit) und „Stecklaken" (Durchzug, zum häufigeren, problemlosen Wechsel im Gesäßbereich), großes und kleines Kissen (Stützkissen, evtl. Nackenrolle).

Packbett/Würfelbett Einteilige Matratze mit Aussparungen im Gesäß- und Fersenbereich, die durch verschieden große Schaumstoffwürfel aufgefüllt sind. Ermöglicht Entlastung und Hohllagerung.

Luftbett Pegasus-Bett®, Klinitronbett® u. a.: Luftmatratze mit mehreren Einzelkammern, die in Abhängigkeit vom aufliegenden Gewicht abwechselnd auf- und abgepumpt werden. Druck- und Temperaturregelung getrennt. Ermöglicht Wechseldrucklagerung und Druckentlastung zur Dekubitustherapie und -prophylaxe. Nicht geeignet für sehr kachektische Pat. (**cave:** Auflagedruck zu niedrig). Umlagerung erfordert Eingewöhnungszeit, für manche Pat. nicht tolerabel. Nicht zu spät bei verwirrten Pat. einsetzen.

Schwenkbett Elektrisch und mechanisch drehbare Liegefläche um 30° nach li. und re. Druckentlastung bei Thoraxerkr., Atemnot und Dekubitus, Stimulation.

Luftdrehbett Komb. von Luftkammermatratze und Schwenkbett mit Selbststeuerung und Automatikbetrieb zur optimalen, sanften Lagerung.

Mobilisationsstuhl Fahrbarer, gepolsterter Liegestuhl mit verstellbarer Rückenlehne und Fußteil. Ermöglicht bettlägerigen Pat. größere Mobilität (Balkon, Garten), bessere Integration im häuslichen Bereich. Vor allem für unruhige Pat. oft Alternative und Bettersatz über mehrere Tage (Angst vor dem nahen Tod, denn „im Bett stirbt man").

Hilfsmittel

Immer individuellen Kompromiss zwischen „Hightech" und wohnlicher Atmosphäre suchen. Hilfsmittel, die nicht ständig gebraucht werden, aus dem Krankenzimmer räumen, um dem Pat. eine persönliche Umgebung zu gestalten.

Grundausstattung Klingelanlage (Kopfklingel, Verlängerung, Hebel), evtl. Gegensprechanlage (Babyfon), Steuerung zum Verstellen des Betts, Aufrichthilfen (Kopfüber, Fußende), Nachtkasten mit höhenverstellbarem, kippbarem Tisch, Ablage für persönliche Dinge (Uhr, Blumen, Bücher, Aromalampe etc.), Trinkbecher (Schnabelbecher oder Strohhalm zum Trinken im Liegen), Urinflaschenhalterung mit Flasche, Radio, Fernbedienung für Fernseher (und Fenster mit Sonnenschutz?), Telefon, Pinnwand für Bilder, persönliche Notizen und allg. Informationen.

Zusätzliche Ausstattung bei Bedarf Trittstufe, Schemel, Bettrahmen (Bettgitter), Infusionsständer mit Halterung für Perfusoren und Pumpen, Nachtstuhl, Rollstuhl, Gehwagen, Mobilisationsstuhl, Badewannenlift, Lagerungshilfen.

Lagerungshilfen/-material

Kissen Gefüllt mit Dinkelspreu, Hirse, Schaumstoff, Gel, Wasser, Sand, Federn o. Ä.

Dekubitusprophylaxe und -therapie Schaffell, Schaumstoffauflagen, Wasser-, Antidekubitus-, Superweich-, Würfelmatratze, Bettbogen (Auflagedruck der Bettdecke). Mikrolagerung: Gerolltes Handtuch unter das Kopfkissen (oder die Bettdecke) legen → geringfügige Entlastung, die jedoch oft als sehr entlastend empfunden wird.

Entlastungslagerung Nacken-, Knierollen, Keile, Kissen, Bettkiste.

Prophylaxe und Therapie von Frakturen und Kontrakturen Fußstützen, Schienen, Kissen, Keile.

> **!** Lagerungshilfen gezielt einsetzen. So wenig wie möglich, so viel wie nötig.

> **Fragen zur Auswahl von Lagerungsmaterial (nach Juchli 1997):**
> - Wie wirkt das Material (Wirkprinzip)?
> - Welche anderen Wirkungen (Schwitzen, Mobilitätseinschränkung u. a.) sind zu beobachten?
> - Wie fühlt sich der Pat. auf dem Material?
> - Wird die Pflege erleichtert oder erschwert (z. B. Mobilisation, Lagerung, Oberkörperhochlagerung zum Essen)?
> - Ist die Handhabung des Materials leicht oder umständlich?
> - Gibt es Faktoren, die die Anwendung des Materials einschränken (z. B. Inkontinenz)?
> - Ist das Material pflegeleicht (Wäsche, Reinigung)?

16.4.5 Pflegetechniken

Kinästhetik®

Definition „Bewegungsempfindung". Sinneswahrnehmung und Bewertung von Bewegung (aktiv und passiv) und Bewegungsfähigkeit.

Grundlagen

- Verbindet Psychologie, Verhaltenskybernetik und Stilelemente des modernen Tanzes.
- Beeinflusst ökonomisches Handeln (Fortbewegen statt Heben und Tragen) und Prophylaxe für Pflegende (rückenschonendes Arbeiten) und Pat.
- Schwerpunkt: Wahrnehmen der eigenen Bewegung (bei Pat. und Pflegendem).
- Voraussetzung: Erlernen der Methode durch eigenes Erfahren, Kreativität und Flexibilität.

Ziele (für Patient und Pflegende)

- Körperbewusstsein erlernen.
- Ökonomischer Umgang mit dem eigenen Körper.
- Bewegen und Befördern mit geringem Kraftaufwand.
- Vermeiden von Schäden.
- Selbstwahrnehmung verbessern.
- Nonverbale Kommunikation fördern.
- Minderung von Schmerz und Hilflosigkeit bzw. Hilfebedürftigkeit.

Elemente der Kinästhetik

- **Interaktion:** durch die Handlung in eine Beziehung treten. Elemente der Interaktion sind: Zeit (Dauer und Geschwindigkeit), Raum (Ort, Richtung, Entfernung, Umgebung), Kraftaufwand (Aufwand im Verhältnis zum Ergebnis).
- **Anatomische Grundlagen:** Kinästhetik teilt den menschlichen Körper in 7 sog. Massen (Kopf, Brustkorb, Becken und die 4 Extremitäten) und 6 bewegliche Zwischenräume (Hals, Taille, Schulter- und Hüftgelenke) ein.
- **Funktion und Bewegung:** Die Zwischenräume werden dreidimensional genutzt, um das Gewicht zu organisieren und zu verschieben, statt es zu heben und zu tragen.
- **Anstrengung und Kraftaufwand:** Die Kinästhetik unterscheidet 3 Beziehungselemente (Hängen, Verstreben, Sitzen) und 3 Bewegungselemente (Ziehen, Drücken, Ruhen). Im Sitzen ruhen die Massen übereinander, im Verstreben drücken sie gegeneinander, und im Hängen ziehen sie die Massen voneinander weg.
- **Gestaltung der Umgebung:** Die Umgebung wirkt auf die Bewegung und die damit verbundene Anstrengung (z. B. beim Transfer vom Bett in den Rollstuhl). Die Anpassung der Umgebung an den Pat. fördert seine Lernfähigkeit (er findet selbst heraus, was für ihn gut ist). Eine gestaltete Umgebung verbessert die Selbstwahrnehmung des Pat. und fördert seine Beweglichkeit.

16

Kontaktadresse
Kinaesthetics Deutschland, Berliner Platz 1, 24937 Flensburg
www.kinaesthetics.de.

Basale Stimulation

Definition Förderung bzw. Erhalt der Wahrnehmung auf allen Sinnesebenen.

Grundlagen Die Methode wurde ursprünglich zur Früh- und Wahrnehmungsförderung bei körperlich und geistig schwerbehinderten Kindern entwickelt (Fröhlich und Heidingsfelder). Sie geht davon aus, dass Menschen sich nur dann weiterentwickeln, wenn sie sich selbst und ihr Umfeld mit ihren eigenen Wahrnehmungsmöglichkeiten erfahren können. Grundwahrnehmungserfahrungen, d. h. bereits beim ungeborenen Kind vorhandene Wahrnehmungen, sind:

- Die Fähigkeit zur ganzkörperlichen Wahrnehmung.
- Die Orientierung zur Lage im Raum (vestibuläre Wahrnehmung).
- Fähigkeit zur Wahrnehmung von Vibration und rhythmischen Bewegungen, Berührung (taktil-haptisch), Geruch (olfaktorisch) und Geschmack (gustatorisch), von Visuellem und Auditivem.

Anfang der 1980er-Jahre wurde von Christel Bienstein auf diesen Grundlagen ein Konzept der basalen Stimulation in der Pflege erarbeitet. Die basale Stimulation greift auf die o.g. Grunderfahrungen des Menschen zurück und nutzt diese zur Förderung wahrnehmungsbeeinträchtigter Pat.: *„Wir holen den Pat. dort ab, wo er sich gerade befindet"* (Bienstein).

Konkret: Wahrnehmungsbeeinträchtigte Pat. liegen häufig reglos im Bett, leiden unter dem Verlust an sensorischen Reizen und sind darauf angewiesen, dass andere ihnen Körpererfahrungen vermitteln.

Beispiele für erworbene Wahrnehmungsstörungen

- Bei langer Krankheit und Bettlägerigkeit kommt es zu einem Mangel an Reizen, z.B. durch langes Liegen mit Blick an die weiße Zimmerdecke, eintönige Diäten etc.
- Die Krankheit selbst bzw. notwendige Therapien können zu einer verminderten Reizwahrnehmung führen, z.B. fehlender Geruchssinn nach Tracheotomie, fehlende Sensibilität bei Polyneuropathie (diabetisch, Chemotherapiefolge), Hirnmetastasen etc.
- Zusätzlich können „altersbedingte" Wahrnehmungsstörungen (Altersschwerhörigkeit, Sehstörungen etc.) zu Einschränkungen führen.

Basale Stimulation dient dazu, dass der wahrnehmungsgestörte Mensch sich wieder selbst erfährt und damit wohler fühlt.

Voraussetzung für den Anwender

- Klare und deutliche Kommunikation mit dem Pat. (Berührung, Sprache, sonstige „Signale").
- Eingehen auf den biografischen Hintergrund des Pat. (biografische Anamnese).
- Integration der Angehörigen.

Ziele

- Entspannung, z.B. durch Wärme, Musik, Berührung.
- Aufbau eines eigenen, neuen Körperschemas, z.B. durch Ganzkörpermassagen.
- Verbesserter Muskeltonus.
- Verbesserte Bewegungs- und Gleichgewichtskoordination.
- Sicherheit geben und Angst nehmen.
- Körperlich, geistig und seelisch reaktivieren.
- Neugierde wecken.

16

Durchführung und Anwendungsbeispiele Basale Stimulation richtet sich an alle Sinne des Menschen, sie baut auf der Vermittlung von Wahrnehmung und Bewegung auf. Welche Sinne besonders angesprochen werden müssen, lässt sich durch eine gezielte und umfassende Anamnese (Vorlieben des Pat. erfragen) bei Angehörigen und Freunden herausfinden.

- **Hören:** Lieblingsmusik des Pat. (z.B. Kassette, Instrumente); Geräusche machen oder vorspielen (z.B. Motorengeräusche, Meeresrauschen, Kreissäge). Geräusche zeitlich begrenzen.
- **Sehen:** Lieblingslicht schaffen (z.B. Sonnenuntergangsatmosphäre, Discolicht); Farben zeigen (z.B. auf Plakaten, Bildern oder im Fernsehen); bewegte Bilder vorführen (z.B. Vorspielen, Fernsehen oder Stationsflur).

- **Riechen:** Aromastoffe (z. B. Parfum, Pflanzendüfte, Blumen, Gewürze); Essensgerüche (z. B. Pizza, Sauerkraut, frisches Brot, Fisch); Arbeitsplatzgerüche (z. B. Benzin, Küchengerüche); menschliche Gerüche (z. B. Schweiß, typischer Geruch des Partners, frisch gebadet); z. B. Kopfkissen von zu Hause mitbringen lassen. Eigenes Kissen bei Verlegung mitgeben.
- **Fühlen:** Einreibungen (z. B. mit Ölen); Wärme, Körperwärme schaffen (z. B. warme Wickel); Körperkontakt (z. B. Eltern legen sich zum Kind ins Bett, nehmen das Kind in den Arm und schaukeln es); Streicheln (z. B. mit einem Fellhandschuh, einem weichen Schwamm oder mit den Händen); Tasten lassen (z. B. die Hände des Pat. über verschiedene Gegenstände streichen).
- **Schmecken:** Mundpflege mit Lieblingsspeise einleiten (z. B. Schokocreme, Heringssaft oder Erdbeermarmelade), der Pat. öffnet dann freiwillig den Mund; Speichelfluss wird angeregt. Herkömmliche Mundpflegemittel führen zu Abneigung, er wird den Mund verschließen.
- **Weitere Elemente:**
  - Wahrnehmungsförderndes Lagern (z. B. Reduzierung von Weichlagerung, dafür häufigere Umlagerung).
  - Vermeidung destimulierender Sinneseindrücke (Monotonie, weiße Zimmerdecke, Urinbeutel des Nachbarn).
  - Waschen und Mundpflege nach wahrnehmungsfördernden Gesichtspunkten.
  - Schaffung eines optimalen „Milieus“ (nicht zu hektisch, nicht zu monoton).

!

- Hastiges Arbeiten übermittelt unklare Informationen und verwirrt den Pat.
- Schmerzreize zur Bewusstseinsprüfung (z. B. Kneifen) bewirken i. d. R. das Gegenteil des Erwarteten.
- Bewusstlosigkeit bedeutet nicht unbedingt, dass der Pat. ohne Bewusstsein ist.
- So früh wie möglich mit der Stimulation beginnen (Erfolgsaussichten werden erheblich verbessert).
- Bei Kinästhetik und basaler Stimulation: klare Berührung an **einer** Körperstelle durch **eine** Person (keinesfalls Vorgehen nach dem Prinzip: Eine Pflegeperson wäscht, eine andere trocknet die Haut ab).

17 Multiprofessionelle Begleitung

Claudia Bausewein, Martin Fegg, Susanne Roller und Bernd Sonntag

17.1 Interdisziplinäres Team

Claudia Bausewein und Susanne Roller

Um den komplexen und sich rasch ändernden physischen, psychischen, sozialen und spirituellen Bedürfnissen von Pat. mit fortgeschrittenen Erkr. und begrenzter Lebenserwartung und deren Angehörigen zu begegnen, ist die Zusammenarbeit mehrerer Berufsgruppen mit entspr. Kompetenzen in einem interdisziplinären Team notwendig. Das Zusammenkommen unterschiedlicher Berufsgruppen (multidisziplinäres Team) bedeutet nicht automatisch ein interdisziplinär arbeitendes Team. Im interdisziplinären Team sind die gemeinsamen Ziele und die Identität des Teams wichtiger als individuelle Berufszugehörigkeit, Rangordnung und Ziele einzelner Berufsgruppen. Informationsaustausch erfolgt über Diskussionen und enge Zusammenarbeit (▶ Abb. 17.1).

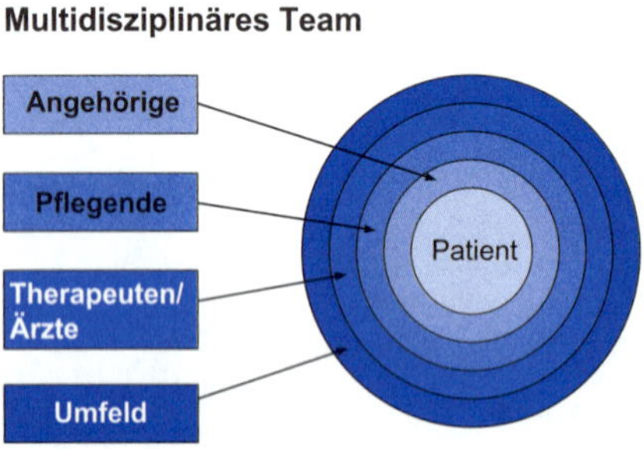

Abb. 17.1 Interdisziplinäres multiprofessionelles Team [A300]

> **!** Hauptziel des interdisziplinären Teams ist die bestmögliche Lebensqualität für den Pat. und seine Familie.

17.1.1 Mitglieder des interdisziplinären Teams

Patient und Familie

- Erhalten Information und Erklärung durch Teammitglieder über die aktuelle Situation, die Erkr. und mögliche oder bestehende Symptome.
- Berichten über die eigenen Lebenserfahrungen und die Reaktionen auf die Erkr.
- Sollen sich aktiv an Entscheidungen und der Entwicklung eines Betreuungsplans beteiligen.

Ärzte

- Linderung körperlicher Beschwerden als Grundlage für die weitere palliativmed. Betreuung.
- Profundes Wissen über die Pathogenese von Symptomen und deren Pharmakotherapie, Erfahrung in Symptomkontrolle und bes. in Schmerztherapie.
- Information von Pat. und Angehörigen.
- Information des Teams über Krankheit, Zustand und Prognose.

- Förderung der Kommunikation zwischen Pat., Angehörigen und Team.
- Verantwortlich für Suche nach Konsens bei Entscheidungen bzgl. der Betreuung des Pat.
- Übernehmen meistens auch die Leitung des interdisziplinären Teams.

Pflegepersonal
- Engster Kontakt zu Pat. und Familie.
- Hilfe für Pat., mit den Auswirkungen der fortgeschrittenen Erkr. zurechtzukommen und den Kontrollverlust möglichst gering zu halten.
- Rehabilitative Funktionen durch Erhalt und Unterstützung der Alltagsfähigkeiten (Körperpflege, Essen, Mobilität usw.).
- Symptomkontrolle durch Pflegemaßnahmen (z. B. Lagern, Prophylaxe).

Sozialarbeiter
- Hilfe für Pat. und Familie, mit den persönlichen und sozialen Veränderungen durch die Erkr. und dem möglichen Sterben zurechtzukommen.
- Unterstützung bei Familienkonflikten, finanziellen Problemen oder Plänen für die weitere Versorgung; Kontakte zu Behörden.
- Mithilfe bei der Entlassungsplanung und -vorbereitung.
- Einschaltung von Sozialstationen, Pflegediensten.
- Beratung, evtl. ther. Intervention (abhängig von der Qualifikation).
- Trauerbegleitung.

Seelsorger
- Gesprächspartner für religiöse und spirituelle Fragen, unabhängig von Religion und Glauben des Pat.
- Zuhören, Umgang mit Schuld und Vergebung.
- Hilfe bei der Suche nach dem Sinn der Erkr.
- Hilfe bei der Erledigung von „unerledigten Geschäften".

(Musik-, Kunst-, Körper-, Atem- u. a.) Therapeuten
- Förderung der nonverbalen Kommunikation und unkonventioneller Verarbeitungswege.
- Ausdruck von Emotionen und Verborgenem.
- Entspannung, Lösung von Angst, Abwechslung, Ablenkung.

Physio- und Ergotherapeuten
- Planung und Unterstützung von Aktivität mit dem Ziel, die schwächer werdenden körperlichen Kräfte und Ressourcen des Pat. optimal zu nutzen.
- Mobilisation, Bewegungsübungen, Massage, Lymphdrainage u. v. m.

Psychotherapeuten
- Unterstützung bei der Krankheitsbewältigung.
- Mitbehandlung bei Depressions- und Angstzuständen.
- Unterstützung der Angehörigen.
- Unterstützung des Teams (Supervision).

Apotheker
- Optimierung der Arzneimitteltherapie, Bewertung der Arzneimitteltherapiesicherheit, Ansprechpartner bei Aspekten der Pharmakoökonomie und Abrechnung.
- Arzneimittelbeschaffung und -bereitstellung, Befüllung von Pumpen und Herstellung patientenindividueller Rezepturen.
- Beratung und Information von Ärzten, Pflegenden, Pat. und Angehörigen zur Arzneimitteltherapie.

Diätassistenten
- Ansprechendes Essen in kleinen, appetitanregenden Portionen.
- Lieblingsspeisen für Pat.

Ehrenamtliche Hospizhelfer „Repräsentation der Normalität" im interdisziplinären Team.
- Unterstützung der Professionellen in der Begleitung.
- Brücke zwischen Institution und Alltagswelt.
- Einbringen verschiedenster Fähigkeiten und Lebenserfahrungen.
- Patientennahe Tätigkeiten (Gespräche mit Pat. und/oder Angehörigen, Vorlesen, Spazierengehen, Entlastung der Angehörigen, Nachtwachen usw.).
- Patientenferne Tätigkeiten (administrative Tätigkeiten, Telefondienst usw.).

17.1.2 Notwendige Fähigkeiten aller Teammitarbeiter

Ein Team ist immer so stark wie sein schwächstes Mitglied. Daher ist es notwendig, dass im interdisziplinären Team der Palliativbetreuung alle regelmäßig ihre Fähigkeiten überprüfen und sich weiterbilden. Neben der spez. fachlichen Kompetenz sind allg. Fähigkeiten gefordert:
- Kommunikation.
- Flexibilität.
- Fantasie.
- Konfliktfähigkeit.
- Anerkennung von Fähigkeiten und Kompetenzen anderer Teammitglieder.
- Bereitschaft zur Selbstkontrolle und Supervision.
- Bereitschaft, die Führungsrolle abwechselnd, je nach den Bedürfnissen des Pat., zu übernehmen.
- Der Pat. und seine Familie werden als Partner gesehen.
- Der Pat. wird in seiner Ganzheit gesehen (physisch, psychisch, sozial, spirituell).

Der Arzt in der Palliativmedizin muss ...
- ... ein umfassendes Wissen über die Pathogenese von Symptomen und Therapiemöglichkeiten haben.
- ... Therapien auswählen, verschreiben, durchführen bzw. überwachen und den Erfolg beurteilen.
- ... die Führungsrolle im interdisziplinären Team übernehmen können.
- ... Pat. und Angehörige informieren und im Prozess der Krankheitsverarbeitung begleiten.
- ... ggf. die Kommunikation zwischen dem Pat. und seinen Angehörigen katalysieren.
- ... einen Konsens bei schwierigen Therapieentscheidungen unter allen Betroffenen erreichen.
- ... zuhören können.

17.1.3 Supervision

Definition Berufsbegleitende, praxisorientierte, geleitete Beratung des Teams, einer Gruppe oder eines Einzelnen durch einen externen, speziell ausgebildeten Supervisor. Im Bereich der Palliativbetreuung handelt es sich meist um die Supervision des interdisziplinären Teams.

Die Betreuung von sterbenden Menschen und deren Angehörigen sowie die Zusammenarbeit im interdisziplinären Team werfen immer wieder Fragen, Probleme und Emotionen auf, die die Arbeit des Einzelnen und des Teams beeinflussen, manchmal auch erschweren. Die Supervision bietet einen geschützten Rahmen, um verschiedene Arbeits- und Themenbereiche gemeinsam im Team bearbeiten zu können.

Mögliche Themen der Supervision
- Eigenes professionelles Handeln.
- Verhältnis zu Pat. und Angehörigen.
- Verhältnis zu Mitarbeitern und Vorgesetzten.
- Fragen nach Arbeitskonzepten.
- Probleme in und mit organisatorischen oder institutionellen Fragen.

Die Themen der Supervision werden von den Teilnehmern selbst bestimmt.

Ziel der Supervision
- Entlastung der Mitarbeiter.
- Kompetenzerweiterung durch eigenes Lernen.
- Befähigung zur Arbeit im interdisziplinären Team.

17.2 Rehabilitation in der Palliativmedizin

Claudia Bausewein und Susanne Roller

17.2.1 Zielsetzung

Die Rehabilitation in der Palliativmedizin hat zum Ziel, die Selbstständigkeit des Schwerkranken wiederherzustellen bzw. so lange wie möglich zu erhalten und damit seine Lebensqualität zu bessern. Der Pat. soll so weit wie möglich aktiv bleiben bzw. werden und bis zum Tod aktiv leben können – nicht „auf den Tod warten". Es geht also nicht um „Wiedereingliederung in das Berufsleben", wie Rehabilitation sonst allg. verstanden wird.

Ziele aller rehabilitativen Therapien in der Palliativmedizin sind:
- Verminderung bzw. Beseitigung körperlicher Symptome (z. B. Schmerz, Atemnot).
- Verbesserung der Krankheitsbewältigung.
- Verbesserung der Lebensmöglichkeiten mit möglichst hoher Lebensqualität und Bejahung des Lebens bis zum Tod.
- Ermöglichen neuer Lebenserfahrungen, die in der Situation des Sterbens auftreten (z. B. Auseinandersetzung mit spirituellen und religiösen Themen, Entdecken der eigenen künstlerischen Seiten).

17.2.2 Durchführung

Dies setzt große Flexibilität der Therapeuten für die momentane Verfassung des Pat. und seine (kurz- und mittelfristigen) Wünsche voraus. Günstig ist, wenn ein Therapeut verschiedene Techniken der rehabilitativen Palliativmedizin beherrscht, um individuell auf die Bedürfnisse des Pat. eingehen zu können. Sinnvoll ist z. B. eine Ausbildung zum Physio- oder Ergotherapeuten mit zusätzlicher Qualifikation (z. B. Atemtherapie nach Middendorf, Massage, Lymphdrainage).

Die Ausbildung in Musik- und Kunsttherapie ist teils ein eigenständiges Berufsbild, teils eine Zusatzausbildung zu anderen Therapieformen. Für einige Methoden existieren keine standardisierten, staatlich anerkannten Ausbildungsrichtlinien (z. B. Fußreflexzonenmassage, Aromatherapie). Hier zählt die persönliche Kompetenz und Erfahrung auf dem Boden einer anerkannten Berufsausbildung.
Leider können derzeit noch nicht in allen palliativmed. Einrichtungen sämtliche Rehabilitationsmethoden angeboten werden. Es sollte jedoch mindestens eine Therapieform für die Pat. zur Verfügung stehen. Diese muss in das allg. Behandlungskonzept als fester Bestandteil integriert werden. Insb. gilt:

- Therapeuten der rehabilitativen Palliativmedizin sind vollwertige Teammitglieder (z. B. Teilnahme an Besprechungen, Visiten, Supervision).
- Die Kontinuität der Behandler ist bis zum Tod des Pat. gewährleistet.
- Die Begleitung ist ambulant, teilstationär und stationär möglich.
- Die Angehörigen werden einbezogen.

Kostenübernahme

Im stationären Bereich werden Therapeuten der rehabilitativen Palliativmedizin meist über den Stationsetat bzw. aus gesonderten Mitteln (Spenden) finanziert. Im *OPS Palliativmedizinische Komplexbehandlung 8-982* und *Spezialisierte stationäre palliativmedizinische Komplexbehandlung 8-98.e* wird die Einbindung von ther. Leistung mit mind. 6 h/Wo. gefordert.
Für den ambulanten Bereich muss die Kostenübernahme individuell mit der zuständigen Krankenkasse geklärt werden. Eine Übernahme ist meist möglich, wenn die Therapie durch anerkannte Physio-, Ergo- bzw. Musiktherapeuten durchgeführt wird.
Falls die Krankenkasse die Übernahme verweigert, müssen Spendenmittel gefunden (z. B. lokale Hospizgruppen, karitative Einrichtungen usw.) oder die Kosten vom Pat. selbst übernommen werden.

Ersatzweise können **Angehörige und Pflegepersonal** dem Pat. in Abhängigkeit von seinem Zustand Angebote i. S. einer Stimulation (▶ 16.4.5, basale Stimulation) und Anregung machen, z. B.:

- Lieblingsmusik hören.
- Urlaubsbilder gemeinsam ansehen und darüber reden.
- Fotos, Postkarten, Bilder (z. B. von Enkelkindern gemalt) an die Wand (oder auch an die Decke) hängen.
- Mobile, (Hals-)Tuch, Talisman, Glücksbringer, Kreuz, Marienbild o. Ä. an einem Haken von der Decke, von der Aufrichthilfe oder an den Infusionsständer hängen.
- Texte auf Band sprechen und abspielen lassen.
- Radio, Fernsehen, Video.
- Spazieren gehen, ggf. im Rollstuhl.
- Vollbad nehmen.
- Duftlampe oder Räucherstäbchen.
- Bunte Tücher, Blumen, Kerzen um das Bett arrangieren.
- Die Haustiere an bzw. in das Bett lassen.
- Tagebuch schreiben bzw. auf Band sprechen.
- Malen, Zeichnen, Handarbeiten, Basteln.
- Erinnerungen aufzeichnen (z. B. auf Band).

Wichtig ist, den Pat. – soweit er möchte und kann – am **Alltagsleben der Familie** teilhaben zu lassen, z. B.:

- Bett im Wohnzimmer aufstellen.
- Tageszeitung lesen oder vorlesen, Nachrichten gemeinsam hören.
- An Entscheidungen/Diskussionen teilhaben lassen.
- Vom eigenen Alltag erzählen (z. B. Kinder, Besucher).
- Über den Tagesablauf bestimmen usw.

17.3 Physiotherapie und physikalische Therapie

Claudia Bausewein und Susanne Roller

Zielsetzung Die Physiotherapie/physikalische Therapie in der Palliativmedizin dient der ther. Begleitung, Beratung und angepassten Nutzung noch verfügbarer physischer und psychischer Ressourcen des Palliativpat. zur Linderung belastender Symptome, Entwicklung alternativer Bewegungserfahrungen und zur Körperwahrnehmung. Zur Beeinflussung dieser belastenden Symptome kommen anerkannte Behandlungsformen der Physiotherapie/physikalischen Therapie zur Anwendung. Dabei stehen Massage-, Bewegungs-, Hydro-, Balneo-, Ödem-, Atem-, Reflexzonen- und Elektrotherapie sowie Hilfsmittelversorgung in unterschiedlicher Ausprägung zur Auswahl.
Physiotherapie in der Palliativmedizin erfordert den erfahrenen Physiotherapeuten im palliativen Team. Dabei ist es ist unabdingbar, dass sich ambulant und stationär Arzt, Pflegende, Physiotherapeuten und soziale Dienste regelmäßig austauschen, um die Therapien den örtlichen Möglichkeiten, dem jeweiligen Zustand, den Wünschen und Grenzen des Pat. anzugleichen.
Ziele der Physiotherapie sind:

- Möglichst langes Erhalten (seltener Erhöhen) von Kraft, Ausdauer, Beweglichkeit, Koordination, Mobilität, Funktionalität und Körperwahrnehmung.
- Reduzierung bzw. Beseitigung von belastenden Symptomen wie z. B. Schmerz, Muskelspannung, Ödem, Kontraktur, Dyspnoe und Obstipation.
- Reduzierung bzw. Linderung von Störungen der Sensorik, Motorik und Koordination.
- Taktile Reizgebung und Propriorezeption bei langer Bettlägerigkeit zur besseren Orientierung im Raum.
- Erlernen von Entspannungstechniken zur Schmerzreduktion und Körperwahrnehmung.
- Praktische Hilfestellung bei Aktivitäten des täglichen Lebens (ATL) mit und ohne Hilfsmittel.
- Auf Wunsch des Pat. Einbindung der Angehörigen in Behandlungsprozesse.

Durchführung Physiotherapie ist Teil der palliativmed. Gesamtbehandlung und wird immer individuell auf den Pat. und seine verbliebenen Möglichkeiten abgestimmt.
Passive und aktive Beeinflussung von Stoffwechsel, Haut, Nerven, Muskulatur und Gelenken sowie kognitive Schulung der Körperwahrnehmung kann vorhandene Mobilität (temporär) erhalten sowie belastende Symptome lindern und so die Lebensqualität verbessern. Aktive Therapieformen beziehen den Pat. ein und fördern seine Eigenverantwortlichkeit. Mobilisations- und Gehübungen können die Hoffnung auf ein sinnerfülltes Leben bis zum Tod unterstützen. Angehörige sollten, wo immer möglich und gewünscht, in die Therapie einbezogen werden (z. B. Anleitung zu schmerzlindernder Massage).

> **!** Aufgrund der Unklarheit über die mögliche Therapiedauer müssen kurzfristige, symptomorientierte Ziele angestrebt werden. Dabei sind die Wünsche der Schwerkranken zu berücksichtigen, und der Pat. darf nicht überfordert werden.

17.3.1 Passive Therapiemaßnahmen

Passive Therapiemaßnahmen sind für Schwerkranke sehr gut geeignet, da manchmal die reduzierte Kraft und Stoffwechsellage sowie unterschiedliche belastende physische und psychische Symptome eine aktive Therapiemaßnahme erschweren.

Klassische Massage

- Passive Massagen sind für Schwerkranke gut geeignet, da körperliche Schwäche aufgefangen werden kann und der Körper durch die taktilen Reize wieder besser wahrgenommen wird.
- Nach einer Massagebehandlung ist möglichst eine Ruhephase von mind. 20–30 Min. des gut zugedeckten Pat. (evtl. mit entspannender Musik) anzustreben.

Formen

- **Ausstreichungen:** großflächige sanfte Ausstreichungen meist von peripher nach zentral zur Kontaktaufnahme und Entspannung sowie zur Ableitung gelöster Stoffwechselprodukte. Mit und ohne Massageöl möglich.
- **Knetungen:** tiefenwirksames „Wringen" der Muskulatur von distal nach proximal zur Beeinflussung des Muskeltonus (Verkrampfungen, Kontrakturen) und Förderung der Durchblutung.
- **Reibungen:** Beeinflussung von oberflächlichen oder tiefen Gewebeschichten zur Erwärmung, Aktivierung und Durchblutungsförderung, v. a. zur Schmerztherapie bei Verspannungen und Kontrakturen.
- **Sanfte Klopfungen:** fördern die Durchblutung der behandelten Muskulatur und führen zur Sekretlösung (Rücken- und Thoraxbereich). Bei Oberkörpertieflagerung Unterstützung der Expektoration (Pneumonieprophylaxe). KI: u. a. WS-Metastasen.
- **Vibrationen:** feinste Zitterbewegungen (evtl. durch elektrisches Gerät „Vibrax") zur Lösung von Muskelspannungen oder Schleim (Thorax).

Indikationen Die Ind. wird immer individuell gestellt. Möglichst regelmäßige Anwendung (Einzelbehandlung ca. 30 Min. je nach Allgemeinbefinden) erhöht den Effekt.

- Schmerztherapie bei Muskelverspannungen z. B. durch Immobilität oder Lähmungen.
- Schmerztherapie bei degenerativen Gelenkerkr.
- Schmerztherapie bei neurolog. Erkr.
- Sonstige lokalisierte Schmerzsy.
- Kontrakturprophylaxe und -therapie.
- Pneumonieprophylaxe.
- Verstärkung der Sekretolyse bei starker Verschleimung oder Unfähigkeit zum Abhusten aufgrund körperlicher Schwäche.
- Psychovegetative und psychische Entspannung.
- Zuwendung.

Kontraindikationen
- Entzündliche Hautveränderungen, Dermatosen.
- Blutungsneigung.
- Frische Thrombose.
- ! Ödeme. Die gewünschte Stoffwechselsteigerung bei Massagen stellt bei Ödemen eine zusätzliche lymphatische Last dar.
- Ablehnung durch den Pat.

Manuelle Lymphdrainage

(Lymphödem, ▶ 8.6).

Lymphdrainage ist immer im Kontext der komplexen physikalischen Entstauungstherapie (KPE) zu sehen. Die KPE umfasst immer die vier Komponenten Körperpflege, manuelle Lymphdrainage (ML), Kompression und leichte Bewegungsübungen.

- Die ML ist eine sehr sanfte, kreisende, druckminimale Behandlungstechnik zur Reduktion von Ödemen.
- Fördert den Abfluss der interstitiellen Lymphe über Lymph- und Venensystem.
- Überwiegend auf der Haut kreisender druckminimaler Zug und Dehnreiz mit geringer Intensität.
- Rhythmische langsame Kreisungen entspannen den Pat. zur vegetativen Umstimmung in die parasympathische Phase (verminderter Stoffwechsel).
- Beginn immer im re. und li. Venenwinkel des Halses, um durch Sogwirkung und gesteigerte Lymphvasomotorik Platz für nachströmende Lymphe zu schaffen.
- Die Dauer einer Behandlung richtet sich nach der Schwere des Ödems, sie beträgt ca. 30–60 Min.
- Nach der ML sollte, wenn vom Pat. toleriert, eine Kompression mit Kurzzugbinden erfolgen. Die Kompressionsbinde stützt das Gewebe und sichert tagsüber in therapiefreier Zeit das Behandlungsergebnis. Bewegung in der Kompression steigert den Lymphabfluss.

Indikationen
- Lymphödem verschiedener Genese, z. B. bei tumorbedingten Abflussstörungen (▶ 8.6).
- Eiweißarme Ödeme (sehr gute Wirkung!).
- Komb. aus verschiedenen Ödemformen.
- Chron. venöse Stauung.
- Sklerodermie.
- Rheumatische Erkr.
- Posttraumatische Ödeme und Hämatome.

Kontraindikationen Akute Thrombose, akute Dermatitis, Phlebitis.

Probleme
- Bei malignen Prozessen, durch raumgreifende Tumoren oder nach Strahlentherapie können Lymphabflussbahnen verlegt und die Transportkapazität eingeschränkt sein. Dann nutzt der Ödemtherapeut vorhandene Kollateralkreisläufe und Anastomosen (lymphatische Querverbindungen zwischen den Abflussquadranten).
- ! Vorsicht bei akuten oder chron. Entzündungen, älteren Thrombosen und Herzinsuff. (Volumenbelastung).

- Durch eingelagertes Eiweiß ausgelöste Proliferationen (Verhärtung des Bindegewebes) erschweren die Entödematisierung (tgl. ML + Kompression erforderlich).

! Keine klassische Massage bei Ödemen. Die gewünschte Stoffwechselsteigerung bei Massagen stellt bei Ödemen eine zusätzliche lymphatische Last dar.

Thermotherapie

- **Rotlichtstrahler:** in Komb. mit verschiedenen Massagen zur Förderung der Durchblutung und Minderung von Verspannungen.
- **Heiße/warme Packungen:** Heublumen, Moor, Fango, Kartoffeln etc., um die Haut zu erwärmen und durchfeuchten, auch in Komb. mit Aromaölanwendung (▶ 22.4.6), oft in Vorbereitung oder im Anschluss an eine Massage. Wirkt entspannend, beruhigend, krampflösend, schmerzstillend.
- **Kryotherapie:** Natureis entwickelt bei akuten Gelenkschmerzen seine analgetische Wirkung, wenn vorsichtig und kurz dosiert wird (max. 5 Min. in Bewegung). Wird dies vom Pat. als unangenehm empfunden, kann feuchte Kälte (Quarkwickel) bei lokaler Schwellung bzw. Entzündung, evtl. in Komb. mit Aromaöl (▶ 22.4.6), Linderung erzielen.

Pflege

Quarkwickel

Haut gut mit Aromaölmischung (z. B. Johanniskrautöl) oder Neutralöl (z. B. Mandelöl) einreiben. Quark fingerdick auf Mulltuch aufstreichen und auf die Haut auflegen. Mit Handtuch abdecken. Einwirkzeit je nach Bedarf bzw. bis Quark trocken und bröselig ist.

Ind.: Lymphödem (Arm, Skrotum), Parotitis, tumorinfiltrierte Hautareale, lokale Abszesse (bei noch intakter Haut), Gelenkschwellung, Phlebitis u. a.

Warmer Wickel

Haut gut mit Aromaölmischung einreiben oder Mulltuch mit Öl tränken, anwärmen (z. B. in Folie gewickelt zwischen Wärmflaschen) und auflegen. Woll-, Seiden- oder Baumwolltuch auflegen, mit Wärmflasche (ca. 40 °C) warm halten.

Ind.: Ileus, Stuhlverhalt, Meteorismus, Kolik, Husten, Schluckauf, juckendes Ekzem, Angst, Schlafstörung, Erregung u. a.

Hydrotherapie

- **Med. Bäder:** Ein wohltemperiertes Voll- oder Teilbad, Fuß- oder Armbad (mit oder ohne med. Badezusatz, z. B. Heublume oder Aromaöle, ▶ 22.4.6) in gelöster Stimmung kann „Wunder wirken“. Auch ein vorhandenes 33 °C-Bewegungsbad darf bei ärztlicher Klärung zur Schmerzlinderung und Entspannung genutzt werden. **Cave:** Herzmehrbelastung durch den hydrostatischen Druck.
- **Kneipp-Güsse/-Wickel:** Kneipp-Güsse in der häuslichen Dusche oder wechselwarme Wickel finden zum Kreislauftraining und zur Durchblutungsanregung sowie zur Reduktion von Kopfschmerz Anwendung. **Cave:** Blut „versackt“ in der Peripherie. Schwindel möglich!

Reflexzonentherapie

- **Bindegewebsmassage (BGM) nach Dicke oder Teirich-Leube:** Reflexzonenbehandlung über den Rücken. Sie nutzt den kutiviszeralen Reflexbogen zur Beeinflussung von inneren Organen und Vegetativum (z. B. zur Schmerzlinderung, zur Verbesserung des Stoffwechsels).
- **Fußreflexzonenmassage nach Dr. Fitzgerald:** nutzt durch punktförmigen Druck auf die Fußsohlen die körpereigenen Meridiane zur modulierenden Einwirkung (über Reflexbögen) auf den Körper.In den Fuß wird der aufrecht sitzende Mensch gespiegelt (▶ Abb. 17.2, ▶ Abb. 17.3). Bei exulzerierenden Tumoren ist Fußreflexzonenmassage neben der BGM eine weitere Möglichkeit, auf innere Organe und den Bewegungsapparat einzuwirken. Kein „anerkanntes Therapieverfahren", wird aber von vielen Pat. gewünscht und sehr genossen.
- **Akupressur:**
  - Auf den theoretischen Grundlagen der fernöstlichen Akupunktur-Lehre basierend kann Akupressur (Druckausübung auf definierte Akupunktur-

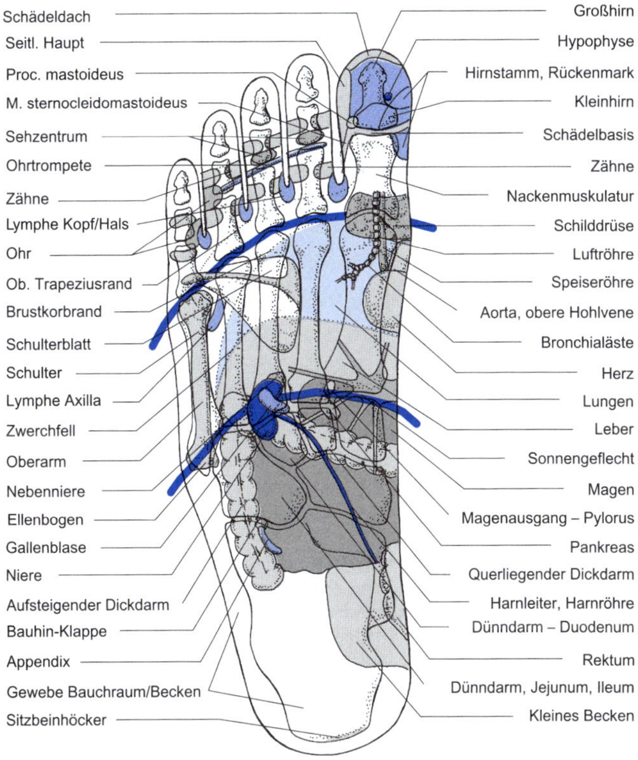

Abb. 17.2 Fußreflexzonen rechte Fußsohle [L190]

17

punkte), analog zu den oben genannten Ansätzen, über kutiviszerale Reizung sympathikotone Wirkungen zeigen. Evtl. geeignet zur Selbsthilfe bei Beschwerden wie Schwindel, Übelkeit, Kopfschmerz.
- Reflexzonentherapie ist ein starker Stoß in das Vegetativum und erfordert den erfahrenen Therapeuten und eine gründliche Anleitung des Pat.

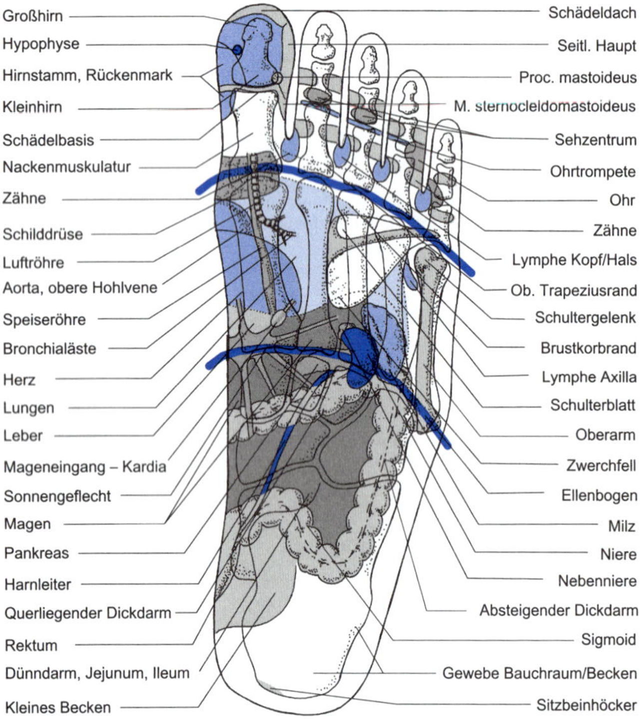

Abb. 17.3 Fußreflexzonen linke Fußsohle [L190]

Kolonmassage

Reflextherapeutische Methode durch Reiz auf die Nervengeflechte des Dickdarms (▶ Abb. 17.4). Beeinflusst Tonus und Bewegungsabläufe des Darms über viszerokutane Bahnen durch atemrhythmische Bewegungen mit Druck (bei Exspiration) in Richtung Peristaltik an bestimmten Behandlungspunkten (jeweils ca. 2–5 Min.).

Indikationen

- Zur Prophylaxe und Therapie der Obstipation (▶ 6.12).
- Bei meteoristischen Beschwerden.

Kontraindikationen Akute Entzündungen im Abdomen.

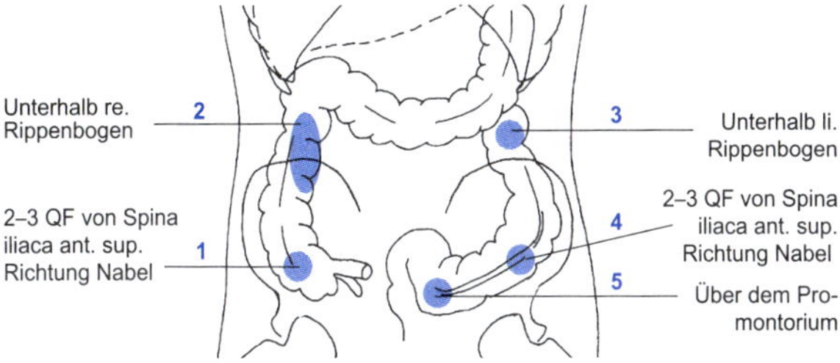

Abb. 17.4 Die fünf Ansatzpunkte der Kolonbehandlung (nach Krauß) [L190]

17.3.2 Aktive Therapiemaßnahmen

Voraussetzungen

Alle aktiven Physiotherapiemaßnahmen setzen einen sensiblen, erfahrenen Physiotherapeuten voraus.
Bei Schwerstkranken und Sterbenden sind die Kraftreserven erniedrigt oder nur noch temporär vorhanden. Somit ist bei allen aktiven Therapiemaßnahmen eine täglich neu anzupassende, niedrige Reizschwelle anzusetzen.
Häufig fehlt dem Schwerkranken durch Schwäche die wichtige, für uns so selbstverständliche tgl. Propriorezeption und taktile Reizung von Haut, Nerven, Muskeln und Gelenken. Beim bettlägerigen Pat. kann dieser Input z. B. durch passives oder assistives Durchbewegen oder Aktivieren gegeben werden. Wichtig ist dies für Körperwahrnehmung und Koordination von Bewegungen.

Indikationen

- Zur Verbesserung der Körperwahrnehmung, Stabilisierung und noch möglichen Kräftigung.
- Zum Neuerlernen oder zum Erhalt von Bewegungsabläufen und deren Koordination.
- Zur Schulung alternativer Bewegungsabläufe mit dem Ziel möglichst langer Erhaltung der Selbstständigkeit.
- Nach Amputationen.
- Zur Therapie von Schmerzen unterschiedlicher Genese.
- Zur postisometrischen Entspannung.
- Als taktiler Input zur Orientierung im Raum.

17

Isometrisches Muskeltraining

Zielsetzung Verbesserung der Muskelkraft durch statische Muskelarbeit (Anspannung ohne Bewegung).

Indikationen Bei Inaktivitätsatrophie, Stumpfschmerz, Arthritisschmerz.

Durchführung
- Mehrmals täglich 10–30 Sek., steigert den Muskeltonus und bewirkt Muskelkräftigung.
- Kann auch von komplett bettlägerigen Pat. durchgeführt werden.

Dynamische isotonische Muskelkontraktionen

Zielsetzung Verbesserung der Beweglichkeit und Kräftigung der Muskulatur durch Bewegung der Gelenke bei gleichbleibender Anspannung der Muskulatur.

Indikationen Bei Muskelhypotonie, chron. Rückenbeschwerden, Kontrakturen.

Durchführung Mehrmals täglich 5–10 Min., verbessert langfristig die dynamische Kraft.

Atemtherapie

Die physiother. Atemtherapie behandelt körperliche Beschwerden bei Störungen der Atmung (z. B. zur Pneumonieprophylaxe, bei Dyspnoe sowie zur Sekretolyse). Dabei kommen taktile, atemlenkende Verfahren zum Einsatz.
Schlecht durchlüftete Lungenabschnitte werden mit (Atemtrainer) und ohne Hilfsmittel (Hand auflegen) belüftet. Zunehmend setzt der Physiotherapeut die Atemwahrnehmung als Entspannungstechnik ein (▶ 17.5).

Elektrotherapie

Elektrotherapie ist in der Palliativmedizin ein relativ neues, noch selten angewendetes Feld. Einige Therapieverfahren kommen vereinzelt zum Einsatz.

Ultraschall (Phonophorese)

Indikation

- Bei akut schmerzhaft entzündlichen Prozessen, z. B. Bursitis oder Periostitis. Sehr schonende, aber effiziente Therapieform, da der Pat. den Ultraschall nicht spürt.
- Mit Medikamenten (z. B. Voltaren®) als Phonophorese zur verbesserten Einbringung des Wirkstoffs.

Durchführung Etwa 5 Min. mit 0,4 W Dauerschall. Den Schallkopf immer in Bewegung halten.

Reizströme (Nieder-, Mittel- oder Hochfrequenz)

Reizströme müssen unbedingt vorsichtig (sensible Wahl der Intensität und Frequenz) appliziert werden: Mögliche Wahrnehmungsstörungen des Pat. sind zu berücksichtigen.

! Solange der Palliativpat. unter massiven Schmerzsymptomen leidet, steht immer die medikamentöse Therapie im Vordergrund.

Indikation

- Parästhesien, z. B. durch raumgreifende Tumoren.
- Innervation atrophierter Muskulatur.
- Analgesie → transkutane elektrische Nervenstimulation (TENS).

17.4 Ergotherapie

Claudia Bausewein und Susanne Roller

Zielsetzung Wiederherstellung bzw. Förderung nicht vorhandener oder verloren gegangener körperlicher, psychischer oder kognitiver Funktionen bzw. Beibehaltung des momentanen Zustands, damit die Pat. die größtmögliche Selbstständigkeit und Unabhängigkeit und damit die größtmögliche Lebensqualität erhalten bzw. erreichen können.

Zur Lebensqualität jedes Menschen gehört die Fähigkeit, die gewohnte und alltägliche Selbstversorgung in Arbeit und Freizeit auszuführen. Durch eine lebensbedrohliche Erkr. werden zunächst einige, später zunehmend mehr Fähigkeiten eingeschränkt. Gewohnheiten und Erwartungen können nicht mehr erfüllt werden. Gefühle von Hilf-, Hoffnungs- und Nutzlosigkeit tauchen auf und können das Selbstwertgefühl des Menschen stark beeinträchtigen.

Ergotherapeuten können sowohl in der ambulanten als auch in der teilstationären und stationären Palliativbetreuung eingesetzt werden. Nur die wenigsten Palliativteams haben aber einen Ergotherapeuten. Viele Bereiche können ansatzweise von anderen rehabilitativen Berufen übernommen werden, ersetzen aber einen Ergotherapeuten nicht. Gleichzeitig gibt es viele Überschneidungen zwischen den Aufgaben der Ergotherapie u. a. Berufsgruppen im Palliativteam. Regelmäßige Teamabsprachen sind unbedingt nötig.

Aufgaben der Ergotherapie in der Palliativbetreuung

- Erleichterung der aktuellen Situation des Pat.
- Nutzung vorhandener Fähigkeiten.
- Förderung von Eigenständigkeit und Selbstbestimmung.
- Wiederherstellung oder Erhalt der Kommunikationsfähigkeit.
- Wiedergewinnung oder Erhalt von motorischen Fähigkeiten (Gleichgewicht, Koordination, Feinmotorik).
- Abbau störender path. Bewegungsmuster.
- Ermöglichung bestimmter Handlungen durch Hilfsmittel.
- Bewältigung von Gefühlen (Angst, Trauer, Zorn, Aggression, Hoffnungslosigkeit) durch gestalterische Techniken.
- Einbeziehung der Angehörigen (die oft dem Schwerkranken „alles abnehmen" wollen und ihn damit in seiner Selbstständigkeit einschränken).
- Allg. Hilfsmittelherstellung (z. B. Betterhöhungen selbst bauen) und -bereitstellung (z. B. mithilfe eines Orthopädiemechanikers).

Anleitung und Unterstützung bei:

- Anpassung des Alltags an die Behinderung.
  - Alltägliche Verrichtungen (Essen, Ankleiden, Hygiene und Körperpflege) üben und erleichtern, z. B. die Vereinfachung der Zubereitung von Mahlzeiten.
  - Benutzung des Rollstuhls innerhalb und außerhalb des Hauses, Transfer vom Rollstuhl ins Bett, auf die Toilette, ins Auto usw.
- Verbaler und nonverbaler Kommunikation.
- Bewegung (Einsatz spezieller Therapiekonzepte, z. B. nach Bobath oder funktionelle Bewegungslehre, taktile Stimulation, v. a. bei Wahrnehmungsstörungen, Ein- und Beidhändertraining).
- Gestalterischen Techniken zur emotionalen Unterstützung und zum Ausgleich.

> **!** Wichtig ist es, realistische Ziele zu setzen, damit der Pat. nicht überfordert oder enttäuscht wird. Tagesbefindlichkeit beachten.

Häufige Indikationen

- Hirnmetastasen.
- Immobilität durch Skelettmetastasen.
- Kachexie, Schwäche, Bettlägerigkeit.
- Angstsy.
- Zusätzliche chron. Erkr.
- Neurolog. Erkr. (ALS, ▶ 12.9.1; MS, demenzielle Sy., ▶ 12.10.2).

Hilfsmittel (▶ 16.4.4).

- Pflegebett mit Antidekubitus-Matratze.
- Rollstuhl in entspr. Größe und Funktion mit Sitzkissen.
- Bade- und Duschsitze, Haltegriffe, erhöhte Toilettensitze.
- Lagerungs- und Sitzhilfen.
- Kommunikationshilfen: Buchstabentafeln, elektronische Mittel.
- Greifhilfen, adaptiertes Essbesteck und -geschirr/Schreibgerät.
- Gehhilfen: Rollator, Krücken.
- Treppenlift.

Probleme und Grenzen

- Bettlägerige Pat. mit eingeschränkter Mobilität.
- Häufige Pausen notwendig.
- Oft ungewohnt für ältere Pat. (Scheu und Unsicherheit).
- Ein kontinuierliches Konzept ist wegen der meist stark schwankenden Befindlichkeit nicht durchführbar.

17.5 Atemtherapie

Susanne Roller

Im Atemholen sind zweierlei Gnaden.
die Luft einziehen, sich ihrer entladen,
jenes bedrängt, dieses erfrischt.
so wunderbar ist das Leben gemischt.
So danke Gott, wenn er dich presst,
und dank ihm, wenn er dich wieder lässt.

Johann Wolfgang von Goethe

Bedeutung der Atemtherapie Atemtherapie unterscheidet zwischen der **Therapie der Atmung** (= klin., ärztliche Atemtherapie, Physiotherapie) und der **Therapie mit dem Atem** (= Atemtherapie als Selbsterfahrung/Selbsthilfe).
Die klin. (ärztliche) Atemtherapie befasst sich mit den Krankheiten und Funktionsstörungen von Lunge und Stimmapparat. Sie arbeitet sowohl prophylaktisch als auch nachbehandelnd. Physiotherapeutisch (▶ 17.3 und ▶ 5.1) können v. a. die körperlichen Beschwerden bei Störungen der Atmung behandelt werden. In der frühen Phase der palliativen Therapie stehen Pneumonieprophylaxe, Techniken des Abhustens und der Sekretolyse im Vordergrund. In seltenen Fällen (z. B. ALS) kommen Hilfsmittel zur Anwendung:

- Maskenbeatmung (v. a. nachts) mit positiv-endexspiratorischem Druck (PEEP).
- Atemtrainer zur Verbesserung der Totraumventilation (z. B. Wasserschloss).
- Inhalatoren.

Die klassische Atemtherapie (Therapie mit dem Atem) ist eine Therapieform, die den Atem als Weg zur Verbindung von Körper, Seele und Geist nützt. Elemente verschiedener Schulen der Atemtherapie und Atemarbeit werden spez. an den Pat. angepasst. Auch andere ther. Methoden werden mit der Atemerfahrung verknüpft.
Die **„palliative Atemtherapie“ (PAT)** ist eine Spezialisierung, die sich aus den besonderen Bedürfnissen Schwerkranker und Sterbender entwickelt hat. Sie greift Elemente aus Verhaltens- und Aromatherapie auf. Sie basiert auf einem „Atemwissen“, das in vielen alten Kulturen bekannt war, und spricht den Menschen in seiner Ganzheit von Körper, Seele und Geist an. Wesentliche Elemente sind:

- Berührung.
- Wahrnehmung.
- Begegnung.
- Atembewusstsein.
- Anleitung zur Selbsthilfe.

PAT richtet sich nach den Bedürfnissen des Pat. im Kontext der med., pflegerischen und sozialen Begleitung. Schwerkranke und Sterbende lassen sich zumeist gern auf diese sanfte Therapie ein. Sie erfahren sich damit nicht mehr ausschließlich als schwach und hinfällig, sondern angenehm berührt. Vorhandene Atemressourcen werden integriert. Mit dem bewussten Atem entsteht ein Wohlgefühl, das Sorge und Angst vermindert. Wenn möglich, werden Angehörige miteinbezogen und ggf. mitbehandelt.

Bedeutung des Atems Ohne Atem können wir nicht leben. Atem und Psyche bzw. Seele sind eng verbunden: Atmen = lat. *spirare; spiritus* = Geist, griech. *psyche* = Hauch, Seele, ind. *mahatma* = große Seele, großer Atem.
Der Atem ist mit allen Funktionen des Organismus verknüpft und hat darüber hinaus große Symbolbedeutung. Er hängt eng mit Leben und Lebensvorgängen, mit Gefühlen und Ängsten zusammen (Enge = Angina = Angst, lat. *anima* = Seele, Atem, Hauch). Auch in der abendländischen Kultur hat der Atem zusätzlich eine spirituelle Bedeutung (Gott haucht Adam den Lebensatem ein).
In der Umgangssprache spielt der Atem v. a. im Zusammenhang mit psychischen Zuständen eine Rolle: etwas atemberaubend finden, es bleibt einem die Luft weg, aufatmen können, keine Luft bekommen, nicht frei atmen können, tief durchatmen müssen, die Luft anhalten, etwas verschlägt mir den Atem.

Atem umfasst die Symbolik von:

- Geben – Nehmen.
- Loslassen – Aufnehmen.
- Entspannung – Spannung.
- Abwehr – Kontakt.
- Distanz – Nähe.
- Beengung – Freiheit.
- Leere – Fülle.
- Tod – Leben.

In der Palliativmedizin:

- Viele Schwerkranke (ca. 50 %) leiden unter physisch oder psychisch bedingter Atemnot (▶ 5.1).
- Die Angst vor dem Ersticken ist neben der Angst vor Schmerzen die häufigste Angst Sterbender.
- Antriebe für Atmung sind Wachsein, Angst, Hypoxie, Hyperkapnie, Atelektasen.

Atemnot – Angst – Schmerz

- Atemnot führt zu psychischem und physischem Stress – durch palliative Atemtherapie kann Stress gemindert werden.
- Menschen mit Schmerzen atmen unwillkürlich flacher, sodass dadurch das Gefühl der Atemnot verstärkt wird.
- Angst und Depression führen zur Veränderung des Atems: Dyspnoe → Angst → Panik → erhöhte Atemfrequenz → vermehrte Totraumventilation → vermehrte Atemarbeit → erhöhter Sauerstoffbedarf → Dyspnoe.
- Veränderungen des Atems können ihrerseits Gefühle beeinflussen (Angst auslösen oder lösen).

> **!** Auswirkung der palliativen Atemtherapie: Der Pat. empfindet neben einer tiefen Entspannung und besseren Körperwahrnehmung meist eine Schmerzlinderung, kann besser „durchatmen“. Mit dieser Erfahrung kann ein Selbsthilfe-/Lernprozess eingeleitet werden.

Indikationen Möglich ist die Unterstützung und Vertiefung des Aus- und Einatmens zur Sekretolyse, Pneumonieprophylaxe und Atemberuhigung sowie die Therapie der akuten Atemnot. Dies ergibt ein breites Indikationsspektrum in der Palliativmedizin. Sehr hilfreich ist die palliative Atemtherapie bei Erkr., die für den Pat. eine enge Beziehung zum Atmen erkennen lassen, z. B. Bronchial-Ca, Lungenmetastasen, Pneumonie.

- Subjektiv oder objektiv erlebte akute oder chron. Atemnot.
- Obstruktive und restriktive Ventilationsstörungen (unabhängig von der Genese).
- Pneumonieprophylaxe, Sekretstau.
- Zur Unterstützung einer antitussiven, sekretolytischen oder sekrethemmenden Therapie.
- Neurolog. Erkr. mit Schwäche der Atemmuskulatur.
- Physische und psychische Spannungszustände, insb. auch bei Pat., mit denen verbale Kommunikation nicht mehr möglich ist.
- Erregungszustände, Angst oder unklare Unruhezustände, Schlafstörungen.
- Allg. körperliche Schwäche.
- Störungen der Körperwahrnehmung.
- Zur Entspannung und Stressabbau bei Angehörigen und Begleitenden.

> **!** Atemtherapie ist auch mit bewusstseinsgetrübten, sterbenden Menschen möglich und kann zu einer deutlichen Entspannung und Beruhigung führen, da es den lösenden Ausatem fördert.

Methodik Grundlage der palliativen Atemtherapie ist der heilsame Umgang mit dem Atem.

- Der Atem wird als spontane, gesunde Atembewegung bewusst gemacht.
- Die Aufmerksamkeit wird auf bestimmte Körperregionen konzentriert (weg von Schmerzpunkten).
- Die bewusste Wahrnehmung des Körpers (Körpergrenzen, Innenräume, Möglichkeiten und Grenzen der Beweglichkeit) wird geschult.
- Die bewusste Wahrnehmung des Atems als ein rhythmisches Geschehen („Weit-und-schmal-Werden“ des Körpers mit Dehnen und elastischem Zurückschwingen) wird gefördert.
- Der Atem wird als spontane, ursprüngliche Atembewegung bewusst gemacht und erlebt.
- Anleitung zum Umsetzen in Alltagsbewegungen fördert die Selbstständigkeit des Pat.
- Palliative Atemtherapie ist Zuwendung, Körperkontakt und Begleitung, Anleitung zur Selbsthilfe.
- Integriert verschiedene Heilmethoden: Entspannungs- und Bewegungstherapie, Verhaltenstherapie, Meditation u. a. Methoden.

Ablauf Eine palliative Atemtherapie wird nur von einem geschulten Atemtherapeuten durchgeführt. Der Therapeut holt bei Arzt und Pflegepersonal vor der ersten Therapiesitzung Informationen über den Pat. (und Angehörige) ein. Vor jeder Sitzung muss er eine eigene innere gelockerte Haltung finden, sich auf den Pat. einstellen, Ruhe ausstrahlen.

- Vorbereiten des Raums: Raumtemperatur, Belüftung, Ungestörtheit („Bitte-nicht-stören"-Schild an die Tür).
- Kurze Gesprächsphase mit dem Pat. zum Kennenlernen und Erklären der Methode.
- Beschwerden, Wünsche und Ängste des Pat. erfragen.
- Pat. liegt oder sitzt entspannt.
- Durch Körperkontakt und bestimmte Grifftechniken „führt" und unterstützt der Therapeut die Atembewegung und macht damit den Atem bewusst wahrnehmbar.
- Ggf. kann mit der Atembewegung eine sanfte, passive, geführte Bewegung von Kopf oder Extremitäten erfolgen (Dehnen, leichtes Schütteln) und damit Spannungen gelöst werden.
- Schmerz- und Druckpunkte werden im Atemrhythmus massiert.
- Durch Vorgabe geeigneter Bilder (Luftballon, Windhauch, weiter Himmel, Fluss) kann die Entspannung unterstützt werden.
- Seufzen, Stöhnen, Schreien, Singen macht den Atem „hörbar" und für den Pat. verstehbar.
- Wenn möglich, Angehörige einbeziehen ggf. mitbehandeln.

> **!** Palliative Atemtherapie kann als Einzeltherapie oder in Gruppen (z. B. Team, trauernde Angehörige), stationär, ambulant bzw. zu Hause durchgeführt werden.

Patientenzentriertes Arbeiten Für die palliative atemther. Begleitung Schwerkranker gilt besonders, immer wieder anzuerkennen, was vorhanden ist und darauf aufzubauen. Der Mensch atmet immer irgendwie, sodass jeder Pat. *seinen* momentanen Atem erfahren kann. Der Therapeut unterstützt ihn darin:

- Atemmuster des Pat. erkennen und spiegeln (flach, gebremst etc.).
- Nichts erzwingen, Zeit geben und lassen (keine Zeitbegrenzung zu Anfang der Therapiesitzung vorgeben).
- Ressourcen entdecken, helfen und einsetzen (z. B. Bauchatmung).
- Geräusche des Pat. unterstützen (Gähnen, Stöhnen, Seufzen, Knurren, Schreien etc.).
- Eigene Bildersprache und Fantasien des Pat. aufnehmen und fördern (Pusteblume, Wind, sich „aufgeblasen" fühlen etc.).
- Um Rückmeldung bitten bzw. Körpersprache und Mimik beobachten.
- Anleitung für eigenes Üben geben (evtl. aufschreiben).
- Angehörige einbeziehen.

Palliative Atemtherapie bei akuter Atemnot

- Weniger „tun" als vielmehr „da sein".
- Bedürfnisse erfüllen, z. B. nach Nähe.
- Eigene Ruhe finden und bewahren, tief durchatmen.
- Eigene Sprache, Bewegung und Atmung bewusst verlangsamen.
- Atemführung übernehmen, z. B. laut und hörbar atmen.

- Sicherer Körperkontakt mit eindeutigen, festen Berührungen, die schrittweise zu verlängertem Ausatem führen.
- Ausatem unterstützen, Atemanleitung, Mitatmen.
- Atempausen betonen, ggf. benennen und schrittweise verlängern.
- Zum Stöhnen, Klagen, Lautsein und Bewegen animieren.
- Augenkontakt suchen und halten.
- Fragen vermeiden oder nur Ja-/Nein-Fragen, um längeres Sprechen zu verhindern.
- Veränderungen wahrnehmen, anerkennen und kommentieren („Jetzt wird's besser“).

Palliative Lymphdrainage im Atemrhythmus Bei Pat. mit tumorbedingten Schwellungen, z. B. bei Kopf-Hals-Tumoren kann eine klassische manuelle Lymphdrainage kontraindiziert sein. Hier wirkt eine sanfte, im Atemrhythmus durchgeführte lymphentstauende Behandlung lindernd. Ziel der Behandlung ist dabei weniger ein Abfluss als eine Umverteilung der Lymphe. Diese bringt dem Pat. oft deutliche Erleichterung, z. B. bei Zuschwellen der Augen.
Technik:

- Sanfte, kreisende Massage des Bindegewebes.
- Mit dem Ausatem mehr Druck ausüben („in die Tiefe gehen“).
- Den Pat. gleichzeitig zu inneren Bildern des Fließens der Lymphe zum Herzen anregen.
- Ggf. Verwendung eines entstauenden Öls (Lymphöl, ▶ 22.4.6).

! Die meisten Pat. schlafen unter dieser entspannenden Therapie ein.

17.6 Psychotherapie

Martin Fegg und Bernd Sonntag

Definition Psychotherapie ist die Behandlung von emotionalen, kognitiven, Erlebens- und Verhaltensstörungen mithilfe von psycholog. Methoden, die wissenschaftlich überprüft sind und sich als wirksam erwiesen haben.
Eine psychother. Intervention in der Palliativmedizin meint die systematisch angewendete, von professionellen Psychotherapeuten angebotene Stützung oder Behandlung.

- Psychotherapie in der Palliativmedizin bezieht sich in erster Linie auf die psychischen Auswirkungen der körperlichen Erkr. – und dies in gleicher Weise auf den Pat. wie auf seine Angehörigen.
- Nicht nur die Behandlung von Störungen, sondern auch deren Prävention ist Aufgabe des klin. tätigen Psychotherapeuten (▶ 1.1.1, WHO-Definition der Palliativmedizin).

Rechtliche Situation und Berufsbezeichnung

- In **Deutschland** schützt seit 1999 das Psychotherapeutengesetz die Berufsbezeichnung „Psychotherapeut“ (nicht jedoch die Gebietsbezeichnung „Psychotherapie“). Approbierte **Psychologische Psychotherapeuten** sind den entspr. qualifizierten **(Fach-)Ärzten** gleichgestellt. Die medikamentöse Behandlung ist weiterhin Ärzten vorbehalten.
- Behandler, die auf der Basis des Heilpraktikergesetzes arbeiten, haben sich durch schulische Fortbildung, autodidaktisch oder aufgrund ihrer lebenspraktischen Berufserfahrung auf die amtsärztliche Prüfung (Gesundheitsamt) zur Zulassung als **Heilpraktiker** vorbereitet und die „staatliche Zulassung zur

Ausübung der Heilkunde ohne Bestallung auf dem Gebiet der Psychotherapie" erworben.

- In **Österreich** regelt seit 1990 das Psychotherapiegesetz den Beruf des Psychotherapeuten.
- In der **Schweiz** kann die Zusatzbezeichnung Psychotherapie im ärztlichen Bereich nur in Zusammenhang mit dem Facharzttitel für Psychiatrie erworben werden. Daneben gibt es den Titel Psychotherapie SPV (Schweizerischer Psychotherapeuten Verband) als eigenständigen Berufstitel.

Anerkannte Verfahren In Deutschland werden die folgenden Psychotherapie-Verfahren durch die gesetzlichen Krankenkassen finanziert:

- Tiefenpsychologisch fundierte Psychotherapie (TP).
- Analytische Psychotherapie (AP).
- Verhaltenstherapie (VT).

In Österreich gibt es verschiedene Verfahren mit teilweiser Kostenübernahme in den Bereichen:

- Tiefenpsychologisch-psychodynamische Orientierung.
- Humanistisch-existenzielle Orientierung.
- Systemische Orientierung.
- Verhaltenstherapeutische Orientierung.

17.6.1 Psychische Belastung und Krankheitsbewältigung

Psychische Belastungen von Palliativpatienten und Angehörigen

- Etwa die Hälfte der Pat. entwickelt innerhalb von 1 J. nach der Diagnosestellung eine klin. diagnostizierbare psychische Störung.
- Depressive und Angststörungen überwiegen. Ein einfaches, wenig belastendes und rasch auswertbares Screening-Instrument für Angst und Depression bei somatisch Kranken ist die *Hospital Anxiety and Depression Scale* (HADS), die auch für onkolog. Pat. auf Deutsch validiert ist.
- Depressive Störungen sind bei Krebspat. 4-mal häufiger als in der Normalbevölkerung. Die Prävalenz steigt mit dem Fortschreiten der Erkr. und ist bei bestimmten Tumorarten (z. B. Pankreas-Ca) erhöht. Depressive Störungen gehen mit größerer allg. Morbidität einher und sind möglicherweise mit geringerer Überlebenszeit assoziiert.
- Familienmitglieder weisen erhöhte Depressivität, Angst und psychosomatische Symptome auf. Es kommt zu Belastungen durch Rollen- und Aktivitätsveränderungen und Partnerschaftskrisen. Ungefähr ⅓ der Angehörigen zeigt ein erhebliches Belastungsniveau.
- (Ehe-)Partner von Palliativpat. sind besonders schweren Belastungen ausgesetzt. Beratung sollte Fragen der adaptierten Sexualität einbeziehen (▶ 7.9).

Krankheitsbewältigung

Transaktionales Copingmodell (Lazarus)

- Belastung entsteht, wenn interne oder externe Anforderungen personale oder soziale Ressourcen übermäßig beanspruchen oder deren Kapazitäten übersteigen. Stress entsteht im Zusammenspiel (Transaktion) zwischen Anforderung und Person.
- Die kognitive Bewertung eines Stressereignisses durch das Individuum und die Einschätzung der vorhandenen Ressourcen nimmt Einfluss auf die Stressbewältigung (Coping) und die Bewertung ihrer Effizienz.

- Der Erfolg der Bewältigung hat Auswirkung auf das emotionale, körperliche oder soziale Wohlbefinden.

Beispiele für Bewältigungsmechanismen

- Kognitiv: Ablenken, Stoizismus, Problemanalyse, Informationssuche.
- Emotional: Ausleben von Wut, Resignation, Trauer und Angst, Hadern, Selbstbeschuldigung, Optimismus.
- Handlungsbezogen: Altruismus, aktives Vermeiden, konstruktive Aktivität, Rückzug, Zupacken, Zuwendung.

Subjektiver Wertewandel Die individuelle Lebensqualität von Palliativpat. ähnelt der von Gesunden. Dies liegt in den Strategien zur Krankheitsbewältigung begründet (Aufrechterhaltung von Kohärenz und Kontrolle mit dem Ziel emotionaler Entlastung): Bei fortschreitender Erkr. kommt es zu Einstellungsänderung und Adaptation interner Bewertungsstandards (Dissonanzreduktion) sowie zur Zunahme abwärts gerichteter Vergleiche („Noch mit den Kindern Weihnachten feiern, zur Not im November"; „Gut, dass ich nur nicht laufen, aber noch sehen kann"; „Statt der Weltreise noch in den eigenen Garten gehen können").
Psychotherapeuten können diesen Wandel der Werthaltung im Kontext der Biografie begleiten.

„Fighting Spirit" Aktiv kämpfender Bewältigungsstil im Gegensatz zum passiv hinnehmenden Stil.

- „Fighting Spirit" ist für die Bewältigung erfolgreicher. Ob er zu besserer Lebensqualität oder gar zu Lebensverlängerung führt, ist wissenschaftlich nicht ausreichend belegt.
- Nicht sicher ist, ob „Fighting Spirit" durch Psychotherapie gefördert werden kann oder ob es sich um eine stabile Persönlichkeitseigenschaft handelt.

17.6.2 Psychotherapie und Psychosomatik in der Palliativmedizin

Effekte von Psychotherapie Die hohe Wirksamkeit von Psychotherapie bei Krebspat. ist bestätigt. Interventionsstudien in der Palliativmedizin sind jedoch noch selten.

Allgemeine Wirkfaktoren von Psychotherapie (nach Grawe):

- **Ressourcenaktivierung:** Nutzung besonderer Eigenschaften, Erfahrungen, Fähigkeiten und Fertigkeiten des Pat. (im Gegensatz zu „defizitorientiertem" Vorgehen).
- **Problemaktualisierung:** unmittelbare und emotionale Arbeit an den belastenden Themen (keine „Diskussion" auf der Metaebene).
- **Hilfe zur Problembewältigung:** Unterstützung des Pat. in seiner Problembewältigung, Hilfe zur Selbsthilfe.
- **Motivationale Klärung:** Förderung des Bewusstseins über die Faktoren, die das Erleben und Verhalten problematisch beeinflussen, mit dem Ziel ihrer Veränderung.
- **Haltgebende therapeutische Beziehung:** ein wichtiger Wirkfaktor, der unterstützend und aufbauend ist und den Selbstwert bestätigt.

Besonderheiten der Psychotherapie in der Palliativmedizin

- Symptomlinderung muss hier auch für Psychotherapeuten vordringliches Behandlungsziel sein.

- Förderung der Selbstverantwortung soll besonderes Behandlungsziel sein (Linderung von Hilflosigkeit und Fatalismus auch ggü. den somatischen Behandlern).
- Psychotherapie hilft, den Palliativpat. trotz eingeschränkter körperlicher Möglichkeiten zu aktivieren (z. B. durch Förderung des Körpererlebens und ausreichend erholsamen Schlaf, der bei Angst und Depression massiv gestört ist).
- Behandlungsziel kann die Förderung der Motivation für angemessene Schmerzmedikation sein.
- Flexible(re) Zeitgestaltung des Therapeuten bei trotzdem klarem Setting.
- Kontakt zum Psychotherapeuten ergänzt ggf. fehlende soziale Unterstützung.
- Hausbesuche sind sinnvoll. Im stationären onkolog. Routinealltag werden viele psychische Probleme aufgefangen, nach der Entlassung nach Hause oder ins Hospiz wechselt die Betreuungsdichte abrupt. In dieser Phase ist klin. manifeste Angst oder Depression häufiger. Hausbesuche werden leider zu wenig unternommen und finanziert.
- Wahlmöglichkeit des Therapieverfahrens: Psychotherapie (VT, TP o. a.), Psychopharmaka (Linderung von Angst und Depression mittels Antidepressiva oder Tranquilizer) oder Komb.
- Supportive Therapieangebote haben mehrere Ziele: Stärkung freundschaftlicher und familiärer Bindungen, Ausdruck von Gefühlen, Enttabuisierung von Tod und Sterben, Neudefinition der Lebensziele, Verbesserung der Arzt-Patient-Beziehung, des Verständnisses der Erkr. und der Compliance mit der Behandlung, Verbesserung der Krankheitsbewältigung.

17.6.3 Psychotherapeutische Verfahren und ihre Anwendung in der Palliativmedizin

Entspannungsverfahren und Imagination

Progressive Muskelentspannung (nach Jacobson) Die Methode der systematischen Muskelentspannung besteht in der aufeinanderfolgenden Anspannung der wichtigsten willentlich zu beeinflussenden Muskeln und deren anschließender Lockerung und Entspannung (Hände, Unterarme, Oberarme, Schultern und Nacken, Rücken, Gesicht, Vorderhals, Brust, Bauch, Gesäß, Oberschenkel, Unterschenkel, Füße).

Autogenes Training (nach Schultz) Autogenes Training besteht in der Unterstufe aus 7 Übungen, die nacheinander Ruhe, Schwere und Wärme in Armen und Beinen, eine Beruhigung des Pulses und der Atmung, Wärme im Sonnengeflecht und Kühle der Stirn durch Selbstsuggestion hervorrufen. Die Oberstufe des autogenen Trainings benutzt komplexe symbolische Fantasiebilder zur Entspannung oder eine „Reise"-Imagination: Vorstellungsübungen, in denen (angeleitet oder selbst durchgeführt) angenehme innere Bilder hervorgerufen und mit allen Sinneskanälen erfahrbar gemacht werden.

Meditation Bei Meditation und Achtsamkeitsübungen (z. B. *Mindfulness-based Stress Reduction*) werden innere Prozesse nicht wertend beobachtet. Ziel ist es, ganz im Hier und Jetzt zu sein. Unangenehme Gefühle werden nicht vermieden, man identifiziert sich aber auch nicht mit ihnen („Wie Wolken am Himmel, die kommen und vorüberziehen").

Imaginative Verfahren Bei Pat. beliebt sind imaginative Verfahren, bei denen innere Bilder (z. B. angenehme Erinnerungen, Ruhe bzw. Sicherheit gebende Vorstellungen) ther. genutzt werden.

Verhaltenstherapie (VT)

VT umfasst umfangreiche Diagnose- und Therapiemethoden, die sich an den aktuellen Problemen und Beschwerden der Pat. orientieren. Das Hauptziel ist die Symptombeseitigung oder -linderung. Verhalten meint dabei nicht nur das äußere, beobachtbare Verhalten (z. B. in Beziehungen), sondern auch innere gedankliche, gefühlsmäßige und körperliche Vorgänge und Reaktionen.

Behandlungsmethoden der VT

- **Exposition:** Auseinandersetzung mit der ängstigenden/belastenden Situation, die vermieden wird, führt langfristig zur Symptombesserung (z. B. bei Angst vor Chemotherapie).
- **Operante Methoden:** Auf- bzw. Abbau von Verhalten durch pos. oder neg. Verstärkung (z. B. Förderung von selbstständigem Spielen bei einem Kind, das sich im Krankenhaus nur schwer allein beschäftigen kann).
- **Rollenspiele** (z. B. zur Verbesserung der Kommunikation mit Angehörigen).
- **Training** sozialer Kompetenz (z. B. zum Abbau von Unsicherheit ggü. Ärzten).
- **Aktivitätenplanung** und Tagesstrukturierung.
- **Aufmerksamkeitslenkung:** Ablenkung durch Beobachtung der Umwelt, Vorstellung neutraler bzw. angenehmer Bilder, Ausübung ablenkender Aktivitäten.
- **Stressbewältigungstraining** (z. B. durch Erstellen eines Notfallplans mit vorher genau erarbeiteten und definierten Verhaltensmöglichkeiten).
- **Kognitive Therapie „dysfunktionaler" Gedanken** (wie z. B. Übergeneralisierung: „Die Übelkeit wird nie mehr aufhören"; Personalisierung: „Die Krankenschwester war heute früh nicht gut gelaunt, sie mag mich nicht"; dichotomes Denken: „Ich bin ein Versager") durch:
  - Identifikation negativer automatischer Gedanken.
  - Bewusstmachung des Zusammenhangs zwischen Gedanken und Gefühlen, z. B. mit dem ABC-Schema (▶ Abb. 17.5) oder dem „Teufelskreis der Angst" (▶ Abb. 17.6).
  - Diskussion (sokratischer Dialog) und Umstrukturierung negativer Gedanken.
  - Stellung von Hausaufgaben, Umsetzung im Alltag.
- **Psychoedukation:** Informationsvermittlung, Korrektur falscher Annahmen.

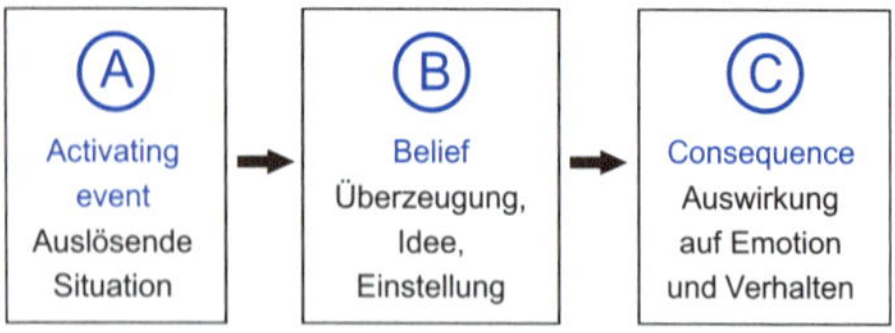

Abb. 17.5 ABC-Schema [A300]

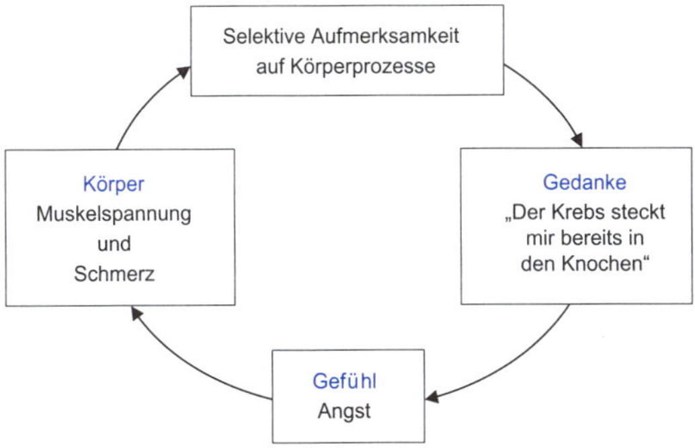

Abb. 17.6 Der Teufelskreis der Angst: Angst führt zu Muskelspannung → daraus entsteht (zusätzlicher) Schmerz → dieser verstärkt die Angst [A300]

Acceptance and Commitment Therapy (ACT) Ansätze der sog. „dritten Welle“ der VT (z. B. die ACT) sind vielversprechend, werden in der Palliativmedizin bislang aber noch nicht angewendet. Zentrales Ziel der ACT ist die Förderung psychischer Flexibilität (im Gegensatz zu emotionaler Vermeidung). Achtsamkeitsübungen helfen, ganz im Hier und Jetzt gegenwärtig zu sein und wertfrei alle Gedanken/Gefühle/Empfindungen zu beobachten und zu akzeptieren. Die Identifikation mit dysfunktionalen Gedanken bzw. Gefühlen wird vermindert und ein Beobachter-Selbst entwickelt. Persönliche Werte werden wiederentdeckt und gefördert, um dem individuellen Handeln Richtung und Sinn zu verleihen. Erste Wirksamkeitsstudien bei schwer kranken Krebspat. liegen bereits vor.

Tiefenpsychologisch fundierte Psychotherapie (TP)

Wissenschaftliche Grundlage der TP ist die **Psychoanalyse.** Therapeutisch wird aber stärker als in der Psychoanalyse auf die aktuellen Schwierigkeiten des Pat. fokussiert. Zugrunde liegende Konflikte und Motive werden bewusst gemacht und der Pat. ermuntert, in der geschützten Therapeut-Patient-Beziehung neue korrigierende Erfahrungen zu erproben und in seinen Alltag zu integrieren.

Behandlungsmethoden der TP

- **Aufbau einer stabilen, vertrauensvollen Beziehung.** Grundprinzipien dieser ther. Beziehung sind z. B.:
  - **Holding:** „Halten“ und Stützen des Pat.
  - Raum und Grenzen geben: Eine sichere Beziehung ermöglicht Struktur und erleichtert die Anpassung des Pat.
  - **Containment:** Aufnahme und Akzeptanz der negativen Emotionen, Impulse und Projektionen des Pat. In dieser Funktion nutzen Palliativpat. Psychotherapeuten, ohne dass es zu einer vollständigen Klärung der unbewussten Konflikte kommt.
  - Der Pat. bestimmt Fokus, Tiefe und Tempo der Bearbeitung.
  - Ermunterung, auch neg. Übertragungsgefühle zu äußern, um eine Wendung gegen sich selbst (i. S. mangelnder Compliance oder Suizidalität) zu verhindern.

- **Stützende TP** orientiert sich an der aktuellen Situation und den vorhandenen Ressourcen:
  - Stärkung der Selbstwahrnehmung.
  - Erinnerung an frühere Bewältigungsleistungen.
  - Nutzung aktueller Ressourcen.
  - Realitätskontrolle.
  - Emotionale Entlastung.
  - Einflussnahme auf überzogene Ich-Ideale.

Analytische Psychotherapie (Psychoanalyse)

Die analytische Psychotherapie konzentriert sich auf das Bewusstmachen unbewusster Konflikte und Motive. Eine klassische psychoanalytische Behandlung dauert einige Jahre mit mehreren Behandlungen/Wo. Sie ist im Langzeitsetting bei Palliativpat. ungeeignet.

Interpersonelle Therapie (IPT)

Die IPT hat **Wirksamkeitsnachweise** in der **Behandlung von Depression** erbracht. Es werden folgende Problembereiche fokussiert:

- Path. Trauer: Unfähigkeit zu trauern, gestörter Trauerprozess.
- Rollenwechsel durch Berentung, Arbeitslosigkeit, schwere Erkr.
- Interpersonelle Konflikte, z. B. mit dem Partner, Arbeitskollegen.
- Interpersonelle Defizite, z. B. lang anhaltende Einsamkeit und Isolation.

Therapie in drei Phasen:

- Initiale Phase: Psychoedukation, Krankenrolle, Symptommanagement, Hoffnungsvermittlung, Beziehungsanalyse.
- Mittlere Phase: Bearbeitung der aktuellen interpersonellen Belastungen, die mit der Depression in Zusammenhang stehen.
- Beendigungsphase: Abschiedsprozess.

Systemische Psychotherapie

Die systemischen Zusammenhänge und Beziehungen in der Familie oder einer Gruppe bilden die Grundlage für Diagnose und Therapie von psychischen Störungen und interpersonellen Konflikten. Gerade eine schwere körperliche Erkr. führt zu zahlreichen Veränderungen im Familiensystem. Psychische oder Verhaltensauffälligkeiten eines Familienmitglieds („Symptomträger", „Indexpatient") führen zur Analyse des Gesamtsystems.

Therapeutische Methoden

- **Familienskulptur:** Darstellung der Familienbeziehungen im Raum.
- **Genogramm/Soziogramm:** grafische Darstellung sozialer Beziehungen (▶ Abb. 19.8).
- **Metaphern, Parabeln** und Geschichten als Handlungsmodelle.
- **Paradoxe Intervention:** gegenläufige Ratschläge zur Aktivierung der Teilnehmer, Provokation.
- **Positives Konnotieren,** wertschätzende Haltung.
- **Umdeuten** von Verhaltenskontexten (Reframing).
- **Zirkuläres Fragen** (z. B. bei Familiengesprächen) betont, dass die Familie insgesamt ein Problem hat. Ziel ist Entlastung des Pat. und seiner Bezugspersonen. Gefragt wird nach dem vermuteten Standpunkt anwesender Dritter. Beispiel: „Was denken Sie (Frage an die erw. Tochter gerichtet), was Ihre Mutter (Palliativpat.) sich nach der Aufnahme auf die Station von Ihnen an Hilfen für den Vater wünscht?".

Gesprächspsychotherapie (GT)

GT ist klientenzentrierte, nondirektive Psychotherapie (nach Rogers): Der Mensch hat eine natürliche „Selbst-Verwirklichungstendenz", die unter günstigen Umständen die Weiterentwicklung und Reifung der Persönlichkeit fördert. Widrige Umstände können diesen Prozess blockieren. Durch die Therapie soll wieder ein günstiges Klima für den Wachstumsprozess geschaffen werden. Dies geschieht durch folgende Grundhaltung des Therapeuten:

- Empathie: einfühlendes Verstehen.
- Kongruenz: Echtheit, Wahrhaftigkeit ggü. dem Klienten.
- Positive Wertschätzung des Klienten.

Narrative Therapien (Lebensrückblick)

Narrative Therapien haben das Ziel, das Leben als Ganzes zu betrachten und Lebenssinn daraus zu entwickeln. Dies kann durch (bestimmte) Fragen bewirkt werden.

Fragen narrativer Therapien:

- Welche Person waren Sie in Ihrem Leben?
- Wie wollen Sie, dass andere Sie erinnern?
- Wer waren wichtige Personen in Ihrem Leben?
- Welche Rollen hatten Sie in Ihrem Leben?
- Was waren besondere Situationen in Ihrem Leben?
- Worauf sind Sie besonders stolz?
- Gibt es etwas, das Sie noch erledigen, verbessern bzw. klären möchten?

Existenzielle Psychotherapie

Existenzielle Psychotherapie basiert auf der existenzialistischen Philosophie und setzt sich mit **Grundfragen/-problemen des Daseins** auseinander.

- Existenzielle Angst (aufgrund des nahenden Todes) zeigt sich als Angst vor dem Prozess des Sterbens oder dem Zustand des Totseins und kann zu Panik und somatischen Symptomen führen.
- Existenzielle Trauer (aufgrund von Verlusten) drückt sich oft in depressionsähnlichen Symptomen aus.
- Existenzielle Einsamkeit zeigt sich in Distanzierung und Isolation.
- Existenzieller Kontrollverlust kann zu zwanghaftem Verhalten führen oder zur Angst vor Abhängigkeit von anderen.
- Existenzieller Sinnverlust ist mit Gefühlen der Zweck- und Sinnlosigkeit verbunden und kann zum Wunsch nach aktiver Sterbehilfe führen.
- Existenzielle Wertlosigkeit zeigt sich in Schamgefühlen (z. B. auch aufgrund eines veränderten Körperbildes) oder in der Furcht, anderen zur Last zu fallen.
- Existenzielle Verzweiflung (spiritueller Zweifel) zeigt sich in Schuldgefühlen, Verlust von Glauben und der Verbindung mit dem Transzendenten.

„Meaning-centered Psychotherapy"

Basierend auf der Logotherapie (von Frankl) wurde die *Meaning-centered Psychotherapy* entwickelt, in der in Gruppen- bzw. Einzelsitzungen Sinnquellen vermittelt werden: historische Quellen (frühere Sinnerfahrungen im Leben), kreative Quellen (z. B. Arbeit, Beruf, eigene Kreativität), Einstellungswerte (z. B. trotz schwerer Krankheit sinnvoll weiterleben) und Erlebniswerte (z. B. in der Partnerschaft, Natur).

Das *Schedule for Meaning in Life Evaluation* (SMiLE, ▶ Abb. 17.7; Weiteres www.lebenssinn.net) kann Pat. in der Lebenssinnsuche unterstützen.
Ein Gespräch über SMiLE kann durch folgende Fragen ergänzt werden:

- Was war Ihnen wirklich wichtig im Leben?
- Was ist Ihnen jetzt im Moment besonders wichtig?
- Was gibt Ihnen Kraft, was gibt Ihnen Sinn, was gibt Ihnen Halt?
- Gibt es ein Gefühl von Kontinuität in Ihrem Leben, ein Thema oder ein Symbol, das für Ihr Leben steht?
- Was gibt Ihnen Hoffnung?

Die Frage nach dem **Sinn des Lebens** bewegt viele Menschen. In den verschiedensten Lebenssituationen stellen sich Menschen diese Frage. Dies können besondere Glücksmomente sein, aber auch leidvolle Erfahrungen.

Im Folgenden interessiert uns, **was Ihrem Leben Sinn** gibt. Darunter verstehen wir Bereiche, die einem **wichtig** sind, **Halt geben** und dem Leben **Bedeutung** verleihen.

Diese **Bereiche** sind für jede Person unterschiedlich, es gibt daher keine „richtigen" oder „falschen" Antworten. Bitte beantworten Sie die Fragen einfach so offen und ehrlich wie möglich. Beziehen Sie sich auf Ihre gegenwärtige Lebenssituation.

Bitte nennen Sie 3 bis 7 Bereiche, die Ihrem Leben Sinn geben, unabhängig davon wie zufrieden Sie momentan mit diesen Bereichen sind.
Die Reihenfolge der Nennung spielt keine Rolle.

Bereich 1: ______________________

Bereich 2: ______________________

Bereich 3: ______________________

Bereich 4: ______________________

Bereich 5: ______________________

Bereich 6: ______________________

Bereich 7: ______________________

Abb. 17.7a SMiLE: Schedule for Meaning in Life Evaluation [O508]

Bitte achten Sie bei den folgenden Antworten darauf, dass die Nummerierung der Bereiche mit der Reihenfolge auf der vorherigen Seite übereinstimmt. Bitte bewerten Sie jeden der von Ihnen genannten Bereiche! Beziehen Sie sich in Ihrer Einschätzung auf Ihre gegenwärtige Situation.

Bitte kreuzen Sie an, wie **zufrieden bzw. unzufrieden** Sie in den einzelnen Bereichen sind, d.h. wie sehr sich der jeweilige Bereich positiv oder negativ auf Ihren Lebenssinn auswirkt.

Wie zufrieden sind Sie mit ...	Sehr unzufrieden			Weder noch			Sehr zufrieden
Bereich 1	-3	-2	-1	0	+1	+2	+3
Bereich 2	-3	-2	-1	0	+1	+2	+3
Bereich 3	-3	-2	-1	0	+1	+2	+3
Bereich 4	-3	-2	-1	0	+1	+2	+3
Bereich 5	-3	-2	-1	0	+1	+2	+3
Bereich 6	-3	-2	-1	0	+1	+2	+3
Bereich 7	-3	-2	-1	0	+1	+2	+3

Bitte kreuzen Sie an, wie **wichtig** jeder einzelne Bereich für Ihren Lebenssinn insgesamt ist. Versuchen Sie, so deutlich wie möglich zwischen den Bereichen zu unterscheiden, indem Sie alle Ziffern erwägen.

Wie wichtig ist für Sie ...	Nicht wichtig			wichtig			Sehr wichtig	Äußerst wichtig
Bereich 1	0	1	2	3	4	5	6	7
Bereich 2	0	1	2	3	4	5	6	7
Bereich 3	0	1	2	3	4	5	6	7
Bereich 4	0	1	2	3	4	5	6	7
Bereich 5	0	1	2	3	4	5	6	7
Bereich 6	0	1	2	3	4	5	6	7
Bereich 7	0	1	2	3	4	5	6	7

Abb. 17.7b SMiLE: Schedule for Meaning in Life Evaluation [O508]

17.6.4 Psychotherapeutisch behandelbare Krisen

Krisenintervention

Krisen sind Ereignisse, die durch äußere Belastungsfaktoren oder subjektive Interpretation als bedrohlich erlebt werden und deren kognitive, emotionale und handlungsbezogene Anforderungen die Bewältigungsfähigkeiten der jeweiligen Person übersteigen. Unverzügliches ther. Handeln ist erforderlich.

Phasen einer Krise:

- Schockreaktion/Versagen der gewohnten Problemlösestrategien.
- Vergebliche Mobilisierung von Ressourcen.
- Psychische Labilisierung/Symptomentstehung.
- Abklingen der Krise.

Suizidalität

(▶ 10.5). Zur Abschätzung des Suizid-Gefährdungspotenzials ist ein komplexer Urteilsprozess erforderlich, bei dem die zur Verfügung stehenden Informationen über den Pat., sein Verhalten und subjektive Bewertungen geprüft und in Beziehung gesetzt werden müssen.

Präsuizidales Syndrom (nach Ringel)

- Situative bzw. zwischenmenschliche Einengung, auf kritische Lebensereignisse/eigenes Fehlverhalten fixiert (neg. Selbstbild), affektiv auf depressive Stimmung und Angst reduziert.
- Gegen die eigene Person gerichtete (gehemmte) Aggressivität und Frustration.
- Suizidfantasien.

Risikomerkmale

- Männliches Geschlecht.
- Höheres Alter.
- Getrennt lebend/geschieden.
- Suizide in Familie/Umfeld.
- Sozialer Rückzug.
- Agitiertheit/Ruhelosigkeit.
- Erschöpfung.
- Ruhe-/Todeswünsche.
- Andauernde Schlafstörung.
- Aggressivität/Feindseligkeit.
- Fehlende Lebensperspektive.
- Bereits erfolgte Suizidversuche.
- Treffen von Vorbereitungen, Ordnung persönlicher Angelegenheiten.
- Planung gewaltsamer/harter Methode mit hoher Todeswahrscheinlichkeit, Folgen der Methode genau bekannt, Vorkehrungen gegen Entdecken.

Protektive Faktoren bei Suizidalität Soziale Bindungen (Familie, Partner), intakte Lebensziele, Einstellungen und Werthaltungen (z. B. Glaube).

Interventionen Interventionen haben die emotionale Entlastung und die Vermeidung von Selbst- und Fremdgefährdung zum Ziel.

- Beziehungsangebot und dir. Ansprechen der Suizidalität.
- Engmaschige Begleitung und Tagesstrukturierung.
- Verträge und Selbstverpflichtungen.
- Zeitperspektive erarbeiten und verändern: Entscheidungsbasis hinterfragen und zeitlichen Aufschub vereinbaren. Sich noch einmal alle pos. Aktivitäten und Genüsse erlauben.
- Kognitive Interventionen (Suizidalität ist fast immer mit dysfunktionalen Kognitionen verbunden).
- Konfrontation mit den Folgen: Pat. stellt sich vor, dass er seine Absicht umgesetzt hat und soll sich nun in die Rolle eines unsichtbaren Beobachters hin-

einversetzen („Wie wird man Sie finden?"; „Wer wird bei Ihrer Beerdigung anwesend sein?"; „Wer wird um Sie weinen und später noch an Sie denken?"). Die Konfrontation mit den Folgen eines Suizids schafft oft eine Distanzierung von suizidalen Tendenzen.
- Notfallpläne: mit dem Pat. erarbeitete, schriftlich fixierte Handlungsanweisungen für den Fall eines erneuten Auftretens von suizidalen Gedanken.
- Stationäre Behandlung.
- Psychopharmakolog. Behandlung (Benzodiazepine, Neuroleptika, ggf. Antidepressiva).

! Die Unterlassung einer indizierten Medikation ist ein schwerer Behandlungsfehler.

17.7 Musiktherapie

Claudia Bausewein und Susanne Roller

Schläft ein Lied in allen Dingen,
Die da träumen fort und fort.
Und die Welt hebt an zu singen,
Triffst Du nur das Zauberwort.

Joseph von Eichendorff

Das Ohr (Gehör) ist das Sinnesorgan, das in der Embryonalentwicklung als erstes angelegt wird und vermutlich am längsten funktioniert. Es ist eng verbunden mit dem limbischen System. Geräusche und Musik begleiten uns durch das ganze Leben. In fast allen Kulturen spielt Musik eine wichtige Rolle bei Ritualen im Jahres- und Lebenskreislauf. Auch die Melodie in der Sprache vermittelt Emotionalität.
- Musik spricht jeden Menschen an.
- Musik löst in jedem Menschen Gefühle aus (ohne Worte zu benötigen).
- Musik kann das Gefühl der Zu*gehör*igkeit vermitteln.
- Musik vermindert Angstgefühle.
- Musik (speziell geistliche) eröffnet eine spirituelle Dimension.
- Musik regt zum Gespräch an.
- Musik bietet Unterhaltung.

Musiktherapie ist ein Weg zu tiefen Erfahrungen über sich selbst. Durch bewusstes Hören und eigene Gestaltung können körperliche und psychische Symptome beeinflusst werden. Musiktherapie kann als psychother. oder heilpädagogisches Verfahren eingesetzt werden. Das Hören von Musik wird über das limbische System im ZNS gesteuert. Dort werden Erinnerungen und Gefühle geweckt. Musik kann deshalb auch v. a. Menschen erreichen, die verbal noch nicht oder nicht mehr ansprechbar sind und so auch bei Schwerkranken und Sterbenden nonverbal harmonisierende Prozesse in Gang setzen.

In vielen Totenritualen verschiedener Weltreligionen spielt die Musik eine entscheidende Rolle; diese Rituale sind aber in unserem Kulturkreis weitgehend in Vergessenheit geraten. Beim Einsatz der Musiktherapie bei Sterbenden werden alte, archaische Bilder angesprochen.

Wirkweisen der Musik

- Körperlich-sinnlich: Die Schwingungen der Musik lösen dir. körperliche Reaktionen aus: Ruhige Musik dient der Entspannung.
- Seelisch: Musik ruft Erinnerungen, Emotionen, Fantasien wach, die das innere Verarbeiten der Krankheit unterstützen.

- Spirituell: Musik ist Träger religiöser Gedanken und schafft somit Zugang zu den eigenen spirituellen Bildern.

Indikationen

- Im Prinzip ist Musiktherapie indiziert für alle Pat., die möchten, für Angehörige und Betreuende, v. a. auch professionelle Helfer. Insb. geeignet ist sie jedoch, wenn verbale Äußerungen erschwert sind, aber Bedarf an Kommunikation besteht (Hirntumor, Demenz, neurologische Erkr.).
  - Unabhängig von der musikalischen Vorbildung.
  - Unabhängig von der Prognose (also auch oder gerade in den letzten Lebensstunden).
- Alle Zustände, in denen Entspannung hilfreich ist: Schmerzen, Schlaflosigkeit, Atembeschwerden, Depression, Probleme der Krankheitsbewältigung.

Kontraindikationen Während der Musiktherapie müssen Signale des Pat. beachtet werden, die anzeigen, dass seine Grenzen erreicht sind:

- Flache, schnelle Atmung.
- Zeichen der Unruhe und Anspannung.
- Wegdrehen, nachlassende Konzentration.

! Eine Musiktherapie ist nicht angebracht bei Ablehnung durch den Pat. nach eingehender Information.

Methoden

- **Aktive Musiktherapie:** kann als freie Improvisation (lat. *improvisius* = das Unerwartete), Spiel nach Noten oder Komposition eigener Musikstücke (evtl. mit eigenen Texten, Gedichten, Gedanken) gestaltet werden. Es geht v. a. um den Ausdruck von Gefühlen durch Musik mit anschließendem Gespräch und Reflexion über das Spiel. Dies ermöglicht:
  - Die momentane Stimmung auszudrücken.
  - Eigene Klänge (Ungesagtes, Ungehörtes) klingen zu lassen und zuhören.
  - Schmerzen auszudrücken und sich mit ihnen auseinanderzusetzen.
  - Zugang zu eigenen Fähigkeiten und Energien zu finden.
  - Raum für Selbstreflexion, Erinnerung und Blick nach vorn zu schaffen.
- **Rezeptive Musiktherapie:** In der Sterbephase entscheiden sich die meisten Pat. für die rezeptive Musiktherapie. Das bedeutet entspannendes Hören von Musik, Klängen und Tönen; v. a. das Monochord mit seinem sanft tragenden, strömenden Klang wird als angenehm und harmonisierend empfunden.Das Hören kann mit imaginären Bildern kombiniert werden. Im anschließenden Gespräch können Gefühle, Gedanken, Bilder und Körperempfindungen reflektiert werden. Dies ermöglicht:
  - Die Lieblingsmusik „noch einmal" zu hören.
  - Mit Musik verbundene Erinnerungen wachzurufen.
  - In „Fantasiereisen" Dinge zu erleben, die aufgrund der Krankheit nicht mehr in Realität erlebbar sind.
  - Kraftgebende Orte, Erlebnisse, Personen etc. zu imaginieren.
  - Durch Gesang und Hören von Stimmen die Gefühle der Geborgenheit aus früher Kindheit wach werden zu lassen.

> **!** Aufgrund der hohen Konzentration und Intensität sollte selten länger als 10 Min. Musik gehört bzw. gespielt werden.

Ablauf

> **!** Vor einer Musiktherapie im Team klären, ob der Pat. die nächsten 20–30 Min. ungestört sein kann.

Da die Möglichkeiten des Schwerkranken oft eingeschränkt sind, hat sich folgende Vorgehensweise für den Therapeuten bewährt:
- Vorstellen im Krankenzimmer.
- Signalisieren, dass Zeit für den Pat. da ist.
- Verhältnis zur Musik erfragen.
- Lieblingsmusik erfragen und klären, warum, wann und wie wichtig sie ist.
- Zeit lassen, falls dabei bereits Erinnerungen wach werden.
- Klären, ob rezeptive oder aktive Vorgehensweise gewünscht wird.
- Pat. aus verschiedenen Musikangeboten (überwiegend leise, ruhige, zarte Musik) auswählen lassen.
- Falls möglich, sollte die Musik für den Pat. gespielt werden (fahrbares Klavier, Harfe, Flöte, andere Instrumente).
- Kann und will der Pat. selber Musik machen (Singen, Harfe, Trommel, Gitarre, Flöte, Klavier etc.), wird er meist vom Therapeuten begleitet.
- Pat. wird angeregt, sich beim Musikhören bzw. -machen zu entspannen.
- Anschließend Angebot zum Gespräch über die Gefühle, die beim Hören entstanden sind.
- Klären, ob der Pat. mit kleinem Radio oder Kassettenrekorder zwischen den Therapiestunden Musik hören will. Ggf. Geräte und Kassetten zur Verfügung stellen.

Der Einsatz der Musiktherapie ist auch bzw. gerade bei nicht ansprechbaren Pat. sinnvoll. Angehörige sollten, wenn möglich, einbezogen werden.
- Mitsingen und -musizieren.
- Lieblingsmusik des Pat. von zu Hause mitbringen.
- Eigene Ängste in der Musik ausdrücken.

> **Stationssingen**
> Gemeinsames Singen mit Klavierbegleitung im „Wohnzimmer“ für alle Pat., Mitarbeiter, Angehörige und Besucher.
> - Erinnerungen werden ausgetauscht.
> - Schafft Gemeinschaftsgefühl, das den Einzelnen aus seiner krankheitsbedingten Isolation führt.
> - Angehörige erleben mit ihren Kranken eine angenehme und auch freudige Situation.

17.8 Kunsttherapie

Claudia Bausewein und Susanne Roller

Definition und Zielsetzung „Therapie mit bildnerischen Mitteln“, also Therapie mit den Mitteln der Zeichnung, Grafik, Malerei, Plastik, Drucktechnik oder Fotografie im rehabilitativen, klin.-psycholog. und ther. Bereich.
Psychische Prozesse und sensomotorische Handlungsweisen werden bei der Betrachtung und Herstellung von bildnerischen Ausdrücken genutzt. Sie helfen bei der Bewältigung von seelischen Störungen, Lebenskrisen oder schweren Erkr. zu

einer Anders-, Neu- oder Umorientierung. Dadurch kann eine Lebens- und Alltagsbewältigung gelingen.

Kunsttherapie in der Palliativbetreuung

> **!** Bei der palliativen Kunsttherapie geht es eher um supportive Psychotherapie.

- Eher Krisenintervention und Fokussierung als langfristige Rehabilitation.
- Unterstützung bei Krankheitsverarbeitung, bei Bedarf tiefer gehende Klärung von bedrückenden Lebensereignissen, keine aufdeckende Psychotherapie.
- Einbindung in das ganzheitliche Behandlungskonzept mit regelmäßigen Teamabsprachen.
- Der Pat. bestimmt Thema, Tempo und Gestaltung der Therapiestunde.
- Häufig finden nur ein oder zwei Begegnungen zwischen Therapeut und Pat. statt.
- Überwiegend Einzelsitzungen.
- Begegnung und Gespräch: Entscheidend ist nicht das Kunstprodukt, sondern der Prozess des Entstehens (Experimentieren mit den Mitteln), die Gefühle bei der Arbeit und bei der Betrachtung des fertigen Werkes, das Gespräch mit dem Therapeuten u. a. Teammitgliedern über das Kunstwerk.
- Mögliche Themenbereiche: Verluste, Abschiednehmen, Loslassen, Trauer, Freude, Wut, Widerstand, Ängste, Schmerz, mögliche Neuorganisation der inneren und äußeren Welt, Sterben, Kindheitserinnerungen, Stützung der eigenen Integrität.

> **!** Die „Be-Deutung" eines kunstther. Werkes kennt nur der Pat. selbst. Nie ein Werk „interpretieren", lieber Dinge bildhaft lassen und nicht ansprechen, wenn der Pat. dies nicht tut.

Voraussetzungen für kunsttherapeutische Begleitung

- Einverständnis des Pat.
- Befriedigende Schmerz- und Symptomkontrolle.
- Ausreichend unterschiedliche Materialien (Blei- und Buntstifte, Pastell- und Ölkreiden, Fingerfarben, Aquarell- und Wasserfarben, Collagen, Fotos, Knetmassen und Ton, Holz, Stoffe etc.).
- Einführendes Gespräch zur Erklärung der Methoden (Malen, Modellieren etc.).

> **!** Kunsttherapie bei schwer kranken und sterbenden Menschen muss nicht unbedingt „Therapie" sein, sondern ist ein Angebot symbolischer Ausdrucksmittel, das mit den Begriffen „Malen", „Spiel", „Entspannung" und „Kreativität" umschrieben werden kann.

Häufige Einsatzbereiche Prinzipiell kann eine kunstther. Begleitung für jeden Schwerkranken (und seine Angehörigen) hilfreich sein und sollte, wenn möglich, angeboten werden. Aufgrund der begrenzten Möglichkeiten muss jedoch meist eine Auswahl getroffen werden:

- Kinder (als Pat., gelegentlich aber auch als Angehörige).
- Pat. mit eingeschränkter verbaler Kommunikationsfähigkeit (z. B. Hirntumor, demenzielles Sy., neurolog. Erkr.).
- Pat., denen es schwer fällt, über ihre Gefühle zu sprechen.

! Bewährt hat sich die feste Einrichtung eines wöchentlichen „Kunsttherapietreffs", bei dem von den Pat. verschiedene Techniken der Kunsttherapie ausprobiert werden können. So kann Pat. und Angehörigen, stationär oder ambulant, ein breiteres Angebot unterbreitet werden.

18 Tumorspezifische Therapien

Gerhild Becker, Hans-W. Keller, Felix Momm und Susanne Roller

18.1 Besonderheiten

Susanne Roller

Stellenwert der Palliativmedizin Bei den meisten malignen Tumoren kann ein Rezidiv nicht mehr kurativ behandelt werden. Notwendig wird dann eine palliative Tumortherapie (medikamentöse Therapie, OP, Strahlentherapie) mit dem Ziel der Lebensverlängerung bei min. therapiebedingter Morbidität. Spätestens ab diesem Zeitpunkt sollten alle, die an der weiteren Therapie beteiligt sind oder sein könnten, regelmäßig zur interdisziplinären Therapieplanung zusammenkommen. Fast alle Palliativpat. benötigen Therapien aus zwei oder mehr verschiedenen Fachdisziplinen. Der Übergang von der palliativen Behandlung der Tumorerkr. mit dem Ziel der Lebensverlängerung zur rein symptomorientierten Palliativbehandlung ist überlappend bzw. fließend. Bei einigen Tumorerkr. (Pankreas, Leber, Niere, Gallenblase) ist im Stadium der Metastasierung von vornherein dieses palliative symptomorientierte Konzept sinnvoll.
In jedem Fall bestimmt der (angemessen informierte) Pat. das Ziel der Behandlung (lebensverlängernd, symptomlindernd). Wünscht ein Pat. keine weitere tumorspez. Therapie, kann und muss dies akzeptiert werden. Aufgabe des Arztes ist es dabei, den Aufklärungs- und Informationsprozess adäquat zu dokumentieren. Eine einmal begonnene Tumortherapie muss beendet werden, wenn der Pat. sein Einverständnis zurücknimmt. Eine Symptombehandlung ist immer auch ohne tumorspez. Therapie möglich.

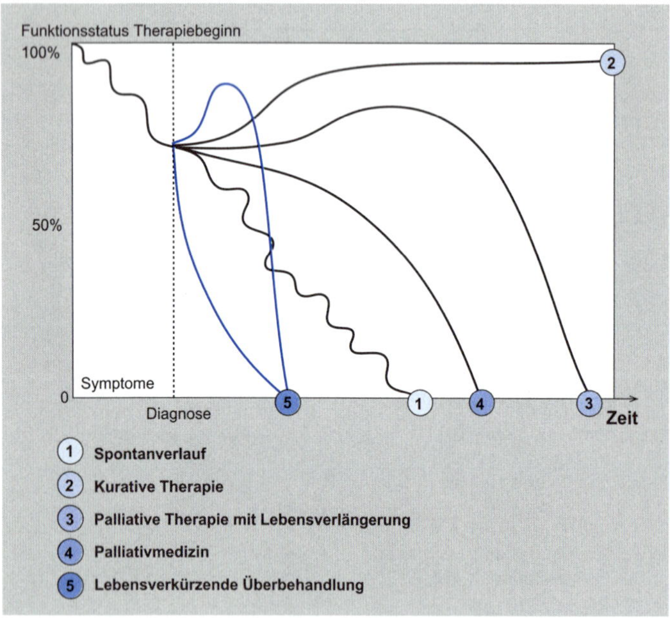

Abb. 18.1 Therapieintensität und Nebenwirkungen palliativer Tumortherapie [L157]

Ziel einer tumorspezifischen Therapie Das Therapieziel muss vor jeder Tumortherapie definiert werden, da die Therapieintensität und die tolerablen NW eng damit zusammenhängen (▶ Abb. 18.1).
Arzt, Pat. und Angehörige können durchaus verschiedene Therapieziele haben. Um dieses Ziel zu erreichen, werden unterschiedliche „Nebenwirkungen" toleriert oder können ein Grund sein, eine Therapie nicht durchzuführen. Vor Beginn einer palliativen Therapie müssen die verschiedenen Ziele und tolerablen NW in ausführlichen, offenen Gesprächen geklärt werden.
Voraussetzung für die Festlegung eines Therapieziels ist eine exakte Diagnose und Stadieneinteilung. Die Kenntnis der Tumorausbreitung und das Wissen der Unheilbarkeit sind Voraussetzungen für die Einordnung der Beschwerden, die Wahl der Therapiealternativen und die Entscheidung des Pat. **Cave:** Viele Pat. unterziehen sich gleichzeitig verschiedenen Therapien, ohne dies dem Arzt mitzuteilen.

> **!** Der Arzt muss sich vor dem Aufklärungsgespräch mit dem Pat. für sinnvolle (indizierte) Therapiealternativen entscheiden.

Kriterien für die Therapieauswahl
- Behandlungswunsch des Pat.
- Tumorart und biolog. Eigenschaften.
- Vortherapien (Zytostase, Strahlentherapie).
- Biologisches Alter.
- Begleiterkr.
- Karnofsky-Status (▶ Tab. 18.1).
- Lebenserwartung.
- Wirksamkeit und Toxizität der geplanten Therapie.

Das **Aufklärungsgespräch** muss dem Pat. Sachinformationen über Krankheit und Therapie vermitteln und darüber hinaus Vertrauen und Hoffnung in die Zukunft stärken (▶ 2.5.2). Dies ist Voraussetzung dafür, dass der Pat. offen über bisherige Therapieversuche (z. B. Selbstmedikation, Komplementärtherapien) spricht.

Tab. 18.1 Skalen zur Beurteilung des Allgemeinzustands (Karnofsky-Index/WHO-Einteilung)

Punkte	Karnofsky-Index	WHO-Einteilung	Grad
100	Normal; keine Beschwerden, kein Hinweis auf eine Erkr.	Uneingeschränkt normale Aktivität	0
90	Normale Aktivität möglich, geringe Krankheitssymptome		
80	Normale Aktivität nur mit Anstrengung, mäßige Krankheitssymptome	Tagsüber nicht bettlägerig, mit Beschwerden, kann sich selbst versorgen	1
70	Selbstversorgung, aber unfähig zu normaler Aktivität oder Arbeit		
60	Gelegentliche Hilfe, aber noch weitgehende Selbstversorgung	Versorgt sich selbst, arbeitsunfähig, tagsüber weniger als die Hälfte der Zeit im Bett	2
50	Häufige Unterstützung und med. Versorgung erforderlich		

Tab. 18.1 Skalen zur Beurteilung des Allgemeinzustands (Karnofsky-Index/ WHO-Einteilung) *(Forts.)*

Punkte	Karnofsky-Index	WHO-Einteilung	Grad
40	Überwiegend bettlägerig, spezielle Hilfe und Pflege erforderlich	Tagsüber mehr als die Hälfte der Zeit im Bett; pflegebedürftig	3
30	Dauernd bettlägerig, evtl. Krankenhauseinweisung, jedoch keine akute Lebensgefahr		
20	Schwerkrank, aktive unterstützende Ther., evtl. Krankenhauseinweisung	Völlig pflegebedürftig und bettlägerig	4
10	Moribund, rasches Fortschreiten der Erkr.		
0	Tod		

! Nur ein sorgfältig, ausgewogen und wahrhaftig aufgeklärter Pat. (▶ 20.1.4) ist in der Lage, Therapiewunsch und Therapieentscheidung mitzutragen. Die Angehörigen sollten einbezogen werden. Die Wortwahl muss sorgfältig bedacht sein. Begriffe wie „individueller Heilversuch" und „letzte Chance" vermitteln dem Pat. falsche Hoffnung auf Heilung bzw. lösen Ängste aus, dass danach „nichts mehr getan werden kann".

Beurteilung des Therapieerfolgs Der Erfolg einer Tumortherapie wird meist durch Tumoransprechen und Überlebenszeit gemessen.

- **Komplette Remission (CR):** vollständige Rückbildung sämtlicher nachweisbarer Tumormanifestationen für mind. 1 Mon.
- **Kontinuierliche komplette Remission (CCR):** mehr als 10 J. anhaltende Remission (entspricht „Heilung").
- **Partielle Remission (PR):** Rückgang aller Tumorparameter, z. B. bei soliden Tumoren um > 50 % der initialen Größe (Flächenmaß: zwei möglichst senkrecht aufeinanderstehende Messungen); durch zwei mehr als 1 Mon. auseinanderliegende Beobachtungen bestätigt.
- **Kein Ansprechen („No change"; NC):** keine Größenänderung oder < 50-prozentige Rückbildung messbarer Tumorparameter.
- **Progression (PD):** ≥ 25-prozentige Zunahme der Tumorparameter, Zunahme oder Neumanifestation von sicher tumorbedingten Symptomen.
- **Rezidiv:** erneute Tumormanifestation nach Erreichen einer CR.
  - Meist führt die **komplette Remission** zu einer Lebensverlängerung oder Heilung. Dies ist bei einer partiellen Remission oft nur schwer abzuschätzen. In der palliativen Situation ist die Tumorrückbildung meist ebenfalls ein Parameter für die Beurteilung des Therapieerfolgs, da dies fast immer Voraussetzung für die Linderung der Beschwerden ist. Zusätzlich muss die Lebensqualität des Pat. beachtet werden. Bei fehlender Tumorrückbildung kann diese sogar das einzige Kriterium zur Erfolgsbeurteilung sein.

– Pat. mit **partieller Remission** haben zwar i. d. R. eine bessere Lebenserwartung als Pat. ohne messbaren Tumorrückgang (NC). Es ist jedoch unklar, ob dies Folge der Chemotherapie ist oder ob die Remission nicht grundsätzlich bei Tumorerkr. mit biolog. günstigerem Verlauf eher erreicht werden kann. Dafür spricht auch, dass bei palliativen Chemotherapien keine feste Dosis-Wirkungs-Beziehung zwischen den eingesetzten Zytostatika und dem Erreichen einer Remission besteht.

Messung der Lebensqualität Kann durch standardisierte Fragebögen oder durch indir. Parameter erfolgen, z. B.:
- Schmerzreduktion.
- Mobilitätssteigerung.
- Appetitsteigerung.
- Rückgang paraneoplastischer Symptome.
- Leistungssteigerung.

Therapiebeginn und -dauer Während bei kurativem Therapieziel grundsätzlich so schnell wie möglich mit einer Therapie begonnen werden sollte, müssen in der palliativen Situation andere Kriterien beachtet werden. Oft ist ein später Therapiebeginn sinnvoll.
Nach dem Erreichen des Therapieziels (▶ Tab. 18.2) ist eine Fortsetzung über das maximale Ansprechen hinaus (keine Änderung über zwei Zyklen) nicht sinnvoll.

Tab. 18.2 Zielorientierte palliative Tumortherapie

Therapieziel	Therapiebeginn und -dauer
Lebensverlängerung bei soliden Tumoren mit bestehenden Beschwerden	Rascher Therapiebeginn bei nachgewiesenem Progress, da das Ansprechen von der Tumormasse abhängig ist. Fortführen bis zum max. Ansprechen
Erhalt der Lebensqualität bei langsam wachsenden Tumoren ohne Symptome	Abwartende Haltung, bis Symptome auftreten, Therapie dann bis zum Erreichen einer Symptomkontrolle
Vermeiden lebensbedrohlicher Komplikationen	Engmaschige Verlaufskontrollen und sofortiger Therapiebeginn bei Progress bis zum max. Ansprechen
Symptomkontrolle	Sofortiger Beginn bis zum Verschwinden der Symptome

18.2 Medikamentöse Tumortherapie

Susanne Roller

! Pat. mit fortgeschrittener Tumorerkr. haben Todesangst und drängen daher auf einen raschen Therapiebeginn. Ein ausführliches Aufklärungsgespräch und engmaschige psychosoziale Betreuung helfen dem Pat., die abwartende Strategie zu verstehen.

Eine palliative Tumortherapie wird weitergeführt:
- Solange ein Symptomrückgang erkennbar ist.
- Solange die Tumorrückbildung anhält.
- Solange die therapiebedingten Belastungen vertretbar sind.

Eine palliative Tumortherapie muss abgebrochen werden:
- Wenn nach einer vorher festgelegten Zeit kein sichtbarer Therapieeffekt erkennbar ist.
- Wenn NW den Therapieeffekt überwiegen.
- Bei Verschlechterung des AZ.

18.2.1 Therapieplanung

Grundlage moderner Tumortherapie ist das interdisziplinäre Behandlungskonzept („Tumorkonferenz"), bei der die medikamentöse Therapie oft nur einen Teil der individuellen Behandlungsstrategie darstellt. Das Spektrum der internistisch-onkolog. Therapieoptionen hat sich in den letzten Jahren erheblich erweitert. Neue Substanzen bieten symptomorientierte Therapiemöglichkeiten, die auch in der palliativen Situation durchgeführt werden können:
- Oberstes Entscheidungskriterium ist das Therapieziel des (aufgeklärten, selbstbestimmten) Pat. (▶ 17.4.2, ▶ 20.1.1).
- Das Therapieziel einer palliativen Tumortherapie kann rein symptomorientiert oder lebensverlängernd und symptomorientiert sein.
- Die Auswahl der geeigneten medikamentösen Therapiemethoden (Indikationsstellung, ▶ 20.1.2), Planung und Überwachung ist Aufgabe onkolog. erfahrener Fachärzte.
- Die meisten Therapien können ambulant durchgeführt werden.
- Enge Zusammenarbeit zwischen Palliativmedizin und Onkologie ist erforderlich.
- Regelmäßige Überprüfung des vereinbarten Therapieziels in Absprache mit Pat. und Angehörigen sind unerlässlich.
- Zu erwartende Wirkung und NW müssen sorgfältig abgewogen werden.

! Ein „Therapieversuch" (einmalige Gabe bzw. ein Teilzyklus) kann als Kompromiss angeboten werden, um dem Pat. eine individuelle Einschätzung der NW zu ermöglichen.
- Eine einmal begonnene Therapie kann auch wieder beendet werden.

> **!** Die meisten Pat. haben schlechte Erfahrungen mit konventionellen Chemotherapien gemacht. Die neuen Substanzen sind bei gleicher bzw. besserer Wirksamkeit meist besser verträglich. Die orale Einnahme ist häufig möglich. Die Therapiedauer ist nicht festgelegt.

Viele Pat. informieren sich über das Internet über aktuelle Therapieformen. Meist werden sie hierbei aufgrund der ungefilterten Informationsflut eher unsicherer. Aufgabe des Palliativteams ist es, dem Pat. bei seiner individuellen Entscheidung zur Seite zu stehen (hilfreiche Information unter www.krebsinformationsdienst.de).

Medikamentöse Tumortherapie in der Palliativsituation

- Fließender Übergang von medikamentöser Tumortherapie (mit dem Ziel der Lebensverlängerung) zu palliativer Symptomkontrolle bei gleichbleibender Therapie.

- Palliativteam hat Beratungsfunktion für Pat. und Angehörige bei der Frage der Ind. einer medikamentösen Tumortherapie und Alternativen zur Symptomkontrolle.
- Neubeginn oder Fortsetzen einer indizierten und vom Pat. gewünschten medikamentösen Tumortherapie zur Symptombehandlung in enger Zusammenarbeit mit onkolog. erfahrenem Arzt in palliativer Situation stationär und ambulant möglich.
- Kombinierbarkeit mit anderen symptomorientierten Therapieformen muss vom Palliativmediziner beurteilt werden (Interaktionen, NW).
- Koordination der tumorspez. Therapie durch das Palliativteam sinnvoll, um Therapiezieländerungen rechtzeitig zu erkennen.

! Wesentliches Entscheidungskriterium für oder gegen eine indizierte Tumortherapie ist der Behandlungswunsch des Pat.

Wichtige Fragen vor Beginn einer palliativen medikamentösen Tumortherapie

Fragen des Behandlungsteams

- Wie einschneidend darf die Therapie sein, und was soll damit erreicht werden?
- Kann die Therapie ambulant durchgeführt werden?
- Um welchen Preis (monetär, emotional, psychosozial, somatisch) kann Lebensverlängerung erreicht werden?
- Muss überhaupt therapiert werden, d. h., gibt es Symptome, die auf eine medikamentöse Tumortherapie ansprechen?
- Welche NW sind zu erwarten?
- Sind vorhersehbare Komplikationen zu vermeiden?
- Können die bestehenden Beschwerden auch ohne medikamentöse Tumortherapie bzw. mit weniger Aufwand oder NW effektiv gelindert werden?
- Wer gehört zum multidisziplinären Team? Wer ist Hauptansprechpartner für Pat. und Familie?

Fragen von Patient und Angehörigen

- Wer übernimmt die Kosten?
- Wie geht es mir unter der Therapie (Alltag, Familie, Partnerschaft, Beruf)?
- Wie lange dauert die Therapie (Pausen)?
- Wie geht es mir ohne die Therapie?
- Gibt es Therapiealternativen?
- Was kann ich selber tun, damit es mir besser geht?

Methoden

Grundsätzlich muss die Therapieform gewählt werden, die bei möglichst geringen NW max. Erfolg verspricht. Eine Erfolgsüberprüfung ist regelmäßig nach einer vorher individuell festgelegten Therapiedauer (z. B. 2 Zyklen, 6 Wo.) notwendig.

- **Systemische Chemotherapie** (kontinuierlich oder als Intervalltherapie, ▶ 18.2.2):
  - Polychemotherapie: bei rasch fortschreitender, diffuser Metastasierung eines chemotherapiesensiblen Tumors und geringen Vortherapien zur Behandlung von allg. Beschwerden (Schwäche, Schmerzen, Appetitlosigkeit).

18

  - Monotherapie: bei diffuser Metastasierung eines chemotherapiesensiblen Tumors und ausgedehnten Vortherapien.
- **Regionale Chemotherapie** (▶ 18.2.3):
  - Perfusion: bei umschriebener Tumorlokalisation mit einheitlichem Gefäßversorgungssystem.
  - Embolisation: bei ausgedehntem lokalem Tumorbefall mit gut darstellbarer Gefäßversorgung.
- **Lokale Chemotherapie** (▶ 18.2.3):
  - Lokal intraart.: v. a. Leber-, Nierentumoren.
  - Lebermetastasen: lokale Anwendung von Kryotherapie, interstitielle Laserkoagulation, perkutane Ethanol-Injektion (PEI) und Radiofrequenzablation (RFA).
  - Intrakavitär: bei Blasentumoren, rasch nachlaufendem malignem Erguss (Aszites, Pleura, Perikard).
- **Antihormontherapie** (▶ 18.2.4):
  - Nur bei hormonsensiblen Tumoren (Geschlechtsorgane) möglich.
  - Antihormonell wirkenden Substanzen, die das spez. tumorwachstumsfördernde Hormon inaktivieren.
- **„Zielgerichtete" Therapie** *(targeted therapies)* (▶ 18.2.5):
  - Beeinflussen Wachstum und Stoffwechsel bestimmter Tumorzellen auf der molekularen Ebenen („Molekulartherapie").
  - Breites Spektrum an etablierten und experimentellen Therapieformen (Inhibitoren, monoklonale Ak, HER2-Blocker u. a.).
- **Immuntherapie** (▶ 18.2.6):
  - Stimulieren die körpereigene Immunreaktion („aktive Immuntherapie") oder lösen selbst eine spez. oder unspez. Immunreaktion aus („passive Immuntherapie").
  - Neue Therapieansätze verhindern tumorauslösende Virusinfektionen („Impfung", Hepatitis B, HPV) und sind daher im palliativen Kontext nicht indiziert.

18.2.2 Systemische Chemotherapie

Stellenwert in der Palliativmedizin

Prinzip der Chemotherapie ist die Gabe zellwachstumshemmender Substanzen (Zytostatika). Ziel der kurativen Chemotherapie ist – allein oder im Zusammenhang mit weiteren tumorspez. Therapien – die komplette Remission und damit Heilung. Eine palliative Chemotherapie hat das Ziel der Lebensverlängerung und/oder der Linderung tumorbedingter Beschwerden. Grundsätzlich sind die Grenzen zwischen kurativer, palliativ-lebensverlängernder und palliativ-symptomorientierter Ind. für eine Chemotherapie fließend. Bei vielen Tumorarten ist über lange Zeit eine tumorspez., wachstumshemmende Therapie mit dem Ziel der Lebensverlängerung sinnvoll. Das Therapieziel muss immer mit dem Pat. abgesprochen werden (▶ Abb. 18.2). Die Wahl der Zytostatika (Mono- oder Polychemotherapie) hängt entscheidend von der Grunderkr., dem Befinden des Pat. und den Erfahrungen (NW, Ansprechen) aus den meist zahlreichen Vortherapien ab. Höchstdosis vieler Zytostatika, kumulative Toxizität, vorbestehende Organtoxizität müssen beachtet werden.

! Es ist immer eine individuelle Entscheidung notwendig.

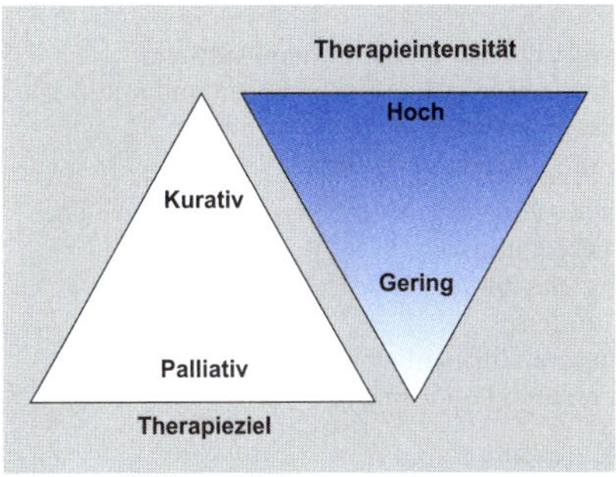

Abb. 18.2 Zusammenhang zwischen Therapieziel und Therapieintensität [L157]

Vor der Therapie

- Klären, welche Toxizität im Hinblick auf Lebensqualität und Lebenserwartung der Pat. akzeptieren kann (vollständige, offene und schonungsvolle Aufklärung).
- Exakte Ursachenklärung vor einer symptomorientierten Therapie. Nicht alle Beschwerden sind tumorbedingt.
- Wahl des Zytostatikums je nach Vortherapien und zu erwartendem Ansprechen des Tumors (kumulative Maximaldosen beachten). Kombinationstherapien können Monotherapien überlegen sein (müssen aber nicht!).

Während der Therapie

- Eine enge Dosis-Wirkungs-Korrelation ist in der palliativen Situation nicht nachgewiesen, deshalb sind Dosiskompromisse zur Reduktion der NW möglich.
- Kompromisse eher in Bezug auf Therapieintervall als auf Dosis.
- Therapie über das max. Ansprechen hinaus ist nicht sinnvoll.
- Max. Einsatz supportiver Maßnahmen zur Vermeidung von Komplikationen.
- Engmaschige Kontrolle von NW und Therapieerfolg.

18.2.3 Lokoregionale Chemotherapieformen

Lokale Applikation von geeigneten Substanzen über tumorversorgende Gefäße oder in bestehende Körperhöhlen (intrakavitäre Therapie bei rezid. malignen Ergüssen). Nur sinnvoll bei belastenden Symptomen.

Chemoembolisation

Definition Kathetergesteuerter Verschluss der tumorversorgenden Gefäße, evtl. in Komb. mit vorheriger Injektion von Zytostatika.

Vorteile

- Symptomkontrolle mit relativ geringer systemischer Wirkung möglich.
- Wenig invasiv (radiolog. interventionell).
- Auch möglich bei akuter Tumorblutung.

18

Nachteile

- Methode mit relativ hohem logistischem Aufwand.
- Muss immer unter aseptischen Bedingungen und mit Möglichkeit der Durchleuchtung geplant werden.
- Nur in onkolog. Zentren durchführbar.

Anwendungsgebiete Eine Chemoembolisation ist sinnvoll bei:

- Inoperablen Lebertumoren.
- Nierentumoren mit ausgeprägter Hämaturie.
- Kopf-Hals-Tumoren.
- Blutenden Tumoren im Genitalbereich.
- Lungentumoren mit Hämoptysen.

Intrakavitäre Tumortherapie

Intrapleurale Therapie nur sehr selten sinnvoll. Hier eher Pleurodese (s. u.). Bei malignem Aszites ist lokale Therapie der systemischen nicht überlegen; trotz intrakavitärer Anwendung ist mit systemischen NW zu rechnen. In Einzelfällen sinnvoll.

Geeignete Medikamente Die Wahl des Zytostatikums oder AK richtet sich nach Grunderkr. (molekularbiolog. Eigenschaften) und Vortherapien.

> **!** Bei eingeschränkter Nieren- oder Leberfunktion Zytostatikadosis reduzieren (50 %) und Intervall verlängern (nach Klinik).

Durchführung

! Durch onkolog. erfahrenen Arzt.

- Sicherung der Diagnose „maligner Aszites“ (Zytologie), falls nicht schon bekannt.
- Vollständige Drainage des Aszites (▶ 16.2.1).
- Intraperitoneale Infusion von Catumaxomab s. Fachinformation.
- Bei eiweißreichem Aszites Spülung des Peritonealraums mit körperwarmer Infusionslösung zur Minimierung von unspez. Eiweißbindung des Zytostatikums.
- Applikation des Zytostatikums in ca. 500–1.000 ml körperwarmer Infusionsflüssigkeit (z. B. NaCl).
- Abpunktieren des Restergusses nach 12–24 h. **Cave:** Mit Zytostatikamüll entsorgen, enthält bis zu 80 % der gegebenen Substanzmenge.
- Bei nachlaufendem Erguss (> 1.000 ml in 3 d) ggf. wiederholen (Intervall beachten).
- Ggf. Schmerzprophylaxe mit NSAR (z. B. Paracetamol 500 mg oder Metamizol 500 mg).

Nebenwirkungen

- Spez. NW des Zytostatikums (jedoch geringer als bei systemischer Gabe). Ca. 50 % der Dosis wirken systemisch. Am besten verträglich ist Mitoxantron.
- Chemische Peritonitis (v. a. bei Fluorouracil, in Abhängigkeit von der Verweildauer des Zytostatikums).
- Spez. NW von Catumaxomab s. Fachinformation.
- Bakt. Peritonitis.
- Lokale Reizung an der Einstichstelle.

Pleurodese bei malignem Pleuraerguss

Sinnvoll bei rezid. Pleuraerguss mit Dyspnoe. Mittel der Wahl ist nach Drainage die Pleurodese mit Talkumhydrolysat, das bei bestmöglichem Erfolg (bis

90 %) als kostengünstigstes Verfahren die intrakavitäre Chemotherapie abgelöst hat.

Durchführung

! Durch Pulmonologen.
- Vorher zytolog. Nachweis maligner Zellen im Pleuraerguss.
- Vollständige Drainage (Saugdrainage über 3 d bzw. bis Fördermenge < 200 ml/d; ▶ 16.2.1).
- 3–5 g Talkum unter sterilen Bedingungen in 50 ml NaCl 0,9 % auflösen und in eine Perfusorspritze aufziehen (**cave:** keine Nadel verwenden, da diese i. d. R. verstopft).
- Lokalanästhesie z. B. mit 150 mg Lidocain in 50 ml NaCl 0,9 %, über den Pleurakatheter intrapleural instillieren. Evtl. zusätzlich systemische Analgetikagabe nötig.
- Talkuminstillation über den Pleurakatheter; anschließend Abklemmung des Katheters für 1 h.
- Danach Dauersogdrainage. Bei Fördermenge < 50 ml/24 h Drainageschlauch ziehen. Bei persistierenden Fördermengen > 100 ml/24 h erneute Talkuminstillation durchführen.

Nebenwirkungen

- Schmerzen 70 %.
- Fieber 4–12 h nach Instillation 16–69 %.
- Infektion bis hin zum Empyem 0–11 %.
- Häufig erhebliche Entzündungsreaktion (!CRP-Erhöhung z. B. auf 500 mg/l ist nicht selten).
- Selten ARDS, v. a. nach Instillation größerer Talkummengen (> 5 g).

Intrakavitäre Chemotherapie

Bei Perikarderguss

Sinnvoll bei hämodynamisch wirksamem malignem Erguss (Exsudat) mit klin. Beschwerden und bestehender Chemosensitivität. Bei 10 % der Pat. mit Malignom im Verlauf zu beobachten, v. a. bei Tumoren der Brust, Lunge, Hodgkin- und Non-Hodgkin-Lymphomen. Prognostisch ungünstiges Symptom (mittlere Überlebenszeit 2 Mon.).

> **!**
> - Keine Therapie bei asympt. Erguss.
> - Einmalige Punktion ohne Instillationstherapie führt rasch und oft lang zu guter Symptomkontrolle.

Durchführung

! Durch erfahrenen Kardiologen unter Sono-Kontrolle, Monitoring.
- Gewünschtes Vorgehen bei lebensbedrohlicher Komplikation (Perforation, Rhythmusstörungen) mit Pat. vorher klären (PV).
- Sicherung der Diagnose „maligner Perikarderguss" (Zytologie), falls nicht schon bekannt.
- Bei Rezidiv Kathetereinlage und vollständige Ergussentleerung (▶ 16.2.4).
- Begleittherapie antipyretisch (z. B. Paracetamol 0,5 g), ggf. Antiemese (▶ 6.8).
- Applikation des Zytostatikums in möglichst geringen Volumina (z. B. Mitoxantron 10–15 mg in 20 ml NaCl).
- Bei persistierender Ergussbildung > 25 ml/d erneute Ergussentleerung und Zytostatikagabe. **Cave:** systemische Wirkung.

- Entfernen des Katheters bei Sistieren des Ergusses nach 48 h (Erfolgsrate mit Komb. von Zytostatika ca. 80 %).

Bei Meningeosis carcinomatosa

Eine intrathekale Therapie ist sinnvoll bei gesicherter Meningeosis, v. a. bei hämatolog. Malignomen, Mamma- und kleinzelligem Bronchial-Ca. Geringe Volumina dosislimitierend. Kaum systemische Wirkung. Postpunktionssy. relativ häufig (Kopfschmerz, Übelkeit, Erbrechen, Müdigkeit) bei zu kurzer Liegezeit nach der Punktion (▶ 16.2.3).

Geeignete Medikamente Cytosin-Arabinosid, Methotrexat, Dexamethason (▶ Tab. 18.3).

Durchführung

! Durch onkolog. erfahrenen Arzt.
- Lumbalpunktion und Ablassen von ca. 10 ml Liquor.
- Instillation der Zytostatika (zur Reduktion der NW immer mit Dexamethason 4 mg), z. B.:
  - Methotrexat 10 mg/m² KOF alle 2–3 d bis zum Abklingen der Symptome, wöchentl. bis Normalisierung der Zellzahl, monatl. bis 1 J.
  - Cytosin-Arabinosid 25 mg/m² KOF monatl. bis 1 J. (evtl. Komb. mit Methotrexat).
- Ggf. nach 2–3 d wiederholen.
- Ggf. in Komb. mit Bestrahlung der Meningen und des Rückenmarks (v. a. bei Hämoblastosen).

Tab. 18.3 Intraperitoneale Tumortherapie

Substanz	Indikation	Dosierung	Intervall
Carboplatin	Ovarial-Ca	250–300 mg/m² KOF	3–4 Wo.
Cisplatin	Ovarial-Ca	60–100 mg/m² KOF	
Fluorouracil	GI-Tumoren	2–3 g	
Mitoxantron	Mamma-Ca	15–30 mg/m² KOF	
Catumaxomab	Ovarial-Ca (EpCAM)	Aufsteigend Tag 0, 3, 7, 10	einmalig

18.2.4 Antihormonelle Tumortherapie

Stellenwert in der Palliativmedizin

Bei hormonsensiblen Tumoren (pos. Rezeptorstatus der Tumorzellen) ist prim. immer eine antihormonelle Therapie (▶ Tab. 18.4, ▶ Tab. 18.5) indiziert. Als adjuvante Therapie ist sie meist über 5–10 J. sinnvoll. Bei progredientem Tumorwachstum kann oft über längere Zeit zumindest eine Wachstumsverzögerung oder ein Wachstumsstillstand erreicht werden. Antihormone (z. B. Antiöstrogene, Antiandrogene) blockieren den Hormonrezeptor der Tumorzelle und stoppen damit die wachstumsfördernde Wirkung des körpereigenen Geschlechtshormons. Zusätzlich kann die Entfernung hormonproduzierender Organe sinnvoll sein (ablative Hormontherapie). Gelegentlich sind auch körpereigene Hormone bzw. synthetische Hormonanaloga (z. B. Gestagene, Steroide) sinnvoll (additive Hormontherapie).

Komb. mit anderen Tumortherapien ist möglich.

18

Eine Glukokortikoidtherapie kann unabhängig von der Hormonsensibilität des Tumors zur Symptomkontrolle (Antiemese ▶ 6.8, Schmerztherapie ▶ 4, Atemnot ▶ 5.1 u. a.) hilfreich sein.

Tab. 18.4 Hormonpräparate und Dosierung zur palliativen Tumortherapie

Stoffgruppe	Medikament	Dosierung (Richtwerte)
Östrogene	Estradiolvalerat	80 mg alle 2 Wo. i.m.
	Diethyl-Stilbestrol-Phosphat	360–480 mg 8-stdl. p.o.
	Polyestradiol	80–160 mg alle 4 Wo. i.m.
Androgene	Testosteronpropionat	3 × 100 mg oder 250 mg 1 ×/Wo. i.m.
	Testolacton	3 × 100 mg oder 250 mg 1 ×/Wo. i.m.
Gestagene	Medroxyprogesteron	200–600 mg/d p. o.
	Megestrolacetat	40–320 mg/d p. o.
Glukokortikoide	Prednison und Derivate (Wirkstoffäquivalenzen beachten)	10–100 mg/d p. o.
Antiöstrogene	Tamoxifen	20–40 mg/d p. o.
	Toremifen	60 mg/d p. o.
Aromatasehemmer	Aminoglutethimid	250 mg 12- bis 6-stdl. p.o.
	Anastrazol	1 mg/d p. o.
	Exemestan	25 mg/d p. o.
	Formestan	250 mg alle 14 d i. m.
	Letrozol	2,5 mg/d p. o.
Antiandrogene	Bicalutamid	50 mg/d p. o.
	Cyproteronacetat	200–300 mg/d p. o.
	Flutamid	250 mg 8-stdl. p.o.
LHRH-Analoga	Buserelin	0,5 mg 8-stdl. s.c. oder 1,3 mg/d nasal (Spray)
	Goserelinacetat	3,6 mg s. c. alle 28 d
	Leuprorelinacetat	3,75 mg alle 4 Wo. s.c.
	Triptorelin	3,75 mg alle 4 Wo. s.c.
Sonstige GnRH-Antagonisten	Degarelix	80 mg alle 4 Wo. s.c.
Testosteronsynthesehemmer	Abirateronacetat	1.000 mg/d p. o.
Darreichungsformen und Applikationswege verschiedener Präparate beachten. Depotpräparate sind von verschiedenen Stoffgruppen (Gestagene, Östrogene, Androgene) entwickelt worden und können für einige Pat. sinnvoll sein.		

Tab. 18.5 Hormontherapie bei hormonsensiblen Tumoren

Prinzip	Hormon/Methode	Tumorlokalisation
Additiv	Östrogene (z. B. Östradiol, Fosfestrol, Polyestradiol)	Prostata
	Androgene (z. B. Testolacton)	Mamma
	Gestagene (z. B. Medroxyprogesteronacetat [MPA], Megesterolacetat)	Mamma, Endometrium, Ovar, Niere
	Glukokortikoide (z. B. Dexamethason, Prednison)	Lymphome, Plasmozytom, alle soliden Tumoren
Ablativ	Ovarektomie	Mamma
	Orchiektomie	Prostata
	Radiomenolyse	Mamma
	Antiöstrogene (z. B. Tamoxifen, Toremifen)	Mamma, Endometrium, Niere, fraglich Ovar
	Aromatasehemmer (z. B. Aminoglutethimid, Anastrozol, Exemestan, Formestan, Letrozol)	Mamma, NNR
	Antiandrogene (z. B. Cyproteronacetat, Flutamid, Bicalutamid)	Prostata
	LHRH-Analoga (z. B. Buserelin, Goserelin, Leuprorelin, Triptorelin)	Mamma, Prostata

Wirkprinzip

- **Rezeptorvermittelt:** Differenzierung und Ausreifung des Tumors werden dir. gehemmt.
- **Rezeptorunabhängig:** Ausnutzen der antimitotischen und dir. zytotoxischen Wirkung einiger Hormone, v. a. Glukokortikoide (z. B. Lymphomtherapie).
- Alle Hormone, Hormonanaloga und -antagonisten haben zusätzlich eine dir. antiproliferative Wirkung auf hormonsensible Tumoren.

> ! Die Wirkung aller Hormone setzt verzögert ein. Eine Erfolgsbeurteilung ist erst nach 6–10 Wo. sinnvoll. In der Terminalphase sollte die Therapie beendet werden.

Die zur Symptomkontrolle am meisten verwendeten Hormone sind **Glukokortikoide,** die wegen ihres günstigen Effekts auf Begleitentzündung, Hyperkalzämie und Skelettmetastasen auch bei hormonunsensiblen Tumoren eingesetzt werden können. Gestagene können zusätzlich zur Appetitsteigerung bei Tumorkachexie (▶ 6.1) führen.

Nebenwirkungen

Die NW einer Hormontherapie entsprechen der physiolog. Wirkung des Hormons bzw. dem „Mangelbild" des gehemmten Hormons. Sie sind i. d. R. geringer als bei einer Chemotherapie bei gleichzeitig oft geringerer Wirksamkeit. Bei einigen Substanzen (z. B. Abirateronacetat) müssen strikte Einnahmeregeln beachtet werden, die manchmal die Compliance beeinträchtigen. Dennoch ist eine Hormontherapie bei jedem hormonsensiblen Tumor zu erwägen, da oft längerfristig gute Ergebnisse erzielt werden.

- Androgene: Virilisierung, Libidosteigerung, Haarausfall, Akne.
- Östrogene/Gestagene: Feminisierung, Ödeme, kardiovaskuläre Probleme.
- LHRH-Analoga: „Wechseljahrbeschwerden" (Kopfschmerzen, Hitzewallungen).
- Aromatasehemmer: Müdigkeit, Exantheme.

18.2.5 Gezielte Tumortherapie („targeted therapy")

Die „gezielten" Tumortherapieformen basieren auf synthetischen **Antikörpern** (AK) gegen molekularbiolog. Merkmale (Rezeptoren, Enzyme und Membranproteine) auf der Zelloberfläche von Krebszellen. Dadurch greifen die Wirkstoffe „gezielt" in die Tumorzellen und deren Stoffwechsel ein. Es werden ständig neue Substanzen entwickelt bzw. bereits etablierte für neue Ind. zugelassen. Teilweise ist eine Komb. mit Zytostatika notwendig. In palliativer Indikation kann auch eine Monotherapie lebensverlängernd wirken. Die NW können jedoch durchaus therapielimitierend sein. Einzelne schwerwiegende Akut-NW sind möglich (allergische Reaktionen bis Anaphylaxie). Viele Substanzen sind noch in der präklin. Forschung oder werden nur i. R. von klin. Studien eingesetzt.

> ! Ind. und Therapievoraussetzungen, Anwendungsweise, Wirkmechanismus, Komb. mit anderen Medikamenten und Applikation (oral oder i. v.) sind jeweils den aktuellen Fachinformationen zu entnehmen.

Viele Pat. informieren sich über das Internet zu neuesten Studien. Sie sind dadurch oft verunsichert. Aufgabe des Palliativteams ist es, gemeinsam mit dem zuständigen Onkologen, Pat. und Angehörigen sinnvolle Therapieoptionen vorzuschlagen und die individuelle Ind. (▶ 20.1.2) zu prüfen. Eine bereits begonnene gezielte Therapie kann ggf. in der Palliativsituation zur Symptomkontrolle fortgesetzt werden, falls die med. Ind. fortbesteht und dies dem Wunsch des Pat. entspricht.

> ! Wird eine Substanz experimentell eingesetzt („individueller Behandlungsversuch"), muss der Pat. ausführlich über Wirkung und NW informiert und dies sorgfältig dokumentiert werden. Dem Pat. dürfen keine falschen Hoffnungen gemacht werden („individueller *Heilversuch*"). Das Therapieziel muss klar definiert werden.

Wirkprinzip

Durch die AK werden spezifisch Enzyme blockiert, die im Zellwachstumszyklus relevante Aufgaben haben. Können Zielstrukturen für diese Enzyme (z. B. EGF-Rezeptor, HLA-DR-Antigen, HER2/neu-Rezeptor, TNF-α, diverse Antigene bei Leukämien und Lymphomen) auf den Tumorzellen nachgewiesen werden, kann der spez. AK zur Therapie eingesetzt werden. Die Expression einer solchen Zielstruktur ist ein Prognosefaktor. Die Zielstruktur wird durch den AK blockiert und damit das Tumorwachstum gebremst.

Monoklonale Antikörper (MAK) sind immunolog. aktive Proteine (▶ Tab. 18.6). Sie können mit hoher Spezifität durch Rezeptorbindung verschiedenste Moleküle i. S. einer Antigen-AK-Reaktion binden. Sie werden in der Therapie von hämatolog. Systemerkr., einigen soliden Tumoren, zur Therapie von Autoimmunerkr. und Immunsuppression, in der Augenheilkunde und Dermatologie und in verschiedenen diagn. Verfahren eingesetzt.

Thyrosinkinase-Inhibitoren hemmen über verschiedene Mechanismen spez. Thyrosinkinasen, die bei der Entstehung von Tumorzellen eine entscheidende Rolle spielen. Dies konnte erstmals bei der chronisch myeloischen Leukämie (CML) eingesetzt werden. Inzwischen sind weitere Substanzen entwickelt worden (▶ Tab. 18.6). MAK gegen Rezeptor-Tyrosinkinase werden nicht zu dieser Stoffgruppe gezählt.

> **!** Im gesunden Gewebe kommen diese Rezeptoren v. a. in Haut und Schleimhaut vor, was die NW (Exantheme, Übelkeit, Erbrechen) erklärt. Deutliche NW der Haut mit Dermolyse an Handinnenflächen und Fußsohlen (für Pat. meist sehr belastend) korrelieren dabei mit gutem Ansprechen!

Tab. 18.6 Neue Substanzen der gezielten Tumortherapie

Klassifikation	Wirkweise	Zielstruktur	Substanz	Indikation
MAK (**mo**noclonal **anti**body, Endung „-mab")	Blockierung von Oberflächenrezeptoren und Membranproteinen	EpCam-Antigen	Catumaxomab	Aszites
		EGF-Rezeptor	Cetuximab	Darm, HNO
		CA-125	Oregovomab	Ovar
		EGF-Rezeptor	Panitumumab	Darm
		HER2/neu	Pertuzumab	Ovar, Mamma
			Trastuzumab	Lunge, Prostata, Mamma
		RANK-Ligand	Denosumab	Magen Knochen
	Antiangiogenese	VEGF	Bevacizumab	Darm, Mamma, Lunge, Niere
Small Molecules (**In**hi**bi**tor, Endung „-[i] nib")	Störung des Zellstoffwechsels Hemmung der Signalübertragung	Tyrosin/Proteinkinase-Inhibitor	Crizotinib	NSCLC
			Erlotinib	NSCLC, Pankreas
			Genfitinib	NSCLC
			Imatinib	ALL u. a.
			Lapatinib	Mamma
			Nilotinib	CLL
			Pazopanib	Niere
			Sorafenib	Niere, Leber
			Sunitinib	Niere, GIST
			Vandetanib	Schilddrüse
		Proteasom-Inhibitor (Endung „-mib")	Bortezomib	Plasmozytom
		PNP-Inhibitor	Immucillin-H	ALL

Nebenwirkungen

Je nach eingesetzten Substanzen und individueller Veranlagung des Pat. kommt es zu Magen-Darm-Problemen (Diarrhö), grippeähnlichen Symptomen, Haut- und Schleimhautreaktionen mit teils sehr schmerzhaften Exanthemen („Hand-Fuß-Sy."), Blutungsneigung.

18.2.6 Sonstige Immuntherapien

Die Ak-Therapie (▶ 18.2.5) stellt eine spez. Form der *passiven* Tumortherapie dar, bei der laborchem. hergestellte Substanzen gezielt in die körpereigenen Immunreaktion eingreifen. Bei der *aktiven* Tumortherapie wird die körpereigene Immunreaktion auf Fremdzellen (z. B. Krebs) durch unterschiedliche Substanzen (Immunmodulatoren, Zytokine) spez. oder unspez. stimuliert (Immunstimulanzien) oder gedämpft (Immunsuppressiva).
Die Einteilung der Immunmodulatoren und Zytokine ist uneinheitlich. Sie binden jeweils an spez. Rezeptoren der Zelle. Je spezifischer ein Rezeptor erkannt wird, desto gezielter sind die ther. Möglichkeiten, z. B. beim Tyrosinkinase-Rezeptor (▶ 18.2.5). Die wichtigsten **Zytokine** in der Tumortherapie sind:

- **Interferone** (engl. *interfere,* eingreifen) (IFN):
  - Werden von Leukos und Fibroblasten gebildet.
  - Verstärken Immunabwehr gegen Virusinfektionen.
- **Interleukine** (lat. *inter,* zwischen; griech. *leukos,* weiß) (IL):
  - Koordinieren Leukos in der Immunabwehr (Infektionen, Tumorzellen).
  - Können systemisch wirken (Fieber, Durchblutungssteigerung, Erhöhen der Gefäßpermeabilität).
- **Koloniestimulierende Faktoren (CSF):**
  - Wachstumssteigerung der Knochenmarkstammzellen.
- **Tumornekrosefaktor (TNF):**
  - Von Makrophagen bei lokaler oder systemischer Entzündungsreaktion produziert.
  - Löst Zelltod und damit Ausschüttung weiterer Zytokine aus.

Die meisten Zytokine können inzwischen synthetisch hergestellt werden.

18.3 Strahlentherapie

Felix Momm und Gerhild Becker

> **!** Die meisten Tumoren zeigen in der palliativen Situation ein Ansprechen auf Strahlen, sodass häufig eine gute lokale Symptomkontrolle erreicht werden kann. Dabei kann die Strahlentherapie auch mit anderen Therapieformen komb. werden. Im palliativther. Konzept sollte daher früh an die Möglichkeit einer Bestrahlung gedacht werden.
> ! Jede Palliativeinrichtung sollte zusammen mit einem Strahlentherapeuten betreut werden oder zumindest über einen „kurzen Dienstweg" zu einem Strahlentherapeuten verfügen.
> ! In den meisten Bestrahlungszentren sind Wartezeiten von 3–4 Wo. die Regel.

18.3.1 Wirkungsweise der Strahlentherapie

Biophysikalischer Hintergrund Durch ionisierende Strahlen werden Tumorzellen und Zellen des umliegenden gesunden Gewebes geschädigt. Die normalgeweblichen Zellen bzw. Zellen, die sich nicht in einer Zellteilung befinden, erholen sich von dieser Schädigung wesentlich effektiver als proliferierende Tumorzellen. Die Tumorzellen gehen somit weitgehend selektiv zugrunde. Ziel ist, sämtliche Tumorstammzellen zu zerstören (kuratives Therapieziel) oder die Tumormasse zu reduzieren bzw. das Tumorwachstum möglichst lange zum Stillstand zu bringen (palliatives Therapieziel). Der Zelltod der bestrahlten Zellen tritt innerhalb einer unterschiedlich langen Latenz nach Abschluss der Bestrahlung ein. Die Zellen sind oft noch einige Zeit teilungsfähig. Der klin. Behandlungserfolg ist jedoch häufig schon nach einer oder wenigen Bestrahlungen erkennbar, z. B. bei Kompressions- oder Schmerzsymptomatik durch Größenreduktion des Tumors.

Faktoren mit Einfluss auf die Effektivität der Bestrahlungsdosis

- Größe und Lokalisation des Tumors.
- Histolog. Typ.
- Zeitliche Dosisverteilung (Fraktionierung).
- Sauerstoffversorgung bzw. Durchblutung des Tumors.

Arten der Bestrahlung

- Hochvolttherapie (perkutan): Linearbeschleuniger mit Photonen (Energie 4–20 MV) oder schnellen Elektronen (Energien: 4–20 MeV) oder ^{60}Co-Telecurietherapiegerät (Energie ca. 1,25 MV).
- Rö-Therapie zur oberflächlichen Anwendung an der Haut: Röntgenröhre (Energie im kV-Bereich).
- Kontaktbestrahlung mit sog. „Dermaplatten“: Oberflächliche Therapie z. B. mit ^{90}Sr.
- Brachytherapie („Afterloading“, „Spickung“): Bestrahlung aus kurzer Distanz, häufig mit ^{192}Ir. Einbringen von Schläuchen in Hohlorgane oder interstitielle Applikation von Hohlnadeln und anschließendes zeitlich definiertes Einfahren der Strahlenquelle.
- Implantation von sog. *Seeds* mit radioaktiven Nukliden, z. B. ^{125}J.
- Nuklearmed. Techniken: Applikation radioaktiver Nuklide, meist i. v. oder intrakavitär (in vielen Kliniken von der Strahlentherapie getrennte Abteilung).
- Neue Möglichkeiten: Neutronen-Bestrahlungen, Protonen-Bestrahlungen, Hyperthermie (teilweise sehr aufwendige Therapieformen, derzeit zumeist erst i. R. von Studien verfügbar).
- Komb. Radiochemotherapie (RCT): gleichzeitige Gabe von Chemotherapeutika zur Radiosensibilisierung.
- Intraop. Radiotherapie: Bestrahlung am offenen Operationssitus (an einigen großen Zentren möglich).

Fraktionierung Durch verschiedene Aufteilung der Gesamtdosis in zeitlich verteilte Einzeldosen (Fraktionierung) können Wirkungen und NW einer Strahlentherapie modifiziert werden. „Konventionelle“ Fraktionierung: 5 × 2 Gy/Wo. Die Vorteile einer Fraktionierung müssen sorgfältig gegen die Nachteile abgewogen werden (▶ Tab. 18.7). Dabei sind individuelle Parameter wie z. B. Prognose und AZ des Pat. zu berücksichtigen. Die Beeinflussung von Langzeit-NW, die oft erst Jahre nach der Strahlentherapie eintreten können, ist für die palliative Situation meist von untergeordneter Bedeutung.

Tab. 18.7 Auswirkungen verschiedener Fraktionierungsschemata: Beispiel Knochenmetastase

	Einzeitbestrahlung (1 × 8 Gy)	Fraktionierte Bestrahlung (5 × 2 Gy/Wo. bis 40 Gy Gesamtdosis)
Planungstermin mit Lagerung	1	1
Behandlungszeit	1 d	4 Wo.
Fahrten zum Therapieort	1	20
Umlagern auf Bestrahlungstisch	1 ×	20 ×
Symptomkontrolle (Schmerz)	Gut	Gut
Effekt	Kurzzeitig (Wo. bis Mon.)	Anhaltend (Jahre)
Verträglichkeit	Erhebliche akute NW (z. B. bei GIT im Bestrahlungsfeld)	Gut

Grundlage für die Erhöhung der ther. Breite einer Bestrahlung durch Fraktionierung sind die **„4 Rs" der fraktionierten Strahlentherapie:**

- **Reparatur** und Erholung einer Zelle: Durch Fraktionierung kann sich das Normalgewebe besser erholen. Der biolog. Effekt im gesunden Gewebe wird kleiner.
- **Repopulierung** von Tumorzellen und früh reagierendem Normalgewebe: Bestrahlungspausen (auch Wochenenden!) ermöglichen die Proliferation klonogener Tumorzellen und schnell reagierender Normalgewebszellen. Eine Fraktionierung bedeutet also zum einen die Notwendigkeit einer höheren Gesamtdosis zur Tumorkontrolle, zum anderen aber auch eine bessere Verträglichkeit der Therapie am Normalgewebe (Lebensqualität!).
- **Reoxygenierung:** Je größer ein Tumor ist und je schlechter durchblutet, desto mehr „hypoxische" Zellen gibt es in seinem Zentrum. Diese hypoxischen Zellen sind strahlenresistenter. Durch fraktioniertes Bestrahlen nimmt mit jeder Fraktion die Tumorgröße und damit der Abstand der hypoxischen Zellen zu den Kapillaren ab, sodass sie wieder besser mit Sauerstoff versorgt (reoxygeniert) und damit strahlenempfindlicher werden.
- **Redistribution:** Während der fraktionierten Bestrahlung werden hauptsächlich die Tumorzellen zerstört, die sich in einer strahlensensiblen Phase des Zellzyklus befinden. Unmittelbar nach der Bestrahlung sind daher die meisten überlebenden Zellen in einer strahlenunempfindlichen Zellzyklusphase. Mit der Zeit verteilen sich die Zellen erneut über den gesamten Zyklus, sodass die nächste Fraktion wieder auf mehr strahlensensible Tumorzellen trifft.

18.3.2 Therapieplanung und Indikationen

Ausgangssituation

Wenn eine palliative Strahlentherapie in Erwägung gezogen wird, sind häufig ausgiebige zytostatische Therapien und/oder multiple OPs, gelegentlich auch bereits Bestrahlungen vorausgegangen. Dies kann limitierend für eine erstmalige oder

erneute Strahlentherapie sein, da die tolerierbare (kumulative) Toxizität an einem Organ überschritten wird.
Im Gesamtkonzept einer palliativen Tumortherapie sollte die Strahlentherapie so früh wie möglich geplant werden, da dann Faktoren wie schlechter AZ, Bettlägerigkeit u. a. weniger limitierend sind. Jede palliativmedizinische Einrichtung sollte die Kapazitäten der nächstliegenden Bestrahlungseinrichtung erfragen und einen „kurzen Dienstweg" zum Strahlentherapeuten aufbauen.

> **!** Es ist Aufgabe des behandelnden Arztes, frühzeitig interdisziplinär Absprache mit den Strahlentherapeuten zu treffen, um eine rechtzeitige Indikationsstellung zu gewährleisten.

Vor der Therapieplanung Ehe dem Pat. eine Strahlentherapie angeboten wird, muss mit dem Strahlentherapeuten die Ind. besprochen werden. Die Strahlendosis oder Ausdehnung des Bestrahlungsvolumens ist v. a. durch eine Vorschädigung bzw. Reduktion des Knochenmarks o. a. Organe (Lunge, Nieren, Leber) infolge von Chemotherapie, Tumorbefall, OPs oder bereits durchgeführten Bestrahlungen begrenzt.

> **!** Die Möglichkeiten der palliativen Strahlentherapie werden häufig von Pat., Angehörigen oder zuweisendem Arzt falsch eingeschätzt. Ein ausführliches Beratungs- und Aufklärungsgespräch durch den Strahlentherapeuten ist unerlässlich.

Wichtige Aufgaben des Strahlentherapeuten vor der Indikationsstellung

- Behandlungsziel festlegen und abklären, ob und wenn ja wie es durch eine Strahlentherapie erreichbar ist.
- Wenn nötig erneute Diagnosesicherung, ggf. Restaging (Zweittumoren, neue Metastasierung?).
- Andere Therapieoptionen überprüfen.
- Kritische Toleranzgrenzen für verschiedene Organe in Bezug auf therapiebedingte Vorschädigungen überprüfen.
- Allgemein- und Ernährungszustand des Pat. berücksichtigen (Karnofsky-Index > 50).
- Prognosefaktoren beachten.
- Zur Erfüllung dieser Aufgaben benötigte Unterlagen:
  - Ausführliche Anamnese.
  - Vollständige Unterlagen über vorangegangene Therapien.
  - Komplette, aktuelle Staging-Unterlagen zur Vermeidung unnötiger Zweituntersuchungen.

> **!** **Ungünstige prognostische Parameter**
> - Multiple (> 4) Metastasen in einem oder mehreren Organen.
> - Schlechter AZ, Bettlägerigkeit (Karnofsky-Index ≤ 40).
> - Anämie.

Indikationen

Die Ind. zur palliativen Strahlentherapie muss sorgfältig gestellt werden. Wenn eine Strahlentherapie indiziert ist, sollte innerhalb möglichst kurzer Zeit mit der

Therapie begonnen werden. Die Strahlensensibilität des Primärtumors spielt grundsätzlich eine wichtige Rolle bei der Entscheidung zur palliativen symptomorientierten Bestrahlung. Wesentlicher sind jedoch Lokalisation und Art der Beschwerden.

Häufige Indikationen zur palliativen Strahlentherapie:

- Schmerzen durch Knochen- oder Weichteilmetastasen.
- Drohende Spontanfraktur.
- Atemnot, Druckgefühl, Herzversagen durch (drohende) Einflussstauung.
- Schmerzen und Funktionsverlust durch (drohenden) Querschnitt.
- Bewusstseinstrübung, Übelkeit, Erbrechen durch Hirndruck.
- Sehstörungen durch Exophthalmus.
- Neurolog. Sympt. durch Kompression.
- Kompression oder drohender Verschluss von Hohlorganen.
- (Drohende) Exulzeration von Hauttumoren.
- Blutung durch Tumor, z. B. vaginal, intestinal, bronchial.
- Druckgefühl durch „Raumforderung".

! Keine Indikationen sind Peritonealkarzinose, Aszites, Pleurakarzinose, Wandinfiltrationen von Hohlorganen (Fistelgefahr).

Einflussfaktoren auf die Ind. zur palliativen Strahlentherapie:

- Durch Pat. und Situation vorgegeben:
  - Tumorlokalisation.
  - Tumorart.
  - Allgemeinzustand.
  - Art und Ausmaß der Vortherapien.
  - Erwartete Überlebenszeit.
- Durch den Therapeuten modifizierbar:
  - Erwarteter Zeitpunkt des Wirkungseintritts (beeinflussbar durch Fraktionierung oder zusätzliche Therapien).
  - Erwartete NW (beeinflussbar durch Änderungen von Dosis, Fraktionierung und Größe des Bestrahlungsfeldes).
  - Häufigkeit der Behandlungen (beeinflussbar durch Änderung der Fraktionierung).
  - Transportweg (beeinflussbar, z. B. durch stationäre Aufnahme).

Kontraindikationen

- Wiederauftreten von Beschwerden im bestrahlten Gebiet innerhalb kurzer Zeit (< 3 Mon.) trotz wirksamer Dosis.
- Pat. kann trotz medikamentöser Unterstützung (z. B. durch Schmerzmittel) die Lagerung auf dem Bestrahlungstisch nicht tolerieren und ruhig liegen.
- Pat. ist nicht ausreichend orientiert oder nicht kooperativ (Pat. ist für einige Min. allein im Bestrahlungsraum).

Nebenwirkungen

Ausmaß und Art der NW sind abhängig von Gesamtdosis, Fraktionierung (Höhe und zeitlicher Abstand der Einzeldosen, Gesamtdauer der Behandlung), Bestrahlungsvolumen und Vortherapien.

Man unterscheidet akute (definitionsgemäß bis 90 d nach Beginn der Bestrahlung) und chronische NW (zu einem späteren Zeitpunkt):

- **Akute NW:** i. d. R. reversibel, können aber durch Nebenerkr. (z. B. Infektionen) länger andauern bzw. wieder aufflammen. Treten meist an Geweben mit hierarchischer proliferativer Organisationsstruktur auf (Gewebe mit Stammzellen, Transitzellen und reifen Funktionszellen), z. B. Haut, Schleimhäute, Blutzellen.
- **Chron. NW:** Ausmaß zumeist unabhängig von den akuten NW (Ausnahme: sog. *consequential late effects,* bei denen die chron. NW als Folge akuter NW entsteht). Treten meist an Geweben mit flexibler proliferativer Organisationsstruktur auf (Gewebe ohne eindeutige Trennung zwischen Stamm- und Funktionszelle), z. B. Leber, Lunge, ZNS.

! Im Bereich der palliativen Strahlentherapie sind je nach Prognose des Pat. v. a. die akuten NW von Bedeutung. Sie können durch angepasste Dosierungs- und Fraktionierungsschemata, Einsatz moderner Technik sowie supportive Therapiemaßnahmen jedoch meist in einem erträglichen Maß gehalten werden. NW treten nur in dem Bereich des Körpers auf, in dem auch tatsächlich bestrahlt wird.

Mögliche Nebenwirkungen einer Strahlentherapie

- **Akut** (bis 90 d nach Bestrahlung): Enteritis, Zystitis, Mukositis, Übelkeit, Diarrhö, Pollakisurie, Dysurie; bei sehr strahlensensiblen Tumoren: Tumorlysesy.; bei großen Bestrahlungsfeldern: Knochenmarkdepression (Leukozytopenie, Thrombozytopenie, Anämie). Recall-Phänomene akuter NW sind auch zu einem späteren Zeitpunkt möglich.
- **Spät** (bis J. nach Bestrahlung): Fibrosen (Haut, Lunge, Gefäße), Zweitkarzinome.

! Bei massivem Befall durch einen strahlensensiblen Tumor während der Strahlentherapie rechtzeitig an Tumorlysesy. mit Hyperurikämie, Hyperkaliämie und Hyperphosphatämie denken.

Verminderung von Nebenwirkungen Die palliative Bestrahlung hat nicht die komplette Zerstörung aller Tumorstammzellen zum Ziel. Daher können ggü. einer kurativen Strahlentherapie Kompromisse eingegangen werden, um NW zu vermindern.

- Berücksichtigung der höheren biolog. Wirksamkeit größerer tgl. Einzelfraktionen bzw. der Gabe einer definierten Gesamtdosis in kürzerer Zeit: Gabe hoher tgl. Einzeldosen bis hin zur einmaligen hoch dosierten Bestrahlung zur Verkürzung der Therapiezeit. Dadurch Erhöhung des Risikos von Spätfolgen, die bei der palliativen Bestrahlung jedoch meist weniger wichtig sind als akute NW.
- Minimierung des bestrahlten Volumens durch individuelle Gestaltung der Bestrahlungsfelder (2- oder 3-dimensionale Bestrahlungsplanung/Simulation), um möglichst viel gesundes Gewebe zu schonen, ggf. Einsatz intensitätsmodulierter Techniken (IMRT, VMAT). **Cave:** Größerer Planungsaufwand bedeutet längere Planungszeit!
- Berücksichtigung der Daten für vorbestrahlte Regionen (z. B. Wirbelsäule).
- Berücksichtigung vorangegangener Chemotherapien.
- Beachtung der Toleranz kritischer Organe, v. a. der akut reagierenden wie Schleimhäute in Mund- und Rachenbereich, Speiseröhre, Magen, Dünn- und

Dickdarm, Bronchialschleimhaut, Lunge (Pneumonitis), Harnblase oder Haut unter Berücksichtigung der Toxizität durch Vortherapien.

- Frühzeitige Prophylaxe zu erwartender NW, z. B.:
  - Gabe von Steroiden zur Ödemprophylaxe bei ZNS-Bestrahlung (Dexamethason, z. B. Fortecortin® 8 mg/24 h p. o. oder i. v. Bei V. a. auf Ödem rasche Dosissteigerung bis 24 mg/24 h). **Cave:** Bei Dexamethasongabe auf Magenschutz achten.
  - Antiemese bei Bestrahlung des GIT, z. B. mit Ondansetron (z. B. Zofran®) 4–8 mg alle 12–24 h oder Dexamethason (z. B. Fortecortin®) 4–8 mg/24 h p. o. oder i. v.
  - Ausreichende Flüssigkeitsgabe bei raschem Tumorzerfall (strahlensensible Tumoren) zur Prophylaxe des Tumorlysesy.

18.3.3 Strahlentherapie bei Metastasen

Knochenmetastasen

(▸ 12.3.1).
Häufigste Ind. zur palliativen Strahlentherapie. Führendes Symptom: Schmerzen. Primärtumoren meist Mamma-, Bronchial-, Prostata-, Nierenzell-Ca.

> **!** Keine Strahlentherapie bei asympt. Knochenmetastasen → engmaschige Kontrolle. **Cave:** stark belastete, frakturgefährdete Bereiche, z. B. Schenkelhals! Hier Ind. frühzeitig stellen!

- Erfolgswahrscheinlichkeit am größten bei singulären Knochenmetastasen (osteolytisch oder osteoplastisch) und objektivierbarem Ansprechen auf vorherige medikamentöse Schmerztherapie.
- Frakturgefährdete Osteolysen (> 50 % der Kortikalis destruiert) nach Möglichkeit vorher chir. stabilisieren.

Therapieziel und -erfolg

- Schmerzlinderung bzw. -freiheit, Funktionsverbesserung, Erhalt der Mobilität und Stabilität, Pflegeerleichterung, lokaler Tumorwachstumsstillstand.
- Symptomkontrolle in 80–90 % erreichbar.
- Wirkeintritt frühestens nach 3–7 d, max. nach 3–6 Wo.

> **!** **Günstige Voraussetzungen für eine erfolgreiche Symptomkontrolle durch Strahlentherapie bei ossären Metastasen**
> - Pat. noch mobil: guter AZ!
> - Schmerzen umschrieben lokalisierbar.
> - Metastasen mit bildgebenden Verfahren darstellbar, gezielte Bestrahlung möglich.
> - Keine Hyperkalzämie, Anämie oder schwere Kachexie.

Bestrahlungstechnik

- Bestrahlungsvolumen, Gesamtdosis und Einzelfraktionierung nicht standardisiert.
- Bei kleinem Bestrahlungsfeld oder Bestrahlungsfeld an den Extremitäten z. B. 5 × 3 Gy/Wo. bis 30 Gy Gesamtdosis (kurze Behandlungszeit: 2 Wo.).

- Bei großem Bestrahlungsfeld oder Bestrahlungsfeld im Bereich des Abdomens 5 × 2 Gy/Wo. bis 40 Gy Gesamtdosis (bessere Verträglichkeit).
- Bei alleinigem Behandlungsziel Schmerzbekämpfung oder Pat. in schlechtem AZ und kleinem Strahlenfeld 1 × 8 Gy Einzeldosis.

! Bei Zunahme der Schmerzen unter Bestrahlung neben Progress auch an path. Fraktur oder zu klein gewähltes Bestrahlungsfeld (weitere Metastasen!) denken.

Hirnmetastasen

(▶ 12.3.5).

Primärtumor meist Bronchial-, Mamma-, Nierenzell-Ca, GIT-Tumoren, malignes Melanom. In 60–80 % multiple Hirnmetastasen (progn. ungünstig). Symptome je nach Lokalisation Sprach-/Sehstörungen, Lähmungen, Krampfanfall, Wesensveränderung, Kopfschmerz, Hirndruck.

Therapieziel und -erfolg

- Unabhängig von der Histologie des Primärtumors in 70–80 % gute Symptomkontrolle möglich.
- Symptombesserung nach 5–7 d.
- Durchschnittliche Überlebenszeit nach erfolgreicher Bestrahlung ca. 6 Mon.

Prognose nach RTOG-RPA-Klassen
(Einteilung der Pat. in drei Prognosegruppen anhand präther. Variablen).

- **RPA-Klasse I: medianes Überleben 7 Mon.:**
  - Guter AZ (Karnofsky-Index ≥ 70).
  - Alter < 65 J.
  - Extrazerebraler Tumor kontrolliert.
- **RPA-Klasse II: medianes Überleben 4 Mon.:**
  - Alle Pat. nicht in Klasse I oder III.
- **RPA-Klasse III: medianes Überleben 2 Mon.:**
  - Reduzierter AZ (Karnofsky-Index < 70).

! Die Ind. zur Strahlentherapie ist bei Pat. der RPA-Klasse III sehr zurückhaltend zu stellen.

Bestrahlungstechnik

- Bei max. 3 Metastasen < 3 cm einmalige stereotaktische Bestrahlung (LINAC-Radiochir., γ-Knife, Cyber-Knife®).
- Bei Metastasen > 3 cm bei Vorliegen eines Masseneffekts operative Entfernung und Ganzhirnbestrahlung, sonst alleinige Ganzhirnbestrahlung.
- Bei > 3 Metastasen Ganzhirnbestrahlung.
- Grundsätzlich Ganzhirn-, keine Teilhirnbestrahlung (Mikrometastasen!).
- Hirnödemtherapie mit Dexamethason (3 × 2 mg/d, bei Bedarf steigern bis 4 × 8 mg/d), Ausschleichen nach klin. Befund.

18

! Bei Dexamethason-Therapie achten auf: BZ, Magenschutz. An mögliche Kortison-Psychose denken. Langsam ausschleichen.

- Fehlendes Ansprechen auf eine hoch dosierte Steroidtherapie binnen 7 h ist progn. ungünstig für eine anschließende Strahlentherapie.

- Dosierung bei Ganzhirnbestrahlung 5 × 3 Gy/Wo. bis 30 Gy Gesamtdosis (ggf. nach 1 J. Wdh. möglich). Bei Pat. mit guter Prognose (RPA-Klasse I) auch 5 × 2 Gy/Wo. bis 40 Gy Gesamtdosis möglich, ggf. 10 Gy Boost bis 50 Gy Gesamtdosis.

Orbita- und Aderhautmetastasen

Primärtumor am häufigsten Mamma- oder Bronchial-Ca.

> ! Kontralaterale Orbita in ca. 30 % mitbefallen → engmaschige Kontrolle.

- Symptome: schmerzhafter Exophthalmus und Doppelbilder bei unveränderter Sehschärfe bei retrobulbären Metastasen, Rückgang der Sehschärfe bei Retinametastasen.
- Niedere Gesamtdosen (max. 36 Gy) ausreichend.
- Ansprechrate 60–90 %.

Lebermetastasen

Ind. bei multiplen inoperablen Lebermetastasen mit Kapselspannungsschmerz zur Symptomkontrolle i. V. m. medikamentöser Schmerztherapie.

- Symptome: Schmerzen (Kapselspannung), Gallenabflussstörungen (bei Lokalisation im Bereich der Leberpforte), Leberfunktionsstörung (wenn > 80 % des Leberparenchyms zerstört sind).
- Meist gutes Ansprechen (ca. 70 %) unabhängig vom Primärtumor, durchschnittliche Überlebenszeit nach Erreichen einer Remission 9 Mon. (unabhängig vom Primärtumor).
- Einzeldosis 5 × 1,8 Gy/Wo. bis zu einer Gesamtdosis von 27 Gy, lokal bis 36 Gy.
- Bei GIT-Tumoren durch simultane RCT mit 5-FU teilweise höhere Ansprechraten.
- Hypofraktionierte Präzisionsbestrahlung („Körperstammstereotaxie") an einigen Zentren möglich bei Oligometastasierung (gute Erfolgsaussichten für lokale Tumorkontrolle).

Lungenmetastasen

Zur Symptomkontrolle bei nicht therapierbarem Reizhusten (▸ 5.2) und diffusen Schmerzen. Strenge Indikationsstellung wegen Strahlensensibilität des Lungengewebes.

- Nur bei inoperablen Metastasen ohne Ansprechen auf Chemotherapie oder bei sehr strahlensensiblen Tumoren indiziert.
- Ansprechen: in 50 % gut, in 25 % nur PR.
- Ind. nur bei singulären/wenigen Metastasen: Einzeldosis 1,6–1,8 Gy (Gesamt 26–36 Gy).
- Bei drohendem Verschluss von Bronchien Möglichkeit der bronchialen Afterloading-Therapie (1–3 Sitzungen mit Einbringen des AL-Katheters über ein Bronchoskop und Bestrahlung z. B. durch ^{192}Ir).
- Hypofraktionierte Präzisionsbestrahlung („Körperstammstereotaxie") an einigen Zentren möglich bei Oligometastasierung (gute Erfolgsaussichten für lokale Tumorkontrolle).

> ! Bei diffuser Metastasierung und Pleuraerguss ist eine Strahlentherapie nicht sinnvoll. Bestrahlung großer Lungenvolumina vermeiden: NW!

Hautmetastasen und oberflächliche Lymphknotenmetastasen

Primärtumoren am häufigsten Mamma-, Bronchial-Ca, malignes Melanom, maligne Lymphome.

- Ind. meist drohende Exulzeration mit Blutung, Infiltration benachbarter Strukturen, Kompression benachbarter Nerven und Gefäße, Schmerzen, kosmetische Beeinträchtigung.
- I. d. R. gutes Ansprechen.
- Sehr variable Dosierungsschemata.
- Niedrige Gesamtdosis von 30 Gy, 5 × 3 Gy/Wo. oft ausreichend, länger andauernde Palliation durch höhere Dosis erreichbar (AZ des Pat. beachten!).

18.3.4 Strahlentherapie bei drohender Rückenmarkkompression

Rückenmarkkompression ▸ 13.9.

Notfallindikation

- Bei 5–10 % aller Tumorpat.
- Meist epidurale Raumforderung.
- Meist i. R. ausgedehnter generalisierter Metastasierung (schlechte Prognose).
- Symptome: neurolog. Ausfälle (in Abhängigkeit von der Lokalisation), Schmerzen.
- Sorgfältige Lokalisation und Diagn. (MRT).
- Sofortige prophylaktische antiödematöse Therapie (Dexamethason 60 mg/d).
- Beginn der Strahlentherapie wenn möglich innerhalb weniger Stunden. Dosierung: 5 × 3 Gy/Wo., Gesamtdosis 30 Gy.
- Behandlungserfolg abhängig von vorbestehender neurolog. Sympt., Zeitraum der Symptomentstehung und Histologie des Primärtumors.
- Progn. negativ: länger bestehende (> 12 h) neurolog. Sympt., tiefe thorakale Lokalisation und Einwachsen des Tumors in den Wirbelkörper.

18.3.5 Strahlentherapie bei oberer Einflussstauung

Obere Einflussstauung ▸ 13.6.

Notfallindikation

- Therapiebeginn ggf. ohne Histologie.
- Ursache meist Bronchial-Ca (75 %) oder Lymphom (10–20 %), selten Schilddrüsen-Ca, Teratom, Thymom.
- Initial hohe Einzeldosen (3 d à 4 Gy), Gesamtdosis vom Primärtumor abhängig.
- Begleitend antiödematöse Therapie (Dexamethason 60 mg/d) und ggf. Diuretika.
- Rückgang der Symptome meist nach 3–4 d, Ansprechrate 75 % (ohne wesentlichen Effekt auf Überlebenszeit).
- Bestrahlungsfeld regelmäßig dem aktuellen Ausmaß der Raumforderung anpassen (Rö-Kontrolle), wichtig bei strahlensensiblen Tumoren wie Lymphomen oder kleinzelligem Bronchial-Ca.

18.3.6 Palliative Strahlentherapie bei spezifischen Tumordiagnosen

Bei den meisten soliden Tumoren ist mit Diagnose eines Rezidivs oder mit der prim. Diagnose eines fortgeschrittenen Stadiums keine Möglichkeit der kurativen Therapie mehr gegeben. Eine interdisziplinäre palliative Therapieplanung sollte möglichst rasch nach der Diagnose erfolgen. Die Strahlentherapie sollte dabei möglichst frühzeitig eingeplant werden, solange der AZ des Pat. noch ausreichend ist und genügend Zeit bleibt, einen individuellen Bestrahlungsplan zu erstellen.

Bronchialkarzinom

- Endobronchiale Läsionen führen zu Atelektase bzw. Dystelektase mit poststenotischer Pneumonie, Dyspnoe, Reizhusten. Auch große Tumoren oder Tumoren bei inoperablen Pat. können erfolgreich bestrahlt werden.
- Einzeldosis meist 1,8–2 Gy, Gesamtdosis 50 Gy, bei gutem Ansprechen, gutem AZ und guter Verträglichkeit auch 60 Gy (evtl. nach Verkleinerung des Strahlenfeldes).
- Bei ausbleibendem Erfolg sind weitere Bestrahlungen nicht sinnvoll.
- Bei intraluminal wachsenden Tumoren an die lokal sehr gut wirksame endobronchiale Afterloading-Therapie denken.

Ösophaguskarzinom

> **!** Frühzeitig an PEG zur Ernährung (▶ 16.1.2) und enteralen Medikamentengabe denken.

- Bei inoperablem fortgeschrittenem Tumor mit Dysphagie ist eine perkutane Strahlentherapie oder bei gutem AZ auch eine simultane RCT (5-FU, Cisplatin) sinnvoll.
- An die sehr gut wirksame, bzgl. Einzel- und Gesamtdosis sehr flexible endoösophageale Afterloading-Therapie denken (als prim. oder zusätzliche Therapie zur lokalen Dosisaufsättigung).
- Perkutane Einzeldosis 1,8 Gy, Gesamtdosis 50 Gy, bei gutem Ansprechen, gutem AZ und guter Verträglichkeit auch 60 Gy.
- Verbesserung der Schluckfähigkeit häufig möglich (gut wirksame Alternative zur Stent-Implantation).

> **!** Vorsicht bei Strahlentherapie nach Ösophagus-Stentimplantation: Gefahr erheblicher NW durch Bestrahlung eines bereits mechanisch belasteten Bereichs.

Magenkarzinom

- Ind. zur Strahlentherapie bei prim. inoperablem, blutendem Magen-Ca und Pat. in reduziertem AZ (Karnofsky-Index 50–70 %).
- Bei Magenlymphom erreicht alleinige Bestrahlung in 50 % komplette Remissionen.
- Symptomkontrolle und Tumorreduktion meist erfolgreich.
- Einzeldosis 1,8–2 Gy, Gesamtdosis 50 Gy.

Pankreaskarzinom

- Postop. Bestrahlung bei inkomplett reseziertem Tumor zur Symptomkontrolle und Remissionsverlängerung sinnvoll.
- Meist RCT (z. B. mit 5-FU oder Gemcitabin).
- Einzeldosis 1,8 Gy, Gesamtdosis 50 Gy bei ausreichend großem Bestrahlungsfeld (regionale Lk).

Kolorektales Karzinom

- Lokalrezidive infiltrieren oft das Os sacrum und führen zu starken Schmerzen.
- Frühzeitige Strahlentherapie (kleine Tumormasse!) anstreben.
- Einzeldosis 1,8 Gy, Gesamtdosis 50–54 Gy, meist RCT (5-FU).
- NW durch Dünndarmreaktion (Bestrahlung in Bauchlage bei gefüllter Blase, um Darmschlingen nach kranial zu verdrängen, wenn für den Pat. tolerierbar).
- Häufig gute, dauerhafte Symptomkontrolle, auch lang andauernde Remissionen möglich.

18.3.7 FLEX-Grundregeln der palliativen Strahlentherapie

! Unabhängig von der spez. Tumordiagnose gelten die folgenden vier **FLEX-Grundregeln für die palliative Strahlentherapie**
- **F**lexibilität: Einzeldosis, Gesamtdosis und Größe des Strahlenfeldes (in relativ weiten Grenzen!) individuell anpassen (höhere Gesamtdosis = längere Behandlungszeit und mehr NW, aber auch länger andauernde Palliation).
- **L**angzeit-NW: Kompromisse möglich. Akute NW: kompromisslos verhindern (notfalls auch durch Behandlungspausen oder Reduktion der Dosis).
- **E**ntscheidender Parameter für alle Therapieentscheidungen: AZ (Prognose!).
- **X** = Zielpunkt: Nur dort bestrahlen, wo man auch treffen kann (klares Zielgebiet, klares Behandlungsziel).

18.4 Chirurgische Therapie

Susanne Roller und Hans-W. Keller

18.4.1 Primärtumor, Rezidiv und Metastasen

Primärtumor

Therapieziele Viele Tumoren können in limitierten Stadien (T1–2, N0, M0, G1–2) durch Operation erfolgreich behandelt werden. Dies gilt für Karzinome des GIT, der Lunge, Niere, Mammae sowie für eine Reihe seltenerer Tumoren. Therapieziel ist Heilung durch OP, ggf. unterstützt durch (neo-)adjuvante Maßnahmen.

18

Immer muss der Therapieplan den interdisziplinären onkolog. Regeln genügen, die in vielen Fällen zusätzliche Maßnahmen erfordern. Nichtbeachtung dieser Regeln kann einen Behandlungsfehler begründen. Unterlassungen und falsche Entscheidungen beim Ersteingriff sind häufig irreparabel. Stets ist eine komplette Resektion (R-0-Resektion) anzustreben.

Bei fortschreitender Tumorerkr. werden radikale Eingriffe zunehmend weniger wirksam. R1- und R2-Resektionen (= es verbleibt ein mikroskopischer bzw. makroskopischer Tumorrest) sind fast immer palliativ und rechtfertigen Verstümmelungen nur in bes. Ausnahmensituationen. Die OP-Ind. folgt einer eingehenden Nutzen-Risiko-Abwägung gemeinsam mit dem aufgeklärten Kranken. Therapieziel ist größtmögliche Lebensqualität.

Rezidive

Definition Tumorwiederkehr nach Primärtherapie am Ort des Erstauftretens. Die Rezidivrate liegt für die meisten Tumoren nach kurativer OP im Stadium I und II innerhalb des interdisziplinären Therapieplans deutlich unter 10 %. Einige Tumoren (z. B. Mamma- und Prostata-Ca) können auch noch nach 10 und mehr J. wieder auftreten.

Ursachen

- Ungenügende Entfernung bei der Erst-OP (R1–2 bzw. – evtl. regelwidrig – zu geringe regionale Radikalität).
- Unterlassung von Vorbeugemaßnahmen gegen Tumorzellimplantation.
- Intraop. hämatogene und/oder lymphogene bzw. intrakavitäre (pleurale, peritoneale) Tumorzellaussaat.
- Nichtdurchführung einer regelhaft vorgesehenen prim. Kombinationstherapie.

Diagnostik Klin. Sympt. und/oder i. R. der Nachsorge.

> **!** Es ist unklar, ob eine frühe Rezidivdiagnose und -therapie die Gesamtüberlebenszeit verlängert oder lediglich den Zeitraum, in dem das Rezidiv bekannt ist.

Therapie Rezidive können nur in einem Teil der Fälle in kurativer Absicht operiert werden. Gelegentlich sind symptomorientierte palliative OPs bzw. plastische oder orthopädische Eingriffe möglich.
Grundsätzlich gibt es zwei Arten von palliativ-chirurg. Maßnahmen:

- Symptomorientierte OP (z. B. Rezidiventfernung).
- Hilfseingriffe für die Symptomtherapie (z. B. Portimplantation). Ca. 10 % der Pat. mit fortschreitender Erkr. benötigen derartige Hilfen.

Therapieziel:

- Verbesserung der Lebensqualität (z. B. Symptomkontrolle, Beseitigung von Behinderung oder Entstellung), vielleicht Lebensverlängerung.
- Geringe periop. Morbidität und Mortalität.
- Kurze Hospitalisation.
- Vermeidung von Komplikationen.

> **!** **Besonderheiten chirurgischer Palliativtherapie**
> Da durch die vorhergegangene OP die anatomischen Verhältnisse häufig verändert und nicht selten zerstört sind, folgen diese Eingriffe nicht mehr den üblichen Regeln. Viele Entscheidungen müssen spontan getroffen werden. Die Therapieplanung ist von großer Wichtigkeit und muss in den meisten Fällen interdisziplinär erfolgen. Entspr. organisatorische Möglichkeiten (z. B. Tumorzentren; Verfügbarkeit von Gefäß-, Thorax-, Knochen- und plastischer Chir.) sind erforderlich. Auch nichtchir. intraop. Maßnahmen müssen erwogen werden (z. B. Zytostatikaperfusion, intraop. Bestrahlung).

Palliativeingriffe am Ort des Primärtumors:
- Rezidivresektion.
- Stabilisierungseingriffe am Skelett.
- Blockresektion (Schultergürtel/Thoraxwand, Eviszeration, Hemipelvektomie u. a.).
- Resektion von Tumormanifestationen an der Körperoberfläche.
- Plastische Rekonstruktionen (z. B. Haut- und Lappenplastik, Übertragung von Knochensubstanz, gestielte und freie Dünndarmtransplantation, Blasenersatz, Pouch-Bildung, Nebenschilddrüsentransplantation).
- OP-begleitende, adjuvante Maßnahmen (Embolisation, Perfusion, intraop. Bestrahlung u. a.).

Adjuvante Eingriffe:
- Gastrostomie.
- Umgehungsanastomose.
- Anus praeter naturalis und/oder Dünndarmausleitung.
- Tracheostoma.
- Endotubus/Stent (Ösophagus, Tracheobronchialsystem, Ureter).
- Portimplantation.
- Drainagen (Hydrozephalus, Pleura, Blase, Abszess u. a.).

Metastasen

Definition Tumorferne Absiedelung von Tumorzellen (lymphogen, hämatogen, intrakavitär). Erfolgt synchron oder asynchron (= Früh- bzw. Spätmetastasen), solitär oder multipel und langsam bis explosiv.
Ein individueller Behandlungsplan ist notwendig, d. h., die OP erfordert eine interdisziplinäre onkolog. Planung in Abhängigkeit von der Tumorbiologie (Art, Grading u. a.) und oft eine komb. Therapie.

> **!** Falsche Hoffnungen des Pat. und seiner Angehörigen sollten vermieden werden.

Metastasenchirurgie kann zusammen mit der Primär-OP oder sek. erfolgen.

Ziele
- Symptomtherapie bei:
  - Nervenkompression oder -infiltration.
  - Knochenmetastasen.
  - Stenosierung der Atemwege, des GIT oder Harntrakts.
  - Hirndruck (Hirnmetastasen).

! Bei disseminierten Metastasen ist eine OP nur selten zweckmäßig.
- Lebensverlängerung (selten sogar Heilung): z. B. bestimmte Hoden- und Ovarialtumoren, differenzierte Schilddrüsen-Ca, einzelne Lebermetastasen bei Kolon-Ca.

> **Operationskriterien bei Rezidiv und Metastasen**
> - Eine bes. weitgehende Aufklärung des Pat. ist erforderlich. Anamnese: Vorerkr., andere Tumoren, bisherige Behandlung, psychischer Zustand, familiäre Situation.
> - Anfangsprognose des Primärtumors.
> - Klin. Befund, Ort und Anzahl der Metastasen.

- Biolog. Eigenschaften des Primärtumors: Staging, Grading, Wachstumszeit, molekularbiolog. Eigenschaften, genetische Disposition, Hormonsensibilität.
- Sicherheit der Diagnose: Abklärung durch Biopsie, Feinnadelpunktion, nichtinvasive Methoden.
- Allg. Belastung und OP-Risiko: Angst, Schmerzen, Hospitalisation, Komplikationen u. a.
- Immunolog. Status.
- Gesamttherapiekonzept.

Von untergeordneter Bedeutung sind Alter, rezidivfreies Intervall und Metastasengröße.

18.4.2 Plastische Chirurgie

Definition Plastische Chirurgie wird im palliativen Kontext als Chirurgie der Körperoberfläche verstanden.

Indikationen

- Befristete Beseitigung von quälenden Entstellungen, ulzerierenden verjauchenden Tumoren, „wunden“ Oberflächen (mit Neigung zur Arrosionsblutung).
- Lappenverschiebungen oder -verpflanzungen bei:
  - Strahlenulzera nach radikaler Exzision.
  - Zytostatikaparavasaten.
  - Tumorzerfallshöhlen nach Chemo-/Strahlentherapie.
  - Sek. heilende Wunden.
  - Zur Defektdeckung nach radikaler Entfernung von Haut- und Weichteiltumoren.
  - Dekubital- und Druckulzera.
- Plastische Maßnahmen bei:
  - Exulzerierendem Mamma-Ca (Thoraxwandrezidiv).
  - Plattenepithel-Ca im Gesicht.
  - Anal-Ca.
  - Vulva-Ca.
  - Exulzerierendem Weichteilsarkom.
  - Exulzerierter Lk-Metastase (z. B. nach Bestrahlung) u. a.

Kontraindikationen

- Relativ: schlechter AZ, kurze Lebenserwartung.
- Chron., nicht beherrschbare Infektionen.

18.4.3 Endoskopische Tumorbehandlung

Anwendungsbereich Stellt oft eine sinnvolle Alternative zu palliativen OPs dar und ist meist ambulant als kleiner Eingriff in kurzer Narkose auch bei schon schlechtem AZ (Karnofsky-Index 50–70, ▶ Tab. 18.1) möglich.

Indikationen

- Akute und chron. tumorbedingte Stenosen.
- Verlegung von Speise- oder Atemweg durch Bolus oder Sekret.
- Blutungen im GIT und Urogenitaltrakt.

Techniken

- Elektroresektion.
- Bougieren.
- Legen von Tubus oder Stent.
- Laser (▶ 18.4.4).
- Interventionelle radiolog. Technik (Tumorembolisation u. a.).
- β- oder γ-Strahlen (Afterloading).
- Kryo- oder Thermosonden.

Anwendungsbereiche

- Im HNO-Bereich und im Tracheobronchialsystem zur Beseitigung von Tumorobstruktion oder Sekretstau.
- Im oberen GIT bei Tumorstenosen, Anlage einer PEG (▶ 16.1.2).
- Beseitigung von Gallenwegsobstruktionen bei Verschlussikterus.
- Im Analbereich zur prim. Tumortherapie, Stenosebeseitigung, lokalen Bestrahlung oder Kryotherapie. Spezielle OP-Techniken (nicht überall möglich).

18.4.4 Lasertherapie

Definition Gewebsdestruktion durch Applikation von gebündeltem Licht hoher Intensität, das zu thermischen Effekten (Koagulation bis Verdampfung) führt.

> **!** Installation und Anwendung von Lasergeräten unterliegen strengen gesetzlichen Vorschriften (Gefahr der Retinaschädigung des Personals).

Bei Frühmalignomen, Carcinoma in situ und Präkanzerosen ist auch eine radikale, kurative Tumorentfernung möglich.

Typische palliative Indikationen

- Tumoren des GIT: Schluckstörung durch stenosierende Tumoren im HNO-Bereich und Ösophagus, Hämatemesis, Fistelbildung, Gallenabflussstörungen.
- Tumoren der Lunge und des Tracheobronchialsystems: Atemwegsobstruktion, Hämoptoe, Fistelbildung.

Risiken/Komplikationen Perforation, Blutung.
Eine sichere Aussage über den lebensverlängernden Effekt ist nicht möglich. Die Symptomkontrolle ist in 50–95 % erfolgreich.

18.4.5 Kryotherapie

Definition Lokale Gewebsdestruktion durch Kälteapplikation mittels Verdampfen von flüssigem Stickstoff. Immunolog. Reaktion und allg. Verbesserung der Abwehrlage werden diskutiert.
Vor allem bei allg. Inoperabilität, lokaler Inoperabilität (Infiltration, Rezidiv in altem OP-Gebiet, Resttumor) und ausgedehnter Metastasierung, zur Schmerztherapie und lokalen Tumorverkleinerung bei Stenosesymptomatik.

Typische palliative Indikationen Tumoren des Analbereichs: Blutungen, Defäkationsprobleme (Stenose, Schmerz), prolabierender Tumor.

Risiken/Komplikationen Perforation, Nachblutung, Stenose- oder Fistelbildung bei 10–40 %.

Eine Verlängerung der Überlebenszeit ist nicht nachgewiesen. In Einzelfällen ist jedoch eine gute Symptomkontrolle möglich.

18.4.6 Orthopädisch-unfallchirurgische Behandlung

Definition Konservativ-palliative Behandlung mit orthetischen und prothetischen Hilfsmitteln, allein oder in Komb. mit anderen Maßnahmen (OP, Bestrahlung, Chemotherapie).

Therapieziel

- Stützen und Entlasten des Achsenskeletts.
- Erhalt oder Wiederherstellung der Alltagsfunktion.
- Ruhigstellen zur Schmerztherapie bei inoperabler Instabilität oder während Bestrahlung.
- Ausgleich von Asymmetrien und Achsenfehlstellungen (in Tumortherapie eher selten).
- Gliedmaßenersatz nach Amputation.
- Vermeidung drohender path. Frakturen durch rechtzeitige Verbundosteosynthese bzw. frühzeitigen Gelenkersatz (ist Wirbelsäule betroffen → Wirbelkörperersatz).

Anwendungsbereiche

- **Orthesen:** werden überwiegend bei Tumoren und Metastasen der Wirbelsäule und Extremitäten eingesetzt.
  - HWS: meist entlastend und immobilisierend, immer mit begleitender Krankengymnastik zum Erhalt der Muskulatur, Aufklären über Einschränkung des Gesichtsfeldes durch Fixierung des Kopfes.
  - BWS: Dreipunkt-Abstützprinzip zur Ruhigstellung, individuell angefertigt, für Pat. meist sehr belastend (Druckstellen, Kompression von Gefäßen und Nerven, eingeschränkte Atmung und Beweglichkeit). Konsequente Aufklärung und krankengymnastische Betreuung erforderlich.
  - LWS: häufigste Indikation, meist stabilisierende Ruhigstellung bei Metastasen (ausreichende knöcherne Reststabilität erforderlich).
  - Extremitäten: meist zur Ruhigstellung oder Entlastung. Nachbargelenke dürfen nicht mit fixiert werden. Oberstes Ziel ist Erhalt der Steh- und Gehfähigkeit. Selten zum Ausgleich von Beinlängendifferenzen.
- **Arm- und Beinprothesen:** möglichst einfaches, leicht und schnell erlernbares Prinzip mit möglichst geringem Energieaufwand (in Herstellung und Nutzung) wählen, um es für den Pat. so praktikabel wie möglich zu machen.

> **!** Wenn irgend möglich sollte eine Amputation vermieden werden. Die aufwendige und langwierige Anpassung und Herstellung von Prothesen sowie das nötige Training und die Eingewöhnzeit sind für die wenigsten Pat. in palliativer Situation tolerabel.

- **Orthetische Hilfsmittel:** Die Versorgung mit orthetischen Hilfsmitteln ist für Betroffene oft belastend, da sie sehr auffällig sind. Das Problem der Leichtigkeit und Unauffälligkeit ist durch moderne Kunststoffe besser beherrschbar (aber auch teurer!). Oft sind Gipsabdrücke zur probatorischen Anwendung und zur individuellen Anfertigung einer endgültigen (Kunststoff-)Orthese notwendig. Problem: Pat. muss zum Anpassen meist stehen können. *Beispiele:*
  - Verschiedene individuell angepasste Halskrawatten, Dreipunkt-Korsett (Thorax), Rahmenstützkorsett (LWS).

- Stabilisierende oder entlastende Schienen mit oder ohne Gelenk (Extremitäten).
- Gehhilfen: zur Entlastung oder Mobilisation, z. B. Unterarmgehstützen, Gehwagen (Deltarad).
- Alltagshilfen: Erhalt bestmöglicher Selbstständigkeit, z. B.: Helfende Hand (Greifgerät, um Bücken zu vermeiden), Hilfen in Bad und Toilette, Spezialbett und -matratze, Rollstuhl.

18.5 Komplementäre Therapien

Susanne Roller

Therapieverfahren, die (derzeit noch) experimentell bzw. teils ohne gesicherten Wirkungsnachweis angewandt werden. Syn.: Alternativtherapie, unkonventionelle Therapie, Erfahrungsheilkunde.

! Grundsätzlich muss überlegt werden, ob in palliativer Situation die vermutete Lebenserwartung ausreicht, um experimentelle Therapien anzuwenden.
- Ca. 80 % aller Krebspat. unterziehen sich einer Alternativtherapie, meist ohne Wissen der behandelnden Ärzte.
- Das Unterlassen wirksamer Therapien ist das größte Risiko der meisten Alternativtherapien.
- Eine ungefähre Kenntnis ist wichtig, um offen mit dem Pat. zu reden und ihn adäquat beraten zu können.
- Entscheidet sich der Pat. zu einer komplementären Therapie, muss die Weiterführung der (fach-)ärztlichen Betreuung geklärt sein.
- Eine vorschnelle „Verteufelung“ kann beim Pat. zur „Trotzreaktion“ führen, die Alternativtherapie wird dann heimlich durchgeführt.

Bei einigen pflanzlichen Wirkstoffen werden immunmodulatorische Wirkungen vermutet:
- Echinacea (Sonnenhut).
- Eleutherococcus (Ginseng).
- Lektinol (Mistel).
- Pelargonium (Geranie).
- Thuja (Lebensbaum).

Grundsätzlich handelt es sich hierbei um **unspez. Wirkungen.** Auch wenn bisher meist wissenschaftlich kein Wirkungsnachweis erfolgt ist, kann der **Placeboeffekt** nicht außer Acht gelassen werden.
Falls ein Pat. in palliativer Ind. eine pflanzliche Immuntherapie wünscht, sollte diese nicht grundsätzlich abgelehnt werden. Bei gravierenden NW muss die Ind. jedoch überprüft werden.

18.5.1 Biologische Tumortherapie

Definition

„Methoden zur Vorsorge, Therapie und Nachbehandlung, die geeignet sind, auf möglichst ungiftige Weise das Schicksal des Krebskranken zu verbessern“ (Gesellschaft für Biologische Krebsabwehr).

Intentionen für den Einsatz unkonventioneller Therapien

Ca. 70 % aller Krebspat. wenden kurz- oder längerfristig biolog. Tumortherapien an, meist ohne den behandelnden Onkologen zu informieren. Dies ist bei weit fortgeschrittener Erkr. nicht häufiger als bei Erstdiagnose.

- Hoffnung auf das Verhindern des Rezidivs bzw. Verlangsamung des Progresses.
- Hoffnung auf eine Minderung von Therapie-NW.
- Hilflosigkeit und der Wunsch, selber etwas zur Behandlung beizutragen.
- Unklare Vorstellung von Krebsentstehung und -behandlung.
- Vertrauensverlust in die Schulmedizin (Kommunikationsstörung!).
- „Griff nach dem letzten Strohhalm" (bei Pat. und Therapeuten!).
- Angehörige drängen zu einem Therapieversuch, z. T. aus unverarbeiteten Schuldgefühlen heraus („nichts unversucht lassen", „das ist er uns wert").
- Hilflosigkeit der Helfer, nichts mehr tun zu können.

Umgang mit dem Wunsch nach unkonventionellen Therapien

Informationen über unkonventionelle Methoden sind in heutiger Zeit leicht zu bekommen:

- Medien und Werbung.
- Internet.
- Selbsthilfegruppen.
- Krankenkassen (werben z. B. mit Kostenübernahme).
- Heilpraktiker.
- Ärzte (unter Druck der Pat. oder um das „Nichts-mehr-tun-Können" nicht zugeben zu müssen).

In der Tumornachsorge und Palliativtherapie sollte jeder Pat. auf solche Therapien angesprochen werden. Im Einzelfall muss abgewogen werden, ob die (psycholog.?) Wirkung in Anbetracht von NW, Kosten und Therapieaufwand vertretbar ist. Bei den meisten biolog. Tumortherapien sind erfolgreiche Einzelfallberichte bekannt (Spontanremissionen).

> **!** Unbedingt sollte verhindert werden, dass wegen Einzelerfolgen mit biolog. Therapiemethoden andere, gesichert wirksame Therapien abgelehnt oder abgebrochen werden.

Der Arzt in der Palliativmedizin muss zum Pat. ein gutes Vertrauensverhältnis aufbauen und seinen Wunsch nach ganzheitlicher Behandlung respektieren (▶ 2.4). Dann kann offen über unkonventionelle Maßnahmen gesprochen werden.

Das Bedürfnis von Pat. und Angehörigen, etwas zur Therapie beizutragen, kann durch Beratung und Empfehlung einer „gesunden, ausgewogenen Lebensweise" (z. B. Diät) befriedigt werden. Fundierte Beratung über sinnvolle körperliche Aktivitäten, berufliche Konsequenzen, psychische und psychosoziale Aspekte der Krebserkr. sowie menschliche Zuwendung durch den behandelnden Arzt, kompetente Symptomkontrolle und Vermeiden eines ther. Nihilismus dienen dazu, dem Pat. Sicherheit zu geben. Er wird dann weniger anfällig für die „Wunderheilungsmeldungen" der Massenmedien.

Prinzip

Die meisten unkonventionellen Krebstherapien berufen sich auf eine allg. Stärkung der körpereigenen Abwehrkräfte, nicht auf lokale Tumorzerstörung. Die Wirkweise wird beschrieben mit Begriffen wie:

- Natürlich.
- Stoffwechselaktivierend.
- Immunstimulierend und -modulierend.
- Ungiftig.
- Ganzheitlich.
- Auf Erfahrung beruhend.
- Additiv zu etablierten Methoden.

Kritikpunkte

- Ungenügende Prüfung der Methoden (Pharmakologie, Wirkung und NW).
- Polypragmasie, sodass Wirkung und NW keiner einzelnen Methode oder Substanz zugeordnet werden können.
- Aura des Geheimnisvollen und Mystischen, dadurch große Popularität.
- Undifferenzierter Einsatz bei jedem Malignom (Prophylaxe und Therapie).

Methoden

Da keine allg. gültige Lehrmeinung herrscht, gibt es eine Unzahl von verschiedenen, z. T. sehr individuellen Methoden. Am häufigsten sind spezielle Medikamente und Ernährungsregeln.

Medikamente Tumorhemmende pflanzliche Medikamente (▶ Tab. 18.8):

- Zytostatika mit gesicherter Wirkung: Vinca-Alkaloide (Vincristin, Vinblastin, Vindesin), Antibiotika (Bleomycin, Mitomycin, Actinomycin, Mithramycin), Podophyllinderivate (halbsynthetisch, Etoposid, Teniposid).
- Zytostatika mit zu geringer oder zu toxischer Wirkung: Colchicin, Maytansin u. a.
- Medikamente mit unsicherer oder unbewiesener Wirkung, z. T. mit erheblichen NW: Carnivora®, Jomol®, Eleutherokokk® u. a.

Tab. 18.8 Komplementäre Krebsmedikamente

Pflanzenextrakte und Zubereitungen	• Amygdalin (Aprikosenkern) • Ananas • Apocynaceae • Baptista tinctoria (Wilder Indigo) • Camptotheca • Carnivora (Venusfliegenfalle) • Chelidonium • Echinacea (Sonnenhut) • Eleuterococcus (Teufelsbusch) • Euphorbiaceae • Krallendorn • Mistel • Rhodococcus • Rote Bete • Thuja occidentalis (Lebensbaum) • Vinca minor (Immergrün)

Tab. 18.8 Komplementäre Krebsmedikamente *(Forts.)*

Chemisch definierte Präparate	• Asparagin • Germanium • Kupfer-Gold-Silber (Mikroplex®) • Magnesium • Selen • Vitamine (A, B, C, E)
Organpräparate und -extrakte	• Leber (Hepar-…) • Milz (Splen-…, z. B. Splen-Uvocal®) • Thymus (Thym-…, Thymo-…, z. B. Thymolin®) • Organkombinationen (z. B. Faktor AF2) • Zellkombinationen (z. B. Immunozyt®) • Zelltherapie (z. B. Eigenblut) allg.
Enzyme	Z. B. Carzodelan®, Neoblastine®, Wobe-Mugos®, Wobenzym®
Homöopathika	Potenzierte Organpräparate, z. B. Carcinoma bronchicum
Mikroorganismen	• Hefepilz (Kombucha) • Nocardien (Jomol®) • *Pseudomonas aeruginosa* • Trypanosomen
Andere Präparate	• Beres-Tropfen • Petroleum • Propolis

Ernährungsregeln Empfehlungen zur Ernährung beziehen sich auf Diäten, Vit., Spurenelemente und Enzyme. Sie werden nicht für spezielle Tumorerkr., sondern für „die Krebserkrankung" allg. gemacht. Sie sollen meist sowohl prophylaktisch als auch ther. wirken. Aus schulmedizinischer Sicht gilt:

- Viele Krebspat. profitieren von einer Ernährungsberatung, da häufig durch die Erkr. ein erhöhter Nährstoffbedarf, Mangelerscheinungen, Appetitlosigkeit, Nahrungsmittelaversionen, veränderte Geschmacks- und Geruchsempfindungen und mechanische Probleme (z. B. Schluckstörungen) auftreten.
- Realistisch ist eine individuelle, abwechslungsreiche Kost zur Besserung des Allgemeinbefindens, damit Verbesserung der Lebensqualität, Therapietoleranz und Immunabwehrlage.
- Ein Zusammenhang zwischen Ernährung und einigen Krebsarten ist bekannt (z. B. Kolonkarzinom), aber im Einzelnen nicht vollständig geklärt.
- Eine allg. „Krebsdiät" existiert nicht, für einzelne Risikogruppen können Empfehlungen ausgesprochen werden (▶ Tab. 18.9).
- Verbreitet ist die „stoffwechselaktive, krebsfeindliche Vollwertkost", eine vorwiegend laktovegetabile Ernährung und Vermeidung von tierischem Fett, Salz, Zucker. Dies ist eine sehr gesunde, sinnvolle Ernährung (Empfehlungen der Deutschen Gesellschaft für Ernährung), auch wenn die krebsther. Wirksamkeit unbewiesen ist.
- Extreme Diätvorschriften können zu Mangelerscheinungen führen.
- Ein „Aushungern des Krebses" (z. B. Totalfasten nach Breuss) ist nicht sinnvoll und kann eher die tumorbedingte Kachexie beschleunigen.
- Vitamine haben keine sicher krebsbeeinflussende Wirkung, obwohl epidemiologisch Zusammenhänge vermutet werden können (Vit. A und C).

- Spurenelemente, v. a. Selen haben aufgrund ihrer antioxidativen Wirkung Einfluss auf die Krebsentstehung (Epidemiologie des Mamma- und Dickdarm-Ca). Eine erfolgreiche Prophylaxe oder Therapie ist derzeit nicht bekannt.

Tab. 18.9 „Krebsdiäten" und Nahrungsergänzungsstoffe

Diät	Prinzip	Beurteilung
Vollwertkost (Kollath, Koerber u. a.)	Ovolaktovegetabile Kost aus naturbelassenen Lebensmitteln	Als Dauerkost geeignet, jedoch z. T. falsche Ideologien und Versprechungen
Trennkost nach Hay	Einteilung der Nahrungsmittel in säurehaltig (Eiweiß, Kohlenhydrate) und basenhaltig (Gemüse, Obst), Trennung von Kohlenhydraten und Eiweiß bei den einzelnen Mahlzeiten	Als Dauerkost bei guter Kenntnis der Ernährungslehre mit großem Aufwand möglich. Kein Nachweis einer Prophylaxe oder Therapie für Krebserkr.
Fasten und Teilfasten (z. B. kohlenhydratarme Diät nach Lutz, Eiweißfasten nach Wendt, Totalfasten nach Breuss)	Reduktion bestimmter Nahrungskomponenten bis hin zur totalen Nahrungskarenz (Breuss) unter der Vorstellung, den Krebs „auszuhungern"	Jeglicher Wirkungsnachweis fehlt. Immer Gefahr der Mangelernährung und Verstärkung der Tumorkachexie (v. a. Breuss)
Verbot einzelner Nahrungsmittel, z. B. Schweinefleisch (Sutoxin-Lehre nach Reckeweg), Tomaten	Verzicht auf spez. Lebensmittel oder Lebensmittelgruppen	Wirkungsnachweis fehlt, oft aufwendig, jedoch weniger Gefahr der Mangelernährung
Orthomolekulare Diät, metabolische Diät, Vitamin-A-, -C-, -E-Präparate	Vitamin-, enzym- und supplementreiche Kost, z. T. mit zusätzlichen Nährstoffpräparaten	Gefahr der Überdosierung (v. a. Vit. A, C, E), bisher ohne pos. Wirkungsnachweis, z. T. sehr teuer
Rote Bete, Weintrauben, Kartoffeln u. a.	Vermehrter Verzehr bestimmter Nahrungsmittel unter der Vorstellung einer krebshemmenden Wirkung	Kein Wirkungsnachweis, einseitige, langweilige Ernährung, Gefahr der Mangelernährung

18.5.2 Homöopathische und phytotherapeutische Methoden

! Über 80 % der Tumorpat. entscheiden sich im Laufe ihrer Erkr. für eine alleinige oder ergänzende, tumorspez. oder symptomorientierte homöopathische oder phytother. Behandlung und haben hohe Erwartungen an sie. Die Wirksamkeit der Homöopathie in der Palliativsituation wird kontrovers diskutiert. Einzelne Studien zeigen signifikante Ergebnisse, in Einzelfällen können gute Erfolge erzielt werden.

Misteltherapie

Anwendung findet v. a. die Misteltherapie, zu der es einzelne Studien mit signifikantem Wirkungsnachweis gibt. Die Präparate sind ausschließlich parenteral wirksam. Grundsätzlich muss zwischen allopathisch-phytother. und anthroposophischen Mistelpräparaten unterschieden werden.

Erwartungen an tumorspezifische Therapie mit Mistelpräparaten

- Hemmung des Tumorwachstums.
- Verringerung chemotherapiebedingter NW.
- Postop. Rezidivprophylaxe.
- Geringe NW-Rate (grippale Symptome, lokale Reaktionen).
- Steigerung von Appetit und Lebensqualität.
- Minderung von Fatigue.
- Stimmungsaufhellung.
- Verminderte Infektanfälligkeit durch Immunstimulation.
- Koanalgetische Wirkung.
- Einfache Handhabung (s. c. Injektion).
- Kostengünstig.

Einige wenige Mistelpräparate wurden in den Wirkstoffkatalog der Ausnahmeliste der nicht verschreibungspflichtigen Präparate des G-BA vom 1.4.2004 aufgenommen. Sie sind auf Kassenrezept verordnungsfähig.

Die Therapie kann vom Hausarzt begonnen werden. Pat. oder Angehörige können in die s. c. Gabe eingewiesen werden.

Präparate Standardisierte Extrakte aus der weißbeerigen Mistel (Viscum album), enthalten u. a. Lektine, Flavonoide, biogene Amine und Kohlenhydrate. Anwendung finden v. a. Extrakte aus Pflanzen, die auf verschiedenen Wirtsbäumen wachsen (z. B. Apfel, Eiche, Kiefer, Ulme, Tanne). Die Extrakte enthalten herstellungsbedingt verschiedene Inhaltsstoffe, teils mit Proteincharakter. Durch die unterschiedlichen Zusammensetzungen unterscheiden sich die Präparate in Wirkungen und NW. Die Richtlinien der Hersteller sind zu beachten.

Indikation

- Adjuvante Therapie nach kurativer OP eines Karzinoms zur Rezidivprophylaxe.
- Verminderung chemo- und strahlentherapiebedingter NW.
- Palliative Therapie bei rezid. Karzinomen und chron. Hämoblastosen.

Dosierung

- Meist sequenzielle Therapie (7 Injektionen) mit Dosissteigerung (entspr. Herstellerinformation).
- Therapiepausen nach jeder Sequenz.

Nebenwirkungen

- Lokale Entzündungsreaktion mit Juckreiz bis zur Nekrose.
- Grippale Symptome (Fieber, Glieder-/Kopfschmerzen).
- In Einzelfällen allergische Reaktionen bis zur Anaphylaxie.
- Keine Interaktionen mit anderen Pharmaka bekannt.

Symptomorientierte homöopathische Therapie

Viele Pat. suchen bei quälenden Symptomen zusätzliche Hilfe in homöopathischen Methoden. Es stehen verschiedene (rezeptfreie) Einzelsubstanzen und Kombinationspräparate (Globuli oder alkoholische Auszüge) zur Verfügung (▶ Tab. 18.10). Die Einnahme erfolgt wirkungsorientiert einmalig oder bis zu stündlich. Selbstmedikation ist häufig. NW sind bis auf seltene allergische Reaktionen nicht bekannt. Wenn möglich, sollte dasjenige Arzneimittelbild gewählt werden, das die meisten der zu behandelnden Symptome enthält. Eine konsiliarische Zusammenarbeit mit einem homöopathisch-naturheilkundlich erfahrenen Arzt ist zu empfehlen. Eine etablierte Pharmakotherapie wird in ihrer Wirksamkeit durch Homöopathika nicht beeinflusst und darf nicht beendet werden.

Tab. 18.10 Homöopathische Präparate

Symptom	Begleitsymptom	Präparat	Stärke
Angst	Unruhe	Arsenicum album	C6
	Wärmebedürfnis	Lycopodium	C6
Appetitlosigkeit	Keinen Durst	Pulsatilla	C30
	Völlegefühl	Lycopodium	C30
Atemnot	Angst	Aconitum	C30
	Kaltschweißigkeit	Veratrum album	C30
Blutung	Innere Blutung	Veratrum album	C6
	Hautblutung	Arnica	C30
Brennende Füße	Nachts verstärkt	Silicea	C6
	Ödeme	Apis	C6
Delir	Kaltschweißig	Arsenicum album	C6
	Sterbephase	Aconitum	C30
Gangrän	Septisch	Ecchinacea	C6
	Nässend	Euphorbia	C6
Hämoptoe	Frisches Blut	Aconitum	C30
	Altes Blut	Ammonium	C6
Harndrang	Nachts vermehrt	Causticum	C6
	Obstipation	Nux vomika	C6
Muskelkrämpfe	Waden	Chamomilla	C6
	Übelkeit	Nux vomika	C6
Neuralgie	Taubheitsgefühl	Aconitum	C30
	Kälte verschlechtert	Arsenicum album	C6
Obstipation	Blähungen	Bryonia	C30
	Stuhldrang	Nux vomica	C6
Ödeme	Kälte verbessert	Apis	C6
	Durst (heißes)	Arsenicum album	C6
Panik	Blutung	Arnica	C30
	Schock	Aconitum	C30

Tab. 18.10 Homöopathische Präparate *(Forts.)*

Symptom	Begleitsymptom	Präparat	Stärke
Restless Legs	Angst	Arsenicum album	C6
	Heiße Füße	Belladonna	C6
Schlafstörung	Albträume	Aconitum	C30
	Dasein hilft	Chamomilla	C30
	Kalt-Heiß-Gefühl	Pulsatilla	C30
Schleimhautläsion	Alkoholanamnese	Acidum nitricum	C6
Schluckauf	Aufstoßen	Nux vomica	C6
	Völlegefühl	Carbo vegetabilis	C6
Schwitzen	Nachts	Calcium carb.	C6
	An den Füßen	Silicea	C6
Sterbebegleitung	Angst vor Sterben	Arsenicum album	C30
	Rasselatmung	Antimon tart.	C30
Unruhe	Keine Angst	Rhus tox.	C30
Trauer	Weinkrampf	Ignatia	C6
	Erstarrt	Aconitum	C30
Übelkeit	Oberbauchschmerz	Aconitum	C30
	Durchfall	Arsenicum album	C6
	Nach dem Essen	Nux vomica	C6

! Viele Pat. verwenden homöopathische Mittel, ohne es dem behandelnden Arzt mitzuteilen. Wirkung und NW sollten im offenen Gespräch erfragt werden. Die „heimliche" Einnahme kann nachteilige Wirkung haben („schlechtes Gewissen"; Medikamenteninteraktion z. B. durch Johanniskrautpräparate).

19 Betreuungsorte und organisatorische Aspekte

Elisabeth Albrecht, Claudia Bausewein, Friedemann Nauck, Christoph Ostgathe, Lukas Radbruch, Susanne Roller, Hermann-Josef Schmitt und Raymond Voltz

19

19.1 Vom Bedürfnis zum Bedarf

Elisabeth Albrecht, Claudia Bausewein, Susanne Roller und Raymond Voltz

Was will der Schwerkranke, und was braucht er?

- **Bedürfnis** ist der Wunsch, das Verlangen nach etwas; das Gefühl, jemandes oder einer Sache zu bedürfen, etwas nötig zu haben; eine Lebensnotwendigkeit, also die subjektive Wahrnehmung des Betroffenen.
- **Bedarf** ist etwas in einer bestimmten Lebenslage Benötigtes, Gewünschtes, die Nachfrage nach etwas, also der „objektive" Bedarf, der durch das Gesundheitssystem gedeckt werden kann.

Etwas verkürzt: Bedürfnis minus Ressourcen = Bedarf.

„Sie sind wichtig, weil Sie eben Sie sind.
Sie sind bis zum letzten Augenblick Ihres
Lebens wichtig, und wir werden alles tun,
damit Sie nicht nur in Frieden sterben,
sondern auch bis zuletzt leben können."

Dame Cicely Saunders

Die Betreuung Schwerkranker und Sterbender sowie ihrer Angehörigen durch die Palliativmedizin ist in den letzten Jahren in das Gesundheitswesen Deutschlands und vieler europäischer Staaten integriert worden. In den Anfängen wurden v. a. Krebspat. in der Rezidivphase betreut, da hier die Kriterien einer „fortschreitend zum Tode führenden Erkrankung" besonders offensichtlich waren und die „Unheilbarkeit" für Pat. und Angehörige eine erkennbare und benennbare Belastung darstellt – Palliativmedizin als „Sterbemedizin".

Doch von Anfang an war deutlich, dass auch Menschen mit nichtonkolog. Erkr. Hospiz- und Palliativbegleitung wünschen und benötigen. Die erste WHO-Definition von 1990 (▶ 1.1.1) bezieht sich bereits auf belastende Symptome, nicht auf spez. Diagnosen.

Die Erwartungen und Anforderungen an *Palliative Care* haben sich in den letzten Jahren mit zunehmendem Bekanntheitsgrad auch in der Bevölkerung gewandelt. *Palliative Care* versteht sich heute als umfassende, ganzheitliche Unterstützung im „Leben bis zum Schluss". *„Jeder Mensch hat ein Recht auf ein Sterben unter würdigen Bedingungen"* ist ein Leitsatz der „Charta zur Betreuung schwerstkranker und sterbender Menschen" (2011). Der Kranke und seine Angehörigen stehen im Mittelpunkt.

Mit der Weiterentwicklung des multiprofessionellen Konzepts der *Palliative Care* wird deutlich, dass die Gruppe der Menschen, die von einer professionellen Palliativbegleitung profitieren, weitaus größer ist als bisher angenommen und es den derzeitigen Bedarfsplanungen zugrunde liegt. Die Bedürfnisse von Menschen mit chron. Krankheiten und beginnenden lebenslimitierenden Komplikationen sowie von Menschen mit Demenz gleichen den Bedürfnissen Krebskranker und können durch multiprofessionelle Palliativversorgung meist besser beachtet werden als durch ausschließlich med. Behandlung. Hier kommt v. a. die Beachtung der psychischen, sozialen und spirituellen Bedürfnisse über die körperlichen Symptome hinaus zum Tragen.

Immer mehr Menschen entwickeln für sich ein Lebenskonzept, das bei Vorliegen einer (unheilbaren) Krankheit die Lebensqualität vor die Lebensquantität stellt.

Individuelle Bedürfnisse nach Selbstbestimmung, Eigenständigkeit, Information und Sicherheit spielen eine zunehmende Rolle.
Durch die explodierenden Kosten im Gesundheitssystem und die dadurch bedingten immer kürzeren Klinikaufenthalte steigt der Bedarf an ambulanter Begleitung. Hier profitieren neben den Tumorpat. auch chron. Kranke und demente Pat. von der komplexen ambulanten Palliativversorgung. Schätzungen gehen davon aus, dass ca. 90 % der Tumorpat. und 50 % der Pat. mit anderen Erkr. in den letzten Lebenswo. intermittierend oder kontinuierlich palliativmed. Begleitung benötigen. Nur bei einem Teil davon wird hierbei eine stationäre Versorgung auf einer Palliativstation erforderlich sein. Jedoch deckt die Zahl der bereits vorhandenen Palliativbetten nur ca. 50 % des eigentlichen Bedarfs.
Die meisten Menschen können durch allg. (AAPV) oder spezialisierte ambulante Palliativversorgung (SAPV) zu Hause betreut werden. Ziel der *Palliative Care* ist hierbei die Integration vorhandener Versorgungsstrukturen (ambulante Dienste, Nachbarschaftshilfe, kirchliche Dienste, Familie und soziales Umfeld), Förderung der Eigenressourcen von Pat. und Angehörigen und Beachtung der individuellen Bedürfnisse und Gegebenheiten (ethnische Gruppen, Lebensumstände, religiöser Hintergrund).
Erfahrungen und Studien der letzten Jahre zeigen, dass eine frühe Integration palliativer Therapieansätze zu einer deutlichen Verbesserung der Lebensqualität bei allen Schwerkranken unabhängig von der Grunderkr. führt.
Dies bedeutet für die Zukunft:

- Ausbau und Erweiterung der Palliativangebote mit dem Ziel der flächendeckenden Bereitstellung allg. und spezialisierter palliativer Versorgungsstrukturen im ambulanten und stationären Bereich.
- Vermitteln von Kenntnissen über *Palliative Care* in der Grundausbildung aller Berufe, die an der med., sozialen oder spirituellen Begleitung von Schwerkranken und deren Angehörigen beteiligt sind.
- Frühe Integration von *Palliative Care* in die ambulante und stationäre Patientenversorgung.
- Information von Pat. über die Möglichkeiten der Palliativbegleitung bei Diagnosestellung bzw. bei erkennbarem Progress (unabhängig von der Art der Erkr.).
- *Palliative Care* als Teil der Regelversorgung alter, multimorbider Menschen im ambulanten und stationären Bereich (Pflegedienste, Pflegeheime).
- Berücksichtigung spezieller Lebenssituationen, z. B. Behinderung, Kinder, ethnische Randgruppen, Zunahme von Individualität (Vereinsamung?), Mobilität (Heimatlosigkeit) und Komplexität (Patchwork-Familien, nichtlineare Lebensplanung, med. Herausforderungen) bei der Bedarfsplanung und Umsetzung von Palliativangeboten.
- Multiprofessionelle Zusammenarbeit in Forschung, Lehre und politischer Arbeit zur Etablierung von *Palliative Care.*

19.2 Wann beginnt Palliativmedizin?

Elisabeth Albrecht, Claudia Bausewein, Susanne Roller und Raymond Voltz

Der adäquate Zeitpunkt, ab wann es innerhalb eines Krankheitsverlaufs sinnvoll ist, über die Unheilbarkeit der Erkr., das weitere Fortschreiten und alle damit zusammenhängenden palliativmed. Themen zu sprechen, ist für alle Beteiligten eine große psycholog. Herausforderung. Dies gilt selbstverständlich nicht nur für den

Pat., der davon am direktesten betroffen ist, sondern auch für seine Angehörigen, die indir. Betroffenen, aber auch für die behandelnden Ärzte. Oft kommt es aufgrund dieser für alle Beteiligten hohen psycholog. Hürde erst sehr spät im Krankheitsverlauf zu einem offenen Gespräch und zum Hinzuziehen ggf. sinnvoller spezialisierter Strukturen. Da der sinnvolle Zeitpunkt des Beginns der Thematisierung palliativmed. Fragestellungen emotional so schwierig ist, sollte sich jeder Behandelnde hierzu klare „objektive" Kriterien aneignen, ab wann er über palliativmed. Themen mit dem Pat. reden muss. Hierzu gibt es unterschiedliche Möglichkeiten, und jeder sollte sich das für ihn Passende aussuchen.

19.2.1 Zeitpunkt

Möglichkeit 1: Ab der Diagnose einer unheilbaren Krebserkrankung

Der Zeitpunkt „Diagnose der Unheilbarkeit" ist für Krebserkr. sehr hilfreich, jedoch nicht für andere eher chronischer verlaufende, am Ende jedoch auch palliativmed. relevante Erkr. Hier mag vielleicht eher Möglichkeit 2 infrage kommen:

Möglichkeit 2: Surprise Question

„Würde ich mich wundern, wenn ich hören würde, dass dieser Pat. innerhalb der nächsten 12 Monate verstorben ist?" Diese international als *surprise question* bezeichnete Frage ist im klin. Alltag äußerst hilfreich, um die individuelle Prognose abzuschätzen. Dies kann einerseits für die Prognose von Stunden und wenigen Tagen gelten, wenn es z. B. um die Diagnose einer Sterbesituation geht, sie kann aber auch zur Abschätzung des sinnvollen Beginns palliativmed. Themen im Arzt-Patient-Gespräch genutzt werden. Hierzu müssen wir uns noch vergegenwärtigen, dass – und dies ist psychologisch auch völlig verständlich – wir immer oder meist zu einer deutlich besseren Prognoseabschätzung neigen, im Schnitt um etwa 30 %. Bei einer Verneinung der Frage „Würde ich mich wundern, wenn dieser Pat. innerhalb der nächsten 12 Mon. verstirbt?", ist daher tatsächlich im Schnitt mit einem Überleben von etwa 9 Mon. zu rechnen.
Damit bewegen wir uns in der Prognoseabschätzung in dem Bereich, in dem die berühmte Studie von Temel et al. im *New England Journal of Medicine* 2010 den signifikant pos. Effekt einer Palliativbegleitung sowohl auf Lebensqualität als auch Lebensverlängerung für Pat. mit Lungenkrebs gezeigt hat.

Möglichkeit 3: Konsentierte krankheitsspezifische Phasen

Wie z. B. in den *Standard Operating Procedures* des CIO Köln Bonn festgelegt, wurden dort für einzelne Tumorerkr. spez. Phasen zwischen den behandelnden Onkologen und den Palliativmedizinern konsentiert, ab wann Palliativmedizin hinzukommen sollte (▶ Tab. 19.1).

Tab. 19.1 Krankheitsspezifische Zeitpunkte der Integration von Palliativmedizin

Krankheit	
Brustkrebs	(I) metastasiert und inoperabel oder (II) lokal fortgeschritten und inoperabel oder (III) Tumorrezidiv mit systemischer i. v. Chemotherapie
Zervix-Ca	(I) metastasiert oder (II) lokal progredient und inoperabel oder (III) Rezidiv nach initialer R0-Resektion und Strahlentherapie

Tab. 19.1 Krankheitsspezifische Zeitpunkte der Integration von Palliativmedizin *(Forts.)*

Krankheit	
Glioblastom	Ab Diagnosestellung
Kolorektales Karzinom	(I) metastasiert ohne Option für R0-Resektion und neoadjuvante Chemotherapie mit anschließender R0-Resektion oder (II) inoperables Rezidiv
Magen-Ca	(I) metastasiert ohne Option für R0-Resektion
Lungenkrebs	(I) metastasiert ohne Option für R0-Resektion
Melanom	Phase IV
Neuroblastom	(I) wiederkehrende Erkr. mit einem Hochrisiko-Neuroblastom (II) multiple Rezidive eines Neuroblastoms mittelgradigen Risikos
Mundkrebs	(I) metastasiert, (II) lokal progredient nach Therapieversuchen mit kurativer Intention
Oropharyngealer Tumor	(I) lokoregionär inoperabel nach postop. oder definitiver Strahlen-/Radio- oder Chemotherapie (II) metastasiert ohne kurative Therapieoption
Ovarial-Ca	(I) metastasiert oder (II) lokal progredient und inoperabel oder (III) Rezidiv nach prim. chir. oder systemischer Therapie mit kurativer Intention
Pankreas-Ca	Alle Pat. nach Diagnosestellung
Prostata-Ca	(I) metastasiert oder (II) lokal progredient und inoperabel
Sarkom	Erkrankungsphase IV
AML, ALL, MDS	Falls i. v. Chemotherapie oder eine Knochenmarktransplantation nicht mehr indiziert ist
CLL	Fortgeschrittene Erkr. (Binet C), falls (I) allogene Transplantation nicht indiziert (II) fludarabinrefraktär (III) Wiederauftreten der Erkr. nach allogener Transplantation

Tab. vgl. Gaertner J. et al. Standardizing integration of palliative care into comprehensive cancer therapy--a disease specific approach. Support Care Cancer 2011; 19: 1,039, Tab. 1

19.2.2 Erfassen der Patienten- und Angehörigenbedürfnisse und Ermittlung der Komplexität

Sobald der Zeitpunkt erreicht ist, ab dem es sinnvoll ist, über palliativmed. Themen der Erkr. zu reden, werden die Patientenbedürfnisse und die Bedürfnisse der Angehörigen im weiteren Krankheitsverlauf ermittelt und ihre Komplexität eingeschätzt. Hier hängt es sehr von den regional verfügbaren Strukturen ab, wer dies durchführt. Dies kann selbstverständlich vom prim. behandelnden Versor-

gungsteam durchgeführt werden, sollte dann aber auch Palliativbedürfnisse in ihrer Ganzheit regelmäßig erfassen.
Wenn (wie z. B. in Krebszentren) spezialisierte Palliativstrukturen verfügbar sind, kann es auch hilfreich sein, dass diese Pat. ab Krankheitszeitpunkt zumindest einmalig vom Spezialisten gesehen werden, um die breite, ganzheitliche Erfassung der Bedürfnisse auch wirklich zu gewährleisten. International entwickeln sich zurzeit Erfassungsinstrumente, die versuchen, die Komplexität der palliativmed. Bedürfnisse einzuordnen. Hierbei sind folgende Faktoren wichtig:
1. Probleme und Bedürfnisse des Pat., z. B. messbar mittels MIDOS; ESAS oder integriertem POS (IPOS).
2. Belastung der Angehörigen, z. B. messbar mittels *Zarit Burden Interview* oder häuslicher Pflegeskala der DEGAM.
3. Funktionsstatus i. S. von Aktivität, Selbstversorgung, Selbstbestimmung, z. B. durch *Australian Modified Karnofsky Index*, ECOG, ADL oder Barthel-Index.
4. Die Krankheitsphase, z. B. ob sie stabil oder instabil ist, der Pat. sich weiter verschlechtert oder sterbend ist.

Derzeit gibt es kein einzelnes Instrument, das hierfür zu empfehlen ist; oft hilft eine Komb. von Instrumenten. Dies ersetzt aber nicht die individuelle klin. Einschätzung.

19.2.3 Hilfen im Rahmen der allgemeinen Palliativversorgung

Die Einschätzung der Komplexität der Bedürfnisse hilft dabei, die weitere Versorgung zu planen:
Bei niedriger oder mittelgradiger Komplexität genügen selbstverständlich – und dies ist bei der Mehrzahl der Pat. in dieser Krankheitsphase der Fall – die **allg. Palliativversorgungsstrukturen,** z. B. allg. Krankenhausstation; onkolog. Station, Pflegeeinrichtungen, die Strukturen der allg. ambulanten Palliativversorgung (AAPV), allen voran Hausärzte und ambulante Pflegedienste.
Zur Entlastung der Familie empfehlen sich unabhängig von der palliativmed. Komplexität die Einschaltung von **Hospizdienst** und **ehrenamtlichen Strukturen.**

- **Besuchsdienst:** Erhalt oder Aufbau von sozialen Kontakten durch meist ehrenamtliche Helfer (z. B. Nachbarschaftshilfe, Besuchsdienste der Kirchengemeinde u. a.).
- **Gemeindepflegedienst:** überwiegend Hilfen im tgl. Alltag und Altenbetreuung. Häufig speziell geschulte ehrenamtliche Helfer.
- **Haus- und Familienpflege:** Versorgung des Haushalts für Familien und Einzelpersonen. Überwiegend im ländlichen Bereich, haupt- und ehrenamtlich.
- **Hausnotruf:** Notrufsystem über Telefon oder tragbares Funksystem an eine Zentrale, die im Notfall bestimmte Personen (Pflegedienst, Hausarzt, Notdienst) informiert.
- **Kurzzeitpflege:** Sicherstellung einer zeitlich begrenzten vollstationären Pflege durch entsprechende Fachkräfte, z. B. zur Vermeidung oder Verkürzung von Krankenhausaufenthalten, Nachsorge nach schweren Krankheiten oder zur Entlastung pflegender Angehöriger.
- **Mahlzeitendienste:** Mittagstisch (evtl. mit Fahrdienst) oder „Essen auf Rädern" mit verschiedenen Diätangeboten (Essen muss zu Hause aufgewärmt werden). Ehrenamtliche und hauptamtliche Helfer.
- **Pflegeheim:** volle Versorgung und Betreuung alter Menschen, die zur Selbstversorgung nicht mehr in der Lage sind (Ein- und Mehrbettzimmer, Alters-

grenze meist > 60 J.). Spezielle Krankenpflege in unterschiedlichem Umfang möglich.

- **Selbsthilfegruppen:** Zusammenschluss von Menschen mit einer bestimmten Behinderung oder Krankheit zum Erfahrungsaustausch und Wahrnehmung gemeinsamer Interessen (Fachinformation, Empfehlung von Therapeuten und Therapien, sozialen oder rechtlichen Hilfen u. a.). Meist ehrenamtliche Leitung der Gruppe durch geschulte Betroffene, regionale und überregionale Organisation; z. B. Selbsthilfegruppen nach Krebs, für Stomaträger, Kehlkopflose, AIDS-Hilfe.
- **Seniorenwohnheim/„Betreutes Wohnen“:** stationäre Einrichtung für ältere Menschen (Alleinstehende oder Ehepaare, meist Altersgrenze > 60 J.). Unterbringung in Apartments, Selbstversorgung, soweit möglich bzw. gewünscht. Pflege, Verpflegung und andere Dienstleistungen müssen zusätzlich angefordert (und bezahlt) werden.
- **Sozialer Dienst, mobiler:** hauswirtschaftliche Dienste, Hol- und Bringdienst, Fahr- und Begleitdienst, meist durch freiwillige Helfer.
- **Sozialstationen:** ambulante Pflege und Hilfen im Bereich der häuslichen Haus-, Familien- und Altenpflege mit breit gefächertem Leistungsangebot. Hauptamtliche Fachkräfte unterschiedlicher Berufe.
- **Tagesklinik:** teilstationäre Versorgung für Pat., die noch nicht oder nicht mehr vollstationärer Betreuung bedürfen. Als Tages- oder Nachtklinik möglich.
- **Tagespflege:** Hilfe für Pflegebedürftige, die keine vollstationäre Pflege benötigen; z. T. ärztliche Hilfe, aktivierende Pflege, Therapie (Ergotherapie, Logopädie, Krankengymnastik) mit dem Ziel der Rehabilitation und Prävention. Meist an stationäre Einrichtungen angebunden.

Die Komplexitätsabschätzung muss im weiteren Verlauf regelmäßig erfolgen, die Festlegung der Intervention muss sich den Bedürfnissen anpassen, d. h., bei einer Stabilisierung der Situation sind dann auch nicht mehr spezialisierte Strukturen notwendig, bei einer Verstärkung der Komplexität sollte der Pat. aus den allg. in die spezialisierten Versorgungsstrukturen überführt werden.

> Parallel zur Versorgung des Pat. erfolgt auch immer die Einschätzung der Bedürfnissituation der Angehörigen und ggf. Vermittlung adäquater Hilfen. Dies ist insb. im Hinblick auf die bereits vor dem Tod des Pat. sinnvolle Trauerbegleitung notwendig, die natürlich nach dem Tod des Pat. noch einmal bes. Relevanz erfährt.

19.2.4 Auf Palliativversorgung spezialisierte Organisationsformen

Bei bes. hoher Komplexität empfehlen sich **spezialisierte Einrichtungen,** z. B. Palliativdienst am Krankenhaus, Palliativstation, stationäres Hospiz, SAPV, spezialisierte Palliativambulanz, Tageshospiz.

Allen spezialisierten Einrichtungen ist gemein, dass für die dort Tätigen eine Weiterbildung in *Palliative Care* verpflichtend ist. Für alle am Palliativteam beteiligten Berufe bestehen Curricula zur Weiterbildung in *Palliative Care.* Als Beispiel werden hier die Vorgaben für die Zusatzbezeichnung Palliativmedizin aufgeführt, die Ärzte mit bestehender Facharztbezeichnung erwerben können.

Einige Palliativakademien bieten multidisziplinäre Kurse an, um die Schwerpunkte der Zusammenarbeit im multiprofessionellen Team zu vermitteln. Der „Wegweiser Hospiz und Palliativmedizin Deutschland" gibt dazu Informationen.

Weiterbildungsordnung Palliativmedizin

Voraussetzung zum Erwerb der Bezeichnung Palliativmedizin Facharztanerkennung.

Weiterbildungszeit

- 12 Mon. bei einem Weiterbildungsbefugten gem. § 5 Abs. 1 Satz 2 oder anteilig ersetzbar durch 120 h Fallseminare einschl. Supervision.
- 40-h-Kurs-Weiterbildung gem. § 4 Abs. 8 in Palliativmedizin.

Weiterbildungsinhalt

Erwerb von Kenntnissen, Erfahrungen und Fertigkeiten in folgenden Bereichen:

- Gesprächsführung mit Schwerstkranken, Sterbenden und deren Angehörigen sowie deren Beratung und Unterstützung.
- Indikationsstellung für kurative, kausale und palliative Maßnahmen.
- Erkennung von Schmerzursachen und Behandlung akuter und chron. Schmerzzustände.
- Symptomkontrolle, z. B. bei Atemnot, Übelkeit, Erbrechen, Obstipation, Obstruktion, ulzerierenden Wunden, Angst, Verwirrtheit, deliranten Sympt., Depression, Schlaflosigkeit.
- Behandlung und Begleitung schwerkranker und sterbender Pat.
- Psychogene Sympt., somatopsychische Reaktionen und psychosoziale Zusammenhänge.
- Arbeit im multiprofessionellen Team, einschl. der Koordination der interdisziplinären Zusammenarbeit, einschl. seelsorgerischer Aspekte.
- Palliativmed. relevante Arzneimitteltherapie.
- Integration existenzieller und spiritueller Bedürfnisse von Pat. und ihren Angehörigen.
- Auseinandersetzung mit Sterben, Tod und Trauer sowie deren kulturellen Aspekten.
- Umgang mit Fragestellungen zu Therapieeinschränkungen, Vorausverfügungen, Sterbebegleitung.
- Wahrnehmung und Prophylaxe von Überlastungssy.
- Indikationsstellung physiother. sowie weiterer additiver Maßnahmen.

Palliativstationen

- Angeschlossen an (Palliativstation) oder integriert in (Palliativeinheit) ein Krankenhaus, zur interdisziplinären Zusammenarbeit verpflichtet.
- Speziell geschulte Ärzte und Pflegekräfte: 24-h-Präsenz.
- Multiprofessionelles Team mit Ärzten, Pflegekräften, Sozialarbeitern, Seelsorgern, anderen Therapeuten und ehrenamtlichen Hospizmitarbeitern (▶ 17.1).
- Räumliche Ausstattung, die wenig an ein Krankenhaus erinnert (▶ 19.5.1).
- Finanzierung über Krankenkasse.
- Stationäre Einweisung durch den behandelnden Arzt.
- Aufnahmekriterien:
  - Unheilbare, in absehbarer Zeit zum Tod führende Erkr. (historisch meist Krebserkr., in letzter Zeit jedoch zunehmend andere Diagnosen, z. B. AIDS, ALS, terminale internistische Erkr. u. a.).

  - Pat. über Progression seiner Krankheit informiert und mit palliativmed. Behandlung (d. h. nicht prim. lebensverlängernder Therapie) einverstanden (Behandlungsvertrag ▶ 20.1).
  - Med. Problematik im Vordergrund (d. h. prim. Ziel ist symptomorientierte Therapie).
- Die Entlassung nach Hause bzw. in andere stationäre Einrichtungen, z. B. Hospiz ist Ziel der Behandlung.
- Mittlere stationäre Behandlungszeit ca. 12–14 d, d. h. keine Langzeitbehandlung.
- Prä- und poststationäre Betreuung durch angeschlossene ambulante Strukturen möglich.
- Zusammenarbeit mit:
  - Allen med. Abteilungen des Krankenhauses.
  - Ambulanten Diensten.
  - Hausärzten.
  - Pflegeeinrichtungen u. a.

! Die med. Versorgung von Akutsituationen (durchschnittlicher Aufenthalt ca. 12 d) ist der wesentliche Unterschied zwischen Palliativstation und Hospiz (Kostenträger: GKV und PKV).

Palliativdienst im Krankenhaus

- Festes Team (Arzt, Pflege, dritte Berufsgruppe), das innerhalb eines Krankenhauses abteilungsübergreifend Pat. in Abstimmung mit dem jeweiligen Stationsteam mitbetreut.
- Betreuungskriterien entsprechen den Aufnahmekriterien der Palliativstation.

Stationäre Hospizeinrichtungen

- Verschiedene Trägerschaften.
- Mischfinanzierung, u. a. aus:
  - Mitteln der Pflegekasse.
  - Mitteln der Krankenkasse (gesetzlich festgelegter Betrag).
  - Verpflichtendem Spendenanteil.
  - ! Der teilweise bis zu 1.500 € betragende Eigenanteil von Pat. wurde 2009 aufgehoben.
- Hauptamtliche, speziell geschulte Pflegekräfte, z. T. unterstützt von Ehrenamtlichen.
- Ambulante hausärztliche Betreuung in der Hospizeinrichtung, auch durch ärztlichen Anteil eines SAPV-Teams möglich.
- Betreut werden Schwerkranke und Sterbende, die keine ständige (24 h) ärztliche Betreuung benötigen.
  - Zur Entlastung pflegender Angehöriger für begrenzte Zeit.
  - Bis zum Tod (voraussichtliche Lebenserwartung < 6 Mon.), durchschnittliche Liegedauer 25 d.
  - Zur Unterstützung bei krankheitsbedingten Krisensituationen.
- Stationäre Aufnahme auf Wunsch des Pat. (muss meist selbst den Antrag stellen).

Seit 2009 gibt es auch erste Kinderhospize, die Kinder in palliativer Situation zusammen mit ihren Eltern und Geschwistern aufnehmen und betreuen.

19

Tageshospiz

- Eigenständig oder einem stationären Hospiz zugeordnet.
- Palliativpflegerische bzw. palliativmed., psychosoziale und seelsorgerische Betreuung von Pat. und Angehörigen.
- Entlastung und Unterstützung von Pat. und Angehörigen.
- Ärztliche Betreuung über den Hausarzt.
- Hauptamtliches Personal und ehrenamtliche Mitarbeiter.

§ 39a SGB V (Stationäre und ambulante Hospizleistungen)
Regelt die Förderung stationärer und ambulanter Hospizleistungen für Kinder und Erwachsene durch die Krankenkassen.
www.sozialgesetzbuch-sgb.de/sgbv/39a.html.

„Hospiz ist eine Idee und kein Gebäude."
Aufgrund der finanziellen Trennung von med. (Krankenkasse) und pflegerischer (Pflegekasse) Betreuung in Deutschland sind Hospiz- und Palliativeinrichtungen unterschiedlich organisiert. Allen gemeinsam ist eine intensive Betreuung des Schwerkranken und seiner Angehörigen in der letzten Phase seiner Erkr. durch ein multidisziplinäres Team mit dem Ziel der optimalen Symptomkontrolle.
Hospizinitiativen und palliativmed. Einrichtungen arbeiten eng zusammen. Für den Alltag ist es wichtig, die (in Deutschland bestehenden) Unterschiede zu kennen. Im englischen Sprachraum sind *hospice care* und *palliative care* Synonyme und bedeuten Behandlung, Pflege und Fürsorge Schwerkranker und Sterbender.

Spezialisierte ambulante Palliativversorgung (SAPV)

In der Gesundheitsreform 2007 wurde die SAPV als ergänzende spezialisierte Versorgungsform neu geschaffen (§§ 37b und 132 SGB V). Bundesweit gelten für die Umsetzung die SAPV-Richtlinie des Gemeinsamen Bundesausschusses (G-BA) sowie die Gemeinsamen Empfehlungen der Spitzenverbände der Krankenkassen. Auf Länderebene existieren dann weitere unterschiedliche Regelungen, inzwischen überwiegend in Form von Musterverträgen.
SAPV-Verträge werden grundsätzlich zwischen den Trägern der Palliativteams und den Krankenkassen direkt abgeschlossen. Strukturell wie vertraglich bestehen regionale Unterschiede; eine flächendeckende Versorgung mit SAPV ist noch nicht erreicht. Gerade in dünn besiedelten Gebieten führen die hohen Anforderungen zu einem mühsamen Aufbau, erschwert durch den derzeitigen Mangel an verfügbarem Personal mit Weiterbildung in *Palliative Care.* Alle Einrichtungen der Hospiz- und Palliativversorgung geben Auskunft über das lokal bereits existierende Angebot.
Für die SAPV gelten folgende **Kriterien:**

- Vorliegen einer progredienten Erkr., Lebensende absehbar, keine kausale Therapie.
- Kein Festlegen auf Diagnosen, sondern auf komplexe Beschwerdebilder.
- Enges Zusammenwirken von med.-pflegerischem Spezialwissen in *Palliative Care* ist erforderlich.
- Weitere Professionen nicht vorgeschrieben, aber auch nicht ausgeschlossen.
- Verschiedene Intensitätsstufen dieser ergänzenden Betreuung: Beratung, Koordination, Teil- oder Vollversorgung.
- Nach Verordnung durch einen behandelnden Arzt i. d. R. Stellungnahme des MDK, Genehmigung durch die Krankenkasse, Kostenübernahme.

- Tätigkeit ambulant und in stationären Pflegeeinrichtungen, SAPV-Ärzte können auch in stationären Hospizen zugezogen werden.

SAPV-Teams verbessern die Situation Schwerstkranker und ihrer Angehörigen daheim, entlasten in schwierigen Situationen Hausärzte wie Pflegedienste, die weiter involviert bleiben können, und ergänzen mit professionellem Spezialwissen das ehrenamtliche Engagement von Hospizvereinen. Krankenhauseinweisungen und Notarzteinsätze verringern sich, da die verbliebene Lebenszeit und auch der Sterbeprozess daheim erträglich für Familie wie Pat. gehalten werden kann.

§ 37b SGB V (Spezialisierte ambulante Palliativversorgung, SAPV)
Regelt die Finanzierung der spezialisierten ambulanten Palliativversorgung und die Zusammenarbeit mit ambulanten Hospizeinrichtungen.
www.sozialgesetzbuch-sgb.de/sgbv/37b.html.

SAPV-RL
„Der Gemeinsame Bundesausschuss bestimmt in der Richtlinie zur Verordnung von spezialisierter ambulanter Palliativversorgung (SAPV-Richtlinie) das Nähere über die Leistungen, insbesondere die Anforderungen an die Erkrankungen sowie an den besonderen Versorgungsbedarf der Versicherten, Inhalt und Umfang der Leistungen sowie das Verhältnis zur ambulanten Versorgung. Außerdem wird die Zusammenarbeit der Leistungserbringer mit den bestehenden ambulanten Hospizdiensten und stationären Hospizen geregelt."
www.g-ba.de/institution/themenschwerpunkte/sapv/richtlinie/.

19.3 Häusliche Betreuung

19.3.1 Ist das Zuhause der richtige Ort?

Elisabeth Albrecht, Claudia Bausewein, Susanne Roller und Raymond Voltz

Wenn möglich, sollte einem Kranken der Wunsch, bis zu seinem Tod in vertrauter Umgebung zu leben, erfüllt werden. Hausärzte kennen ihre Pat. und die Familien über lange Zeiträume und sehen es als Teil ihrer Tätigkeit, sie auch als Schwerstkranke bis in den Tod hinein zu Hause zu betreuen.
Voraussetzungen für eine gelingende hausärztliche Betreuung sind die aufrichtige Kommunikation mit Pat. und Angehörigen bereits im Krankenhaus, die Orientierung an den Bedürfnissen des Sterbenden und an den Kapazitäten der Angehörigen sowie die jederzeitige Möglichkeit der stationären Wiederaufnahme. Ziel sollte nicht das Sterben zu Hause um jeden Preis sein, sondern die Erfüllung des Wunsches aller Beteiligten – und dieser kann sich im Verlauf der Erkr. durchaus ändern.

Was spricht für ein Sterben zu Hause?

- Der vertraute Alltag findet weiter statt. Der Unsicherheit der Situation wird die Geborgenheit der eigenen Umgebung entgegengesetzt.

19

- Häufig wird die letzte Lebenszeit als bes. kostbar empfunden, sodass sie der Sterbende und seine Angehörigen in Intimität gemeinsam daheim verbringen möchten.
- Das „Dabei-Sein“ kann dazu verhelfen, dass die Angehörigen verstehen, wie beschwerlich das Leben mit Krankheit ist. Der Tod wird eher als unausweichlich akzeptiert, die Trauer erleichtert.

Was spricht gegen ein Sterben zu Hause?

- Die Rund-um-die-Uhr-Versorgung eines Sterbenden ist bei aller Unterstützung Schwerstarbeit für Angehörige, die dieser Verantwortung nicht immer gewachsen sind.
- Schwer einstellbare oder rasch wechselnde körperliche Beschwerden (Schmerzen, Atemnot, Unruhezustände) belasten das Umfeld (bes. nachts).
- Es gibt Angehörige, die die Wohnung nicht weiter bewohnen könnten, wenn dort ein Mensch gestorben ist. Dies muss, wenn möglich, im Vorfeld geklärt werden.

Voraussetzungen für ein Sterben zu Hause

▶ Abb. 19.1.
- Der Betroffene und die Angehörigen wünschen es sich.
- Es steht mindestens eine belastbare Person als Ansprechpartner zur Verfügung, die auch nachts in derselben Wohnung schlafen kann.
- Alle Beteiligten sind bereit, Hilfen anzunehmen. Das bedeutet z. B., zunächst fremde Personen, etwa von einem Pflegedienst, ins Haus zu lassen, oder die notwendigen Pflegehilfsmittel zu akzeptieren (▶ 16.4.4).

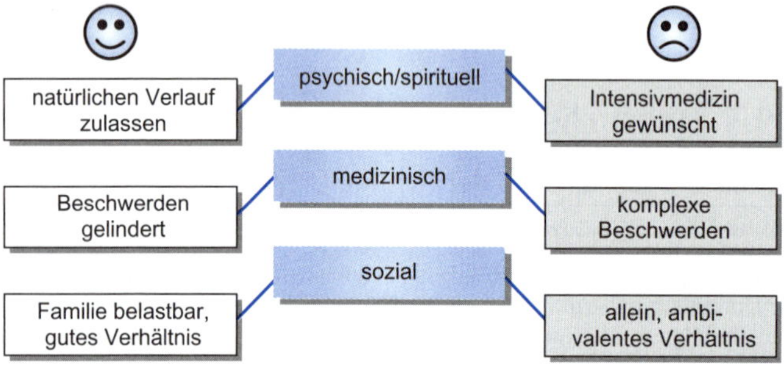

Abb. 19.1 Sterben zu Hause – ist das möglich?

19.3.2 Betreuung zu Hause

Elisabeth Albrecht, Claudia Bausewein, Susanne Roller und Raymond Voltz

Die Ausgangsbedingungen für die Aufgabe, einen Schwerstkranken zu pflegen, unterscheiden sich von Pat. zu Pat., von Region zu Region. Die folgenden Punkte (Ziele) sind von grundlegender Bedeutung, wenn auch mit unterschiedlicher Gewichtung im Einzelfall.

Struktur schaffen

- Für jeden Pat. die Personen „sammeln“, die für seine Betreuung daheim notwendig sind: Pflegende und Hausarzt als Minimum, häufig Physiotherapie, Hospizbegleitung usw. (im Folgenden als **Patiententeam** bezeichnet).
- Die geeignetste Fachkraft im Patiententeam hat die „Oberaufsicht“, kümmert sich um den Informationsfluss im Patiententeam und rechtzeitige personelle Anpassung (im Folgenden als **Lotse** bezeichnet; häufig Hausarzt oder Pflegekraft).
- Patiententeam überschaubar halten: wenige, aber „richtige“ Personen, d. h. fachlich ausreichend ausgebildet, zuverlässig, empathisch, aber nicht mit-leidend; dem Pat. angenehm.
- Aus dem Bekannten- und Verwandtenkreis können geeignete Personen im Patiententeam mitwirken, gerade bei der Pflege, Hilfe im Haushalt.
- Gemeinsames Ziel: Prioritäten von Pat. und Angehörigen in den Mittelpunkt stellen, für alle Beteiligten die Situation daheim erträglich halten.
- Gemeinsame innere Einstellung: Das Sterben daheim darf stattfinden, das Patiententeam trägt diese Situation und stützt sich gegenseitig.

Betreuung des Patienten

Lotse:

- Regelmäßige Besuche, auch kleine Probleme sofort angehen; damit lassen sich die meisten Krisen vermeiden!
- Welche kleine Überraschungen freuen den Pat.? Was an normalem Leben kann noch stattfinden?
- Pflegestufe frühzeitig beantragen (Pflegeleistungen werden ab Antragstellung bezahlt), Pflegehilfsmittel organisieren.
- Übersichtlich Unterlagen über den Krankheitsprozess und wichtige Medikamente beim Pat. deponieren, sodass sich ein Bereitschaftsarzt rasch orientieren und handeln kann.
- Entscheidend für die Sicherheit daheim ist, dass Pat. wie Angehörige wissen, wen sie im Notfall rufen können, auch am Wochenende/nachts – s. Notfallplan.
- Kenntnis über vor Ort verfügbare Spezialisten für palliative Versorgung; bei Bedarf rasch einbinden (z. B. SAPV, Palliativstation).

Hausarzt:

- Häufig übernimmt er die Lotsenfunktion. Es gelten die entspr. Anregungen.
- Besuche regelmäßig, zusätzlich nach Anforderung, palliativmed. Vorgehen.
- Medikation genauestens erfassen, erklären, nachfragen, dokumentieren und vor Ort deponieren (unterstützt durch die gut informierte Pflege!).
- Notfallplan erstellen und weitere Tipps: ▶ 19.4.3

Pflegedienst:

- Belastbare, evtl. in Palliativpflege weitergebildete Pflegekräfte für Schwerstkranke einteilen.
- Möglichst wenig Wechsel, zumindest eine Pflegekraft als Kontakt für den Lotsen bestimmen.
- Größtes Problem: ausreichend Zeit für intensive Pflegepat. einplanen, auch wenn dies nicht adäquat vergütet wird.

19

Betreuung der Angehörigen

> ! Die Angehörigen haben eine Mehrfachfunktion: meist liebste und wichtigste Personen für den Kranken; Teil des Patiententeams (häufig wird Pflege ausdrücklich selbst übernommen); aber auch Betroffene in einer existenziellen Krisensituation. Daraus resultiert eine große Gefahr der Überlastung.

Lotse:

- Von Anfang an so viel Unterstützung wie möglich anbieten, nicht erst, wenn sie erschöpft sind. Ziel: weiter Kraft haben für die entscheidende und nicht ersetzbare Funktion als liebender Angehöriger, für alle anderen Tätigkeiten rechtzeitig Vertreter hinzuziehen (Haushaltshilfe, Reinigungskraft, Einkaufsdienst).
- Sie ermuntern, einen Pflegedienst zu involvieren; zumindest Pflegeberatung durchführen lassen.
- Rechtzeitig Unterstützung durch den örtlichen Hospizverein anregen.
- Regelmäßig Kraft tanken für den Alltag: Welche eigenen Interessen der Angehörigen können weiter verwirklicht werden?
- Wenn der Sterbende nicht mehr allein gelassen werden kann, regelmäßig tagsüber Ablöse für die Haupt-Betreuungsperson organisieren.
- Bes. bei unruhigen Nächten Sitzwachen (evtl. beim Hospizverein, Pflegedienst, in der Kirchengemeinde, bei der nächsten SAPV nachfragen).
- Klären, ob das Sterben tatsächlich daheim stattfinden darf und wen die Angehörigen in diesem Fall um sich haben wollen und können. Vorsichtige Information über die zu erwartenden Änderungen im Sterbeprozess, Alternativen benennen (z. B. stationäre Einweisung).
- Idealerweise erleben die Angehörigen im Krankheitsverlauf, dass „ihr" Patiententeam sie stützt, im Notfall kommt und Probleme meistert. Dann können sie das Sterben auch auf sich zukommen lassen.
- Eine Einweisung in eine stationäre Einrichtung ist kein Versagen der Angehörigen oder des Patiententeams, sondern häufig nötig, um eine Verschlechterung abzufangen oder die Angehörigen zu entlasten. Lieber geplant rechtzeitig einweisen als überstürzt im Notfall!

Situation in Pflegeeinrichtungen

Betreutes Wohnen:

- Bei allein lebenden Pat. für aufwendige Versorgung (z. B. nächtliche Präsenz) evtl. ungeeignet; rechtzeitig klären, inwieweit die Pflege bei Verschlechterung intensiviert werden kann.

Pflegeheim:

- Wechselnde Pflegekräfte erschweren trotz schriftlicher Dokumentation die kontinuierliche Betreuung, konstante Bezugspersonen erleichtern sie.
- Alles, was von den üblichen Vorgehensweisen abweicht (z. B. keine Infusionen, wenn die Trinkmenge im Sterbeprozess abnimmt), bes. ausführlich und immer wieder erklären, auch der Stationsleitung, evtl. der Pflegedienstleitung.
- Rechtzeitig Hospizbegleiter aktivieren, bes. bei fehlenden Angehörigen.
- Die Medikamente, die für den Notfall bereitgestellt werden, in die Bedarfsmedikation schreiben; sonst dürfen sie nicht gelagert und verabreicht werden.
- Klären, ob auch nachts uneingeschränkt Zugang zu Bedarfsmedikamenten (auch in verschiedenen Darreichungsformen) gewährleistet ist.

- Besonders nachts haben die wenigen Pflegekräfte viele Bewohner zu versorgen, rechtzeitig diese gerade beim Sterbeprozess oder aufwendiger Versorgung durch Sitzwachen entlasten.

Pflegewohnung:
- Nicht so bekannt wie Pflegeheime, wegen ihrer geringen Größe von bis zu 6 Plätzen selten Leerstände.
- Gerade für jüngere Pat., bei denen eine längere stationäre Pflege zu erwarten ist, mitunter eine sinnvolle Alternative zum Altenheim.
- Nachts ist eine Pflegekraft für die wenigen Bewohner zuständig.
- Überschaubare Anzahl von Pflegekräften; Absprachen sind leichter zu treffen.

! Nicht alle Pflegeheime haben die Möglichkeit, nachts und am Wochenende Opiate als Bedarfsgabe parenteral zu verabreichen. Rechtzeitig klären, was bei Verschlechterung und Schluckunfähigkeit möglich ist.

19.3.3 Tipps für den Hausarzt

Elisabeth Albrecht, Claudia Bausewein, Susanne Roller und Raymond Voltz

Die palliativmedizinische Hausarzttasche

In Palliativsituationen sind die in ▶ Tab. 19.2 aufgeführten Medikamente hilfreich.

Tab. 19.2 Medikamente für die palliativmedizinische Hausarzttasche

Einsatz hauptsächlich	Substanz	Darreichungsform
Übelkeit und Erbrechen	• Metoclopramid • Haloperidol	• Amp., evtl. Zäpfchen • Amp.
Unruhe	• Haloperidol • Lorazepam • Midazolam • Diazepam	• Amp., evtl. auch Tr. • Sublingual-Tbl. • Amp. • Amp., evtl. Rektiole
Schmerzen	• Morphin • Metamizol • Dexamethason	• Amp. • Amp., evtl. Zäpfchen • Amp.
Rasselatmung	• Butylscopolamin	• Amp.

Palliativmedizinischer Notfallplan und Notfallbox

- Es erfordert mitunter behutsame Gespräche, bis die Themen des Notfallplans mit dem Pat. (soweit möglich in Anwesenheit der Angehörigen) besprochen sind. Die schriftliche Fixierung hilft insb. dem Bereitschaftsdienst, auf den die meisten Hausärzte am Wochenende verweisen. Mit einem Notfallplan kann sich jeder hinzugezogene Arzt rasch orientieren und die Wünsche des Pat. respektieren (▶ Abb. 19.2): Reanimation oder der Natur ihren Lauf lassen? Wann Krankenhaus, welches Krankenhaus?
- Zusätzlich zur Bedarfsmedikation: Medikamente für Notfälle im Notfallplan fixieren und diese in einer Notfallbox beim Pat. deponieren (z. B. 5 mg Lorazepam expidet, wenn epileptischer Anfall befürchtet wird).
- Auch BTM-Amp. dürfen in der Notfallbox liegen; sie müssen aber auf den Pat. rezeptiert worden sein.

- Wer wird im Notfall ärztlich gerufen? Nachts/am Wochenende? (z. B. ärztlicher Bereitschaftsdienst Tel. 116 117).
- Wer wird im Notfall pflegerisch gerufen (z. B. Pat. fällt aus dem Bett, Hilfe nötig)?
- Wer unterstützt die Familie im Notfall?

PALLIATIVMEDIZINISCHER KRISENPLAN

Name/Vorname: ______________________ geb.: __________

Diagnosen: ______________________ seit: __________

____

____

Es liegt Port/Schrittmacher/weiteres ______________________

Die kurativen Behandlungsmöglichkeiten sind ausgeschöpft. Zum weiteren Vorgehen wurden folgende Punkte mit der/dem Patientin/en festgelegt:

1. Absprachen (z.B. Reanimation, Krankenhauseinweisung)

____

____

____

____

2. Wichtige Medikamente derzeit: Rückseite oder Plan beifügen

3. Notfallsituationen

Mögliche Komplikationen	Vorgehen, mit Pat. abgesprochen:

____

Datum, Unterschrift, Stempel ausfüllender Arzt

Abb. 19.2 Palliativmedizinischer Notfallplan (Beispiel) [A300]

EBM-Hinweise

Zur Förderung der allg. Palliativversorgung wurde zum 1.10.2013 ein neuer Abschnitt (Hausärzte: 3.2.5, Kinder- und Jugendärzte 4.2.5) in den EBM aufgenommen; (▶ Tab. 19.3). Die entsprechenden EBM-Ziffern sind berechnungsfähig bei Pat. jeden Alters, die an einer nicht heilbaren, fortschreitenden bzw. so weit fortgeschrittenen Erkr. leiden, dass dadurch nach fachlicher Einschätzung die Lebenserwartung auf Tage, Wochen und Monate gesunken ist.
Auch bei Beratung/Koordination/Teilversorgung durch ein SAPV-Team können diese Ziffern angesetzt werden. Nur bei einer Vollversorgung ist lediglich die Eingangsdiagnostik abrechenbar.

Tab. 19.3 Hausärztliche EBM-Ziffern für Palliativpatienten (Stand: Juni 2014)

GOP Hausarzt/ Kinderarzt	Inhalt	Bewertung
03370/04370	Eingangsdiagnostik	341 Punkte 34,54 € 1×/Krankheitsfall
03371/04371	Zuschlag zur Versichertenpauschale für Betreuung in der Arztpraxis	159 Punkte 16,11 € 1×/Behandlungsfall
03372/04372	Zuschlag für reguläre Hausbesuche (pro Behandlungstag bis zu 5×)	124 Punkte 12,56 € je vollendete 15 Min.
03373/04373	Zuschlag für dringende Hausbesuche	124 Punkte 12,56 € je Besuch
01425	Erstverordnung SAPV (Muster 63)	253 Punkte 25,63 €
01426	Folgeverordnung SAPV	152 Punkte 15,40 €

19.3.4 Gesetzliche Hilfen und Pflegebedürftigkeit

Hermann-Josef Schmitt

Gesetzliche Hilfen

Sozialhilfe

Wer nicht in der Lage ist, aus eigenen Kräften und mit eigenen Mitteln seinen Lebensunterhalt zu bestreiten, hat unter bestimmten Voraussetzungen Anspruch auf Sozialhilfe. Rechtsgrundlage für die Sozialhilfe ist seit 1.1.2005 das Sozialgesetzbuch (SGB) XII. Nach wie vor ist es Aufgabe der Sozialhilfe, *„den Leistungsberechtigten die Führung eines Lebens zu ermöglichen, das der Würde des Menschen entspricht"* (§ 1 SGB XII). Zuständig für die Bewilligung von Sozialhilfe sind die örtlichen und überörtlichen Träger. Die Sozialhilfe setzt ein, *„sobald dem Träger der Sozialhilfe (…) bekannt wird, dass die Voraussetzungen für die Leistung vorliegen"* (§ 18 Abs. 1 SGB XII). Das geschieht i. d. R. durch einen schriftlichen Antrag. Die Sozialhilfe gliedert sich in sieben Bereiche:

- Hilfe zum Lebensunterhalt (Regelsatz, Mehrbedarf, Unterkunft und Heizung, Übernahme von Kranken- und Pflegeversicherung, Beiträge für die Vorsorge).

- Grundsicherung im Alter und bei Erwerbsminderung.
- Hilfen zur Gesundheit.
- Eingliederungshilfe für behinderte Menschen.
- Hilfe zur Pflege.
- Hilfe zur Überwindung besonderer sozialer Schwierigkeiten.
- Hilfe in anderen Lebenslagen.

Gesetzliche Krankenversicherung

Soll die Gesundheit des Versicherten erhalten, bessern oder wiederherstellen und zur gesundheitsbewussten Lebensführung anleiten. Leistungen bei Krankheit umfassen ärztliche und zahnärztliche Behandlung, Versorgung mit Arznei-, Verbands-, Heil- und Hilfsmitteln, häusliche Krankenpflege, Krankenhausbehandlung, Leistungen zur Rehabilitation und Wiedereingliederung in den Arbeitsprozess.

Pflegebedürftigkeit

Definition

Pflegebedürftig sind Personen, die auf Dauer, jedoch voraussichtlich mind. für 6 Mon., infolge einer körperlichen, geistigen oder seelischen Krankheit oder Behinderung für die gewöhnlichen und regelmäßig wiederkehrenden Verrichtungen im Ablauf des tgl. Lebens in erheblichem oder höherem Maß der Hilfe bedürfen.

Voraussetzungen für Leistungen nach dem Pflegeversicherungsgesetz (§ 33 PVG)
Abs. 1: *„Versicherte erhalten die Leistung der Pflegeversicherung auf Antrag. Die Leistungen werden ab Antragstellung gewährt, frühestens jedoch von dem Zeitpunkt an, ab dem die Anspruchsvoraussetzungen vorliegen."*
Abs. 2: „Anspruch auf Leistungen besteht: … 6. in der Zeit ab 1. Juli 2008, wenn der Versicherte in den letzten zehn Jahren vor der Antragstellung mindestens zwei Jahre als Mitglied versichert oder nach § 25 familienversichert war."

Hilfebedarf bei täglichen Verrichtungen

- **Körperpflege:** z. B. Waschen, Duschen, Darm- und Blasenentleerung.
- **Ernährung:** mundgerechte Zubereitung oder Aufnahme der Nahrung.
- **Mobilität:** selbstständiges Aufstehen und Zubettgehen, An- und Auskleiden, Gehen, Treppensteigen, Verlassen und Wiederaufsuchen der Wohnung (Recht auf soziale Kontakte!).
- **Hauswirtschaftliche Versorgung:** Einkaufen, Kochen, Reinigung der Wohnung, Beheizen der Wohnung, Wäschepflege, Wäschewechsel, Spülen etc.

Die Hilfe besteht in der Unterstützung, in der teilweisen oder vollständigen Übernahme der Verrichtungen des tgl. Lebens oder Beaufsichtigung oder Anleitung, mit dem Ziel der eigenständigen Übernahme dieser Verrichtungen (§ 14 Abs. 3 PVG).

Festlegung der Pflegebedürftigkeit

Die zuständige gesetzliche Pflegekasse lässt über den Medizinischen Dienst der Krankenkassen (MDK) bzw. die Privatkassen über MedicProof, prüfen, ob und welche Stufe der Pflegebedürftigkeit (▶ Tab. 19.4) besteht, i. d. R. durch Untersuchung des Pflegebedürftigen in der häuslichen Umgebung, in Ausnahmefällen auch im Krankenhaus oder in einer stationären Rehabilitationseinrichtung. Der MDK wendet sich bei Bedarf an den Hausarzt.

! Pat. **muss** Arzt vorher von der Schweigepflicht entbinden!

Tab. 19.4 Pflegestufen (Grad der Pflegebedürftigkeit)

Pflegestufe		Hilfebedarf (Körperpflege, Ernährung und Mobilität)	Hilfebedarf (hauswirtschaftliche Versorgung)*
I	**Erheblich Pflegebedürftige**	Mind. 2 Verrichtungen in 1 oder mehreren Bereichen mind. 1 ×/d, Zeitbedarf: mind. 90 Min., dabei müssen auf die Grundpflege mind. 45 Min. entfallen	Mehrfach in der Wo.
II	**Schwerpflegebedürftige**	Mind. 3 ×/d, Zeitbedarf: mind. 3 h, dabei müssen auf die Grundpflege mind. 2 h entfallen	Mehrfach in der Wo.
III	**Schwerstpflegebedürftige**	Rund um die Uhr, auch nachts, Zeitbedarf: wöchentl. im Tagesdurchschnitt 5 h, Grundpflege mind. 4 h/d**	Mehrfach in der Wo.
III+	**Härtefälle**	Rund um die Uhr, Zeitbedarf: 7 h/d, davon mind. 2 h in der Nacht oder Hilfe in der Nacht durch mehrere Personen	

* Hilfebedarf allein im hauswirtschaftlichen Bereich reicht für Eingruppierung in Pflegestufe nicht aus! Versorgungsbedarf **muss** in beiden genannten Bereichen bestehen.

** Bei einem deutlich höheren Hilfebedarf als 4 h kann versucht werden, den Härtefall durchzusetzen.

Eingruppierung in die Pflegestufe

- Pat. bzw. Angehörige auf Führen eines Pflegetagebuchs über 14 d hinweisen, erhältlich bei manchen Krankenkassen und ambulanten Pflegediensten. Hilfreich, da pflegende Angehörige oft das Ausmaß der Grundpflege unterschätzen. Eingruppierung in Pflegestufe wird nach täglichem Pflegeaufwand berechnet! Grundpflege umfasst die drei Bereiche Körperpflege, Ernährung und Mobilität.
- Wird der Antrag auf Eingruppierung in eine Pflegestufe abgelehnt, besteht generell das Recht des Versicherten auf Einsichtnahme in das Gutachten des MDK und Widerspruchsrecht. **Cave:** Widerspruchsfrist beachten! Der Arzt und/oder der Pflegedienst können durch entsprechende Bescheinigung bzw. Pflegedokumentation den Pat. in seinem Bemühen unterstützen, falls der MDK eine abweichende Stellungnahme abgegeben hat.

Leistungen nach dem Pflegeversicherungsgesetz

Leistungsbeginn I. d. R. ab dem Tag der Antragstellung, frühestens mit Beginn der Pflegebedürftigkeit, ebenso bei Antrag auf Höhereinstufung (Verschlimmerung).

Pflegesachleistung Leistung erhält der Pflegebedürftige, der in der häuslichen Umgebung von Vertragspartnern der Pflegekassen (ambulante Pflegedienste, Sozialstationen, etc.) versorgt wird. Leistungsumfang nach Grad der Pflegebedürftigkeit (▶ Tab. 19.5).

Tab. 19.5 Leistungshöhe bei Pflegesachleistungen und Pflegegeld (Stand 2015)

Pflegestufe	Inanspruchnahme von Pflegesachleistungen bis zu monatl.	Pflegegeld monatl.	Pflegeeinsätze (Beratung s. Text)
0	231 Euro	123 Euro	
I Demenz	Bis 468 Euro Bis 689 Euro	244 Euro 316 Euro	½-jährlich
II Demenz	Bis 1.144 Euro Bis 1.198 Euro	458 Euro 545 Euro	½-jährlich
III Demenz	Bis 1.612 Euro Bis 1.995 Euro	728 Euro 728 Euro	¼-jährlich

Pflegegeld für selbst beschaffte Pflegepersonen Z. B. Ehepartner, Tochter, Sohn usw. Der Pflegebedürftige muss je nach Stufe der Pflegebedürftigkeit in regelmäßigen Abständen Pflegeeinsatz (Beratung!) durch eine Vertragseinrichtung (ambulante Pflegedienste, Sozialstationen etc.) in Anspruch nehmen. Die Kosten dafür trägt die Pflegekasse. Das Pflegegeld muss auch im Sterbemonat im vollen Umfang gezahlt werden.

Kombination von Geld- und Sachleistungen Muss beantragt werden! Wird Sachleistung (▶ Tab. 19.5) nur teilweise in Anspruch genommen, erhält der Versicherte prozentual anteiliges Pflegegeld.

Häusliche Pflege bei Verhinderung der Pflegeperson Pflegekasse übernimmt die Kosten für Ersatzkraft für längstens 4 Wo. bis max. 1.612 Euro/J. (für eine erwerbsmäßige Pflegekraft). Voraussetzung: Pflegeperson muss mind. 6 Mon. Pflegebedürftigen gepflegt haben. **Cave:** Ursache der Verhinderung nicht entscheidend. Durch Quittungen Aufwand belegen, auch tageweise (Entlastung des pflegenden Angehörigen, z. B. bei Überforderung).

Pflege von Demenzkranken Mit Inkrafttreten des Pflegeerweiterungsgesetzes am 1.7.2008 wurden auch die zusätzlichen Betreuungsleistungen neu geregelt. Diese Betreuungsleistungen sind für pflegebedürftige Menschen mit und ohne Pflegestufe geschaffen worden, die **in ihrer Alltagskompetenz erheblich eingeschränkt** sind. Dies trifft insb. für gerontopsychiatrisch veränderte Pat. oder für Menschen zu, die an einer demenziellen Erkr. leiden. Sie benötigen oft weniger körperliche Pflege, sondern vielmehr einen Hilfebedarf an Beaufsichtigung, Anleitung und Betreuung. Die Pflegeversicherung erstattet auf Antrag und nach Feststellung der Anspruchsberechtigung durch den MDK bzw. MedicProof zwischen zwischen 104 und 208 Euro/Mon. an zusätzlichen Betreuungsleistungen. Somit stehen jährlich maximal 2.496 Euro zur Verfügung. Diese Betreuungsleistungen werden im

Kostenerstattungsverfahren abgerechnet, d.h., der Pflegebedürftige bzw. dessen Angehörige erhalten über die Betreuungsleistungen eine Rechnung, die sie dann bei der Pflegekasse einreichen. Eine dir. Abrechnung zwischen Leistungsanbieter (z.B. Pflegedienst, Tagespflege, Kurzzeitpflege) und Pflegekasse ist vom Gesetzgeber nicht vorgesehen. Der Anspruch auf die zusätzlichen Betreuungsleistungen bezieht sich immer auf ein Kalenderjahr. Wenn der Anspruch auf 208 Euro ab September festgestellt wird, stehen somit 832 Euro zur Verfügung. Werden diese im laufenden Kalenderjahr nicht ausgeschöpft, können sie bis zum Ablauf des ersten Halbjahres des Folgejahres in Anspruch genommen werden.
Seit 1.1.2013 gelten für Menschen mit eingeschränkter Alltagskompetenz (= Demenzkranke) verbesserte Pflegeleistungen. Auch Versicherte ohne Pflegestufe haben jetzt einen Anspruch auf Pflegegeld, Sachleistung und Kombinationsleistung. Ebenso besteht ein Anspruch auf Verhinderungspflege.

Pflegehilfsmittel und technische Hilfen Anspruch besteht:
- Zur Erleichterung der Pflege (Pflegebett, Badewannenlifter etc.).
- Zur Linderung der Beschwerden (z.B. Antidekubitus-Matratze etc.).
- Zur Ermöglichung einer selbstständigen Lebensführung, z.B. Gehhilfen. Versorgung umfasst auch Anpassung, Instandhaltung, Ersatz von technischen Hilfsmitteln.

! Abgrenzung zu Leistungen der Krankenkasse oft schwierig.

Kostenübernahme von Pflegehilfsmitteln
- Pflegekasse prüft Notwendigkeit der Versorgung ggf. unter Einbeziehung einer Pflegefachkraft oder des MDK, Hausarzt bleibt außen vor! Bei Ablehnung trägt Versicherter die Kosten.
- Verbrauchsmaterialien (z.B. Windelhosen) werden bis zu einem Höchstbetrag von 40 Euro/Mon. in jeder Pflegestufe übernommen.
- Hilfsmittel sollen laut Gesetzgeber vorrangig leihweise überlassen werden.

Zuschüsse zur Verbesserung des Wohnumfelds Um Pflege zu ermöglichen bzw. zu erleichtern oder/und selbstständige Lebensführung wiederherzustellen. Höchstbetrag einkommensunabhängig 4.000 Euro.

Tages- und Nachtpflege Anspruch auf teilstationäre Pflege in entspr. Einrichtungen, inkl. Beförderung. Höchstbeträge/Mon. ▶ Tab. 19.6. Wird der Höchstbetrag nicht ausgeschöpft, Zahlung des anteiligen Pflegegeldes (s.o., wie Kombipflege). Vorteil: Pflegeperson kann Erwerbstätigkeit nachgehen!

Tab. 19.6 Leistungsumfang bei teilstationärer und vollstationärer Pflege (* für Menschen mit erheblich eingeschränkter Alltagskompetenz, z.B. Demenzkranke)

Pflegestufe	Tages- und Nachtpflege Höchstbeträge/Mon.	Vollstationäre Pflege Höchstbeträge/Mon.
0	Bis 231 Euro	Bis 231 Euro
I	Bis 468/689* Euro	Bis 1.064 Euro
II	Bis 1.144/1.298* Euro	Bis 1.330 Euro
III Härtefall	Bis 1.612 Euro	Bis 1.612 Euro Bis 1.995 Euro

Am 1.1.2015 tritt das erste Pflegestärkungsgesetz mit spürbar verbesserten Leistungen für Pflegebedürftige und deren Angehörige in Kraft. Aktuelle Infos unter www.bmg.bund.de.

Kurzzeitpflege Vollstationäre Pflege bis längstens 4 Wo./J. und max. 1.612 Euro ohne Differenzierung nach Pflegestufe.

Ind.:
- Übergangszeit im Anschluss an stationäre Behandlung.
- Urlaub/Verhinderung der Pflegeperson, falls die Pflege ansonsten nicht sichergestellt werden kann.
- Krisensituationen, wenn eine vorübergehende häusliche oder teilstationäre Pflege nicht möglich oder nicht ausreichend ist.

Die Pflegekassen übernehmen die pflegebedingten Aufwendungen, die Aufwendungen der sozialen Betreuung sowie die Leistungen der med. Behandlungspflege, **nicht jedoch** die sog. „Hotelkosten", also die Kosten für Unterkunft, Verpflegung und Investitionskosten. Diese sind vom Pflegebedürftigen selbst zu zahlen. Jede Unterbringung in einer Kurzzeitpflegeeinrichtung ist somit mit einer finanziellen Eigenbelastung verbunden. Eine vollständige Kostenübernahme durch die Pflegekasse ist somit in keinem Fall möglich.

Vollstationäre Pflege Ab 1.1.2015 gelten folgende Höchstbeträge ▶ Tab. 19.6. Aufwendungen für Unterkunft und Verpflegung sowie Zusatzleistungen sind vom Versicherten selbst zu tragen.

Leistungen der sozialen Sicherung selbst beschaffter Pflegepersonen Nicht erwerbsmäßig pflegende Person, mind. 14 h/Wo. und nicht anderweitig > 30 h/Wo. erwerbstätig. Leistungen umfassen: Beitragszahlung zur Rentenversicherung, wobei Höhe der Beitragszahlung nach Stundenzahl und Pflegestufe gestaffelt ist; gesetzliche Unfallversicherung; Anspruch auf Unterhaltsgeld nach dem Arbeitsförderungsgesetz, z. B. bei Rückkehr ins Erwerbsleben.

- Pflegestufe I des Pflegebedürftigen bedeutet nicht gleichzeitig Anspruch auf Leistungen zur sozialen Sicherung, da Minimum 14 h/Wo.
- Pflegeprotokoll führen!

Behindertenhilfe Bei Unterbringung in einer vollstationären Einrichtung pauschaler Zuschuss bis zu 266 Euro/Mon.

Pflegekurse Für Angehörige und ehrenamtliche Pflegepersonen. Angehörige sind oft überfordert und sozial isoliert, kein Erfahrungsaustausch. Unbedingt auf Angebote hinweisen, auch wenn die Pflege noch keinen belastenden Schweregrad erreicht hat, aber dies zu erwarten ist.

Pflegezeit für Beschäftigte Seit dem 1.7.2008 ist das **Pflegezeitgesetz (PflegeZG)** in Kraft. Durch dieses Gesetz haben Arbeitnehmer Anspruch auf Pflegezeit eines nahen Angehörigen. Zum 1.1.2015 ist das **Gesetz zur Vereinbarkeit von Familie, Pflege und Beruf (FamilienpflegeZG;** www.gesetze-im-internet.de) in Kraft getreten. Damit haben Arbeitnehmer Anspruch auf:
- **Kurzzeitige Arbeitsverhinderung:** Arbeitnehmer können nach dem PflegeZG kurzzeitig bis zu 10 Arbeitstage fernbleiben, wenn dies für einen pflege-

bedürftigen Angehörigen in einer akut aufgetretenen Pflegesituation erforderlich ist. Diese Zeit dient dazu, eine bedarfsgerechte Pflege zu organisieren bzw. eine pflegerische Versorgung sicherzustellen. Dies gilt auch für Betriebe unter 15 Beschäftigten. Der Arbeitnehmer hat die Verpflichtung, die Arbeitsverhinderung und deren voraussichtliche Dauer dem Arbeitgeber mitzuteilen. Eine Zustimmung des Arbeitgebers braucht es nicht. Dem Arbeitgeber ist jedoch auf Verlangen eine ärztliche Bescheinigung über die Pflegebedürftigkeit des Angehörigen vorzulegen. Beschäftigte haben in dieser Zeit künftig einen Rechtsanspruch auf Pflegeunterstützungsgeld (Lohnersatzleistung) aus der sozialen Pflegeversicherung.

- **6-monatiger Freistellungsanspruch nach dem PflegeZG:** Damit sich Arbeitnehmer längere Zeit der Pflege eines Angehörigen widmen können, haben sie Anspruch auf vollständige oder teilweise Freistellung von der Arbeit. Pflegebedürftig i. S. dieser längeren Freistellung sind Menschen, bei denen mind. Pflegestufe I vorliegt. Die Pflegezeit kann für jeden pflegebedürftigen Angehörigen für längstens 6 Mon. in Anspruch genommen werden. Der Arbeitnehmer hat diese spätestens 10 Arbeitstage vor Beginn schriftlich seinem Arbeitgeber anzukündigen und ihm auch mitzuteilen, für welchen Zeitraum und in welchem Umfang die Pflegezeit in Anspruch genommen werden soll. Der Arbeitnehmer unterliegt innerhalb der Pflegezeit einem bes. Kündigungsschutz. Der Anspruch besteht in Betrieben mit mehr als 15 Beschäftigten.
- **Bis zu 24 Monate Familienpflegezeit nach dem FamilienpflegeZG:** ermöglicht die teilweise Freistellung von der Arbeit (Mindestarbeitszeit 15 h/Wo.) zur Pflege eines Angehörigen in der häuslichen Umgebung. Der Anspruch besteht *nicht* in Kleinbetrieben. Für die Zeit der Familienpflege kann beim Bundesamt für Familie und zivilgesellschaftliche Aufgaben (BAFzA) ein zinsloses Darlehen beantragt werden.
- Familienpflegezeit und Pflegezeit können miteinander verbunden werden.

19.3.5 Häufige Probleme bei der häuslichen Betreuung

Elisabeth Albrecht, Claudia Bausewein, Susanne Roller und Raymond Voltz

Trotz optimaler Vorbereitung bzw. Organisation des ambulanten Teams zur Betreuung eines Schwerkranken bzw. Sterbenden zu Hause treten immer wieder typische Probleme auf.

Hauptpflegekraft erschöpft

> ! Die körperliche und psychische Erschöpfung des pflegenden Partners ist der häufigste Grund für die stationäre Einweisung sterbender Menschen in den letzten 24 h vor dem Tod.

- Bei der Planung bereits Pausen und Entlastungszeiten für die Hauptpflegekraft (meist Ehepartner oder Kinder) vorsehen.
- Wenn möglich, immer mehrere Pflegende einteilen.
- Notrufliste erstellen (24-h-Bereitschaft) für Pflegehilfen im Krankheitsfall und bei Erschöpfung.
- Sich regelmäßig nach dem Befinden der Pflegeperson erkundigen.
- Ehrenamtliche Hospizbegleitung zur Entlastung der pflegenden Angehörigen.

- Anbinden an Selbsthilfegruppen, wie z. B. „Pflegende Angehörige“ v. a., wenn eine Langzeitpflege wahrscheinlich ist (z. B. ALS).
- Rechtzeitig an Kurzzeitpflege (stationär), Tagespflegeeinrichtungen oder stationäre Einweisung (auch zur Entlastung) denken.
- Regelmäßig Betreuungsplan mit allen Beteiligten überprüfen.

Mangelnde Kommunikation im Team Wenn zu viele Personen in die Begleitung eingebunden sind, werden leicht Dinge übersehen bzw. vernachlässigt, wenn nicht exakte Absprachen stattfinden, da jeder denkt, dass „die anderen das schon tun werden“. Es hilft, einen Lotsen zu bestimmen, der die Koordination übernimmt.

> **!** Immer wieder klären, wer alles zum Team in der Betreuung dieses Pat. gehört.

- Regelmäßige Teambesprechungen mit Klärung der jeweiligen Aufgaben.
- Dokumentation am Bett des Pat. mit Eintrag aller Tätigkeiten.
- Überprüfen der Funktionen im Team: Wo laufen die Fäden zusammen?
- Überprüfen der Information einzelner Teammitglieder: Sind alle voll aufgeklärt?

Mangelnde Symptomkontrolle bzw. dramatische medizinische Verschlechterung

> **!** Körperliche Sympt. sind oft ein vorgeschobener Grund (bewusst oder unbewusst) bei bestehenden psychischen Problemen (z. B. Angst vor dem Sterben).

- Mögliche neue Beschwerden vorher besprechen und Notfallmedikamente bereitstellen.
- Vorgehen bei Verschlechterung bestehender Beschwerden immer wieder besprechen.
- 24-h-Bereitschaft zur Symptomkontrolle organisieren.
- Ständiger Kontakt zwischen Hausarzt, Pflegenden und Hospizteam.
- Notdienste und Wochenenddienste informieren (bzw. Hausarzt kann Information am Bett hinterlegen).
- Pflegekräfte und Angehörige mit Notfallmedikamenten vertraut machen und die Anwendungen besprechen (z. B. Schmerzmittelbedarf, Medikation bereitstellen).
- Überprüfen des med. Konzepts.
- Stationäre Einweisung: wenn möglich in ein vorbekanntes Krankenhaus oder auf eine Palliativstation.

Probleme mit Behörden und Formalitäten

> **!** Formalitäten sollten kein Hindernis für eine Betreuung zu Hause sein – im Zweifelsfall kann alles in Ruhe nach dem Tod geklärt werden.

- Früh genug planen (lieber zu früh!).
- Zuständigkeiten klären und ggf. eine Person aus dem Team mit der Erledigung beauftragen.

- Klären, welche Dinge (z. B. Pflegehilfsmittel) unbürokratisch zu organisieren sind.
- Regelmäßig mit den örtlichen Behörden im Kontakt bleiben und diese über die Grundidee der Hospiz- und Palliativbetreuung informieren und damit Verständnis für (seltene) „Ausnahmesituationen" schaffen.

19.4 Schnittstelle häusliche – stationäre Betreuung

Elisabeth Albrecht, Claudia Bausewein, Susanne Roller und Raymond Voltz

19.4.1 Aufnahmekriterien für Palliativeinheiten

Die Entscheidung über eine stationäre Aufnahme muss immer im Einzelfall getroffen werden. Für die meisten Palliativstationen gelten orientierend folgende Aufnahmekriterien:

- Der Pat. leidet an einer unheilbaren, fortschreitenden Krankheit mit Krankheitssymptomen, die zu Hause oder in einem Pflegeheim nicht mehr beherrschbar sind. Beispiele:
  - Fortgeschrittene Krebserkr.
  - Fortgeschrittene Erkr. des Nervensystems.
  - Endzustand einer lang dauernden bzw. chron. Erkr. von z. B. ZNS, Niere, Herz, Lunge, Leber oder Gefäßsystem.
  - Fortgeschrittene AIDS-Erkr.
- Pat. und Familie sind über Art und Prognose der Erkr. aufgeklärt.
- Pat. und Familie kennen und billigen das Prinzip der Palliativmedizin und wünschen keine lebensverlängernden Maßnahmen.
- Eine Entlassung nach erfolgter Symptomkontrolle ist Ziel der Behandlung und wird vom Team vorbereitet. Oder:
- Der Krankheitsverlauf bis zum Tod macht eine ständige ärztliche Betreuung erforderlich, sodass eine Entlassung nicht mehr möglich ist.
- „Notfallaufnahmen" sind im Einzelfall möglich (evtl. Zusammenarbeit mit der Notaufnahmestation eines Akutkrankenhauses, Erstversorgung dort mit konsiliarischer Betreuung, Übernahme auf die Palliativstation zum nächstmöglichen Zeitpunkt).

Zunehmend werden Schwerkranke frühzeitig vom Akutkrankenhaus auf eine Palliativstation übernommen, um dort einen Behandlungsplan zur Symptomkontrolle aufzustellen, die Entlassung nach Hause vorzubereiten und das notwendige soziale Netz zu knüpfen.

Wahl der betreuenden Einrichtung

Für die Aufnahme in stationäre **Hospizeinrichtungen** sind überwiegend pflegerische und soziale Kriterien maßgebend. Entscheidend für die Wahl der Einrichtung ist die Notwendigkeit einer ärztlichen Betreuung durch palliativmed. spezialisierte Ärzte. Stehen med. Maßnahmen im Vordergrund, sollte die **Palliativstation** gewählt werden.

19.4.2 Erfassen der Situation im häuslichen Bereich

Eine notfallmäßige Einweisung zur sofortigen Symptomkontrolle ist in der palliativen Situation selten. Bei rascher Verschlechterung eines Schwerkranken sind „Pro" und „Kontra" einer Krankenhauseinweisung abzuwägen. Der Hausarzt hat dabei den Vorteil, Pat. und Angehörige schon längere Zeit zu kennen und zu begleiten. Er kann somit Faktoren, die für oder gegen eine Einweisung sprechen, besser beurteilen. Der Arzt im Krankenhaus sollte über diese Faktoren informiert werden.

Bei der Einweisung eines Schwerkranken in eine Akutklinik müssen die Situation und, falls bekannt, die Behandlungswünsche des Pat. (z. B. Patientenverfügung, ▶ 20.2.1) ausdrücklich betont werden, um unnötige Diagnostik und Therapie zu vermeiden.

Die Problematik einer stationären Einweisung wird noch verstärkt, wenn es sich um einen Sterbenden handelt. Hier ist neben der medizinischen insb. auch die pflegerische, psychologische und soziale Situation zu beachten.

> **!** Vor jeder stationären Einweisung nochmals prüfen, ob dies der Wunsch des Pat. ist bzw. ob das Behandlungsziel nicht auch ambulant erreicht werden kann.

Für eine stationäre Einweisung in eine Palliativstation sprechen:

- Nicht beherrschbare Sympt. mit der Notwendigkeit stationärer palliativmed. Maßnahmen wie schwerste Schmerzen, unstillbares Erbrechen, Atemnot-Angst-Sy.
- Wunsch des Pat. nach intensiverer med. Betreuung.
- Sehr agitierter Pat.
- Fehlen eines tragfähigen sozialen Umfelds.
- Erschöpfung der pflegenden Angehörigen.

Gegen eine stationäre Einweisung sprechen:

- Große physische Belastung durch den Transport.
- Trennung des Schwerkranken von seiner vertrauten Umgebung.
- Wecken falscher Hoffnungen (z. B. auf eine weitere spez. Behandlung).
- Falls keine Einweisung in eine Palliativstation möglich ist und deswegen die Aufnahme in ein Akutkrankenhaus erfolgt: Risiko sinnloser Diagn. und Therapie durch Klinikärzte, die den Pat. nicht kennen und palliativmed. unerfahren sind.

19.4.3 Einweisung in Palliativstation oder Krankenhaus

Anmeldung

- Anfrage beim zuständigen Aufnahmearzt nach einem freien Bett.
- Information über med. Vorgeschichte und aktuelle Befunde.
- Information über pflegerische Besonderheiten, damit z. B. entsprechende Antidekubitus-Matratze bereitgestellt wird.
- Information über das soziale Umfeld.
- Information über den Wissensstand von Pat. und Angehörigen in Bezug auf Diagnose und Prognose.
- Information über die Erwartungen von Pat. und Angehörigen an den stationären Aufenthalt (z. B. Patientenverfügung).
- Information über derzeit durchgeführte Therapien.

Einleitung notwendiger ärztlicher Maßnahmen vor der Einweisung

- Schmerzmittelbedarfsgabe vor dem Transport, Bedarfsmedikamente mitgeben.
- Sichern von Kathetern, Infusionssystemen u. a. „Zugängen“, um Gefahren beim Umlagern zu verringern.
- Evtl. Sedieren vor dem Transport.
- Evtl. Sichern einer kontinuierlichen Sauerstoffgabe.
- Mitgabe von Patientenunterlagen und Röntgenbildern sowie Medikamentenplan, wenn vorhanden, um unnötige Doppeluntersuchungen zu vermeiden.
- Mitgabe von ausgefallenen Medikamenten, um lückenlose Gabe in den ersten Tagen des stationären Aufenthalts zu sichern.
- Mitgabe von Dokumenten wie Patientenverfügung, Anleitung für Infusionspumpen o. Ä.

Vermittlung eines geeigneten Transports

- I. d. R. liegend.
- Ggf. Information über Spritzenpumpen, Sauerstoffgabe, Absaugnotwendigkeit, Bedarfsmedikamente.
- Information des Begleitpersonals über die Prognose und mögliche Komplikationen auf dem Transport und geeignete Notfallmaßnahmen.
- Genaue Wegbeschreibung zur aufnehmenden Klinik und Angabe des zuständigen Arztes, um unnötige Umwege und Wartezeiten zu vermeiden.

19.4.4 Entlassung nach Hause

Prinzipiell sollte der Schwerkranke seine letzte Lebenszeit in vertrauter Umgebung verbringen können. Dies bedeutet, dass eine Entlassung nach Hause angestrebt werden sollte. Dies kann für manche Pat. ein letzter Herzenswunsch sein, den ihm die Angehörigen gern erfüllen. Nicht immer ist aber das Zuhause gleichzeitig der Ort, an dem der Pat. sich geborgen fühlt bzw. die beste Begleitung erfährt. Die Verlegung in eine Einrichtung zur stationären Pflege kann dann einen Kompromiss bedeuten. Zunehmend kann bei schwieriger Gesamtsituation auch auf ein SAPV-Team zurückgegriffen werden.

> Oft ist eine parallele Planung einer Alternative sinnvoll, da die sich möglicherweise rasch ändernde klin. Situation kurzfristig eine Entlassung nach Hause unmöglich macht.

Für die Entlassung eines Schwerkranken nach Hause ist eine sorgfältige Vorarbeit nötig. Der Hausarzt muss frühzeitig einbezogen werden. Immer sollten alle Beteiligten (Pat., Angehörige, Pflegedienst, Hausarzt) bestmöglich über die med. und pflegerische Situation und mögliche Komplikationen informiert sein. Ggf. im Gespräch über eine Patientenverfügung klären, was bei einer akuten Verschlechterung zu Hause veranlasst werden soll:

- Notrufnummern, z. B. für ambulante Hospizdienste (AHD), Palliativstation, diensthabende Ärzte.
- Notfallmedikamente für zu Hause.
- In welchem Fall soll wieder eine Einweisung in ein Krankenhaus erfolgen?

Gründe, die gegen eine Entlassung nach Hause sprechen:

- Sterbender Pat. (außer bei ausdrücklichem Wunsch).
- Fehlende Möglichkeit zur häuslichen Pflege.
- Fehlende hausärztliche Versorgung.

19

Voraussetzungen für eine Entlassung nach Hause

! Die Anforderungen an alle Beteiligten bei der Pflege eines Sterbenden zu Hause dürfen nicht unterschätzt werden. Angehörige müssen evtl. von dem Vorwurf entlastet werden, den Pat. „in das Pflegeheim abzuschieben".

Die Entlassung eines Schwerkranken nach Hause muss sorgfältig vorbereitet werden, da für ihn der Wechsel und eine evtl. notwendige Wiedereinweisung sehr belastend sind. Kompromisse sind oft nicht vermeidbar. Folgende Bereiche sollten geklärt werden:

Medizinische Betreuung

- Wie schätzt der Hausarzt die Situation zu Hause ein?
- Ist der Hausarzt bereit, regelmäßig Hausbesuche durchzuführen?
- Ist der Hausarzt mit der Therapie vertraut?
- Wer vertritt den Hausarzt?
- Art der Symptomkontrolle (Tbl., Subkutaninjektionen, Infusion, Pumpensysteme).
- Sind sonstige Therapien (z. B. Strahlentherapie) geplant und von zu Hause aus durchführbar?

Zusammenarbeit mit dem Hausarzt:

- Entlassungstag rechtzeitig bekannt geben, damit Hausbesuch geplant werden kann.
- Absprache der Medikation im häuslichen Bereich (Generika, Darreichungsformen).
- Klären, wer die Rezepte rechtzeitig in der Apotheke einlöst.
- Kurzarztbrief und Medikamentenplan mind. 1 d vorher zusenden, da viele Apotheken keine BtMVV-pflichtigen Medikamente vorrätig haben.

! Ambulant können BtMVV-pflichtige Medikamente nur bis Freitagabend an Apotheken geliefert werden. Deshalb müssen für das Wochenende benötigte Medikamente bis Freitagmittag bestellt sein. Andernfalls müssen die erforderlichen Mengen mitgegeben werden (beschriftet und mit ärztlicher Einnahmeanordnung).

- Mitteilung über erfolglose Therapieversuche, Bedarfsmedikamente, Ernährung.
- Information über Wissensstand von Pat. und Angehörigen und Verarbeitungsprozess.
- Information über die beantragten erforderlichen Hilfsmittel bzw. erforderliche Verordnungen.
- Information über weitere Personen und Institutionen, die in die Begleitung involviert sind.

Pflegerische Betreuung

- Art und Umfang der Grundpflege: Körperpflege, Mobilität, Essen und Trinken, Ausscheidung, Sonstiges.
- Art und Umfang der Behandlungspflege: Zugänge, Injektionen, Bedarfsmedikation, Sauerstoffgabe.
- Wer koordiniert Pflegedienste, Arztbesuche u. a. Helfer?

Pflegehilfsmittel Was ist nötig und vorhanden bzw. muss besorgt werden (▶ 16.4.4)?, z. B.: Krankenbett, Aufsetzhilfe, Lagerungshilfen (Spezialmatratze, Fell, Ring, Rollen, Kissen), Bettgitter, Nachtstuhl, Rollstuhl, Infusionsständer,

Urinflasche, Bettschüssel, Körperpflegemittel, Wärmflasche, Schnabelbecher, Unterlagen, Windeln, Verbandsmaterial, Notrufglocke u. a.

Soziales Umfeld

- Pat. lebt allein/mit Partner, sonstige Angehörige.
- Können Freunde in die Pflege eingebunden werden?
- Von wem ist aktive Hilfe zu erwarten?
- Wie kann diese Hilfe aussehen (Pflege, Haushalt, Einkaufen, Essen kochen, Arztbesuche, Nachtwachen)?
- Sind bereits Sozialstation/Hospizhelfer eingeschaltet?

Wohnsituation

- Größe der Wohnung/der Zimmer: Können ein von beiden Seiten begehbares Bett und die notwendigen Pflegehilfsmittel (▶ 16.4.4) aufgestellt werden?
- Kann ein Mittelweg zwischen Kranken- und Wohnzimmer gefunden werden?
- Treppen/Aufzug: Ist ein Verlassen der Wohnung möglich?
- Garten/Balkon: Ist Gelegenheit, im Freien zu liegen?
- Besondere Problembereiche wie Badezimmergröße, Schlafplatz für Nachtwachen.
- Wer kommt wie in die Wohnung?
- Rufmöglichkeiten: Telefon am Bett, Notrufsystem, wer ist erreichbar?

Finanzierung

- Krankenkasse.
- Pflegekasse, Pflegestufe.
- Sozialhilfe, Rentenanträge.
- Persönliche Rücklagen.
- Zuschüsse, Spenden.

Absprachen mit ambulanten Betreuungspersonen

- Rechtzeitige Information des Hausarztes über das ther. Konzept, angewendete Medikamente, spezielle Darreichungsformen (z. B. Pflaster, Pumpen), BtM-Bedarf, spezielles Verbandsmaterial.
- Rechtzeitige Organisation einer häuslichen Pflege oder Information bereits eingeschalteter ambulanter Pflegedienste (▶ 19.4.2).
- Schriftlicher Bericht über durchgeführte ärztliche und pflegerische Maßnahmen.
- Information über den Wissensstand von Pat. und Angehörigen.
- Kontakt zu AHD, falls gewünscht.
- Hinweis auf SAPV, falls vor Ort bereits etabliert.

Pflegeüberleitung

In vielen Bundesländern bestehen Modelle zur Pflegeüberleitung. Meist sind Kliniksozialarbeiter oder speziell ausgebildete Pflegekräfte bei der Vorbereitung der Entlassung behilflich.

Ein Besuch des weiter betreuenden ambulanten Pflegedienstes im Krankenhaus und evtl. Anleitung in speziellen Pflegemaßnahmen können sinnvoll sein und geben allen Beteiligten Sicherheit. Bei komplizierten Verbänden oder technischen Geräten sollte vor Entlassung Gelegenheit zum „Üben" bestehen.

Vor der Entlassung muss geklärt werden, wer was wann tun kann bzw. muss.

- Wo können Nachbarn und Freunde helfen?
- Wo müssen Fachkräfte eingeschaltet werden?

- Welche Hilfen haben die Helfer?
- Wer koordiniert die einzelnen Helfer?
- Wer erstellt eine Liste wichtiger Telefonnummern und Handlungsanweisungen für den Notfall?

19.4.5 Entlassung in stationäre Pflegeeinrichtungen

Ist eine Entlassung nach Hause nicht möglich, kommen verschiedene Pflegeeinrichtungen infrage, die unterschiedlich finanziert werden (Leistungsumfang einer Kostenübernahme, ▶ 19.4.3):

- **Tagespflege/Nachtpflege:** Der Pat. wird den Tag/die Nacht über in einer speziellen Einrichtung betreut. Die Kosten werden teilweise von der Pflegekasse übernommen.
- **Kurzzeitpflege:** Zur Entlastung der Angehörigen oder bis ein Pflegeplatz gefunden ist; zeitlich begrenzt auf 4 Wo. Die Kosten werden anteilmäßig von Pflegekasse und Pat. getragen.
- **Pflegeheim/Seniorenheim/betreutes Wohnen:** Die Pflegekasse übernimmt anteilig, abhängig von der Pflegestufe, die Kosten, den Rest muss der Pat. tragen.
- **Stationäres Hospiz:** Die Pflegekasse übernimmt, entspr. der Pflegestufe, einen Anteil. Die Krankenkasse übernimmt gestaffelt, abhängig von Pflegestufe und Verweildauer, die übrigen Kosten.

Die Vorbereitung entspricht der Entlassung nach Hause (▶ 19.4.4). Die Pflegekräfte und der weiterbehandelnde Arzt müssen rechtzeitig informiert werden. Soziales Umfeld, med. Betreuung, pflegerische Betreuung und Finanzierung müssen geklärt sein.

Für manche Pat. und Angehörige ist die Weiterbetreuung in einer stationären Pflegeeinrichtung eine große Erleichterung und Voraussetzung für eine Bewältigung der Sterbesituation.

19.4.6 Verordnungen

Bundesopiumstelle (BOPST)

Der Umgang mit Betäubungsmitteln ist im Betäubungsmittelgesetz (BtMG) von 1981 und den dazu erlassenen Verordnungen geregelt. Aus diesen Vorschriften ergeben sich die Aufgaben der BOPST des Bundesinstituts für Arzneimittel und Medizinprodukte (BfArM). Die Bezeichnung der BOPST ist historisch zu verstehen. Seit Februar 2009 hat die Abteilung auch die Ausgabe von Sonderrezepten zur Verschreibung von Thalidomid und Lenalidomid übernommen.

Bundesinstitut für Arzneimittel und Medizinprodukte
Bundesopiumstelle
Kurt-Georg-Kiesinger-Allee 3
D-53175 Bonn
Tel.: +49 – (0)228–99 307 0 (Zentrale)
Fax: +49 (0)228–99 307 5207
Telefon-Hotline (9–12 Uhr): +49 (0)228–207 4321
E-Mail: poststelle@bfarm.de
Internet: www.bfarm.de

Betäubungsmittel-Rezept (BtM-Rezept)

Anforderung von Betäubungsmitteln (BtM) für Stationsbedarf

- Spezielle Formulare werden von der BOPST an den Arzt ausgegeben, der ein Krankenhaus oder eine Krankenabteilung leitet (▶ Abb. 19.3).
- Angabe der anfordernden Station (Stempel), keine Patientennamen erforderlich.
- Handschriftliche Anforderung durch den ermächtigten Arzt mit Angabe von Medikamenten-Name und Hersteller (z. B. MST 10 Mundipharma), Darreichungsform (ret. Tbl.), Stärke (à 10 mg), Anzahl (Nr. 50).
- Mehrere Medikamente auf einem Formular rezeptierbar.
- Keine Höchstgrenze für Einzelsubstanzen.
- Leerräume am Ende durchstreichen.
- Datum, Name (leserlich), Unterschrift, Telefonnummer der Station.

Betäubungsmittel-Anforderungsschein Teil III

Verbleibt im Heft bei dem Verschreibenden

Anfordernde Stelle:

Palliativstation IA

Betäubungsmittelhaltiges Arzneimittel	bestellte Menge	gelieferte Menge*)

-Leerzeilen bitte streichen!- *) nur bei Abweichungenausfüllen

Datum Name des Arztes, Zahnarztes, Tierarztes Telefon-Nr.

04.03 - Nachdruck verboten Name des Arztes, Zahnarztes, Tierarztes

Abb. 19.3 Anforderung von BtM für den Stationsbedarf (Teil I für Apotheke, Teil II für Apotheke zur Abrechnung) [A300]

BtM-Rezept für Patient und Sprechstundenbedarf (▶ Abb. 19.4).

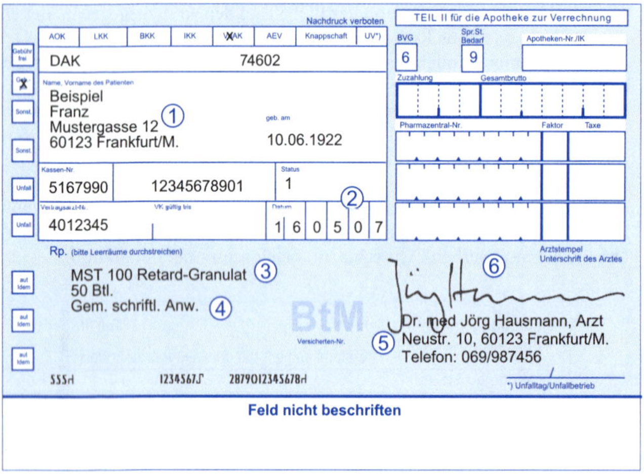

Abb. 19.4 „Standard"-BtM-Rezept [A300]
1 Name und Anschrift des Pat.
2 Ausstellungsdatum
3 Arzneimittelbezeichnung, soweit dadurch nicht eindeutig bestimmt, die Bezeichnung und Gewichtsmenge des enthaltenen BtM. Die Menge des Arzneimittels in Gramm, Milliliter oder Stückzahl
4 Gebrauchsanweisung mit Einzel- und Tagesgabe, oder im Fall einer gesonderten schriftlichen Gebrauchsanweisung für den Pat. mit dem Vermerk: „Gem. schriftl. Anw."
5 Name, Berufsbezeichnung, Anschrift einschließlich Telefonnummer des verschreibenden Arztes
6 Eigenhändige Unterschrift des Arztes, im Vertretungsfall der Vermerk „i.V."

- Der Klinikarzt kann nur für Privatpat. rezeptieren (außer bei ambulanter Betreuung), sonst Rezept von Hausarzt oder Notfallambulanz ausstellen lassen.
- Formulare für die Erstanforderung von BtM-Rezepten und BtM-Anforderungsscheine werden von der BOPST elektronisch zur Verfügung gestellt. Sie können unter www.bfarm.de abgerufen werden. Bei erstmaliger Bestellung sind folgende Unterlagen notwendig:
  - Formular für die Erstanforderung.
  - Amtlich beglaubigte Kopie der Approbationsurkunde bzw. amtlich beglaubigte Kopie der Erlaubnis zur Berufsausbildung (nicht älter als 3 Mon.).
- Liste der Medikamente, die der BtMVV unterliegen, und Höchstmenge (rosa Seiten der Roten Liste) und viele Informationsschriften zur Schmerztherapie.
- Für den Praxisbedarf darf bis zu einer Menge des durchschnittlichen 2-Wochen-Bedarfs (und mind. die kleinste Packungsgröße) verschrieben werden.
- Vorratshaltung in der Praxis nicht mehr als der Monatsbedarf.
- Für Pat. max. zwei BtM je Rezept.

- Max. Bedarf für 30 d bzw. Höchstmenge (im Sonderfall mehr, dann kennzeichnen mit „A“).
- Im Notfall kann die dem Notfall entsprechende Menge auch auf einem Normalrezept (kennzeichnen mit „Notfallverschreibung“) verordnet werden (▶ Abb. 19.5). Die gleichlautende Verordnung ist „unverzüglich“ auf einem BtM-Rezept (kennzeichnen mit „N“) an die abgebende Apotheke nachzureichen. Die beiden Formulare müssen dann „dauerhaft“ verbunden werden.
- BtM-Rezept muss innerhalb von 7 d eingereicht werden, sonst ungültig.
- Aufbewahrungspflicht 3 J. (gilt für Arzt und Apotheker).

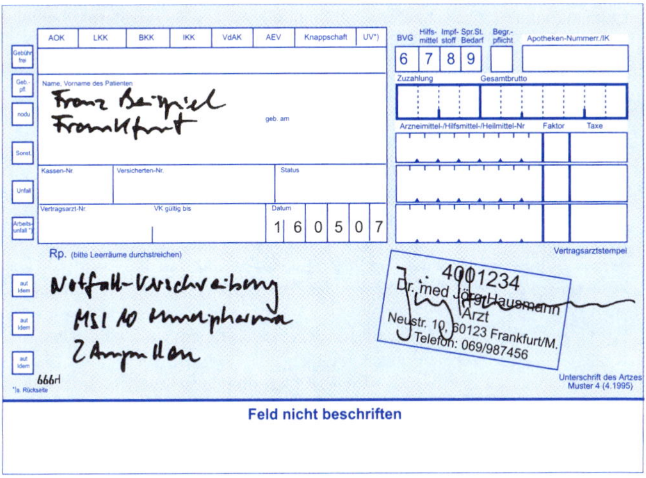
AOK | LKK | BKK | IKK | VdAK | AEV | Knappschaft | UV*)
BVG | Hilfs-mittel | Impf-stoff | Spr.St. Bedarf | Begr.-pflicht | Apotheken-Nummer/IK
6 7 8 9
Zuzahlung | Gesamtbrutto
Arzneimittel-/Hilfsmittel-/Heilmittel-Nr | Faktor | Taxe
Gebühr frei | Geb.-pfl. | nodu | Sonst. | Unfall | Arbeits-unfall *)
Name, Vorname des Patienten
Franz Beispiel
Frankfurt
geb. am
Kassen-Nr. | Versicherten-Nr. | Status
Vertragsarzt-Nr. | VK gültig bis | Datum 1 6 0 5 0 7
Rp. (bitte Leerräume durchstreichen)
aut idem
Notfall-Verschreibung
MSI 10 Mundipharma
2 Ampullen
aut idem
aut idem
666rl
*) s. Rückseite
Vertragsarztstempel
4001234
Dr. med Jörg Hausmann
Arzt
Neustr. 10, 60123 Frankfurt/M.
Telefon: 069/987456
Unterschrift des Artzes
Muster 4 (4.1995)
Feld nicht beschriften

Abb. 19.5 „Notfall“-BtM-Rezept [A300]

Verordnung von Arzneimitteln

- Apothekenpflichtige Medikamente können grundsätzlich nicht verordnet werden (z. B. Salben gegen Dekubitus, viele Antiemetika).
- Bei einigen Substanzen sind bestimmte Darreichungsformen rezeptpflichtig (z. B. Dimenhydrinat-Amp., aber nicht Supp. und Drg.).
- Zur Vermeidung einer Regressforderung bei Prüfverfahren kostenintensive Pat. auflisten und diese Liste der Quartalsabrechnung beilegen. Folgende Angaben sind nötig: Name, Geburtsdatum, Diagnose; es empfiehlt sich eine Begründung, z. B. ambulante Ernährungstherapie, ambulante i. v. Therapie, Vermeidung von stationären Krankenhausaufenthalten.
- Bisphosphonate und Octreotid gehören zu den „Besonderen Arzneimitteln“ und zählen bei der Berechnung des Arzneimittelbudgets nicht.
- Nach den Arzneimittel-Richtlinien dürfen mit Angabe der Ind. einige von der Verordnung ausgenommene Medikamente rezeptiert werden (▶ Tab. 19.7).

19

Tab. 19.7 Von der Verordnung ausgenommene Medikamente, die nach den Arzneimittel-Richtlinien mit Angabe der Indikation rezeptiert werden dürfen

Medikament	Indikation/Darreichungsform
Laxanzien	Tumorleiden, neurogene Darmlähmung, Opioidtherapie
ASS, Paracetamol	Schwere Schmerzen, Komedikation zu Opioiden
Antihistaminika	Schwerwiegender, anhaltender Pruritus
Antimykotika	Soor
Kalzium mit Vit. D	Skelettmetastasen/Bisphosphonate, während Steroidtherapie
Butylscopolamin	Nur parenteral, nur zur Behandlung in der Palliativmedizin

Arzneimittelvereinbarung (AVB) 2007, Defined Daily Doses (DDD)
Die Kassenärztliche Bundesvereinigung (KBV; www.kbv.de) legt zusammen mit den Spitzenverbänden der Krankenkassen in § 3 der AVB für bestimmte Medikamente (u. a. Lamotrigin, Gabapentin und Pflaster mit Fentanyl oder Buprenorphin) Tagesdosen und damit Zielvorgaben für Tagestherapiekosten fest („DDD"). Diese basieren auf internationalen Werten (die nicht uneingeschränkt für deutsche Verhältnisse umgesetzt werden können). Die Zielwerte sind verbindlich und bei der Arzneimittelverordnung zu berücksichtigen.
Die Umsetzung der Vereinbarung wird auf Länderebene durch die jeweiligen Kassenärztlichen Vereinigungen geregelt.
Informationen über ihre individuelle Einhaltung der vom GKV-Spitzenverband jährlich neu festgesetzten Rahmenvorgaben nach § 84 Abs. 7 SGB V für Arzneimittel werden den Kassenärzten durch eine GKV-Arzneimittel-Schnellinformation quartalsweise je Arzneimittelgruppe auf Grundlage der im jeweiligen Jahr geltenden amtlichen DDD-Klassifikation des DIMDI zeitnah zur Verfügung gestellt. Dabei werden sie einmal über ihr tatsächliches DDD-Volumen und dessen Anteil für die jeweilige Leitsubstanz und zum anderen über ihre Über- oder Unterschreitung in ihrer Arzneikostenverordnungssumme, gemessen an der Richtgrößenvereinbarung, informiert. Eine Überschreitung des individuellen Richtgrößenvolumens um 15–25 % führt zu einer Beratung. Überschreitungen von > 25 %, die nicht durch Praxisbesonderheiten begründet werden können, führen zu einem Regress, bei dem der Arzt mit seinem Vermögen für die Überschreitung haftbar gemacht wird. Bei einer geplanten Entlassung aus dem Krankenhaus müssen die DDD-Zielwerte berücksichtigt, d. h., Therapievorschläge unter Verwendung der Wirkstoffbezeichnungen weitergeleitet werden. Falls preisgünstigere Arzneimittel mit pharmakolog. vergleichbaren Wirkstoffen oder ther. vergleichbarer Wirkung verfügbar sind, ist mind. ein preisgünstigerer Therapievorschlag anzugeben. Abweichungen sind in med. begründeten Ausnahmefällen zulässig (§ 9 AMV – Entlassmedikation der Krankenhäuser bzw. § 115c SGB V; www.bundesrecht.juris.de/sgb_5).

Verordnung von Pflegehilfsmitteln (zur Vorbereitung der häuslichen Betreuung)

Informelles Schreiben an die Kranken- bzw. Pflegekasse zur Bereitstellung von speziellen Pflegehilfsmitteln.

- Muss die med. Notwendigkeit begründen (z. B. um stationäre Behandlung abzukürzen, um Verschlechterung vorzubeugen, um häusliche Betreuung zu gewährleisten usw.). Im Rahmen der Sparmaßnahmen sind bei einigen Kassen recht drastische Formulierungen notwendig, um z. B. einen Badewannenlift genehmigt zu bekommen.
- Nicht abrechnungsfähig über Krankenkasse.

Hilfsmittel zur Pflege (Vorlagen, Verbandsmaterial, Material zur Stomaversorgung) können bis zu einem gewissen Umfang (Höchstbetrag) vom Hausarzt rezeptiert werden (bes. gekennzeichnetes „Hilfsmittelrezept").

Im stationären Bereich empfehlen sich interne Briefvorlagen für folgende Hilfsmittel:

- Elektrisch höhenverstellbares Krankenbett.
- Spezialmatratze.
- Toilettenstuhl.
- Rollstuhl.
- Gehwagen.

Die med. Begründung, warum diese Hilfsmittel für einen Pat. erforderlich sind, ist im Wesentlichen diagnoseunabhängig immer dieselbe.

Fragebogen zur Aufnahme in eine Pflegeeinrichtung

- Bei Antrag zur Aufnahme in ein Pflegeheim meist von der entspr. Einrichtung geforderte ärztliche Beurteilung zur med., psychischen und pflegerischen Situation des Pat.
- Formblatt (jede Einrichtung hat ein eigenes Formblatt, die inhaltlich jedoch sehr ähnlich sind) oder informelles Schreiben.
- Nicht abrechnungsfähig.
- Kopie für die Akte empfiehlt sich (meist mehrere Anträge nötig bzw. Rückfragen).

Verordnungen bei geplanter Entlassung

! Rechtzeitig vor der geplanten Entlassung Telefonat mit dem Hausarzt, um ggf. abrechnungsbedingte Änderungen im Therapieschema noch unter stationärer Aufsicht vornehmen zu können.

- Den Hausarzt ggf. veranlassen, die häusliche Krankenpflege zu verordnen.
- Mit dem Hausarzt die notwendigen Medikamente besprechen; evtl. müssen Medikamente in der Apotheke bestellt werden (▶ 19.4.4).
- Versorgung mit BtM-pflichtigen Medikamenten klären bzw. sicherstellen. Nicht alle Hausärzte verfügen über BtM-Rezeptformulare, evtl. Mitbetreuung durch Schmerzambulanz oder niedergelassenen Palliativmediziner/Schmerztherapeuten/Onkologen in die Wege leiten (▶ 19.5.4).

19

19.5 Stationäre Betreuung

Elisabeth Albrecht, Claudia Bausewein, Susanne Roller und Raymond Voltz

19.5.1 Räumliche und personelle Voraussetzungen einer Palliativstation

Räumliche Ausstattung In den letzten Jahren sind viele Palliativstationen entstanden. Dabei hat sich eine Größe von 8–12 (Min. 6, Max. 15) Betten bewährt, um die familiäre Atmosphäre zu bewahren. Die Räume sollten hell, freundlich und farbig gestaltet sein, um die typische Krankenhausatmosphäre zu vermeiden. Es muss genügend Raum sein für Angehörige, die einen Kranken begleiten oder für Trauernde, die Abschied nehmen wollen. Daraus ergibt sich folgender Raumbedarf:

- Krankenzimmer für 10–12 Pat. (Ein- und Zweibettzimmer mit Nasszelle) mit wohnlichem Charakter und Möglichkeit, auch mit Krankenbett ins Grüne zu kommen.
- Behindertengerechtes Bad mit Badewanne und Lift.
- Toiletten für Personal und Besucher.
- Aufenthaltsraum für Pat. und Angehörige.
- Aufenthaltsraum für Personal.
- Arztzimmer.
- Stationszimmer.
- Arbeitsraum für med. und pflegerische Tätigkeiten rein/unrein.
- Behandlungszimmer/Ambulanzraum.
- Sprechzimmer.
- Küche.
- Gästezimmer.
- Besprechungs- und Schulungsraum für Ausbildung ehrenamtlicher Helfer, Weiterbildung, Bibliothek, Videothek.
- Abschiedszimmer, in dem Verstorbene bis 24 h nach dem Tod verbleiben können.
- Evtl. Kapelle.
- Evtl. Raucherzimmer.

Personelle Ausstattung

- Pflegeschlüssel ideal 1 : 1,4, d. h., bei 10–12 Pat. 14–17 speziell ausgebildete Pflegekräfte, zuzüglich 4,5 Stellen für zwei Nachtwachen. In der Nacht müssen wegen der Schwerstpflege auch auf kleinen Palliativstationen mind. zwei Pflegekräfte anwesend sein, zumindest muss unproblematisch innerhalb weniger Min. eine Aushilfe erreichbar sein.
- Arztschlüssel: 1 Arzt pro 6–8 Pat., mit speziellen Kenntnissen und praktischer Erfahrung in Palliativmedizin.
- 1–2 Stellen (z. B. speziell geschulte Sozialpädagogen) für psycholog. Betreuung von Pat. und Angehörigen, Supervision, Ausbildung und Begleitung der ehrenamtlichen Helfer, Koordination der Entlassung, ambulante Betreuung nach Entlassung.
- Krankengymnastik.
- Musik-, Kunst-, Atem-, Ergotherapie usw. z. B. stundenweise bzw. nach Bedarf auf Honorarbasis.
- Evangelischer und katholischer Seelsorger (immer erreichbar, auch nachts), kooperierende Seelsorger anderer Konfessionen in Rufbereitschaft.

- Ehrenamtliche Helfer (Hospizhelfer) zur Mitarbeit auf Station und im ambulanten Bereich.
- Eine Palliativstation sollte an ein größeres Krankenhaus angeschlossen sein, damit die Möglichkeiten einer Klinik (z. B. Labor, Röntgen, Endoskopie, Konsiliardienst, Krankengymnastik, Diätberatung, Seelsorge, Sozialdienst etc.) mitgenutzt werden können.

Palliativpflege (Pflegemittel ▶ 16.4.4).
In den letzten Jahren hat sich die Palliativpflege als eigenständiger Teil der Palliativbetreuung entwickelt. Neben den allg. Regeln der Krankenpflege gelten spezielle Grundsätze bei der Betreuung Sterbender:

- Die Wünsche des Sterbenden stehen immer im Vordergrund: Der Pat. weiß, was für ihn gut ist.
- Die Pflege so gestalten, wie der Pat. es möchte.
- Bereitschaft zur Auseinandersetzung mit dem eigenen Tod und Sterben und den eigenen Grenzen ist Voraussetzung für die Pflege Sterbender.
- Die Pflege ist immer personenbezogen und individuell.
- Palliativpflege ist ein wichtiger Teil der Kommunikation mit dem Pat. (▶ 2.3.6).
  - Zeit haben in der Pflege für Zuhören, Gespräch und Schweigen.
  - Sprache der Berührung.
  - Sprache der Augen.
  - Sprache des Körpers.
- Dem Pat. zeigen: „Du bist bis zum letzten Atemzug kostbar und wichtig."

> **!** Fantasie und unkonventionelle Ideen einsetzen: Was dem Pat. hilft, ist richtig. Evtl. Angehörige nach speziellen Vorlieben fragen.

Notwendige Pflegemittel für die Palliativpflege (über die allg. Krankenpflege hinaus) sind abhängig von der speziellen Situation der Pat.

- Hilfen zur Lagerung: mehrere verschiedene Antidekubitus-Matratzen und Bettauflagen, Kissen (auch Dinkel, Kirschkern u. a.), Keile, Rollen.
- Hilfen zur Ausscheidung: Vorlagen, Betteinlagen, Windeln, Ableitungssysteme, Klysmen, Irrigator, Darmrohr, Nierenschalen.
- Hilfen zur Mobilisation: fahrbare Betten, Lifter, Mobilisationsliege, Rollstuhl (mit hoher Rückenlehne), Rutschbrett, Aufrichthilfen, Gehwagen u. a.
- Hilfen zur Körperpflege: Pflegemittel (z. B. Massageöle, Düfte, Kosmetika, Rasierer, Haarpflegeutensilien), Badewanne (mit Lifter), Mundpflegemittel (▶ 6.2).
- Hilfen zur Nahrungs- und Flüssigkeitsaufnahme: Möglichkeiten zur Vorratshaltung und individuellen Speisenzubereitung, Trinkhilfen (Schnabelbecher, Sprühflasche, Strohhalm, Pipette, Spritze, Tücher, Wattestäbchen, Eiswürfel u. a.).
- Hilfen zur Erleichterung der Atmung: Vernebler, Inhalator, Luftbefeuchter, Ventilator, Absauggerät, Aromalampe, Sauerstoffgeräte (auch transportabel).
- Hilfen zur Stimulation: Musikinstrumente, Kassettenrekorder, Fernseher, Bibliothek, Bilder, Kalender, Kuscheltiere, Greifbälle, Mobile, Lichtspiele, Massagegeräte.

19.5.2 Stationäre Patientenaufnahme

> **!** Die Aufnahme in eine Palliativstation ist i. d. R. keine „Notfallaufnahme". Ind. und Zeitpunkt müssen vorab geklärt werden.

- Das Team der Palliativstation bekommt erste Informationen über Pat., Anamnese und soziale Situation bereits bei der telefonischen Anmeldung (▶ 19.5.3).
- Am Tag der Aufnahme Vorbereiten von Bett (z. B. spezielle Lagerungshilfen, Antidekubitus-Matratze) und Zimmer (z. B. Blumen auf den Nachttisch, Lüften oder Heizen).
- Begrüßen des Pat. mit Namen und Begleiten in „sein Zimmer" (z. B. „Guten Tag, Herr XY, ich bin Schwester Z. Wir haben Sie schon erwartet. Ich begleite Sie jetzt in Ihr Zimmer").
- Für viele Schwerstkranke ist der Transport so anstrengend, dass am Aufnahmetag nur noch wenig weitere Kommunikation möglich ist (▶ 2.3 und ▶ 2.4).
- Angehörige von Anfang an integrieren. Auch für sie ist die Tatsache der Aufnahme belastend. Oft ist die Entscheidung für die Palliativstation oder das Hospiz die erste Konfrontation mit dem nahen Tod des Kranken.
- Gesprächsbedarf der Angehörigen erkennen – Gesprächsbereitschaft signalisieren.

Problemorientierte Anamnese (▶ 2.4).

> **!** Die meisten standardisierten Anamnesebögen sind ungeeignet. Es geht nicht darum, das Datum banaler Vorerkr. zu erfragen.

- Alle bekannten Informationen aus Vorgesprächen und Arztbriefen zusammentragen.
- Das Erstgespräch dauert i. d. R. 30–60 Min.
- Vor Gesprächsbeginn Kranken fragen, ob er sich für ein längeres Gespräch in der Lage fühlt, evtl. auf die Möglichkeit der Fremdanamnese verweisen.
- Anwesenheit der Angehörigen mit dem Pat. klären. Auch beim wachen, orientierten Pat. kann die Fremdanamnese sinnvoll und vom Kranken gewünscht sein.
- Kein „Abfragen" bereits bekannter Daten und Fakten.
- Schwerpunkt auf den aktuellen Beschwerden. Sinnvolle Eröffnungsfrage: „Was hat sich in Ihrer Erkr. verändert, dass Sie heute zu uns kommen?".
- Den Pat. zunächst erzählen lassen (offene Fragen, ▶ 2.4.2), um einen Eindruck von seinem Informationsstand bzw. seiner Bewusstseinslage zu bekommen.
- Letzte Medikation erfragen, soweit nicht aus den Unterlagen ersichtlich.
- Überprüfen der Angaben auf Medikamentenplänen und Einweisungsscheinen. Oft wurde die Therapie, z. B. Schmerztherapie, in den Tagen vor der stationären Aufnahme vom Pat. mit oder ohne Rücksprache geändert.
- Ggf. Angaben von Angehörigen bestätigen lassen.
- Keine Wertäußerungen über Vortherapien.
- Soziales Netz und Ansprechpersonen erfragen.
- Vorhandensein von Patientenverfügung und -vollmacht klären (▶ 20.2).

- Gezieltes Nachfragen nach den häufigsten Beschwerden. Da viele Symptome bei fortgeschrittener Erkr. schon lange bestehen und bisher nicht erfolgreich behandelt wurden, sind sie für den Kranken oft schon selbstverständlich.

! Wenn Pat. beim Erstgespräch angeben, über ihre Erkr. nicht informiert zu sein, so kann das bedeuten, dass sie die Schwere der Erkr. verdrängen und hoffen, dass irgendjemand endlich sagt, dass alles nicht so schlimm ist. „Barmherzige Lügen" verstärken diese Verdrängungsmechanismen.

Fremdanamnese Die meisten Pat. einer Palliativstation sind zu schwach für eine extensive Anamnese. Da die Angehörigen oft schon lange Zeit an der Betreuung des Kranken beteiligt sind, können sie meist gut Auskunft geben. Vorher jedoch, wenn möglich, die Frage der Schweigepflicht klären. Zusätzliche Informationen kann man von weiteren Beteiligten erhalten:

- Vorbehandelnde Ärzte.
- Ambulanter Pflegedienst.
- Hospizhelfer (falls schon im Vorfeld eingeschaltet).
- Seelsorger.

Familienstammbaum (Genogramm) Die Kenntnis der familiären Struktur und des „sozialen Netzes" ist für die Betreuung auf der Palliativstation und die Planung einer evtl. Entlassung Voraussetzung. Oft sind aufgrund der langen, zermürbenden Krankheits- und Pflegephase herkömmliche familiäre Strukturen aufgelöst. Die Pflege wird dann von entfernten Verwandten oder Freunden durchgeführt. Der Begriff „nächster Angehöriger" muss nichts mit Verwandtschaftsgraden zu tun haben (engl. *significant other*). Es hat sich das Erstellen eines „Familienstammbaums (Genogramm, ▶ Abb. 19.6)" bewährt mit Angaben zu:

- Verwandtschaftsgrad.
- Entscheidungsbefugnis bei Therapieentscheidungen.
- Erreichbarkeit (Telefonnummern privat und dienstlich).

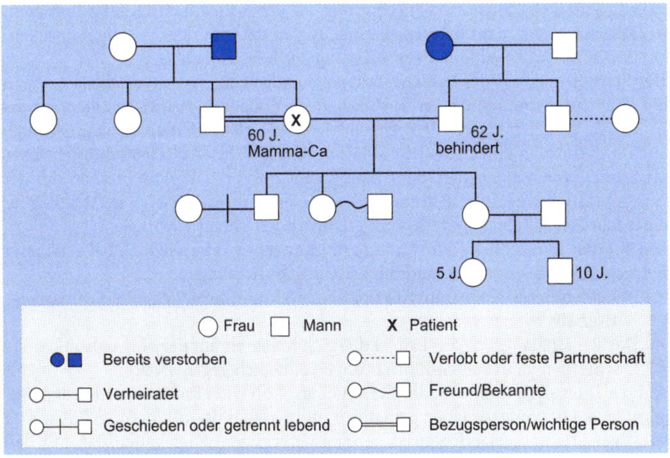

Abb. 19.6 Beispiel für ein Genogramm [L157]

- Dürfen persönliche Dinge mitgeteilt bzw. ausgehändigt werden?
- Dürfen Auskünfte am Telefon erteilt werden?

Körperliche Untersuchung

> ! Eine komplette internistische Untersuchung ist meist nicht möglich und nicht nötig.

- So viel wie nötig und so wenig wie möglich.
- Vorbefunde einbeziehen und überprüfen.
- Schwerpunkte setzen:
  - Mundhöhle (Gebissstatus, Soor, Speichelfluss).
  - Schluckfähigkeit.
  - Ausgedehnte Untersuchung der Thoraxorgane nur bei klin. Notwendigkeit (Pleura-/Perikarderguss, Pneumonie, Bronchusverschluss, Herzrhythmusstörungen).
  - Abdomen: Lebergröße, Resistenzen, Meteorismus, Obstipation, Aszites, Schmerzen.
  - Genitale: Kontinenz, Infektionen, Dauerkatheter, Stuhlverschmierung, rektales Austasten der Ampulle bei Morphintherapie (paradoxe Diarrhö).
  - Neurolog. Status.
  - Hautstatus (Dekubitus, Ödeme, Blutungszeichen).

19.5.3 Palliativmedizin auf der Intensivstation

Christoph Ostgathe und Raymond Voltz

Intensiv- und Palliativmedizin sind bei oberflächlicher Betrachtung zwei Extreme, die in ihrer Zielsetzung unterschiedlicher nicht sein könnten:

- **Intensivmedizin** zielt auf die Stabilisierung einer oder mehrerer Organfunktionen und somit auf eine Lebensverlängerung. Dabei wird im Einzelfall eine zumindest begrenzte Verschlechterung der Lebensqualität in Kauf genommen.
- **Palliativmedizin** orientiert sich eindeutig an dem für den Pat. angemessenen und somit an Erhalt oder Verbesserung der Lebensqualität.

Das Sterben wird auf der Palliativstation als natürlicher Prozess angesehen. Auch auf einer Intensivstation kann das Sterben als Vollendung eines erfüllten Lebens in Würde gelebt und von den Angehörigen miterlebt werden. Es kann jedoch auch als Abbruch eines Daseins, als Komplikation, als Zwischenfall erlebt bzw. tatsächlich vonstattengehen. Sehr häufig geht mittlerweile dem Sterben auf der Intensivstation eine Entscheidung gegen eine Fortführung bzw. gegen den Beginn einer lebenserhaltenden bzw. lebensverlängernden Therapie voraus.

Die auf den ersten Blick so unvereinbaren Konzepte weisen jedoch bei genauerer Betrachtung große **formale und inhaltliche Schnittmengen** auf:

- In beiden Bereichen ist interdisziplinäre und multiprofessionelle Teamarbeit notwendig.
- Das Personalangebot pro Pat. ist deutlich höher als auf der Normalstation.
- Das Sterben ist in beiden Einrichtungen alltäglich gegenwärtig.

Auf der Intensivstation kann die Verschiebung von einer kurativen, lebensverlängernden Zielsetzung zu einer palliativen, die auf Symptomlinderung, Trost und würdiges Sterben ausgerichtet ist, sehr rasch erfolgen. Hier haben Pat. mit den unterschiedlichsten Krankheitsbildern einen palliativmed. Bedarf, insb. bei:

- Akutem und chron. respiratorischem Versagen (▶ 12.6).
- Herz-, Nieren- und Leberinsuff. (▶ 12.5, ▶ 12.7, ▶ 12.8).
- Fortschreitenden neurolog. Erkr. (▶ 12.9).
- Koma (▶ 9.2).
- Multiorganversagen.

Die Zusammenarbeit mit einem spezialisierten palliativmed. und -pflegerischen Team, z. B. einem palliativmed. Konsiliardienst, kann in vielfacher Hinsicht hilfreich sein:

- Einschätzung des palliativmed. Bedarfs (Assessment).
- Hilfe bei Schmerztherapie und symptomorientierter Behandlung.
- Behandlung und Begleitung in der Finalphase (auch Angehörigenbegleitung).
- Unterstützung bei Vorbeugung und Behandlung behandlungs- bzw. maßnahmenbedingter Schmerzen, Angst und Unruhe.
- Beratung bei anstehenden Entscheidungen über weitere Diagn. und Therapie.
- Teilnahme an multidisziplinären Teamsitzungen, insb. mit Blick auf die Unterstützung bei der Klärung des Patientenwillens und Therapieziels und der sich daraus ergebenden ther. Konsequenzen (Begrenzung, Abbruch, Verzicht auf Therapieausweitung).
- Palliativpflegerische Einschätzung, Erstellen eines Pflegeplans bzw. Mithilfe dabei und ggf. Anpassung der Pflegeplanung.
- Unterstützung bei Wundversorgung und Pflege von Pat. mit exulzerierenden Tumoren.
- Unterstützung bei Einstellung der Beatmung (Atmung über T-Stück oder Extubation) in der Finalphase.
- Überleitung in stationäre oder ambulante ärztliche palliativmed. Versorgung.
- Hilfe bei der Kommunikation von sog. „schlechten Nachrichten".
- Hilfestellung für Pat. und Angehörige bei der Auseinandersetzung mit der Erkr. Im Sterbeprozess spielt unabhängig vom Ort die Integration und Begleitung Angehöriger eine entscheidende Rolle. Angehörige:
  - Stellen für den Schwerkranken den familiären Kontext dar.
  - Übernehmen häufig eine Stellvertreterfunktion bei Entscheidungen.
  - Sind selbst Fokus ärztlicher und pflegerischer Betreuung.
  - Brauchen nach dem Tod des Pat. zumeist eine intensive Betreuung.

Weitaus mehr Menschen sterben in Deutschland auf einer Intensivstation als auf einer Palliativstation. Vom Ort, von der zeitlichen Dimension und der Dynamik des Sterbens unabhängig zielt Palliativmedizin auf med. und menschliche Betreuung des Pat. und seiner Angehörigen, die die unterschiedlichen Dimensionen des Daseins einbezieht. Die Integration palliativmed. Inhalte und Kompetenzen an der Schnittstelle zwischen Heilung und Palliation kann somit auch auf der Intensivstation bei der Begleitung des Sterbenden und seiner Angehörigen hilfreich sein.

19.5.4 Abrechnung im DRG-System

Susanne Roller

- **DRG:** Diagnosis Related Groups. Ein Verfahren zur Klassifizierung der Pat. entsprechend ihrer Hauptdiagnose in Fallgruppen.
- **ICD:** International Classification of Diseases.
- **OPS:** Operationsschlüssel. Offizielle Prozedurenklassifikation für Leistungsnachweise und -abrechnung der deutschen Krankenhäuser.
- **InEK:** Institut für das Entgeltsystem im Krankenhaus.

Die Abrechnung nach Fallpauschalen erfordert ausgedehnte Kenntnisse der ICD-Codes, der OPS-Ziffern und der Codierrichtlinien. Es existieren keine spez. Codierregeln für die Palliativsituation. So stellt sich häufig die Frage, was bei den vielschichtigen Symptomen der Pat. in stationärer Palliativversorgung als Hauptdiagnose zählt. Nicht immer erfüllt die ICD-Ziffer des Primärtumors die Kriterien. Einige spezielle Situationen bei Palliativpat. lassen sich bisher nicht durch einen geeigneten Code abbilden (z. B. Atemnot-Angst-Syndrom, exulzerierte Tumorwunden, Fisteln). Werden mehrere Symptome gleichzeitig behandelt, gilt die zugrunde liegende Erkr. (d. h. Primärtumor bzw. Primärerkr.) als Hauptdiagnose. Dies kann bei gleicher Symptomatik und palliativer Therapie je nach Grunderkrankung zu stark unterschiedlichen Erlösen führen, da die Primärerkrankung zu verschiedenen DRG zuordnet.

Die **Hauptdiagnose** wird definiert als *„die Diagnose, die nach Analyse als diejenige festgestellt wurde, die hauptsächlich für die Veranlassung des stationären Krankenhausaufenthaltes des Pat. verantwortlich ist"*.

„Wenn zwei oder mehrere Diagnosen … gleichermaßen die Kriterien für die Hauptdiagnose erfüllen, … muss vom behandelnden Arzt entschieden werden, welche Diagnose am besten der Hauptdiagnose-Definition entspricht."

Deutsche Codierrichtlinien, Version 2012

Zur Darstellung der palliativmed. Behandlung stehen vier OPS-Ziffern zur Verfügung:

- OPS 1–773: Multidimensionales palliativmedizinisches Screening und Minimalassessment.
- OPS 1–774: Palliativmedizinische und geriatrische Funktionsuntersuchung.
- OPS 8–982: Palliativmedizinische Komplexbehandlung.
- OPS 8–98e: Spezialisierte stationäre palliativmedizinische Komplexbehandlung.

OPS 8–98e Spezialisierte stationäre palliativmedizinische Komplexbehandlung (Mindestmerkmale)

- Kontinuierliche, 24-std. Behandlung auf einer eigenständigen Palliativeinheit (mind. 5 Betten) durch ein multidisziplinäres und multiprofessionelles, auf die bes. aufwendige und komplexe Palliativbehandlung spezialisiertes Team. Fachliche Behandlungsleitung durch einen Facharzt mit Zusatzweiterbildung Palliativmedizin und mind. 6-monatiger Erfahrung in der Behandlung von Palliativpat. auf einer Palliativstation oder in einer anderen Einrichtung der spezialisierten Palliativversorgung. Die 24-std. fachliche Behandlungsleitung kann durch Rufbereitschaft gewährleistet werden.
- Von Montag bis Freitag tagsüber eine mind. 7-std. ärztliche Anwesenheit auf der Palliativeinheit.
- Pflegerische Leitung mit Nachweis einer anerkannten curricularen palliativpflegerischen Zusatzqualifikation von mind. 160 h sowie mit mind. 6-monatiger Erfahrung in einer Einrichtung der spezialisierten Palliativversorgung.
- Durchführung eines standardisierten palliativmedizinischen Basis-Assessments (PBA) zu Beginn der Behandlung.

- Tägliche multiprofessionelle Fallbesprechung mit Dokumentation.
- Erstellung und Dokumentation eines individuellen Behandlungsplans bei Aufnahme.
- Begleitung des Pat. durch einen fallbezogenen Koordinator.
- Aktive, ganzheitliche Behandlung zur Symptomkontrolle und psychosozialen Stabilisierung, ohne kurative Intention und i. Allg. ohne Beeinflussung der Grunderkr. von Pat. mit progredienter, fortgeschrittener Erkr. und begrenzter Lebenserwartung unter Einbeziehung ihrer Angehörigen.
- Bedarfsgerechte Anwendung spezialisierter apparativer palliativmed. Behandlungsverfahren und deren kontinuierliche Überwachung, z. B. Schmerzpumpen und weitere kontinuierliche parenterale Therapien zur Symptomkontrolle.
- Aktivierend oder begleitend ther. Pflege durch bes. in diesem Bereich geschultes Pflegepersonal.
- Wöchentliche multidisziplinäre Teambesprechung mit wochenbezogener Dokumentation bisheriger Behandlungsergebnisse und weiterer Behandlungsziele.
- Einsatz von mind. zwei der folgenden Therapiebereiche: Sozialarbeit/Sozialpädagogik, Psychologie, Physiotherapie, künstlerische Therapie (Kunst- und Musiktherapie), Entspannungstherapie, Patienten-, Angehörigen- und/oder Familiengespräche mit insg. mind. 6 h pro Pat. und Wo. patientenbezogen in unterschiedlichen Komb. (Patienten-, Angehörigen- und/oder Familiengespräche können von allen Berufsgruppen des Behandlungsteams durchgeführt werden).
- Bedarfsgerechte Vermittlung zu qualifizierten und kontinuierlichen Unterstützungsangeboten für Angehörige (auch über den Tod des Pat. hinaus).
- Bedarfsgerechte Vermittlung und Überleitung zu nachfolgenden Betreuungsformen der allg. und spezialisierten Palliativversorgung unter besonderer Berücksichtigung von Notfallvorausplanung, strukturierter Anleitung von Angehörigen, sozialrechtlicher Beratung und bedarfsgerechter Zuweisung.

ICD-Codes und OPS-Schlüssel werden jährlich aktualisiert und dem neuesten Stand angepasst (www.dimdi.de). Die finanzielle Bewertung der verschiedenen DRGs ändert sich auf der Grundlage der Codierungen der Kalkulationshäuser und der darauf basierenden Analyse des InEK von Jahr zu Jahr.

Sind die Kriterien der palliativmedizinischen Komplexbehandlung (OPS 8–982, 8–98e) erfüllt, kann die entspr. OPS codiert werden. Je nach Dauer der Behandlung kann ab Tag 7 ein gestaffeltes Zusatzentgelt (ZE 60 für OPS 8–982 und ZE 145 für 8–98e) geltend gemacht werden. Dies erfordert strukturelle und personelle Voraussetzung an das Behandlungsteam und eine genaue Dokumentation von Behandlungsplan, Therapie und Therapiezeiten. Andernfalls bilden sich Palliativpat. im DRG-System schlecht ab, was häufig zur Folge hat, dass anfallende Kosten für die Versorgung nur unzureichend gedeckt sind. Durch die Einführung des Zusatzentgelts soll der Mehraufwand bei längerer Verweildauer ausgeglichen werden. Seit 2014 gibt es für die OPS 8–98e Spezialisierte stationäre palliativmedizinische Komplexbehandlung ein eigenes ZE 145. Derzeit ist es noch möglich, die

Anerkennung einer Palliativstation als „besondere Einrichtung“ und damit die Abrechnung nach Tagessätzen zu beantragen.

Besondere Einrichtungen (BE)

Unter DRG-Kriterien ist eine Palliativstation derzeit nicht immer kostendeckend führbar. Außerdem vermittelt das DRG-System Pat. und Angehörigen das Gefühl (wie sie es von Aufenthalten in anderen Abteilungen kennen), dass Gespräche über Entlassung aufgrund von Zeitvorgaben durch die Kassen geführt würden. Unter bestimmten Voraussetzungen kann mit den Krankenkassen eine Vereinbarung getroffen werden, die Palliativeinheit als „besondere Einrichtung“ (BE) anzuerkennen:

- Räumlich und organisatorisch abgegrenzte Palliativeinheit.
- Mind. fünf Betten.
- Leitung durch einen Arzt, der fachlich nicht weisungsgebunden ist.
- Nachweis der erbrachten Leistungen (Ist-Daten des Vorjahres).

Gemäß § 17b Abs. 1 Satz 15 Krankenhausfinanzierungsgesetz (KHG) können BE zeitlich befristet aus dem pauschalierenden Entgeltsystem ausgenommen werden. Das Krankenhaus muss ggü. den Kassen die Besonderheit der Einrichtung und der von ihr erbrachten Leistungen sowie das Vorliegen der Voraussetzungen schriftlich begründen. Daraufhin können fall- oder tagesbezogene Entgelte vereinbart werden, mit denen die fallabhängigen Kosten der Behandlung finanziert werden. Zur Finanzierung der hohen pflegesatzfähigen Vorhaltekosten ist zusätzlich ein Zuschlag zu vereinbaren. Die Vereinbarungen sind zeitlich befristet.

Auch für 2015 können Einrichtungen als BE abrechnen. Grundsätzlich ist auch ein Wechsel aus dem DRG-System zurück zur BE möglich. Hierfür sind individuelle Verhandlungen mit den Kostenträgern erforderlich.

19.6 Dokumentation

Christoph Ostgathe, Lukas Radbruch, Friedemann Nauck und Raymond Voltz

19.6.1 Hintergründe

Die Dokumentation der Behandlung und Begleitung schwerkranker und sterbender Pat. ist aus med., juristischer, ethischer sowie ökonomischer Sicht erforderlich und muss den spez. Anforderungen der Palliativmedizin gerecht werden. Dies bedeutet, dass der Fokus weniger auf die üblicherweise dokumentierten Informationen (u. a. RR, Puls, Temp.) als auf palliativmedizinische Zielparameter gelegt wird.

Die Regeldokumentation dieser Parameter sollte in einem speziellen Verlaufsbogen der Patientenakte erfolgen, der individuell verfasst werden oder aus erprobten und standardisierten Formularen bestehen kann. Informationen der multidisziplinären Teammitglieder über Krankheitsbearbeitung, Stand der Aufklärung von Pat. und Angehörigen, Stimmung des Pat., Planung weiterer Diagn. und Therapie sowie die Gespräche mit z. B. dem Hausarzt werden als Freitext dokumentiert. Dafür muss ausreichend Platz vorgesehen sein.

Standardisierte Messverfahren werden auch i. R. der OPS-Codierung gefordert (Minimal- und Basis-Assessment, ▶ 1.3).

Zusätzlich können in der standardisierten Erfassung Symptomchecklisten, Lebensqualitäts- oder globale Instrumente zur Anwendung kommen, z. B.:

- Minimales Dokumentationssystem (MIDOS).
- *Palliative Care Outcome Scale* (POS).
- *Edmonton Symptom Assessment System* (ESAS).
- *Functional Assessment of Chronic Illness Treatment* (FACIT-G).
- Lebensqualitätsfragebogen der *European Organisation for Research and the Treatment of Cancer* (EORTC-QLQ-C30).

Die dynamische Entwicklung palliativmedizinischer und hospizlicher stationärer und ambulanter Versorgungssysteme macht zunehmend eine Vereinheitlichung der Dokumentation erforderlich. Darüber hinaus gibt es gesetzliche Richtlinien und Vorgaben für die Dokumentation (DRG, SAPV). Vereinheitlichung hat folgende Ziele:

- Aufbau eines Basisdatensatzes für Palliativpat.
- Erfüllung der Dokumentationspflicht.
- Fortlaufende Qualitätssicherung.
- Evaluation pflegerischer und ther. Maßnahmen sowie med. Prozeduren.
- Verbesserung des Austauschs von patientenbezogenen Informationen beim Wechsel von einer Versorgungsstruktur zur anderen (Palliativstation → häuslicher Bereich/ambulante Palliativpflege oder → stationäres Hospiz); www.dgpalliativmedizin.de/dgp-dokumentationshilfen.html.

19.6.2 Nationales Hospiz- und Palliativregister (NHPR)

Valide Daten werden in Zukunft für die Weiterentwicklung der Hospiz- und Palliativversorgung mitentscheidend sein. Von der Deutschen Gesellschaft für Palliativmedizin (DGP) wurde ein Nationales Hospiz- und Palliativregister (www.hospiz-palliativ-register.de) entwickelt. Patientenbezogene Datensätze aus dem Versorgungsalltag, die in den unterschiedlichen Einrichtungen (Hospiz, Palliativstation, SAPV, Palliativdienst) in ihren Standarddokumentationssystemen erhoben werden, können dir. oder über eine Schnittstelle im Register zentral gesammelt und anonymisiert ausgewertet werden.

Grundlage bildet der gemeinsam von DGP und DHPV entwickelte Kerndatensatz (▶ Tab. 19.8) in der aktualisierten Version vom Juli 2011. Jede teilnehmende Einrichtung erhält eine Auswertung, aus der die eigenen Daten im Vergleich zur eigenen Gruppe und den anderen Gruppen ersichtlich sind. Somit stellt das NHPR allen teilnehmenden Einrichtungen ein überregionales Benchmarking mit anderen Einrichtungen derselben Art und allen anderen Strukturen zur Verfügung. Die Daten können dazu dienen, die Qualität der Hospiz- und Palliativversorgung zu beschreiben und ihre Entwicklung weiter zu unterstützen. Darüber hinaus können Ergebnisse des Registers auch als Argumentationshilfe in gesundheitspolitischen Verhandlungen, zur Öffentlichkeitsarbeit und durch wissenschaftliche Aufbereitung als Instrument der Versorgungsforschung genutzt werden.

Tab. 19.8 Kerndatensatz (gemeinsamer Datensatz der Deutschen Gesellschaft für Palliativmedizin e. V. und des Deutschen Hospiz- und PalliativVerband e. V.; Version 18.7.2011)

I. Kerndatensatz für Palliativpatienten: Erfassung zu Beginn und Ende der Palliativversorgung	
Items	Antworten, Kategorien
Identifikationsnummer	Fortlaufende eindeutige Nr. des Patienten

19

Tab. 19.8 Kerndatensatz (gemeinsamer Datensatz der Deutschen Gesellschaft für Palliativmedizin e. V. und des Deutschen Hospiz- und PalliativVerband e. V.; Version 18.7.2011) *(Forts.)*

I. Kerndatensatz für Palliativpatienten: Erfassung zu Beginn und Ende der Palliativversorgung	
Demografische Angaben	
Alter	numerisch
Aufnahmedatum	Datum
Geschlecht	| weiblich | männlich
Wohnsituation	| allein | Heim | mit Angehörigen | Sonstige
Angaben zur Erkrankung	
Hauptdiagnose/Grundkrankheit (palliativmedizinisch relevant)	ICD (eine)
Funktionsstatus (ECOG)	| Normale Aktivität | Gehfähig, leichte Arbeit möglich | Nicht arbeitsfähig, kann > 50 % der Wachzeit aufstehen | Begrenzte Selbstversorgung, > 50 % Wachzeit bettlägerig | Pflegebedürftig, permanent bettlägerig
Angaben zur Versorgung (Strukturqualität)	
Behandlung, Begleitung (bei Behandlungsbeginn oder bei Übernahme des Patienten)	Ambulant: | SAPV-Team | Hausarzt | Ambulante Pflege | Palliativarzt (QPA) | Palliativpflege (AHPP, APD) | Palliativberatung (AHPB) | Ehrenamtlicher Dienst | Palliative Care Team Stationär: | KH | KH (Palliativstation) | Heim | Stationäres Hospiz | Sonstige
Absprache/Vorlage	| Patientenverfügung | Vollmacht | Betreuung
Datum der Erfassung	Datum
Angaben zum Behandlungsbedarf	
Schmerzen	| kein | leicht | mittel | stark
Übelkeit	| kein | leicht | mittel | stark
Erbrechen	| kein | leicht | mittel | stark
Luftnot	| kein | leicht | mittel | stark
Verstopfung	| kein | leicht | mittel | stark
Schwäche	| kein | leicht | mittel | stark
Appetitmangel	| kein | leicht | mittel | stark
Müdigkeit	| kein | leicht | mittel | stark
Pflegeprobleme wegen Wunden/Dekubitus	| kein | leicht | mittel | stark

Tab. 19.8 Kerndatensatz (gemeinsamer Datensatz der Deutschen Gesellschaft für Palliativmedizin e. V. und des Deutschen Hospiz- und PalliativVerband e. V.; Version 18.7.2011) *(Forts.)*

I. Kerndatensatz für Palliativpatienten: Erfassung zu Beginn und Ende der Palliativversorgung	
Angaben zum Behandlungsbedarf	
Hilfebedarf bei Aktivitäten des tägl. Lebens	| kein | leicht | mittel | stark
Depressivität	| kein | leicht | mittel | stark
Angst	| kein | leicht | mittel | stark
Anspannung	| kein | leicht | mittel | stark
Desorientiertheit, Verwirrtheit	| kein | leicht | mittel | stark
Probleme mit Organisation der Versorgung	| kein | leicht | mittel | stark
Überforderung der Familie, des Umfelds	| kein | leicht | mittel | stark
Andere Symptome	| kein | leicht | mittel | stark
Angaben zur Therapie (Prozessqualität)	
Opioide der WHO Stufe 3	Ja/Nein
Steroide	Ja/Nein
Chemotherapie	Nein/fortgesetzt/initiiert
Strahlentherapie	Nein/fortgesetzt/initiiert
Besonderer Aufwand mit	Text
Angaben zum weiteren Verlauf, Abschluss (Ergebnisqualität)	
Welches Problem konnte besonders gut gelöst werden?	Text
Welches Problem konnte nicht ausreichend gelöst werden?	Text
Datum (Entlassung/Änderung der Betreuung/Tod)	Datum
Therapieende	| Verstorben | Verlegung, Entlassung | Sonstiges:
Sterbeort	| zu Hause | Heim | Krankenhaus | Palliativstation | Hospiz | unbekannt
Zufriedenheit mit der Behandlung	| sehr schlecht | schlecht | mittel | gut | sehr gut

19

Tab. 19.8 Kerndatensatz (gemeinsamer Datensatz der Deutschen Gesellschaft für Palliativmedizin e. V. und des Deutschen Hospiz- und PalliativVerband e. V.; Version 18.7.2011) *(Forts.)*

II. SAPV-Strukturmodul: Erfassung bei jeder Verordnung bzw. Intensitätswechsel	
Items	Antworten, Kategorien
Identifikationsnummer	Fortlaufende Nr. wie bei Kerndatensatz
Angaben zur Versorgung (Strukturqualität)	
SAPV	| Beratung von: behandelndem Arzt | behandelnder Pflegefachkraft | des Patienten/der Angehörigen | Koordination | additive Teilversorgung | vollständige Versorgung
Datum Verordnung	Datum
Datum SAPV-Beginn	Datum
Art der Verordnung	Erstverordnung | Folgeverordnung
Verordnung durch	| Hausarzt | niedergelassener Facharzt | KH-Arzt | andere | keine Angabe
Übernahme aus	| Eigene Häuslichkeit | Ambulantes Umfeld | Stationäre Pflegeeinrichtung | Stationäres Hospiz | KH | KH (Palliativstation)
Beteiligte assoziierte Partner in der SAPV-Erbringung	**Ärztlich:** | Hausarzt | niedergelassener Facharzt | KH-Arzt | Sonstige **Pflegerisch:** | Ambulanter Pflegedienst | Ambulanter Palliativpflegedienst | Stationäre Pflegeeinrichtung | Stationäres Hospiz **Ambulanter Hospizdienst:** | Ambulante Palliativberatung (AHD, AHPB) | Begleitung durch Ehrenamtliche **Weitere Professionen:** | Case Management | Ernährungsberatung | Physiotherapie | Psychologie | Seelsorge | Sozialarbeit | Andere
Angaben zum Verlauf	
Datum Ende der SAPV	Datum
Art Ende der SAPV	| SAPV nicht (mehr) erforderlich | Einweisung | Patient verstorben
Krankenhauseinweisungsgrund	Text

20 Rechtliche Grundlagen

Wolfgang Putz und Susanne Roller

20.1 Behandlungsvertrag

20.1.1 Selbstbestimmungsrecht

Grundgesetz (GG)
Art. 1
(1) Die Würde des Menschen ist unantastbar. Sie zu achten und zu schützen ist Verpflichtung aller staatlichen Gewalt.

Art. 2
(1) Jeder hat das Recht auf die freie Entfaltung seiner Persönlichkeit, soweit er nicht die Rechte anderer verletzt und nicht gegen die verfassungsmäßige Ordnung oder das Sittengesetz verstößt.
(2) Jeder hat das Recht auf Leben und körperliche Unversehrtheit. Die Freiheit der Person ist unverletzlich.

Das Grundgesetz garantiert das Recht auf Leben und das Recht auf Selbstbestimmung (www.bundesregierung.de). Hieraus leitet sich das uneingeschränkte **Selbstbestimmungsrecht des Patienten** und die **Wahrung der Menschenwürde** bei jeder ärztlichen Maßnahme ab. Die Definition, was der Pat. als menschenwürdige Behandlung sieht, steht i. R. der Selbstbestimmungsgarantie des Grundgesetzes allein dem Pat. zu. Das Recht zur Behandlung kann der Arzt nur vom Pat. erteilt bekommen (§ 226a StGB, § 630d BGB). Jeder Pat. hat Anspruch auf angemessene Behandlung, wenn er diese wünscht (§ 630 a BGB), und das Recht auf Behandlungsverzicht, auch in Form vorausschauender Willenserklärung (Patientenverfügung, § 630d Abs. 1, § 1901a und § 1904 BGB).

Willensfähiger Patient Der geäußerte Wille (Behandlungsabbruch, Behandlungsverzicht) ist absolut bindend (Behandlungsvertrag, § 630a, 630d Abs. 1 BGB). **Voraussetzung ist, dass dem Pat. eine umfassende Aufklärung angeboten wurde und – sofern er auf diese nicht verzichtet, bereits aufgeklärt ist oder sonstige Umstände diese Aufklärung entbehrlich machen – die Aufklärung auch erfolgt ist** (§ 630d Abs. 2 i. V. m. § 630e BGB; ▶ 20.1.4). Anders als bei Eingriffen bedürfen **Verbote** des Pat., ihn weiter zu behandeln keiner Rechtfertigung und keiner Aufklärung. Der Arzt muss allerdings **zu seiner prozessualen Absicherung** Aufklärung anbieten, die der Pat. auch ablehnen kann (§ 630e Abs. 3 BGB). Dies sollte der Arzt dokumentieren oder sich schriftlich bestätigen lassen.

Willensunfähiger Patient Der behandelnde Arzt ist verpflichtet, den aktuellen Willen des Pat. zu eruieren. Dabei sind frühere (mündliche oder schriftliche) Äußerungen des Pat., Einschätzung naher Angehöriger und allg. gültige ethische Normen zu berücksichtigen. Liegt eine Patientenverfügung (PV; ▶ 20.2.1) vor, muss der Arzt prüfen, ob nicht konkrete Anhaltspunkte ergeben, dass sie nicht den aktuellen Willen widerspiegelt und ansonsten unmittelbar entsprechend berücksichtigen. Dazu bedarf es keines Vorsorgebevollmächtigten oder rechtlichen Betreuers (§ 630d Abs. 1 BGB). Wird die Entscheidung nach mündlichen Behandlungswünschen oder nach dem ermittelten mutmaßlichen Willen des Pat. (§ 1901a Abs. 2 BGB) getroffen, muss ein Vorsorgebevollmächtigter oder – wenn es einen solchen nicht gibt, ein vom Betreuungsgericht eingesetzter rechtlicher Betreuer dem mündlich vorausgeäußerten oder mutmaßlichen Patientenwillen „Ausdruck und Geltung“ verschaffen (§ 1901a Abs. 1 BGB). Der mutmaßliche

Wille bindet den Arzt genauso, wie der geäußerte Wille. Bestehen keine konkreten Anhaltspunkte, dass ein Pat. mutmaßlich an einer früheren PV nicht mehr festhalten will, so behält diese absolute Gültigkeit (§§ 630d Abs. 1, 1901a und 1904 BGB).

! Bestehen trotz aller Bemühungen und Ausschöpfung aller Erkenntnisquellen Zweifel am geäußerten oder mutmaßlichen Willen, so muss nach allg. Wertvorstellungen zur konkreten Situation des Pat. verfahren werden (▶ 20.2). Geboten ist dann ein durch den fachärztlichen Standard gebotenes Handeln (Indikation). Existieren solche Standards nicht oder lässt sich danach keine sichere Indikationsstellung finden, so gehört es zur Pflicht des Arztes, Leben zu erhalten.

20.1.2 Behandlungspflicht und Behandlungsabbruch

Indikationsstellung

Definition

- „Zwingender Grund zur Anwendung eines bestimmten Heilverfahrens in einem bestimmten Krankheitsfall" (Pschyrembel). Achtung: „Zwingend" heißt jedoch nicht, dass die indizierte Behandlung gegen einen ggf. widersprechenden Patientenwillen durchgeführt werden darf!
- „Fachliches Urteil über Wert oder Unwert einer med. Behandlungsmethode" (Rechtsprechung und Duden).

Vorgehen Viele Konfliktsituationen lassen sich durch eindeutige Indikationsstellung klären.
Für die Begleitung Schwerkranker und Sterbender legt die Bundesärztekammer (BÄK) in den Grundsätzen zur Sterbebegleitung fest:

- Art und Ausmaß einer Behandlung sind gemäß der med. Ind. vom Arzt zu verantworten.
- Es gibt Situationen, in denen sonst angemessene Diagnostik und Therapieverfahren nicht mehr indiziert sind, sondern Begrenzung geboten sein kann.Daher ist der Arzt in der Palliativsituation aufgefordert, zunächst die Ind. für eine Maßnahme zu prüfen, erst dann muss geklärt werden, ob der Pat. diese indizierte Maßnahme wünscht (§§ 630a, 630d, und 1901b BGB). Hierbei muss beim nicht einwilligungsfähigen Pat. ggf. eine PV unmittelbar berücksichtigt werden (§ 630d Abs. 1 BGB). Ist ein Vertreter (Bevollmächtigter oder Betreuer) bestimmt, muss dieser dem Patientenwillen „Ausdruck und Geltung" verschaffen. Eine PV muss er als vorausverfügte Entscheidung des Pat. unmittelbar durchsetzen. Bei mündlichen Vorausverfügungen oder nach Ermittlung des mutmaßlichen Willens muss er die Entscheidung für den Pat. treffen und ebenso durchsetzen (§ 1901a).
- Eine med. nicht indizierte Maßnahme muss nicht darauf hin geprüft werden, ob der Pat. ihr zustimmt oder nicht.
- Der Arzt muss Maßnahmen verweigern, für die keine „med. Indikation" besteht (§ 630a Abs. 2 BGB).
- Wird ärztlicherseits keine lebensverlängernde Behandlung angeboten, weil sie „nicht indiziert, nicht sinnvoll oder nicht möglich ist", muss das Betreuungsgericht nicht eingeschaltet werden.

- Das Betreuungsgericht muss eingeschaltet werden, wenn zwischen dem Arzt und dem Vertreter des Pat. (Bevollmächtigter oder Betreuer) Streit darüber nicht beigelegt werden kann, ob eine an sich indizierte lebensverlängernde Maßnahme dem Patientenwillen widerspricht oder entspricht („Konfliktfall" betrifft nur den Patientenwillen, nicht die Frage der Ind.; § 1904 Abs. 2 und 4 BGB).

Behandlungsvertrag

Zwischen Arzt und Pat. besteht ein (mündlicher oder schriftlicher) Behandlungsvertrag. Er verpflichtet den Arzt zu Beratung, Diagnose und Therapie nach dem gültigen Facharztstandard und den Pat. zu entspr. Vergütung (was beim Kassenpat. von der Kasse übernommen wird) (§ 630a BGB).
Jeder Eingriff in den Körper braucht die doppelte Legitimation:

- Medizinische Indikation (§ 630a BGB).
- Einwilligung des (aufgeklärten) Pat. (*Informed Consent,* ▶ 20.1.4) (§ 630d Abs. 1 und 2 BGB, soweit nicht bereits aufgeklärt oder Verzicht, §§ 630d Abs. 2 i. V. m. 630e Abs. 3 BGB).

Jede physisch oder chem. invasive ärztliche Maßnahme, die ohne Einwilligung des Pat. geschieht, entspricht dem Tatbestand der **Körperverletzung** (§ 223 StGB). Bei „kleineren" Eingriffen, z. B. Blutabnahme, s. c. Injektion oder Anlage eines Blasenkatheters wird die Einwilligung unterstellt bzw. die Bereitschaft zur Mitarbeit als Zustimmung gewertet. Genau genommen müsste auch vor solchen ärztlichen Maßnahmen ein Aufklärungsgespräch mit Einverständniserklärung stattfinden.
In Notfallsituationen muss die „erforderliche" Hilfe sofort geleistet werden. Das Einverständnis des Pat. bzw. sein Wunsch auf lebenserhaltende und -verlängernde Maßnahmen werden unterstellt. Andernfalls würde der Tatbestand der unterlassenen Hilfeleistung oder eine Körperverletzung (§§ 223, 323c StGB) vorliegen.

Behandlungsvertrag in der Palliativsituation

Der behandelnde Arzt sollte mit dem Pat. für den Fall einer akuten Notfallsituation konkrete Behandlungsmöglichkeiten vereinbaren. Dies sollte in Form einer „Ergänzung zur PV im Fall schwerer Krankheit" (▶ Abb. 20.2) als schriftlicher „Notfallplan" mit möglichst detaillierten Handlungsanweisungen für die vorliegende Diagnose mit Angabe von Präparat, Dosierung, Darreichungsform und Ind. erfolgen. Damit wird stellvertretend ein Behandlungsvertrag mit dem unterzeichnenden Arzt geschlossen. Der notfallmäßig hinzugezogene Arzt, der den Pat. meist nicht kennt, kann diese Behandlungswünsche als „Behandlungswünsche" oder „mutmaßlichen Willen" nach § 1901a Abs. 2 BGB übernehmen, falls der Pat. zu diesem Zeitpunkt nicht einwilligungsfähig ist. Liegt zusätzlich ein aktueller Medikamentenplan mit Bedarfsangaben vor, kann der Notarzt sich rasch einen Überblick über Behandlungsoptionen verschaffen.
Dies gilt v. a. für:

- Tumorblutung (▶ 13.3).
- Akute Atemnot (▶ 13.4).
- Akute Vigilanzstörungen (▶ 13.7, ▶ 13.8).

Die notwendigen Medikamente (z. B. unretardiertes Morphin, Midazolam) und Materialien zur Applikation (z. B. s. c.) sollten in ausreichender Menge am Bett vorrätig sein, da nicht alle Notärzte über einen entsprechenden Vorrat verfügen bzw. an Wochenenden und Feiertagen logistische Probleme bestehen.

Off-Label-Use und Verordnungen außerhalb der Zulassung in der Palliativsituation

(▶ 22.3).
Häufig werden v. a. in der terminalen Situation Medikamente in nicht zugelassener Indikation oder Darreichungsform (z. B. s. c.) verabreicht. Hierzu gibt es inzwischen reichlich klinische Erfahrungen. Dennoch entspricht dies formal einem Off-Label-Use bzw. einem individuellen Therapieversuch. Der Arzt muss sich dessen bewusst sein und den Pat., wenn möglich, darüber informieren.

Behandlungspflicht

Im Notfall und bei bewusstlosem Pat. muss der Arzt die Interessen des Pat. wahrnehmen, eine adäquate Behandlung einleiten und eine drohende Gefahr abwenden. Ansonsten kann sich der Pat. seinen Arzt aussuchen (freie Arztwahl).
Der Arzt kann die Behandlung eines Pat. ablehnen (außer im Notfall) und u. U. an einen behandlungsbereiten Kollegen abgeben. Er muss dafür jedoch Gründe angeben, z. B.:

- Fehlendes Vertrauensverhältnis.
- Nichtbefolgen ärztlicher Anordnung.
- Unqualifiziertes Verhalten des Pat.
- Verlangen ärztlich nicht indizierter Behandlungsmaßnahmen.
- Verlangen ärztlicher Maßnahmen, die standesrechtlich untersagt oder sittenwidrig sind bzw. die er mit seinem Gewissen nicht vereinbaren kann, z. B. Tötung auf Verlangen oder Beihilfe zum Suizid – diese ist zwar strafrechtlich von der Beihilfe über die Nichthinderung bis zur Nichtrettung zulässig, wenn der Pat. freiverantwortlich ist. Dann zwingt die ärztliche Garantenpflicht auch nicht zur Hinderung oder Rettung. Beihilfe zum Suizid verstößt aber im Bereich einiger deutscher Landesärztekammern gegen die dortige Regelung des § 16 der Landesberufsordnung. Da insoweit bis Redaktionsschluss dieser Auflage keine bundesweit einheitliche Standesrechtslage bestand, muss sich ein Arzt, der einen Suizid seines Pat. unterstützen will, bei der für ihn zuständigen Landesärztekammer über die gültige Regelung in der Landesberufsordnung seiner Ärztekammer kundig machen, um nicht mit einer juristisch legalen Verhaltensweise gegen das ärztliche Standesrecht zu verstoßen (die Musterberufsordnung der BÄK hat keine Verbindlichkeit!).
- Behandlung außerhalb der Sprechstunden, des Praxisbereichs bzw. der Fachkompetenz.
- Überlastung des Arztes.

Behandlungsabbruch

Der **Arzt** kann eine Behandlung abbrechen:

- Wenn sie medizinisch nicht (mehr) gerechtfertigt ist (Pat. muss hierüber informiert werden). Der Behandlungsvertrag bleibt bestehen.
- Gründe für eine Beendigung des Behandlungsvertrags vonseiten des Arztes sind z. B.:
  - Der Pat. beleidigt, verleumdet oder beschimpft seinen Arzt.
  - Der Pat. weigert sich, ärztlichen Anordnungen Folge zu leisten.

Der **Pat.** kann eine Behandlung abbrechen:

- Wenn er eine Fortsetzung der Behandlung nicht wünscht, d. h. Entzug des Einverständnisses (ohne Angabe von Gründen jederzeit möglich).
- Ein Grund für die Kündigung des Behandlungsvertrags vonseiten des Pat. ist z. B. ein gestörtes Vertrauensverhältnis zum Arzt.

Formal trifft dies für jede Art der „Behandlung" zu. Schwierigkeiten gibt es immer wieder beim **Nichtbeginn oder Abbruch „lebensverlängernder Maßnahmen"**. Der Nichtbeginn oder Abbruch „lebensverlängernder Maßnahmen" ist nach der Rechtsprechung eine „höchstpersönliche Entscheidung". In den letzten Jahren wurde hierüber immer wieder im Zusammenhang mit der Ernährung über PEG-Sonde (▶ 16.1.2) diskutiert. Ein entscheidungsfähiger Pat. kann zweifelsfrei seinen Willen über Durchführung oder Unterlassen einer lebensverlängernden Maßnahme (z. B. Ernährung) aussprechen. Bei nicht entscheidungsfähigen Pat. muss der vorausgeäußerte Wille („Behandlungswünsche") oder der mutmaßliche Wille (▶ 20.3.2) beachtet werden. Wurde ein Betreuer oder Bevollmächtigter ernannt, ist dieser an den mutmaßlichen Willen gebunden, der im Idealfall in einer PV (▶ 20.2.1) dokumentiert ist.
Hierbei kommt es immer wieder zu Konflikten, wenn aus med. Sicht eine lebensverlängernde Maßnahme (z. B. Ernährung über PEG-Sonde) indiziert zu sein scheint, diese aber dem (mutmaßlichen) Willen des Pat. widerspricht. Dies gilt auch, wenn die Grundkrankheit nicht oder noch nicht einen „irreversiblen tödlichen Verlauf" angenommen hat (Bundesverfassungsgericht, NJW 2002, 127). In Konfliktfällen betreffend den Patientenwillen ist das Betreuungsgericht zur Entscheidung hinzuzuziehen (§ 1904 Abs. 2, 3 und 4 BGB).

20.1.3 Schweigepflicht

Ärztliche Schweigepflicht Höchste Standespflicht. Bruch der Schweigepflicht führt zu strafrechtlichen (§ 203 StGB), zivilrechtlichen und berufsrechtlichen Sanktionen.
Nur der Pat. selbst kann den Arzt durch ausdrückliche Erklärung von der Schweigepflicht entbinden. In einigen Ausnahmen besteht jedoch für den Arzt „Offenbarungspflicht":

- Ansteckende Krankheiten und Geschlechtskrankheiten (Meldepflicht bei der Gesundheitsbehörde. Angehörige nur dann informieren, wenn Pat. nicht zu Schutzmaßnahmen bereit ist).
- Schwangerschaftsabbrüche (anonymisiert beim Statistischen Bundesamt zu melden).
- Erkennbare Fehlbildungen Neugeborener.
- Geplante schwere Verbrechen und zum Schutz eines höherwertigen Rechtsgutes (z. B. Kindesmisshandlung).
- Einstellungsuntersuchung, Abschluss einer Lebensversicherung und berufsgenossenschaftliche Heilbehandlung setzen die Weitergabe patientenbezogener Daten voraus.

Mutmaßliches Einverständnis Liegt zur Weitergabe von Daten vor:

- Wenn dies im Interesse des Pat. ist (z. B. Arztwechsel, Konsiliararzt, Information Angehöriger bei Bewusstlosigkeit).
- Wenn Angehörige als Bevollmächtigte benannt oder sie oder sonstige Personen rechtliche Betreuer sind.

Ähnlichen Regelungen unterliegt die Dokumentationspflicht (§ 630 f. BGB; ▶ 20.1.5) zur Therapiesicherung, Rechenschaftslegung und Beweissicherung. Der Pat. – und nach seinem Tod seine Erben bei Wahrnehmung vermögensrechtlicher Interessen – hat das Recht zur Einsichtnahme in die Krankenunterlagen (außer in persönliche Notizen, z. B. „Pat. nervt alle" bzw. in der Psychiatrie), wenn er hieran ein „berechtigtes Interesse" anmeldet (§ 630 g BGB).

Ausnahmesituationen In der palliativen Situation kann es angemessen sein, dem Pat. nicht alle Fakten mitzuteilen. Solange kein med. Eingriff vorgesehen ist, der die Information des Pat. voraussetzt und der Pat. nicht ausdrücklich um Information bittet, kann es sinnvoll sein, i. R. des Aufklärungsprozesses abzuwarten, bis der Pat. von sich aus Fragen stellt.

Ziel des Palliativteams ist es, Angehörige u. a. Bezugspersonen von Anfang an – mit Einverständnis des Pat. – in alle Informations- und Aufklärungsprozesse einzubeziehen. Sind Angehörige u. a. Bezugspersonen bereits über die med. Sachverhalte informiert, kann man das mutmaßliche Einverständnis des Pat. voraussetzen und diese in den weiteren Aufklärungsprozess einbeziehen.

Bewährt hat sich das möglichst offene Vorgehen, z. B. die Information des Pat., dass Angehörige Fragen hätten und ob er mit einem Gespräch einverstanden sei. Ggf. kann geklärt werden, ob dieses Gespräch in seinem Beisein geführt wird (was immer zu empfehlen ist, v. a. bei „nicht ansprechbaren" Pat.).

Wünsche des Pat. zur Schweigepflicht ggü. bestimmten Personen müssen erfragt und immer absolut respektiert werden. Gelegentlich kann ein Gespräch über diese Frage der Anfang sein, verfahrene und konfliktreiche Beziehungsmuster zwischen Pat. und Angehörigen zu lösen.

Beim bewusstlosen Pat. ist das Palliativteam auf die Kommunikation mit den Angehörigen angewiesen. Hier erfordert es Fingerspitzengefühl, um zu erspüren, wie viel wem wann und wie mitgeteilt werden soll. Angehörige sind „Zeugen" oder „Boten" für Vorausäußerungen und Willenserklärungen des Pat. Sie sind nicht vertretungs- bzw. entscheidungsbefugt, es sei denn, es liegt eine Vorsorgevollmacht (▶ 20.2.2) vor. Andernfalls muss eine Betreuung beantragt werden. Gestattet oder untersagt allerdings eine PV nach § 1901a Abs. 1 Satz 1 die angedachte Behandlungsmaßnahme und fehlt ein Bevollmächtigter, bedarf es keiner Einrichtung einer Betreuung durch das Betreuungsgericht (§ 630d Abs. 1 BGB). Bedarf es in anderen Fällen der Bestimmung eines rechtlichen Betreuers durch das Gericht, muss eine evtl. vorhandene Betreuungsverfügung (▶ Abb. 20.4) berücksichtigt werden. Ein Gespräch mit vorbehandelnden Ärzten und Pflegeteams kann hilfreich sein.

> **!** Alle Gespräche müssen sorgfältig dokumentiert werden – v. a. bei vermuteten oder offensichtlichen Konflikten zwischen Pat. und Angehörigen. Hier kann es sinnvoll sein, ein weiteres Mitglied des Palliativteams hinzuzuziehen (Zeuge).

20.1.4 Aufklärung

Das Grundgesetz garantiert dem Pat. volle Autonomie. I.d.R. möchte **der Pat. alle zur Entscheidung erheblichen Faktoren erfahren.** Als Laien sind sie ihm nicht oder nicht voll bekannt. Daraus folgt Aufklärung und Patientenrespekt als ethische und rechtliche Pflicht für den Arzt.

> Art. 1 und 2 GG garantieren auch eine Selbstbestimmung auf nicht aufgeklärter Basis, auch das Recht, sich zu schaden. Aufklärung muss also angeboten werden. Will der Pat. ausdrücklich unaufgeklärt über seine Behandlung bestimmen, so ist dies wirksam (§§ 630d Abs. 2 i. V. m. 630e Abs. 3 BGB)! Solche Umstände muss der Arzt zu seiner Absicherung dokumentieren.

Aufklärungspflicht

Entscheidend für jede Therapiewahl ist der **Wille des aufgeklärten Patienten** *(Informed Consent).* Das Aufklärungsgespräch (§ 630e Abs. 1 und 2 BGB) muss schriftlich dokumentiert und vom Arzt (besser auch vom Pat.) unterzeichnet werden. Ohne Aufklärung kann die Einwilligung unwirksam sein, weil der *Informed Consent* fehlt. Die Einwilligung muss vor jedem neuen Eingriff wieder bestätigt werden. Sie muss (i. d. R. mind. 1 d) vor dem geplanten Eingriff stattfinden. Unterlassene ärztliche Aufklärung macht die gesamte ärztliche Maßnahme rechtswidrig, es sei denn, der Pat. hat auf die Aufklärung verzichtet.
Die Form der Aufklärung (schriftlich, mündlich, standardisiert, individuell) liegt im Ermessen des Arztes. Sie muss verständlich sein, und der Arzt muss sich vergewissern, dass der Pat. sie verstanden hat (Dolmetscher). Ein Formular kann ein Gespräch nicht ersetzen. Nach § 630e Abs. 2 BGB sind dem Pat. Abschriften von den kompletten Unterlagen, die er im Zusammenhang mit der Aufklärung oder Einwilligung unterzeichnet hat, auszuhändigen.

Therapeutische Aufklärung Soll die Mitwirkung des Pat. an der Therapie und damit den Behandlungserfolg sichern.

Selbstbestimmungsaufklärung Dient dem Selbstbestimmungsrecht des Pat. und somit dem Persönlichkeitsrecht. Sie muss stattfinden zur:

- **Befund- und Diagnoseaufklärung:** Bei jeder neuen Erkenntnis, auf jeden Fall aber wenn der Pat. die Information erfragt oder eine wichtige Lebensentscheidung von der Kenntnis des Zustands abhängt (z. B. ansteckende oder lebensbedrohliche Erkr., notwendige eingreifende Therapie). Immer schonende, schrittweise Aufklärung, v. a. aber, wenn der Pat. durch die „nackte Wahrheit" gefährdet ist.
- **Sicherungsaufklärung:** Information über notwendige Maßnahmen zur Gefahrenabwehr im Interesse des Pat., z. B. Dosierung, NW und Unverträglichkeiten von Medikamenten, Benutzung von Kraftfahrzeugen, Diätvorschriften, Gefahren bei unterlassenen Therapiemaßnahmen bzw. Behandlungsabbruch.
- **Risiko- und Eingriffsaufklärung:** Bei jedem Eingriff in die körperliche Unversehrtheit („Körperverletzung", ▶ 20.3.1) muss informiert werden über:
  - Art, Dringlichkeit, Tragweite.
  - Misserfolgsrate.
  - Mögliche Alternativen, v. a. „Nichtstun".
  - Ablauf des Eingriffs.
  - Sichere, unvermeidbare und nicht immer eintretende Folgen aus dem Eingriff.
  - Den zu erwartenden Zustand des Pat. nach dem Eingriff.
- **Behandlungsalternativen:**
  - Besteht eine Alternative, muss der Arzt darauf hinweisen, auch wenn sie nicht in sein Behandlungsgebiet fällt.
  - Evtl. bestehende bessere Behandlungsbedingungen (z. B. mit geringerem Risiko) an einem anderen Ort.
  - Kostengünstigere Behandlungsmaßnahmen.

  ! Auch „Nichtstun" ist häufig eine ernst zu nehmende Alternative.

Ausnahmesituationen

Pat. mit weit fortgeschrittener, unheilbarer Erkr. befinden sich oft in einer psychischen Ausnahmesituation. Falls eine Aufklärung bisher nicht oder nicht ausreichend stattgefunden hat, ist es Aufgabe des Arztes, zu klären, ob, wann und wie der Pat. informiert werden soll (▶ 2.3). Dazu muss vorab geklärt werden, wie viel Information und Offenheit der Pat. wünscht.

> **!** Es ist inhuman, dem Menschen das Wissen von seinem nahenden Tod aufzuzwingen.

I. d. R. wünschen Pat. ein offenes Gespräch (bzw. mehrere Gespräche), sofern ihnen Gesprächsbereitschaft und Begleitung signalisiert wird, sie ihre Gefühle zeigen dürfen und sich nicht allein gelassen fühlen.

Falls ein Pat. klar wünscht, nicht aufgeklärt zu werden, kann dies akzeptiert werden, solange keine Entscheidungen anstehen, die eine Information des Pat. voraussetzen. Dies ist zu dokumentieren. Es muss jedoch versucht werden, nach Aufbau einer tragfähigen Beziehung, den Pat. langsam in einem einfühlsamen Aufklärungsprozess an die Wahrheit heranzuführen (▶ 2.5.2), die er ja meist schon ahnt. Dies erfordert vom Gesprächspartner Einfühlungsvermögen, Zeit, Geduld und Erfahrung.

Die meisten Pat. wissen mehr über ihre Krankheit und die Prognose, als zu erwarten wäre. Ein offenes, aber schonendes Aufklärungsgespräch schadet daher selten, sondern ist eher hilfreich für die weitere Begleitung. Immer sollte das Behandlungsteam wissen, über welche Sachverhalte der Pat. inwieweit informiert ist.

20.1.5 Dokumentationspflicht

> **!** In der Palliativmedizin ist eine sorgfältige Dokumentation bes. wichtig, da oft am Ende der Behandlung der Tod gezielt zugelassen wird, was zu juristischen Verfahren führen kann, für die der Pat. als „Zeuge" nicht mehr befragt werden kann.

Pflicht zur Dokumentation Die Pflicht zur ausführlichen, sorgfältigen, vollständigen und zeitnahen Dokumentation ist eine vertragliche Pflicht i. R. des Behandlungsvertrags (§§ 630 f., 630e Abs. 2 BGB) mit dem Zweck:

- **Therapiesicherung:** Diagn. und ther. Maßnahmen müssen für Dritte nachvollziehbar sein (§ 630e Abs. 2 Ziff. 3 BGB).
- **Rechenschaftslegung:** Pflicht des Arztes, seine Maßnahmen und Feststellungen nachvollziehbar zu dokumentieren (Pat. hat Einsichtsrecht, § 630 g BGB).
- **Beweissicherung:** Beweismaterial bei Zweifelsfällen, bei strafrechtlichen Ermittlungsverfahren und zivilrechtlichem Vorgehen durch Hinterbliebene.

Inhalt der ärztlichen Dokumentation nach § 630 f. BGB

- Wichtigste diagn. und ther. Maßnahmen, ärztliche Hinweise für den Pat. und alle Abweichungen von Standardbehandlungen.
- Verlaufsdaten zu Aufklärung, Eingriffen, Zwischenfällen, Pflege, Entscheidungen des Pat. gegen den ärztlichen Rat.

Formal genügen Stichworte, Abkürzungen (standardisiert) und Symbole, solange sie für andere Fachleute verständlich sind.

20.2 Vorausschauende Willenserklärung

Synonyme
Patientenverfügung, Patiententestament, Patientenbrief, *living will decision*, „Vorausverfügung".

20

Ziele In der Palliativmedizin werden ständig Entscheidungen für oder gegen lebensverlängernde Maßnahmen getroffen. Nicht immer sind die Pat. dabei noch in der Lage, ihren Willen zu äußern. Deshalb muss möglichst vorausschauend gedacht und dem Pat. eine mögliche bedrohliche Situation rechtzeitig mitgeteilt werden, damit er eine Entscheidung treffen und diese äußern kann. Der Arzt sollte in geeigneten Fällen dem Pat. solche vorsorgenden Erklärungen (▶ 20.2.1 und ▶ 20.2.2) empfehlen.
Vielfach ist es möglich, durch eine med. und juristisch korrekt formulierte vorausschauende Willenserklärung selbst unmittelbar eine künftige Situation wirksam und verbindlich zu regeln.
Mit einer schriftlichen PV nach § 1901a BGB kann ein Erw. festlegen, ob er in bestimmte, zum Zeitpunkt der Festlegung noch nicht unmittelbar bevorstehende Untersuchungen seines Gesundheitszustands, Heilbehandlungen oder ärztliche Eingriffe einwilligt oder sie untersagt. Es ist dann nur noch zu prüfen, ob die Inhalte der PV auf die aktuelle Behandlungssituation zutreffen. Wenn ja, ist die PV ohne Wenn und Aber bindend! Wenn Formulierungen unklar sind oder sie die Behandlungssituation nicht genau erfassen, so ist nach § 133 BGB der wirkliche Wille durch Auslegung zu ermitteln und nicht aus der tatsächlichen Formulierung abzuleiten. Für die Verbindlichkeit einer PV kommt es nicht darauf an, ob sie zeitnah abgefasst oder bestätigt wurde (anders in Österreich). Führt die schriftliche PV nicht zur Feststellung des Patientenwillens, muss nach mündlichen Behandlungswünschen gesucht werden. Führt auch das nicht weiter, ist nach dem mutmaßlichen Willen zu forschen (§ 1901a Abs. 2 BGB).

! Lässt sich der Patientenwille nicht zweifelsfrei ermitteln, muss sich der Arzt nach den Regeln der Schulmedizin und allg. ethischen Normen richten – nicht nach eigenem Ermessen oder dem Willen der Angehörigen. Im Streitfall ist eine Betreuung zu beantragen und ggf. eine betreuungsrichterliche Entscheidung zu treffen.

Gesetzliche Grundlage BGB vom 1.9.2009
- § 1901 Umfang der Betreuung, Pflichten des Betreuers.
- § 1901a Patientenverfügung.
- § 1901b Gespräch zur Feststellung des Patientenwillens.
- § 1901c Schriftliche Betreuungswünsche, Vorsorgevollmacht
- § 1904 Genehmigung des Betreuungsgerichts bei ärztlichen Maßnahmen.

Alle Gesetzestexte zugänglich unter: www.gesetze-im-internet.de.

Änderung des Gesetzes über das Verfahren in Familiensachen und in den Angelegenheiten der freiwilligen Gerichtsbarkeit (FamFG)
- § 287 Wirksamwerden von Beschlüssen.
- § 298 Verfahren in Fällen des § 1904 BGB.

Alle Gesetzestexte zugänglich unter: www.gesetze-im-internet.de.

PATIENTENVERFÜGUNG

Für den Fall, dass ich, ...

geboren am: ....

wohnhaft in: ....

meinen Willen nicht mehr bilden oder verständlich äußern kann, bestimme ich Folgendes:

(Zutreffendes habe ich hier angekreuzt bzw. unten beigefügt)

1. Situationen, für die diese Verfügung gilt:

- Wenn ich mich aller Wahrscheinlichkeit nach unabwendbar im unmittelbaren Sterbeprozess befinde. ☐
- Wenn ich mich im Endstadium einer unheilbaren, tödlich verlaufenden Krankheit befinde, selbst wenn der Todeszeitpunkt noch nicht absehbar ist. ☐
- Wenn infolge einer Gehirnschädigung meine Fähigkeit, Einsichten zu gewinnen, Entscheidungen zu treffen und mit anderen Menschen in Kontakt zu treten, nach Einschätzung zweier erfahrener Ärzte aller Wahrscheinlichkeit nach unwiederbringlich erloschen ist, selbst wenn der Todeszeitpunkt noch nicht absehbar ist. Dies gilt für direkte Gehirnschädigung, z. B. durch Unfall, Schlaganfall, Entzündung, ebenso wie für indirekte Gehirnschädigung, z. B. nach Wiederbelebung, Schock oder Lungenversagen. Es ist mir bewusst, dass in solchen Situationen die Fähigkeit zu Empfindungen erhalten sein kann und dass ein Aufwachen aus diesem Zustand nicht ganz sicher auszuschließen, aber äußerst unwahrscheinlich ist. ☐
- Wenn ich infolge eines sehr weit fortgeschrittenen Hirnabbauprozesses (z. B. bei Demenzerkrankung) auch mit ausdauernder Hilfestellung nicht mehr in der Lage bin, Nahrung und Flüssigkeit auf natürliche Weise zu mir zu nehmen. ☐
- .... ☐

Vergleichbare, hier nicht ausdrücklich erwähnte Krankheitszustände sollen entsprechend beurteilt werden. ☐

2. In allen unter Nummer 1 beschriebenen und angekreuzten Situationen verlange ich:

- Lindernde pflegerische Maßnahmen, insbesondere Mundpflege zur Vermeidung des Durstgefühls, sowie lindernde ärztliche Maßnahmen, im Speziellen Medikamente zur wirksamen Bekämpfung von Schmerzen, Luftnot, Angst, Unruhe, Erbrechen und anderen Krankheitserscheinungen. Die Möglichkeit einer Verkürzung meiner Lebenszeit durch diese Maßnahmen nehme ich in Kauf. ☐

3. In den unter Nummer 1 beschriebenen und angekreuzten Situationen wünsche ich:

- Die Unterlassung lebenserhaltender Maßnahmen, die nur den Todeseintritt verzögern und dadurch mögliches Leiden unnötig verlängern würden. ☐
- Keine Wiederbelebungsmaßnahmen ☐

(Aus: „Vorsorge für Unfall, Krankheit und Alter", Verlag C.H. Beck, ISBN 978-3-406-59511-0).

Abb. 20.1a Patientenverfügung (Formular) [E318]

PATIENTENVERFÜGUNG – Seite 2

4. In den von mir unter Nummer 1 beschriebenen und angekreuzten Situationen, insbesondere in den Situationen, in denen der Tod nicht unmittelbar bevorsteht, wünsche ich sterben zu dürfen und verlange:

- Keine künstliche Ernährung (weder über eine Sonde durch den Mund, die Nase oder die Bauchdecke noch über die Vene) ☐
- Keine Flüssigkeitsgabe (außer bei palliativmedizinischer Indikation zur Beschwerdelinderung) ☐

Die Befolgung dieser Wünsche ist nach geltendem Recht keine aktive Sterbehilfe.

- Ich wünsche eine Begleitung

☐ durch ....

....
(für persönliche Wünsche und Anmerkungen)

☐ durch Seelsorge ....

☐ durch Hospizdienst ....

- Ich habe zusätzlich zur Patientenverfügung eine Vorsorgevollmacht erteilt und den Inhalt dieser Patientenverfügung mit der von mir bevollmächtigten Person besprochen. Ja ☐ Nein ☐

Bevollmächtigte(r)

....
(Name)

....
(Anschrift)

....
(Telefon) (Telefax)

Ich habe anstelle einer Vollmacht ausschließlich eine Betreuungsverfügung erstellt. Ja ☐ Nein ☐

Ich habe einen Organspendeausweis erstellt, in dem ich meine Bereitschaft zur Organspende erklärt habe. Ja ☐ Nein ☐

Sofern dieser Patientenverfügung Erläuterungen zu meinen Wertvorstellungen, u. a. meiner Bereitschaft zur Organspende („Organspendeausweis"), meinen Vorstellungen zur Wiederbelebung (z. B. bei akutem Herzstillstand) oder Angaben zu bestehenden Krankheiten beigefügt sind, sollen sie als erklärender Bestandteil dieser Verfügung angesehen werden.

Ich habe diese Verfügung nach sorgfältiger Überlegung erstellt. Sie ist Ausdruck meines Selbstbestimmungsrechts. Darum wünsche ich nicht, dass mir in der konkreten Situation der Nichtentscheidungsfähigkeit eine Änderung meines Willens unterstellt wird, solange ich diesen nicht ausdrücklich (schriftlich oder nachweislich mündlich) widerrufen habe.

Ich weiß, dass ich die Patientenverfügung jederzeit abändern oder insgesamt widerrufen kann.

....
(Ort, Datum) (*Unterschrift*)

(Aus: „Vorsorge für Unfall, Krankheit und Alter", Verlag C.H. Beck, ISBN 978-3-406-59511-0).

Abb. 20.1b Patientenverfügung (Formular) [E318]

PATIENTENVERFÜGUNG – Seite 3

Es empfiehlt sich, diese Verfügung regelmäßig (z.B. alle ein bis zwei Jahre) durch Unterschrift zu bestätigen. Eine erneute Unterschrift bzw. eine Überarbeitung ist sinnvoll, wenn eine Änderung der persönlichen Lebensumstände eintritt. Eine ärztliche Beratung ist dringend zu empfehlen, auch wenn sie keine Voraussetzung für die rechtliche Wirksamkeit ist.

Ort	Datum	*Unterschrift*

Arzt/Ärztin meines Vertrauens:

Name ....

Anschrift ....

Telefon .... Telefax ....

Bei der Festlegung meiner Patientenverfügung habe ich mich beraten lassen von*

....
Name Anschrift

....
Ort, Datum Telefon *Unterschrift*

* (Eine Beratung vor dem Abfassen einer Patientenverfügung ist rechtlich nicht vorgeschrieben. Ein Beratungsgespräch kann aber unterstreichen, dass Sie Ihre Wünsche ernsthaft und im Bewusstsein ihrer Bedeutung zum Ausdruck gebracht haben.)

Sollte eine Anhörung meiner Angehörigen und sonstigen Vertrauenspersonen gemäß § 1901 b Abs. 2 BGB erforderlich sein, soll folgender/n Person(en) – soweit ohne erheblichen Verzug möglich – Gelegenheit zur Äußerung gegeben werden:

Name: ....

Geburtsdatum: ....

Straße: ....

Wohnort: ....

Folgende Person(en) soll(en) nicht zu Rate gezogen werden:

Name: ....

Geburtsdatum: ....

Straße: ....

Wohnort: ....

(Aus: „Vorsorge für Unfall, Krankheit und Alter“, Verlag C.H. Beck, ISBN 978-3-406-59511-0).

Abb. 20.1c Patientenverfügung (Formular) [E318]

Instrumente Hat der Pat. nicht verbindend vorausverfügt, ist der Arzt verpflichtet, den „mutmaßlichen Willen" zu eruieren und ist an diesen gebunden (§ 1901a Abs. 2 BGB). Eine besondere Form des erklärten Willens des Pat. ist die schriftliche Vorausverfügung in Form einer **Patientenverfügung** nach § 1901a BGB (▶ Abb. 20.1). Der Arzt ist gesetzlich verpflichtet, nach dem (vorab schriftlich erklärten oder mutmaßlichen) Willen des Pat. zu handeln (§§ 1901a und 1904 BGB).

Ähnliche Vordrucke sind von verschiedenen Institutionen verfasst worden. Sie geben – je nach der sehr unterschiedlichen Qualität – einen Anhalt, welche Punkte in einer PV angesprochen werden sollten. Letztlich ist jedoch nicht die Form, sondern die inhaltliche Aussage maßgebend. Hilfreich ist eine dokumentierte fachliche Beratung und (haus-)ärztliche Stellungnahme in der PV zu Anamnese, Diagnose, Therapie, Prognose, möglichen lebensbedrohlichen Komplikationen und diskutierten Therapiemaßnahmen.

> Die Broschüre „Vorsorge für Unfall, Krankheit und Alter" kann kostenlos unter www.bestellen.bayern.de, erweiterte Suche mit Stichwort „Patientenverfügung", heruntergeladen werden.

20.2.1 Patientenverfügung (PV)

Schriftliche Willenserklärung über med. Maßnahmen im Fall einer lebensbedrohlichen Situation mit Unfähigkeit, für sich selbst zu sprechen.

Eine PV ist eine **Willenserklärung.** Sie ist rechtlich begründet i. R. des Selbstbestimmungsrechts des Pat. und in § 1901a BGB gesetzlich verankert. Ist der Pat. nicht in der Lage, seinen Willen zu äußern, ist der Arzt verpflichtet, zu prüfen, ob eine unmittelbar die Behandlungssituation erfassende und damit nach § 630d Abs. 1 unmittelbar verbindliche PV vorliegt. Sonst ist zu ermitteln, ob der Pat. Dritte ausdrücklich bevollmächtigt hat, über die weitere Behandlung zu entscheiden („Vorsorgevollmacht"). An den Patientenwillen (durch Dritte bzw. „Boten" übermittelt oder durch schriftliche Willensäußerung kundgetan) ist der Arzt gebunden, auch wenn dieser Wille der eigenen Vorstellung des Arztes widerspricht.

In den letzten Jahren wurde viel über die Gültigkeit von PVs diskutiert. Die Rechtsprechung hatte sich eindeutig für die PV ausgesprochen, was schließlich der Gesetzgeber im Patientenverfügungsgesetz „in Paragrafen gegossen" hat (§§ 1901a bis 1904 BGB vom 1.9.2009). In folgenden Punkten sind sich alle Experten einig:

- Jeder Pat. hat ein Recht auf Selbstbestimmung. Das gilt auch für Situationen, in denen der Pat. nicht mehr in der Lage ist, seinen Willen zu äußern.
- Eine dokumentierte fachliche Beratung bei der Erstellung von PV und Vollmacht verbessert die Umsetzbarkeit.
- Tötung auf Verlangen (aktive Sterbehilfe) wird grundsätzlich abgelehnt.
- Der Verzicht auf lebenserhaltende Maßnahmen ist ethisch und rechtlich zulässig, sofern dies dem ausdrücklichen oder mutmaßlichen Patientenwillen entspricht.
- Je konkreter die PV, desto besser ist sie umsetzbar.

Grundsätze der Bundesärztekammer zur ärztlichen Sterbebegleitung 2004
„Bei einwilligungsunfähigen Patienten ist die in einer PV zum Ausdruck gebrachte Ablehnung einer Behandlung für den Arzt bindend, sofern die konkrete Situation derjenigen entspricht, die der Pat. in der Verfügung beschrieben hat, und keine Anhaltspunkte für eine nachträgliche Willensänderung erkennbar sind" (▶ 20.3.2).

Vom Bundesjustizministerium werden Empfehlungen für bestimmte Formulare ausgesprochen (www.patientenverfuegung.de).

Formale Voraussetzungen

- Schriftliche Erklärung zu med. Maßnahmen.
- Freier Text oder Formular mit Lückentext (ankreuzen bzw. ergänzen).
- Mit Datum und handschriftlicher Unterschrift (bei Schriftform).
- Zeugenunterschrift nicht erforderlich, aber im Zweifelsfall hilfreich.
- Regelmäßige (z. B. jährliche) Bestätigung durch Unterschrift (formal gilt sie zwar zeitlich unbegrenzt, in der Praxis verliert eine ältere Erklärung an Aktualität und führt zu einer emotionalen Hemmschwelle, sie als rechtlich verbindlich zu respektieren).
- Jederzeit widerrufbar (d. h., der Arzt muss sich versichern, dass die PV noch dem aktuellen Willen des Pat. entspricht – größtes Problem und häufigstes Argument, sie nicht ernst zu nehmen; ▶ 20.1.1). Der Widerruf muss bewiesen sein.

! Ein Behandlungsverbot ist grundsätzlich zu beachten, auch von nicht aufgeklärten Pat.

- Darf keine Aufforderung zur Tötung (auf Verlangen) enthalten (strafbar nach § 216 StGB, ▶ 20.3.1).
- Teils mit Aussagen über Organspende, Obduktion und Bestattung kombiniert.
- Nichtbeachtung einer PV durch den Arzt entspricht dem Tatbestand der Körperverletzung (§ 223 StGB, ▶ 20.3.1) und setzt u. U. den Arzt Schadensersatzansprüchen aus.

Tipps für die Praxis

! Solange der Pat. zu einer (wenn auch noch so schwachen) Willensäußerung fähig ist, muss er direkt befragt werden – auch wenn er unter Betreuung steht oder einen Bevollmächtigten hat, denn beides entmündigt ihn nicht. Die PV bzw. Tätigkeit eines gesetzlichen Betreuers oder Bevollmächtigten kommt erst zum Zuge, wenn der Pat. nicht mehr für sich selber sprechen kann.

- Eine PV sollte regelmäßig mit einer Vorsorgevollmacht oder in seltenen Fällen mit einer Betreuungsverfügung kombiniert werden.
- Eine PV erfasst im Normalfall nicht vorhersehbare Behandlungssituationen bei Krankheiten, die schlagartig die Selbstbestimmung rauben und eine „Mitbestimmung" während ihres Fortschritts daher unmöglich machen.
- Eine PV ist sinnvoll für jedermann, insb. aber auch für alle Pat. mit unheilbarer Erkr., bei denen ein Krankheitsprogress mit lebensbedrohlichen Komplikationen erkennbar ist.

- Für eine PV, die in gesunden Zeiten erstellt wird, empfiehlt sich eine detaillierte Stellungnahme zum Fall eines Komas, ggf. mit Nennung von Fristen und zur Demenz.
- Im Fall schwerer Krankheit und vorhersehbarer Notfallsituationen (▶ 13) können in Zusammenarbeit mit dem behandelnden Arzt oder einer Palliativkraft „Ergänzungen zur Patientenverfügung“ (z. B. ▶ Abb. 20.2) mit detaillierten Behandlungswünschen formuliert werden. Dies kann auch auf unvorhersehbare Notfallsituationen ausgeweitet werden.
- Eine ärztliche Beratung und Stellungnahme zu den Aussagen der PV sowie dem Geisteszustand des Pat. erleichtern die Umsetzung im Ernstfall.
- Eine PV hilft nur dann, wenn sie dem Arzt auch vorgelegt wird – gut ist es, wenn Angehörige informiert sind und die Entscheidung mittragen. Der Arzt ist verpflichtet, nach einer PV zu fragen. Erfasst sie die Behandlungssituation, ist sie unmittelbar bindend (§ 630d Abs. 1 BGB).
- Die PV gilt nicht für die unerwartete lebensbedrohliche Notfallsituation bei unbekannten Pat.
- Die meisten Menschen sind bis wenige Stunden vor ihrem Tod bei Bewusstsein und in der Lage, ihren Willen zu äußern (d. h., die PV muss nicht als Entscheidungshilfe herangezogen werden).
- Ist ein Vertreter bestimmt (Bevollmächtigter oder gesetzlicher Betreuer), so ist er neben dem Arzt verpflichtet, zu prüfen, ob die PV auf eine bestimmte Behandlungssituation passt.
- Der größte Vorteil einer PV ist der Entscheidungsprozess, der mit der Niederschrift beginnt.
- Liegt keine schriftliche PV vor oder trifft diese nicht die Situation des Pat., so muss nach mündlichen „Behandlungswünschen“, dem festzustellenden mutmaßlichen Willen des Pat. gehandelt werden (§ 1901a Abs. 2 BGB). Letzterer ist aufgrund konkreter Anhaltspunkte zu ermitteln, insb. frühere mündliche oder schriftliche Äußerungen und persönliche Wertvorstellungen (▶ 20.1.1).

> **!** Eine rechtzeitige Auseinandersetzung des Pat. mit seinem Sterben und Tod ist hilfreich, um im Sterben Wünsche und Vorstellungen über med. Maßnahmen zu kennen und zu äußern. Der Hausarzt hat hier Schlüsselposition.

Häufige Problempunkte

Eine PV hat auch bei nicht zum Tod führender Krankheit bzw. vor Beginn des Sterbeprozesses sowie bei unvorhergesehener akuter Lebensbedrohung Gültigkeit. Juristisch ist keine Einschränkung zulässig (§ 1901 a, Abs. 3 BGB). Eine regelmäßige Aktualisierung erleichtert die Umsetzung erheblich. Wird eine PV in gesunden Tagen erstellt, muss v. a. auf folgende Grenzsituationen eingegangen werden:

- Wachkoma.
- Demenz.
- Anlage einer PEG zur Ernährung.
- Kardiopulmonale Reanimation.

PATIENTENVERFÜGUNG IM FALL SCHWERER KRANKHEIT – Seite 1

Ergänzung zur PATIENTENVERFÜGUNG IM FALL SCHWERER KRANKHEIT

1. Personalien

....

(Name)

....

(Geburtsdatum)

....

(Anschrift)

2. Krankheitsgeschichte und Diagnose[1]

....

....

....

....

....

....

....

3. Was mir jetzt wichtig ist[2]

Ich weiß, dass meine Erkrankung nicht mehr geheilt werden kann. Sollte ich nicht mehr in der Lage sein, Entscheidungen über meine Behandlung zu treffen, so wünsche ich ausdrücklich:

....

....

....

....

....

....

....

[1] Sollte vom behandelnden Arzt ausgefüllt werden.

[2] Grundsätzliche Überlegungen (z. B. Krankenhauseinweisung, Sterben zu Hause, persönliche Werte in der Situation u. a.).

(Aus: „Vorsorge für Unfall, Krankheit und Alter", Verlag C.H. Beck, ISBN 978-3-406-59511-0).

Abb. 20.2a Patientenverfügung (Ergänzung) im Fall schwerer Krankheit (Formular) [E318]

PATIENTENVERFÜGUNG IM FALL SCHWERER KRANKHEIT – Seite 2

Darüber hinaus ist mir besonders wichtig:[3]

Diagnostische Maßnahmen oder eine Einweisung in ein Krankenhaus sollen nur dann erfolgen, wenn sie einer besseren Beschwerdelinderung dienen und ambulant nicht durchgeführt werden können. ☐

Mein Wunsch ist es, zu Hause zu bleiben. Sollte das nicht gehen, möchte ich nach Möglichkeit in die Pflegeeinrichtung/Krankenhaus, Station: ☐

....

(Name, Anschrift)

.... eingeliefert werden.

(Telefon)

Ich wünsche den Beistand meiner Kirche/Glaubensgemeinschaft ☐

....

in Person von: ....

(Name)

....

(Anschrift/Telefon)

Ich wünsche die Unterstützung durch einen Hospiz- oder Palliativdienst: ☐

....

(Anschrift/Telefon)

4. Momentane Medikation

Die aktuelle Medikation, Indikation und Dosierung bereitliegender Notfallmedikamente sollten auf einem gesonderten Blatt beigefügt sein.

zuletzt geändert am: ....

....

(Name und Adresse des behandelnden Arztes/der Palliativfachkraft)

....

(Unterschrift des behandelnden Arztes/der Palliativfachkraft)

[3] Zutreffendes habe ich angekreuzt.

(Aus: „Vorsorge für Unfall, Krankheit und Alter", Verlag C.H. Beck, ISBN 978-3-406-59511-0).

Abb. 20.2b Patientenverfügung (Ergänzung) im Fall schwerer Krankheit (Formular) [E318]

PATIENTENVERFÜGUNG IM FALL SCHWERER KRANKHEIT – Seite 3

5. Notfallplan[4]

Mögliche Komplikation	Vom Patienten gewünschte Behandlung

....
(Name und Anschrift des behandelnden Arztes/der Palliativfachkraft)

....
(Telefon)

....
(Unterschrift des behandelnden Arztes/der Palliativfachkraft)

Ort / Datum: ....

....
(Unterschrift des Patienten)

[4] Muss gemeinsam mit dem behandelnden Arzt oder einer Palliativpflegekraft ausgefüllt werden.

(Aus: „Vorsorge für Unfall, Krankheit und Alter“, Verlag C.H. Beck, ISBN 978-3-406-59511-0).

Abb. 20.2c Patientenverfügung (Ergänzung) im Fall schwerer Krankheit (Formular) [E318]

PATIENTENVERFÜGUNG IM FALL SCHWERER KRANKHEIT – Seite 4

Aktuelle Medikation

Medikament	Uhrzeit						Zweck

....

(zuletzt geändert am)

....

(Name und Anschrift des behandelnden Arztes/der Palliativfachkraft:)

....

(Telefon)

....

(Unterschrift des behandelnden Arztes/der Palliativfachkraft)

(Aus: „Vorsorge für Unfall, Krankheit und Alter", Verlag C.H. Beck, ISBN 978-3-406-59511-0).

Abb. 20.2d Patientenverfügung (Ergänzung) im Fall schwerer Krankheit (Formular) [E318]

„Empfehlungen der Bundesärztekammer und der Zentralen Ethikkommission bei der Bundesärztekammer zum Umgang mit Vorsorgevollmacht und Patientenverfügung in der ärztlichen Praxis"; s. www.bundesaerztekammer.de/ downloads/ Empfehlungen_BAeK-ZEKO_Vorsorgevollmacht_Patientenverfuegung_19082013l.pdf; www.justiz.bayern.de/service/broschueren/.

20.2.2 Vorsorgevollmacht/Betreuungsverfügung

Ergänzend zu einer PV besteht die Möglichkeit, einen „Bevollmächtigten" zu bestimmen, dem entsprechende Vollmachten (▶ Abb. 20.3) erteilt werden. Der Arzt muss die bevollmächtigte Person als rechtlichen Vertreter des Pat. respektieren. Kann oder soll (noch) keine Person bevollmächtigt werden, wird in einer Betreuungsverfügung (▶ Abb. 20.4) die Person, die im Betreuungsfall vom Betreuungsgericht zum Betreuer ernannt werden soll, und der Geltungsbereich (Umfang) der Betreuung bestimmt.
Diese Wünsche sind für das Betreuungsgericht verbindlich. Der Betreuer entscheidet dann als rechtlicher Vertreter des Pat. je nach Umfang der gesetzlichen Betreuung (wird detailliert vom Betreuungsgericht, ggf. anhand der Betreuungsverfügung, festgelegt).
Regelmäßiger Gedankenaustausch mit dem „Bevollmächtigten" bzw. Betreuer ist notwendig, damit dieser im Zweifelsfall den mutmaßlichen Willen kennt und entscheiden kann. Die Vollmacht sollte unbedingt über den Tod hinaus gelten und muss explizit die Regelung der Bestattung als Aufgabe enthalten. Die (gesetzliche) Betreuung endet mit dem Tod.

Betreuungsrecht Nach dem Betreuungsrecht darf eine Betreuung vom Betreuungsgericht nicht mehr angeordnet werden, wenn ein Bevollmächtigter ebenso gut und wirksam für den Pat. handeln kann (§ 1896 Abs. 2 BGB). Deshalb muss in jedem Fall geprüft werden, ob die Vorsorgevollmacht auch tatsächlich jene ärztliche Maßnahme umfasst, zu der der Bevollmächtigte seine Einwilligung erteilt. Nicht immer sind die Vorsorgevollmachten nach dem neuen Recht ausreichend formuliert. In den Fällen des § 1904 BGB (Maßnahmen mit begründeter Gefahr, dass der Pat. stirbt oder einen länger andauernden oder gesundheitlichen Schaden erleidet, sowie Nichtbeginn oder Beendigung lebenserhaltender Maßnahmen) und des § 1906 BGB (vorübergehend oder dauerhaft freiheitsentziehende Maßnahmen wie Fixierung oder Unterbringung sowie sog. „Zwangsernährung" während einer solchen Unterbringung u. a.) müssen diese Maßnahmen ausdrücklich in der Vorsorgevollmacht erwähnt sein, sonst kann der Bevollmächtigte nicht wirksam einwilligen. In diesen Fällen ist sofort das Betreuungsgericht einzuschalten, damit für die „Lücke" ein Betreuer bestellt wird, i. d. R. der Bevollmächtigte. Deshalb sollte zur Unterzeichnung eines Formulars (z. B. ▶ Abb. 20.3) dringend geraten werden (www.betreuungsrecht.org).

! In Konfliktfällen ist das Betreuungsgericht einzuschalten (§ 1904 Abs. 1, 2, 4 BGB).

VOLLMACHT – Seite 1

VOLLMACHT

Ich, ... **(Vollmachtgeber/in)**
(Name, Vorname, Geburtsdatum)

....
(Adresse, Telefon, Telefax)

erteile hiermit Vollmacht an

.... **(bevollmächtigte Person)**
(Name, Vorname, Geburtsdatum)

....
(Adresse, Telefon, Telefax)

Diese Vertrauensperson wird hiermit bevollmächtigt, mich in allen Angelegenheiten zu vertreten, die ich im Folgenden angekreuzt oder angegeben habe. Durch diese Vollmachtserteilung soll eine vom Gericht angeordnete Betreuung vermieden werden. Die Vollmacht bleibt daher in Kraft, wenn ich nach ihrer Errichtung geschäftsunfähig werden sollte.

Die Vollmacht ist nur wirksam, solange die bevollmächtigte Person die Vollmachtsurkunde besitzt und bei Vornahme eines Rechtsgeschäfts die Urkunde im Original vorlegen kann.

Gesundheitssorge / Pflegebedürftigkeit

- Sie darf in allen Angelegenheiten der Gesundheitssorge entscheiden, ebenso über alle Einzelheiten einer ambulanten oder (teil-)stationären Pflege. Sie ist befugt, meinen in einer Patientenverfügung festgelegten Willen durchzusetzen. Ja ☐ Nein ☐
- Sie darf insbesondere in sämtliche Maßnahmen zur Untersuchung des Gesundheitszustandes, in Heilbehandlungen und ärztliche Eingriffe einwilligen, auch wenn diese mit Lebensgefahr verbunden sein könnten oder ich einen schweren oder länger dauernden gesundheitlichen Schaden erleiden könnte (§ 1904 Abs. 1 BGB).*) Ja ☐ Nein ☐
- Sie darf insbesondere ihre Einwilligung in jegliche Maßnahmen zur Untersuchung des Gesundheitszustands, in Heilbehandlungen und ärztliche Eingriffe verweigern oder widerrufen, auch wenn die Nichtvornahme der Maßnahme für mich mit Lebensgefahr verbunden sein könnte oder ich dadurch einen schweren oder länger dauernden gesundheitlichen Schaden erleiden könnte (§ 1904 Abs. 2 BGB). Sie darf somit auch die Einwilligung zum Unterlassen oder Beenden lebensverlängernder Maßnahmen erteilen.**) Ja ☐ Nein ☐
- Sie darf Krankenunterlagen einsehen und deren Herausgabe an Dritte bewilligen. Ich entbinde alle mich behandelnden Ärzte und nichtärztliches Personal gegenüber meiner bevollmächtigten Vertrauensperson von der Schweigepflicht. Ja ☐ Nein ☐

*) / **) In diesen Fällen hat der Bevollmächtigte eine Genehmigung des Betreuungsgerichts einzuholen, wenn nicht zwischen dem Bevollmächtigten und dem behandelnden Arzt Einvernehmen darüber besteht, dass die Erteilung, die Nichterteilung oder der Widerruf der Einwilligung dem Willen des Patienten entspricht (§ 1904 Abs. 4 und 5 BGB).

(Aus: „Vorsorge für Unfall, Krankheit und Alter", Verlag C.H. Beck, ISBN 978-3-406-59511-0).

Abb. 20.3a Vorsorgevollmacht (Formular) [E318]

VOLLMACHT – Seite 2

- Sie darf über meine Unterbringung mit freiheitsentziehender Wirkung (§ 1906 Abs. 1 BGB) und über freiheitsentziehende Maßnahmen (z. B. Bettgitter, Medikamente u. Ä.) in einem Heim oder in einer sonstigen Einrichtung (§ 1906 Abs. 4 BGB) entscheiden, solange dergleichen zu meinem Wohle erforderlich ist.*) — Ja ☐ Nein ☐
- .... — Ja ☐ Nein ☐

Aufenthalt und Wohnungsangelegenheiten

- Sie darf meinen Aufenthalt bestimmen, Rechte und Pflichten aus dem Mietvertrag über meine Wohnung einschließlich einer Kündigung wahrnehmen sowie meinen Haushalt auflösen. — Ja ☐ Nein ☐
- Sie darf einen neuen Wohnraummietvertrag abschließen und kündigen. — Ja ☐ Nein ☐
- Sie darf einen Heimvertrag abschließen und kündigen. — Ja ☐ Nein ☐
- .... — Ja ☐ Nein ☐

Behörden

- Sie darf mich bei Behörden, Versicherungen, Renten- und Sozialleistungsträgern vertreten. — Ja ☐ Nein ☐

Vermögenssorge

- Sie darf mein Vermögen verwalten und hierbei alle Rechtshandlungen und Rechtsgeschäfte im In- und Ausland vornehmen, Erklärungen aller Art abgeben und entgegennehmen sowie Anträge stellen, abändern, zurücknehmen, namentlich — Ja ☐ Nein ☐
  - über Vermögensgegenstände jeder Art verfügen — Ja ☐ Nein ☐
  - Zahlungen und Wertgegenstände annehmen — Ja ☐ Nein ☐
  - Verbindlichkeiten eingehen — Ja ☐ Nein ☐
  - Willenserklärungen bezüglich meiner Konten, Depots und Safes abgeben. Sie darf mich im Geschäftsverkehr mit Kreditinstituten vertreten. — Ja ☐ Nein ☐
  - Schenkungen in dem Rahmen vornehmen, der einem Betreuer rechtlich gestattet ist. — Ja ☐ Nein ☐
  - Folgende Geschäfte soll sie nicht wahrnehmen können — Ja ☐ Nein ☐

    ....

    ....

*) In diesen Fällen hat der Bevollmächtigte eine Genehmigung des Betreuungsgerichts einzuholen (§ 1906 Abs. 2 und 5 BGB).

(Aus: „Vorsorge für Unfall, Krankheit und Alter", Verlag C.H. Beck, ISBN 978-3-406-59511-0).

Abb. 20.3b Vorsorgevollmacht (Formular) [E318]

VOLLMACHT – Seite 3

Post- und Fernmeldeverkehr

- Sie darf die für mich bestimmte Post – auch mit dem Service „eigenhändig" – entgegennehmen und öffnen sowie über den Fernmeldeverkehr entscheiden. Sie darf alle hiermit zusammenhängenden Willenserklärungen (z.B. Vertragsabschlüsse, Kündigungen) abgeben. Ja ☐ Nein ☐

Vertretung vor Gericht

- Sie darf mich gegenüber Gerichten vertreten sowie Prozesshandlungen aller Art vornehmen. Ja ☐ Nein ☐

Untervollmacht

- Sie darf in einzelnen Angelegenheiten Untervollmacht erteilen. Ja ☐ Nein ☐

Geltung über den Tod hinaus

- Ich will, dass die Vollmacht über den Tod hinaus bis zum Widerruf durch die Erben fortgilt. Ja ☐ Nein ☐

Betreuungsverfügung

- Falls trotz dieser Vollmacht eine gesetzliche Vertretung („rechtliche Betreuung") erforderlich sein sollte, bitte ich, die oben bezeichnete Vertrauensperson als Betreuer zu bestellen. Ja ☐ Nein ☐

Weitere Regelungen

- ....
....
....
....
....

....
(Ort, Datum) *(Unterschrift der Vollmachtgeberin/des Vollmachtgebers)*

....
(Ort, Datum) *(Unterschrift der Vollmachtnehmerin/des Vollmachtnehmers)*

(Aus: „Vorsorge für Unfall, Krankheit und Alter", Verlag C.H. Beck, ISBN 978-3-406-59511-0).

Abb. 20.3c Vorsorgevollmacht (Formular) [E318]

BETREUUNGSVERFÜGUNG

Ich, ...
(Name, Vorname, Geburtsdatum)

....
(Adresse, Telefon, Telefax)

lege hiermit für den Fall, dass ich infolge Krankheit, Behinderung oder Unfall meine Angelegenheiten teilweise oder ganz nicht mehr selbst besorgen kann und deshalb ein Betreuer als gesetzlicher Vertreter für mich bestellt werden muss, Folgendes fest:

Als Person, die mich betreuen soll, schlage ich vor:

Name: ....
Geburtsdatum: ....
Straße: ....
Wohnort: ....

oder, falls diese nicht zum Betreuer bestellt werden kann:

Name: ....
Geburtsdatum: ....
Straße: ....
Wohnort: ....

Auf keinen Fall zur Betreuerin/zum Betreuer bestellt werden soll:

Name: ....
Geburtsdatum: ....
Straße: ....
Wohnort: ....

Zur Wahrnehmung meiner Angelegenheiten durch den Betreuer habe ich folgende Wünsche:

1. Ich habe meine Einstellung zu Krankheit und Sterben in der beigefügten Patientenverfügung niedergelegt. Diese soll der Betreuer beachten.
2. ....
3. ....

....	....
(Ort, Datum)	*(Unterschrift)*

Abb. 20.4 Betreuungsverfügung (Formular) [E318]

20

20.2.3 Organspende

Aufgrund der Multimorbidität der Pat. in der Palliativmedizin ist eine Organentnahme zur Transplantation meist nicht sinnvoll. Dennoch fragen viele Pat. und Angehörige danach. Oft steckt die Angst dahinter, dass gegen ihren Willen Organe entnommen werden. Daher Aufklärung über Spenderkriterien.

Kriterien zur Organspende:

- Hirntod als Voraussetzung jeder Organentnahme muss durch EEG sicher festgestellt sein. Ein unmittelbarer Hirntod als Todesursache ist bei langsamem Sterbeprozess sehr unwahrscheinlich, da meist Multiorganversagen, gelegentlich schneller Todeseintritt bei Hirntumoren und fulminanter intrazerebraler Blutung, dann aber wegen Malignom keine Organspende.
- Ausschluss irreversibler Schäden an den zu entnehmenden Organen (z. B. chemotherapieinduzierte Kardiomyopathie).
- Keine „übertragbaren Erkrankungen“ (Malignom, systemische Infektionen, pos. HIV-Test).
- Biolog. Alter < 65 J.
- Keine Intoxikation, Infektion (z. B. terminale Pneumonie und Sepsis), neuromuskuläre Erkr. oder Blockade durch Medikamente, endokrines oder metabolisches Koma (z. B. Diab. mell., Leberversagen oder Nierenversagen) oder Schock als Todesursache.
- Einwilligung des Pat.
- Hirntoddiagnostik erforderlich (und meist auf Palliativstationen nicht möglich).
- Wenn möglich Aufklärung über die Umstände einer Organentnahme, z. B. organprotektive Maßnahmen.

> **!** Der typische Palliativpat. kommt für eine Organtransplantation oder Organspende nicht in Betracht.

20.3 Sterbehilfe

20.3.1 Gesetzliche Regelungen

Grundsätze der Bundesärztekammer

- *„Aufgabe des Arztes ist es, unter Beachtung des Selbstbestimmungsrechts des Pat. Leben zu erhalten, Gesundheit zu schützen und wiederherzustellen sowie Leiden zu lindern und Sterbenden bis zum Tod beizustehen.“*
- *„Unabhängig vom Ziel der medizinischen Behandlung hat der Arzt in jedem Fall für eine Basisbetreuung zu sorgen. Dazu gehören u. a.: Menschenwürdige Unterbringung, Zuwendung, Körperpflege, Lindern von Schmerz, Atemnot und Übelkeit sowie Stillen von Hunger und Durst.“*

Hilfe im Sterben in Form menschlicher und seelsorgerischer Begleitung, max. Symptomkontrolle (ohne Ziel der Lebensverlängerung) ist Pflicht des Arztes.

Strafgesetzbuch (StGB)

Die Gesetze des StGB gelten für alle Bürger Deutschlands und alle im Geltungsbereich deutscher Gesetze Tätigen (also auch für ausländische Mitarbeiter). Sie sind

nicht auf die spezielle Situation des Arztes abgestimmt. Entscheidend ist die Auslegung im Einzelfall.
Klar geregelt ist jede Form der aktiven Tötung (§§ 211, 212 Mord, Totschlag u. a.) und der Behandlung ohne Einverständnis (§ 223 Körperverletzung). Viele Handlungen zwischen diesen Polen sind standesrechtlich oder allg. ethisch geregelt. Dennoch entstehen in der Palliativsituation immer wieder Konfliktsituationen, v. a. dann, wenn der aktuelle Patientenwille nicht erfahrbar ist.

Wichtige Paragrafen aus dem Strafgesetzbuch (StGB)

§ 211 (Mord)
(2) Mörder ist, wer aus Mordlust, zur Befriedigung des Geschlechtstriebs, aus Habgier oder sonst aus niedrigen Beweggründen … einen Menschen tötet.

§ 212 (Totschlag)
(1) Wer einen Menschen tötet, ohne Mörder zu sein, wird als Totschläger … bestraft.

§ 216 (Tötung auf Verlangen)
(1) Ist jemand durch das ausdrückliche und ernstliche Verlangen des Getöteten zur Tötung bestimmt worden, … wird … bestraft.
(2) Der Versuch ist strafbar.

§ 222 (Fahrlässige Tötung)
Wer durch Fahrlässigkeit den Tod eines Menschen verursacht, wird … bestraft.

§ 223 (Körperverletzung)
(1) Wer einen anderen körperlich misshandelt oder an der Gesundheit beschädigt, wird … bestraft.

§ 223a (Gefährliche Körperverletzung)
(1) Ist die Körperverletzung mittels … einer das Leben gefährdenden Behandlung begangen, …
(2) Der Versuch ist strafbar.

§ 224 (Schwere Körperverletzung)
(1) Hat die Körperverletzung zur Folge, dass der Verletzte ein wichtiges Glied des Körpers, das Sehvermögen auf einem oder beiden Augen, das Gehör, die Sprache oder die Zeugungsfähigkeit verliert oder in erheblicher Weise dauernd entstellt wird oder in Siechtum, Lähmung oder Geisteskrankheit verfällt, …

§ 226 (Körperverletzung mit Todesfolge)
(1) Ist durch die Körperverletzung der Tod des Verletzten verursacht worden, …

§ 226a (Einwilligung des Verletzten)
Wer eine Körperverletzung mit Einwilligung des Verletzten vornimmt, handelt nur dann rechtswidrig, wenn die Tat trotz der Einwilligung gegen die guten Sitten verstößt.

§ 229 (Vergiftung)
(1) Wer einem anderen, um dessen Gesundheit zu beschädigen, Gift oder andere Stoffe beibringt, welche die Gesundheit zu zerstören geeignet sind, wird … bestraft.
(2) Ist durch die Handlung eine schwere Körperverletzung … (oder) der Tod verursacht worden …

§ 230 (Fahrlässige Körperverletzung)
Wer durch Fahrlässigkeit die Körperverletzung eines anderen verursacht, wird … bestraft.

§ 239 (Freiheitsberaubung)
(1) Wer widerrechtlich einen Menschen einsperrt oder auf andere Weise des Gebrauchs der persönlichen Freiheit beraubt, wird … bestraft.

§ 323 (Unterlassene Hilfeleistung)
Wer bei Unglücksfällen oder gemeiner Gefahr oder Not nicht Hilfe leistet, obwohl dies erforderlich und ihm den Umständen nach zuzumuten, insbes. ohne erheblich eigene Gefahr und ohne Verletzung anderer wichtiger Pflichten möglich ist, wird … bestraft.

20.3.2 Ärztliches Standesrecht

Berufsrecht

Hippokratischer Eid

„Ich werde niemandem ein tödlich wirkendes Medikament geben, auch nicht, wenn ich darum gebeten werde, und keinen Rat dazu erteilen. Ebenso werde ich keiner Frau ein Abtreibungsmittel geben. (…) In alle Häuser, die ich betrete, werde ich zum Nutzen der Kranken hineingehen und mich fernhalten von allem willkürlichen Unrecht und allem, was Verderben bringt (…).“

4. Jh.

„Behandlungsauftrag“ (Heilauftrag) Der Pat. erteilt dem Arzt einen Behandlungsauftrag, indem er sich in dessen Behandlung begibt. Aus dem hippokratischen Eid können als Inhalt des ärztlichen Behandlungsauftrags ethisch und rechtlich anerkannte Maximen zusammengefasst werden.

- Ziel ärztlichen Handelns ist der Behandlungserfolg (Kuration oder Palliation), dieser kann jedoch nicht eingefordert werden (Behandlungserfolg ist nicht vertraglich geschuldet). Eingefordert werden kann nur fehlerfreies Handeln nach der *lex artis.*
- Der Arzt dient mit seinem Tun und Unterlassen ausschließlich dem Pat., er darf „weder vergiften noch sonst irgendwie schaden“.
- Der Arzt leistet jedem Pat. einen persönlichen, individuellen Dienst, übt Diskretion und lässt dem Kranken die Freiheit des Entschlusses.
- Der subjektiven Bedürftigkeit des Kranken soll sachgerechtes Handeln des Helfers entsprechen, den „objektiv Bedürftigen“ gibt es nicht (d. h., nicht der Arzt entscheidet, ob der Pat. bedürftig ist, sondern der aufgeklärte oder der auf Aufklärung verzichtende Pat. selbst).
- Der Arzt ist der Wissenschaft, den Normen des Rechts und der Sittlichkeit sowie dem ärztlichen Standesrecht verpflichtet.

Der Behandlungsauftrag ist eindeutig, wenn der aufgeklärte Pat. wünscht, dass eine (diagnostizierbare) Krankheit geheilt werden soll. Wenn es für eine Krankheit keine kausale Therapie (mehr) gibt, muss nach individuellen Lösungen gesucht werden. Der Behandlungsauftrag kann dann nicht die Heilung beinhalten, sondern die Linderung des Leidens. Folgerichtig gehört auch der begleitende Bei-

stand im Sterben dazu (nicht „Heil-" sondern „Linderungsauftrag" in der Palliativmedizin).
Der Behandlungsauftrag i. S. eines Heilauftrags hat eine ethische, rechtliche und soziale Begründung, denn die Heilung eines Kranken gilt als gesellschaftliche Aufgabe, die der Arzt von Berufs wegen übernimmt. Die Pflicht des Arztes, Leben zu erhalten, ist begrenzt durch die Beachtung des Selbstbestimmungsrechtes des Pat. (Grundsätze der BÄK).

Sterbehilfe

Sterbebegleitung Hilfe beim Sterben in Form von Beistand, Trost, humaner Umgebung, einfühlsamer Betreuung, Seelsorge und palliativmedizinischer Behandlung. Kann den Todeszeitpunkt vor- oder zurückverlegen.
Sterbebegleitung ist ausdrücklich Aufgabe des Arztes (Grundsätze der Bundesärztekammer).

Passive Sterbehilfe Das „Sterben-lassen" eines Schwerkranken (durch Nichtaufnahme oder Beendigung lebensverlängernder Maßnahmen) ist immer geboten, wenn dies dem erklärten oder mutmaßlichen Willen des Pat. oder allg. gültigen ethischen Normen (insb. dem Facharztstandard/Ind.) entspricht („einverständlicher" Behandlungsabbruch bzw. Behandlungsverzicht, ▶ 20.1.2). Zu den sodann erlaubten bzw. sogar gebotenen Formen der Beendigung von lebenserhaltenden Maßnahmen gehört auch das aktive Abschalten von Beatmungs- oder vergleichbaren technischen Geräten, BGH vom 25.6.2010, NJW 2010, 2963! Entscheidende Bedeutung hat hierbei eine Vorauserklärung i. S. einer „Patientenverfügung" (▶ 20.2.1) oder der ermittelte mutmaßliche Wille. Symptomlindernde, palliative Maßnahmen werden unverändert fortgesetzt bzw. ggf. intensiviert.
Problematisch ist der einseitige Behandlungsabbruch oder -verzicht, d. h. wenn kein Patientenwille erkennbar ist. Hier darf unter bestimmten Umständen auf (unzumutbare) lebensverlängernde Maßnahmen verzichtet werden. Diese werden z. B. in den „Grundsätzen der Bundesärztekammer zur ärztlichen Sterbebegleitung" (▶ 20.3.2) benannt. Dabei handelt es sich nicht um bindende Gesetze, sondern um Entscheidungshilfen bis hin zu klaren Indikationen, z. B. nach Leitlinien von ärztlichen Fachgesellschaften, die sich allerdings streng an der Rechtsprechung orientiert haben. Die Eigenverantwortung in der konkreten Situation wird dem Arzt nicht abgenommen, da dieser über die Ind. (▶ 20.1.2) einer Maßnahme entscheiden muss.

Aktive Sterbehilfe Ist rechtswidrig (§ 212 StGB). Auch die Tötung auf Verlangen ist ein Tatbestand der Tötung (§ 216 StGB).

Indirekte Sterbehilfe Eine Therapie mit dem Risiko einer (fakultativen) Lebensverkürzung ist straffrei, falls sie v. a. der adäquaten Symptomkontrolle beim Sterbenden dient.

> **!** Das viel zitierte „lebensverkürzende Risiko" einer Morphintherapie ist bei fachgerechtem Einsatz der Morphine nicht nachgewiesen. Sollte dennoch als Folge einer (indizierten) Morphingabe der Tod eintreten, ist dies i. S. der indir. Sterbehilfe ohne rechtliche Folgen. In der Praxis hat die „indirekte Sterbehilfe" eher Bedeutung beim drohenden Erstickungstod bei schweren Lungenerkr. oder z. B. beim Bluthusten bei Lungen-Ca in der Terminalphase.

Suizid bei Schwerkranken Suizidgedanken sind bei Tumorpat. mit weit fortgeschrittener Erkr. häufig. Etwa jeder dritte bis vierte Pat. äußert Gedanken über eine Selbsttötung oder Beschleunigung des Sterbevorgangs, vorausgesetzt, das Vertrauen in den Gesprächspartner ist groß genug (▶ 2.5.2, ▶ 2.5.3). Die Suizidgedanken sind nicht gleichzusetzen mit dem Wunsch nach Sterbebegleitung, passiver oder indir. Sterbehilfe. Sie scheinen eher ein Ventil zu sein, das die Selbstbestimmung unterstützt: „Wenn es ganz schlimm wird, kann ich mir helfen, indem ich mir das Leben nehme." Die tatsächliche Selbsttötungsrate ist unter Krebspat. nicht höher als in der Normalbevölkerung und nimmt sogar mit fortschreitender Erkr. ab.

Ursachen für Suizidgedanken:
- Symptomkontrolle nicht ausreichend, v. a. bei Schmerzen.
- Unerkannte oder falsch behandelte Depression.
- Der Pat. hat das Gefühl, anderen zur Last zu fallen.
- Der Pat. möchte seine Angehörigen „erlösen".
- Palliativmedizin hat kein Angebot, z. B. für Endphase von Demenz oder ALS.
- Angebote der Palliativmedizin sind für den Pat. keine akzeptable Option.

Hilfen für die Begleitung:
- Das Thema Suizid muss vom Arzt angesprochen werden. Damit wird dem Pat. signalisiert, dass er über seine Wünsche und Ängste offen reden kann (▶ 2.5.3).
- Der Pat. soll erzählen dürfen, warum er **jetzt** solche Gedanken hat, damit gemeinsam geklärt werden kann, was zu tun ist, damit das Leben für ihn wieder wertvoll wird.
- Der Arzt muss unmissverständlich klar machen, dass er keinen Menschen töten darf, kann und will.
- Der Arzt muss für sich die Gewissensentscheidung treffen, ob er einem frei verantwortlichen Suizidwilligen helfen will (strafrechtlich zulässig, standesrechtlich von den einzelnen deutschen Landesärztekammern derzeit völlig unterschiedlich geregelt).
- Einer Selbsttötung als Impulshandlung sollte vorgebeugt werden, z. B. durch adäquate antidepressive Therapie bei entsprechender Veranlagung.
- Eine Selbsttötung kann und soll in Ausnahmesituationen nicht um jeden Preis verhindert werden (z. B. keine Sitzwache), wenn:
  - Es sich um eine klare, freiverantwortliche Entscheidung eines willensklaren Pat. handelt.
  - Die Einschätzung der Situation durch den Pat. realistisch ist.
  - Die Motive auch für Außenstehende klar und verständlich sind.
  - In diesen Fällen darf der Pat. nicht am Suizid gehindert oder gar zwangsbehandelt werden, Strafbarkeit als Körperverletzung nach § 223 StGB.

Beihilfe zum Suizid Beihilfe zum Suizid ist straffrei. Entscheidend ist der letzte, kausale Akt der (Selbst-)Tötung, der vom Pat. eigenhändig ausgeführt werden muss. Beihilfe des Arztes zur Selbsttötung des Pat. bedeutet bewusstes, gewolltes Helfen (z. B. Bereitstellen der Medikamente), ohne die „letzte" Handlung (z. B. Verabreichen des tödlichen Medikaments) selbst auszuführen.

> **!** Versorgung eines Pat. mit der notwendigen Menge indizierter Schmerzmittel zur Schmerztherapie ist keine Beihilfe zum Suizid, auch wenn der Pat. die Schmerzmittel dann zum Suizid verwendet.

Beihilfe zum Suizid durch einen Arzt ist heute in Deutschland nur in den Bereichen einiger Landesärztekammern nach der regional gültigen Landesberufsordnung für Ärzte ein Verstoß gegen das ärztliche Ethos, in anderen Regionen nicht. Unbedingt vorher erkundigen! Die strafrechtlich so bedeutsame Garantenpflicht des Arztes kann – wie bei der PV – vom Pat. modifiziert werden. Dann ist der Arzt nicht mehr Garant des Lebens (gegen den Willen des Pat. ginge das gar nicht), sondern Garant für die Beachtung des Patientenwillens. Ist dieser Wille ohne krankhafte Störung gebildet, darf (muss nicht) der Arzt dem Pat. bei der Selbsttötung helfen, jedenfalls darf er ihn daran weder hindern noch ihn danach retten.
Die ärztliche Unterstützung eines Suizidenten im Vorfeld der Tötungshandlung und zwischen dieser und dem Versterben sollte daher nur mit Absicherung durch einen hierauf spezialisierten Rechtsanwalt geschehen.

! Ein ruhiges Gespräch mit dem Pat. über die Folgen einer Selbsttötung kann helfen, sich von diesem Lösungsweg zu distanzieren:
- Im Fall einer Selbsttötung muss auf dem Leichenschauschein „unnatürliche Todesursache“ angegeben werden. Dies hat die Einschaltung der Staatsanwaltschaft und evtl. eine Obduktion zur Folge.
- Einige Versicherungen, z. B. Lebensversicherungen, zahlen bei gewissen Fallkonstellationen der Selbsttötung nichts aus.
- Für Angehörige (v. a. religiös verankerte) ist die Vorstellung der Selbsttötung meist noch schrecklicher, als der Tod durch die Grunderkr.

„Grundsätze der Bundesärztekammer zur ärztlichen Sterbebegleitung“; s. www.bundesaerztekammer.de/downloads/Sterbebegleitung_17022011.pdf.

20.4 Infektionsschutzgesetz

Das Gesetz zur Bekämpfung und Verhütung von Infektionskrankheiten beim Menschen (Infektionsschutzgesetz, IfSG) regelt neu: Aufgaben und Koordinierung der zuständigen Gesundheitsbehörden, Meldewesen, Verhütung und Bekämpfung von Infektionskrankheiten (Schutzimpfungen, Gemeinschaftseinrichtungen, Lebensmittelhygiene, Wasserhygiene), Tätigkeit mit Krankheitserregern, Entschädigung bei Impfschaden, Tätigkeitsverbot, Bußgeld- und Strafbestimmungen.

Namentliche Meldepflicht Bei:

a. **Krankheitsverdacht, Erkr. und Tod an:** Botulismus; Cholera; Diphtherie; Enzephalopathie, nicht hereditäre humane spongiforme; (enteropath.) HUS; hämorrhagisches Fieber, virales; Masern; Meningokokken-Meningitis oder -Sepsis; Milzbrand, Polio; Pest; Tollwut (auch Kontakt oder Verletzung bei einem verdächtigen Tier); Typhus abdom.; Paratyphus; Virushepatitis, akute.
b. **Verdacht oder Erkr. an einer mikrobiellen Lebensmittelvergiftung** oder akuten infektiösen Gastroenteritis bei Gruppenerkr. oder Personen mit Tätigkeit im Lebensmittelbereich i. S. von § 42.
c. **Erkr. und Tod an behandlungsbedürftiger Tbc.**
d. **Dir. oder indir. Nachweis von Krankheitserregern und Hinweis auf akute Inf.** (= Labormeldepflicht), Dn. = Direktnachweis (Kultur, Antigen, genomisch): Adenoviren (Dn. im Konjunktivalabstrich); *Bacillus anthracis; Borre-*

lia recurrentis; Brucella sp.; *Campylobacter,* darmpathogen; *Chlamydia psittaci; Clostridium botulinum* (Err. oder Toxin); *Corynebacterium diphtheriae,* toxinbildend; *Coxiella burnetii; Cryptosporidium parvum;* Ebolavirus; *E. coli:* EHEC, sonstige darmpathogene Stämme; *Francisella tularensis;* FSME-Virus; Gelbfiebervirus; *Giardia lamblia; Haemophilus influenzae:* nur bei Dn. aus Liquor oder Blut; Hantaviren; hämorrhagisches Fieber, sonstige Erreger; Hep.-A-, -B-, -C-, -D-, -E-Virus (B, C, D nicht bei bekannter chron. Inf.); Influenzaviren: nur Dn.; Lassavirus; *Legionella* spp.; *Leptospira interrogans; Listeria monocytogenes:* nur Dn. aus Blut, Liquor, normalerweise sterilen Substraten, Abstrichen von Neugeborenen; Marburgvirus; Masernvirus; *Mycobacterium leprae; Mycobacterium tuberculosis/africanum/bovis:* säurefeste Stäbchen im Sputum, Primärisolat, Antibiogramm; *Neisseria meningitidis:* nur Dn. aus Liquor, Blut, hämorrhagischen Hautinfiltraten, normalerweise sterile Kompartimente; Norwalk-ähnliches Virus: nur Dn. aus Stuhl; Poliovirus; Rabiesvirus; *Rickettsia prowazekii;* Rotavirus; *Salmonella typhi/paratyphi:* jeder Dn.; *Salmonella,* sonstige; *Shigella* spp.; *Trichinella spiralis; Vibrio cholerae; Yersinia enterocolitica,* darmpathogene; *Yersinia pestis.*

e. Nicht in den Aufzählungen aufgeführte Erkr. oder Krankheitserreger, soweit deren örtliche und zeitliche Häufung auf eine schwerwiegende Gefährdung für die Allgemeinheit hinweist.

Nichtnamentliche Meldung Bei dir. oder indir. Nachweis folgender Krankheitserreger: *Echinococcus* spp.; HIV; Malaria-Plasmodien; Rötelnvirus (nur bei konnataler Inf.); *Toxoplasma gondii* (nur bei konnataler Inf.), *Treponema pallidum.*

Zur Meldung verpflichtete Personen Der feststellende Arzt, bei stationären Einrichtungen der leitende Arzt, Leiter von Heimen oder Lagern bei den in 1a–c sowie 1e und 2 genannten Erkr.

Der Leiter einer path.-anatomischen Diagn., wenn ein Befund erhoben wird, der mit hoher Wahrscheinlichkeit auf eine Erkr. oder einen Krankheitserreger aus 1 und 2 hinweist.

Der Leiter des diagn. Labors bei Krankheitserregern aus 1d, 1e und 2.

Form der namentlichen Meldung/nichtnamentlichen Meldung Vordrucke können über die Gesundheitsämter bezogen werden.

Meldung wann und wohin Die namentliche Meldung muss unverzüglich, spätestens innerhalb von 24 h an das für den aktuellen Aufenthaltsort des Betroffenen zuständige Gesundheitsamt (GA), bei Meldung durch diagn. Institute an das für den Einsender zuständige GA erfolgen. Eine Meldung darf wegen einzelner fehlender Angaben nicht verzögert werden, ggf. Nachmeldung. Liegen die Hauptwohnung oder der normale Aufenthaltsort der betroffenen Person im Bereich eines anderen GA, benachrichtigt das unterrichtete GA das für den normalen Aufenthaltsort des Betroffenen zuständige GA.

Nichtnamentliche Meldung innerhalb von 2 Wo. an das Robert Koch-Institut (www.rki.de) auf einem speziellen Formblatt.

20.5 Testament und Eheschließung

Rechtsberatung darf nur durch Juristen (Richter, Rechtsanwalt, Notar o.Ä.) durchgeführt werden. Dennoch kann es hilfreich sein, als behandelnder Arzt zu wissen, wann juristischer Beistand sinnvoll oder notwendig ist, um dem Pat. zu helfen, adäquate Rechtsberatung zu erhalten. Für Notfälle ist es gut, einige Adressen und Telefonnummern zu kennen, um rasch notarielle Hilfe zu finden (www.internetratgeber-recht.de).

20.5.1 Testament

Jeder Mensch kann in Form eines Testaments über sein Vermögen bestimmen. Für ein Testament gelten strenge Vorschriften:

- Kann nur von einem Volljährigen errichtet werden.
- Vollständig per Hand (oder bei einem „öffentlichen Testament" vom Notar) geschrieben und unterschrieben.
- Eigenhändige Unterschrift (am besten unter jeder Seite) mit Vor- und Familiennamen.
- Angabe des Ortes und Zeitpunkts der Testamentserrichtung (nicht vorgeschrieben, aber in der Praxis hilfreich).
- Nach dem Tod des „Erblassers" muss jeder, der im Besitz eines Testaments ist, dies unverzüglich dem Nachlassgericht aushändigen.

Sonderform „Öffentliches Testament"

- Kann jeder Notar entgegennehmen.
- Muss nicht handschriftlich verfasst werden.
- Der Verfasser muss das 16. Lj. vollendet haben, Zustimmung der Sorgeberechtigten nicht erforderlich.

> Jedes Testament kann jederzeit insgesamt oder teilweise ohne Angabe von Gründen widerrufen werden.

Nottestament Gilt dann, wenn wegen der Besonderheit der Lebensumstände oder des Aufenthaltsortes die Aufnahme eines Testaments durch einen Notar nicht rechtzeitig möglich ist. Dies muss nachgewiesen werden (z. B. ärztliches Attest).
Formalitäten müssen strengstens berücksichtigt werden, da es sonst nicht gültig ist.
Drei-Zeugen-Testament bei akuter Lebensgefahr und nur, wenn die Errichtung eines anderen Testaments nicht mehr möglich ist. Testamentserrichtung muss schriftlich von einem Zeugen aufgenommen, mit Datum und Ort schriftlich festgehalten (noch zu Lebzeiten des Erblassers) vorgelesen und vom Erblasser (soweit noch möglich) und den drei Zeugen unterschrieben werden:

- Die Zeugen können mit dem Erblasser entfernt verwandt oder verschwägert sein, jedoch nicht Ehegatte oder in gerader Linie verwandt.
- Die Zeugen dürfen durch das Testament nicht bedacht werden.
- Kann der Erblasser nicht selber unterschreiben, muss das in der Niederschrift festgestellt werden.
- Bestehen Zweifel an der Testierfähigkeit des Erblassers, sollte diese von einem Arzt bescheinigt werden.

> Alle Nottestamente verlieren nach 3 Mon. ihre Gültigkeit, wenn der Erblasser noch am Leben ist.

Nachlass Oft werden erbrechtliche Fragen an den behandelnden Arzt herangetragen. Diese müssen immer an einen offiziellen Rechtsberater (Juristen) weitergeleitet werden. Der Arzt ist zur Rechtsberatung nicht berechtigt (Rechtsberatungsgesetz). Vor allem bei (offensichtlichen oder vermuteten) Konflikten in der Familie des Schwerkranken ist es wichtig, sich völlig herauszuhalten. Hinterlassenschaften von geringem Wert können nach dem Tod an die nächsten Verwandten ausgehändigt werden.

> Beim geringsten Zweifel sollten v. a. Wertsachen und persönliche Unterlagen nach dem Tod nicht an vermeintliche „Erben“ ausgehändigt werden, sondern an das zuständige Nachlassgericht (Dokumentation in der Akte).

20.5.2 Eheschließung

> ! Die „letzten Dinge regeln“ kann auch bedeuten, eine Beziehung zu legalisieren, um dem Partner/der Partnerin in Form einer Rente etwas zu hinterlassen.

- Im Notfall kann eine standesamtliche Trauung innerhalb von 24 h organisiert und durchgeführt werden.
- Das „Aufgebot“ kann heute entfallen.
- Die meisten Standesämter haben Notdienste, die auch am Wochenende erreichbar sind.
- Wenn gewünscht, sollte dem Paar auch eine kirchliche Trauung ermöglicht werden.
- Die meisten Krankenhausseelsorger bzw. Gemeinden haben einen Notdienst, der rund um die Uhr erreichbar ist.
- Bei nichtchristlichen Religionen können die Geistlichen der jeweiligen Gemeinde gebeten werden (Angehörige oder Telefonbuch).
- Auch wenn nach ärztlichem Ermessen die Lebenszeit nicht mehr reicht, um alle Formalitäten der Eheschließung zu klären, sollten alle Anstrengungen unternommen werden, da dies oft einen Herzenswunsch darstellt.
- Die Sorge für eine feierliche Zeremonie kann für Station oder ambulanten Pflegedienst eine sehr befriedigende Aufgabe darstellen.
- Im Zweifelsfall muss ein ärztliches Gutachten erstellt werden, um die Testierfähigkeit zu bescheinigen.

21 Links zu wichtigen Adressen und Literatur

Claudia Bausewein

21.1 Überregionale Organisationen

In den letzten Jahren wurden ständig neue ambulante und stationäre Einrichtungen gegründet (▶ Tab. 21.1). Eine aktuelle und vollständige Liste aller Einrichtungen erscheint jährlich als Hospiz- und Palliativführer, der unter www.wegweiser-hospiz-und-palliativmedizin.de abgerufen werden kann.

Tab. 21.1 Überregionale Organisationen

Organisation	Website
Deutsche Gesellschaft für Palliativmedizin e. V. (DGP)	www.dgpalliativmedizin.de
Deutscher Hospiz- und Palliativverband e. V. (DHPV)	www.dhpv.de
Nationales Hospiz- und Palliativregister	www.hospiz-palliativ-register.de/
Deutscher Kinderhospizverein e. V.	www.deutscher-kinderhospizverein.de
Bundesverband Kinderhospiz e. V.	www.bundesverband-kinderhospiz.de
Österreichische Palliativgesellschaft (OPG)	www.palliativ.at
Dachverband Hospiz Österreich	www.hospiz.at
Schweizerische Gesellschaft für Palliative Medizin, Pflege und Begleitung (SGPMP)	www.palliative.ch

21.2 Internationale Organisationen

Tab. 21.2 Internationale Organisationen

Einrichtung	Website
Association for Children's Palliative Care ACT	www.act.org.uk
American Academy of Hospice and Palliative Medicine (USA)	www.aahpm.org
Association of Palliative Medicine (Großbritannien und Irland)	www.palliative-medicine.org
Australien and New Zealand Society of Palliative Medicine	www.anzspm.org.au
Edmonton Palliative Care Programm (Kanada)	www.palliative.org
EHospice	www.ehospice.com
European Association of Palliative Care (EAPC)	www.eapcnet.org
Help the Hospices (Großbritannien)	www.helpthehospices.org.uk
International Association for Hospice and Palliative Care (USA)	www.hospicecare.com
International Children's Palliative Care Network	www.icpcn.org.uk
International Observatory on End of Life Care	www.eolc-observatory.net

Tab. 21.2 Internationale Organisationen *(Forts.)*	
Einrichtung	**Website**
The National Council for Palliative Care (Großbritannien)	www.ncpc.org.uk
Palliative Care Australia	www.palliativecare.org.au
Palliative Care Council of South Australia	www.pallcare.asn.au
Palliative Drugs Information	www.palliativedrugs.com
Palliative Medicine Matters	www.pallcare.info
Palliativportal	www.palliativ-portal.de
The American Hospice Foundation	www.americanhospice.org
The Canadian Palliative Care Association	www.chpca.net
The Centre to Advance Palliative Care (CAPC)	www.capc.org
The Initiative for Paediatric Palliative Care	www.ippcweb.org
Übersicht über internationale Websites zur Palliativmedizin	www.palliative.info
Datenbank über Palliativmedizin	www.library.nhs.uk/palliative
World Palliative Care Alliance	www.thewpca.org

21.3 Fortbildungseinrichtungen

Tab. 21.3 Fortbildungseinrichtungen	
Organisation	**Website**
Akademie für Palliativmedizin und Hospizarbeit	www.palliativakademie-dresden.de
Bildungswerk Hospiz und Palliativmedizin am Städt. Klinikum Gütersloh	www.hospiz-und-palliativmedizin.de
Dr. Mildred Scheel Akademie Köln	www.mildred-scheel-akademie.de
Mildred-Scheel-Akademie Göttingen	www.palliativmedizin.uni-goettingen.de/akademie
Akademie für Palliativmedizin, Malteser Krankenhaus Bonn	www.malteser-krankenhaus-bonn.de
Christophorus Akademie für Palliativmedizin, Palliativpflege und Hospizarbeit, Klinikum der Universität München	www.christophorus-akademie.de
Akademie für Palliativmedizin, Palliativpflege und Hospizarbeit der Stiftung Juliusspital Würzburg	www.palliativakademie.de
Akademie für Hospizarbeit und Palliativmedizin Dresden	www.palliativakademie-dresden.de
Education Centre of St. Christopher's Hospice	www.stchristophers.org.uk

21.4 Zeitschriften

Tab. 21.4 Websites von palliativmedizinischen Zeitschriften

BMC Palliative Care	www.biomedcentral.com/bmcpalliatcare
European Journal of Palliative Care	www.haywardpublishing.co.uk/ejpc.aspx
Journal of Pain and Symptom Management	www.journals.elsevier.com/journal-of-pain-and-symptom-management/
Journal of Palliative Care	www.criugm.qc.ca./journalofpalliativecare/
Journal of Palliative Medicine	www.liebertpub.com/jpm
Palliative and Supportive Care	http://journals.cambridge.org/action/displayJournal?jid=pax
Palliative Medicine	http://pmj.sagepub.com/
Progress in Palliative Care	http://maneypublishing.com/index.php/journals/ppc/
Zeitschrift für Palliativmedizin	www.thieme.de/de/zeitschrift-palliativmedizin/profil-1821.htm

21.5 Trauerbegleitung

Tab. 21.5 Trauerbegleitung: Adressen

Organisation	Website
Institut für Trauerarbeit	www.ita-ev.de
TrauerInstitut Deutschland e. V.	www.trauerinstitut.de
Münchner Institut für Trauerpädagogik M. I. T.	www.mit-institut.de

22 Medikamente

Claudia Bausewein und Constanze Rémi

22.1 Wirkstoffe

Claudia Bausewein und Constanze Rémi

Die Arzneimitteltherapie stellt eine wichtige Säule der Symptomkontrolle in der Palliativmedizin dar. Gleichzeitig sind Medikamente nicht immer die einzig richtige Maßnahme und müssen in ein ther. Gesamtkonzept eingebettet sein. Vor Beginn jeder medikamentösen Therapie muss immer eine Diagnose gestellt und die Ursache für ein Symptom benannt werden, nach der sich dann die Therapie richtet. Neben-/Wechselwirkungen und Zulassungsstatus des Arzneimittels müssen berücksichtigt werden.

In der Palliativmedizin werden zur Symptomlinderung manche Medikamente nicht nur wegen ihrer Wirkungen, sondern bewusst auch wegen ihrer NW eingesetzt. Für einige Medikamente gibt es zudem sehr unterschiedliche Ind., oftmals besteht jedoch nicht für alle eine Zulassung. Deshalb ist eine Gliederung dieses Kapitels nach Anwendungsgebieten oder Substanzgruppen nur schwer möglich. Zur besseren Übersicht werden die Medikamente in alphabetischer Reihenfolge der Wirkstoffe aufgeführt. Aus Platzgründen wird jeweils nur ein Fertigarzneimittel genannt. Weitere Informationen zu den einzelnen Substanzen sind in den entsprechenden Fachinformationen zu finden.

Für die parenterale Anwendung wird in der Palliativmedizin häufig der s. c. Applikationsweg (▶ 22.4.3) gewählt, u. a. da dieser im ambulanten Bereich oftmals leichter umsetzbar ist. Mittlerweile gibt es Erfahrungen zur s. c. Anwendung vieler palliativmedizinisch relevanter Medikamente. Die meisten sind jedoch nicht für diesen Applikationsweg zugelassen.

Bemerkungen zur Subkutangabe stehen bei den einzelnen Medikamenten.

Haftungsausschluss
Der Benutzer ist verpflichtet, die hier gemachten Angaben, insb. zur Dosierung, zu überprüfen und die Verordnung in eigener Verantwortung vorzunehmen.

22.1.1 Amitriptylin

Handelsname, Darreichungsform

Bsp.:

- **D:** Saroten® Drg. 10/25 mg, Saroten® retard Kps. 25/50/75 mg, Saroten® Injektionslsg. (2 ml = 50 mg).
- **A:** Saroten® Filmtabletten 10/25 mg, Saroten® retard Kps. 25/50 mg.
- **CH:** Saroten® retard Kps. 25/50 mg.

Wirkungen

- TZA mit sedierenden Eigenschaften.
- Analgetisch: Potenzierung der Analgesie durch Opioide (opioidsparender Effekt), analgetische Eigenschaften bei neuropathischem Schmerz.

Indikationen in der Palliativmedizin

- Neuropathischer Schmerz (v. a. mit dysästhetischer Komponente).
- Koanalgetikum zu Opioiden (neuropathische Schmerzen).
- Depression, Schlaflosigkeit.

- Stressinkontinenz, Harndrang, Blasenspasmen (durch Detrusor-Hyperreflexie).
- Hypersalivation.
- Path. Lachen und Weinen.

Dosierung und Applikation

- Antidepressivum: 50–100 mg p. o. z. N.
- Bei älteren Pat. eher mit niedrigeren Dosierungen (z. B. 10 mg) beginnen, langsame Dosissteigerung, vgl. Dosierungsschema.
- Neuropathischer Schmerz: initial 10 mg abends, bei Verträglichkeit nach 3–7 d auf 25 mg erhöhen; wenn notwendig alle 1–2 Wo. um 25 mg erhöhen. Tagesmaximaldosis 150 mg.
- Blasenspasmen: s. Dosierung neuropathische Schmerzen.
- Hypersalivation: s. Dosierung neuropathische Schmerzen.

Nebenwirkungen

- Sedierung.
- Anticholinerge NW: Mundtrockenheit, Sodbrennen, Obstipation, Harnverhalt, Arrhythmien, Tachykardien, Akkommodationsstörungen, Steigerung des Augeninnendrucks bei Glaukom.
- Orthostatische Dysregulation.
- Paradoxe Reaktion mit „Delir", Agitation, Schlaflosigkeit, Albträumen, Myokloni und Unruhe möglich. Auftreten oft erst nach einigen Tagen, selten zu Beginn der Therapie.

22

Bemerkungen

- Therapieeffekt bei neuropathischem Schmerz bereits nach 3–7 d, für antidepressive Wirkung nach ca. 2–4 Wo.
- Schlafanstoßende Wirkung tritt als Erstes ein.
- Vorsicht bei Pat. mit kardialen Arrhythmien, Epilepsie, Leberfunktionsstörungen, Psychosen und Harnverhalt.
- Bei Komb. mit anticholinerg wirkenden Arzneistoffen wie Butylscopolamin und Levomepromazin Verstärkung der antimuskarinischen NW (Dyskinesien, Schläfrigkeit, Mundtrockenheit, Verwirrtheit).
- Bei Therapie > 8 Wo. kein abruptes Absetzen, sondern langsame Dosisreduktion über ca. 4 Wo.

22.1.2 Baclofen

Handelsname, Darreichungsform

Bsp.:

- **D:** Lioresal® 5/10/25 Tbl., Lioresal® intrathekal 0,05 mg/1 ml, 10 mg/5 ml oder 20 ml.
- **A:** Lioresal® 10/25 Tbl., Lioresal® intrathekal 0,05 mg/1 ml, 10 mg/5 ml oder 20 ml.
- **CH:** Lioresal® 10/25 Tbl., Baclofen Sintl® intrathekal 0,05 mg/1 ml, 10 mg/5 ml oder 20 ml, 40 mg/20 ml.

Wirkungen Zentrale Muskelrelaxation, antispastisch.

Indikationen in der Palliativmedizin Schmerzhafte Muskelspastik durch ZNS-Schädigung, schwer kontrollierbarer Singultus.

Dosierung und Applikation Anfangsdosis 2–3 × 5 mg/d p. o., jeweils nach 3 d Steigerung um 5-15 mg, bis Symptomkontrolle erreicht. Erhaltungsdosis 60 mg/d in 2–4 ED, Maximaldosierung 75 mg/d (selten 90–120 mg).

- Schluckauf: wirksame Dosis meist recht niedrig, z. B. 5–10 mg 3 ×/d, höhere Dosierungen können erforderlich sein.
- Spastik: wirksame Dosierung meist ≤ 20 mg 3 ×/d.

Einnahme vorzugsweise zum oder nach dem Essen, um GI-Verträglichkeit zu erhöhen.

Nebenwirkungen

- Schlafstörungen, Schwäche, Verwirrtheit, Kopfschmerzen, Übelkeit, Obstipation, Harndrang.
- Niedrige Anfangsdosis und langsame Steigerungen können NW verringern.

Bemerkungen

- Erhöhtes Risiko epileptischer Anfälle.
- Verstärkung der zentralen Wirkung durch andere Sedativa.
- Bei abruptem Absetzen sind u. a. schwere psychiatrische Reaktionen (Agitation, Delir, Halluzinationen), epileptische Anfälle, Tachykardien und Dyskinesien möglich. Deshalb langsames Ausschleichen über 1–2 Wo.

22.1.3 Bisacodyl

Handelsname, Darreichungsform

Bsp.:

- **D:** Dulcolax® Drg. (5 mg), Dulcolax® Supp. (10 mg), Dulcolax® NP Tropfen (18 Tr. = 10 mg).
- **A:** Dulcolax® Drg. (5 mg), Dulcolax® Supp. (10 mg).
- **CH:** Dulcolax® Drg. (5 mg), Dulcolax® Supp. (10 mg).

Wirkungen Laxans mit antiabsorptiver und sekretionsfördernder Wirkung durch Umkehr der Flüssigkeits- und E'lytbewegungen in der Darmmukosa, fördert die Darmperistaltik.

Indikationen in der Palliativmedizin Obstipation, bei opioidinduzierter Obstipation ggf. in Komb. mit Laxans mit anderem Wirkmechanismus, z. B. Macrogol (z. B. Movicol®).

Dosierung und Applikation

- Oral: 5–10 mg (1–2 Drg.) abends, ggf. auf bis zu 20 mg p. o. 3 ×/d erhöhen.
- Rektal: 1–2 Supp./d bei Bedarf.

Nebenwirkungen Krampfartige abdom. Beschwerden (evtl. Dosisreduktion erforderlich), Diarrhö.

Bemerkungen

- Wirkeintritt nach ca. 6–10 h, deshalb besser abendliche Gabe.
- Bei Supp. Darmentleerung bereits nach ca. 15–30 Min.
- Bei Supp. lokale rektale Reizung möglich.
- Stimulierende Laxanzien nicht bei Subileus-/Ileus-Sympt.

22.1.4 Buprenorphin

Handelsname, Darreichungsform

Bsp.:

- **D:** Temgesic® Injektionslsg. (1 ml = 0,3 mg), Temgesic® s.l. (1 Tbl. = 0,2 mg), Temgesic® forte s.l. (1 Tbl. = 0,4 mg), Transtec® pro TTS Matrixpflaster 35/52,5/70 µg/h, Norspan® TTS Matrixpflaster 5/10/20 µg/h.

- **A:** Temgesic® XL Injektionslsg. (1 ml = 0,3 mg), Temgesic® s. l. (1 Tbl. = 0,2 mg), Temgesic® forte s. l. (1 Tbl. = 0,4 mg), Transtec® pro TTS Matrixpflaster 35/52,5/70 µg/h, Norspan® TTS Matrixpflaster 5/10/20 µg/h.
- **CH:** Temgesic® Injektionslsg. (1 ml = 0,3 mg), Temgesic® s. l. (1 Tbl. = 0,2 mg), Temgesic® forte s. l. (1 Tbl. = 0,4 mg), Transtec® pro TTS Matrixpflaster 35/52,5/70 µg/h.

Wirkungen Opioidanalgetikum mit partiell agonistischen (µ-Rezeptoren) und partiell antagonistischen (κ-Rezeptoren) Eigenschaften an Opioidrezeptoren.

Indikationen in der Palliativmedizin

- Mäßige bis starke Schmerzen, die durch ein schwaches Opioid (WHO-Stufe 2) nicht beherrschbar sind.
- Unzureichende Wirkung oder anhaltende NW anderer Opioide.

Dosierung und Applikation 0,2–1,2 mg s. l. alle (6–)8 h. Transdermal bei opioidnaiven Pat. beginnen mit 5 µg/h 1 ×/Wo. (entspr. etwa Morphin 12 mg/24 h p. o.).

Nebenwirkungen Obstipation, Übelkeit und Erbrechen, Sedierung, Harnverhalt, orthostatische Dysregulation.

Bemerkungen

- Äquipotenz Buprenorphin s. l. : i. v./i. m./s. c. = ca. 2 : 1 (Bioverfügbarkeit 55 %).
- Wahrscheinlich kein Ceiling-Effekt für Analgesie.
- Keine Dosiseinschränkung bei Pat. mit Niereninsuff. oder leichter bis mäßiger Leberinsuff. notwendig.
- Bei Umrechnung Buprenorphin TTS auf Morphin p. o. mit Faktor 70 multiplizieren, bei unbefriedigender Analgesie mit Faktor 100.
- BtM-Höchstmenge: 800 mg für 30 d.
- Wegen hoher Rezeptoraffinität Antagonisierung mit Naloxon nur bedingt möglich.

22.1.5 Butylscopolamin

Handelsname, Darreichungsform

Bsp.:

- **D:** Buscopan® Drg. (10 mg), Buscopan® Amp. (1 ml = 20 mg), Buscopan® Supp. (10 mg).
- **A:** Buscopan® Drg. (10 mg), Buscapina® Amp. (1 ml = 20 mg), Buscopan® Supp. (10 mg).
- **CH:** Buscopan® Drg. (10 mg), Buscopan® Amp. (1 ml = 20 mg), Buscopan® Supp. (10 mg).

Wirkungen

- Peripher anticholinerg.
- Spasmolytisch, antisekretorisch.

Indikationen in der Palliativmedizin

- Kolikartige Schmerzen.
- Inoperable GI-Obstruktion, Reduktion der GI-Sekretion.
- Rasselatmung.
- Hypersalivation.
- Paraneoplastisches Schwitzen.

Dosierung und Applikation

! Zugelassen zur Subkutangabe.

- Kolikartige Schmerzen: 20–40 mg s. c. alle 2–4 h, 40–100 mg s. c./d.
- GI-Sekretionshemmung: initial 20 mg s. c., 60–120 mg s. c./d (bis 300 mg/d berichtet).
- Rasselatmung: 20 mg s. c. als initiale ED, 60–120 mg/d s. c. kontinuierlich über 24 h.

Nebenwirkungen Anticholinerge NW: Mundtrockenheit, Sodbrennen, Obstipation, Harnverhalt, Arrhythmien, Tachykardien, Akkommodationsstörungen, Steigerung des Augeninnendrucks bei Glaukom.

Bemerkungen

- Schlechte orale Resorption (Bioverfügbarkeit < 10 %).
- Aufgrund der chem. Struktur (quartärer Stickstoff) keine Passage der Blut-Hirn-Schranke, deshalb keine zentralnervösen NW, aber auch keine zentrale antiemetische Wirkung.
- Wegen kurzer HWZ kontinuierliche Gabe z. B. mithilfe einer Spritzenpumpe sinnvoll.
- Blockierung der cholinergen Wirkung von Prokinetika (z. B. Metoclopramid): Komb. der beiden Substanzgruppen sollte vermieden werden.

22.1.6 Chlorophyll

Handelsname, Darreichungsform

Bsp.:

- **D:** Stozzon Chlorophyll Drg.® 20 mg Chlorophyllin-Kupfer-Komplex.
- **CH:** Chlorophyll ® Drg.

Wirkungen Phytotherapeutikum. Unterstützt die Wundheilung und beeinflusst üblen Geruch.

Indikationen in der Palliativmedizin Übel riechende Wunden, z. B. exulzerierende Tumoren.

Dosierung und Applikation Abhängig vom Präparat (verschiedene Chlorophyllverbindungen enthalten, z. B. Chlorophyll-Kupfer-Komplex 20–60 mg 3 ×/d). Ggf. Herstellung einer Lsg. durch eine Apotheke.

Nebenwirkungen Grünfärbung des Stuhls, Diarrhö, abdom. Krämpfe, Grünfärbung der Wunde bei lokaler Applikation der Lsg.

Bemerkungen

- Weitere Präparate sind als Nahrungsergänzungsmittel z. B. im Internet bestellbar.
- Alternative: Metronidazol topisch oder systemisch.

22.1.7 Clonazepam

Handelsname, Darreichungsform

Bsp.:

- **D:** Rivotril® Tbl. 0,5/2 mg, Lsg. (1 Tr. = 0,1 mg); Injektionslsg. (1 ml = 1 mg).
- **A:** Rivotril® Tbl. 0,5/2 mg.
- **CH:** Rivotril® Tbl. 0,5/2 mg, Lsg. (1 Tr. = 0,1 mg); Injektionslsg. (1 ml = 1 mg).

Wirkungen Benzodiazepin: anxiolytisch, sedierend, antikonvulsiv, muskelrelaxierend.

Indikationen in der Palliativmedizin

- Epileptische Anfälle.
- Spastiken.
- Angst und Panikstörungen.
- Restless-Legs-Sy.
- Neuropathische Schmerzen (Mittel der 3. Wahl).

Dosierung und Applikation

- Epilepsie: initial 0,5 mg 2 ×/d p. o. oder s. c., ggf. Steigerung auf bis zu 8 mg p. o. oder s. c./24 h mit s. c. Spritzenpumpe.
- Bei neuropathischem Schmerz initial 0,5 mg 2 ×/d p. o., Steigerung auf 2–8 mg/d.
- Restless-Legs-Sy.: 0,25 mg p. o. z. N., Steigerung auf 0,5–2 mg z. N.

Nebenwirkungen Schläfrigkeit, Benommenheit, Lethargie, Ataxie, Hypersekretion im Respirationstrakt, Muskelschwäche, Schwindelgefühl, Unruhe, Desorientierung, anterograde Amnesie.

Bemerkungen Lange HWZ (30–40 h), deshalb Gabe 1 ×/d u. U. ausreichend.

22

22.1.8 Dexamethason

Handelsname, Darreichungsform

Bsp.:

- **D:** Fortecortin® Tbl. = 0,5/2/4/8 mg, Fortecortin® Inject 4/8/40/100 (Amp. à 1 ml = 4 mg; à 2 ml = 8 mg; à 5 ml = 40 mg; à 10 ml = 100 mg).
- **A:** Fortecortin® Tbl. = 4/8 mg, Fortecortin® Inject 4/40/100 (Amp. à 1 ml = 4 mg; à 5 ml = 40 mg; à 10 ml = 100 mg).
- **CH:** Dexamethason Galepharm® Tbl. = 1 mg/4 mg, Fortecortin® Inject 4/8/40 (Amp. à 1 ml = 4 mg; à 2 ml = 8 mg; à 5 ml = 40 mg).

Wirkungen Antiphlogistisch, antiödematös, immunsuppressiv, stimmungsaufhellend, appetitanregend.

Indikationen in der Palliativmedizin

U. a.:

- Appetitanregung.
- Hirndrucksymptomatik bei prim. oder sek. Hirntumor, prophylaktisch bei Schädelbestrahlung.
- Neuropathische Schmerzen.
- Übelkeit und Erbrechen.
- Drohende Querschnittslähmung durch Nervenkompression.
- Dyspnoe (Lymphangiosis carcinomatosa, Trachealkompression).
- Obere Einflussstauung.
- Leberkapselschmerz.
- GI-Obstruktion
- Stimmungsaufhellung.
- Rektaler Ausfluss (rektal appliziert) u. a.

Dosierungen und Applikation

! Subkutangabe möglich, nicht dafür zugelassen.

- 2–20 mg/d p. o., i. v. oder s. c. (▶ Tab. 22.1).

Tab. 22.1 Dexamethason bei fortgeschrittenen Tumorerkrankungen

2–6 mg/d	8–16 mg/d
• Verbesserung des Wohlbefindens • Appetitanregung	• Antiemetikum • Koanalgetikum bei: – Leberkapselschmerz – Pelvinen Tumoren – Nervenkompression • Obere Einflussstauung • Rückenmarkkompression • Erhöhter intrakranieller Druck

Nebenwirkungen Natrium- und Wasserretention, Hypokaliämie, Hypertonie, peptische Ulzera (bes. in Komb. mit NSAR), *Candida*-Infektion (v. a. oral und ösophageal), verzögerte Wundheilung, erhöhte BZ-Werte, Schlaflosigkeit, Unruhe, Myopathie.

Bemerkungen

- In der Palliativmedizin Steroid der Wahl wegen fehlender mineralokortikoider Effekte.
- Wegen der langen biologischen HWZ ist die 1× tgl. Gabe meist ausreichend und eine Aufteilung auf mehrere Tagesdosen nicht nötig.
- Bei abendlicher Gabe Verstärkung von Schlafstörungen durch anregende Wirkung möglich.
- Hohes Interaktionspotenzial; u. a. Reduktion des Plasmaspiegels durch Carbamazepin, Phenytoin, Barbiturate, Colestyramin u. a., deshalb u. U. Erhöhung der Dexamethason-Dosis auf das Doppelte notwendig.
- Ein Therapieversuch mit Steroiden sollte nach 7–10 d kritisch überprüft werden. Bei Nichtansprechen Steroide absetzen.
- Dosierungen > 4 mg/d führen relativ sicher zu NW.
- Dosierungen bis 4 mg/d können auch über mehrere Mon. vom Pat. toleriert werden.
- Schrittweises Absetzen von Steroiden bei Einnahme ≥ 3 Wo., bei kürzerer Anwendung abruptes Absetzen i. d. R. möglich.
- Dosisreduktionen langsam vornehmen und genügend Zeit für die neue Beurteilung lassen (Zeitabstände bei schneller Dosisreduktion, z. B. bei NW: alle 3–4 d Dosis halbieren, sonst alle 1–2 Wo.).
- Bei s. c. Applikation 1× tgl. Gabe ausreichend, da lange Wirkdauer. Komb. von Dexamethason mit anderen Medikamenten in einer Pumpe vermeiden; Risiko für Inkompatibilitäten!

22.1.9 Diazepam

Handelsname, Darreichungsform

Bsp.:

- **D:** Valium® 5/10 mg Tbl., Diazepam-ratiopharm® 2/5/10 (1 Tbl. = 2/5/10 mg), Diazepam-ratiopharm® 10 Injektionslsg. (2 ml = 10 mg), Valiquid® 0,3 Lsg. (1 ml = 30 Tr. = 10 mg), Diazepam® Lipuro (2 ml = 10 mg, Emulsion zur Injektion), Diazepam-ratiopharm®-Supp. 10 mg, Stesolid® Rektaltube 5/10 mg in 2,5 ml.
- **A:** Gewacalm® 2/5/10 mg Tbl., Gewacalm® Ampullen10 Injektionslösung (2 ml = 10 mg), Psychopax® Tropfen (1 ml = 12,5 mg), Stesolid® Rektaltube 5/10 mg in 2,5 ml.

22

- **CH:** Paceum® 2/5/10 mg Tbl., Diazepam-ratiopharm® 10 Injektionslsg. (2 ml = 10 mg), Psychopax® Tropfen (1 ml = 12,5 mg), Stesolid® Novum (2 ml = 10 mg, Emulsion zur Injektion), Stesolid® Rektalmicroclisma 5/10 mg in 2,5 ml.

Wirkungen Benzodiazepin: anxiolytisch, sedierend, antikonvulsiv, muskelrelaxierend.

Indikationen in der Palliativmedizin Sedierung, Anxiolyse, epileptische Anfälle, Muskelspasmen.

Dosierung und Applikation

! Keine Subkutangabe, da schwer löslich.

- 4–20 mg/d p. o., 5–10 mg i. v., rektal oder i. m.

Nebenwirkungen Schläfrigkeit, Verwirrtheit, Ataxie, Koordinationsstörungen, Gedächtnisstörungen, paradoxe Reaktionen, Kopfschmerzen, Sehstörungen, Übelkeit, Erbrechen, Diarrhö.

Bemerkungen

- Bei älteren Pat. nur nach gründlicher Nutzen-Risiko-Abwägung anwenden; vorsichtige Dosierung (paradoxe Wirkung); wegen langer HWZ (20–100 h) Verordnung nur 1× tgl. (abends) notwendig.
- Verbesserte Venenverträglichkeit bei i. v. Gabe von Diazepam als Fettemulsion (z. B. Diazepam® Lipuro).
- Wegen der schweren Wasserlöslichkeit und des Zusatzes von Lösungsvermittlern keine s. c. Gabe möglich.

22.1.10 Diclofenac

Handelsname, Darreichungsform

Bsp.:

- **D:** Voltaren® (25 mg, 50 mg), Voltaren® retard (= 100 mg), Voltaren® Dispers (= 50 mg), Voltaren® resinat (= 75 mg), Voltaren® 100 mg Supp., Voltaren® Injektionslsg. (3 ml = 75 mg).
- **A:** Voltaren® (25 mg, 50 mg), Voltaren® Retard (= 100 mg), Voltaren® dispers (= 50 mg), Voltaren® Pulver zum Herstellen einer Lsg. zum Einnehmen, 100 mg Supp., Voltaren® Injektionslösung (3 ml = 75 mg).
- **CH:** Voltaren® (25 mg, 50 mg), Voltaren® Retard Drg. (75 mg, 100 mg), Voltaren® Dispersible Tbl. (= 50 mg), Voltaren® 100 mg Supp., Voltaren® Injektionslsg. (3 ml = 75 mg).

Wirkungen NSAR (WHO-Stufe 1) mit analgetischen, antiphlogistischen und antipyretischen Eigenschaften.

Indikationen in der Palliativmedizin Schwache Schmerzen, bes. Weichteilinfiltration und Knochenschmerzen; Schmerzen mit entzündlicher Ursache.

Dosierung und Applikation 50 mg 2–3 ×/d p. o., 75 mg (z. B. Voltaren® resinat) alle 12 h p. o., 100 mg 1–2 ×/d rektal, 75–150 mg/d i. m. (nicht i. v.).

Nebenwirkungen Dyspepsie, GI-Blutung durch Ulzera, Verschlechterung einer Nierenfunktionsstörung, Kopfschmerzen, Übelkeit, Schwindel.

Bemerkungen

- Tagesmaximaldosis 150 mg.
- Deutlich erhöhte Gefahr gastrointestinaler NW bei Komb. mit Steroiden.

- Zulassung nur zur parenteralen Einmalgabe intragluteal (in Deutschland).
- Nicht anwenden bei erhöhtem kardiovaskulärem Risiko.

22.1.11 Dihydrocodein

Handelsname, Darreichungsform
Bsp.:
- **D:** DHC-60/-90/-120 Mundipharma® Retardtabletten, Paracodin® Tbl. 10 mg, Paracodin® N Tropfen 10 mg/20 Tr.
- **A:** Dehace-60/-90/-120 ® Retardtabletten, Paracodin® Tbl. 10 mg, Paracodin® N Tropfen 10 mg/20 Tr.
- **CH:** Codin-60/-90/-120 ® Retardtabletten, Paracodin® 1 % Tropfen 10 mg/30 Tr.

Wirkungen Schwaches Opioid mit analgetischer und antitussiver Wirkung (WHO-Stufe 2).

Indikationen in der Palliativmedizin Reizhusten, mittelstarke Schmerzen, die auf ein NSAR nicht ausreichend ansprechen.

Dosierung und Applikation Reizhusten: 10 mg 1–3 ×/d. Analgesie: initial 30 mg (Retard-Tbl. an Bruchkerbe teilen), ggf. auf 60–120 mg alle 12 h steigern, max. Tagesdosis 240 mg.

Nebenwirkungen Obstipation, Übelkeit und Erbrechen, Sedierung.

Bemerkungen Wegen schlechter oraler Bioverfügbarkeit p. o. etwa so potent wie Codein, besitzt etwa ⅒ der Stärke von Morphin.

22.1.12 Dimenhydrinat

Handelsname, Darreichungsform
Bsp.:
- **D:** Vomex A® Drg. N (1 Drg. = 50 mg), Vomex A® Retard-Kps. N (1 Retard-Kps. = 150 mg), Vomex A® Supp. (1 Supp. = 150 mg), Vomex A® Injektionslsg. i. v. (10 ml = 62 mg), Vomex A® Injektionslsg. i. m. (2 ml = 100 mg).
- **A:** Vertirosan® Dragees (1 Drg. = 50 mg), Vertirosan® Tropfen (1 ml = 37 Tr. = 92,5 mg), Vertirosan® Supp. (1 Supp. = 100 mg), Vertirosan® Ampullen 50 mg (1 ml = 50 mg), Vertirosan® Amp. 150 mg (1 ml = 150 mg).

Wirkungen Antihistaminikum mit antiemetischer Wirkung u. a. über H_1-Rezeptoren im Brechzentrum und Vestibularorgan, anticholinerge Effekte.

Indikationen in der Palliativmedizin Übelkeit und Erbrechen, bes. bei inoperabler GI-Obstruktion und Hirndruck.

Dosierung und Applikation
! Subkutangabe möglich, nicht dafür zugelassen.
- 50–100 mg alle 6–8 h p. o. oder s. c., 150 mg rektal alle 8–12 h, 100–300 mg/d s. c. (nur i. v. Lsg.) in Spritzenpumpe.

Nebenwirkungen Sedierung, Mundtrockenheit, Miktionsstörungen, Benommenheit, Schwindel, Obstipation, Diarrhö.

Bemerkungen
- Vorsichtig dosieren bei Leber- und Niereninsuff.
- Aktiver Metabolit Diphenhydramin kann die QT-Zeit verlängern.

22.1.13 Dronabinol

Handelsname, Darreichungsform **Bsp.:** ölige Dronabinol-Tropfen 2,5 % (250 mg Dronabinol in 10 g); Apothekenrezeptur nach NRF 22.8. Dronabinol-Kps. à 2,5 mg Apothekenrezeptur nach NRF 22.

Auf dem Betäubungsmittelrezept angeben:
Dronabinol-Tropfen 2,5 % in Neutralöl 10 g.
250 mg Dronabinol (NRF ▶ 22.8).
Dosierung gemäß schriftlicher Anweisung.
Oder:
X Kapseln à 2,5 mg Dronabinol (NRF 22.7),
entspricht X mg Dronabinol.
Dosierung gemäß schriftlicher Anweisung.

Wirkungen Oral applizierbares Cannabinoid mit komplexer Wirkung auf das ZNS und zentralem sympathomimetischem Effekt.

Indikationen in der Palliativmedizin Appetitlosigkeit, Gewichtsverlust, therapierefraktäre Übelkeit und Erbrechen, Spastiken, neuropathische Schmerzen.

Dosierung und Applikation
- Appetitanregung: 2 × 2,5 mg jeweils vor dem Frühstück und Mittagessen, Steigerung auf 20 mg/d (aufgeteilt auf 2–3 Einzelgaben) möglich.
- Antiemetikum: initial 2,5–5 mg aufgeteilt auf 3–4 ×/d; übliche Erhaltungsdosis 5–15 mg/m² alle 3–6 h.
- Spastiken: initial 2,5–5 mg aufgeteilt auf 3–4 ×/d; Steigerung auf 10–20 mg/d (aufgeteilt auf 2–3 Einzelgaben) möglich.
- Neuropathische Schmerzen: initial 2,5–5 mg aufgeteilt auf 3–4 Einzelgaben, Steigerung bis zur erwünschten Wirkung, i. d. R. 5–20 mg/d.

Nebenwirkungen Palpitationen, Tachykardie, abdom. Schmerzen, Übelkeit und Erbrechen, Angstzustände, Nervosität, Verwirrtheit, Depersonalisation, Euphorie, paranoide Reaktionen, Somnolenz, Depressionen, Albträume.

Bemerkungen
- Dronabinol = Tetrahydrocannabinol (THC; Hauptinhaltsstoff der Hanfpflanze Cannabis sativa).
- Dosierungen interindividuell sehr unterschiedlich.
- Verschreibung über ein BtM-Rezept, in Deutschland erlaubt. Erstattung durch Krankenkasse **vorher** klären (Medikament sehr teuer)!
- Dronabinol kann physische und psychische Abhängigkeit hervorrufen.
- In Deutschland kein zugelassenes Monopräparat verfügbar. Verschreibungsmöglichkeit:
  - Marinol®: sehr teure Dronabinol-Präparate aus den USA und Kanada; müssen extra importiert werden. Dies kann grundsätzlich durch jede deutsche Apotheke erfolgen, diese braucht aber eine Einfuhrerlaubnis vom Bundesinstitut für Arzneimittel.
  - Verschreibung von Dronabinol als Rezeptursubstanz zur Herstellung von öligen Tr. oder Hartgelatine-Kps. (s. oben).
- BtM-Höchstmenge: 500 mg in 30 d.

- Seit 2011 Mundspray (Sativex®; enthält Cannabidiol und Delta-9-Tetrahydrocannabinol) zur Anwendung bei therapierefraktärer Spastik aufgrund von MS im Handel erhältlich.

22.1.14 Duloxetin

Handelsname, Darreichungsform
Bsp.:
- **D:** Cymbalta® Kps. 30/60 mg.
- **A:** Cymbalta® Kps. 30/60 mg.
- **CH:** Cymbalta® Kps. 30/60 mg.

Wirkungen Antidepressivum, Serotonin- und Noradrenalin-Wiederaufnahmehemmer (SNRI) mit analgetischen Eigenschaften.

Indikationen in der Palliativmedizin Diab. Neuropathie, Depressionen, generalisierte Angststörung, Stressinkontinenz bei Frauen.

Dosierung und Applikation
- Diab. Neuropathie: initial 60 mg 1 ×/d, bei Bedarf auf 60 mg 2 ×/d erhöhen.
- Depressionen: 60 mg 1 ×/d, bei Bedarf nach 2 Wo. auf 120 mg/d erhöhen. Wahrscheinlich jedoch kein zusätzlich Nutzen durch höhere Dosis.
- Generalisierte Angststörungen: initial 30 mg 1 ×/d, bei Bedarf auf 60 mg 1 ×/d erhöhen.

Nebenwirkungen Gewichtsabnahme, Tremor, Parästhesien, unscharfes Sehen, Tinnitus, Gähnen, Obstipation, Diarrhö, Erbrechen, Dyspepsie, Flatulenz, vermehrtes Schwitzen, Hautausschlag, muskuloskelettale Schmerzen, Muskelsteifigkeit, Muskelkrämpfe, verminderter Appetit, Schlaflosigkeit, erektile Dysfunktion, Agitiertheit, Angst, Libidoverminderung, abnormale Träume.

Bemerkungen
- Rauchen kann über eine Induktion von Cytochrom P450 1A2 zu einer Reduktion der Duloxetin-Plasmakonz. um fast 50 % führen.
- Erhöhtes Risiko für Blutungen, insb. bei Komb. mit Antikoagulanzien oder Thrombozytenaggregationshemmern.
- Duloxetin ist unter verschiedenen Handelsnamen und in verschiedenen Wirkstärken für die Ind. Schmerzen bei diab. PNP, depressive Erkr., generalisierte Angststörung sowie Belastungsharninkontinenz im Handel erhältlich.

22.1.15 Fentanyl

Handelsname, Darreichungsform
Bsp.:
- **D:** Durogesic® SMAT Pflaster (12,5–25–50–75–100 µg/h); Abstral® Sublingualtablette 100/200/300/400/600/800 µg; Actiq® bukkaler Applikator 200/400/600/800/1.200/1.600 µg; Breakyl® Buccalfilm 200/400/600/800/1.200 µg; Effentora® Buccaltablette 100/200/400/600/800 µg; Instanyl® Nasenspray 50/100/200 µg; Pecfent® Nasenspray 100/400 µg; Fentanyl Janssen® Injektionslösung (0, mg/ml).
- **A:** Durogesic® SMAT Pflaster (12,5–25–50–75–100 µg/h); Fentanyl Hexal® transdermales Matrixpflaster 37,5–150 µg/h; Actiq® bukkaler Applikator 200/400/600/800/1.200/1.600 µg; Breakyl® Buccalfilm200/400/600/800/1.200 µg; Effentora® Buccaltablette

100/200/400/600/800 µg; Vellofent® Sublingualtablette 67/133/267/400/533/800 µg; Instanyl® Nasenspray 50/100/200 µg; Pecfent® Nasenspray 100/400 µg; Fentanyl Janssen® Injektionslösung (0,1 mg/ml).
- **CH:** Durogesic® SMAT Pflaster (12,5–25–50–75–100 µg/h); Abstral® Sublingualtablette 100/200/300/400/600/800 µg; Actiq® bukkaler Applikator 200/400/600/800/1.200/1.600 µg; Effentora® Buccaltablette 100/200/400/600/800 µg; Sintenyl® Injektionslösung (0,02 mg/ml, 0,1 mg/2 ml, 0,5 mg/10 ml).

Wirkungen Stark analgetisch wirkendes synthetisches Opioid (WHO-Stufe 3), reiner µ-Agonist.

Indikationen in der Palliativmedizin Starke Schmerzen, die durch ein schwaches Opioid (WHO-Stufe 2) nicht beherrschbar sind. Stabiles Schmerzsyndrom. Orale Einnahme von Medikamenten nicht möglich.

Dosierung und Applikation
- Transdermales Pflaster, das alle 72 h gewechselt werden muss.
- Dosis wird von Morphin- (p. o., s. c.) oder i. v. Fentanyl-Dosis umgerechnet (▶ Tab. 22.2).
- Transmukosale Applikation mittels bukkalem Applikator („Lollipop"), Bukkaltablette, Bukkalfilm, Sublingualtablette, oder Nasenspray zur Behandlung von Durchbruchschmerzen. Anwendung nur bei Pat., die bereits Opioide erhalten! Dosistitration beginnend mit niedrigen Dosierungen. Umrechnung vom Pflaster bisher nicht möglich.

22

Tab. 22.2 Umrechnungstabelle Morphin – Fentanyl

Parenterale Morphindosis (mg/d)	Orale Morphindosis (mg/d)	Fentanyl-Dosis (mg/d)	Fentanyl-Freisetzung (µg/h)
15	0–30	0,3	12,5
30	60	0,6	25
60	120	1,2	50
90	180	1,8	75
120	240	2,4	100

Nebenwirkungen Alle üblichen Opioid-NW: Obstipation (eher geringer ausgeprägt als bei anderen Opioiden), Übelkeit, Erbrechen, Müdigkeit.

! Nach Entfernen des Pflasters Anhalten der Wirkung und NW für ca. 16 h.

Bemerkungen Pflaster
- Strenge Indikationsstellung notwendig.
- Nicht bei instabilem Schmerzsyndrom.
- Bis zum Eintritt der Wirkung bzw. Erreichen eines Steady-State dauert es 36–48 h.
- Bei Schmerzspitzen unretardierte Morphin-Lsg. geben (Dosis des Pflasters auf p. o. Morphin-Tagesdosis umrechnen und diese durch 6 dividieren, entspricht einer 4-h-Morphindosis).

- Bei Fieber oder verstärkter Hautdurchblutung (z. B. durch Heizkissen) verstärkte Resorption, bei kachektischen Menschen und in der Terminalphase verminderte Resorption möglich (Zentralisation, geringe Hautdurchblutung).
- Einige Pat. bekommen bei der Umstellung von Morphin auf Fentanyl Entzugserscheinungen bei guter Analgesie. Therapie: kurz wirksames Morphin zusätzlich für einige Tage.
- Da Fentanyl tendenziell weniger Obstipation verursacht, sollte nach Umstellung von Morphin auf Fentanyl die Dosis des Laxans um ca. die Hälfte reduziert und dann wieder angepasst werden.
- Transdermale Applikation auf unbehaarte oder von Haaren befreite Haut (nicht rasieren, nur schneiden) im Bereich des Oberkörpers (Brust, Rücken, Oberarme). Nicht auf bestrahlte oder aus anderen Gründen gereizte Haut kleben. Vor Aufbringen Reinigung der Haut mit klarem Wasser, keine Verwendung von Desinfektionsmitteln, Seifen, Ölen o. Ä.
- Auf korrekte Entsorgung achten, z. B. Zusammenklappen der Klebefläche bei Pflastern und Entsorgung in Kanülenabwurfbehälter.
- BtM-Höchstmenge: 500 mg in 30 d.

22.1.16 Fluconazol

Handelsname, Darreichungsform
Bsp.: Diflucan® 50/100/200 mg Kps., Saft (10 ml = 50 mg), i. v. 100/200/400 mg.

Wirkungen Azolantimykotikum; wirksam v. a. gegen verschiedene *Candida* spp.

Indikationen in der Palliativmedizin Rezid. Mundsoor, Soorösophagitis.

Dosierung und Applikation Tag 1 200–400 mg/d, gefolgt von 100–200 mg/d p. o. 7–14 d bei rezid. Verlauf 14–30 d, bei Immunsuppression bis 200–400 mg/d notwendig.

Nebenwirkungen Übelkeit, abdom. Beschwerden, Blähungen, Hautausschlag.

Bemerkungen
- Bei Auftreten von Hautausschlag Absetzen von Fluconazol notwendig.
- Hohes Potenzial für Arzneimittelinteraktionen.

22.1.17 Flupirtin

Handelsname, Darreichungsform
Bsp.:
- **D:** Katadolon® Kps. 100 mg, Katadolon® S long Retardkapseln 400 mg, Katadolon® Supp. 150 mg, Katadolon® Injekt 100 mg/3 ml (zur i. m. Injektion).
- **A:** Antidol® 100 mg Kps.

Wirkungen Analgetikum. Zentral wirksam mit muskelrelaxierenden Eigenschaften. Schwacher NMDA-Antagonist.

Indikationen in der Palliativmedizin Muskuloskelettale Schmerzen.

Dosierung und Applikation
- Oral: 3–4 × 100–200 mg/d, max. 600 mg, alternativ 1 × tgl. 400 mg Retard-Kps.
- Rektal: 3–4 × 150 mg/d, max. 900 mg.

Nebenwirkungen Müdigkeit, Schwindel, Übelkeit, Erbrechen, Obstipation, Diarrhö, Unruhe, kurz andauernde reversible Anstiege der CPK und GOT.

Bemerkungen
- EMA-Risikobewertungsverfahren: u. a. Anwendung max. 2 Wo., Kontrolle der Leberwerte.
- Dosisreduktion bei Pat. mit Niereninsuff.

22.1.18 Gabapentin

Handelsname, Darreichungsform
Bsp.:
- **D:** Neurontin® 100/300/400/600/800 mg Kps. bzw. Filmtabletten.
- **A:** Neurontin® 100/300/400/600/800 mg Kps. bzw. Filmtabletten.
- **CH:** Neurontin® 100/300/400/600/800 mg Kps. bzw. Filmtabletten.

Wirkungen Antikonvulsivum mit guter Wirkung bei neuropathischen Schmerzen, genauer Wirkmechanismus noch ungeklärt.

Indikationen in der Palliativmedizin Neuropathische Schmerzen (Komb. mit Opioiden sinnvoll), Pruritus, Schluckauf.

Dosierung und Applikation
- Langsame Dosissteigerung: Tag 1 → 100 mg 3 ×/d, Tag 3 → 200 mg 2 ×/d, Tag 5 → 300 mg 3 ×/d.
- Schnelle Dosissteigerung: Tag 1 → 300 mg z. N., Tag 2 → 300 mg 2 ×/d, Tag 3 → 300 mg 3 ×/d.
- Weitere Titration nach Effekt um 300 mg/d. Gesamttagesdosis von 3.600 mg sollte nicht überschritten werden.

Nebenwirkungen
- Sind weniger ausgeprägt als bei anderen Antikonvulsiva.
- Schläfrigkeit, Müdigkeit, Schwindel, Ataxie, Kopfschmerzen, Nervosität, Schlaflosigkeit, Ataxie, Nystagmus, Missempfindungen, Parästhesien.
- Gelegentlich Übelkeit, Erbrechen, Dyspepsie, Obstipation, gesteigerter Appetit, Appetitlosigkeit, Gewichtszunahme, Ödeme.

Bemerkungen
- Bei Absetzen der Therapie Ausschleichen über mind. 1 Wo.
- Bioverfügbarkeit bei gleichzeitiger Einnahme von aluminium- und magnesiumhaltigen Antazida um 10–25 % reduziert. Deshalb Einnahme mit mind. 2 h Abstand.
- Dosisreduktion bei Niereninsuff.

22.1.19 Glyzerin

Handelsname, Darreichungsform
Bsp.:
- **D:** Glycilax® für Erw. (1 Supp. = 1 g Glyzerin 85 %).
- **CH:** Glycerinzäpfchen Fonte® Erw. (1 Supp. = 2,25 g Glyzerin).

Wirkungen Laxans. Erhöht durch Aufweichung des Stuhls dessen Gleitfähigkeit im Darm und löst durch lokale Irritation der Darmschleimhaut einen Defäkationsreiz aus.
Ind. in der Palliativmedizin: Obstipation, bes. bei gleichzeitiger Opioidtherapie. Zusätzlich zu oralen Laxanzien, wenn rektale Maßnahmen notwendig sind bzw. bei Kotstau im Enddarm.

Dosierung und Applikation 1–3 Supp./d, Wirkungseintritt nach ca. 15–90 Min.

22.1.20 Granisetron

Handelsname, Darreichungsform
Bsp.:
- **D:** Kevatril® 2 mg Tbl., Sancuso® 3,1 mg/24 h transdermales Pflaster, Kevatril® 1 mg/ml Infusionslösungskonzentrat.
- **A:** Kytril® 2 mg Tbl., Kytril® 1 mg/ml Infusionslösungskonzentrat, Sancuso® 3,1 mg/24 h transdermales Pflaster.
- **CH:** Kytril® 1 mg/2 mg Tbl., Kytril® 1 mg/ml Infusionslösungskonzentrat.

Wirkungen Antiemetikum. Selektiver Serotonin-($5HT_3$-)Antagonist mit Wirkung u. a. an der CTZ.

Indikationen in der Palliativmedizin
- Schwere Formen von Übelkeit und Erbrechen, die auf prokinetische und antidopaminerge Antiemetika nicht angesprochen haben.
- Opioidinduzierter Pruritus.
- Urämischer und cholestatischer Pruritus.

Dosierung und Applikation
! Subkutangabe möglich, nicht dafür zugelassen.
- 2 mg p. o. bzw. 1 mg i. v./s. c. 1 ×/d.
- Manche Pat. profitieren von höheren Dosierungen, max. 9 mg/d.

Nebenwirkungen Obstipation, Kopfschmerzen, grippeartige Symptome, Benommenheit, Schwindel, Schlaflosigkeit, Stimmungsschwankungen, Angstgefühl.

Bemerkungen
- Vorteil ggü. Ondansetron ist die längere Wirkdauer.
- Zur Therapie von Übelkeit und Erbrechen i. d. R. Komb. mit anderen Antiemetika sinnvoll.

22.1.21 Haloperidol

Handelsname, Darreichungsform
Bsp.:
- **D:** Haldol®-Janssen: 1/2/5/10 mg-Tabletten, Tropfen (1 ml = 20 Tr. = 2 mg), Tropfen forte (1 ml = 20 Tr. = 10 mg), Injektionslösung (1 ml = 5 mg).
- **A:** Haldol® 1 mg/10 mg-Tabletten, Tropfen (1 ml = 20 Tr. = 2 mg), Injektionslösung (1 ml = 5 mg).
- **CH:** Haldol® 1 mg/10 mg Tabletten, Tropfen (1 ml = 20 Tr. = 2 mg), Tropfen forte (1 ml = 20 Tr. = 10 mg), Injektionslösung (1 ml = 5 mg).

Wirkungen Antagonist an Dopaminrezeptoren. Hochpotentes Neuroleptikum mit vorwiegend antipsychotischer, aber auch antiemetischer und anxiolytischer Wirkung.

Indikationen in der Palliativmedizin
- Delir, Halluzinationen und paranoide Sy.
- Übelkeit und Erbrechen.
- Therapierefraktärer Singultus.

Dosierung und Applikation
! Subkutangabe möglich, nicht dafür zugelassen.
- Antiemetisch: 0,5–1,5 mg als sofortige Gabe und z. N.; übliche Erhaltungsdosis 1,5–3 mg z. N. Bei Bedarf Dosis auf 5–10 mg/d erhöhen.

- Antipsychotisch: 1,5–3 mg als sofortige Gabe und alle 2 h bei Bedarf (bei älteren Pat. 0,5–1,5 mg), falls nicht ausreichend Pat. Steigerung bis 30 mg möglich.

Nebenwirkungen
- Agitation, Insomnie, Depression, Tremor, Hypertonie, orthostatische Hypotonie.
- Extrapyramidalmotorische NW: Frühdyskinesien, parkinsonähnliche Symptome, Spätdyskinesien (s. auch Levomepromazin).

Bemerkungen
- Lange HWZ, deshalb 1 ×/d ausreichend.
- Bei Dosierungen > 5 mg zunehmende Sedierung.
- Gute Mischbarkeit in Spritzenpumpe mit Morphin, Butylscopolamin, Midazolam.
- Kardiovaskuläres Risiko unter i. v. Gabe oder Hochdosistherapie (> 30 mg/d) erhöht.

22.1.22 Hydromorphon

Handelsname, Darreichungsform
Bsp.:
- **D:** Palladon® Kapseln unretardiert à 1,3 mg und 2,6 mg; Palladon® Retardkapseln à 4/8/16/24 mg; Hydromorphon Hexal® Retardkapseln 2 mg; Jurnista® Retardtabletten 4/8/16/32/64 mg; Palladon injekt® Injektionslösung 2 mg/10 mg in 1 ml, 100 mg in 10 ml.
- **A:** Hydal® Kapseln unretardiert à 1,3 mg und 2,6 mg; Hydal® Retardkapseln à 2/4/8/16/24 mg; Hydal® Injektionslösung 2/10/20/50 mg in 1 ml.
- **CH:** Palladon® Kapseln unretardiert à 1,3 mg und 2,6 mg; Palladon® Retardkapseln à 4/8/16/24 mg; Jurnista® Retardtabletten 4/8/16/32 mg; Hydromorphon HCl Streuli® Tropfen 1 mg/ml; Palladon injekt® Injektionslösung 2/10/20/50 mg in 1 ml.

Wirkungen Stark analgetisch wirkendes Opioid (WHO-Stufe 3), v. a. μ-Agonist.

Indikationen in der Palliativmedizin Starke Schmerzen, die durch ein schwaches Opioid (WHO-Stufe 2) nicht beherrschbar sind, bei unzureichender Wirkung oder anhaltenden NW anderer Opioide, bei hoher Dosierung anderer Opioide.

Dosierung und Applikation
! Zulassung zur Subkutangabe.
- Subkutane Gabe: 4-stdl. oder als Dauerinfusion in einer Spritzenpumpe. Bei Wechsel von p. o. auf s. c. sollte die Hydromorphon-Dosis durch 2 dividiert werden.
- Oral Anwendung wie Morphin entweder 4-stdl. oder bei Retardpräparat 12-stdl. (z. B. Palladon®) bzw. 24-stdl. (Jurnista®).

Nebenwirkungen Übliche Opioid-NW: Übelkeit und Erbrechen, Obstipation, Müdigkeit, Myokloni, Harnverhalt, Juckreiz.

Bemerkungen
- Bioverfügbarkeit nach oraler Gabe ca. 40 %.
- 5- bis 7,5-mal stärker wirksam als Morphin bei gleichem Applikationsweg.
- Unretardierte Kps. in den Stärken 1,3 mg und 2,6 mg entsprechen ca. 10 mg und 20 mg Morphin.

- Jurnista®-Tbl. werden optisch unverändert mit dem Stuhlgang ausgeschieden.
- BtM-Höchstmenge: 5.000 mg in 30 d.

22.1.23 Ibuprofen

Handelsname, Darreichungsform
Bsp.:
- **D:** Ibuhexal® 200/400/600/800 mg Filmtabletten; Ibuhexal® retard (= 800 mg), Supp. (= 600 mg).
- **A:** Dolgit® 200/400/600 mg Dragees; Dolgit® 800 mg Filmtabletten; Brufen® Brausegranulat 400 mg.
- **CH:** Brufen® 200/400/600 mg Filmtabletten; Brufen® retard (= 800 mg); Brufen® Brausegranulat 600 mg.

Wirkungen NSAR mit analgetischer, antiphlogistischer und antipyretischer Wirkung durch Hemmung der Prostaglandinsynthese.
Analgetikum WHO-Stufe 1.

Indikationen in der Palliativmedizin Schwache Schmerzen, Knochenschmerzen, Schmerzen mit entzündlicher Komponente.

22

Dosierung und Applikation 400–800 mg alle 6–8 h p. o., Tagesmaximaldosis 2.400 mg.

Nebenwirkungen Gastrointestinale NW wie Ulzera, GI-Blutungen. In niedrigen Dosierungen geringe NW-Rate im Vergleich zu anderen NSAR. Verschlechterung einer Nierenfunktionsstörung.

Bemerkungen Ibuprofen ist 3-mal so stark wirksam wie Acetylsalicylsäure (ASS) (z. B.: 200 mg Ibuprofen entsprechen 600 mg ASS).

22.1.24 Ketamin

Handelsname, Darreichungsform
Bsp.:
- **D:** Ketamin 50/100/500 mg DeltaSelect® (1 ml = 10 mg bzw. 50 mg Ketamin).
- **A:** nur Esketamin erhältlich; Ketanest S® 5 mg/ml, 25 mg/ml.
- **CH:** Ketalar® 200 mg/20 ml, 500 mg/10 ml.

Wirkungen Kurz wirksames Narkotikum mit analgetischer und sedierender Wirkung in niedrigen Dosierungen, Interaktion mit Acetylcholin- und Morphinrezeptoren, NMDA-Rezeptorkanalblocker.

Indikationen in der Palliativmedizin Schmerzsy., die auf übliche Schmerztherapie nicht ansprechen, bes. neuropathische Schmerzen.

Dosierung und Applikation
! Subkutangabe möglich, nicht dafür zugelassen.
- Subkutane Infusion: s. c. Dauerinfusion mit 1–2,5 mg/kg KG/24 h, Dosistitration nach analgetischem Effekt, ca. 50–100 mg/d; bei Bedarf um 50–100 mg/24 h erhöhen, übliche Höchstdosis 500 mg/24 d.
- Oral: Anfangsdosis 10–25 mg alle 6–8 h und bei Bedarf, Steigerung in 10–25 mg Schritten möglich, max. berichtete Dosis 200 mg 6-stdl.
- Bei i. v. Gabe 1 μg/kg KG/Min. als kontinuierliche Infusion.

Nebenwirkungen
- Schlaflosigkeit, Albträume, erhöhter Speichelfluss, Zunahme des Hirndrucks, erhöhter Muskeltonus, lokale Hautirritation bei s. c. Gabe möglich.
- In niedrigen Dosierungen keine herkömmlichen NW wie Atemdepression, Veränderungen von Blutdruck und Herzfrequenz.
- Uro- und hepatotoxisches Potenzial bereits bei kurzer Anwendung.
- Bei s. c. Dauerinfusion Einschränkung der kognitiven und Gedächtnisleistungen, Schlaflosigkeit, Halluzinationen möglich, bei Einzelinjektionen nicht beobachtet.
- Bei psychomimetischen NW Therapie mit Haloperidol 2–4 mg/d sinnvoll.

Bemerkungen
- Bei gleichzeitiger Therapie mit Opioiden möglicherweise Reduktion der Opioide um 50 %.
- Trotz geringer oraler Bioverfügbarkeit (10–20 %) sind im Vergleich zur parenteralen Gabe relativ niedrigere orale Dosierungen bei neuropathischen Schmerzen wirksam.
- Ampullen können getrunken werden. Wegen des bitteren Geschmacks Mischung mit Saft.
- Zu Therapiebeginn Komb. mit Benzodiazepinen oder Haloperidol zur Vermeidung von Halluzinationen in Erwägung ziehen.
- Kompatibel mit Morphin, Midazolam und Haloperidol in einer Spritze.

! Kontraindiziert bei erhöhtem Hirndruck und epileptischen Anfällen.

22.1.25 Lactulose

Handelsname, Darreichungsform
Bsp.:
- **D:** Bifiteral® Sirup (100 ml = 67 g); Bifiteral® Pulver (1 Btl. = 10 g).
- **A:** Duphalac® Sirup (100 ml = 70 g).
- **CH:** Duphalac® Sirup (100 ml = 70 g).

Wirkungen Osmotisch wirksames Laxans, das die Peristaltik stimuliert und durch Wasserretention den Stuhl weich macht. Wirkung vorwiegend im Kolon.

Indikationen in der Palliativmedizin
- Prophylaxe und Therapie von Obstipation.
- Hepatische Enzephalopathie.

Dosierung und Applikation
- Obstipation: 15 ml bzw. 1 Btl. 1–2 ×/d, dem Bedarf anpassen.
- Hepatische Enzephalopathie: 10–45 ml bzw. 1–3 Btl. 3–4 ×/d. Dosis so anpassen, dass tägl. 2–3 weiche Stühle entleert werden.

Nebenwirkungen Starker Abbau durch gasbildende Bakterien, deshalb Blähungen und Völlegefühl, evtl. abdom. Krämpfe, Übelkeit und Erbrechen.

Bemerkungen
- Laxierende Wirkung setzt nach 2–10 h, bei ungenügender Dosierung nach 24–48 h ein.
- Süßer Geschmack löst oft Aversionen aus.
- Nicht bei inoperabler GI-Obstruktion (Ileus/Subileus) anwenden.
- Diabetiker: 100 ml enthalten synthesebedingt max. 17 g verdauliche Kohlenhydrate (ca. 1,4 BE), 10 g (1 Btl.) max. 0,45 g verdauliche Kohlenhydrate (ca. 0,04 BE).

22.1.26 Levetiracetam

Handelsname, Darreichungsform

Bsp.:

- **D:** Keppra® Tabletten 250/500/750/1.000 mg; Levetiracetam Desitin® Granulat 250/500/750/1.000 mg; Keppra® Lösung 100 mg/ml (300 ml); Keppra® Infusionslösung 500 mg/5 ml.
- **A:** Keppra® Tabletten 250/500/750/1.000 mg; Keppra® Lösung 100 mg/ml (300 ml); Keppra® Infusionslösung 500 mg/5 ml.
- **CH:** Keppra® Tabletten 250/500/750/1.000 mg; Keppra® Lösung 100 mg/ml (300 ml); Keppra® Infusionslösung 500 mg/5 ml.

Wirkungen Antikonvulsivum.

Indikationen in der Palliativmedizin

- Epileptische Anfälle, z. B. aufgrund eines Hirntumors.

Dosierung und Applikation

! Subkutangabe möglich, nicht dafür zugelassen.
- Initial 2 × 500 mg/d p. o./i. v.
- Dosiserhöhung bzw. -reduktion in Schritten von 2 × 500 mg/d alle 3–7 d.
- Je nach klin. Ansprechen und Verträglichkeit Steigerung auf bis zu 2 × tgl. 1.500 mg.

22

Nebenwirkungen Depression, Feindseligkeit, Asthenie, Somnolenz, Verhaltenauffälligkeiten, Kopfschmerzen, Anorexie, Diarrhö, Dyspepsie, Nausea, Koordinationsstörungen, Amnesie, Ataxie, Benommenheit, Insomnie, Nervosität, Tremor.

Bemerkungen Dosisreduktion bei eingeschränkter Nierenfunktion.

22.1.27 Levomepromazin

Handelsname, Darreichungsform

Bsp.:

- **D:** Neurocil® Tabletten 25 mg/100 mg, Neurocil® Tropfen (1 Tr. = 1 mg); Neurocil® Injektionslösung (1 ml = 25 mg).
- **A:** Nozinan® Tabletten 25 mg/100 mg; Nozinan® Tropfen (1 Tr. = 1 mg).
- **CH:** Nozinan® Tabletten 25 mg/100 mg; Nozinan® Tropfen (1 Tr. = 1 mg).

Wirkungen Schwach potentes typisches Neuroleptikum. Antagonist an Dopamin- (D_2), Acetylcholin- (muskarinisch), Serotonin- ($5HT_2$) und Histaminrezeptoren (H_1).

Indikationen in der Palliativmedizin

- Übelkeit und Erbrechen (in niedriger Dosierung), falls andere Antiemetika nicht ausreichend wirken.
- Sedierung bei agitierten Pat.
- Delir.

Dosierung und Applikation

! Subkutangabe möglich, nicht dafür zugelassen. Verursacht Hautirritationen.
- Übelkeit und Erbrechen: 1–5 mg p. o. bei Bedarf, 1–10 mg p. o. z. N., 1–5 mg s. c. bei Bedarf, kontinuierliche Gabe über Spritzenpumpe 1–10 mg/d s. c.
- Agitation, Delir: 10–50 mg 4-stdl. p. o. oder s. c., 25–300 mg/d in Spritzenpumpe.

Nebenwirkungen
- Hypotonie, bes. bei älteren Pat., Müdigkeit, orthostatische Dysregulation, Tachykardie, Erregungsleitungsstörungen, Mattigkeit, Sprachstörungen.
- Hautirritation an Injektionsstellen.
- Frühdyskinesien innerhalb von Stunden bis Tagen nach Therapiebeginn, z. B. mit Verkrampfung von Muskulatur im Bereich von Gesicht, Zunge, Hals und oberen Extremitäten. Therapie: Biperiden (z. B. Akineton® 2,5–5 mg. i. v., ggf. zur langfristigen Therapie 1–3 Tbl./d).
- Akathisie: Tage nach Therapiebeginn innere Unruhe mit Unfähigkeit zu ruhigem Sitzenbleiben, Trippeln.

Bemerkungen
- Wegen langer HWZ von 15–30 h ist die einmalige Gabe pro Tag meist ausreichend.
- Als Tropfen gut dosierbar.
- Spätdyskinesien spielen in der Palliativmedizin selten eine Rolle.

22.1.28 Levomethadon

Handelsname, Darreichungsform
- **D:** L-Polamidon® Tropfen (1 ml = 20 Tr. = 5 mg); L-Polamidon® Injektionslösung (1 ml = 2,5 mg/5 mg).
- **A:** Levomethadon nur zur Substitutionsbehandlung von Opioidabhängigen im Handel erhältlich.
- **CH: Cave!** Nur Methadon erhältlich. Ketalgin® Tabletten 1/5/10/20/40 mg Methadon; Ketalgin® Suppositorien 5/10/20/30/40/50/75/100/125/150 mg Methadon; Ketalgin®-Lösung oral 1 mg/ml, 2 mg/ml, 10 mg/ml; Ketalgin®-Injektionslösung 10 mg/ml.

Wirkungen Stark analgetisch wirksames synthetisches Opioid (WHO-Stufe 3), zusätzlich NMDA-Rezeptorkanalblocker und Serotonin-Wiederaufnahmehemmer.

Indikationen in der Palliativmedizin
- Starke Schmerzen, die auf ein schwaches Opioid (WHO-Stufe 2) nicht ansprechen.
- Neuropathische Schmerzen.

Dosierung und Applikation

! Zugelassen zur Subkutangabe.

Ermittlung der Einzeldosis
- Bisher kein anderes Opioid: 2,5–5 mg (0,5–1 ml) als Einzeldosis.
- Umstellung bei vorausgegangener Morphingabe:
  - Absetzen von Morphin.
  - ED 10 % der Morphintagesdosis, jedoch nicht mehr als 6 mg.

Ermittlung der Tagesdosis
(▶ Tab. 22.3).
Bei Umstellung von Morphin wird dieses mit Beginn der Levomethadon-Titration ganz abgesetzt.
Dosisanpassung in den nächsten Tagen um ca. 50 % der am Vortag benötigten Bedarfsmedikation. Nachfolgend Dosisanpassung nach Klinik. Die Erhaltungsdosen sind sehr unterschiedlich und liegen meist bei ≤ 80 mg/24 h.

Tab. 22.3 Schritte zur Ermittlung der Tagesdosis bei Umstellung von Morphin

1. Ermittlung des Äquivalenzfaktors	
Morphindosis vor Umstellung	Äquivalenzfaktor (Äquipotenz) Methadon : Morphin
30–90 mg	1 : 4
90–300 mg	1 : 6
> 300 mg	1 : 8
2. Umrechnung von Morphin oral auf Methadon oral	
Beispiel: • Morphindosis vor Umstellung: 400 mg Morphin oral/24 h • Äquivalenzfaktor: 8 • → 50 mg Methadon oral/24 h	
3. Umrechnung von mg auf ml: 5 mg Methadon = 1 ml Methadon	
Beispiel: 50 mg Methadon oral/24 h = 10 ml Methadon oral/24 h	
4. Errechnung der Tagesdosis → Umrechnung von Methadon auf Levomethadon: 1 ml Methadon = 0,5 ml Levomethadon	
Beispiel: 10 ml Methadon oral/24 h = 5 ml Levomethadon oral/24 h = **Gesamt-Tagesdosis** L-Polamidon® Hoechst Tropfen	
5. Errechnung der Einzeldosen aus der Gesamt-Tagesdosis	
Beispiel: 3-malige Gabe/d 5 ml L-Polamidon® Hoechst Tropfen/24 h: 3 = **1,7 ml L-Polamidon® Hoechst Tropfen alle 8 h** (20 Tr. L-Polamidon® Hoechst = 1 ml)	
Und bei Bedarf: 0,8 ml L-Polamidon® 3–4 ×/d. Die **Bedarfsdosis** entspricht ⅙ der Gesamttagesdosis, also einer 4-stdl. Dosis, erlaubt alle 4 h, max. 3 ×/d.	

Nebenwirkungen Übliche Opioid-NW: s. Morphin.

Bemerkungen

- In Deutschland zur Schmerztherapie nur Levomethadon (L-Methadon) verfügbar, in anderen Ländern Razemat aus L- und D-Methadon; Levomethadon überwiegend analgetisch wirksam, D-Methadon antitussiv. Levomethadon doppelt so stark wirksam wie Razemat.
- Lange Plasma-HWZ wegen Kumulation im Fettgewebe und hoher Proteinbindung bei regelmäßiger Gabe.
- Gefahr der Kumulation und damit Überdosierung bes. in der Einstellungsphase.
- Keine Dosisreduktion bei Niereninsuff. notwendig.
- Carbamazepin, Phenytoin und Phenobarbital erhöhen den L-Methadonmetabolismus, Amitriptylin und Cimetidin erniedrigen ihn.
- L-Polamidon® als Tr. (20 ml) und Lsg. (100 ml) verfügbar. Lsg. deutlich billiger, aber nur zur Substitution zugelassen.
- BtM-Höchstmenge: 1.500 mg in 30 d.

22.1.29 Lorazepam

Handelsname, Darreichungsform

Bsp.:

- **D:** Tavor® 0,5/1,0/2,5 mg Tbl.; Tavor® Tabs 2,0 Tbl.; Tavor® 1,0/2,5 Expidet; Tavor® pro injectione 2 mg/ml.
- **A:** Temesta® 1,0/2,5 mg Tbl.; Temesta® Injektionslösung 2 mg/ml.
- **CH:** Temesta® 1,0/2,5 mg Tbl.; Temesta® 1,0/2,5 Expidet; Temesta® Injektionslösung 2 mg/ml.

Wirkungen Anxiolyse, Sedierung, erhöhte Schlafbereitschaft, Muskelrelaxation, antikonvulsive Wirkung.

Indikationen in der Palliativmedizin Angstzustände, insb. bei panikartigen Atemnotattacken, Sedierung.

Dosierung und Applikation Bei Schlaflosigkeit 0,5–4 mg abends p. o., bei Panikattacken oder Angstzuständen Tavor® Expidet 1–2,5 mg p. o. bei Bedarf alle 30 Min. bis zur Beruhigung des Pat. (Expidet Schmelztabletten lösen sich auf der Zunge auf, schnellere Resorption als p. o. fraglich).

Nebenwirkungen Sedierung, Koordinationsstörungen, Verschwommensehen, Benommenheit, Gedächtnisstörungen, paradoxe Reaktionen, Kopfschmerzen, Tachykardie, Übelkeit, Erbrechen, Diarrhö, Schwitzen.

Bemerkungen Benzodiazepin mit ausgeprägter anxiolytischer Wirkung.

22.1.30 Macrogol (mit Elektrolyten)

Handelsname, Darreichungsform

Bsp.:

- **D:** Movicol® Pulver zur Herstellung einer Trinklösung (erhältliche Geschmacksvarianten: aromafrei, Orange und Schokolade).
- **A:** Movicol® Pulver zur Herstellung einer Trinklösung (erhältliche Geschmacksvarianten: aromafrei, Orange und Schokolade).
- **CH:** Movicol® Pulver zur Herstellung einer Trinklösung (erhältliche Geschmacksvarianten: aromafrei, Orange und Schokolade).

Wirkungen Nicht resorbierbares isoosmolares Laxans, das eine definierte Menge Wasser gezielt ins Kolon transportiert und verhärteten Stuhl aufweicht. Keine E'lytverschiebungen oder osmotischer Wasserentzug durch E'lytzusatz.

Indikationen in der Palliativmedizin Obstipation, bes. bei gleichzeitiger Opioidtherapie, Koprostase.

Dosierung und Applikation 1–2 Btl. (jeweils in 125 ml Wasser aufgelöst) tgl., ggf. mehr, bei Koprostase 8 Btl. in 1 l Wasser lösen und innerhalb von 6 h trinken.

Nebenwirkungen Abdom. Schmerzen.

Bemerkung Wirkungseintritt nach der ersten Gabe erst nach ca. 1–2 d.

22.1.31 Metamizol

Handelsname, Darreichungsform

Bsp.:

- **D:** Novalgin® Filmtabletten 500 (1 Tbl. = 500 mg); Novalgin® akut Brausetabletten (1 Tbl. = 500 mg); Novalgin® Injektionslösung (1 ml = 500 mg); Noval-

gin® Tropfen (1 ml = 20 Tr. = 500 mg); Novalgin® Zäpfchen (1 Supp. = 1.000 mg).
- **A:** Novalgin® Filmtabletten 500 (1 Tbl. = 500 mg); Novalgin® Tropfen (1 ml = 20 Tr. = 500 mg); Novalgin® Injektionslösung 1 und 2,5 g (1 ml = 500 mg).
- **CH:** Novalgin® Filmtabletten 500 (1 Tbl. = 500 mg); Novalgin® Tropfen (1 ml = 20 Tr. = 500 mg); Novalgin® Injektionslösung 1 und 2,5 g (1 ml = 500 mg); Novalgin® Zäpfchen (1 Supp. = 1.000 mg).

Wirkungen Analgetisch, spasmolytisch, antipyretisch, schwach antiphlogistisch.

Indikationen in der Palliativmedizin Schwache Schmerzen (WHO-Stufe 1), kolikartige Schmerzen, Fiebersenkung.

Dosierung und Applikation

! Subkutangabe möglich, nicht dafür zugelassen. Kann zu Verhärtungen an der Injektionsstelle führen.
- 500–1.000 mg alle 4 h, Tagesmaximaldosis 5 g, p. o., s. c., rektal oder i. v.

Nebenwirkungen Schwitzen, schwere Hypotonie (bei i. v. Gabe), Agranulozytose bei ca. 1 : 20.000 Anwendungen (lebensbedrohliche NW, häufig reversibel nach Absetzen).

Bemerkungen
- Geschmack von Metamizol-Tr. löst manchmal Brechreiz aus, Wechsel auf ein anderes Präparat sinnvoll (Tbl., Supp. o. a. Hersteller).
- Rotfärbung des Urins möglich.

22.1.32 Methylnaltrexon

Handelsname, Darreichungsform
- **D:** Relistor® Injektionslösung (0,6 ml = 12 mg).
- **A:** Relistor® Injektionslösung (0,6 ml = 12 mg); Fertigspritze (8 mg, 12 mg).
- **CH:** Relistor® Injektionslösung (0,6 ml = 12 mg).

Wirkungen Opioidantagonist an peripheren μ-Rezeptoren (z. B. im GIT).

Indikationen in der Palliativmedizin Opioidinduzierte Obstipation bei Versagen der Laxanzientherapie.

Dosierung und Applikation

! Ausschließlich zugelassen zur Subkutangabe.
- 8 mg (38–61 kg KG) bzw. 12 mg (62–114 kg KG) bzw. 0,15 mg/kg KG alle 2 d s. c. in Oberschenkel, Bauch oder Oberarme injizieren.

Nebenwirkungen Schwindel, abdom. Schmerzen, Übelkeit, Flatulenz, Durchfall, Beschwerden an der Injektionsstelle.

Bemerkungen
- Ansprechen bei ca. der ⅓–½ der Pat.
- Ansprechen meist innerhalb von 0,5–4 h.
- Preisintensiv.
- Dosisanpassung bei starker Nierenfunktionseinschränkung.
- Kein Ersatz für eine Laxanzientherapie.

22.1.33 Methylphenidat

Handelsname, Darreichungsform

Bsp.:

- **D:** Ritalin® LA Retardkapseln 10/20/30/40 mg; Medikinet® Tabletten 5/10/20 mg; Medikinet® Retardkapseln 5/10/20/30/40 mg.
- **A:** Ritalin® LA Retardkapseln 10/20/30/40 mg, Medikinet® Tabletten 5/10/20 mg; Medikinet® Retardkapseln 5/10/20/30/40 mg.
- **CH:** Ritalin® LA Retardkapseln 10/20/30/40 mg; Medikinet® Tabletten 5/10/20 mg; Medikinet® Retardkapseln 5/10/20/30/40 mg.

Wirkungen ZNS-Stimulans mit struktureller Ähnlichkeit zu Amphetaminen.

Indikationen in der Palliativmedizin Depression bei sehr kurzer Lebenserwartung, Fatigue (eingebettet in Gesamtkonzept), (opioidinduzierte) Müdigkeit.

Dosierung und Applikation 2,5–5 mg morgens und mittags; bei Bedarf tgl. Dosiserhöhung in Schritten von 2,5–5 mg, Dosiserhöhung nach jeweils 3 d auf 10–20 mg morgens und mittags.

Nebenwirkungen Nervosität, Schlaflosigkeit, Kopfschmerzen, Dyskinesien, Tachykardien, Arrhythmien, Blutdruckerhöhung, abdom. Schmerzen, Übelkeit und Erbrechen, Appetitlosigkeit, Konzentrationsmangel, Geräuschempfindlichkeit, Mundtrockenheit, pektanginöse Beschwerden, Schwitzen.

Bemerkungen

- KI: Angststörungen.
- Kann den Abbau von Antikonvulsiva (z. B. Phenytoin), TZA und Neuroleptika hemmen, dadurch ist evtl. Dosisreduktion dieser Substanzen notwendig.
- Kann antikonvulsive Wirkung von Phenytoin antagonisieren.
- BtM-Höchstmenge: 2.000 mg in 30 d.

22.1.34 Metoclopramid

Handelsname, Darreichungsform

Bsp.:

- **D:** Paspertin® Tabletten10 mg; MCP-CT® retard Kapseln (1 Kps. = 30 mg); MCP ratiopharm® Suppositorien (1 Supp. = 10 mg); Paspertin® Injektionslösung (1 Amp. = 2 ml/10 ml = 10 mg/50 mg).
- **A:** Paspertin® Tabletten 10 mg; Paspertin® Injektionslösung (1 Amp. = 2 ml/10 ml = 10 mg/50 mg).
- **CH:** Paspertin® Tabletten 10 mg; Paspertin® Tropfen (1 ml = 12 Tr. = 4 mg); Primperan® Suppositorien (1 Supp. = 10 mg); Paspertin® Injektionslösung (1 Amp. = 2 ml/10 ml = 10 mg/50 mg).

Wirkungen Antiemetikum und Prokinetikum, fördert GI-Passage, erhöht Sphinktertonus am unteren Ösophagussphinkter, Dopaminantagonist (zentral und peripher), $5HT_3$-Antagonist (in hohen Dosen), $5HT_4$-Agonist.

Indikationen in der Palliativmedizin Übelkeit und Erbrechen, gastroösophagealer Reflux, Magenatonie (durch Medikamente, Dysmotilität, paraneoplastische viszerale Neuropathie).

Dosierung und Applikation

! Subkutangabe möglich, nicht dafür zugelassen.

- 10–20 mg p. o., s. c. oder i. v. alle 4–6 h, 40–100 mg/d s. c. oder i. v. und 10 mg s. c. bei Bedarf, 1 Supp. alle 6–8 h.

Nebenwirkungen

- Extrapyramidalmotorische Wirkungen: akute Dystonie (bei jüngeren Pat.), Akathisie, Parkinsonoid, Spätdyskinesien.
- Müdigkeit, Diarrhö, Schwindel.
- In Einzelfällen Obstipation.

Bemerkungen

- EMA-Risikobewertungsverfahren: u. a. Anwendungsdauer 5 d, Tageshöchstdosis 0,5 mg/kg, i. v. Anwendung als langsamer Bolus über mind. 3 Min.
- Nicht bei komplettem mechanischem Ileus verwenden.
- Vorsicht in Komb. mit anderen Medikamenten, die extrapyramidalmotorische NW haben (Dopaminantagonisten, z. B. Neuroleptika).
- Keine Komb. mit Anticholinergika (z. B. Butylscopolamin, Amitriptylin), da kompetitive Hemmung des durch Metoclopramid aktivierten cholinergen Systems in der Darmwand.
- Kein Einsatz bei Pat. mit M. Parkinson u. ä. Erkr.

22.1.35 Metronidazol

Handelsname, Darreichungsform

Bsp.:

- **D:** Clont® Filmtabletten (250/400 mg); Arilin® Filmtabletten (250/500 mg); Metronidazol Infusionslösung (100 ml = 500 mg); Metrogel® und Metrolotion® je 7,5 mg/g (50 g).
- **A:** Metronidazol Sandoz® Filmtabletten (250/500 mg); Metronidazol Infusionslösung (100 ml = 500 mg); Rosex® Gel und Rosex® Lotion 7,5 mg/g.
- **CH:** Flagyl® Filmtabletten (250/500 mg); Metronidazol Infusionslösung (100 ml = 500 mg); Rosalox® Creme (10 mg/g); Rosex® Gel 7,5 mg/g.

Wirkungen Antibiotikum mit anaeroben Wirkungsspektrum.

Indikationen in der Palliativmedizin

- Übel riechende Wunden bei exulzerierenden Tumoren und Dekubitus.
- Pseudomembranöse Kolitis nach Antibiotikatherapie.

Dosierung und Applikation

- Zur lokalen Therapie: Wundsäuberung und Verbandswechsel mit Metronidazol-Infusionslsg. oder Gel.
- Bei sehr übel riechenden Wunden, falls lokale Behandlung nicht ausreicht: 400/500 mg p. o. 3 ×/d mit den Mahlzeiten über 7–10 d.

Nebenwirkungen

- Normalerweise dosisabhängig.
- Übelkeit, Erbrechen, Appetitlosigkeit, abdom. Krämpfe, Diarrhöen, metallischer Geschmack, Kopfschmerzen.
- Bei hohen Dosierungen oder langfristiger Therapie periphere Neuropathie, epileptische Anfälle.
- Bei topischer Anwendung kaum systemische NW, selten Hautreizung.

Bemerkungen

- Dosisreduktion bei Leberinsuff.
- Verstärkung von NW bei gleichzeitigem Alkoholgenuss.
- Urin kann rotbräunlich verfärbt werden (durch Metabolit).

22.1.36 Midazolam

Handelsname, Darreichungsform

Bsp.:

- **D:** Dormicum® Tabletten 7,5 mg; Buccolam® Lösung zur Anwendung in der Mundhöhle 2,5/5/7,5/10 mg; Dormicum® Injektionslösung und Lsg. zur rektalen Anwendung 5 mg/ml, 5 mg/5 ml, 50 mg/10 ml.
- **A:** Buccolam® Lösung zur Anwendung in der Mundhöhle 2,5/5/7,5/10 mg; Midazolam Torrex® Injektionslösung und Lsg. zur rektalen Anwendung; Dormicum® Injektionslösung 5 mg/ml, 5 mg/5 ml, 50 mg/10 ml.
- **CH:** Dormicum® Tabletten 7,5/15 mg; Dormicum® Injektionslösung 5 mg/ml, 5 mg/5 ml, 50 mg/10 ml und Lsg. zur rektalen Anwendung 5 mg/ml, 5 mg/5 ml, 50 mg/10 ml.

Wirkungen Kurz wirksames Benzodiazepin, sedierend, antikonvulsiv, anxiolytisch, muskelrelaxierend.

Indikationen in der Palliativmedizin Muskelrelaxation, Unruhe, terminale Agitation, Sedierung vor schmerzhaften Prozeduren oder bei akuten, unangenehmen oder stark belastenden Ereignissen (z. B. akute Blutung), therapierefraktärer Schluckauf.

Dosierung und Applikation ▶ Tab. 22.4.

! Subkutangabe möglich, nicht dafür zugelassen.

Tab. 22.4 Midazolam: Dosierung und Applikation

Indikation	Einzelgabe und Bedarfsdosis	Initiale Infusionsrate/24 h	Üblicher Dosisbereich (für 24 h)	Bemerkung
Muskelverspannungen/-spasmen, multifokale Myoklonien	5 mg s. c.	10 mg s. c.	10–30 mg s. c.	
Terminale Agitation, unstillbarer Singultus	2,5–5–10 mg s. c.	10 mg s. c.	10–60 mg s. c.	Selten mehr als 60 mg notwendig
Antikonvulsivum	10 mg s. c.	30 mg s. c.	30–60 mg s. c.	Selten mehr als 60 mg notwendig

Nebenwirkungen Nach i. v. Gabe Atemdepression möglich, anterograde Amnesie, paradoxe Reaktionen, Kopfschmerzen, Benommenheit, Abgestumpftheit, reduzierte Aufmerksamkeit, Verwirrtheit, Müdigkeit, Schwindel, Muskelschwäche, Gangunsicherheit.

Bemerkungen

- Nicht mit Dexamethason mischen.
- Bei Einzelgabe 3-fach stärker sedierend als Diazepam.
- Wirkdauer < 4 h mit interindividuellen Schwankungen, bei älteren Pat. Eliminations-HWZ z. T. um das 4-Fache länger.
- **Cave:** Arzneimittelinteraktionen.

22.1.37 Mirtazapin

Handelsname, Darreichungsform

Bsp.:

- **D:** Remergil® SolTab Schmelztabletten 15/30/45 mg; Remergil® Lösung zum Einnehmen 15 mg/ml (66 ml); Mirtazapin 1A Pharma® Filmtabletten à 15/30/45 mg.
- **A:** Remeron® SolTab Schmelztabletten 15/30/45 mg; Mirtel® Filmtabletten 15/30/45 mg.
- **CH:** Remeron® SolTab Schmelztabletten 15/30 mg; Remeron® Filmtabletten 30/45 mg.

Wirkungen Antidepressivum mit α_2-antagonistischer Wirkung und dadurch bedingter Verstärkung der noradrenergen und serotonergen Übertragung. Antagonismus an $5HT_3$- und zentralen H_1-Rezeptoren kann zu antiemetischer Wirkung bzw. Sedierung führen. Nur geringe anticholinerge Effekte.

Indikationen in der Palliativmedizin

- Depression.
- Unstillbarer Juckreiz.
- Neuropathische Schmerzen.

Dosierung und Applikation Mit 15 mg abends beginnend, langsame Steigerung bis 45 mg abends möglich.

Nebenwirkungen In niedrigeren Dosierungen Sedierung (H_1-Antagonismus überwiegt), tritt bei höheren Dosierungen eher in Hintergrund; Gewichtszunahme, orthostatische Dysregulation.

Bemerkungen

- Antidepressive Wirkung nach 1–2 Wo.
- Im Gegensatz zu SSRI keine Übelkeit als NW.
- Geringes Risiko kardiotoxischer Wirkungen.
- Schmelztablette zergeht schnell im Mund und kann ggf. auch ohne Wasser eingenommen werden.
- Zum Absetzen langsam ausschleichen.

22.1.38 Morphin

Handelsname, Darreichungsform

Bsp.:

- **D:**
  - Unretardiertes Morphin: Capros® akut Kapseln 5/10/20/30 mg; Morphin Merck® Tropfen 0,5 %/2 % (1 ml = 5/20 mg); Sevredol® 10/20 (1 Tbl. = 10/20 mg); Oramorph® Einzeldosisbehältnisse 10/30/100 mg (jeweils in 5 ml); Morphanton® Brausetabletten 20 mg.
  - Retardpräparate: Capros® Retardkapseln 10/30/60/100 mg; MST 10/30/60/100/200 Mundipharma® (Retardtabletten); MST Continus® 30/60 (Retardkapseln); MST® 20/30/60/100 Retard-Granulat; M-long® 10/30/60/100 Retardkapseln.
  - Injektionslösung: MSI 10/20 (1 ml = 10/20 mg)/100/200 (5 ml = 100/200 mg) Mundipharma® Injektionslösung; Morphin Merck® 10/20 (1 ml = 10/20 mg), 100 mg/10 ml; Morphinsulfat® Gry 500 mg/50 ml, 1.000 mg/50 ml.

- Suppositorien: MSR 10/20/30 Mundipharma® (1 Supp. = 10/20/30 mg).
- Morphingel (Rezeptur): z. B. 1 ml enthält 1 mg Morphin.

- **A:**
  - Unretardiertes Morphin: Morapid® Tabletten 10/20 mg; Oramorph® Einzeldosisbehältnisse 10/30/100 mg (jeweils in 5 ml) Oramorph.
  - Retardpräparate: Compensan® Retardtabletten 100/200/300 mg; Mundidol retard® Tabletten 10/30/60/100/200 mg.
  - Injektionslösung: Vendal® 10/100 mg.
- **CH:**
  - Unretardiertes Morphin: Sevredol® Tabletten10/20 mg; Morphin Streuli® Tropfen 1 %/2 % (1 ml = 10/20 mg).
  - Retardpräparate: Sevre-Long® Retardkapseln 30/60/120/200 mg; MST continus® Retardtabletten10/30/60/100/200 mg; MST Continus® Retardsuspension 20/30/60/100 mg.
  - Injektionslösung: Morphin HCL Bichsel® 1 mg/ml, 2 mg/10 ml, 4 mg/10 ml, 5 mg/5 ml, 5 mg/10 ml, 10 mg/ml, 40 mg/20 ml, 100 mg/10 ml.
  - Suppositorien: Sevredol® Suppositorien 10/20/30 mg.

22

Morphingel-Rezeptur
- Morphin-HCl 0,25 g
- Carbomerum 974 oder 980 (Quellmittel) 2,5 g
- Natrium-EDTA (Stabilisator) 0,25 g
- Trometamol (Gelbildner) 2,5 g
- Methylparabenlösung 15 % (in Propylenglykol als Konservierungsmittel) 2,5 g
- Destilliertes Wasser ad 250 g

Wirkungen Stark analgetisch wirksames Opioid (WHO-Stufe 3), Agonist an μ-, δ- und κ-Rezeptoren.

Indikationen in der Palliativmedizin
- Starke Schmerzen, die durch ein schwaches Opioid (WHO-Stufe 2) nicht beherrschbar sind.
- Atemnot.
- Husten.
- Schmerzhafte Haut- und Schleimhautläsionen.

Dosierung und Applikation
- Applikation: p. o., s. c., i. v., spinal, inhalativ, rektal, topisch.

! Zulassung zur Subkutangabe.

- Dosis abhängig von der vorausgegangenen Analgetikadosis, Anfangsdosis bei erstmaliger Opioidgabe Morphin-Lsg. 2,5–5 mg alle 4 h p. o., retardiertes Morphin (MST®) 10 mg alle 12 h, 1–3 mg s. c. alle 4 h.
- Bei Atemnot i. d. R. geringere Dosis als zur Analgesie notwendig, z. B. 2,5–5 mg p. o. alle 4 h.
- Morphingel: anfänglich 2–5 ml 6- bis 24-stdl.; schmeckt leicht bitter.

Nebenwirkungen Typische Opioid-NW: Obstipation, Übelkeit und Erbrechen, Sedierung, Harnverhalt, Juckreiz, Verwirrung.

Bemerkungen
- Oftmals Mittel der 1. Wahl unter stark wirksamen Opioiden/WHO-Stufe 3.
- Umrechnung von parenteral zu oral: 1 : (2–)3.

- Keine Opioidgabe ohne Laxans.
- Wirkdauer von unretardiertem Morphin beträgt ca. 4 h.
- Retardiertes Morphin kann i. d. R. alle 12 h gegeben werden, eine Gabe häufiger als alle 8 h ist nicht sinnvoll.
- Bei langsamer Dosissteigerung geringeres NW-Potenzial.
- Dosissteigerung jeweils um 30–50 %.
- Haloperidol zur Therapie von Übelkeit und Erbrechen zu Beginn der Therapie.
- Anwendung bei starker Niereninsuff. vermeiden; wenn Einsatz unvermeidbar: Dosisreduktion bzw. Verlängerung des Applikationsintervalls (Gefahr der Akkumulation aktiver Metaboliten).
- BtM-Höchstmenge: 20.000 mg in 30 d.

22.1.39 Natriumpicosulfat

Handelsname, Darreichungsform
Bsp.:
- **D:** Laxoberal® Abführtropfen (1 ml = 7,5 mg); Laxoberal® Abführtabletten (1 Tbl. = 5 mg).
- **A:** Laxasan® Tropfen (1 ml = 22 Tr. = 7,5 mg); Picosalax® Tabletten 5/10 mg.
- **CH:** Dulcolax® Tropfen (1 ml = 15 Tr. = 7,5 mg); Dulcolax Pearls® Kapseln 2,5 mg.

Wirkungen Antiabsorptiv und sekretionsfördernd durch Umkehr der Flüssigkeits- und E'lytbewegungen in der Darmmukosa, fördert die Darmperistaltik durch Stimulation des Plexus myentericus.

Indikationen in der Palliativmedizin Obstipation, insb. aufgrund einer Opioidtherapie, evtl. Komb. mit Macrogol (z. B. Movicol®).

Dosierung und Applikation 10–20 (5–10 mg) Tr. oder 1–2 Tbl. abends.

Nebenwirkungen Krampfartige GI-Schmerzen, Diarrhö.

Bemerkungen
- Wirkungseintritt nach ca. 10 h, deshalb besser abendliche Gabe.
- KI: Subileus-/Ileuszustände.

22.1.40 Noscapin

Handelsname, Darreichungsform
Bsp.:
- **D:** Capvall® Dragees 25 mg; Capvall® Hustensaft 25 mg/5 g Saft; Capvall® Tropfen 25 mg = 33 Tr.
- **A:** Tuscamalm®Sirup 15 mg/10 ml.
- **CH:** Demotussil® Lutschdragees 7,5 mg; Hederix® Tropfen 15 mg = 32 Tr. = 1 ml; Hederix® Sirup 30 mg/10 ml; Hederix® Suppositorien 30 mg.

Wirkungen Zentral wirksames Antitussivum.

Indikationen in der Palliativmedizin Reizhusten.

Dosierung und Applikation 25–50 mg bis zu 3 ×/d.

Nebenwirkungen Kopfschmerzen, Benommenheit.

Bemerkungen
- Einnahme ca. 1 h vor dem Essen.
- Opium-Alkaloid; strukturell nicht mit Morphin verwandt.

22.1.41 Octreotid

Handelsname, Darreichungsform
Bsp.:
- **D:** Sandostatin® 50/100/500/1.000 Injektionslösung s.c.
- **A:** Sandostatin® 50/100/500/1.000 Injektionslösung s.c.
- **CH:** Sandostatin® 50/100/500/1.000 Injektionslösung s.c.

Wirkungen Somatostatin-Analogon: v.a. Hemmung der Sekretion verschiedener Hormone des gastroenteropankreatischen Systems und Hemmung der Magensäuresekretion, der GI-Motilität (verzögerte Magenentleerung und Dünndarmpassage) und der Gallenblasenentleerung, verminderte Resorption von Kohlenhydraten, erhöhte Resorption von E'lyten und Wasser, verringerte Durchblutung im Splanchnikusgebiet. Vermindert erhöhten Druck des unteren Ösophagussphinkters.

22

Indikationen in der Palliativmedizin
- Hormonproduzierende Tumoren, z.B. metastasierte Karzinoide, zur Minderung schwerer Diarrhöen und Flushsymptomatik.
- Sekretionsminderung bei inoperabler GI-Obstruktion (Ileus/Subileus).
- Therapieresistente Diarrhöen bei AIDS, abdom. Bestrahlung, Ileostoma.
- Sekretionsminderung bei enterokutanen Fisteln.
- Aszites.

Dosierung und Applikation
! Zugelassen zur Subkutangabe.
- Inoperable GI-Obstruktion und Fisteln: 250–500 µg/d ggf. als s.c. Dauerinfusion, weitere Dosissteigerung nach Effekt. Dosierungen über 750 µg/d führen selten zu einer Wirkungssteigerung. Bei NW ggf. niedriger anfangen.
- Therapieresistente Diarrhö: 50–500 µg/d, max. Dosis 1.500 µg/d, selten höher.
- Karzinoide u.a. hormonbildende Tumoren: 50–100 µg 1–2 ×/d, Steigerung bis 200 µg 3 ×/d, max. Dosis 600 µg/24 h.

Nebenwirkungen Mundtrockenheit, Diarrhö, krampfartige Bauchschmerzen, Übelkeit, Obstipation, Meteorismus, Schmerz an Injektionsstelle, Hypo- und Hyperglykämie, selten gastrointestinale NW mit dem Erscheinungsbild eines akuten Ileus (starker epigastrischer Schmerz, druckempfindliches, gespanntes und geblähtes Abdomen).

Bemerkungen
- Aufbewahrung im Kühlschrank, Amp. vor Injektion in der Hand aufwärmen, um den Schmerz an der Einstichstelle zu vermindern.
- Bei Diabetikern Verschlechterung der Glukosetoleranz möglich. Unter Langzeittherapie Normalisierung der Glukosetoleranz möglich.
- Sehr teuer (100 µg = ca. 18 €).

22.1.42 Olanzapin

Handelsname, Darreichungsform

Bsp.:

- **D:** Zyprexa® Tabletten 2,5/5/7,5/10/15/20 mg; Zyprexa® Velotab Schmelztabletten 5/10/15/20 mg; Zyprexa® 10 mg Pulver i. m. (zum Herstellen einer Injektionslsg.).
- **A:** Zyprexa® Tabletten 2,5/5/7,5/10/15/20 mg, Zyprexa® Velotab Schmelztabletten 5/10/15/20 mg; Zyprexa® 10 mg Pulver i. m. (zum Herstellen einer Injektionslsg.).
- **CH:** Zyprexa® Tabletten 2,5/5/10/15 mg; Zyprexa® Velotab Schmelztabletten 5/10/15/20 mg; Zyprexa® 10 mg Pulver i. m. (zum Herstellen einer Injektionslsg.).

Wirkungen Neuroleptikum (atypisch) u. a. mit antiemetischer und sedierender Wirkung durch einen Antagonismus an D_1-, D_2-, D_3-, D_4-, $5HT_{2A}$-, $5HT_{2C}$-, α_1-, H_1- und Muskarinrezeptoren.

Indikationen in der Palliativmedizin Agitation, Delir, Psychose, Übelkeit und Erbrechen.

Dosierung und Applikation

- Agitation/Delir: initial 2,5 mg, bei Bedarf und z. N. Falls notwendig, auf 5–10 mg z. N. erhöhen.
- Antiemese: initial 1,25–2,5 mg, bei Bedarf alle 2 h, und z. N. Falls notwendig, auf 5 mg z. N. erhöhen.

Nebenwirkungen

- Verlängerung des QT-Intervalls, Benommenheit, Gewichtszunahme, vegetative Störungen: Mundtrockenheit, Miktionsbeschwerden, Hypotonie, orthostatische Dysregulation, Obstipation.
- Erhöhtes Risiko epileptischer Anfälle.
- Frühdyskinesien, bedeutend seltener als unter Haloperidol, innerhalb von Stunden bis Tagen nach Therapiebeginn, z. B. mit Verkrampfung von Muskulatur im Bereich von Gesicht, Zunge, Hals und oberen Extremitäten. Therapie: Dosis verringern oder Biperiden (z. B. Akineton® 2,5–5 mg. i. v., ggf. zur langfristigen Therapie 1–3 Tbl./d).
- Akathisie: Tage nach Therapiebeginn innere Unruhe mit Unfähigkeit zu ruhigem Sitzenbleiben, Trippeln.

Bemerkungen

- Spätdyskinesien spielen in der Palliativmedizin selten eine Rolle.
- Schmelztabletten werden zum Auflösen direkt in den Mund gelegt oder unmittelbar vor dem Einnehmen in Wasser oder einem anderen Getränk aufgelöst.

22.1.43 Omeprazol

Handelsname, Darreichungsform

Bsp.:

- **D:** Antra® mups Kapseln 10/20/40 mg; Antra® pro infusione 40 mg (Trockensubstanz).
- **A:** Omec® Kapseln 10/20/40 mg; Omeprazol Sandoz® Trockensubstanz zur Herstellung einer Infusionslsg. 40 mg.

- **CH:** Antra® mups Kapseln 10/20/40 mg; Omeprazol Sandoz® Trockensubstanz zur Herstellung einer Infusionslsg. 40 mg.

Wirkungen Hemmung der Magensäuresekretion durch irreversible Hemmung der Protonenpumpen in den Parietalzellen (Belegzellen) der Magenwand.

Indikationen in der Palliativmedizin
- Refluxösophagitis.
- Magen- und Darmulzera.
- Prophylaxe von Magenulzera, z. B. bei Kombinationstherapie von NSAR mit Steroiden.

Dosierung und Applikation
! Subkutangabe möglich, nicht dafür zugelassen.
- 20–40 mg/d p. o., 40 mg i. v.

Nebenwirkungen Diarrhö, Kopfschmerzen, Verstopfung, Übelkeit, Erbrechen, Müdigkeit, Schläfrigkeit, Schlafstörungen, Schwindel.

Bemerkungen Kann durch moderate Enzymhemmung in der Leber (CYP 2C19) den Metabolismus u. a. von Phenytoin verlangsamen und dadurch zu erhöhten Plasmaspiegeln führen.

22

22.1.44 Ondansetron

Handelsname, Darreichungsform
Bsp.:
- **D:** Zofran® 4 mg/8 mg Filmtabletten; Zofran® zydis lingual 4 mg/8 mg; Zofran®-Lösung 4 mg/5 ml (50 ml); Zofran® i. v. 4 mg/8 mg.
- **A:** Zofran® 4 mg/8 mg Filmtabletten; Zofran® zydis lingual 4 mg/8 mg; Zofran®-Lösung 4 mg/5 ml (50 ml); Zofran® i. v. 4 mg/8 mg.
- **CH:** Zofran® 4 mg/8 mg Filmtabletten; Zofran® zydis lingual 4 mg/8 mg; Zofran®-Lösung 4 mg/5 ml (50 ml); Zofran® i. v. 4 mg/8 mg.

Wirkungen Antiemetikum. Selektiver $5HT_3$-Antagonist mit Wirkung u. a. an der CTZ.

Indikationen in der Palliativmedizin
- Schwere Formen von Übelkeit und Erbrechen (chem., abdom. und zerebrale Ursachen) die auf prokinetische und antidopaminerge Antiemetika nicht angesprochen haben.
- Pruritus bei Opioidtherapie.
- Urämischer und cholestatischer Pruritus.

Dosierung und Applikation
! Subkutangabe möglich, nicht dafür zugelassen.
- 8 mg p. o. oder i. v. alle 8–12 h.

Nebenwirkungen Obstipation, Kopfschmerzen, Flush-Symptomatik, Wärmegefühl über dem Magen.

Bemerkungen
- Dosisreduktion bei Leberversagen.
- Falls nach 48 h noch keine Wirkung → Absetzen.
- Zofran® zydis: Schmelztablette, die auf der Zunge zerfällt.
- Teuer im Vergleich zu anderen Antiemetika wie Metoclopramid.
- Im Gegensatz zu Granisetron kürzere Wirkdauer.

22.1.45 Oxycodon

Handelsname, Darreichungsform

Bsp.:

- **D:** Oxygesic® akut Kapseln 5/10/20 mg (unretardiert); Oxygesic® dispersa Schmelztabletten 5/10/20 mg; Oxygesic® Retardtabletten 5/10/20/40/80 mg; Oxygesic® injekt Injektionslösung 10 mg/ml, 20 mg/2 ml; Targin® (Oxycodon/Naloxon) Retardtabletten 5/2,5 mg, 10/5 mg, 20/10 mg, 40/20 mg.
- **A:** Oxynorm® Kapseln 5/10/20 mg (unretardiert); Oxygerolan® Retardtabletten 5/10/20/40/80 mg; Oxynorm® Injektionslösung 10 mg/ml; Targin® (Oxycodon/Naloxon) Retardtabletten 5/2,5 mg, 10/5 mg, 20/10 mg, 40/20 mg.
- **CH:** Oxynorm® Kapseln 5/10/20 mg (unretardiert); Oxynorm® Tropfen 10 mg/ml; Oxycontin® Retardtabletten 5/10/20/40/80 mg; Targin® (Oxycodon/Naloxon) Retardtabletten 5/2,5 mg, 10/5 mg, 20/10 mg, 40/20 mg.

Wirkungen Stark analgetisch wirkendes Opioid (WHO-Stufe 3), Rezeptoraffinitäten nicht vollständig geklärt.

Indikationen in der Palliativmedizin

- Starke Schmerzen, die durch ein schwaches Opioid (WHO-Stufe 2) nicht beherrschbar sind.
- Anhaltende NW bei Therapie mit einem anderen Opioid.

22

Dosierung und Applikation Bei opioidnaiven Pat. Beginn mit 10 mg alle 12 h, bei vorausgegangener Opioidgabe Berechnung der Äquivalenzdosis (etwa 1,5-mal so stark wirksam wie Morphin).

Nebenwirkungen Opioid-NW (s. Morphin).

Bemerkungen

- Hohe orale Bioverfügbarkeit mit 60–80 %.
- Bei Nieren- und Leberinsuff. verlangsamte Elimination.
- Hauptabbau über Cytochrom P450 2D6: erhöhtes Risiko zentraler NW bei genetischen Polymorphismen (Ultra-Rapid Metabolizer).
- Möglicherweise synergistische Effekte zwischen Morphin und Oxycodon.
- Nutzen der festen Komb. von Oxycodon mit dem Opioidantagonisten Naloxon unklar. Tagesmaximaldosis der Komb.: 2 × 40/20 mg.
- BtM-Höchstmenge: 15.000 mg in 30 d.

22.1.46 Pamidronat

Handelsname, Darreichungsform

Bsp.:

- **D:** Aredia® 15 mg/30 mg/60 mg/90 mg Trockensubstanz und Lösungsmittel i. v.
- **A:** Aredia® 30 mg/90 mg Trockensubstanz und Lösungsmittel i. v.
- **CH:** Aredia® 15 mg/30 mg/60 mg/90 mg Trockensubstanz und Lösungsmittel i. v.

Wirkungen Bisphosphonat. Vermindert Knochenresorption durch Osteoklastenhemmung.

Indikationen in der Palliativmedizin

- Hyperkalzämie.
- Knochenschmerzen bei Knochenmetastasen.

Dosierung und Applikation

- Hyperkalzämie (Dosierungsschema ▶ Tab. 22.5).
- Knochenschmerzen: 45–90 mg i. v. alle 3–4 Wo.
- Pamidronat soll in einer kalziumfreien Lsg. (z. B. 500–1.000 ml NaCl 0,9 %) verabreicht werden, Infusionsgeschwindigkeit ca. 15–45 mg/h, je nach individueller Verträglichkeit.

Tab. 22.5 Pamidronat: Dosierung bei Hyperkalzämie

Plasmakalzium mmol/l	Empfohlene Gesamtdosis mg i. v.
Bis 3,0	15–30
3,0–3,5	30–60
3,5–4,0	60–90
> 4,0	90

Nebenwirkungen Vorübergehend erhöhte Temperatur, grippeartige Symptome (Fieber, Schüttelfrost, Gliederschmerzen), Hypokalzämie, Kopfschmerzen, Schlaflosigkeit, Somnolenz.

22

Bemerkungen

- NW geringer bei langsamer Infusion und gleichzeitiger Flüssigkeitsgabe.
- Grippeartige Symptome sprechen gut auf Paracetamol an.
- Bei Hyperkalzämie signifikante Senkung des Serumkalziumspiegels innerhalb von 24–48 h, Normalisierung innerhalb von 7 d oder weitere Dosis.

22.1.47 Paracetamol

Handelsname, Darreichungsform

Bsp.:

- **D:** Ben-u-ron® Tabletten (500/1.000 mg); Kapseln 500 mg; Brausetabletten 1.000 mg; Saft (1 Messbecher = 5 ml = 200 mg); Suppositorien 250/500/1.000 mg; Perfalgan® Infusionslösung 50 ml und 100 ml (10 mg/ml).
- **A:** Ben-u-ron® Tabletten 1.000 mg; Saft (1 Messbecher = 5 ml = 200 mg); Suppositorien 250/500/1.000 mg: Perfalgan® Infusionslösung 10 mg/ml.
- **CH:** Ben-u-ron® Tabletten (500/1.000 mg); Saft (1 Messbecher = 5 ml = 200 mg); Suppositorien (1 Supp. = 250/500/1.000 mg); Becetamol® Tropfen 100 mg/ml; Kautabletten 250/500 mg; Perfalgan® Infusionslösung 50 ml und 100 ml (10 mg/ml).

Wirkungen Analgetisch, antipyretisch.

Indikationen in der Palliativmedizin

- Peripheres Analgetikum (WHO-Stufe 1), hilfreich bei Kopf- und Weichteilschmerzen.
- Fiebersenkung, Tumorfieber, paraneoplastisches Schwitzen.

Dosierung und Applikation 500–1.000 mg alle 4–6 h p. o., rektal oder i. v. (Infusion über 15 Min.); Tagesmaximaldosis 4 g.

Nebenwirkungen

- Selten, insb. keine gastrointestinalen NW wie bei NSAR.
- Gelegentlich Urtikaria, Benommenheit, Übelkeit.

Bemerkungen
- Keine antiinflammatorischen Eigenschaften.
- Dosisreduktion bei schwerer Niereninsuff.; KI: schwere Leberinsuff.

22.1.48 Paroxetin

Handelsname, Darreichungsform
Bsp.:
- **D:** Seroxat® Filmtabletten à 20 mg, Suspension à 2 mg/ml.
- **A:** Seroxat® Filmtabletten à 20 mg, Suspension à 10 mg/5 ml.
- **CH:** Deroxat® Filmtabletten à 20 mg, Suspension à 2 mg/ml.

Wirkungen Antidepressivum. SSRI mit Erhöhung der zentralen serotonergen Neurotransmission durch selektive Hemmung der präsynaptischen Wiederaufnahme von Serotonin (5-HT).

Indikationen in der Palliativmedizin
- Depression.
- (Paraneoplastischer) Juckreiz.
- Reizhusten.

Dosierung und Applikation
- Depression: 20 mg morgens, Steigerung bis 60 mg möglich.
- Juckreiz, Husten: 5–20 mg morgens.

Nebenwirkungen Initial Übelkeit für ca. 1 Wo., Kopfschmerzen, Schläfrigkeit, Schlaflosigkeit, Schlafstörungen, Mundtrockenheit, Schwitzen, Obstipation, Diarrhö, Schwindel, Tremor.

Bemerkungen
- Bei Übelkeit Therapie mit $5HT_3$-Antagonisten (z. B. Ondansetron).
- Zum Absetzen Dosis langsam ausschleichen.

22.1.49 Phenobarbital

Handelsname, Darreichungsform
Bsp.:
- **D:** Luminal® Tabletten 100 mg; Luminaletten® Tabletten 15 mg; Luminal® Injektionslösung 20 % (200 mg/2 ml).
- **CH:** Aphenylbarbit® Tabletten 15/50/100 mg; Phenobarbital Bichsel® Injektionslösung 2 % (20 mg/ml), 10 % (200 mg/2 ml).

Wirkungen Antikonvulsivum.

Indikationen in der Palliativmedizin
- Epileptische Anfälle, die trotz adäquater Therapie mit anderen Antikonvulsiva fortbestehen.
- Status epilepticus.
- Terminale Agitation.

Dosierung und Applikation
- Epilepsie: 100–400 mg/d i. v. oder p. o. Dosierung nach Wirkung und Verträglichkeit, bei Status epilepticus bis zu 100 mg/Min. bis max. 1 g.
- Myoklonien bei schwersten Hirnschädigungen: 200–600 mg/d als s. c. Dauerinfusion.
- Terminale Agitation: 100–200 mg als Bolus, gefolgt von 600–1.200 mg/d.

Nebenwirkungen Schläfrigkeit, Lethargie, Ataxie, paradoxe Erregungszustände, Schwindel, Kopfschmerz, Verwirrtheit.

Bemerkungen
- Phenobarbital ist nicht mit anderen Medikamenten mischbar und muss separat in einer eigenen Spritzenpumpe gegeben werden.
- Die Injektionslsg. enthält 10 Vol.-% Alkohol.
- Unverdünnte Injektionslsg. hat eine Osmolarität von 10.800 mOsm/l; 1:10- bis 1:100-Verdünnung mit NaCl 0,9 % zur s. c. Gabe daher empfehlenswert.
- Lange HWZ beachten (70–140 h).
- Starker Enzyminduktor → hohes Interaktionspotenzial.
- Anwendung als Ultima Ratio.

22.1.50 Phenytoin

Handelsname, Darreichungsform
Bsp.:
- **D:** Phenhydan® Tabletten 100 mg; Phenhydan® Infusionslösung 750 mg/50 ml; Phenhydan® Injektionslösung 250 mg/5 ml.
- **A:** Epilan-D® Tabletten 100 mg; Epanutin® Injektionslösung 250 mg/5 ml.
- **CH:** Phenhydan® Tabletten 100 mg; Phenhydan® Infusionslösung 750 mg/50 ml; Phenhydan® Injektionslösung 250 mg/5 ml.

22

Wirkungen Antikonvulsivum.

Indikationen in der Palliativmedizin Epileptische Anfälle.

Dosierung und Applikation
- Initial 100–300 mg p. o. in 1–3 Einzelgaben, alle 3 d um 100 mg erhöhen, ab 300 mg oder Serumspiegel > 15 µg/ml und noch nicht ausreichender Wirkung nur noch um 25 mg erhöhen.
- Bei schneller Aufsättigung 250 mg als Kurzinfusion, danach 750 mg über 8 h i. v., danach 2–3 × 250 mg/d i. v. oder p. o.
- Ther. Plasmakonz. 10–20 µg/ml.

Nebenwirkungen Übelkeit, Erbrechen, Verwirrtheit, Kopfschmerzen, Schlaflosigkeit, Schwindel, Diplopie, Nystagmus, Ataxie, Dyskinesie, zunehmende Erregbarkeit, hochfrequenter Ruhetremor, Konzentrationsstörungen.

Bemerkungen
- Phenytoin kann aufgrund hepatischer Enzyminduktion (CYP 3A) u. a. den Dexamethason-Spiegel um 60–90 % reduzieren.
- Nie mit anderen Medikamenten mischen.
- Sehr alkalischer pH (11–13) und hohe Osmolarität verbieten s. c. Gabe.
- Lösungsmittel kann Kunststoff in Dreiwegehähnen angreifen.

22.1.51 Piritramid

Handelsname, Darreichungsform
- **D:** Dipidolor® Injektionslösung (15 mg/2 ml); Piritramid hameln 7,5 mg/ml, 15 mg/2 ml, 45 mg/6 ml.
- **A:** Dipidolor® Injektionslösung (15 mg/2 ml); Piritramid hameln 7,5 mg/ml, 15 mg/2 ml, 45 mg/6 ml.

Wirkungen Stark analgetisch wirkendes synthetisches Opioid (WHO-Stufe 3), reiner µ-Rezeptor-Agonist.

Indikationen in der Palliativmedizin Mäßige bis starke Schmerzen.

Dosierung und Applikation
- Applikation i. v., s. c., i. m.
- Zulassung zur Subkutangabe.
- 15–30 mg als Einzeldosis s. c., 7,5–15 mg als Einzeldosis i. v.

Nebenwirkungen Opioid-NW (s. Morphin).

Bemerkungen
- 15 mg Piritramid entsprechen ca. 10 mg Morphin.
- Bei Niereninsuff. keine Dosisanpassung notwendig.
  Keine Mischung mit Novalgin, da Kristallbildung
- BtM-Höchstmenge: 6.000 mg in 30 d.

22.1.52 Pregabalin

Handelsname, Darreichungsform
- **D:** Lyrica® Kapseln 25/50/75/100/150/200/225/300 mg; Lyrica® Lösung zum Einnehmen 20 mg/ml.
- **A:** Lyrica® Kapseln 25/50/75/100/150/200/225/300 mg; Lyrica® Lösung zum Einnehmen 20 mg/ml.
- **CH:** Lyrica® Kapseln 25/50/75/100/150/200/225/300 mg.

22

Wirkungen Antikonvulsivum; bindet an spannungsabhängige Kalziumkanäle im ZNS. Wirksam bei neuropathischen Schmerzen.

Indikationen in der Palliativmedizin Neuropathische Schmerzen, Epilepsie.

Dosierung und Applikation
- Initial 75 mg p. o. 2 ×/d; wenn notwendig Dosissteigerung alle 3–7 d je nach Ansprechen und Verträglichkeit auf 150 mg 2 ×/d → 225 mg 2 ×/d → 300 mg 2 ×/d.
- Bei älteren oder gebrechlichen Pat. oft initial 25 mg abends ausreichend, Dosis vorsichtig steigern.
- Max. Tagesdosis 600 mg.

Nebenwirkungen Ataxie, Koordinationsstörungen, Tremor, Benommenheit, Schläfrigkeit, Euphorie, Verwirrung, Gedächtnisstörungen, Parästhesie, Verschwommensehen, Schwindel, Mundtrockenheit, Verstopfung, Erbrechen, Ödeme, Gangstörungen.

Bemerkungen
- Dosisreduktion bei eingeschränkter Nierenfunktion.
- Beim Absetzen über mind. 1 Wo. ausschleichen.
- Komb. mit Morphin o. a. Opioiden sinnvoll.
- Oft schnellere Dosisfindung als bei Gabapentin.

22.1.53 Promethazin

Handelsname, Darreichungsform
Bsp.: Atosil® Filmtabletten 25 mg; Atosil® Tropfen 20 mg/ml; Atosil® Injektionslösung N 50 mg/2 ml.

Wirkungen Neuroleptikum (Phenothiazin-Typ) mit sedierender und antiemetischer Wirkung durch Blockade an H_1-, D_2- und m-Acetylcholin-Rezeptoren.

Indikationen in der Palliativmedizin Akute Agitation und Unruhe, Übelkeit und Erbrechen (wenn gleichzeitige Sedierung erwünscht), Juckreiz (z. B. morphinbedingt).

Dosierung und Applikation
- Übelkeit und Erbrechen: 5–25 mg alle 8–12 h p. o.
- Juckreiz: 5–25 mg z. N.
- Sedierung: 25–50 mg alle 8–12 h, selten 25–50 mg i. v. notwendig, Tageshöchstdosis 200 mg.

Nebenwirkungen
- Vegetative Störungen: Mundtrockenheit, Miktionsbeschwerden, Hypotonie, orthostatische Dysregulation, Obstipation.
- Erhöhtes Risiko epileptischer Anfälle.
- Frühdyskinesien innerhalb von Stunden bis Tagen nach Therapiebeginn, z. B. mit Verkrampfung von Muskulatur im Bereich von Gesicht, Zunge, Hals und oberen Extremitäten. Therapie: Biperiden (z. B. Akineton® 2,5–5 mg. i. v., ggf. zur langfristigen Therapie 1–3 Tbl./d).
- Akathisie: Tage nach Therapiebeginn innere Unruhe mit Unfähigkeit zu ruhigem Sitzenbleiben, Trippeln.

22

Bemerkungen Spätdyskinesien spielen in der Palliativmedizin selten eine Rolle.

22.1.54 Tilidin (mit Naloxon)

Handelsname, Darreichungsform
Bsp.:
D: Valoron® N retard Tabletten 50/4 mg, 100/8 mg, 150/12 mg, 200/16 mg; Valoron® N Lösung 50 mg/4 mg in 0,72 ml (= 20 Tr.), Tilidin Hexal® comp Pumplösung (20 Tr. = 4 Hübe = 50 mg).
CH: Valoron® Tropfen 50 mg/0,5 ml.

Wirkungen
- Tilidin: schwach analgetisch wirksames Opioid (WHO-Stufe 2) mit agonistischen Eigenschaften.
- Naloxon: Opioidantagonist.

Indikationen in der Palliativmedizin Mittelstarke Schmerzen, die auf ein Nicht-Opioidanalgetikum nicht ausreichend ansprechen.

Dosierung und Applikation 50–100 mg alle 4 h p. o., Retardform 50–200 mg alle 12 h p. o., Tageshöchstdosis 600 mg.

Nebenwirkungen Obstipation, Übelkeit und Erbrechen, Sedierung, Schwindel.

Bemerkungen
- Tilidin in fixer Komb. mit dem Opiatantagonisten Naloxon.
- Etwa ¹⁄₁₀ der Wirkstärke von Morphin p. o.
- Keine Dosisreduktion bei Niereninsuff.
- Keine Anwendung bei starker Leberfunktionseinschränkung.
- Komb. mit anderen Opioiden wenig sinnvoll.
- Tilidin-Tr. müssen auf BtM-Rezept verordnet werden.
- BtM-Höchstmenge: 18.000 mg in 30 d.

22.1.55 Tramadol

Handelsname, Darreichungsform

Bsp.:

- **D:** Tramal® Kapsel 50 mg; Tramal® Tropfen 50 mg/0,5 ml (= 20 Tr.); Tramal® Tropfen mit Dosierpumpe 50 mg/0,5 ml (= 4 Hübe); Tramadolor® Brausetablette 100 mg; Tramal® long Retardtabletten 50/100/150/200 mg; Tramadolor® einmal täglich Retardtabletten 100/200/300 mg; Tramal® 50/100 Injektionslösung (1 Amp. = 0,5 ml = 50/100 mg); Tramal® Suppositorien 100 mg.
- **A:** Tramal® Kapsel 50 mg; Tramal® Tropfen 50 mg/0,5 ml (= 20 Tr.); Tramal® Retardtablette 100/150/200 mg; Tramal® 50/100 Injektionslösung (1 Amp. = 0,5 ml = 50/100 mg); Tramal® Suppositorien 100 mg.
- **CH:** Tramal® Kapsel 50 mg; Tramal® Tropfen 50 mg/0,5 ml (= 20 Tr.), Tramal® Tropfen mit Dosierpumpe 50 mg/0,5 ml (= 4 Hübe); Tramal® retard Retardtabletten 50/100/150/200 mg; Tradonal One® Retardtabletten 150/200/300/400 mg (1 × tgl.), Tramal® Injektionslösung 100 mg/2 ml, Tramal® Suppositorien 100 mg.

Wirkungen Schwaches analgetisch wirksames Opioid (WHO-Stufe 2). Reiner Opioidrezeptor-Agonist mit großer Affinität zu μ-Rezeptoren. Hemmung der Noradrenalin-Wiederaufnahme und Förderung der Serotonin-Freisetzung.

Indikationen in der Palliativmedizin Mittelstarke Schmerzen, die auf ein Nicht-Opioidanalgetikum nicht ausreichend ansprechen. Neuropathische Schmerzen.

Dosierung und Applikation

! Zugelassen zur Subkutangabe.

- 50–100 mg alle 4 h p. o. oder s. c., bei Retardformen alle 8–12 h bzw. 24 h p. o., Tageshöchstdosis 600 mg, dann Umstellung auf ein starkes Opioid.

Nebenwirkungen Obstipation, Übelkeit und Erbrechen, Sedierung, Schwindel.

Bemerkungen

- Etwa ⅒ der Wirkstärke von Morphin p. o.
- Orale Bioverfügbarkeit 75 %, bei wiederholter Gabe > 90 %.
- Komb. mit anderen Opioiden wenig sinnvoll.
- Carbamazepin (Cytochrom-P_{450}-Enzyminduktor) kann den analgetischen Effekt und die Wirkdauer von Tramadol verringern.
- Gefahr eines Serotonin-Sy., z. B. bei Komb. mit SSRI.

22.1.56 Tranexamsäure

Handelsname, Darreichungsform

- **D:** Cyklokapron® Tabletten 500 mg, Cyklokapron® Injektionslösung 0,5 g/5 ml und 1 g/10 ml.
- **A:** Cyklokapron® Tabletten 500 mg; Cyklokapron® Injektionslösung 0,5 g/5 ml und 1 g/10 ml.
- **CH:** Cyklokapron® Tabletten 1.000 mg; Cyklokapron® Brausetabletten 500 mg.

Wirkungen Antifibrinolytikum durch Hemmung der Plasminogen-Aktivierung.

Indikationen in der Palliativmedizin Lokale Blutungen (oberflächlich oder in Hohlorganen).

Dosierung und Applikation

- Initial 1,5 g p. o., dann 1 g 3 ×/d. Falls innerhalb von 3 d keine Besserung 3 ×/d 1,5–2 g p. o.
- Bei lokalen Blutungen: Kompresse o. Ä. mit Tranexamsäure-Lsg. (100 mg/ml) tränken oder betroffene Stelle einsprühen. Ggf. 500 mg in 5–10 ml NaCl 0,9 % auf Kompresse.
- Bei rektalen Blutungen: 5 g/50 ml rektal applizieren.
- Wenn i. v. Gabe notwendig: 10–15 mg/kg KG i. v. über 5–10 Min. 3–4 ×/d.

Nebenwirkungen Übelkeit, Erbrechen, Diarrhö, bei Langzeitapplikation Störungen des Farbsehens.

Bemerkungen

- Begrenzt geeignet zur lokalen Anwendung bei Blasenblutungen, da die Blutkoagel schwer zu entfernen sind und zu Blasenkrämpfen führen können.
- Dosisreduktion bei Niereninsuff.

22.1.57 Valproinsäure

Handelsname, Darreichungsform

Bsp.:

- **D:** Ergenyl® 150/300/500 Tabletten; Ergenyl Chrono® 300/500 Retardtabletten; Ergenyl® Lösung (60 ml; 1 ml = 300 mg); Ergenyl® intravenös (1 Amp. = 4 ml = 400 mg).
- **A:** Convulex® 150/300/500 Kapseln; Convulex® 300/500 Retardtabletten; Convulex® Sirup (50 mg/ml); Convulex® Tropfen (300 mg/ml); Depakine Chronosphere® Retardgranulat 50/100/250/500/750/1.000 mg; Depakine® intravenös (1 Amp. = 4 ml = 400 mg).
- **CH:** Convulex® 150/300/500 Kapseln; Depakine Chrono® 300/500 Retardtabletten; Convulex® Sirup (60 mg/ml; 300 ml); Depakine® intravenös (1 Amp. = 4 ml = 400 mg).

Wirkungen Antikonvulsivum, durch Inhibition des GABA-Abbaus und Membranstabilisierung Reduktion neuronaler Aktivität.

Indikationen in der Palliativmedizin

- Epileptische Anfälle (bei generalisierten und fokalen Epilepsien).
- Neuropathische Schmerzen (Mittel der 2. Wahl).

Dosierung und Applikation

- Epileptische Anfälle: initial 300 mg 2 ×/d, danach schrittweise Erhöhung alle 4–7 d um 300–600 mg; übliche Erhaltungsdosis 900–1.200 mg. Retardierte Formulierungen bevorzugt.
- Neuropathische Schmerzen: initial 250 mg, langsame Titration bis zu max. Tagesdosen von 1.000–2.000 mg.

Nebenwirkungen Kognitive Verlangsamung, Sedierung (insb. in höherer Dosierung), gesteigerter Appetit mit Gewichtssteigerung, Dyspepsie, Übelkeit, Hyperammonämie, Anorexie, Tremor, vorübergehende Alopezie, Parästhesien, Thrombozytopenie, Leukopenie, Verlängerung der Blutungszeit, Aggressivität, Hypersalivation.

Bemerkungen

- Es kann bis zu 2 Wo. dauern, bis stabile Serumspiegel (Ziel 50–100 mg/l) erreicht sind; Dosierung erfolgt nach klin. Wirksamkeit, NW und Serumspiegel.
- Valproinsäure wird hepatisch metabolisiert, daher ist auf WW bes. zu achten.
- Einnahme der Retardtabletten möglichst morgens auf nüchternen Magen.

22.1.58 Venlafaxin

Handelsname, Darreichungsform

Bsp.:

- **D:** Trevilor® Kapseln 37,5 mg, Trevilor® retard Retardkapseln 37,5/75/150 mg.
- **A:** Efectin ER® Retardkapseln 37,5/75/150 mg.
- **CH:** Efexor ER® Retardkapseln 37,5/75/150 mg.

Wirkungen Antidepressivum. Hemmung der Wiederaufnahme von Noradrenalin und Serotonin.

Indikationen in der Palliativmedizin

- Depressionen.
- Neuropathische Schmerzen.
- Hitzewallungen.

Dosierung und Applikation

- Depressionen: initial 37,5 mg 1–2 ×/d oder 75 mg 1 ×/d, bei unzureichendem Ansprechen nach 2 Wo. auf 150 mg/d (Retardpräparat) erhöhen. Schneller Wirkeintritt erwünscht → Dosis alle 4 d um 75 mg steigern. Tagesmaximaldosis 375 mg; bei Beendigung der Therapie schrittweise Dosisreduktion.
- Neuropathische Schmerzen, Hitzewallungen: initial 37,5 mg/d, bei Bedarf nach 1 Wo. auf 75 mg erhöhen, wenn notwendig nach weiteren 2 Wo. auf 150 mg/d erhöhen.

22

Nebenwirkungen Schwindel, Mundtrockenheit, Schlaflosigkeit, Nervosität, Benommenheit, Obstipation, Übelkeit, Kopfschmerzen, Schwitzen, Halluzinationen.

Bemerkungen

- Einnahme zu einer Mahlzeit.
- Unlöslicher Bestandteile der Retardkapseln werden im Stuhlgang sichtbar ausgeschieden.
- Dosisreduktion bei eingeschränkter Nierenfunktion (GFR < 30 ml/Min.).
- Bei leichter bis mäßiger Leberfunktionseinschränkung Dosisreduktion um 50 %.

22.1.59 Zoledronsäure

Handelsname, Darreichungsform

Bsp.:

- **D:** Zometa® (1 Amp. = 5 ml = 4 mg), Aclasta 5 mg® Infusionslösung.
- **A:** Zometa® (1 Amp. = 5 ml = 4 mg), Aclasta 5 mg® Infusionslösung.
- **CH:** Zometa® (1 Amp. = 5 ml = 4 mg), Aclasta 5 mg® Infusionslösung.

Wirkungen Bisphosphonat. Verhinderung der Knochenresorption durch Hemmung der Osteoklastenaktivität.

Indikationen in der Palliativmedizin

- Tumorinduzierte Hyperkalzämie (TIH).
- Prävention skelettbezogener Komplikationen bei Tumorerkr.
- Knochenschmerzen.

Dosierung und Applikation Vor und nach der Applikation sollten die Pat. gut hydriert werden.

- TIH: 4 mg in 100 ml NaCl 0,9 % oder Glukose 5 % über mind. 15 Min., ggf. nach 7 d wiederholen.

- Prävention skelettbezogener Komplikationen und Knochenschmerzen: 4 mg in 100 ml NaCl 0,9 % oder Glukose 5 % über mind. 15 Min. alle 3–4 Wo. Zusätzliche Gabe von Kalzium 500 mg und Vit. D 400 IE/d.

Nebenwirkungen Kopfschmerzen, Konjunktivitis, Übelkeit, Erbrechen, Appetitlosigkeit, Knochenschmerzen, Myalgie, Arthralgie, generalisierte Schmerzen, Nierenfunktionsstörungen, Fieber, grippeähnliche Symptome, Anämie.

Bemerkungen

- Erhöhtes Risiko für Nierenfunktionsstörungen bei Komb. mit anderen nephrotoxischen Substanzen.
- Dosisreduktion bei eingeschränkter Nierenfunktion.
- Gefahr von Kiefernekrosen: zahnmed. Eingriffe vermeiden.

22.2 Dosierung von Analgetika und wichtigen Koanalgetika bei Organinsuffizienz

Constanze Rémi

Stadien der chron. Niereninsuff. (▶ Tab. 22.6).

Tab. 22.6 Stadieneinteilung chronische Niereninsuffizienz

Stadium		Geschätzte glomeruläre Filtrationsrate (eGFR)
1	Normal	≥ 90
2	Leicht	60–89
3	Moderat	30–59
4	Schwer	15–29
5	Sehr schwer (Nierenversagen)	≤ 15

Dosierung von Analgetika und wichtigen Koanalgetika (▶ Tab. 22.7).

Tab. 22.7 Dosierung von Analgetika und wichtigen Koanalgetika bei Organinsuffizienz

Wirkstoff	Niereninsuffizienz	Leberinsuffizienz	Kommentar
Paracetamol	Dosis ↓ oder Intervall ↑	Dosis ↓ oder Intervall ↑	Metabolismus in Leber; Elimination überwiegend renal
	Cl_{CR} ≤ 30: Intervall mind. 6 h		
	Cl_{CR} < 10: Intervall mind. 8 h		
Ibuprofen	GFR > 50: keine Dosisanpassung	Leichte bis mäßige Einschränkung: keine Anpassung	Metabolismus in Leber; Metaboliten pharmakolog. inaktiv; Elimination überwiegend renal
	GFR 10–50: keine Dosisanpassung		
	Schwere Einschränkung: kontraindiziert	Schwere Einschränkung: kontraindiziert	

Tab. 22.7 Dosierung von Analgetika und wichtigen Koanalgetika bei Organinsuffizienz *(Forts.)*

Wirkstoff	Niereninsuffizienz	Leberinsuffizienz	Kommentar
Diclofenac	GFR > 50: halbe bis normale Dosis	Leichte bis mäßige Einschränkung: keine Anpassung	Metabolismus in Leber; Metaboliten pharmakolog. inaktiv; Elimination überwiegend renal
	GFR 10–50: 25–50 % der normalen Dosis		
	Schwere Einschränkung: kontraindiziert	Schwere Einschränkung: kontraindiziert	
Metamizol	Dosis ↓ oder Intervall ↑ bei Langzeitanwendung	Dosis ↓ oder Intervall ↑ bei Langzeitanwendung	Metabolismus v. a. zum aktiven Metaboliten; Elimination überwiegend renal
Tilidin	Keine Anpassung notwendig	Schwere Einschränkung: kontraindiziert	Ausgeprägter First-Pass Metabolismus zum aktiven Metaboliten (Nortilidin); weiterer Abbau zu inaktiven Metaboliten; Elimination überwiegend renal, keine Kumulation aktiver Substanzen
Tramadol	GFR > 20: keine Dosisanpassung	Dosis ↓ oder Intervall ↑	Metabolismus in Leber über CYP 450 (2D6, 3A4); Metaboliten z. T. pharmakolog. aktiv (O-Desmethyltramadol); Elimination überwiegend renal
	GFR 10–20: 50–100 mg alle 12 h		
	Schwere Einschränkung: kontraindiziert	Schwere Einschränkung: kontraindiziert	
Morphin	GFR > 50: keine Dosisanpassung	Vorsichtig dosieren	Metabolismus in der Leber u. a. zu Morphin-3-Glucuronid (M3G, neuroexzitatorisch?) und Morphin-6-Glucuronid (M6G, analgetisch)
	GFR 15–50: 75 % der normalen Dosis		
	GFR < 15: Anwendung nicht empfehlenswert		
Oxycodon	GFR 30–50: 75 % der normalen Dosis	Vorsichtig dosieren	Metabolismus in Leber und Darm über CYP 450; Metaboliten z. T. pharmakolog. aktiv (Oxymorphon, Noroxycodon); Elimination über Urin und Fäzes
	GFR 10–29: 75 % der normalen Dosis		
	GFR < 10: Datenlage unzureichend; Anwendung nicht empfehlenswert		

Tab. 22.7 Dosierung von Analgetika und wichtigen Koanalgetika bei Organinsuffizienz *(Forts.)*

Wirkstoff	Niereninsuffizienz	Leberinsuffizienz	Kommentar
Hydromorphon	GFR 30–50: keine Dosisanpassung GFR 10–29: keine Dosisanpassung GFR < 10: Datenlage unzureichend; Anwendung nicht empfehlenswert	Vorsichtig dosieren	Metabolimus in Leber u. a. zu Hydromorphon-3-Glucuronid (neuroexzitatorisch?); Elimination überwiegend renal
Buprenorphin	Vorsichtig dosieren	Dosis ↓	Metabolismus in Leber; Metaboliten z. T pharmakolog. aktiv (Norbuprenorphin); Ausscheidung hauptsächlich über Fäzes, 27 % über Urin
Fentanyl	GFR > 50: keine Dosisanpassung GFR 10–50: 75 % der normalen Dosis GFR < 10: 50 % der normalen Dosis	Vorsichtig dosieren	Metabolismus in Darm und Leber über CYP 450 (3A); Metaboliten pharmakolog. inaktiv; Elimination überwiegend renal
Piritramid	Keine Anpassung notwendig	Dosis ↓	Metabolismus in der Leber; Elimination überwiegend über Fäzes
Levomethadon	GFR > 50: keine Dosisanpassung GFR 10–50: keine Dosisanpassung GFR < 10: 50–75 % der normalen Dosis	Vorsichtig dosieren	Elimination von Methadon und Metaboliten renal und biliär
Amitriptylin	Keine Dosisanpassung notwendig	Dosis ↓	Metabolismus in Leber über CYP 450 (3A4); Metaboliten pharmakolog. aktiv; Elimination überwiegend über Fäzes
Butylscopolamin	Keine Angaben verfügbar	Keine Angaben verfügbar	Elimination renal, großenteils unverändert
Duloxetin	Cl_{CR} 30–80: keine Anpassung Cl_{CR} < 30: kontraindiziert	Kontraindiziert	Metabolismus in Leber über CYP 450 (1A2, 2D6); Metaboliten pharmakolog. inaktiv; Elimination überwiegend renal

Tab. 22.7 Dosierung von Analgetika und wichtigen Koanalgetika bei Organinsuffizienz *(Forts.)*

Wirkstoff	Niereninsuffizienz	Leberinsuffizienz	Kommentar
Flupirtin	Starke Einschränkung: max. 300 mg/d	Kontraindiziert	Metabolismus in Leber; Metaboliten teils pharmakolog. aktiv; Elimination überwiegend renal
Mirtazapin	Cl_{CR} ≥ 40: keine Anpassung	Vorsichtig dosieren	Metabolismus in Leber über CYP 450 (1A2, 2D6, 3A4); Metaboliten pharmakolog. teils aktiv; Elimination renal und biliär
	Cl_{CR} < 40: verringerte Mirtazapin-Clearance; vorsichtig dosieren		
Pregabalin	Cl_{CR} ≥ 60: 150–600 mg/d	Keine Anpassung	Kaum Metabolismus; Elimination unverändert renal
	Cl_{CR} 30–59: 75–300 mg/d		
	Cl_{CR} 15–29: 25–150 mg/d (als Einzeldosis o. 2 ×/d)		
	Cl_{CR} < 15: 25–75 mg/d (als ED)		
Gabapentin	Cl_{CR} ≥ 80: 900–3.600 mg/d	Keine Anpassung	Kein Metabolimus; Elimination unverändert renal
	Cl_{CR} 50–79: 600–1.800 mg/d		
	Cl_{CR} 30–49: 300–900 mg/d		
	Cl_{CR} 15–29: 150–600 mg/d		
	Cl_{CR} < 15: 150–300 mg/d (proportional zur Clearance weiter reduzieren)		

↓: reduzieren; ↑: erhöhen. Cl_{CR}: Krea-Clearance (ml/Min.). GFR: glomeruläre Filtrationsrate (ml/Min.). Mit „Intervall" ist das Dosierintervall gemeint, also der zeitl. Abstand zwischen zwei Dosen.

22.3 Verordnungen außerhalb der Zulassung

Constanze Rémi

Den Einsatz von Fertigarzneimitteln außerhalb der zugelassenen Anwendung bezeichnet man als „Off-Label-Use". Darunter fallen alle Abweichungen von der Zulassung, z. B. hinsichtlich Ind., Applikationsweg (inkl. Zermörsern für die Sondengabe) oder Behandlungsdauer.

Die Konsequenzen von Off-Label-Use können weitreichend sein. Zum einen kann ein Medikament grundsätzlich nur dann zulasten der GKV verordnet werden, wenn es zur Behandlung von Erkr. eingesetzt wird, für die ein Hersteller die arzneimittelrechtliche Zulassung bei den zuständigen Behörden erwirkt hat. Zum anderen besteht eine Gefährdungshaftung des pharmazeutischen Unternehmens nur, wenn das Arzneimittel bei bestimmungsgemäßem Gebrauch schädliche Wirkungen hat, die über ein nach den Erkenntnissen der med. Wissenschaft vertretbares Maß hinausgehen (§ 84 AMG).

Beim Off-Label-Use ist eine Verordnung zulasten der GKV nur dann möglich, wenn es um die Behandlung einer lebensbedrohlichen Erkr. geht, andere Therapieoptionen nicht zur Verfügung stehen und aufgrund der Datenlage Aussicht auf einen Behandlungserfolg (inkl. spürbar pos. Einwirkung auf den Krankheitsverlauf) besteht (§ 2 SGB 5).
Der Einsatz von Arzneimitteln unterliegt der Therapiefreiheit des Arztes. Nach gründlicher Nutzen-Risiko-Abwägung, dem Fehlen gleich wirksamer, zugelassener Arzneimittel und Aufklärung des Pat. kann der Arzt auch den Einsatz von Medikamenten außerhalb der Zulassung anordnen.
In Deutschland können Ärzte i. R. eines individuellen Heilversuchs nicht zugelassene Arzneimittel in eigener Verantwortung verschreiben. Hierbei handelt es sich grundsätzlich um eine Einzelfallbehandlung. Individuelle Heilversuche können vorgenommen werden, wenn alle Standardtherapien versagt haben, die Teilnahme an einer Studie nicht möglich ist oder keine Erfolg versprechenden anderen Therapieoptionen zur Verfügung stehen. Wird ein individueller Heilversuch vorgenommen, so muss/sollte der Arzt die Erfolgschance wissenschaftlich begründen können und nach Aufklärung des Pat. dessen Einwilligung (am besten schriftlich) einholen. Für die Kostenübernahme durch die GKV sollte im Vorfeld mit dem entsprechenden Leistungsträger Kontakt aufgenommen werden.
In jedem Fall liegt die Verantwortung für die Folgen des Einsatzes von nicht zugelassenen Arzneimitteln bzw. von Arzneimitteln außerhalb ihrer Zulassung beim behandelnden Arzt. Ärzte sind dazu verpflichtet, mit ausreichender Sorgfalt und Kenntnissen zu handeln, die der Praxis ärztlicher Kollegen mit ähnlichem Status entsprechen. Verordnet ein Arzt also ein Arzneimittel außerhalb der Zulassung, muss er umfassend über die Wirkungsweisen und Arten der Anwendung dieses Arzneimittels informiert und sich der Qualität des betreffenden Arzneimittels sicher sein. Je gefährlicher das Arzneimittel ist und je uneindeutiger die Belege sind, umso schwieriger ist es, seine Verordnung zu rechtfertigen.
Aufgrund der Vielzahl an Medikamenten, die *off-label* eingesetzt werden, und auch aufgrund des Zustands des Pat. ist es oftmals weder möglich noch sinnvoll, ausführlich über den Off-Label-Use jedes einzelnen Medikaments aufzuklären und sich eine Einverständniserklärung des Pat. zu holen. Trotzdem ist die schriftliche Einverständniserklärung des Pat., wenn immer möglich, anzustreben. Der Arbeitskreis ApothekerInnen der Deutschen Gesellschaft für Palliativmedizin empfiehlt daher folgendes Vorgehen:

1. **Identifikation betroffener Arzneimittel/-therapien:** Da in der Praxis meist Unkenntnis über die Zulassung der häufig eingesetzten Therapien herrscht, ist es empfehlenswert, sich darüber zu informieren (z. B. Fachinformationen). Dies ist auch wichtig, um ggf. anderes med. Fachpersonal zur Vermeidung von Missverständnissen informieren zu können.
2. **Ausschöpfung von Alternativen:** Ist eine in der entsprechenden Ind. zugelassene oder zumindest etabliertere und besser dokumentierte Therapieoption verfügbar, sollte dieser der Vorzug gegeben werden. Stehen derartige Alternativen nicht (mehr) zur Verfügung, muss der Therapieversuch wissenschaftlich plausibel sein und darf erst nach allg. und individueller Nutzen-Risiko-Abwägung erfolgen.
3. **Aktueller medizinischer Wissensstand:** Therapien, deren Anwendung in der med. Fachliteratur (Fachbücher, wissenschaftliche Fachzeitschriften) anerkannt und beschrieben ist, sind beim Fehlen zugelassener Alternativen zu bevorzugen. Informationen aus dem Internet sollten von vertrauenswürdigen Seiten stammen und eine anerkannte Qualitätszertifizierung wie z. B. den HON-Code (Health on the Net, www.hon.ch) besitzen.

4. **Dokumentation:** Mit Behandlungsbeginn muss der behandelnde Arzt den Pat. informieren und dokumentieren, dass grundsätzlich nicht zugelassene Therapien zum Einsatz kommen können. Diese Aufklärung sollte situationsbezogen erfolgen und betrifft v. a. Risiken der Therapie, die in die zukünftige Lebensgestaltung des Pat. entscheidend eingreifen könnten. Steht weder ein zugelassenes noch ein nicht zugelassenes Arzneimittel mit dokumentierter Wirksamkeit für die Ind. zur Verfügung, sollte(n) der Pat. bzw. seine Angehörigen auf jeden Fall über die Therapie aufgeklärt und das Einverständnis dokumentiert werden.
5. **Publizieren:** Jegliche neuen Erkenntnisse zum Einsatz von Arzneimitteln außerhalb der Zulassung sollten publiziert werden, z. B. in der *Zeitschrift für Palliativmedizin*. Nur so kann eine Basis an wissenschaftlichen Erkenntnissen geschaffen werden, die in Zukunft erlauben soll, die Erstattungsfähigkeit auf ein solideres Fundament zu stellen und Therapieentscheidungen aufgrund optimaler Nutzen-Risiko-Abwägungen zu treffen.

22.4 Applikationsformen

Susanne Roller

22

! Immer die Methode wählen, die den Pat. am wenigsten belastet.

22.4.1 Orale/enterale Gabe

- Prinzipiell sollte die orale Gabe bevorzugt werden. Bei den meisten Pat. ist dies bis kurz vor dem Tod möglich.
- Bei vielen Substanzen kann versucht werden, Tbl. bzw. Suspensionen rektal zu applizieren.
- Bei Schluckunfähigkeit klären, ob die Ind. für eine Ernährungssonde (PEG, ▶ 16.1.2) gegeben ist, sonst Wechsel auf parenterale Gabe (s. c. bevorzugt).
- Retardierte Tbl. nicht mörsern → Aufhebung der Retard-Wirkung.

Bei Schluckstörungen

- Ind. überprüfen, so viel wie möglich absetzen.
- Tbl. möglichst weit hinten auf die Zunge legen.
- Tbl. zermörsern oder auflösen. **Cave:** sehr unangenehmer Geschmack möglich; Wirkverlust bei magensaftresistenten Medikamenten.
- Wechsel auf Tropfen.
- Medikamente in Eiswürfel einfrieren und zum Lutschen geben.
- Medikamente mit weicher Kost (Joghurt, Brei) geben.
- Sublinguale Gabe.
- Supp. bzw. rektale Gabe.
- Transdermale Gabe (▶ 22.4.5).
- Parenterale Gabe (▶ 22.4.2).

22.4.2 Parenterale Gabe

- Die meisten Medikamente, die i. v. verabreicht werden können, sind auch s. c. applizierbar (▶ 22.4.3). Im Einzelfall vortesten mit verdünnter (NaCl) Substanz.

- Bei regelmäßiger Gabe kann die Tagesdosis über Perfusor oder Spritzenpumpe kontinuierlich zugeführt werden.
- Bereits vorhandene implantierte Venenkatheter (z. B. Port) nutzen.

! Intramuskuläre (i. m.) Injektionen vermeiden, da sie bei den meist kachektischen Pat. schmerzhaft und risikoreich sind.
Ausnahme: In Akutsituationen (z. B. Krampfanfall, ▶ 13.7; massive Tumorblutung, ▶ 13.3) ist die s. c. Resorption zu langsam, ein i. v. Zugang oft nicht vorhanden oder nicht realistisch (schlechte Venenverhältnisse), sodass die i. m. Gabe sinnvoll sein kann.

22.4.3 Subkutane Gabe

Indikationen Gelegentliche oder regelmäßige Gabe von Medikamenten als Bolus oder kontinuierlich, Flüssigkeitssubstitution bei Schluckunfähigkeit und Durst (▶ 15.1.2).

Kontraindikationen Schwerste Thrombopenie (< 10.000/mm³) oder Koagulopathie, Hautläsionen.

22

Durchführung
- Einzelgaben oder s. c. Butterflynadel (Vorteil: Pat. muss nicht bei jeder Injektion neu gestochen werden).
- Nadel kann bis zu 7 d belassen werden (Einstichstelle kontrollieren).
- Mehrere Medikamente können nacheinander verabreicht werden (ggf. zeitlich versetzt).
- Kontinuierliche Medikamentengabe über Pumpe z. B. zur Schmerztherapie auch ambulant bei mobilem Pat. möglich.
- Flüssigkeitssubstitution (NaCl) bis zu 1 l/d möglich.
- Anlage einer Verweilnadel und Injektion kann leicht erlernt werden (Angehörige).

! Wird die s. c. Nadel nicht vertragen (Hämatombildung, Metallunverträglichkeit), kann eine dünne Venenverweilkanüle (24 G) versucht werden.

Punktionstechnik:
- Günstige Injektionsstellen: Infraklavikulargegend, Oberarm, Oberschenkel, Bauch, Schulter-Nacken-Bereich, paravertebral (▶ 15.1.2, ▶ Abb. 15.1).
- Aufklären des Pat., bequeme Lagerung.
- Dünne Butterflynadel (23–27 G) oder Spezialsubkutannadel (z. B. Auto Syringe Sub-Q-Set 27 G von Baxter).
- Hautdesinfektion.
- Einstechen der Kanüle mit < 30° Einstichwinkel zur Hautoberfläche, ca. 1 cm weit vorschieben.
- Fixieren mit durchsichtiger Hautfolie (z. B. Tecaderm®), Zuleitungsschlauch mit Pflaster fixieren.
- Anlagedatum auf Pflaster und in der Kurve notieren.
- Inspektion der Einstichstelle vor jeder Injektion, bei Rötung Wechsel.

Zur subkutanen Gabe geeignete Medikamente
Alizapride, Cyclizin, Dexamethason, Dimenhydrinat, Furosemid, Haloperidol, Hydrocortison, Hydromorphon, Ketamin, Metamizol, Methadon, Metoclopra-

mid, Midazolam, Morphin, N-Butylscopolamin, Ondansetron, Oxycodon, Pethidin, Piritramid, Promethazin, Ranitidin, Tramadol, Triflupromazin u. v. a.

Spritzenpumpe Mithilfe einer Spritzenpumpe können Medikamente kontinuierlich s. c. gegeben werden. Dazu wird eine Nadel (z. B. Butterfly-Nadel oder Baby-Braunüle) subkutan gelegt und mit einem durchsichtigen Pflaster verklebt, um die Einstichstelle kontrollieren zu können. Die zur Symptomkontrolle notwendigen Medikamente (Analgetika, Antiemetika, u. a.) können in einer Spritze gleichzeitig gegeben werden. Mögliche Komb. für eine Spritzenpumpe zu Beginn einer Therapie (ad NaCl 48 ml, 2 ml/h s. c.):

- Metamizol (Novalgin®) 5 g/d.
- Morphin 10 mg/d.
- Butylscopolamin (Buscopan®) 60 mg/d.
- Haloperidol (Haldol®) 5 mg/d.

22.4.4 Inhalation

Über die gängigen Asthmamittel hinaus ist die Inhalation von Pharmaka selten indiziert und durchführbar.

- Atemnot ist ein häufiges Symptom und kann Inhalation unwirksam machen.
- Bei zunehmender körperlicher Schwäche ist eine ausreichende Atemtiefe und damit Resorption nicht mehr möglich (Totraumventilation), sodass keine Wirkspiegel erreicht werden.
- Wenige Wirkstoffe liegen als Aerosol vor.
- Sekretolyse kann durch reine NaCl-Inhalation (Vernebler, Dampf) ausreichend erfolgen. Meist ist in der Terminalphase eher eine Sekretionsminderung notwendig („Todesrasseln", ▶ 14.4.1).

Anwendungsbereiche

- Sekretolytika (z. B. Ambroxol, Acetylcystein, Bromhexin) über US-Vernebler bei zähem Schleim.
- Steroide bei akuter ödembedingter Dyspnoe (z. B. Glottisödem, Tumor) z. B. Beclometason-Dosieraerosole.
- Broncholytika bei spastischer Komponente der Atemnot (z. B. Salbutamol, Terbutalin).
- Antibiotika bei jauchig zerfallendem Tumor in HNO-Bereich oder Lunge mit oft ausgeprägter Geruchsbildung (für Pat., Angehörige und Personal belastend), z. B. Metronidazol über US-Vernebler.
- Salbeiextrakt bei Hypersekretion.
- Auf dem Boden der „Aromaöl-Anwendung" (▶ 22.4.6) können durch Aromalampen Substanzen verdampft werden, die neben dem angenehmen Duft auch Einfluss auf die psychische Situation des Pat. haben können. Einige Substanzen (Lavendel, Teebaumöl, Zitrone) haben auch desinfizierende Eigenschaften.

22.4.5 Transdermale Gabe

„Das geht mir unter die Haut."

Die Haut ist das größte organische System und das größte Wahrnehmungsorgan des Körpers. Sie hat Schutzfunktion, ist Sinnes- und Stoffwechselorgan. So wie viele psychosomatische Störungen an der Haut erkennbar sind, sind viele psychosomatische Beschwerden über Hautkontakt beeinflussbar. Gerade bei Schwerkranken und Sterbenden, bei denen die anderen Formen der Kommunikation eingeschränkt sind, ist Hautkontakt ein wichtiger Kommunikations- und Therapiefaktor (▶ 8.1).

! Die transdermale Resorption von Medikamenten ist eingeschränkt bzw. schlecht steuerbar bei starker Kachexie (fehlende Depotbildung), Zentralisierung, Ödembildung, Ikterus, nach Strahlentherapie und in der Terminalphase.

Anwendungsbereiche

- Massageöle und Einreibungen aller Art bedeuten nicht nur eine sehr intime Art der Zuwendung, sondern können auch pharmakolog. genutzt werden, z. B. bei lokalen Infektionen, Entzündungen, Hautveränderungen, Juckreiz, zur Beeinflussung der Head-Zonen, Atemstimulation und Durchblutungsförderung.
- Fentanyl, Buprenorphin zur transdermalen Schmerztherapie bei stabiler Schmerzsituation.
- Scopolamin-Pflaster in der Terminalphase zur Schmerztherapie, Symptomkontrolle bei Atemnot (▶ 5.1), Hypersekretion und Todesrasseln (▶ 14.5.1) sowie bei Ileus und Erbrechen.
- Nitro-Pflaster (maligner Hypertonus und Schluckunfähigkeit bzw. enterale Resorptionsstörung).
- Nikotin-Pflaster (zur Entzugstherapie, wenn Rauchen nicht mehr möglich ist, z. B. nach Tracheotomie).
- Lokal wirksame Substanzen sind bei Dekubitalulzera (▶ 8.2) und exulzerierenden Tumoren (▶ 8.3) hilfreich. Inwieweit eine systemische Wirkung erzielt werden kann, ist noch nicht für alle Substanzen geklärt.

Beispiele für Hautöle

- Lavendelöl 1 %: 100 ml Mandelöl + 1 ml (20 Tr.) Lavendelöl *(Lavendula officinalis).*
  - Atemstimulierende Einreibungen, beruhigende Massage (Teileinreibungen) vor dem Einschlafen.
  - Bei Hautmykosen, Wundsein, beginnendem Dekubitus und oberflächlichen Hautläsionen (z. B. nach Pflaster).
  - Antidepressiv.
- Teebaumöl 5 %: 100 ml Mandelöl + 5 ml (100 Tr.) Teebaumöl *(Melaleuca alternifolia).*
  - Infizierte Haut- und Schleimhautläsionen (stark antimykotisch, antiviral und antiseptisch).
  - Chron. Stauungsulkus, Stauungsdermatose.
  - Neurogene Schmerzen (z. B. nach Herpesinfektionen).
- Zitronenöl 1 %: 100 ml Mandelöl + 1 ml (20 Tr.) Zitronenöl.
  - Zur anregenden Massage v. a. bei Fieber (fiebersenkend).
  - Stimmungsaufhellend.

22.4.6 Aromaölanwendungen

Ätherische Öle sind die „Hormone“ der Pflanzen. Sie werden durch verschiedene Verfahren (Destillieren, Extrahieren, Auspressen u. a.) aus unterschiedlichen Pflanzenteilen gewonnen.

Über die Atemluft, Hautporen und Schleimhaut können die Stoffe in den Körper gelangen und auf Körper und Seele wirken.

> **!** Inzwischen gibt es viele in der Praxis erprobte Rezepturen zur Körper- und Seelenpflege. Wichtig ist jedoch die persönliche Neigung des Pat. Er muss den Geruch mögen.

Anwendungsbereiche

- Inhalation (Duftlampe oder Raumspray).
- Bade- oder Waschwasserzusatz.
- Einreibungen.
- Kompressen und Wickel.
- Würzen von Speisen, Tee u. a.

Durchführung Ätherische Öle können verdünnt (mit Wasser, Milch, Trägeröl, Creme, Luft o. a.) oder unverdünnt in der Duftlampe bzw. als Raumspray angewendet werden. Einzelne Öle (z. B. Lavendel-, Teebaum- und Pfefferminzöl) können auch unverdünnt auf die Haut aufgetragen werden.
Im Palliativbereich sind die Dosierungen eher niedrig zu halten.

Beispiele

- Lavendelöl 1 %, Teebaumöl 5 %, Zitronenöl 1 % (▶ 22.4.5).
- **„Pilzmischung“:** 100 ml Mandelöl + 50 Tr. Teebaumöl + 50 Tr. Lavendelöl fein + 10 Tr. Palmarosa.
  - Bei *Candida* und Herpes.
  - Bei Ausfluss im Genitalbereich.
- **Schmerzöl:** 60 ml Mandelöl + 40 ml Johanniskrautöl + 40 Tr. Cajeput + 10 Tr. Rosmarin cineol + 10 Tr. Lavendel.
  - Zum Einreiben bei Muskel- und Gelenkschmerzen, neuropathischen Schmerzen und Verspannungen.
- **Juckreizöl:** 100 ml Mandelöl + 20 Tr. Lavendel fein + 12 Tr. Bergamotte + 1 Tr. Zeder.
  - Zum Einreiben bei Juckreiz.
- **Lymphöl:**
  - 100 ml Mandelöl + 19 Tr. Palmarosa + 10 Tr. Cajeput + 6 Tr. Zeder.
  - Oder: 100 ml Jojobaöl + 16 Tr. Cistrose + 16 Tr. Immortelle + 16 Tr. Minze.
  - Zum Einreiben bei Lymphstau, wirkt entstauend.
- **Hustenöl:** 100 ml Mandelöl + 5 Tr. Cajeput + 3 Tr. Myrte marokkanisch + 1 Tr. Thymian Linalol + 6 Tr. Bergamotte.
  - Zum Einreiben der Brust (oder unter die Nase).
  - Für warme Brustkompresse bei Verschleimung, Rasseln, Husten und zum Durchatmen.
- **Hautöl nach Bestrahlung:** 80 ml Johanniskrautöl + 20 ml Aloe vera + 10 Tr. Sanddornfruchtöl + 30 Tr. Lavendel extra + 25 Tr. Niauli.
  - Zum Auftragen auf die Haut im bestrahlten Bereich.
- **Mischung bei Übelkeit:** 30 Tr. Orange + 15 Tr. Neroli + 8 Tr. Sandelholz + 8 Tr. Rosmarin oder 2 Tr. Pfefferminze + 1 Tr. Salbei + 3 Tr. Grapefruit.
  - Auf ein Tuch oder in die Duftlampe.
- **Wegbegleitungsöl:** 100 ml Mandelöl + 1–2 Tr. Rosa damascena + 5 Tr. Lavendel + 5 Tr. Zeder.

 - Für warme Kompresse auf die Brust und zum Einreiben von Brust, Händen, Füßen bei Sterbenden als Wegbegleitung.
- **Schlaf- und Beruhigungsöl:** 100 ml Mandelöl + 1–2 Tr. Rosa damascena + 3 Tr. römische Kamille + 4 Tr. Linaloe + 8 Tr. Lavendel fein + 1 Tr. Angelikawurzel.
  - Für warme Brustkompresse.
  - Zum Einreiben unter die Nase, von Brust und Händen oder Füßen.
  - Zum Schlafen und bei Unruhe (auch zur Wegbegleitung bei Sterbenden).

22.5 Betäubungsmittel-Verschreibungsverordnung

Susanne Roller

(auch ▶ 19.4.6).
Die Betäubungsmittel-Verschreibungsordnung (BtMVV) (zuletzt geändert durch Art. 2 der Verordnung vom 5.12.2014 [BGBl. I S. 1999]) regelt die Verordnung BtMVV-pflichtiger Medikamente, im wesentlichen Opioide zur Schmerztherapie (www.gesetze-im-internet.de).

- Formulare für die Erstanforderung von BtM-Rezepten und BtM-Anforderungsscheine werden von der Bundesopiumstelle elektronisch zur Verfügung gestellt. Sie können unter www.bfarm.de abgerufen werden (Abschnitt „Betäubungsmittel", unter „Formulare"). Bei erstmaliger Bestellung sind folgende Unterlagen notwendig:
  - Formular für die Erstanforderung.
  - Amtlich beglaubigte Kopie der Approbationsurkunde bzw. amtlich beglaubigte Kopie der Erlaubnis zur Berufsausbildung (nicht älter als 3 Mon.).
- Ausfüllung handschriftlich oder maschinell (▶ 19.4.6):
  - Rezeptkopf: Name, Vorname und Anschrift des Pat., Datum.
  - Arzneimittelbezeichnung und, soweit dadurch nicht ausreichend bestimmt, die Bezeichnung und Gewichtsmenge des enthaltenen BtM.
  - Menge des Arzneimittels in Stückzahl, Gramm oder Milliliter (keine Beschränkung der Tageshöchstmenge).
  - Max. zwei verschiedene Arzneimittel pro Formular.
  - Gebrauchsanweisung mit Einzel- und Tagesdosis bzw. im Fall gesonderter Anweisung für den Pat. Vermerk „Gemäß schriftlicher Anweisung".
  - Name, Berufsbezeichnung, Anschrift und Telefonnummer des verschreibenden Arztes.
- Eigenhändige Unterschrift.
- In begründeten Fällen („Sonderfall") kann überschritten werden:
  - Der Verschreibungszeitraum (30 d).
  - Die Anzahl der verschriebenen BtM (2).
  - Die festgesetzte Höchstmenge (z. B. 20.000 mg Morphin).
- Ein **Sonderfallrezept** muss mit einem „A" gekennzeichnet werden (Meldung nicht mehr erforderlich!).
- Im Notfall darf der Arzt die entsprechende Menge auf einem Normalrezept verschreiben. Das Rezept muss mit „Notfallverschreibung" gekennzeichnet werden. Die gleichlautende Verschreibung muss dem Apotheker unverzüglich auf einem BtM-Rezept (gekennzeichnet mit „N") nachgereicht werden. Dieser muss es mit dem Notfallrezept „dauerhaft" verbinden.

- Für den Praxisbedarf kann bis zu einer Menge des durchschnittlichen 2-Wochen-Bedarfs verschrieben werden.
- Erkennbare Fehler auf dem BtM-Rezept können vom Apotheker nur begrenzt korrigiert werden (evtl. telefonische Rücksprache).

In besonderen Ausnahmefällen darf der Arzt zur Deckung eines nicht aufschiebbaren BtM-Bedarfs von ambulant versorgten Palliativpat. dem Pat. eine geringe Menge BtM überlassen. Näheres regelt § 13 Abs. 1a BtMVV.
Die Informationsbroschüre „Zum Umgang mit Betäubungsmitteln in der ambulanten Palliativversorgung“, hrsg. von der DGP e. V. und der Bundeopiumstelle, ist kostenfrei über die Geschäftsstelle der DGP e. V. zu beziehen oder kann unter folgendem Link heruntergeladen werden: www.dgpalliativmedizin.de/diverses/dgp-veroeffentlichungen.html.

Index

Index

Q

Weitere Titel der Klinikleitfaden-Reihe*

Titel	Aufl.	ET	ISBN	€ (D)	€ (A)	sFr
Klinikleitfaden-Reihe						
Allgemeinmedizin	7.	2014	978-3-437-22446-1	74,99	77,10	101,–
Anästhesie	7.	2015	978-3-437-23892-5	49,99	51,40	67,–
Ärztl. Bereitschaftsdienst	3.	2009	978-3-437-22421-8	43,88	48,30	63,–
Chirurgie	6.	2015	978-3-437-22453-9	49,99	51,40	67,–
Chirurgische Ambulanz	4.	2015	978-3-437-22942-8	49,99	51,40	67,–
Dermatologie	3.	2010	978-3-437-22301-3	56,03	61,70	81,–
Gynäkologie Geburtshilfe	8.	2013	978-3-437-22214-6	46,72	51,40	67,–
Innere Medizin	12.	2014	978-3-437-22295-5	37,81	48,40	63,–
Intensivmedizin	8.	2013	978-3-437-23762-1	42,05	46,30	61,–
Labordiagnostik	5.	2015	978-3-437-22233-7	49,99	51,40	67,–
Leitsymptome Differenzialdiagnosen	1.	2009	978-3-437-24890-0	29,99	30,90	41,–
Med. Rehabilitation	1.	2011	978-3-437-22406-5	37,81	46,30	61,-
Nachtdienst	5.	2015	978-3-437-22272-6	44,99	46,30	61,–
Neurologie	5.	2015	978-3-437-23143-8	44,99	46,30	61,–
Notarzt	7.	2014	978-3-437-22464-5	44,99	46,30	61,–
Orthopädie Unfallchirurgie	7.	2013	978-3-437-22473-7	49,99	51,40	67,–
Pädiatrie	9.	2014	978-3-437-22254-2	48,99	50,40	66,–
Psychiatrie Psychotherapie	5.	2013	978-3-437-23147-6	42,99	44,20	58,–
Schmerztherapie	1.	2005	978-3-437-23170-4	39,99	41,20	54,–
Sonographie Angiologie	1.	2014	978-3-437-24930-3	49,99	51,40	67,–
Sonographie Common Trunk	2.	2011	978-3-437-24930-3	37,34	41,10	54,–
Sonographie Gastroenterologie	1.	2012	978-3-437-24920-4	37,34	41,10	54,–
Urologie	3.	2003	978-3-437-22790-5	37,34	36,–	47,–
Facharztwissen-Reihe						
Geburtsmedizin	2.	2012	978-3-437-23751-5	111,21	122,40	160,–
Gynäkologie	1.	2008	978-3-437-23915-1	69,99	72,–	94,–
Hämatologie Onkologie	3.	2015	978-3-437-21213-0	109,–	112,10	147,–
Nephrologie	1.	2008	978-3-437-23900-7	46,68	51,40	67,–
Orthopädie Unfallchirurgie	1.	2011	978-3-437-23300-5	79,99	82,30	108,–

* Stand Juni 2015, Preisänderungen vorbehalten

Wichtige Telefonnummern

Medizinische Hilfen	
Schmerztherapie bzw. Schmerzambulanz	
Anästhesie	
Innere Medizin	
• Endoskopie	
• Ultraschall	
• Onkologie	
Chirurgie	
• Knochen	
• Abdomen	
Orthopädie	
Röntgen	
Strahlentherapie	
Tumorzentrum	
Andere Konsiliardienste	
•	
•	
•	
Physikalische Therapie	
Andere Therapeuten	
•	
•	
•	
Pflegedienstleitung	
Apotheke	
Medizintechnik	
Soziale Hilfen	
Küche	
Diätberatung	
Sozialdienst	
Supervision	
Krankentransporte	
Fußpflege	
Frisör	
Zusammenarbeit mit Palliativeinrichtung	
Aufnahmearzt	
Palliativstation	
Hospizvereine	
•	
•	
SAPV-Team	